国家卫生和计划生育委员会"十二五"规划教材
全国高等医药教材建设研究会"十二五"规划教材

全国高等学校教材

供医学检验技术、医学影像技术等医学技术类及医学相关专业用

临床医学概要

主　编　陈尔真　刘成玉

副主编　府伟灵　蔡建辉

编　者（以姓氏笔画为序）

王　晖（上海交通大学医学院附属瑞金医院）　　　陈玉君（广西医科大学第一附属医院）

王元松（青岛大学医学院）　　　　　　　　　　　陈尔真（上海交通大学医学院附属瑞金医院）

王立国（吉林医药学院附属医院）　　　　　　　　林　雯（福建医科大学附属第一医院）

毛恩强（上海交通大学医学院附属瑞金医院）　　　罗益锋（中山大学附属第一医院）

叶　霜（上海交通大学医学院附属仁济医院）　　　周伟君（上海交通大学医学院附属瑞金医院）

吕小岩（四川大学华西医院）　　　　　　　　　　周曾同（上海交通大学医学院附属第九人民医院）

刘成玉（青岛大学医学院）　　　　　　　　　　　府伟灵（第三军医大学第一附属医院）

刘兴斌（四川大学华西医院）　　　　　　　　　　徐　麟（山东大学附属省立医院）

刘铁桥（中南大学湘雅二医院）　　　　　　　　　郭文斌（中南大学湘雅二医院）

孙　彦（青岛大学附属医院）　　　　　　　　　　黄君富（第三军医大学第一附属医院）

纪爱芳（长治医学院）　　　　　　　　　　　　　扈昕虹（北华大学附属医院）

李　艳（吉林医药学院）　　　　　　　　　　　　傅廷亮（滨州医学院附属医院）

李笑天（复旦大学附属妇产科医院）　　　　　　　蔡建辉（吉林医药学院）

沈建箴（福建医科大学）

秘　书　周伟君（兼）

人民卫生出版社

图书在版编目（CIP）数据

临床医学概要/陈尔真,刘成玉主编.—北京:人民卫生出版社,2015
全国高等学校医学检验专业第六轮暨医学检验技术专业第一轮规划教材
ISBN 978-7-117-21621-0

Ⅰ.①临…　Ⅱ.①陈…②刘…　Ⅲ.①临床医学-医学院校-教材　Ⅳ.①R4

中国版本图书馆 CIP 数据核字(2015)第 252669 号

| 人卫社官网　**www. pmph. com** | 出版物查询，在线购书 |
| 人卫医学网　**www. ipmph. com** | 医学考试辅导，医学数据库服务，医学教育资源，大众健康资讯 |

临床医学概要

主　　编：陈尔真　刘成玉
出版发行：人民卫生出版社（中继线 010-59780011）
地　　址：北京市朝阳区潘家园南里 19 号
邮　　编：100021
E - mail：pmph @ pmph. com
购书热线：010-59787592　010-59787584　010-65264830
印　　刷：廊坊一二〇六印刷厂
经　　销：新华书店
开　　本：850×1168　1/16　印张：35
字　　数：1035 千字
版　　次：2015 年 12 月第 1 版　2025 年 2 月第 1 版第 21 次印刷
标准书号：ISBN 978-7-117-21621-0/R·21622
定　　价：96.00元
打击盗版举报电话：**010-59787491**　E-mail：**WQ @ pmph. com**
（凡属印装质量问题请与本社市场营销中心联系退换）

全国高等学校医学检验专业第六轮暨医学检验技术专业第一轮规划教材 修订说明

我国高等医学检验教育始于 20 世纪 80 年代中期，经过近 30 年的发展，至今已有上百所院校开设了医学检验普通本科及高职本科专业。全国高等学校医学检验专业原卫生部规划教材自 1989 年首次出版以来，经过五轮教材的修订和 25 年全国广大院校实际教学的使用，对医学检验教育各个亚学科体系逐渐形成和发展起到积极的促进作用，极大地推动了我国高等医学检验教育的发展。

2012 年，教育部颁布了新的《普通高等学校本科专业目录》，原有的五年制医学检验专业（归属临床医学与医学技术类，授予医学学士学位），统一调整为四年制医学检验技术专业（归属新单独设立的医学技术类，授予理学学士学位）。因此，医学检验专业的学科内涵发生了根本的转变，在培养过程中更加注重技术属性。

为了顺应医学教育综合改革的发展趋势，推动我国医学检验技术专业的发展和学科建设，针对四年制医学检验技术专业人才的培养目标和培养模式，贯彻四年制教育思想，体现适合四年制教学需求的课程体系建设，教育部高等学校教学指导委员会医学技术类专业教学指导委员会、全国高等医学院校医学检验专业校际协作理事会、全国高等医药教材建设研究会、人民卫生出版社在全国广泛调研的基础上，共同决定成立全国高等学校医学检验技术专业教学教材建设指导委员会，并根据教育部确定的四年制医学检验技术专业教学标准，启动全国高等学校医学检验专业第六轮暨医学检验技术专业第一轮规划教材的编写修订工作。

本轮教材的修订和编写特点如下：

1. 创新教材体系，促进学科发展　本套教材兼具医学检验专业第六轮教材修订与医学检验技术专业首轮教材编写的双重任务，成为切实推进医学检验高等教育学科发展方向、体现四年制课程体系与教学方法的改革成果、着力培养医学检验技术类人才的重要抓手与载体。教材的创新建设，在满足当前教学需求的同时，承担起推动整个学科发展的重要作用。

2. 明确培养目标，突出专业特色　为适应新一轮教育改革、国家经济发展和社会需要，医学检验技术专业的培养目标是旨在培养品德高尚、基础扎实、技能熟练、素质全面的德、智、体、美全面发展的应用型医学检验专门人才。因此，针对新的培养目标，本套教材的编写充分借鉴了国内外精品教材按检测项目、检测技术为主线的编写模式，充分体现本专业基本理论、基本知识和基本技能，在不遗漏重要知识点的基础上，摈弃既往教材编写中求多求全的痼疾，突出"医学检验技术专业"的学科特色。同时，通过创新编写模式与优化内容编排，加强对学生自主学习与创新能力、解决问题能力的培养。

3. 坚持编写原则，确保教材质量　在整套教材编写的过程中，始终坚持本科教材"三基、五性、三特定"的编写原则，始终坚持科学整合课程、淡化学科意识、实现整体优化、注重系统科学、保证点面结合的编写理念，以确保教材编写质量。同时，为配合学制改革与学时压缩，进一步精简教材字数，突出重点，强调理论与实际相结合。

4. 优化编写团队，树立精品意识　技术类专业人才的培养，既需要学校教师的理论讲授，又需要临床一线专家的实践经验。因此，本套教材在编写队伍的组建上，不但从全国各高等院校遴选具有长期从事医学检验教学的一线教师，同时还注意吸收医院检验科具有实践经验的临床专家参与编写，在确保教材理论概念清晰的同时，使内容更加贴近临床检验实践。

5. 完善配套教材，提升数字出版　为满足教学资源的多样化，实现教材系列化、立体化建设，本轮理论教材均配有丰富的网络增值服务及配套的学习指导与习题集，大部分核心课程还配有相应的实践指导，方便教师教学与学生自主学习。

6. 加强版式设计，提升阅读兴趣　本套教材通过设置丰富多样的编写模块，大开本、双色排版方式，以及便于记录随堂笔记的页边空白等，在方便教学的同时提高学习效率、提升阅读体验。尤其是理论教材中的章前问题、章后小结，实践指导中的自主创新性试验，学习指导与习题集中的学习目标等，将各专业知识融会贯通。

本套医学检验技术专业教材共有 10 种理论教材和 17 种配套教材。为满足教学需求，本次将寄生虫学相关的检验技术并入《临床基础检验学技术》，并增加《临床医学概要》。本套教材均为"十二五"普通高等教育本科国家级规划教材、国家卫生和计划生育委员会"十二五"规划教材，并将于 2015 年春季陆续出版发行。希望全国广大院校在使用过程中能够多提供宝贵意见，反馈使用信息，以逐步修改和完善教材内容，提高教材质量。

理论教材目录

序号	书名	主编		副主编			
1	临床生物化学检验技术	尹一兵	倪培华	刘新光	陈筱菲	徐克前	左云飞
2	临床微生物学检验技术	刘运德	楼永良	王辉	孙自镛	吴爱武	
3	临床免疫学检验技术	李金明	刘辉	邵启祥	王辉	吴俊英	
4	临床血液学检验技术	夏薇	陈婷梅	王霄霞	岳保红	覃西	
5	临床分子生物学检验技术	吕建新	王晓春	周钦	黄彬	钱晖	
6	临床基础检验学技术	许文荣	林东红	李山	郑磊	丁磊	
7	临床输血学检验技术	胡丽华		王学锋	阎石		
8	临床检验仪器与技术	樊绮诗	钱士匀	贺志安	郑峻松	郑芳	姜晓峰
9	临床实验室管理	杨惠	王成彬	潘世扬	李艳	张莉萍	
10	临床医学概要	陈尔真	刘成玉	府伟灵	蔡建辉		

实验指导目录

序号	书名	主编	副主编	
1	临床生物化学检验技术实验指导	倪培华	赵云冬	梅传忠
2	临床微生物学检验技术实验指导	楼永良	邵世和	张玉妥
3	临床免疫学检验技术实验指导	刘辉		
4	临床血液学检验技术实验指导	陈婷梅		
5	临床分子生物学检验技术实验指导	王晓春	赵春艳	王志刚
6	临床基础检验学技术实验指导	林东红	刘成玉	吴晓蔓
7	临床输血学检验技术实验指导	胡丽华		

学习指导与习题集目录

序号	书名	主编	副主编	
1	临床生物化学检验技术学习指导与习题集	陈筱菲		
2	临床微生物学检验技术学习指导与习题集	吴爱武	罗红	
3	临床免疫学检验技术学习指导与习题集	王辉		
4	临床血液学检验技术学习指导与习题集	王霄霞		
5	临床分子生物学检验技术学习指导与习题集	钱晖	郑芳	
6	临床基础检验学技术学习指导与习题集	丁磊		
7	临床输血学检验技术学习指导与习题集	张循善		
8	临床检验仪器与技术学习指导与习题集	郑芳		
9	临床实验室管理学习指导与习题集	王成彬	杨惠	李艳
10	临床医学概要学习指导与习题集	刘成玉		

第一届全国高等学校医学检验技术专业
教学教材建设指导委员会

主 任 委 员

      樊绮诗　尹一兵

副主任委员

      吕建新　刘运德　许文荣　杜　贤

委　　员（以姓氏笔画为序）

      王　辉（女）　　王　辉　王兰兰　王晓春　毕胜利

      刘　辉　刘新光　李　山　李　艳　李　燕　杨　晋

      杨红英　杨国珍　吴俊英　张　展　张进顺　林东红

      郑　磊　郑峻松　胡丽华　姜　傥　姜晓峰　钱士匀

      郭晓临　康熙雄　续　薇　谢鑫友　潘世扬　魏　军

秘　　书

      倪培华　陈婷梅　邬　洁

　　为了进一步适应我国高等医学技术专业教育的改革与发展,培养更多能适应社会、经济和科技发展需要的高级医学技术人才,进一步推动我国高等医学技术专业教育改革进程,提高教学质量,在全国高等医药教材建设研究会和第一届全国高等学校医学检验技术专业教学教材建设指导委员会的共同指导下,我们编写了《临床医学概要》,以供医学检验技术、医学影像技术等专业本科生和研究生使用,同时也可供卫生专业技术资格考试、研究生入学考试和临床工作参考。

　　《临床医学概要》共分二十章,包括诊断学、急危重病、内科学、传染病学、外科学、精神病学、妇产科学、儿科学、口腔科学、耳鼻咽喉科学、眼科学、皮肤科学等临床学科,重点介绍临床各科常见疾病的基本概念、主要临床表现、诊断以及治疗原则,并在各章末附参考书目及网络资源网址,在网络增值服务中配有教学课件可以下载,为学生深入学习创造条件。同时配合本教材还编写了配套教材《临床医学概要学习指导及习题集》,以便教师参考及学生复习使用。

　　在《临床医学概要》的编写过程中,得到了全国高等医药教材建设研究会、人民卫生出版社有限公司和编者所在单位的大力支持,在此表示衷心的感谢!感谢被引用的各种参考文献的作者,是他们的研究成果为本版教材提供了素材。同时也要感谢各位编者的大力支持与真诚合作。感谢韦淑宝、葛姝云、龙江、朱好、刘喆等老师在文字处理、校对等方面做了不少卓有成效的工作,在此一并致谢。

　　《临床医学概要》的编者来自全国13所高等学校及其附属医院,是我国临床医学、医学技术专业的中青年骨干,有着丰富的教学、临床和科研经验,他们的辛勤敬业的工作和严谨治学的态度为编好教材打下了良好基础。我们相信读者能从他们活跃的思维、丰富的经验和对本专业知识的把握中获得收获与启迪。由于时间仓促,以及编者的水平和经验有限,纰误疏漏在所难免,欢迎临床医学、医学技术专业的同行、专家、广大师生对本教材提出宝贵意见,使之得以不断完善,并致谢意。

陈尔真　刘成玉

2015 年 9 月

目　录

第一章　诊断学基础 ……………………………………………………………… 1

第一节　常见症状 …………………………………………………………… 1

一、发热 ……………………………………………………………… 1

二、发绀 ……………………………………………………………… 2

三、皮肤黏膜出血 …………………………………………………… 3

四、水肿 ……………………………………………………………… 4

五、咳嗽与咳痰 ……………………………………………………… 4

六、呼吸困难 ………………………………………………………… 5

七、咯血 ……………………………………………………………… 6

八、心悸 ……………………………………………………………… 7

九、胸痛 ……………………………………………………………… 7

十、恶心与呕吐 ……………………………………………………… 8

十一、腹泻与便秘 …………………………………………………… 9

十二、腹痛 …………………………………………………………… 10

十三、黄疸 …………………………………………………………… 11

十四、呕血与便血 …………………………………………………… 12

十五、血尿 …………………………………………………………… 13

十六、头痛 …………………………………………………………… 13

十七、眩晕与晕厥 …………………………………………………… 14

十八、抽搐与惊厥 …………………………………………………… 16

第二节　病史采集 …………………………………………………………… 16

一、病史采集的方法与注意事项 …………………………………… 16

二、病史采集的内容 ………………………………………………… 18

第三节　体格检查 …………………………………………………………… 21

一、基本方法与注意事项 …………………………………………… 21

二、一般检查 ………………………………………………………… 27

三、皮肤与淋巴结检查 ……………………………………………… 32

四、头部检查 ………………………………………………………… 37

五、颈部检查 ………………………………………………………… 40

六、胸部检查 ………………………………………………………… 43

七、腹部检查 ………………………………………………………… 56

八、脊柱与四肢检查 ………………………………………………… 67

九、神经系统检查 …………………………………………………… 70

十、生殖器、肛门与直肠检查 ……………………………………… 79

第四节　医学影像学及器械检查 ……………………………………………… 82

一、放射影像学检查 ………………………………………………… 82

二、心电图检查 ……………………………………………………… 87

三、超声检查 ………………………………………………………… 93

四、核素检查 ………………………………………………………… 95

第五节　实验室检查 ……………………………………………………… 96

一、临床一般检验 …………………………………………………… 96

二、临床血液学检验 ………………………………………………… 100

三、临床生物化学检验 ……………………………………………… 102

四、临床免疫学检验 ………………………………………………… 106

五、临床病原学检验 ………………………………………………… 107

第六节　临床常用诊疗技术 ……………………………………………… 108

一、胸膜腔穿刺和胸膜腔闭式引流术 ……………………………… 108

二、腹膜腔穿刺术 …………………………………………………… 108

三、胃管插管术及胃肠减压术 ……………………………………… 109

四、骨髓穿刺术 ……………………………………………………… 109

五、腰椎穿刺术 ……………………………………………………… 110

六、纤维支气管镜检查 ……………………………………………… 110

七、肺功能检查 ……………………………………………………… 111

第二章　急危重病 …………………………………………………………… 112

第一节　心搏骤停与心肺脑复苏 ………………………………………… 112

第二节　意识障碍与昏迷 ………………………………………………… 114

第三节　休克 ……………………………………………………………… 116

第四节　急性中毒 ………………………………………………………… 117

第五节　多器官功能障碍综合征 ………………………………………… 120

第六节　挤压综合征 ……………………………………………………… 122

第七节　电击伤 …………………………………………………………… 124

第八节　中暑 ……………………………………………………………… 125

第九节　淹溺 ……………………………………………………………… 126

第三章　呼吸系统疾病 ……………………………………………………… 129

第一节　慢性支气管炎 …………………………………………………… 129

第二节　慢性阻塞性肺疾病 ……………………………………………… 130

第三节　支气管哮喘 ……………………………………………………… 132

第四节　慢性肺源性心脏病 ……………………………………………… 134

第五节　肺炎 ……………………………………………………………… 136

第六节　肺结核 …………………………………………………………… 138

第七节　原发性支气管肺癌 ……………………………………………… 140

第八节　胸膜疾病 ………………………………………………………… 143

一、胸腔积液 ………………………………………………………… 143

二、气胸 ……………………………………………………………… 145

第九节　肺血栓栓塞症 …………………………………………………… 146

第十节　呼吸衰竭 ……………………………………………………… 148

第十一节　急性呼吸窘迫综合征 …………………………………… 150

第四章　循环系统疾病 ………………………………………………… 152

第一节　心力衰竭 ……………………………………………………… 152

一、慢性心力衰竭 ……………………………………………… 152

二、急性心力衰竭 ……………………………………………… 154

第二节　原发性高血压 ……………………………………………… 156

第三节　心律失常 ……………………………………………………… 157

一、窦性心律失常和病态窦房结综合征 …………………… 157

二、心脏传导阻滞 ……………………………………………… 158

三、阵发性室上性心动过速 …………………………………… 159

四、室性心律失常和心律失常性猝死 ……………………… 160

五、心房颤动 …………………………………………………… 161

第四节　动脉粥样硬化和冠状动脉粥样硬化性心脏病 ………… 162

一、动脉粥样硬化 ……………………………………………… 162

二、慢性稳定型心绞痛 ………………………………………… 163

三、不稳定型心绞痛和非 ST 段抬高型心肌梗死 ………… 164

四、ST 段抬高型心肌梗死 …………………………………… 165

第五节　心脏瓣膜疾病 ……………………………………………… 166

一、急性风湿热 ………………………………………………… 166

二、二尖瓣狭窄 ………………………………………………… 166

三、二尖瓣反流 ………………………………………………… 167

四、主动脉瓣狭窄 ……………………………………………… 168

五、主动脉瓣反流 ……………………………………………… 169

第六节　心肌疾病 ……………………………………………………… 170

一、扩张型心肌病 ……………………………………………… 170

二、肥厚型心肌病 ……………………………………………… 171

三、致心律失常性右室心肌病 ……………………………… 172

四、应激性心肌病 ……………………………………………… 172

五、急性病毒性心肌炎 ………………………………………… 173

第五章　消化系统疾病 ………………………………………………… 175

第一节　急性胃肠炎 ………………………………………………… 175

一、急性胃炎 …………………………………………………… 175

二、急性肠炎 …………………………………………………… 176

第二节　消化性溃疡 ………………………………………………… 177

第三节　肝硬化 ………………………………………………………… 180

第四节　炎症性肠病 ………………………………………………… 184

一、溃疡性结肠炎 ……………………………………………… 185

二、克罗恩病 …………………………………………………… 186

三、炎症性肠病的治疗原则 …………………………………… 187

第五节　功能性胃肠病 ……………………………………………… 188

一、功能性消化不良 …………………………………………………………………………… 188

二、肠易激综合征 ……………………………………………………………………………… 189

第六节　急腹症 …………………………………………………………………………………… 190

一、肠梗阻 ……………………………………………………………………………………… 190

二、急性胆囊炎 ………………………………………………………………………………… 191

三、急性化脓性胆管炎 ………………………………………………………………………… 192

四、急性阑尾炎 ………………………………………………………………………………… 193

五、急性胰腺炎 ………………………………………………………………………………… 194

六、腹膜炎 ……………………………………………………………………………………… 197

七、腹外疝 ……………………………………………………………………………………… 198

第七节　肛管疾病 ………………………………………………………………………………… 200

一、肛裂 ………………………………………………………………………………………… 200

二、痔 …………………………………………………………………………………………… 201

三、肛瘘 ………………………………………………………………………………………… 202

第八节　消化系统常见肿瘤 ……………………………………………………………………… 203

一、食管癌 ……………………………………………………………………………………… 203

二、胃癌 ………………………………………………………………………………………… 204

三、原发性肝癌 ………………………………………………………………………………… 205

四、胰腺癌 ……………………………………………………………………………………… 209

五、肠癌 ………………………………………………………………………………………… 211

第六章　泌尿系统与男性生殖系统疾病 …………………………………………………………… 214

第一节　肾小球肾炎 ……………………………………………………………………………… 214

一、急性肾小球肾炎 …………………………………………………………………………… 214

二、急进性肾小球肾炎 ………………………………………………………………………… 215

三、慢性肾小球肾炎 …………………………………………………………………………… 216

四、无症状性血尿和(或)蛋白尿 …………………………………………………………… 217

第二节　间质性肾炎 ……………………………………………………………………………… 217

一、急性间质性肾炎 …………………………………………………………………………… 217

二、慢性间质性肾炎 …………………………………………………………………………… 218

第三节　肾病综合征 ……………………………………………………………………………… 218

第四节　IgA 肾病 ………………………………………………………………………………… 220

第五节　肾小管性酸中毒 ………………………………………………………………………… 221

一、低血钾型远端肾小管酸中毒 ……………………………………………………………… 221

二、近端肾小管酸中毒 ………………………………………………………………………… 222

第六节　肾衰竭 …………………………………………………………………………………… 222

一、急性肾损伤 ………………………………………………………………………………… 223

二、慢性肾衰竭 ………………………………………………………………………………… 224

第七节　尿路感染 ………………………………………………………………………………… 228

一、上尿路感染 ………………………………………………………………………………… 228

二、下尿路感染 ………………………………………………………………………………… 230

第八节　泌尿系统梗阻 …………………………………………………………………………… 233

一、肾积水 ……………………………………………………………………………………… 233

二、尿潴留 ··· 234

三、良性前列腺增生 ··· 234

第九节　尿石症 ··· 236

一、上尿路结石 ··· 236

二、下尿路结石 ··· 237

第十节　泌尿系统肿瘤 ··· 237

一、肾细胞癌 ·· 238

二、肾母细胞瘤 ··· 238

三、上尿路肿瘤 ··· 239

四、膀胱癌 ·· 239

五、前列腺癌 ·· 240

六、睾丸肿瘤 ·· 241

七、阴茎癌 ·· 242

第七章　血液造血系统疾病 ··· 244

第一节　红细胞系统疾病 ··· 244

一、缺铁性贫血 ··· 244

二、巨幼细胞性贫血 ··· 245

三、再生障碍性贫血 ··· 246

四、红细胞膜异常性溶血性贫血 ·································· 248

五、红细胞酶异常性溶血性贫血 ·································· 249

六、自身免疫性溶血性贫血 ·· 250

七、血红蛋白病 ··· 251

八、阵发性睡眠性血红蛋白尿症 ·································· 253

第二节　白细胞系统疾病 ··· 254

一、白血病 ·· 254

二、骨髓增生异常综合征 ··· 261

三、白细胞减少和粒细胞缺乏症 ·································· 263

四、多发性骨髓瘤 ··· 264

五、淋巴瘤 ·· 265

第三节　出血性疾病 ·· 268

一、过敏性紫癜 ··· 268

二、免疫性血小板减少症 ··· 269

三、血友病和血管性血友病 ·· 270

四、弥散性血管内凝血 ··· 271

第八章　内分泌与代谢性疾病 ······································ 273

第一节　腺垂体功能减退症 ··· 273

第二节　催乳素瘤 ·· 274

第三节　巨人症和肢端肥大症 ······································ 275

第四节　生长激素缺乏性侏儒症 ·································· 276

第五节　尿崩症 ··· 277

第六节　库欣综合征 ··· 278

第七节　原发性慢性肾上腺皮质功能减退症 ………………………………… 279
第八节　原发性醛固酮增多症 …………………………………………………… 280
第九节　嗜铬细胞瘤 ……………………………………………………………… 282
第十节　甲状腺肿 ………………………………………………………………… 283
第十一节　甲状腺功能亢进症 …………………………………………………… 284
第十二节　甲状腺功能减退症 …………………………………………………… 285
第十三节　亚急性甲状腺炎 ……………………………………………………… 286
第十四节　自身免疫甲状腺炎 …………………………………………………… 287
第十五节　甲状腺结节 …………………………………………………………… 288
第十六节　分化型甲状腺癌 ……………………………………………………… 289
第十七节　糖尿病 ………………………………………………………………… 289
第十八节　血脂异常 ……………………………………………………………… 293
第十九节　高尿酸血症 …………………………………………………………… 295

第九章　风湿性疾病 ……………………………………………………………… 298
第一节　类风湿关节炎 …………………………………………………………… 298
第二节　系统性红斑狼疮 ………………………………………………………… 300
第三节　强直性脊柱炎 …………………………………………………………… 302
第四节　干燥综合征 ……………………………………………………………… 304
第五节　ANCA 相关性血管炎 …………………………………………………… 305
第六节　多发性肌炎和皮肌炎 …………………………………………………… 307
第七节　系统性硬化病 …………………………………………………………… 308

第十章　传染性疾病 ……………………………………………………………… 311
第一节　病毒性疾病 ……………………………………………………………… 311
一、流行性感冒 ………………………………………………………………… 311
二、病毒性肝炎 ………………………………………………………………… 312
三、狂犬病 ……………………………………………………………………… 315
四、流行性出血热 ……………………………………………………………… 316
五、麻疹 ………………………………………………………………………… 317
六、流行性乙型脑炎 …………………………………………………………… 319
七、获得性免疫缺陷综合征 …………………………………………………… 320
第二节　细菌性疾病 ……………………………………………………………… 321
一、细菌性食物中毒 …………………………………………………………… 321
二、伤寒 ………………………………………………………………………… 323
三、副伤寒 ……………………………………………………………………… 324
四、霍乱 ………………………………………………………………………… 325
五、猩红热 ……………………………………………………………………… 326
六、细菌性痢疾 ………………………………………………………………… 327
七、流行性脑脊髓膜炎 ………………………………………………………… 329
八、破伤风 ……………………………………………………………………… 330
九、脓毒血症 …………………………………………………………………… 331
第三节　寄生虫疾病 ……………………………………………………………… 332

　　　一、阿米巴病 ……………………………………………………………………… 332

　　　二、疟疾 ……………………………………………………………………………… 334

　　　三、血吸虫病 …………………………………………………………………………… 335

　　　四、囊尾蚴病 …………………………………………………………………………… 336

　　第四节　钩端螺旋体病 …………………………………………………………………… 338

　　第五节　医院内感染 ……………………………………………………………………… 339

第十一章　神经系统疾病 …………………………………………………………………… 342

　　第一节　脑血管疾病 ……………………………………………………………………… 342

　　　一、脑梗死 ……………………………………………………………………………… 342

　　　二、脑出血 ……………………………………………………………………………… 345

　　　三、蛛网膜下腔出血 …………………………………………………………………… 346

　　第二节　癫痫 ……………………………………………………………………………… 347

　　第三节　中枢神经系统感染性疾病 ……………………………………………………… 349

　　　一、病毒性脑膜炎 ……………………………………………………………………… 349

　　　二、单纯疱疹病毒性脑炎 ……………………………………………………………… 350

　　第四节　脑变性疾病 ……………………………………………………………………… 351

　　　一、阿尔茨海默病 ……………………………………………………………………… 351

　　　二、帕金森病 …………………………………………………………………………… 352

　　第五节　周围神经疾病 …………………………………………………………………… 353

　　　一、吉兰-巴雷综合征 ………………………………………………………………… 353

　　　二、三叉神经痛 ………………………………………………………………………… 354

　　第六节　脊髓疾病 ………………………………………………………………………… 355

　　　一、急性脊髓炎 ………………………………………………………………………… 355

　　　二、脊髓空洞症 ………………………………………………………………………… 356

　　　三、运动神经元病 ……………………………………………………………………… 357

　　第七节　多发性硬化 ……………………………………………………………………… 359

　　第八节　神经肌肉疾病 …………………………………………………………………… 361

　　　一、重症肌无力 ………………………………………………………………………… 361

　　　二、周期性瘫痪 ………………………………………………………………………… 363

　　　三、进行性肌营养不良症 ……………………………………………………………… 364

第十二章　精神疾病 ………………………………………………………………………… 367

　　第一节　精神疾病常见症状 ……………………………………………………………… 367

　　　一、感知觉障碍 ………………………………………………………………………… 367

　　　二、思维障碍 …………………………………………………………………………… 368

　　　三、情绪障碍 …………………………………………………………………………… 370

　　　四、记忆障碍 …………………………………………………………………………… 371

　　　五、意志障碍 …………………………………………………………………………… 371

　　　六、动作与行为障碍 …………………………………………………………………… 372

　　　七、智能障碍 …………………………………………………………………………… 373

　　　八、意识障碍 …………………………………………………………………………… 373

　　　九、自知力障碍 ………………………………………………………………………… 375

第二节　精神分裂症 ………………………………………………………… 375

第三节　心境障碍 …………………………………………………………… 377

第四节　神经症性障碍 ……………………………………………………… 379

　　一、恐惧症 ……………………………………………………………… 379

　　二、焦虑症 ……………………………………………………………… 380

　　三、强迫障碍 …………………………………………………………… 382

　　四、躯体形式障碍 ……………………………………………………… 383

第五节　躯体疾病所致精神障碍 …………………………………………… 385

第十三章　运动系统疾病 …………………………………………………… 386

第一节　骨折与关节脱位 …………………………………………………… 386

　　一、骨折 ………………………………………………………………… 386

　　二、关节脱位 …………………………………………………………… 388

第二节　运动系统慢性损伤 ………………………………………………… 389

　　一、腰腿痛 ……………………………………………………………… 389

　　二、颈肩痛 ……………………………………………………………… 390

　　三、股骨头及胫骨结节骨软骨病 ……………………………………… 390

第三节　椎间盘突出症 ……………………………………………………… 392

　　一、颈椎间盘突出症 …………………………………………………… 392

　　二、腰椎间盘突出症 …………………………………………………… 393

第四节　骨与关节化脓性感染 ……………………………………………… 395

　　一、化脓性骨髓炎 ……………………………………………………… 395

　　二、化脓性关节炎 ……………………………………………………… 396

第五节　骨关节炎 …………………………………………………………… 396

第六节　运动系统畸形 ……………………………………………………… 397

　　一、发育性髋关节脱位 ………………………………………………… 397

　　二、先天性肌性斜颈 …………………………………………………… 399

　　三、脊柱侧凸 …………………………………………………………… 399

第七节　骨肿瘤 ……………………………………………………………… 400

　　一、骨肿瘤 ……………………………………………………………… 400

　　二、良性骨肿瘤 ………………………………………………………… 401

　　三、骨巨细胞瘤 ………………………………………………………… 403

　　四、原发性恶性骨肿瘤 ………………………………………………… 404

　　五、转移性骨肿瘤 ……………………………………………………… 404

第十四章　外科学基础 ……………………………………………………… 406

第一节　无菌术 ……………………………………………………………… 406

　　一、手术器械、物品的灭菌、消毒法 ………………………………… 406

　　二、手术人员和患者手术区域的准备 ………………………………… 407

第二节　外科患者的体液和酸碱平衡失调 ………………………………… 407

　　一、水和钠的代谢紊乱 ………………………………………………… 408

　　二、体内钾的异常 ……………………………………………………… 409

　　三、体内钙的异常 ……………………………………………………… 410

四、酸碱平衡的失调 …………………………………………………………… 410
第三节　麻醉 …………………………………………………………………… 412
　　一、麻醉前准备和麻醉前用药 ……………………………………………… 412
　　二、全身麻醉 ………………………………………………………………… 412
　　三、局部麻醉 ………………………………………………………………… 413
　　四、椎管内麻醉 ……………………………………………………………… 414
第四节　围术期处理 …………………………………………………………… 414
　　一、术前准备 ………………………………………………………………… 415
　　二、术后处理 ………………………………………………………………… 416
　　三、术后并发症 ……………………………………………………………… 417
第五节　外科患者的代谢及营养治疗 ………………………………………… 417
　　一、营养状态的评定 ………………………………………………………… 417
　　二、肠外营养 ………………………………………………………………… 418
　　三、肠内营养 ………………………………………………………………… 419
第六节　浅部组织细菌性感染 ………………………………………………… 420
　　一、疖 ………………………………………………………………………… 420
　　二、痈 ………………………………………………………………………… 420
　　三、急性蜂窝织炎 …………………………………………………………… 421
第七节　自体输血 ……………………………………………………………… 421
　　一、预存式自体输血 ………………………………………………………… 422
　　二、稀释式自体输血 ………………………………………………………… 422
　　三、回收式自体输血 ………………………………………………………… 423
　　四、自体输血的临床应用 …………………………………………………… 423
第八节　烧伤和冻伤 …………………………………………………………… 424
　　一、烧伤 ……………………………………………………………………… 424
　　二、冻伤 ……………………………………………………………………… 426
第九节　创伤 …………………………………………………………………… 427
　　一、严重颅脑损伤 …………………………………………………………… 427
　　二、严重胸部损伤 …………………………………………………………… 429
　　三、腹部损伤 ………………………………………………………………… 431

第十五章　妇产科常见疾病 …………………………………………………… 433
第一节　正常妊娠和正常分娩 ………………………………………………… 433
　　一、正常妊娠 ………………………………………………………………… 433
　　二、正常分娩 ………………………………………………………………… 433
第二节　异常分娩 ……………………………………………………………… 434
　　一、产力异常 ………………………………………………………………… 434
　　二、产道异常 ………………………………………………………………… 435
　　三、胎位异常 ………………………………………………………………… 435
第三节　妊娠和分娩期并发症 ………………………………………………… 435
　　一、妊娠并发症 ……………………………………………………………… 435
　　二、分娩期并发症 …………………………………………………………… 440
第四节　女性生殖器官炎症 …………………………………………………… 441

一、阴道炎 ……………………………………… 441

二、宫颈炎 ……………………………………… 442

三、盆腔炎 ……………………………………… 443

第五节　女性生殖器官肿瘤 ……………………… 443

一、子宫肌瘤 …………………………………… 443

二、宫颈癌 ……………………………………… 444

三、子宫内膜癌 ………………………………… 444

四、卵巢肿瘤 …………………………………… 445

第六节　女性生殖内分泌疾病 …………………… 445

一、病理性闭经 ………………………………… 445

二、功能失调性子宫出血 ……………………… 446

三、多囊卵巢综合征 …………………………… 447

第十六章　儿科疾病 ……………………………… 448

第一节　小儿年龄分期、生长发育规律和疾病的预防 … 448

一、小儿年龄分期 ……………………………… 448

二、小儿生长发育规律 ………………………… 448

三、疾病预防 …………………………………… 449

第二节　新生儿疾病 ……………………………… 449

一、新生儿窒息 ………………………………… 450

二、新生儿黄疸 ………………………………… 451

三、新生儿感染性肺炎 ………………………… 452

四、新生儿败血症 ……………………………… 453

第三节　营养性维生素 D 缺乏 …………………… 455

一、营养性维生素 D 缺乏性佝偻病 …………… 455

二、维生素 D 缺乏性手足搐搦症 ……………… 456

第四节　儿童单纯性肥胖 ………………………… 457

第五节　腹泻病与液体疗法 ……………………… 457

第六节　小儿呼吸道感染性疾病 ………………… 460

一、急性上呼吸道感染 ………………………… 460

二、急性支气管炎 ……………………………… 461

三、支气管肺炎 ………………………………… 461

第七节　先天性心脏病 …………………………… 463

第八节　先天性甲状腺功能减退症 ……………… 465

第九节　遗传性疾病 ……………………………… 466

一、苯丙酮尿症 ………………………………… 466

二、唐氏综合征 ………………………………… 466

第十七章　口腔疾病 ……………………………… 468

第一节　牙体牙髓病 ……………………………… 468

一、龋病 ………………………………………… 468

二、牙髓病 ……………………………………… 469

三、根尖周病 …………………………………… 470

第二节　牙周组织病 …………………………………………………………………… 471
　　一、慢性龈炎 ……………………………………………………………………… 471
　　二、慢性牙周炎 …………………………………………………………………… 472
第三节　口腔黏膜疾病 ………………………………………………………………… 473
　　一、口腔黏膜溃疡类疾病 ………………………………………………………… 473
　　二、口腔黏膜斑纹类疾病 ………………………………………………………… 475
　　三、唇、舌疾病 …………………………………………………………………… 478

第十八章　耳鼻咽喉科疾病 …………………………………………………………… 480
第一节　耳部疾病 ……………………………………………………………………… 480
　　一、外耳道炎 ……………………………………………………………………… 480
　　二、中耳炎 ………………………………………………………………………… 480
　　三、耳聋 …………………………………………………………………………… 482
第二节　鼻部疾病 ……………………………………………………………………… 483
　　一、鼻炎 …………………………………………………………………………… 484
　　二、变应性鼻炎 …………………………………………………………………… 485
　　三、鼻息肉 ………………………………………………………………………… 485
　　四、鼻窦炎 ………………………………………………………………………… 485
　　五、上颌窦癌 ……………………………………………………………………… 487
第三节　咽部疾病 ……………………………………………………………………… 487
　　一、咽炎 …………………………………………………………………………… 487
　　二、扁桃体炎 ……………………………………………………………………… 488
　　三、鼻咽癌 ………………………………………………………………………… 489
第四节　喉部疾病 ……………………………………………………………………… 490
　　一、急性会厌炎 …………………………………………………………………… 490
　　二、喉炎 …………………………………………………………………………… 490
　　三、喉癌 …………………………………………………………………………… 491
第五节　气管、支气管异物和食管异物 ……………………………………………… 492
　　一、气管、支气管异物 …………………………………………………………… 492
　　二、食管异物 ……………………………………………………………………… 493

第十九章　眼科疾病 …………………………………………………………………… 494
第一节　眼睑泪器疾病 ………………………………………………………………… 494
　　一、睑腺炎 ………………………………………………………………………… 494
　　二、倒睫与睑内翻 ………………………………………………………………… 494
　　三、泪道狭窄与阻塞 ……………………………………………………………… 495
　　四、慢性泪囊炎 …………………………………………………………………… 495
第二节　结膜眼表疾病 ………………………………………………………………… 496
　　一、急性结膜炎 …………………………………………………………………… 496
　　二、沙眼 …………………………………………………………………………… 496
　　三、翼状胬肉 ……………………………………………………………………… 497
　　四、干眼症 ………………………………………………………………………… 498
第三节　角膜疾病 ……………………………………………………………………… 498

一、细菌性角膜炎 ……………………………………………… 498

二、真菌性角膜炎 ……………………………………………… 499

三、单纯疱疹病毒性角膜炎 …………………………………… 499

四、棘阿米巴角膜炎 …………………………………………… 499

第四节　白内障 ………………………………………………… 500

一、年龄相关性白内障 ………………………………………… 500

二、先天性白内障 ……………………………………………… 500

三、外伤性白内障 ……………………………………………… 501

四、并发性白内障 ……………………………………………… 501

第五节　青光眼 ………………………………………………… 501

一、原发性青光眼 ……………………………………………… 501

二、继发性青光眼 ……………………………………………… 503

三、先天性青光眼 ……………………………………………… 503

第六节　葡萄膜炎 ……………………………………………… 503

一、前葡萄膜炎 ………………………………………………… 503

二、后葡萄膜炎 ………………………………………………… 504

三、交感性眼炎 ………………………………………………… 504

第七节　视网膜疾病 …………………………………………… 505

一、中心性浆液性脉络膜视网膜病变 ………………………… 505

二、视网膜动脉及静脉阻塞 …………………………………… 505

三、视网膜脱离 ………………………………………………… 506

四、年龄相关性黄斑变性 ……………………………………… 506

五、高血压性视网膜病变 ……………………………………… 507

六、糖尿病性视网膜病变 ……………………………………… 507

第八节　眼外伤 ………………………………………………… 508

一、眼球钝挫伤 ………………………………………………… 508

二、眼球穿通伤 ………………………………………………… 509

三、眼异物伤 …………………………………………………… 509

四、酸碱化学伤 ………………………………………………… 509

第九节　眼视光学 ……………………………………………… 510

一、屈光不正 …………………………………………………… 510

二、老视 ………………………………………………………… 511

三、斜视 ………………………………………………………… 511

四、弱视 ………………………………………………………… 511

第十节　眼部肿瘤 ……………………………………………… 512

一、视网膜母细胞瘤 …………………………………………… 512

二、脉络膜恶性黑色素瘤 ……………………………………… 513

三、眼眶肿瘤 …………………………………………………… 513

第十一节　防盲治盲 …………………………………………… 513

一、盲和视力损伤的标准 ……………………………………… 513

二、世界防盲治盲概况 ………………………………………… 514

三、我国防盲治盲历史和现状 ………………………………… 514

四、主要致盲眼病的防治 ……………………………………… 515

五、盲和低视力的康复 ·· 515

第二十章 皮肤科疾病 ·· 516
  第一节 病毒性皮肤病 ·· 516
    一、单纯疱疹 ·· 516
    二、带状疱疹 ·· 517
    三、疣 ·· 518
  第二节 细菌性皮肤病 ·· 519
    一、毛囊炎、疖 ·· 519
    二、丹毒 ·· 519
  第三节 真菌性皮肤病 ·· 520
    一、体癣和股癣 ·· 520
    二、手癣和足癣 ·· 521
  第四节 动物性皮肤病 ·· 521
    一、疥疮 ·· 521
    二、虫咬皮炎 ·· 522
  第五节 皮炎和湿疹 ·· 523
    一、接触性皮炎 ·· 523
    二、湿疹 ·· 524
  第六节 荨麻疹 ·· 524
  第七节 药疹 ·· 525
  第八节 银屑病 ·· 526
  第九节 寻常痤疮 ·· 527
  第十节 白癜风 ·· 528
  第十一节 性传播疾病 ·· 528
    一、梅毒 ·· 528
    二、淋病 ·· 529
    三、尖锐湿疣 ·· 529
    四、生殖器疱疹 ·· 530

参考文献 ·· 531

中英文名词对照索引 ·· 532

第一章

诊断学基础

诊断学基础是研究疾病诊断的基础理论、基本知识、基本技能和基本思维的学科,其主要内容包括临床常见症状的发生机制及其临床表现,病史采集和体格检查的基本内容和方法技巧,各种辅助检查的选择、结果判断,以及正确的临床思维等。通过学习,医学生应学会如何接触患者,做好医患沟通,处理好医患关系,掌握诊断疾病的基本原理和方法,能够正确地采集、综合分析临床资料,提出符合疾病本质的临床诊断,正确评价疾病的防治和预后,正确治疗和预防各种疾病。

第一节　常见症状

症状(symptom)是患者主观感受到的不适、痛苦的异常感觉或某些客观病态改变。经体格检查发现的异常表现称为体征(sign)。广义的症状包括了一些体征。

一、发　热

正常人体温一般为 36~37℃,在不同个体之间体温略有差异,并受昼夜、年龄、性别、活动程度、药物、情绪和环境等内外因素的影响,但体温波动一般不超过 1℃。在某种情况下,体温中枢兴奋、功能紊乱,使产热增多、散热减少,致使体温高出正常范围,即为发热(fever)。

【病因与发生机制】

1. 病因

(1)感染性发热(infective fever):各种病原体(如病毒、细菌等)所致的急性、慢性感染均可出现发热。

(2)非感染性发热(non- infective fever):非感染性发热的主要病因见表 1-1。

表 1-1　非感染性发热的主要病因

病因	评价
无菌性坏死物质吸收	机械性、物理性或化学性的损害;血管栓塞或血栓形成引起的心、肺、脾等内脏梗死或肢体坏死;肿瘤及造血系统疾病所引起的组织坏死及细胞破坏等
变态反应	抗原-抗体反应的结果,可见于风湿热、血清病、药物热、结缔组织病等
内分泌与代谢障碍	如甲亢及大量脱水,前者引起产热增多,后者引起散热减少
体温调节中枢功能紊乱	由于物理性(如中暑)、化学性(如重度安眠药中毒)或机械性等因素直接损害体温调节中枢,使体温调定点上移后发出调节冲动,造成产热大于散热,体温升高,称为中枢性发热。其特点为高热无汗
皮肤散热减少	如广泛性皮炎、鱼鳞癣、慢性心力衰竭引起的发热,多为低热
自主神经功能紊乱	自主神经系统功能紊乱影响正常体温调节过程,使产热大于散热,体温升高,常表现为低热,常伴有自主神经功能紊乱的其他表现

2. 发生机制

（1）致热源性发热：外源性致热源不能透过血 - 脑脊液屏障，不直接引起发热。内源性致热源存在于中性粒细胞和巨噬细胞内。当其被外源性致热源激活后，可释放内源性致热源，内源性致热源可透过血 - 脑脊液屏障，直接作用于体温中枢，使体温调定点上移而导致发热。

（2）非致热源性发热：由于体温中枢的调节功能障碍引起的中枢性高热。

【临床表现】

1. 发热的分度 ①低热：37.3～38℃。②中等度热：38.1～39℃。③高热：39.1～41℃。④超高热：41℃以上。

2. 发热的临床过程及特点 发热的临床过程一般分为 3 个阶段，其特点及临床表现见表 1-2。

表 1-2　发热的特点及临床表现

阶段	特点	临床表现
体温上升期（发热期）	产热大于散热	疲乏无力、皮肤苍白、肌肉酸痛、无汗、畏寒或寒战，继而体温升高
高热期（极期）	产热和散热过程在较高水平保持相对平衡	皮肤潮红、灼热、呼吸深快，开始出汗并逐渐增多
体温下降期（退热期）	散热大于产热	多汗、皮肤潮湿

3. 热型 将发热患者在不同时间测得体温数值分别记录在体温单上，再把各体温数值点连接起来的曲线称为体温曲线，该曲线的不同形状称为热型（fever type）。不同病因所致的热型不同（表 1-3）。

表 1-3　临床上常见热型的特点及临床意义

热型	特点	临床意义
稽留热	体温持续在 39～40℃，达数天或数周，24 小时内体温波动不超过 1℃	伤寒高热期、大叶性肺炎
弛张热	又称败血症热型。体温在 39℃ 以上，24 小时内体温波动超过 2℃，但都在正常水平以上	败血症、风湿热、化脓性炎症、重症肺结核病等
间歇热	体温骤升达高峰后持续数小时，又迅速降至正常水平，无热期可持续 1 天至数天，高热期与无热期反复交替出现	疟疾、急性肾盂肾炎
波状热	体温逐渐上升达 39℃ 或以上，数天后又下降至正常水平，持续数天后又逐渐升高，如此反复多次	布鲁菌病
回归热	体温急骤上升至 39℃ 或以上，持续数天后又骤然下降至正常水平，数天后体温又骤升，如此规律性交替出现	霍奇金病
不规则热	体温变化无一定规律	结核病、癌性发热、风湿热等

二、发　绀

发绀（cyanosis）是指血液还原血红蛋白增多，使皮肤、黏膜呈现青紫色的现象。发绀多在皮肤较薄、色素较少和毛细血管丰富的部位,如舌、口唇、鼻尖、耳垂、颊部及指(趾)甲床等。

【病因与发生机制】

1. 血液还原血红蛋白增多(真性发绀) 其分类、病因和发生机制见表1-4。

表1-4 真性发绀的分类、病因和发生机制

分类	病因	发生机制
中心性发绀		
肺性发绀	严重的呼吸道阻塞、肺部疾病、胸膜病变	肺通气、换气功能障碍导致肺氧合作用不全,使体循环毛细血管还原血红蛋白增多
心性发绀	法洛四联症等发绀型先天性心脏病	由于体循环静脉与动脉血混合,部分静脉血未经肺脏氧合作用,而由异常通路流入循环
周围性发绀	右心衰竭、缩窄性心包炎等	周围组织耗氧量增加
	严重休克、闭塞性脉管炎、雷诺病等	动脉缺血
混合性发绀	心力衰竭	血液在肺内氧合不足及周围血流缓慢、毛细血管内耗氧过多所致

2. 血液中存在异常血红蛋白衍化物

(1)高铁血红蛋白血症:药物中毒所致高铁血红蛋白血症,如伯氨喹、亚硝酸盐、氯酸钾、磺胺类、非那西丁、苯丙砜、硝基苯、苯胺中毒等。

(2)硫化血红蛋白血症:患者便秘或服用硫化物后,在肠内形成硫化氢,作用于血红蛋白形成硫化血红蛋白。

【临床表现】

发绀除了表现为皮肤黏膜青紫外,其他表现见表1-5。

表1-5 发绀的临床表现

发绀	临床表现
中心性发绀	全身性发绀,除四肢与面颊外,亦可见于舌及口腔黏膜与躯干皮肤,且发绀的皮肤温暖
周围性发绀	发绀常出现于肢体下垂部分及周围部位(如肢端、耳垂及颜面),皮肤冰冷,若经按摩或加温后发绀可消失
高铁血红蛋白血症	急骤出现、暂时性,病情严重。静脉注射亚甲蓝溶液或大量维生素C,发绀可消退
硫化血红蛋白血症	持续时间长,可达数月以上;血液呈蓝褐色,分光镜检查可有硫化血红蛋白

三、皮肤黏膜出血

皮肤黏膜出血(mucocutaneous hemorrhage)是因止血或凝血功能障碍所致,以全身性皮肤黏膜自发性出血,或局限性皮肤黏膜自发性出血或损伤后难以止血为特征。

【病因与发生机制】

常见于出血性疾病、重症感染、某些血管损害性疾病、严重组织与器官的病变、毒物或药物中毒及外伤等。

笔记

【临床表现】

主要为瘀点、紫癜、瘀斑、血肿,也可表现为鼻出血、牙龈出血、轻微外伤后出血不止、手术后伤口出血或渗血、月经过多、穿刺或注射部位出血,以及关节出血和内脏出血。出血直径小于2mm称为瘀点(petechia);3~5mm称为紫癜(purpura);大于5mm称为瘀斑(ecchymosis);片状出血并伴有皮肤显著隆起称为血肿(hematoma)。

四、水　肿

水肿(edema)是指人体组织中有过多的液体潴留,使组织发生肿胀。水肿可分为全身性与局部性。当液体在组织间隙呈弥漫性分布时呈全身性水肿(常为凹陷性);液体积聚在局部组织间隙时为局部性水肿。

【病因与发生机制】

水肿的病因可分为全身性(如心源性、肾源性、肝源性、营养不良性等)和局限性(如局部炎症、静脉受阻等),其发生的机制有:①钠水潴留。②毛细血管滤过压升高。③毛细血管渗透性增高。④血浆胶体渗透压降低。⑤淋巴回流受阻。

【临床表现】

1. 全身性水肿

(1)心源性水肿:首先发生在身体下垂部位。能起床活动者,最早出现于踝内侧,行走活动后明显,休息后减轻或消失;经常卧床者以腰骶部为明显;颜面部一般无水肿。严重者可发生全身性水肿合并胸膜腔积液、腹膜腔积液和心包积液。

(2)肾源性水肿:首先出现在眼睑、颜面部等疏松组织,严重时蔓延到全身。肾病综合征患者水肿较明显,常伴有胸膜腔积液或腹膜腔积液。心源性水肿与肾源性水肿的鉴别见表1-6。

表1-6　心源性水肿与肾源性水肿的鉴别

鉴别点	心源性水肿	肾源性水肿
开始部位	从足部开始,向上延及全身和眼睑	从眼睑、颜面开始延及全身
发展快慢	发展较缓慢	发展常迅速
水肿性质	比较坚实,移动性较小	软而移动性大
伴随症状	伴有心力衰竭体征,如心脏增大、心脏杂音、肝大、静脉压升高等	伴有其他肾脏病表现,如高血压、蛋白尿、血尿、管型尿、眼底改变等

(3)肝源性水肿:发生缓慢,常以腹膜腔积液为主要表现,也可首先出现踝部水肿,逐渐向上蔓延,而头、面部及上肢常无水肿。

(4)营养不良性水肿:水肿从组织疏松处开始,然后扩展至全身,以低垂部位显著,立位时下肢明显。水肿发生前常有消瘦、体重减轻等。

(5)其他:①特发性水肿:水肿与体位有明显关系,主要在身体下垂部位,于直立时或劳累后出现,休息后减轻或消失。②黏液性水肿:非凹陷性水肿,以口唇、眼睑及下肢胫前较明显。

2. 局限性水肿　①局部炎症:如蜂窝组织炎、丹毒、痈、疖、过敏等。②局部静脉、淋巴回流受阻:如血栓性静脉炎、上腔静脉梗阻综合征、丝虫病所致的象皮肿等。

五、咳嗽与咳痰

咳嗽是人体的一种防御性反射动作,通过咳嗽可以清除呼吸道分泌物及气道异物。痰是气管、支气管的分泌物或肺泡内的渗出液,借助咳嗽将其排出称为咳痰。

【病因与发生机制】

1. 病因　引起咳嗽和咳痰的病因较多,呼吸道感染是引起咳嗽、咳痰最常见的病因,其他原因有胸膜疾病、心血管疾病、中枢神经系统疾病、神经和精神因素等。

2. 发生机制　咳嗽是由延髓咳嗽中枢受到刺激而引起。位于喉、气管和支气管黏膜的感受器,在各种原因刺激下,冲动由迷走神经、舌咽神经和三叉神经的感觉纤维传入延髓咳嗽中枢,引起咳嗽反射,通过这种保护性的动作将呼吸道的病理性分泌物或异物排出体外。

【临床表现】

1. 咳嗽的性质　咳嗽无痰或痰量很少称为干咳,常见于急性咽喉炎、急性支气管炎早期、各种原因的胸膜炎、肺结核病初期等。咳嗽伴有咳痰,常见于慢性支气管炎,气管、支气管异物,支气管扩张、肺脓肿、肺尘埃沉着病、空洞型肺结核等。

2. 咳嗽的时间和规律　突然发作的咳嗽常见于吸入刺激性气体或异物、百日咳、肿瘤压迫支气管等。慢性咳嗽常见于慢性支气管炎、支气管扩张、肺结核病等。夜间阵发性咳嗽常见于左心衰竭和肺结核病(与肺淤血加重和迷走神经兴奋性增高有关)。

3. 咳嗽的音色　咳嗽时声音嘶哑多为声带炎症、肿瘤压迫喉返神经所致;金属音调咳嗽见于纵隔肿瘤、原发性支气管肺癌、主动脉瘤;咳嗽声音低微而无力常见于肺气肿、极度衰竭、声带麻痹等。

4. 痰的性质和量　白色黏液痰常见于急性呼吸道炎症,铁锈色痰见于肺炎球菌肺炎,粉红色泡沫痰见于肺水肿,血痰常见于肺结核、肺癌、支气管扩张和肺部曲霉菌病等,棕褐色痰见于阿米巴肺脓肿,恶臭痰见于厌氧菌感染,大量脓性痰见于肺脓肿、支气管扩张、慢性支气管炎,脓血痰可见于葡萄球菌肺炎、肺癌等。

5. 咳嗽、咳痰对患者的影响　频繁、持久咳嗽的患者可有头痛、胸痛及乏力,由此而不敢或无力咳嗽,造成痰液潴留,加重呼吸道感染,阻塞呼吸道,引起呼吸困难、发绀,甚至发生窒息。也有患者因咳嗽发生自发性气胸。

六、呼 吸 困 难

呼吸困难(dyspnea)是患者主观感觉空气不足或呼吸费力,客观上表现为呼吸运动用力,严重时可出现张口呼吸、鼻翼扇动、端坐呼吸及发绀、辅助呼吸肌参与呼吸运动,并伴有呼吸频率、深度和节律的异常。

【病因与发生机制】

1. 病因　引起呼吸困难的病因较多,主要为呼吸系统和循环系统疾病,如气道阻塞,肺疾病,胸壁、胸廓、胸膜腔疾病,神经肌肉疾病,心力衰竭、心脏压塞、肺栓塞和原发性肺动脉高压等。也可以见于膈运动障碍、造血系统疾病、神经精神因素等。

2. 发生机制　呼吸困难的类型与发生机制见表1-7。

表1-7　呼吸困难的类型与发生机制

类型	发生机制
肺源性	通气、换气功能障碍导致缺氧和(或)二氧化碳潴留
心源性	左心衰竭所致的肺淤血、肺泡弹性减低和肺循环压力增高等
中毒性	血液中代谢产物增多,刺激颈动脉窦、主动脉体化学感受器或直接兴奋呼吸中枢;中枢抑制药物和有机磷杀虫剂直接抑制呼吸中枢

右上角：续表

类型	发生机制
神经精神性	呼吸中枢受增高的颅内压和供血减少的刺激。精神性呼吸困难多为过度通气而发生呼吸性碱中毒所致
血源性	红细胞携氧量减少,血氧含量减低

【临床表现】

1. 肺源性、心源性呼吸困难 肺源性、心源性呼吸困难的临床特点见表1-8、表1-9。

表1-8 肺源性呼吸困难的临床特点

类型	临床特点
吸气性	吸气显著费力、严重者可出现"三凹征"、伴有干咳及高调吸气性喉鸣音
呼气性	呼气费力、呼气缓慢、呼吸时间明显延长,伴有呼气期哮鸣音
混合性	吸气期和呼气期均费力,呼吸频率增快、深度变浅,可伴有呼吸音异常或病理性呼吸音

表1-9 左心衰竭所致的呼吸困难的特点

项目	特点
基础疾病	风湿性心脏病、高血压性心脏病、冠心病等
呼吸困难	混合性呼吸困难,活动时出现呼吸困难或呼吸困难加重,休息时减轻或消失,卧位明显,坐位或立位减轻。重者可采取半坐位或端坐体位(心源性哮喘)
肺部体征	两肺底或全肺出现湿啰音
影响因素	应用强心剂、利尿剂和血管扩张剂改善心功能后,呼吸困难随之好转

2. 中毒性呼吸困难 表现为呼吸缓慢、变浅伴有呼吸节律异常,如潮式呼吸或间停呼吸。

3. 神经精神性呼吸困难 神经性呼吸困难表现为双吸气、呼吸遏制等;精神性呼吸困难主要表现为呼吸表浅而频率快,伴有叹息样呼吸或出现手足搐搦。

4. 血源性呼吸困难 表现为呼吸表浅、急促,心率增快。

七、咯　血

咯血(hemoptysis)是指喉部及喉部以下的呼吸道和肺组织出血,血液随咳嗽从口腔咯出。

【病因与发生机制】

咯血常见的病因有支气管疾病、肺部疾病、心血管疾病、造血系统疾病或急性传染病、出血性疾病等,但仍有30%的咯血原因不明。青壮年咯血常见于肺结核病、支气管扩张症、二尖瓣狭窄等,40岁以上、有长期大量吸烟史者应考虑支气管肺癌;中老年、有慢性潜在疾病时,若出现砖红色胶冻样血痰时多考虑肺炎克雷伯菌肺炎等。

【临床表现】

1. 症状和体征 小量咯血(小于100ml/d)多无症状;中等量以上咯血(100~500ml/d),咯血前患者可有胸闷、喉痒、咳嗽等先兆症状;大咯血(大于500ml/d或一次咯血100~500ml)时常表现为咯出满口血液或短时间内咯血不止,常伴呛咳、脉搏加快、出冷汗、呼吸急促、面色苍白、紧张不安或恐惧感。

2. 咯血的颜色和性状　①鲜红色见于肺结核、支气管扩张症、肺脓肿、出血性疾病、支气管内膜结核等。②铁锈色可见于肺炎球菌性肺炎。③砖红色胶冻样见于肺炎克雷伯菌肺炎。④暗红色多见于二尖瓣狭窄肺淤血。⑤浆液性粉红色泡沫样多见于左心衰竭肺水肿。⑥黏稠的暗红色多见于肺梗死的咯血。

咯血与呕血的鉴别见表 1-10。

表 1-10　咯血与呕血的鉴别

鉴别点	咯血	呕血
病因	肺结核、支气管扩张症、肺癌、肺炎、肺脓肿和心脏病等	消化性溃疡、肝硬化、急性胃黏膜病变、胃癌、胆道病变
出血前症状	喉部痒感、胸闷、咳嗽等	上腹部不适、恶心、呕吐等
出血方式	咯出	呕出
出血的血色	鲜红	暗红、棕色,有时为鲜红色
血中混有物	痰液、泡沫	食物残渣
酸碱反应	碱性	酸性
黑便	无,吞咽较多血液时可有	有,可为柏油样,呕血停止后仍可持续数天
出血后痰的性状	常有血痰数天	一般无痰

八、心　　悸

心悸(palpitation)是一种自觉心脏跳动的不适感或心慌感。心悸时心率可快、可慢,也可有心律失常,心率和心律正常者亦可有心悸。

【病因与发生机制】

心悸主要见于:①生理性:如精神紧张、剧烈运动之后等。②心脏疾病:如风湿性心脏病、高血压性心脏病、冠心病等。③心律失常:如期前收缩、心房颤动,心动过速或心动过缓等。④其他:如自主神经功能失调等。其发生机制尚未完全清楚,一般认为心脏活动过度是心悸发生的基础,常与心动过速、心搏出量改变和心律失常有关,也与个人敏感性、精神因素、注意力是否集中、心律失常的时间长短有关。

【临床表现】

患者自觉心跳或心慌,可有撞击感、跳动感、转动感、扑动感或漏跳及停跳。当心率加快时感到心脏跳动不适,心率缓慢时则感到搏动有力。常伴有头晕、晕厥、呼吸困难、胸痛、出冷汗、手足冰冷、麻木、恐惧等。部分患者可无阳性体征,部分患者有原发病的体征,或有心率异常或心律失常。

当患者出现头重脚轻或晕厥、胸痛、新出现的不规律性心脏节律不整、休息时心率低于 45 次/分,或大于 120 次/分、有基础性心脏病、有猝死家族史者,是病情危险的信号,应特别注意。

九、胸　　痛

胸痛(chest pain)是临床上常见的症状,其程度因个体痛阈的差异而不同,与病情严重程度也不完全一致。

【病因与发生机制】

引起胸痛的病因主要为胸部疾病,如心血管疾病(冠状动脉性疾病、心肌炎、心肌病、主动脉破裂等);肺部与纵隔疾病(肺炎、胸膜炎、胸膜腔积液、气胸、纵隔炎、纵隔气肿、食管癌等);神经性(带状疱疹、颈神经根炎、神经纤维瘤等)。胃肠性(食管破裂、食管痉挛、食管炎、胃扩张、膈下脓肿、消化性溃疡、胰腺炎、胆囊炎等)。肌肉与骨骼疾病(肋软骨炎、肋骨或椎骨骨折、肋间肌炎、骨关节炎等)。青壮年胸痛多为结核性胸膜炎、自发性气胸、心肌炎、心肌病、风湿性心瓣膜病等,40岁以上则注意心绞痛、心肌梗死和支气管肺癌等。

各种化学、物理因素均可刺激胸部的感觉神经纤维产生痛觉冲动,并传至大脑皮层的痛觉中枢而引起胸痛。

【临床表现】

1. 胸痛部位 大部分疾病引起的胸痛常有一定部位及特点(表1-11)。

表1-11 引起胸痛的原因及胸痛特点

原因	胸痛特点
胸壁疾病	常固定在病变部位,局部有压痛;局部皮肤的炎症性病变可有红、肿、热、痛
带状疱疹	成簇的水疱沿一侧肋间神经分布,并伴剧痛,且疱疹不超过体表中线
肋软骨炎	常在第1、2肋软骨处有单个或多个隆起,局部有压痛、但无红肿
心绞痛及心肌梗死	疼痛多在胸骨后方和心前区或剑突下,可向左肩和左臂内侧放射,甚至放射至无名指与小指,也可放射至左颈或面颊部
夹层动脉瘤	疼痛多位于胸背部,向下放射至下腹、腰部与两侧腹股沟和下肢
胸膜炎	疼痛多在胸侧部
食管及纵隔病变	疼痛多在胸骨后
肝胆疾病及膈下脓肿	疼痛多在右下胸,侵犯膈中心部时疼痛放射至右肩部
肺尖部肺癌	疼痛多以肩部、腋下为主,向上肢内侧放射

2. 胸痛程度与性质 胸痛的程度可呈剧烈、轻微和隐痛。胸痛的性质多种多样。例如,刀割样或灼热样剧痛见于带状疱疹;烧灼痛见于食管炎;阵发性灼痛或刺痛见于肋间神经痛;绞榨样痛并有重压窒息感多见于心绞痛,心肌梗死则疼痛更为剧烈,并有恐惧、濒死感;撕裂样疼痛见于气胸发病初期;隐痛、钝痛和刺痛常见于胸膜炎;突然发生胸背部撕裂样剧痛或锥痛多见于夹层动脉瘤;突然发生胸部剧痛或绞痛亦可见于肺梗死,但常伴呼吸困难与发绀。

3. 疼痛持续时间 阵发性疼痛多见于平滑肌痉挛或血管狭窄缺血;持续性疼痛多见于炎症、肿瘤、栓塞或梗死,如心绞痛发作时间短暂(持续1~5分钟),而心肌梗死疼痛持续时间很长(数小时或更长)且不易缓解。

4. 影响疼痛因素 主要为疼痛发生的诱因、加重与缓解的因素。例如劳累或精神紧张时可诱发心绞痛发作,休息或含服硝酸甘油后1~2分钟内缓解,而对心肌梗死所致疼痛则无效。在进食时发作或加剧多见于食管疾病,服用抗酸剂和促动力药物可减轻或消失。因咳嗽或用力呼吸而加剧的胸痛则见于胸膜炎及心包炎。

十、恶心与呕吐

恶心(nausea)为上腹部不适、紧迫欲吐的感觉,可伴有皮肤苍白、出汗、流涎、血压降低及心动过缓等迷走神经兴奋的症状。呕吐(vomiting)是通过胃的强烈收缩迫使胃或部分小肠的内容物,通过食管逆流经口腔排出体外的现象。

【病因与发生机制】

1. 病因

（1）反射性呕吐：主要见于咽部受到刺激、胃肠道疾病，肝、胆、胰腺疾病等，如慢性咽炎、消化性溃疡、肠梗阻、急性肝炎、急性腹膜炎等。

（2）中枢性呕吐：主要见于神经系统疾病、全身性疾病、药物影响等，如脑炎、脑膜炎、脑出血、尿毒症、肝性脑病、糖尿病酮症酸中毒、甲亢，应用洋地黄、抗生素、抗肿瘤药物等。

（3）其他：①前庭功能障碍：主要见于如迷路炎、梅尼埃病、晕动病等。②神经性呕吐：如胃肠神经症、神经性畏食等。

2. 发生机制　延髓的呕吐中枢接受来自消化道、大脑皮质、内耳前庭、冠状动脉以及化学感受器触发带的传入冲动，直接支配呕吐动作；化学感受器触发带接受各种外来的化学物质、药物或内源性代谢产物的刺激，并由此发出神经冲动，传至呕吐中枢而引发呕吐。

【临床表现】

1. 呕吐时间　晨起呕吐见于尿毒症、慢性乙醇中毒或功能性消化不良等；育龄妇女晨起呕吐见于早期妊娠。夜间呕吐见于幽门梗阻。

2. 呕吐与进食关系　进食过程中或餐后即刻呕吐，可能为幽门管溃疡或精神性呕吐；餐后1小时以上呕吐称延迟性呕吐，提示胃张力下降或胃排空延迟；餐后较久或数餐后呕吐见于幽门梗阻。

3. 呕吐特点　精神性或颅内高压性呕吐，恶心很轻或缺如。后者以喷射状呕吐为其特点，呕吐较剧烈且多无恶心先兆，呕吐后无轻松感，可伴剧烈头痛和不同程度的意识障碍。前庭功能障碍性呕吐与头部位置改变有密切的关系，常伴有眩晕、眼球震颤及恶心、血压下降、出汗、心悸等症状。

4. 呕吐物性质　呕吐物带发酵味、腐败气味提示胃潴留；带粪臭味提示低位小肠梗阻；上消化道出血常呈咖啡渣样呕吐物。

十一、腹泻与便秘

腹泻（diarrhea）是指排便次数增多，粪质稀薄，水分增加，或带有未消化的食物、黏液、脓血等。腹泻可分为急性腹泻与慢性腹泻，病程超过2个月者为慢性腹泻。便秘（constipation）是指7天内排便次数少于2～3次，粪便干结伴排便困难。

【病因与发生机制】

1. 腹泻　与胃肠黏膜分泌过多的液体、肠内容物渗透压增高、胃肠黏膜炎症、溃疡、浸润性病变、肠蠕动亢进、肠黏膜的吸收面积减少或吸收障碍等有关。

（1）急性腹泻：主要见于肠道疾病、急性中毒、全身性感染、过敏性紫癜、变态反应性肠炎等。

（2）慢性腹泻：①消化系统疾病：如慢性萎缩性胃炎、慢性细菌性痢疾、Crohn病、溃疡性结肠炎、慢性胆囊炎与胆石症等。②全身性疾病：甲亢、肾上腺皮质功能减退症、尿毒症。③神经功能紊乱：如肠易激综合征、神经功能性腹泻等。④药物副作用：甲状腺素、洋地黄、某些抗肿瘤药物和抗生素副作用。

2. 便秘

（1）原发性便秘：主要见于：①进食量少或食物缺乏纤维素，对结肠运动的刺激减少。②工作紧张、时间和性质改变、精神因素等。③结肠运动功能障碍。④腹肌及盆肌张力不足，排便动力缺乏。⑤结肠冗长，食糜残渣经过结肠时水分被过多吸收。

（2）继发性便秘：主要见于：①结肠良性或恶性肿瘤、肠梗阻、肠粘连。②腹腔或盆腔内肿瘤压迫。③直肠或肛门病变引起肛门括约肌痉挛致疼痛而惧怕排便。④甲状腺功能低下、糖尿病、尿毒症等全身性疾病所致肠肌松弛、排便无力。⑤药物影响,如长期滥用泻药造成对药物的依赖,停用则排便困难等。

【临床表现】

1. 腹泻 正常排便次数因人而异,每天 2~3 次或每 2~3 天 1 次。每天自粪便排出的水分约为 100~200ml。当某些病因引起胃肠分泌增加、吸收障碍,或肠蠕动亢进时,均可导致腹泻。

(1)急性腹泻:起病骤然,每天排便次数可达 10 次以上,粪便量多而稀薄,常含有致病性微生物、食入毒性物质、红细胞、脓细胞、脱落的肠上皮细胞、黏液等。排便时常伴有肠鸣音活跃、肠绞痛或里急后重,尤以感染性腹泻较为明显。由于肠液为弱碱性,大量腹泻时可引起脱水、电解质紊乱与代谢性酸中毒。

(2)慢性腹泻:起病缓慢,或起病急而转为慢性。多数患者每天排便次数增多,伴有或不伴有肠绞痛,或腹泻与便秘交替,粪便常含有病理成分。长期腹泻可导致营养障碍、维生素缺乏、体重减轻,甚至发生营养不良性水肿。其急性发作时与急性腹泻相同。

2. 便秘 不同病因的便秘常有原发病的表现,各种病因的肠梗阻多有呕吐、腹胀、肠绞痛等;结肠肿瘤、肠结核及 Crohn 病可有腹部包块;肠结核、溃疡性结肠炎、肠易激综合征常出现便秘与腹泻交替的表现。

(1)排便障碍:①自然排便次数减少,粪便量少,并可逐渐加重。②粪便干硬,排出困难。

(2)局部或全身变化:粪块长时间停留在肠道内可引起腹胀及下腹部疼痛。在直肠停留过久,可有下坠感和排便不尽感;粪便过于坚硬,排便时可引起肛门疼痛或肛裂;便秘也易导致痔疮。

十二、腹 痛

腹痛(abdominal pain)是临床常见的症状,多由腹部疾病所引起,但腹腔外疾病及全身性疾病也可引起腹痛。

【病因与发生机制】

1. 病因 ①急性腹痛:主要见于腹腔器官急性炎症、空腔器官阻塞或扩张、器官扭转或破裂、腹膜炎症、腹腔内血管阻塞、腹壁疾病、胸腔疾病所致牵涉痛,以及全身性疾病等。②慢性腹痛:主要见于腹腔器官的慢性炎症、空腔器官的张力变化,胃、十二指肠病变、腹腔器官的扭转或梗阻、器官包膜的牵张、中毒与代谢障碍、肿瘤压迫及浸润、胃肠神经功能紊乱等。

2. 发生机制 可分为内脏性腹痛、躯体性腹痛和牵涉痛,但不少腹痛涉及多种机制。

(1)内脏性腹痛:腹腔内脏痛觉神经较易接受空腔器官张力增高的冲动而产生疼痛。其特点为:①疼痛部位不确切,接近腹中线。②疼痛感觉模糊,多为痉挛、不适、钝痛或灼痛。③常伴恶心、呕吐或出汗等。

(2)躯体性腹痛:是来自壁腹膜及腹壁的痛觉信号,经体神经传至脊神经根,反射到相应脊髓节段所支配的皮肤,其特点为:①定位准确,可在腹部一侧。②程度剧烈而持续。③可有局部腹肌强直。④腹痛可因咳嗽、体位变化而加重。

(3)牵涉痛:是腹部器官引起的疼痛经内脏神经传入,影响相应脊髓节段而定位于体表。其特点为:定位明确,疼痛剧烈,有压痛、肌紧张及感觉过敏等。

另外,精神性因素也可引起腹痛,其特点为:①常无明显诱因(但可有精神、心理因素),突发突止,剧痛,部位不固定。②常伴有焦虑、恐惧、失眠或癔症性表现。③无器质性病变的证据。

【临床表现】

1. 腹痛部位、性质和程度　一般腹痛部位多为病变所在部位（表 1-12），其程度、性质变化的临床意义见表 1-13。

表 1-12　腹部疼痛的部位及常见疾病

疼痛部位	受累器官	常见疾病
胸骨下	食管	食管炎
肩	膈	膈下脓肿
上腹部	胃、十二指肠、胆囊、肝、胆管、胰腺	胃溃疡、十二指肠溃疡、胆囊炎、肝炎、胆管炎、胰腺炎
右肩胛	胆道	胆绞痛
背中部	主动脉、胰腺	主动脉破裂、胰腺炎
脐周	小肠	梗阻
下腹部	结肠	溃疡性结肠炎
骶骨	直肠	直肠炎、肛周脓肿

表 1-13　腹痛的程度和性质变化的临床意义

疼痛程度与性质	临床意义
中上腹部突发的剧烈刀割样、烧灼样疼痛	胃、十二指肠溃疡穿孔
中上腹部持续剧痛或阵发性加剧	急性胃炎、急性胰腺炎
阵发性剧烈绞痛，患者辗转不安	胆石症、泌尿系统结石
阵发性剑突下钻顶样疼痛	胆道蛔虫病
持续性、广泛性剧痛伴腹肌紧张、板状强直	急性弥漫性腹膜炎
隐痛或钝痛	内脏性疼痛，由胃肠张力变化或轻度炎症引起
胀痛	实质性器官的包膜牵张所致

2. 诱发因素　胆囊炎或胆石症发作前常有进食油腻食物史；而急性胰腺炎发作前则常有酗酒、暴饮暴食史；部分机械性肠梗阻多与腹部手术有关；腹部受暴力作用引起的剧痛并有休克者，可能是肝、脾破裂。

3. 发作时间及体位　腹痛发作的时间、体位与疾病有一定关系，例如，餐后痛、饥饿痛伴周期性、节律性疼痛多见于胃、十二指肠溃疡，躯体前屈时腹痛明显多见于反流性食管炎，与月经周期相关的腹痛多见于子宫内膜异位症等。

十三、黄　疸

黄疸（jaundice）是由于血清胆红素浓度升高致使皮肤、黏膜和巩膜黄染。正常成人血清胆红素小于 17.1μmol/L，其中结合胆红素（conjugated bilirubin，CB）小于 6.8μmol/L，非结合胆红素（unconjugated bilirubin，UCB）为 1.7～10.2μmol/L。当胆红素浓度为 17.1～34.2μmol/L 时，出现临床不易察觉的黄疸称为隐性黄疸，超过 34.2μmol/L 时才出现黄疸。

【病因与发生机制】

1. 病因　引起黄疸的疾病较多，根据病因不同，黄疸可分为溶血性黄疸、肝细胞性黄疸、胆汁淤积性黄疸和先天性非溶血性黄疸。

笔记

2. 发生机制

（1）溶血性黄疸：红细胞大量破坏，产生的 UCB，超过了肝细胞的摄取、结合和排泌能力。另外，红细胞大量破坏造成的贫血、缺氧也会减弱肝细胞的功能，使 UCB 滞留血液中，超过了正常水平而出现黄疸。

（2）肝细胞性黄疸：①肝细胞损伤导致其对 UCB 的摄取、结合及排泌功能降低，使血液UCB 增加。②由于肝细胞膜损伤，使 CB 漏出进入血液，导致血液 CB 增加。③由于炎症等损害使肝细胞肿胀、汇管区渗出性病变与水肿以及小胆管内的胆栓形成，使胆汁排泄受阻而反流入血，导致血液 CB 增加。肝细胞性黄疸时血液 CB 与 UCB 均增高。

（3）胆汁淤积性黄疸：由于胆道阻塞，导致阻塞上方的压力增高，小胆管与毛细胆管破裂，胆汁中的 CB 反流入血，使血液 CB 增高。有些肝内胆汁淤积，由于胆汁分泌功能障碍、毛细胆管的通透性增加，使胆汁浓缩导致胆道内胆盐沉淀与胆栓形成。

【临床表现】

不同原因所致黄疸的临床表现各不相同（表 1-14）。

表 1-14　各种黄疸的临床表现

疾病	临床表现
溶血性黄疸	一般为轻度黄疸，呈柠檬色，伴有不同程度的贫血。急性溶血可有寒战、发热、腰痛及酱油色尿液
肝细胞性黄疸	黄疸呈浅黄至深黄色，伴有皮肤瘙痒。有恶心呕吐、食欲不振、厌油，疲乏无力，严重者出现腹膜腔积液、出血倾向等
胆汁淤积性黄疸	黄疸呈暗黄色，甚至呈黄绿色，皮肤瘙痒明显。可有心悸，有上腹绞痛，尿液颜色深，尿液泡沫也呈黄色，粪便颜色变浅，甚至呈白陶土色
先天性非溶血性黄疸	自幼发病，部分有家族性，症状多较轻，可伴有乏力、消化不良、肝区不适。劳累、情绪、饮酒等加重。少数有肝大，无贫血

十四、呕血与便血

呕血（hematemesis）是由上消化道疾病或全身性疾病所致的急性上消化道出血，血液经口腔呕出。消化道出血后，血液由肛门排出，粪便带血或全为血液，色鲜红、暗红或黑色，称为便血（hematochezia）。少量出血不会引起粪便颜色改变，需通过粪便隐血试验才能确定者，称为隐血（occult blood）。

【病因与发生机制】

1. 呕血　可见于食管疾病、胃及十二指肠疾病、肝胆疾病、胰腺疾病、造血系统疾病、急性传染病，其中以消化性溃疡最常见，其次为食管或胃底静脉曲张破裂，再次为急性胃黏膜病变和胃癌。

2. 便血　便血的原因可分为上消化道疾病和下消化道疾病所致的出血。上消化道出血一般是呕血，伴有黑便，出血量大、速度快、出血部位较低时，可有暗红或红色血便。便血主要见于小肠疾病、结肠疾病、直肠肛管疾病，以及造血系统疾病等。其发生机制有：①黏膜的炎症或溃疡。②肿瘤的破溃与浸润。③血管的损伤与畸形。④凝血功能障碍。⑤血液灌注下降激发的一系列黏膜病变和凝血功能障碍等。

【临床表现】

1. 呕血　呕血前常有上腹不适及恶心，随后呕吐血性胃内容物。其颜色因出血量的多少、在胃内停留时间的长短以及出血的部位而不同。出血量多、在胃内停留时间短、出血位于食管则血色鲜红或混有凝血块,或为暗红色;当出血量较少或在胃内停留时间长,则因血红蛋白与胃酸作用形成酸化血红素,呕吐物可呈咖啡渣样棕褐色。呕血的同时因部分血液经肠道排出体外,可有便血或形成黑便(melena)。

2. 便血 下消化道出血量多时呈鲜红色,若在肠道内停留时间长,则可为暗红色。鲜血附于粪便表面,或便后有鲜血滴出,提示肛门或肛管疾病,如痔、肛裂或直肠肿瘤。上消化道或小肠出血,在肠道内停留时间较长,粪便可呈黑色或柏油样。洗肉水样血性便多见于急性出血性坏死性肠炎,且有特殊腥臭味。黏液血便或脓血便多见于急性细菌性痢疾。

3. 全身表现 除了呕血及黑便外,结合其他临床表现可估计出血量(表1-15)。消化道大出血后,多数患者在24小时内出现低热,可持续3~5天,可能与血容量减少、贫血、休克、血红蛋白的分解吸收等因素导致体温调节中枢功能障碍有关。

表 1-15 出血量的判定

临床表现	出血量
除头晕、畏寒外,无血压、脉搏的变化	占血容量的 10% ~ 15%
冷汗、四肢厥冷、心慌、脉搏增快等急性失血症状	占血容量的 20% 以上
急性周围循环衰竭的表现,如脉搏快而微弱、血压下降、呼吸急促及休克	占血容量的 30% 以上

4. 血液学改变 早期可不明显,由于组织液的渗出及输液等情况,血液被稀释,血红蛋白及血细胞比容逐渐降低。

十五、血　尿

血尿(hematuria)包括镜下血尿和肉眼血尿。肉眼观察尿液无血色,而显微镜检查红细胞 >3/HPF,称为镜下血尿(microscopic hematuria)。1000ml 尿液中含有 1ml 以上血液,且尿液外观呈红色,称为肉眼血尿(macroscopic hematuria)。

【病因与发生机制】

血尿主要见于泌尿系统疾病、造血系统疾病、自身免疫性疾病、尿路邻近器官疾病、尿路的损害,以及功能性血尿等。98% 的血尿是由泌尿系统疾病引起,2% 由全身性疾病或泌尿系统邻近器官病变所致。

【临床表现】

根据出血量多少,肉眼血尿呈不同颜色。尿液一般呈淡红色,像洗肉水样。严重出血时尿液可呈血性。肾脏出血时,尿液与血混合均匀,尿液呈暗红色;膀胱或前列腺出血的尿液颜色呈鲜红色,有时伴有血凝块。

十六、头　痛

头痛(headache)是指额、顶、颞及枕部的疼痛,可见于多种疾病,大多数无特异性,但反复发作或持续性头痛可能是某些器质性疾病所致。

【病因与发生机制】

1. 病因 头痛的病因有颅脑病变、颅外病变、全身性疾病、神经症等。

(1)颅脑病变:见于感染、血管病变、占位性病变、脑外伤等,如脑膜炎、脑膜脑炎、蛛网膜下腔出血、脑出血、脑肿瘤、颅内转移瘤、偏头痛、丛集性头痛等。

(2)颅外病变:见于颅骨疾病、颈部疾病、神经痛等,如颅底凹入症、颅骨肿瘤、颈椎病、三叉神经痛等。

（3）全身性疾病：急性感染、心血管疾病、中毒等，如流感、伤寒、肺炎、高血压病、心力衰竭，乙醇、有机磷杀虫剂、药物等中毒，尿毒症、低血糖等。

（4）神经症：如神经衰弱及癔症性头痛等。

2. 发生机制　①各种病因引起的颅内外血管的收缩、扩张以及血管受牵引或伸展。②脑膜受刺激或牵拉。③具有痛觉的脑神经和颈神经被刺激、挤压或牵拉。④头部、颈部的肌肉收缩。⑤面部器官和颈椎病变。⑥内分泌功能紊乱。⑦神经功能紊乱。

【临床表现】

1. 起病情况　急性起病并伴有发热者常为感染性疾病所致。急剧的持续性头痛，并伴有不同程度的意识障碍而无发热者，提示颅内血管性疾病（如蛛网膜下腔出血）。长期反复发作性头痛或搏动性头痛多为血管性头痛（如偏头痛）或神经症。慢性进行性头痛并有颅内压增高的症状（如呕吐、视乳头水肿）应注意颅内占位性病变。青壮年慢性头痛，但无颅内压增高，常因焦急、情绪紧张所致，多为肌肉收缩性头痛（或称肌紧张性头痛）。

2. 头痛部位　头痛在一侧多见于偏头痛及丛集性头痛。头痛常为深在性且较弥散多见于颅内病变，颅内深部病变的头痛部位不一定与病变部位相一致，但疼痛多向病灶同侧放射。头痛多在额部或整个头部多见于高血压病。全头痛多见于全身性或颅内感染性疾病。头痛还伴有颈痛及颈强直多见于蛛网膜下腔出血或脑脊髓膜炎。眼源性头痛为浅在性，且局限于眼眶、前额或颞部。鼻源性或牙源性头痛也多为浅表性疼痛。

3. 头痛的程度与性质　头痛的程度一般分轻度、中度和重度，但与病情的严重程度并无平行关系。最为剧烈的疼痛多见于三叉神经痛、偏头痛及脑膜受刺激，有时也可见于神经功能性头痛。中度或轻度的头痛见于脑肿瘤。搏动性头痛多见于高血压性、血管性及发热性疾病。电击样痛或刺痛多见于神经痛；重压感、紧箍感或钳夹样疼痛多见于肌肉收缩性头痛。

4. 头痛出现的时间与持续时间　如头痛在清晨加剧多见于颅内占位性病变；头痛常发生于清晨或上午则见于鼻窦炎，常发生于晚间的头痛多见于丛集性头痛；女性偏头痛常与月经期有关；持续性头痛多见于脑肿瘤，可有长短不等的缓解期。

5. 加重、减轻或激发头痛的因素　咳嗽、打喷嚏、摇头、俯身可使颅内高压性头痛、血管性头痛、颅内感染性头痛及脑肿瘤性头痛加剧。丛集性头痛在直立时可缓解。颈肌急性炎症所致的头痛可因颈部运动而加剧；慢性或职业性的颈肌痉挛所致的头痛，可因活动、按摩颈肌而逐渐缓解。偏头痛在应用麦角胺后可缓解。

十七、眩晕与晕厥

眩晕（vertigo）是患者感到自身或周围环境物体呈旋转、摇动、直线运动、倾斜等的一种主观感觉障碍，常伴有客观的平衡障碍，一般无意识障碍。晕厥（syncope）是由于一时性脑供血不足所致的短暂意识丧失，发作时患者因肌张力消失不能保持正常姿势而倒地。一般为突然发作，迅速恢复，很少有后遗症。

【病因与发生机制】

1. 病因

（1）眩晕的病因：①周围性：又称为耳源性，常见于梅尼埃病、迷路炎、前庭供血障碍、前庭神经元炎、良性位置性眩晕、内耳药物中毒等。②中枢性：又称为脑性眩晕，常见于颅内血管性疾病、颅内占位性病变、颅内感染性疾病、颅内脱髓鞘疾病及变性疾病、癫痫等。③其他：重度贫血、低血糖、心血管病、神经官能症、眼肌麻痹和屈光不正。

（2）晕厥的病因：①血管舒缩障碍：如单纯性晕厥、体位性低血压、颈动脉窦综合征、排尿性晕厥、咳嗽性晕厥及疼痛性晕厥等。②心源性晕厥：如严重心律失常、心脏排血受阻及心肌缺血性疾病等,最严重的是 Adams-Stokes 综合征。③脑源性晕厥:如脑动脉粥样硬化、短暂性脑缺血发作、偏头痛、无脉症、慢性铅中毒性脑病等。④血液成分异常:如低血糖、通气过度综合征、重度贫血及高原晕厥等。⑤其他:如精神因素所致的癔症等。

2. 发生机制

(1)眩晕的发生机制可因病因不同而异:①梅尼埃(Meniere)病:可能是内耳的淋巴代谢失调,淋巴分泌过多或吸收障碍,引起内耳膜迷路积水,内淋巴系统压力升高,致使内耳末梢缺氧和变性所致。②迷路炎:常由中耳病变(胆脂瘤、炎症性肉芽组织等)直接破坏迷路的骨壁引起,少数是炎症经血行或淋巴扩散所致。③药物中毒:由于对药物敏感、内耳前庭或耳蜗受损所致。④晕动病:由于乘坐车船或飞机时,内耳迷路受到机械性刺激,引起前庭功能紊乱所致。⑤椎-基底动脉供血不足:由于动脉管腔变窄、内膜炎症、椎动脉受压或动脉舒缩功能障碍等因素所致。

(2)晕厥的病因不同,其发生机制也不同。主要与血管舒缩障碍、心脏疾病致心排出量突然减少或心脏停搏、脑部血管或供应脑部血液的主要血管发生循环障碍、低血糖、通气过度、重度贫血、高原晕厥有关。

【临床表现】

周围性眩晕症状较明显,其常见的临床表现见表 1-16。其他病因所致的眩晕常无真正的旋转感,一般不伴有听力减退、眼球震颤,少有耳鸣,但有原发病的表现。

表 1-16　周围性眩晕常见的临床表现

病变	临床表现
梅尼埃病	以发作性眩晕伴耳鸣、听力减退及眼球震颤为主要特点,严重时可伴有恶心、呕吐、面色苍白和出汗,发作多短暂,很少超过 2 周,具有复发性的特点
迷路炎	与梅尼埃病相同,检查可发现鼓膜穿孔,有助于诊断
内耳药物中毒	多为渐进性眩晕伴耳鸣、听力减退,常先有口周及四肢发麻等
前庭神经元炎	多在发热或上呼吸道感染后突然出现眩晕,伴恶心、呕吐,一般无耳鸣及听力减退,持续时间较长,数周或数月内可自行缓解,痊愈后很少复发
位置性眩晕	患者于某种头位时出现眩晕和眼球震颤,症状持续数十秒,重复该头位时眩晕可再度出现,一般无听力和其他神经系统障碍

晕厥的主要表现为突然发生的一过性意识丧失,持续数秒或数分钟,常先表现为眩晕。患者通常无表情地躺着,骨骼肌松弛,但括约肌仍受控制。意识不清的程度因人而异,有些患者可以听到声音或看到模糊的轮廓,有些患者则对环境一无所知。不同病因晕厥的临床表现见表 1-17。

表 1-17　不同晕厥的临床表现

项目	血管神经性晕厥	癫痫发作	心源性晕厥
发病	晕厥前常有恶心、肢体无力和出汗	短暂前兆或无前兆,突然发病	突然发病,发病前有胸痛、心悸,或其他心脏症状或心脏病病史
诱因	毒性物质、疼痛或感情因素	有时可由发光或单调音乐引起	瓣膜性心排血量减少可导致疲劳,而动力性心排血量减少可由疲劳引起
发病体位	站立位	任何体位	任何体位

笔记

续表

项目	血管神经性晕厥	癫痫发作	心源性晕厥
体征	面色苍白、出汗、心动过缓	重复痉挛、严重僵硬、抽搐、咬舌、不能自控	面色苍白,如果有心律不齐,则脉率和节律异常;瓣膜性疾病可发现心脏异常
发作后的表现	较快恢复,站立时可再发生晕厥	发作后意识不清,有神经性异常	恢复时间取决于血流灌注不足的持续时间

十八、抽搐与惊厥

抽搐(tic)是指全身或局部骨骼肌非自主的抽动或强烈收缩,常可引起关节运动和强直。当肌群收缩表现为强直性和阵挛性时称为惊厥(convulsion)。惊厥表现的抽搐常为全身性、对称性,可伴有或不伴有意识丧失。

【病因与发生机制】

抽搐与惊厥的病因可分为特发性与症状性,特发性常由于先天性脑部不稳定状态所致。症状性病因多为脑部疾病(感染、外伤、肿瘤、血管疾病、寄生虫病)、全身性疾病(感染、心血管疾病、中毒、代谢障碍、风湿性疾病等)等。

目前抽搐与惊厥的发生机制尚未完全明了,可能系大脑运动神经元异常放电所致。

【临床表现】

1. 全身性抽搐　以全身骨骼肌痉挛为主要表现,典型者为癫痫全面性发作。患者突然意识模糊或丧失,全身肌肉强直,继而四肢阵挛性抽搐,呼吸不规则,大小便失禁、发绀。发作持续 1~2 分钟,可反复发作甚至呈持续状态。发作时可有瞳孔散大、对光反射迟钝或消失、病理反射阳性等。发作停止不久,患者意识恢复,醒后有头痛、全身乏力、酸痛等症状。

2. 局限性抽搐　以身体某一局部肌肉收缩为主要表现,多见于口角、眼睑、手足。低钙血症所致手足抽搐发作时,腕及手掌指关节屈曲,指间关节伸直,拇指内收,呈"助产士手";踝关节伸直,脚趾下屈,足弓呈弓状,似"芭蕾舞足"。

惊厥发作可致跌伤、舌咬伤、排便与排尿失禁及肌肉酸痛;短期频繁发作可致高热;伴有意识障碍者可因呼吸道分泌物、呕吐物吸入或舌后坠堵塞呼吸道引起窒息。惊厥发作后患者可因发作失态而致困窘、难堪等。

（刘成玉　王元松）

第二节　病史采集

病史是在患者生活中对其心理和躯体健康产生影响的相关事件,病史是初步诊断的基础之一,也是诊断过程的第一步。病史采集的目的有:①发现症状。②获得对病史资料的准确定量描述。③确定健康事件发生的准确时间。④确定疾病是否对患者的生活产生影响。

一、病史采集的方法与注意事项

病史采集(history taking)的主要方法是问诊,即医生通过对患者或相关人员的系统询问获取病史资料,经过综合分析而做出临床判断的一种诊断方法。

1. 问诊的重要性

（1）问诊是建立良好医患关系的桥梁：问诊是医生诊治患者的第一步，也是加强医患沟通、建立良好医患关系的最佳时机。正确的问诊方法和良好的问诊技巧，使患者感到医生的亲切和可信，有信心与医生合作。

（2）问诊是获得诊断依据的重要手段：问诊所获取的病史资料对了解疾病的发生发展、诊治经过、既往史，以及诊断具有极其重要的意义。

（3）问诊是了解病情的主要方法：问诊可以全面了解患者所患疾病的发生、发展、病因、诊治经过及既往健康状况等全过程，了解患者的社会心理状况及其对疾病的影响，从而有利于全面了解患者的健康状况。

（4）问诊可为进一步的体格检查或诊断性检查提供线索：问诊所获得的病史资料，对患者的体格检查和各种诊断性检查提供了最重要的线索。如患者以咳嗽、咯血为主要症状时，若同时伴有午后低热、盗汗等病史，则提示可能为肺结核。根据这一线索，进行详细的肺部检查和（或）影像学检查，一般即可明确诊断。

2. 问诊的方法与技巧　病史采集过程涉及交流技能、医患关系、医学知识、仪表礼节，以及提供咨询和教育患者等多个方面。问诊应注意：①积极地倾听。②不要随意打断患者说话。③询问开放式的问题。④耐心，给患者足够的时间去思考和表达。

（1）营造轻松舒适的环境：由于对医疗环境的生疏和对疾病的恐惧等，患者就诊前常有紧张情绪。医生一定要为病史采集营造一种宽松和谐的环境，并注意保护患者隐私。一般从礼节性的交谈开始，可先作自我介绍（佩戴胸牌是很好的自我介绍），并使用恰当的言语或体态语表示愿意尽力帮助患者解除病痛。

（2）从主诉开始并围绕主诉进行问诊：尽可能让患者充分地陈述和强调其最主要的痛苦或感受，并逐渐深入进行有目的的、有层次的、有深度的、有顺序的询问。只有在患者的陈述远离病情时，才需要把话题转回到主诉上来，切不可生硬地打断患者的叙述，甚至用医生自己主观的推测去取代患者的亲身感受。

（3）先易后难、先简后繁：先由简单的、容易回答的问题开始询问，待患者适应和熟悉环境和心情稳定后，再询问一些复杂和繁琐且需要思考或回忆才能回答的问题。

（4）选用恰当的询问方法：根据具体情况采用不同类型的询问方法。为了获得准确、有效的病史资料，病史采集应遵循从一般询问到直接询问的原则。

1）一般性询问（开放式询问）：常用于问诊的开始，可获得某一方面的大量资料，让患者像讲故事一样叙述自己的病情。在开始询问现病史、过去史、个人史等时使用开放式询问。如："您哪里不舒服？"，待获得一些信息后，再着重询问某些重点问题。

2）直接询问：用于收集一些特定的细节问题。如"扁桃体切除时你多少岁？""您何时开始腹痛的？"直接询问所获得的信息更有针对性。另一种直接询问方法是请患者回答"是"或"不是"，或者对提供的选择做出回答，如"你曾有过严重的头痛吗？""你的疼痛是锐痛还是钝痛？"

（5）避免不恰当的询问方法

1）责难性询问：这种方法常使患者产生防御心理，如："你为什么吃那么脏的食物呢？"如果医生确实要求患者回答为什么，则应先说明提出该问题的原因，否则在患者看来很可能是一种责难。

2）连续性询问：即连续提出一系列问题，这可能造成患者对所要回答的问题混淆不清，如："饭后痛还是饭前痛？饭后饭前有什么不同吗？是锐痛还是钝痛？"

3）避免诱导性、暗示性询问或逼问：不正确的询问可能获得错误的信息或遗漏有关的资料。如诱导性或暗示性询问，已暗示了期望的答案，使患者易于默认或附和医生的询问，如：

"你的胸痛放射至左手吗？""你上腹部疼痛向右肩放射吗？""你的大便发黑吗？"

4）避免重复询问：询问要注意系统性、目的性和必要性。医生要全神贯注地倾听患者的回答，杂乱无章的重复提问会降低患者对医生的信任和期望。有时为了核实资料，同样的问题需多问几次，但应及时说明，例如："你已告诉我，你大便有血，这是很重要的资料，请再给我详细讲一下你大便的情况。"有时采用反问及解释等技巧，可以避免不必要的重复提问。

（6）避免使用有特定意义的医学术语：在选择询问的用语时应注意患者的文化背景以及对医学术语的理解。必须采用常人易懂的词语代替难懂的医学术语，避免使用"鼻衄、隐血、谵妄、里急后重、间歇性跛行"等，以免导致病史资料不确切、不完整。

（7）及时归纳小结：病史采集的每一部分都要及时归纳小结，其目的在于：①唤起医生自己的记忆和理顺思路，以免忘记要询问的问题。②让患者知道医生了解他的病史。③提供核实患者病情的机会，尤其是对现病史的小结更为重要。

（8）及时核实患者所提供的信息：询问病史过程中，要及时核实患者所提供的不确切或有疑问的信息，以免减低病史的真实性。对患者所持有的外单位就诊记录，要详细核实并只作参考，绝不可代替接诊医生的亲自问诊。

（9）举止要高雅、态度要和蔼：高雅的举止、和蔼的态度有助于与患者建立和谐的医患关系，使患者感到温暖亲切，甚至能使患者讲出原想隐瞒的敏感事情。适当的微笑或赞许地点头示意可以消除患者的紧张情绪。询问时采取前倾姿势以表示正注意倾听，并与患者有视线接触，不要只埋头记录。

（10）恰当地运用赞扬与鼓励语言：恰当的赞扬与鼓励语言可促使患者与医生的合作，使患者受到鼓舞而积极提供信息。但对有精神异常的患者，不可随便用赞扬或鼓励的语言。

（11）感谢患者的合作：问诊结束时，应感谢患者的合作，告知患者医患合作的重要性，并说明下一步对患者的要求、接下来要做什么、下次就诊时间或随访计划等。

3. 问诊的注意事项

（1）选择合适的时间：问诊是一种情感的交流，时间选择得好，往往能得到患者的主动配合。问诊的时间选择应该照顾患者的情绪。对待不同的患者，选择不同的时机。对危重患者，在扼要的询问和重点检查之后，立即进行抢救，详细的病史与体格检查可在病情好转后再作补充，以免延误治疗。

（2）选择良好的谈话环境：选择比较安静、舒适和私密性好的环境，光线、温度要适宜。在有多张病床的普通病房，医生应该利用自己的谈话技巧，弥补环境条件的不足，如适当把握声音大小，含蓄设计隐秘问题等。

（3）选择适宜的人际沟通方式：在人际沟通的方式上，不同文化背景的人存在文化差异。医生应熟悉自己与他人文化间的差异，使问诊过程中的语言和行为能充分体现对他人文化的理解和尊重。

（4）注意非语言沟通：问诊过程中要保持与患者的视线接触，运用必要的手势，保持适当的距离，适时点头或应答，避免分散患者注意力。

（5）不要有不良的刺激：问诊时不要直呼患者的名字或床号，要防止对患者有不良刺激的语言和表情。

二、病史采集的内容

（一）一般资料

一般资料包括：姓名、性别、年龄、民族、婚姻、出生地、文化程度、宗教信仰、工作单位、职业、家庭地址、电话号码、入院日期及记录日期等。性别、年龄、婚姻状况、职业等可为某些疾病的诊断提供有用的信息，文化程度、宗教信仰等有助于了解患者对健康的态度及价值观。

同时要注明资料来源(若病史资料来源并非患者本人,应注明其与患者的关系)及其可靠程度。

(二)主诉

主诉(chief complaint)是患者感受最主要的痛苦或最明显的症状和(或)体征,也就是本次就诊最主要的原因及其持续时间。确切的主诉可初步反映病情轻重与缓急,并为某些疾病的诊断提供线索。

主诉应简明扼要,用一两句话加以概括,尽可能地采用患者自己的语言来描述,并同时注明主诉自发生到就诊的时间,如"咽痛、高热2天","畏寒、发热、咳嗽3天,加重伴右侧胸痛2天","活动后心慌气短2年,加重伴双下肢水肿2周"。

主诉要准确反映患者的主要问题,一般不使用诊断名词,特殊情况如"胃癌术后化疗"可作为主诉。体征一般不作为主诉,但能为患者所感知的体征而无明显症状者可作为主诉,如发现腹部包块、超声检查发现胆囊结石等也可作为主诉。

(三)现病史

现病史(history of present illness)是病史的主体部分,它记录患者患病后的全过程,即发生、发展、演变和诊治经过。应该用清晰、简要的语言,按时间顺序来记录。

1. 起病情况与患病时间

(1)起病情况:①脑栓塞、心绞痛、动脉瘤破裂和急性胃肠穿孔等起病急骤。②肺结核、肿瘤、风湿性心脏瓣膜病等起病缓慢。③脑血栓形成常发生于睡眠时;脑出血、高血压危象常发生于激动或紧张状态时。

(2)患病时间:是指从起病到就诊或入院的时间。如先后出现几个症状则需追溯到首发症状的时间,并按时间顺序询问整个病史后分别记录,如心悸3个月,反复夜间呼吸困难2周,双下肢水肿4天。从症状及其发生的时间顺序可以判断出是心脏病患者逐渐出现心力衰竭的过程。时间长短可按数年、数月、数天计算,发病急骤者可按小时、分钟为计时单位。

2. 主要症状的特点 包括症状的部位、性质、持续时间和程度,缓解或加剧的因素。

(1)上腹部疼痛多为胃、十二指肠或胰腺的疾病;右下腹急性疼痛则多为阑尾炎,若为女性还应考虑到卵巢或输卵管疾病。

(2)全腹疼痛则提示病变广泛或腹膜受累。

(3)症状的性质也有鉴别意义,如灼痛、绞痛、胀痛、隐痛以及症状为持续性或阵发性,发作及缓解的时间等。以消化性溃疡为例,其主要症状的特点为上腹部疼痛,可持续数天或数周,在几年之中可以表现为时而发作时而缓解,呈周期性发作或有一定季节性发病等特点。

3. 病因与诱因 要了解与本次发病有关的病因(如外伤、中毒、感染等)和诱因(如气候变化、环境改变、情绪、起居饮食失调等),有助于明确诊断与制订治疗措施。

4. 病情的发展与演变 包括患病过程中主要症状的变化或出现的新症状。

(1)肺结核合并肺气肿的患者在衰弱、乏力、轻度呼吸困难的基础上,突然出现剧烈的胸痛和严重的呼吸困难,应考虑自发性气胸。

(2)有心绞痛病史的患者本次发作疼痛加重,而且持续时间较长时,则应考虑到急性心肌梗死。

(3)肝硬化患者出现表情、情绪和行为异常等新症状,可能是早期肝性脑病的表现。

5. 伴随症状 在主要症状的基础上又同时出现一系列的其他症状,常具有鉴别诊断价值,或提示出现了并发症。对于具有鉴别诊断价值的阴性症状也应记录于现病史中,因为这对明确诊断具有重要的作用。

(1)腹泻可能是多种病因的共同症状,如有明确的伴随症状则可提示诊断。如腹泻伴呕吐,可能为饮食不洁或误食毒物引起的急性胃肠炎;腹泻伴里急后重,结合季节和进餐情况更容易考虑到痢疾。

（2）急性上腹痛的病因很多,若患者同时伴有恶心、呕吐、发热,特别是又出现了黄疸和休克,可考虑急性胰腺炎或急性胆道感染。

6. 诊治经过 应详细询问已经接受的诊断措施及其结果;询问使用过的药物、剂量、时间和疗效,可为本次诊治疾病提供参考。不可用既往的诊断代替自己的诊断。

7. 病程中的一般情况 在现病史的最后应记录患者患病后的精神、体力状态,食欲及食量改变,睡眠与大小便情况等。这些内容对全面评估患者病情变化和预后,以及指导治疗有重要价值,有时对鉴别诊断也能够提供重要的信息。

（四）既往史

既往史(past history)包括患者既往的健康状况和曾经患过的疾病,外伤、手术史,预防接种史,以及对药物、食物和其他接触物的过敏史等,特别是与现病史有密切关系的疾病。记录顺序一般按时间的先后排列。诊断肯定者可用病名并加引号;诊断不肯定者可简述其症状、时间和转归。

既往史的主要内容有:①一般健康状况,有无慢性病如高血压、肝病、糖尿病、溃疡病史等,是患者对自己既往健康状况的评价。②急性、慢性传染病史。③预防接种史(包括预防接种时间及类型)。④外伤、手术史。⑤过敏史,包括食物、药物、环境因素中已知的过敏物质,以及机体特殊反应、脱敏方法等。

（五）系统回顾

系统回顾(review of systems)是通过询问各系统的相关典型症状,以详细回顾病史的方法。系统回顾的目的是避免在问诊过程中,患者或医生忽略或遗漏的内容。它可以帮助医生在短时间内了解患者除现在所患疾病以外的其他系统,是否发生了目前尚存在或已痊愈的疾病,以及这些疾病与本次疾病之间是否存在着因果关系。系统回顾的项目与内容见表 1-18。

表 1-18 系统回顾的项目及内容

项目	内容
一般健康状况	有无疲乏无力、发热、出汗、睡眠障碍及体重改变等
头颅及其器官	有无视力障碍、耳聋、耳鸣、眩晕、鼻出血、牙痛、牙龈出血、咽喉痛、声音嘶哑等
呼吸系统	有无咳嗽、咳痰、咯血、胸痛、呼吸困难等
心血管系统	有无心悸、活动后气短、心前区疼痛、端坐呼吸、血压升高、晕厥、下肢水肿等
消化系统	有无食欲减退、吞咽困难、腹痛、腹泻、恶心、呕吐、呕血、便血、便秘等
泌尿生殖系统	有无尿频、尿急、尿痛、血尿、排尿困难、夜尿增多、颜面水肿、尿道或阴道异常分泌物等
内分泌系统与代谢	有无多饮、多尿、多食、怕热、多汗、怕冷、乏力、体重变化、色素沉着、闭经
造血系统	有无皮肤苍白、头昏眼花、乏力、皮肤出血点、瘀斑、淋巴结大、肝脾大等
肌肉与骨关节系统	有无疼痛、关节红肿、关节畸形、运动障碍、肌肉萎缩、肢体无力等
神经系统与精神状态	有无头痛、头昏、眩晕、记忆力减退、意识障碍、抽搐、瘫痪,有无幻觉、妄想、定向力障碍、情绪异常等

（六）个人史

1. 社会经历 包括出生地、居住地区和居留时间(尤其是疫源地和地方病流行区)、受教育程度、经济生活和业余爱好等。

2. 职业及工作条件 包括工种、劳动环境、对工业毒物的接触情况及时间。

3. 习惯与嗜好 起居与卫生习惯、饮食的规律与质量。烟酒嗜好的时间与摄入量,以及其他异嗜物和麻醉药品、毒品等。

4. 冶游史 有无冶游史,是否患过淋病性尿道炎、尖锐湿疣、下疳等。

(七)婚姻史

包括未婚或已婚,结婚年龄,配偶健康状况、性生活情况、夫妻关系等。

(八)月经史

月经初潮的年龄、月经周期和经期天数,经血的量和颜色,经期症状,有无痛经与白带,末次月经日期、闭经日期、绝经年龄。记录格式如下:

$$初潮年龄 = \frac{行经期(天)}{月经周期(天)}末次月经时间(LMP)或绝经年龄$$

妊娠与生育次数,人工或自然流产的次数,有无死产、手术产、围生期感染、计划生育、避孕措施等。对男性患者应询问是否患过影响生育的疾病。

(九)家族史

询问双亲与兄弟、姐妹及子女的健康与疾病情况,特别应询问是否有与患者同样的疾病,有无与遗传有关的疾病,如血友病、白化病、糖尿病、精神病等。对已死亡的直系亲属要询问死因与年龄。某些遗传性疾病还应了解父母双方亲属。若在几个家庭成员或几代人中皆有同样疾病发生,可绘出家系图显示详细情况。

(刘成玉 王元松)

第三节 体 格 检 查

体格检查(physical examination)是指医生运用自己的感官和借助于简便的检查工具,客观了解和评估患者身体状况的一系列最基本的检查方法。在全面体格检查后,医生对患者健康状况和疾病状态提出的临床判断称为检体诊断(physical diagnosis)。

一、基本方法与注意事项

(一)体格检查的基本方法

1. 视诊 视诊(inspection)是医生以视觉来观察患者全身或局部状态的检查方法。通过视诊可以观察到许多全身及局部的体征,但对特殊部位(如眼底、呼吸道、消化道等)则需借用某些器械(如检眼镜、内镜等)帮助检查。

视诊最好在自然光线下进行,夜间在普通灯光下常不易辨别黄疸和发绀,苍白和皮疹也不易观察清楚。侧面来的光线对观察搏动或肿物轮廓有一定帮助。

2. 触诊 触诊(palpation)是医生通过手与患者体表局部接触后的感觉(触觉、温度觉、位置觉和振动觉等)或患者的反应,发现有无异常的检查方法。手的不同部位对触觉的灵敏度不同,其中以指腹和掌指关节的掌面最为灵敏。

(1)触诊方法:可分为浅部触诊法与深部触诊法。

1)浅部触诊法:医生将一手轻轻放在被检查的部位,利用掌指关节和腕关节的协同动作,轻柔地进行轻压触摸(图1-1)。浅部触诊法可触及的深度为1~2cm,适用于检查体表浅在病变、关节、软组织,浅部的动脉、静脉、神经、阴囊和精索等。

2)深部触诊法:医生将一手或两手重叠放置于被检查部位,由浅入深,逐渐加压以达深部。深部触诊法触及的深度常在2cm以上,有时可达4~5cm,适用于检查腹腔病变和器官情况,根据检查目的和手法不同又分为4种。

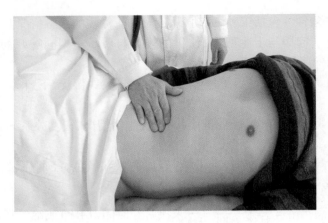

图1-1 浅部触诊法

深部滑行触诊法:患者取仰卧位,嘱患者张口平静呼吸,或与患者谈话以转移其注意力,尽量使患者腹肌放松;医生以右手并拢的二、三、四指末端逐渐触向腹腔的器官或包块,在被触及的器官或包块上作上、下、左、右的滑行触诊(图1-2),如为肠管或索条状包块,则需作与长轴相垂直方向的滑行触诊;常用于检查腹腔深部包块和胃肠病变。

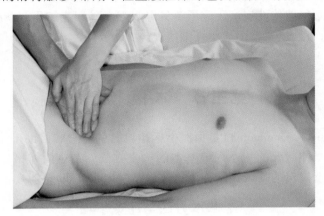

图1-2 深部滑行触诊法

双手触诊法:医生将左手置于被检查器官或包块的后部,并将被检查部位推向右手方向,以利于右手触诊,右手中间三指置于腹部进行触诊(图1-3)。多用于检查肝、脾、肾和腹腔肿物。

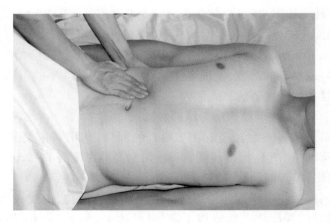

图1-3 双手触诊法

深压触诊法:医生以一、二个手指在被检查部位逐渐深压(图1-4),以用于检查腹腔深在病变的部位或确定腹部压痛点,如阑尾压痛点、胆囊压痛点等。

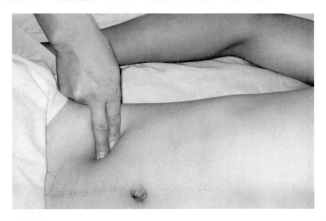

图1-4　深压触诊法

冲击触诊法:医生将三、四个手指并拢,以70°～90°放置于腹壁相应的部位,作数次急速而较有力的冲击动作(图1-5),在冲击时可出现腹腔内器官在指端浮沉的感觉,一般只适用于大量腹膜腔积液时肝、脾难以触及者。但冲击触诊可使患者感到不适,应避免用力过猛。

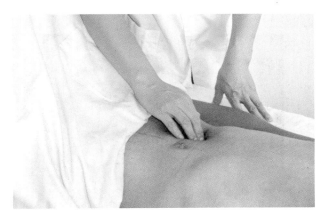

图1-5　冲击触诊法

(2)注意事项

1)准备工作:触诊前应向患者说明触诊的目的和检查中的配合,触诊时手要温暖、动作轻柔,避免患者紧张,以免影响触诊效果。

2)站位要准确:医生应站在患者的右侧,面向患者,以便随时观察患者的面部表情变化;患者取仰卧位时,双手自然置于体侧,膝关节屈曲,放松腹肌。

3)患者准备:进行下腹部触诊时,可根据需要嘱患者排空大小便,以免影响触诊。

4)用心触诊:触诊时要手脑并用,边触诊边思考,反复斟酌,以判断病变的性质和来源。

3. 叩诊　叩诊(percussion)是医生用手指叩击患者体表,使之振动而产生音响变化的检查方法。由于器官密度、组织构成和叩诊的力度不同,产生的叩诊音也不同。叩诊多用于检查肺脏、心脏、肝界和腹膜腔积液,也用于了解肝区、脾区及肾区等有无叩击痛。

(1)叩诊方法:可分为间接叩诊法与直接叩诊法。

1)间接叩诊法:①医生左手中指第二指节紧贴于叩诊部位(勿施重压,以免影响被叩组织的振动),其他手指稍微抬起(避免与体表接触)。②右手手指自然弯曲,以中指指端叩击左手中指第二指骨的前端,叩击方向与叩诊部位的体表垂直。③叩诊时以右腕关节与指掌关节的活动为主,避免肘关节及肩关节参与运动(图1-6)。④一个部位每次连续叩击2~3下,如未能获得明确结果,可再连续叩击2~3下。

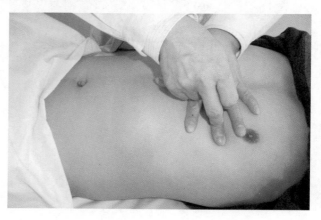

图1-6　间接叩诊法

2)直接叩诊法:医生用右手中间三指的掌面直接拍击被检查的部位,借拍击的反响和指下的振动感来判断病变的方法(图1-7)。适用于检查胸部或腹部面积较广泛的病变,如大量胸膜腔积液或腹膜腔积液等。

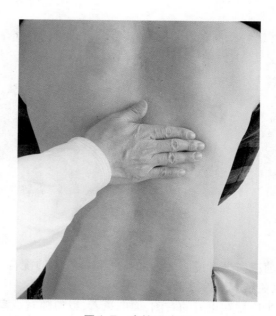

图1-7　直接叩诊法

(2)叩诊音:叩诊音(percussion sound)即被叩击部位产生的音响。根据音响的强弱、频率等的不同将叩诊音分为5级,即实音、浊音、清音、过清音和鼓音。叩诊音的时限与组织密度呈负相关,各种叩诊音的特点和临床意义见表1-19。

(3)注意事项

1)准备工作:环境应安静,以免影响叩诊音的判断。叩诊前应嘱患者充分暴露被叩诊部位,并使肌肉放松。

表 1-19 各种叩诊音的特点及临床意义

叩诊音	音响强度	音调	持续时间	正常存在部位	临床意义
实音	最弱	最高	最短	心、肝	大量胸膜腔积液、肺实变
浊音	弱	高	短	心、肝被肺覆盖部分	肺炎、肺不张、胸膜增厚
清音	强	低	长	正常肺部	无
过清音	更强	更低	更长	无	肺气肿
鼓音	最强	低	最长	胃泡区、腹部	气胸、肺空洞

2）体位：因叩诊的部位不同，患者须采取相应的体位。如叩诊胸部时取坐位或卧位；叩诊腹部时取仰卧位。

3）确定肋间：叩诊心脏和肺脏时，一定要先确定叩诊的肋间（胸骨角是寻找肋间的标志）。

4）注意对称部位的比较：应注意对称部位的比较与鉴别。

5）注意音响与振动的比较：不仅要注意叩诊音响的变化，还要注意不同病变振动的差异。

6）掌握叩诊的基本要领：紧（左手中指第二指骨紧贴叩诊部位）、翘（左手其他手指稍抬起，勿与体表接触）、直（以右手中指指端垂直叩击左手中指第二指骨前段）、匀（叩击的力量要均匀一致）、快（每次叩击后右手要快速抬起）。

4. 听诊 听诊（auscultation）是医生用耳或借助于听诊器听取身体内有运动舒缩能力的器官及气体或血液流动的器官所发出的声音，以识别正常与病理状态的方法。

（1）听诊方法

1）直接听诊法：用耳廓直接贴在患者的体表上进行听诊，所听得的体内声音很微弱，而且既不卫生也不方便。广义的直接听诊包括听诊语音、咳嗽、呼吸、嗳气、肠鸣、呻吟、啼哭以及患者发出的其他任何声音。

2）间接听诊法：采用听诊器（stethoscope）进行听诊的方法。此法方便，使用范围广，主要用于心、肺、腹部、血管等听诊。

听诊器的胸件有两种类型：①钟型：适用于听诊低调声音，如二尖瓣狭窄的舒张期隆隆样杂音（图 1-8）。使用钟型胸件时，胸件应轻轻接触体表被检查部位，但必须完全密合。否则会牵拉钟型胸件周围的皮肤，使之发挥与膜型胸件相似的功能，过滤低调的声音。②膜型：适用于听诊高调的声音，如主动脉瓣关闭不全的杂音等。使用膜型胸件时，胸件要紧贴体表被检查部位（图 1-9）。

（2）注意事项

1）准备工作：①环境要安静、温暖、避风。寒冷可引起患者肌束颤动，出现附加音，影响听诊效果。②应根据病情嘱患者采取适当的体位，对衰弱不能起床的患者，为减少患者翻身的痛苦，以使用膜型听诊器为佳。

2）正确使用听诊器：听诊前应注意耳件方向是否正确，软管是否通畅；胸件要紧贴于被听诊的部位，避免与皮肤摩擦而产生附加音。

3）排除干扰：注意力要集中，听诊心脏时要排除呼吸音的影响，听诊肺部时也要排除心音的影响。

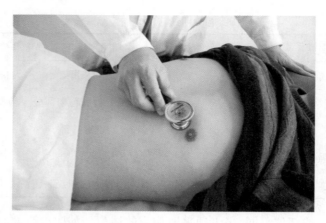

图 1-8 采用钟型胸件听诊

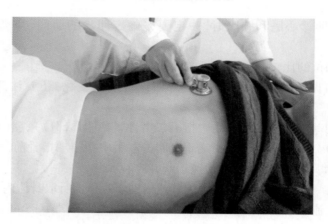

图 1-9 采用膜型胸件听诊

5. 嗅诊 嗅诊(smelling)是通过嗅觉判断发自患者的异常气味的一种检查方法。嗅诊时用手将患者散发的气味扇向自己的鼻部,然后仔细判断气味的性质和特点。异常气味多来自皮肤、黏膜、呼吸道、胃肠道、呕吐物、排泄物、分泌物、脓液与血液等。临床常见的气味及其临床意义见表 1-20。

表 1-20 临床常见的气味及其临床意义

分类	气味	临床意义
呼吸气味	刺激性蒜味	有机磷杀虫剂中毒
	烂苹果味	糖尿病酮症酸中毒
	氨味	尿毒症
	肝腥味	肝性脑病
尿液气味	鼠味	苯丙酮尿症
	氨味	膀胱炎及尿潴留
	苹果样气味	糖尿病酮症酸中毒
	大蒜臭味	有机磷杀虫剂中毒
	腐臭味	膀胱癌晚期
皮肤/汗液气味	狐臭味	腋臭
	酸味	风湿热和长期服用水杨酸、阿司匹林等药物

续表

分类	气味	临床意义
痰液气味	腐败、臭味	厌氧菌感染
呕吐物气味	粪臭味	长期剧烈呕吐或肠梗阻
	烂苹果味	胃坏疽
粪便气味	腐败性臭味	消化不良或胰腺功能不良
	腥臭味	细菌性痢疾
	肝腥味	阿米巴性痢疾

（二）体格检查的注意事项

体格检查一般于病史采集结束后开始,但一般检查是从患者进入诊室或在床边进行问诊时开始的。体格检查是为了进一步支持和验证病史采集中所获得的有意义的症状或体征,发现患者所存在的体征及对治疗的反应,为进一步确认临床诊断寻找客观依据。体格检查的注意事项见表1-21。

表1-21　体格检查的注意事项

1. 以患者为中心,尊重患者的羞怯心理。要关心、体贴患者,要有高度的责任感和良好的医德修养

2. 仪表端庄,举止大方,态度诚恳和蔼。过分不拘礼节可引发许多问题

3. 环境安静、舒适和具有私密性,最好以自然光线作为照明

4. 检查前先洗手,注意避免交叉感染

5. 医生站在患者右侧。检查前有礼貌地对患者做自我介绍,并说明体格检查的原因、目的和要求,以更好地取得患者密切配合。检查结束应对患者的配合与合作表示感谢

6. 充分暴露被检查部位,检查其他部位时应该适当遮挡患者的乳房(女性)和腹股沟部;但过分遮挡可能会漏掉部分重要体征

7. 男医生和实习生给女患者进行体格检查时,应该有第三人(医生、护士或家属)在场陪伴

8. 患者的体位随检查的部位不同而不同,如腹部检查时采取仰卧位(头部枕1个枕头)

9. 系统体格检查时应全面、有序、重点、规范和正确,检查手法应规范、轻柔、娴熟

10. 按一定顺序进行检查,避免重复和遗漏,避免反复翻动患者,力求建立规范的检查顺序

　　(1)先观察一般状态及生命体征,然后依次头、颈、胸、腹、脊柱、四肢及神经系统,以避免不必要的重复或遗漏

　　(2)必要时进行生殖器、肛门和直肠的检查

　　(3)根据病情轻重,可调整检查顺序,有利于及时抢救和处理患者

　　(4)在体格检查过程中,应注意左、右及相邻部位等的对比检查

　　(5)根据病情变化及时进行复查,以便有助于病情观察和补充、修正诊断

二、一般检查

一般检查以视诊为主,必要时配合触诊、听诊和嗅诊,生命体征检查要借助检查工具。

（一）性别与年龄

1. 性别　正常人的性征很明显,性别不难判断。

2. 年龄　一般可通过问诊得知,但在某些情况下需要通过观察和检查皮肤的弹性与光泽、肌肉的状态、毛发的颜色和分布、面与颈部皮肤的皱纹、牙齿的状态等进行判断。

(二)发育与体型

1. 发育　通过观察与检查患者的年龄、智力、体格成长状态(包括身高、体重及第二性征等)之间的关系进行综合评价。

身高测量方法(裸足站立测量法):①患者取站立位,身体保持挺直(足跟、臀和肩部接触墙壁),头部保持中立位(枕部接触墙壁)。②测量地板与头皮最高点水平线的垂直距离。③测量时,要压住头发或分开特别厚的头发,以免过高估计身高。④身高以厘米记录(精确至0.5cm)。

2. 体型　体型(habitus)是身体各部发育的外观表现,包括骨骼、肌肉的成长与脂肪分布的状态等。成年人的体型可分为3种,其特点见表1-22。

表1-22　成人体型的分类及特点

体型	特点
无力型(瘦长型)	体高肌瘦,颈、躯干、四肢细长,肩窄下垂,胸廓扁平,腹上角小于90°
正力型(匀称型)	身体各个部位结构匀称适中,腹上角90°左右。见于大多数的正常成人
超力型(矮胖型)	体格粗壮,颈、四肢粗短,肌肉发达,肩宽平,胸围大,腹上角大于90°

(三)营养状态

根据皮肤、毛发、皮下脂肪、肌肉等情况,结合性别、年龄、身高及体重进行综合判断营养状态(state of nutrition)。检查方法:①观察皮下脂肪充实的程度,最适宜的部位是前臂屈侧或上臂背侧下1/3处。②在一定时间内监测体重的变化也可反映机体的营养状态。营养状态可分为3个等级,其特点见表1-23。

表1-23　营养状态分级

营养状态	特点
良好	黏膜红润、皮肤有光泽且弹性良好、皮下脂肪丰满而有弹性,肌肉结实,指甲、毛发润泽,肋间隙及锁骨上窝深浅适中,肩胛部和股部肌肉丰满
不良	皮肤黏膜干燥、弹性降低,皮下脂肪菲薄,肌肉松弛无力,指甲粗糙无光泽,毛发稀疏,肋间隙及锁骨上窝凹陷,肩胛骨和髂骨嶙峋突出
中等	介于良好与不良之间

(四)意识状态

多采用问诊的方法判断意识状态,了解患者的思维、反应、情感、计算及定向力等方面的情况。对较为严重者,还可进行痛觉试验、瞳孔反射及腱反射等检查,以确定患者意识障碍的程度。

意识障碍(disturbance of consciousness)可以是意识水平(觉醒或警醒)异常,也可以是意识内容(认知功能)异常。以觉醒度改变为主的意识障碍有嗜睡、昏睡和昏迷,以意识内容改变为主的意识障碍为意识模糊和谵妄(表1-24)。

表 1-24 常见的意识障碍及其临床特点

意识障碍	临床特点
嗜睡	最轻的意识障碍,患者陷入持续的睡眠状态,可被唤醒,并能正确回答和做出各种反应,但当刺激去除后很快又再入睡
昏睡	是接近于不省人事的意识状态。患者处于熟睡状态,不易唤醒。虽在强烈刺激下(如压迫眶上神经,摇动患者身体等)可被唤醒,但很快又再入睡。醒时答话含糊或答非所问
昏迷	是严重的意识障碍,表现为意识持续的中断或完全丧失
意识模糊	是意识水平轻度下降,较嗜睡为深的一种意识障碍。患者能保持简单的精神活动,但对时间、地点、人物的定向能力发生障碍
谵妄	表现为意识模糊、定向力丧失、感觉错乱(幻觉、错觉)、躁动不安、言语杂乱

（五）面容与表情

患病后患者常出现痛苦、忧虑或疲惫的面容(facial features)与表情,甚至出现特征性的面容和表情,这对某些疾病的诊断具有重要价值。常见的异常面容的特点及临床意义见表1-25。另外,临床上还可见到肢端肥大症面容、伤寒面容、苦笑面容、面具面容、病危面容等。

表 1-25 常见异常面容的特点及临床意义

面容	特点	临床意义
急性病容	面色潮红,兴奋不安,鼻翼扇动,口唇疱疹,表情痛苦	急性感染性疾病,如肺炎球菌性肺炎、疟疾、流行性脑脊髓膜炎
慢性病容	面容憔悴,面色晦暗或苍白无华,目光暗淡	慢性消耗性疾病,如恶性肿瘤、肝硬化、严重结核病等
贫血面容	面色苍白,唇舌色淡,表情疲惫	贫血
肝病面容	面色晦暗,额部、鼻背、双颊有褐色色素沉着	慢性肝脏疾病
肾病面容	面色苍白,眼睑、颜面水肿,舌色淡,舌缘有齿痕	慢性肾脏疾病
甲亢面容	面容惊愕,眼裂增宽,眼球凸出,目光炯炯,兴奋不安,烦躁易怒	甲状腺功能亢进
黏液性水肿面容	面色苍黄,颜面水肿,睑厚面宽,目光呆滞,反应迟钝,眉毛、头发稀疏,舌色淡肥大	甲状腺功能减退
满月面容	面圆如满月,皮肤发红,常伴痤疮和胡须生长	Cushing综合征及长期应用糖皮质激素者
二尖瓣面容	面色晦暗,双颊紫红,口唇轻度发绀	风湿性心脏瓣膜病、二尖瓣狭窄

（六）体位

体位(position)是指患者身体所处的状态。体位分为自主体位、被动体位,和强迫体位。①自主体位:身体活动自如,不受限制,见于正常人、病情较轻和疾病早期的患者。②被动体位:患者不能自己调整或变换身体的位置,见于极度衰竭或意识丧失者。③强迫体位:为减轻痛苦而被迫采取某种特殊体位,常见强迫体位的特点及临床意义见表1-26。

表1-26　常见强迫体位的特点及临床意义

体位	特点	临床意义
强迫仰卧位	仰卧，双腿蜷曲，借以减轻腹部肌肉的紧张程度	急性腹膜炎等
强迫俯卧位	俯卧位可减轻脊背肌肉的紧张程度	脊柱疾病
强迫侧卧位	采用患侧卧位，可限制患侧胸廓活动而减轻疼痛，并有利于健侧代偿呼吸	一侧胸膜炎和大量胸膜腔积液
强迫坐位	坐于床沿上，双下肢下垂，以两手置于膝盖或扶持床边	心、肺功能不全
强迫蹲位	在活动过程中，因呼吸困难和心悸而停止活动，并采用蹲踞位或胸膝位以缓解症状	先天性发绀型心脏病
强迫停立位	在行走时心前区疼痛突然发作，患者常被迫立刻站住，并以手按抚心前部位，待症状稍缓解后，才继续行走	心绞痛
辗转体位	辗转反侧，坐卧不安	胆石症、胆道蛔虫、肾绞痛等
角弓反张位	颈及脊背肌肉强直，头向后仰，胸腹前凸，背过伸，躯干呈弓形	破伤风、小儿脑膜炎

（七）姿势

通过观察患者的姿势变化，了解健康状况、精神状态。常见姿势异常与临床意义见表1-27。

表1-27　常见姿势异常与临床意义

姿势异常	临床意义
颈部动作受限	颈椎、颈部肌肉病变
躯干制动或弯曲、捧腹而行	胃十二指肠溃疡、胃肠痉挛所致的腹痛
肩垂、弯背、拖拉蹒跚	疲劳、情绪低沉
头前倾、面略向上、姿势僵硬、双肩悬挂状伴有缓慢的震颤	帕金森病
身体僵硬、四肢几乎无运动，脊柱明显凸起	脊柱疾病，特别是脊柱强直性关节炎

（八）步态

健康人的步态与年龄、健康状态和所受训练有关，如小儿喜急行或小跑，青壮年矫健快速，老年人常小步慢行。常见异常步态的特点和临床意义见表1-28。另外，临床上还可见到趾行步态、跟行步态、防痛步态、跳跃步态等。

表1-28　常见异常步态的特点及临床意义

步态	特点	临床意义
蹒跚步态	走路时身体左右摇摆似鸭行	佝偻病、大骨节病、进行性肌营养不良或先天性双侧髋关节脱位
醉酒步态	行走时躯干重心不稳，步态紊乱不稳健，如醉酒状	小脑疾病、乙醇及巴比妥中毒

续表

步态	特点	临床意义
偏瘫步态	由于瘫痪侧肢体肌张力增高,行走时患侧上肢屈曲、内收及旋前,下肢伸直、外旋、足跖屈,步行时下肢向下画圆圈	脑性偏瘫
共济失调步态	起步时一脚高抬,骤然垂落,且双目向下注视,两脚间距很宽,以防身体倾斜,闭目则不能保持平衡	脊髓病变
慌张步态	起步后小步急速趋行,身体前倾,有难以止步之势	帕金森病
跨阈步态	由于踝部肌腱、肌肉弛缓,患足下垂,行走时必须抬高下肢才能起步	腓总神经麻痹
剪刀步态	由于双下肢肌张力增高,尤以伸肌和内收肌肌张力增高明显,移步时下肢内收过度,两腿交叉呈剪刀状	脑性瘫痪与截瘫
间歇性跛行	行走过程中因下肢突发酸痛、软弱无力,需休息片刻后方能继续走动	高血压、动脉硬化、椎管狭窄、椎间盘突出症

（九）生命体征

生命体征(vital sign)是评价生命活动存在与否及其质量的重要指标,包括体温、脉搏、呼吸和血压,是及时了解患者病情变化的重要指标之一。

1. 体温 使用体温计测量体温,并采用摄氏单位进行记录。常用的测量方法与评价见表1-29。正常体温口测法为36.3~37.2℃,肛测法为36.5~37.7℃,腋测法为36~37℃。

表1-29 常用的体温测量方法与评价

方法	评价
腋测法	①将体温计头端置于患者腋窝处,并嘱其上臂夹紧体温计(将腋窝汗液擦干,消除对体温测量的影响),10分钟后读数 ②结果较口测法约低0.2~0.4℃。方便、安全,且不易发生交叉感染,为最常用的方法
口测法	①将消毒好的体温计头端置于患者舌下,并嘱其紧闭口唇(用鼻呼吸),5分钟后读数 ②结果较为可靠,但不适用于婴幼儿及神志不清者
肛测法	①患者取侧卧位,将肛门体温计的头端(涂以润滑剂)缓慢插入肛门(深度约为体温计长度的一半),5分钟后读数 ②结果稳定,一般较口测法高0.3~0.5℃。多用于婴幼儿、神志不清及某些特殊患者

2. 脉搏 ①患者取仰卧位或坐位。②医生将右手示指、中指、无名指并拢,并将指腹平放于桡动脉近手腕处,以适当的压力触诊桡动脉30秒。③判断其搏动的节律、脉率、强弱、紧张度以及与呼吸的关系,并计算每分钟搏动次数。④脉搏不规则者应延长触诊时间。

正常成人脉搏为60~100次/分,节律规整,儿童较快(约90次/分),婴幼儿更快(可达130次/分),老年人较慢(55~60次/分),女性较男性快。

3. 呼吸 观察呼吸频率(注意患者是否故意控制呼吸频率)、节律,有无呼吸频率或节律改变等。①在检查脉搏后,医生继续将手指置于患者桡动脉上,观察其胸部或腹部的起伏

（一起一伏为 1 次）。②对呼吸微弱者,医生将其耳部靠近患者的口鼻处,听其呼吸的气流声（一呼一吸为 1 次）,计数 1 分钟。

正常成人静息状态下呼吸节律基本上均匀而整齐:①成人在安静状态下,呼吸频率为 12～20 次/分,呼吸与脉搏之比为 1:4。②正常呼与吸之比为 1:2.5。③新生儿为 44 次/分,随着年龄增长将逐渐减慢。④儿童和成年男性以腹式呼吸为主,女性则以胸式呼吸为主。常见异常呼吸节律的特征见表 1-30。

表 1-30 常见异常呼吸节律的特征

呼吸节律异常	特征
呼吸停止	呼吸消失
Biots 呼吸	伴长周期呼吸暂停的不规则呼吸
Cheyne-Stokes 呼吸	呼吸频率和深度逐渐增加、减小、呼吸暂停交替出现的周期性不规则呼吸。Cheyne-Stokes 呼吸周期可达 30 秒～2 分钟,暂停期可维持 5～30 秒
Kussmaul 呼吸	呼吸深快
抑制性呼吸	胸部剧烈疼痛所致的吸气相突然中断,呼吸运动短暂地受到抑制,呼吸较正常浅而快
叹气样呼吸	在一段正常呼吸节律中插入一次深大呼吸,并常伴有叹息声

4. 血压 常用汞柱式血压计来间接测量血压(blood pressure,BP)。根据 Korotkoff 的 5 期法判断血压值。第 1 期(响亮的拍击声)代表收缩压(SBP),第 5 期(声音消失)前的血压为舒张压(DBP),收缩压与舒张压之差为脉压(PP)。健康成人理想血压小于 120/80mmHg,正常血压小于 130/85mmHg,脉压为 40～60mmHg(平均 50mmHg)。

（1）患者取坐位或仰卧位,裸露上臂,袖带缠于上臂(袖带下缘距离肘窝 2～3cm),上臂、血压计汞柱零点与心脏水平一致。

（2）触及肱动脉搏动,听诊器胸件置于肱动脉搏动明显处(切不可将听诊器胸件插入袖带内)。

（3）充气至动脉搏动消失,再升高 20～30mmHg,然后缓慢放气;听到 Korotkoff 音第一音为收缩压,消失音为舒张压。第 4 期通常持续 5～10mmHg,若大于 20mmHg,应将变音和声音消失的汞柱数值分别记录,如 150/90/60mmHg。若仅有变音而无声音消失,则以变音的数值为舒张压。

（4）休息 1 分钟,重复测量 1 次,取平均值报告。如果收缩压或舒张压 2 次结果相差达 5mmHg 以上,应测量第 3 次,取 3 次血压值的平均值报告。

（5）如实记录血压值,尾数以 0,2,4,6,8mmHg 表示。

三、皮肤与淋巴结检查

（一）皮肤检查

1. 颜色

（1）整体观察皮肤的一般情况,皮肤颜色变化可以反映心肺功能、造血系统和肝胆系统功能。

（2）检查所有暴露部位的皮肤,包括面部、耳部、颈后、手背等。

（3）检查深肤色患者的皮肤变化时,应注意其巩膜、结膜、颊黏膜、舌、唇、甲床、手掌和足底,可通过局部加压而鉴别瘀点、瘀斑(图 1-10)和红斑。

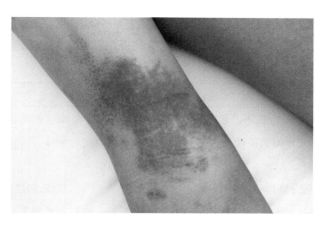

图 1-10　皮下瘀斑

（4）观察皮肤颜色和色素沉着，注意有无因种族差异引起的正常变化。身体外露部分、乳头、腋窝、外生殖器、关节、肛门等处色素明显加深或其他部位出现色素沉着才有临床意义。

（5）观察皮肤有无损伤、色素脱失（图 1-11）、红斑，观察有无皮肤苍白、黄疸或发绀等。检查皮肤苍白以观察甲床、手掌为宜；检查发绀以观察口唇、耳廓、面颊及肢端为宜。

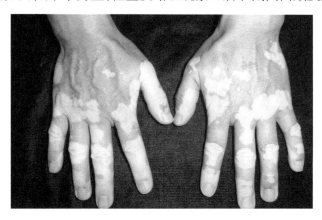

图 1-11　皮肤白癜

2. 湿度

（1）检查皮肤有无过度干燥或多汗，老年人常有皮肤干燥、瘙痒。

（2）有液体潴留时，常表现为水肿（表 1-31）。轻度水肿仅凭视诊常不易被发现，应结合触诊进行检查。检查局限性水肿时注意局部有无破损或溃疡。

表 1-31　水肿的分度及特点

分度	特点
轻度	仅见于眼睑、胫前、踝部皮下组织，指压后有轻度凹陷，平复较快
中度	全身组织均可见明显水肿，指压后出现较深凹陷，平复缓慢
重度	全身组织严重水肿，低部位皮肤紧张发亮，甚至有液体渗出，胸腔、腹腔等可有积液，外阴部也可有严重水肿

3. 弹性　常选择手背或上臂内侧皮肤。老年人因手背或上臂内侧皮下脂肪减少，干燥多皱，影响结果判断，常选择胸骨前或额部皮肤。以拇指和示指将皮肤捏起，松手后如皮肤

皱褶迅速平复为弹性良好,皱褶平复缓慢为弹性减低。

4. 皮疹 以视诊为主,辅以触诊。常见皮疹的特点及临床意义见表1-32。

表1-32 常见皮疹的特点及临床意义

皮疹	特点	临床意义
斑疹	局部皮肤发红,不凸起皮肤表面	斑疹伤寒、丹毒、风湿性多形红斑
丘疹	一种较小的实质性皮肤隆起伴有颜色改变的皮肤损害	麻疹、药物疹、湿疹等
斑丘疹	在斑疹的底盘上出现丘疹	风疹、猩红热、药物疹等
斑块	丘疹扩大或较多丘疹融合而成,直径大于1cm的隆起扁平皮损,中央可有凹陷	银屑病等
玫瑰疹	直径2~3mm的鲜红色圆形斑疹,压之褪色,多出现于胸、腹部	伤寒或副伤寒(有特征性)
风团	真皮浅层水肿引起的暂时性、隆起性皮损,可呈红色或苍白色,周围常有红晕,大小不一、形态不规则。发展快,此起彼伏,常伴有剧痒,但消退后多不留瘢痕	荨麻疹

5. 皮下结节 皮下结节无论大小均应进行触诊,注意其部位、大小、硬度、活动度和有无压痛等(表1-33)。

表1-33 常见皮下结节的临床特点

结节	临床特点
风湿小结	位于关节附近、长骨骺端,无压痛、圆形质硬的小结节
类风湿结节	①质较硬如橡皮,多无压痛,一般小于2cm,与皮肤粘连或不粘连
	②多见于肘背侧、指关节、肩骨突、枕骨突、腓肠肌肌腱等
痛风结节	①大小不一(小米粒至1~2cm)的黄白色结节,无症状或有疼痛,较大结节表面皮肤变薄破溃,可排出白色糊状物,不易愈合
	②好发于外耳耳轮、对耳轮、指(趾)关节、掌指关节、跖趾关节
Osler结节	指尖、脚趾、大小鱼际肌处的蓝色或粉红色有压痛的结节,见于感染性心内膜炎

6. 毛发 毛发的颜色、曲直与种族有关,其分布、多少和颜色可因性别与年龄而有所不同,也受遗传、营养、精神状态和疾病等影响。毛发疾病一般可分为毛发脱落、毛发过多、毛发变色、毛发变质等,临床上以毛发脱落多见。

(二)淋巴结

淋巴结分布于全身,一般检查仅能检查身体各部分的浅表淋巴结。

1. 浅表淋巴结分布 常呈组群分布,一个组群的淋巴结收集一定区域的淋巴液。头颈部和腋窝淋巴结的分布区域见图1-12,图1-13。

2. 检查顺序 应在身体相应部位的检查过程中一并进行,为了避免遗漏,应特别注意检查顺序,一般为耳前、耳后、枕部、颌下、颏下、颈前、颈后、锁骨上、腋窝、滑车上、腹股沟、腘窝。

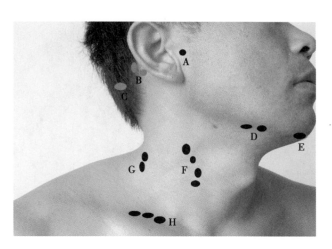

图 1-12　头颈部淋巴结分布区域

A 耳前淋巴结　B 耳后淋巴结　C 枕淋巴结　D 颌下淋巴结　E 颏下淋巴结

F 颈前淋巴结　G 颈后淋巴结　H 锁骨上淋巴结

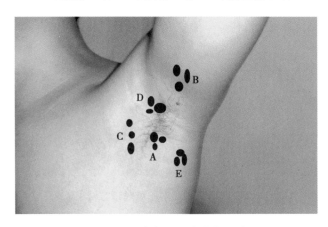

图 1-13　腋窝淋巴结分布区域

A 中央淋巴结群　B 外侧淋巴结群　C 胸肌淋巴结群

D 尖淋巴结群　E 肩胛下淋巴结群

3. 检查方法　通常采用视诊和触诊方法：①视诊：不仅要注意局部变化，如皮肤是否隆起、颜色，有无皮疹、瘢痕、瘘管等，还要注意全身状态。②触诊：医生将示指、中指和无名指并拢，其指腹平放于被检查部位的皮肤上进行滑行触诊（连同皮肤一起滑行）。

（1）检查颈部淋巴结：请患者取坐位，医生站在患者背后，手指紧贴检查部位，由浅及深进行滑行触诊。触诊时嘱患者头稍低，或将头偏向检查侧，以使皮肤或肌肉松弛，便于触诊。

（2）检查锁骨上淋巴结：请患者取坐位或仰卧位，头部稍向前屈，医生用双手进行触诊，左手触诊右侧，右手触诊左侧，由浅部逐渐触诊至锁骨后深部（图 1-14）。

（3）检查腋窝淋巴结：医生应以手扶患者前臂并稍外展，以右手检查左侧，以左手检查右侧。由浅及深，按尖群、中央群、胸肌群、肩胛下群和外侧群的顺序进行触诊（图 1-15）。

（4）检查滑车上淋巴结：医生以右手扶托患者右前臂，并嘱其稍屈肘，医生的左手小指抵在肱骨内上髁，中间三指在肱二头肌与肱三头肌肌间沟内，由上而下滑行触诊。采用同样方法，以右手检查左侧（图 1-16）。

（5）检查腹股沟淋巴结：应先检查上群，后检查下群（图 1-17）。

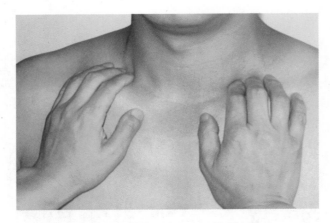

图 1-14　锁骨上窝淋巴结触诊方法

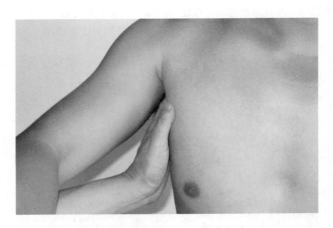

图 1-15　腋窝淋巴结触诊方法

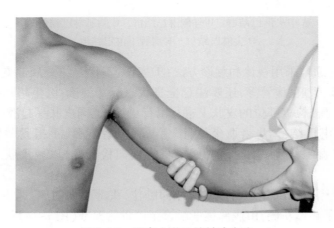

图 1-16　滑车上淋巴结触诊方法

4. 检查内容　触诊到淋巴结时，应注意其部位、大小、数量、硬度、压痛、活动度、有无粘连、局部皮肤有无红肿、瘢痕、瘘管等。同时注意寻找引起淋巴结肿大的原发病灶。

5. 临床意义　局限性淋巴结肿大主要见于非特异性淋巴结炎、淋巴结结核和淋巴结转移癌；全身性淋巴结肿大主要见于局限性和慢性淋巴结炎、传染性单核细胞增多症、淋巴瘤、白血病等。

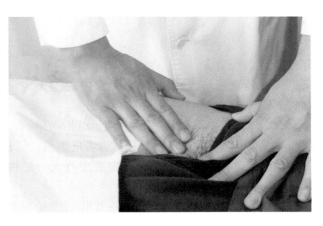

图 1-17　腹股沟淋巴结触诊方法

四、头部检查

(一)头发与头皮

1. 头发

(1)注意其颜色、疏密度,脱发的类型与特点。注意染发、烫发的影响。

(2)注意病变发生部位、形状与头发改变的特点。

2. 头皮　医生用手按照一定的顺序分开头发,仔细观察头皮的颜色、头皮屑,有无头癣、疖痈、外伤、血肿及瘢痕等。

(二)头颅

1. 视诊　注意其大小、外形变化和有无异常活动。

2. 触诊　医生用双手仔细触诊头颅的每一个部位,了解其外形、有无压痛和异常隆起。

3. 测量头围　头颅的大小以头围来衡量。检查方法:①患者取坐位、站立位或仰卧位。②医生以软尺自患者眉间绕到颅后通过枕骨粗隆。常见头颅异常的特点及临床意义见表 1-34。

表 1-34　常见头颅异常的特点及临床意义

头颅	特点	临床意义
小颅	头围小于同性别、同年龄组平均头围的 2 个标准差	囟门过早闭合(正常在 12~18 个月内闭合),常伴有智力发育障碍
尖颅(塔颅)	头顶部尖突高起,与颜面的比例异常,是由于矢状缝与冠状缝过早闭合所致	先天性尖颅并指(趾)畸形,即 Apert 综合征
方颅	前额左右突出,头顶平坦呈方形	小儿佝偻病、先天性梅毒
巨颅	额、顶、颞及枕部突出膨大呈圆形,颈部静脉充盈,对比之下颜面很小	脑积水。由于颅内压增高,压迫眼球,形成双目下视,巩膜外露的特殊表情,称落日现象
变形颅	发生于中年人,以颅骨增大变形为特征,同时伴有长骨的骨质增厚与弯曲	变形性骨炎(Paget 病)
长颅	颅顶至下颌部的长度明显增大	Marfan 综合征、肢端肥大症

（三）颜面及其器官

1. 眼

（1）采用粗测法了解患者的视力。

（2）观察眉毛有无脱落或特别稀疏；观察眼睑有无睑内翻、上睑下垂、眼睑闭合障碍、眼睑水肿，有无包块、压痛、倒睫等。

（3）检查泪囊有无分泌物，观察结膜有无苍白、充血、水肿、黄染，有无分泌物等。

1）泪囊检查方法：①请患者取坐位或仰卧位，并嘱患者向上看。②医生用双手拇指轻压患者双眼内眦下方，即骨性眶缘下内侧，挤压泪囊，同时观察有无分泌物或泪液自上、下泪点溢出。

2）结膜检查方法：①请患者取坐位或仰卧位。②医生用右手检查患者左眼，左手检查右眼。③用示指和拇指捏住上睑中外 1/3 交界处的边缘。④嘱患者向下看，此时轻轻向前下方牵拉眼睑边缘，然后示指向下压迫睑板上缘，与拇指配合向上捻转睑缘。

检查结膜时动作要轻巧、柔和，以免引起患者的痛苦和流泪。检查后，轻轻向前下牵拉上睑，同时嘱患者往上看，即可使眼睑恢复正常位置。

（4）观察眼球外形与运动。①检查眼球有无凸出或凹陷。双侧眼球凸出见于甲亢，甲亢患者除了眼球凸出外，还有 Stellwag 征（瞬目减少）、Graefe 征（眼球下转时上睑不能相应下垂）、Mobius 征（集合运动减弱）、Joffroy 征（上视时无额纹出现）。②检查眼球运动情况（检查 6 条眼外肌的运动功能）和眼球震颤。

1）眼球运动检查方法：①患者取坐位或仰卧位。②医生将目标物（棉签或手指尖）置于患者眼前 30～40cm 处，③嘱患者固定头位，眼球随目标物方向移动，一般按左、左上、左下、右、右上、右下 6 个方向的顺序进行。

2）眼球震颤检查方法：①患者取坐位或仰卧位。②嘱患者眼球随医生手指所示方向（水平和垂直）运动数次，观察是否出现震颤。

（5）观察角膜有无云翳、白斑、软化、溃疡、新生血管等，注意有无 Kayser-Fleischer（凯-费）环。

（6）观察巩膜有无黄疸、出血等。血液中胡萝卜素、阿的平等黄色色素增多时，也可引起皮肤黏膜黄染，但其表现与黄疸时的巩膜有区别，黄染一般只出现于角膜周围或此处最明显。

（7）观察瞳孔的大小、形状、位置、双侧是否等大等圆，检查对光发射、调节反射与集合反射等（表 1-35）。

表 1-35 瞳孔的反射检查方法与正常反应

反射	检查方法	正常反应
直接对光反射	用手电光直接照射瞳孔并观察瞳孔的变化	当受到光线刺激后瞳孔立即缩小，移开光源后瞳孔迅速复原
间接对光反射	医生以一手挡住光线以免影响检查眼，用光线照射瞳孔	照射一侧时，另一侧瞳孔立即缩小，移开光线，瞳孔扩大
调节反射	嘱患者注视 1m 以外的目标（医生的示指尖），然后将目标逐渐移向眼球（距眼球约 5～10cm）	瞳孔逐渐缩小
集合反射	嘱患者注视 1m 以外的目标（医生的示指尖），然后将目标逐渐移向眼球（距眼球约 5～10cm）	瞳孔缩小同时伴有双侧眼球向内集合称为集合反射

2. 耳

（1）观察耳廓的外形、大小、位置和对称性，是否有发育畸形、外伤瘢痕、红肿、瘘口、低垂耳等。观察是否有结节、红肿，牵拉和触诊耳廓有无疼痛。

（2）注意外耳道皮肤是否正常，有无溢液，外耳道有无红肿、疼痛和牵拉痛，有无脓液流出，有无外耳道瘢痕狭窄、耵聍或异物等。

（3）观察鼓膜是否穿孔及穿孔的位置。耳廓后方皮肤有无红肿，乳突有无压痛。

（4）采用粗测法了解患者的听力。检查方法：①在安静的室内，嘱患者取坐位、闭目，并用手指堵塞一侧耳道。②医生持手表或以拇指与示指互相摩擦，自1m以外逐渐移近患者耳部，直到患者听到声音为止。③测量距离。④采用同样的方法检查另一耳。⑤比较两耳的检查结果，并与正常人的听力进行对照。

3. 鼻

（1）体位：请患者取坐位或仰卧位，医生站在患者右侧。

（2）外形：观察鼻部外形及皮肤颜色有无变化（表1-36），有无鼻翼扇动（吸气时鼻孔开大，呼气时鼻孔回缩）。

表1-36　鼻的外形、皮肤颜色变化特点及临床意义

鼻的变化	特点	临床意义
外鼻增大	普遍性增大	肢端肥大症
鞍鼻	鼻骨破坏、鼻梁塌陷	鼻骨骨折、鼻骨发育不良或先天性梅毒等
蛙状鼻	鼻翼扩大、鼻腔完全堵塞、鼻梁增宽变平如蛙状	肥大性或多发性鼻息肉
蝶形红斑	鼻梁部皮肤出现红色斑块，并向两侧颊部蔓延呈蝴蝶形	系统性红斑狼疮
酒糟鼻	鼻尖、鼻翼部皮肤发红变厚，并有毛细血管扩张和组织肥厚	螨虫感染
鼻骨骨折、移位	鼻部肿胀、淤血、外形改变	鼻外伤
色素沉着	鼻梁部皮肤出现黑褐色斑点或斑片	如黑热病、慢性肝脏疾病

（3）鼻腔检查：①患者取坐位或仰卧位，医生站在患者右侧。②请患者头部稍往后仰，医生用手指将患者鼻尖轻轻上推。③借助手电光，检查鼻中隔有无偏曲，鼻黏膜及分泌物等。

（4）鼻道通气状态检查：①患者取坐位或仰卧位，医生站在患者右侧。②医生用手指压闭患者一侧鼻翼，让其吸气，以判断通气状态。③用同样方法检查另一侧鼻孔。

（5）鼻窦检查：检查鼻窦区有无压痛，并注意两侧对比。鼻窦区压痛的检查方法见表1-37。

表1-37　鼻窦区压痛的检查方法

鼻窦	检查方法
上颌窦	双手固定于患者两侧耳后，拇指分别置于左右颧部向后按压
额窦	一手扶持患者枕部，另一拇指或示指置于眼眶上缘内侧向后向上按压。或以两手固定头部，双手拇指置于眼眶上缘内侧向后向上按压
筛窦	双手固定患者两侧耳后，双手拇指置于鼻根部与眼内眦之间向后方按压

4. 口

（1）观察口唇颜色，有无干燥并有皲裂、疱疹、肿胀、肥厚增大、唇裂，口角有无糜烂及歪斜等。

（2）在充分的自然光线下或借助手电光，检查口腔黏膜。观察有无出血点、溃疡、充血、肿胀、瘀斑、蓝黑色色素沉着等。检查口底黏膜和舌底部时，请患者上翘舌头并触及硬腭。由于口底组织比较松软，有时需要用触诊法才能触及口底新生物，颌下腺导管结石也最好用触诊法检查。

腮腺管检查方法：①患者取坐位或仰卧位，头部放松于解剖位，张口。②医生将一手1～2指指尖置于相当于上颌第二磨牙处的颊黏膜处，触诊导管开口，另一手置于颊部向内按压（即双手触诊）。③涎石病：明显触痛，可伴有腮腺管口肿胀和脓性分泌物。

（3）注意有无龋齿、残根、缺齿和义齿，牙齿的色泽与形态变化也具有重要的临床意义。

（4）检查有无牙龈水肿、牙龈缘出血、牙龈挤压后溢脓、铅线、黑褐色点线状色素沉着等。

（5）观察舌质、舌苔变化及舌的活动状态，有无干燥舌、地图舌、裂纹舌、草莓舌、牛肉舌、镜面舌、毛舌等。

（6）观察咽部黏膜有无充血、红肿，有无分泌物增多等。咽部的检查方法：①患者取坐位，头略后仰，张大口并发"啊"音。②医生用压舌板在舌的前2/3与后1/3交界处迅速下压，此时软腭上抬。③在照明的配合下观察软腭、腭垂（悬雍垂）、软腭弓、扁桃体、咽后壁等情况。

扁桃体肿大分为3度：①不超过咽腭弓者为Ⅰ度。②超过咽腭弓者为Ⅱ度。③达到或超过咽后壁中线者为Ⅲ度。

（7）注意口腔有无特殊气味，如臭味、腥臭味、血腥味、烂苹果味、尿味、肝臭味、组织坏死的臭味、大蒜味等。

五、颈部检查

（一）一般检查

1. 注意颈部分区　观察颈前三角和颈后三角有无异常。

2. 观察颈部姿势与运动　特别是颈部静态与动态时的改变，有无抬头困难、头部向一侧偏斜、运动受限且伴有疼痛、颈部强直等。

3. 观察颈部皮肤　注意有无蜘蛛痣、感染（疖、痈、结核）及其他局限性或广泛性病变，如瘢痕、瘘管及各种皮肤病等。

4. 注意颈部包块　注意有无包块及其部位、数量、大小、质地、活动度、与邻近器官的关系，有无压痛，发生和增长的特点。检查时请患者做吞咽动作可以鉴别肿大的甲状腺和甲状腺来源包块与颈前其他包块。

（二）颈部血管

观察颈部静脉有无充盈或曲张，颈动脉有无异常搏动等，听诊有无杂音。

1. 颈静脉检查

（1）患者取立位或坐位，观察颈静脉充盈及搏动。

（2）再请患者取仰卧位，可稍见颈静脉充盈，充盈的水平仅限于锁骨上缘至下颌角距离的下2/3处，不见颈静脉搏动。颈静脉充盈超过上述水平，称颈静脉怒张（distension of jugular vein）。

2. 颈动脉检查

（1）患者取坐位或仰卧位，观察颈动脉有无搏动。

（2）正常人安静时不易看到搏动，只在剧烈活动后心搏出量增加时才可见到。安静时有明显的搏动见于主动脉瓣关闭不全、高血压、甲亢和严重贫血等。

3. 肝颈静脉回流征检查 ①患者取仰卧位(头部垫1个枕头),颈静脉怒张者将床头抬高30°～45°。②医生的右手掌紧贴患者右上腹部肝区,逐渐按压并持续10秒,观察颈静脉有无怒张及怒张的程度。

4. 颈部血管听诊

(1)患者取坐位或卧位。

(2)将听诊器胸件放置于其颈部大血管区及锁骨上窝。

(3)颈部大血管区若闻及血管性(收缩期)杂音,可考虑为颈动脉或椎动脉狭窄;若在右锁骨上窝闻及连续性"嗡鸣"样杂音,可能为颈静脉流入上腔静脉口径较宽的球部所产生,用手指压迫颈静脉后可消失。

(三)甲状腺

1. 视诊 观察甲状腺的大小和对称性。如有甲状腺肿大,嘱患者做吞咽动作,此时甲状腺可随吞咽动作向上移动,可与颈前部其他包块相鉴别。若不易鉴别时,可请患者头向后仰、两手放在枕后再进行观察。

2. 触诊 触诊比视诊更能明确甲状腺的轮廓及病变的性质,主要检查甲状腺的轮廓、大小、质地以及活动度。

(1)甲状腺峡部:患者取坐位,医生站在患者前面用拇指(或站在患者后面用示指),从胸骨上切迹向上触诊,可感到气管前软组织。嘱患者做吞咽动作,可感到此软组织在手指下滑动,判断有无增大和肿块。

(2)甲状腺侧叶

1)前面触诊:①患者取坐位或仰卧位,医生站在患者前面。②一手拇指施压于一侧甲状软骨,将气管推向对侧,另一手示指、中指在对侧胸锁乳突肌后缘向前推挤甲状腺侧叶。③拇指在胸锁乳突肌前缘触诊,配合吞咽动作,重复检查,可触及被推挤的甲状腺。④采用同样方法检查另一侧甲状腺(图1-18)。

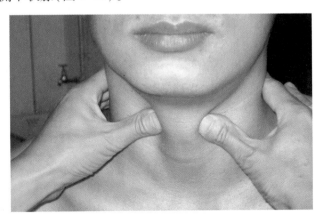

图1-18 甲状腺触诊(前面)

2)后面触诊:①患者取坐位,医生站在患者后面,一手示指、中指施压于一侧甲状软骨,将气管推向对侧,另一手拇指在对侧胸锁乳突肌后缘向前推挤甲状腺,示指、中指在其前缘触诊甲状腺。②配合吞咽动作,重复检查。③采用同样方法检查另一侧甲状腺(图1-19)。

甲状腺肿大可分3度:不能看出肿大但能触及者为Ⅰ度;能看到肿大又能触及,但在胸锁乳突肌以内者为Ⅱ度;超过胸锁乳突肌外缘者为Ⅲ度(图1-20)。

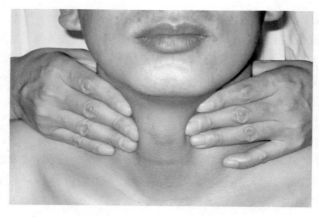

图 1-19 甲状腺触诊(后面)

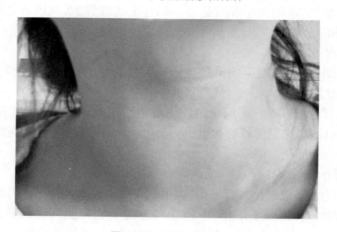

图 1-20 甲状腺肿大

3. 听诊 当触到甲状腺肿大时,采用钟型胸件直接听诊甲状腺,检查有无杂音。

(四)气管

检查气管有无移位。①患者取舒适坐位或仰卧位,颈部保持自然正中位,医生站在患者右侧。②医生将右手示指与无名指分别置于两侧胸锁关节上,以中指在胸骨上窝进行触诊。③触到气管后,将中指放在气管前正中部位,观察中指是否在示指与无名指之间。④若两侧距离不等,则提示有气管有移位(图 1-21)。

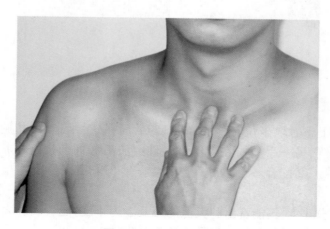

图 1-21 气管检查方法

六、胸 部 检 查

（一）胸部体表标志

胸部的体表标志包括骨骼标志、垂直线、自然陷窝、解剖分区。

1. 骨骼标志 有胸骨上切迹、胸骨角、胸骨柄、腹上角、剑突、肋骨、脊柱棘突、肩胛下角、肋脊角。

2. 线性标志 有前正中线、胸骨线、胸骨旁线、锁骨中线、腋前线、腋中线、腋后线、肩胛线和后正中线,其位置见图 1-22 ~ 图 1-24。

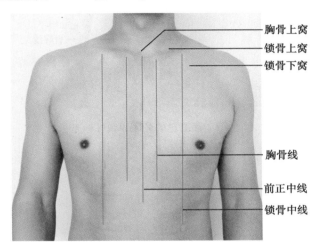

胸骨上窝
锁骨上窝
锁骨下窝

胸骨线

前正中线

锁骨中线

图 1-22 前胸壁的自然陷窝和线性标志

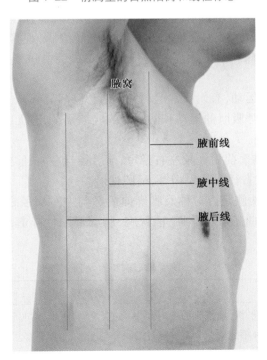

腋窝

腋前线

腋中线

腋后线

图 1-23 侧胸壁的自然陷窝和线性标志

3. 自然陷窝和解剖分区 有锁骨上窝、锁骨下窝、胸骨上窝、腋窝、肩胛间区、肩胛上区、肩胛下区,其位置见图 1-22 ~ 图 1-24。

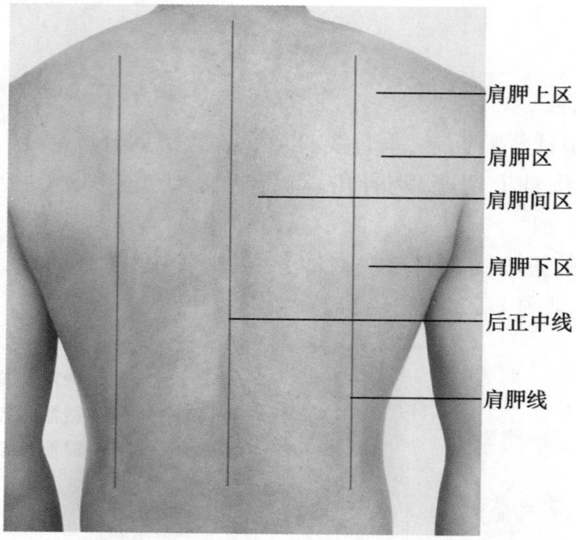

图 1-24 后胸壁的分区和线性标志

（二）胸壁、胸廓与乳房检查

1. 胸壁

（1）患者取仰卧位或坐位，暴露胸部，并遮盖其他部位。

（2）观察两侧胸壁是否对称。

（3）观察皮肤、营养状况、肌肉等情况，有无损伤、瘀斑、瘢痕等。

（4）观察胸壁静脉是否有充盈或曲张，若有静脉曲张或充盈应检查血流方向。将右手示指和中指并拢压在一段无分支的静脉上，然后将一手指沿着静脉压紧并向外移动，将静脉中的血流挤出，到一定距离后放松这一手指，另一指仍紧压静脉，观察这一段静脉充盈的快慢。

（5）触诊胸壁有无压痛。医生用右手拇指指腹或右手中间三指腹轻压胸壁，观察有无压痛。

（6）观察呼吸时胸壁运动，有无反常运动和不对称膨隆等。

（7）注意吸气时辅助呼吸肌的运动和肋间隙的收缩幅度，有无肋间隙凹陷、肋间隙膨隆，有无胸壁膨隆或凹陷。

2. 胸廓

正常成人胸廓前后径较左右径短，前后径与左右径之比为 1:1.5，小儿和老年人胸廓的前后径略小于左右径或几乎相等，呈圆柱形。

暴露胸部，观察胸廓两侧是否对称及胸廓前后径与左右横径之比，观察胸部有无畸形、有无单侧及局限性变形，如有无扁平胸、桶状胸、胸廓局限性隆起或凹陷、有无佝偻病胸等（表 1-38）。

表 1-38 胸廓畸形的特点及临床意义

畸形	特点及临床意义
扁平胸	胸廓呈扁平状，扁平胸的前后径小于左右径的一半，常见于瘦长体型者或慢性消耗性疾病（如肺结核等）
桶状胸	胸廓前后径增加，有时与左右径几乎相等或超过左右径，呈圆桶状。常见于严重肺气肿患者，亦可见于老年人或矮胖体型者
胸廓一侧变形	①胸廓一侧平坦或下陷常见于肺不张、肺纤维化、广泛性胸膜增厚和粘连等
	②胸廓一侧膨隆常见于大量胸膜腔积液、气胸，或一侧严重代偿性肺气肿

续表

畸形	特点及临床意义
胸廓局部隆起	胸廓局部隆起见于心脏明显增大、大量心包积液、主动脉瘤及胸内或胸壁肿瘤等,还见于肋软骨炎、肋骨骨折等
脊柱畸形引起的胸廓改变	①严重的脊柱前凸、后凸或侧凸,可导致胸廓两侧不对称,肋间隙增宽或变窄,胸腔内器官与体表标志的关系发生改变
	②脊柱结核或外伤等严重脊柱畸形所致的胸廓外形改变,可引起呼吸、循环功能障碍
佝偻病胸	①佝偻病串珠:胸骨两侧各肋软骨与肋骨交界处常隆起,形成串珠状
	②肋膈沟:下胸部前面的肋骨外翻,沿膈附着部位的胸壁向内凹陷形成的沟状带
	③漏斗胸:胸骨剑突处明显内陷,形似漏斗状
	④鸡胸:胸廓的前后径略长于左右径,其上下距离较短,胸骨下端前凸,胸廓前侧胸壁肋骨凹陷

3. 乳房

（1）患者取坐位,双手置于身体两侧,充分暴露胸部。

（2）观察乳房大小,两侧是否对称,乳房皮肤有无发红、水肿及回缩变化。乳房皮肤回缩检查方法:①嘱患者做能使胸肌收缩、乳房悬韧带拉紧的上肢动作（如双手上举过头、双手互相推压掌面或双手推压两侧髋部）。②仔细观察乳房皮肤有无回缩。

（3）观察乳头大小和形态,应注意乳头的位置、大小,两侧是否对称、有无倒置或内陷。

（4）触诊乳房的硬度和弹性,有无结节及压痛。①患者取坐位时,先双臂下垂,然后高举过头或双手叉腰。患者取仰卧位时,可用一小枕头抬高肩部,使乳房能较对称地位于胸壁上。②医生站在患者的右侧。③先检查健侧,后检查患侧。④医生的手指和手掌平置于乳房上,用指腹轻施压力,以旋转或来回滑行进行触诊。⑤为便于检查和记录,通常以乳头为中心作一垂直线和水平线,将乳房分为4个象限。依次按外上、外下、内下、内上4个象限的顺序,由浅入深地进行触诊。

（5）触诊乳晕和乳头,医生用拇指和示指轻轻挤压乳头,观察乳头有无分泌物和渗液。

（6）触诊腋窝淋巴结。

（三）肺与胸膜检查

1. 视诊　仔细观察呼吸运动类型,有无胸式呼吸、腹式呼吸减弱或增强,有无"三凹征"。当上呼吸道阻塞时,因气流不能顺利进入肺,故当吸气时呼吸肌收缩,造成肺内负压极高,引起胸骨上窝、锁骨上窝及肋间隙向内凹陷,称为"三凹征"（three depressions sign）,表现为吸气时间延长,吸气费力。常见于气管阻塞,如气管异物等。

2. 触诊　检查胸廓扩张度、语音震颤和胸膜摩擦感。

（1）胸廓扩张度

1）前胸部:①请患者取坐位或仰卧位。②医生双手拇指分别沿两侧肋缘指向剑突,拇指尖在前正中线两侧对称部位。③两拇指间留有一块松弛的皮褶（约2cm）,手掌和其余伸展的手指置于前侧胸壁。④请患者用力深呼吸。⑤观察拇指随胸廓扩展而分离的距离,并感受呼吸运动的范围和对称性（图1-25）。

2）后胸部:①请患者取坐位,医生站在患者的背后。②医生双手拇指在第10肋水平,平行、对称地放于患者脊柱两侧数厘米处。③向脊柱方向推挤皮肤。④其余手指掌面置于胸廓两侧对称部位。⑤请患者用力深吸气。⑥观察双手拇指随胸廓扩展而分离的距离,并感

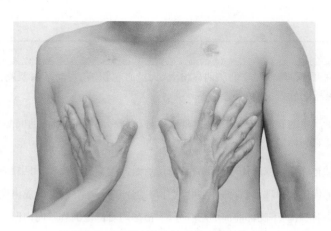

图 1-25 胸廓扩张度检查方法（前胸部）

受呼吸运动的范围和对称性（图 1-26）。

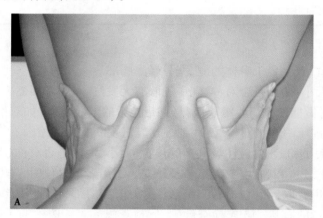

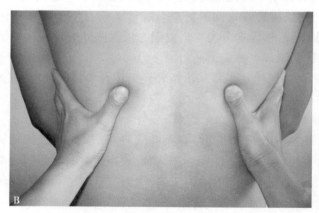

图 1-26 胸廓扩张度检查方法（后胸部）

（2）语音震颤：①请患者取坐位或仰卧位，平静呼吸。②医生将左右手掌的尺侧缘或掌面轻放于患者两侧胸壁的对称部位（图 1-27）。③然后请患者用相同的强度重复发"yi"的长音，自上而下、从内到外、交叉比较两侧相应部位（一般检查上中下三个部位）的语音震颤有无增强或减弱。

语音震颤的强弱取决于气管、支气管的通畅程度以及胸壁传导情况。正常人语音震颤的强弱与发音强弱、音调高低、胸壁的厚薄以及支气管至胸壁距离等因素有关。语音震颤病理性变化的临床意义见表 1-39。

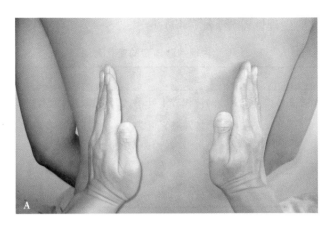

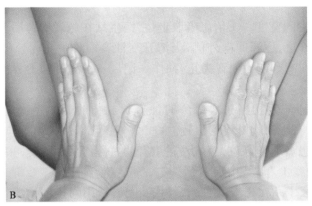

图 1-27　语音震颤检查方法

表 1-39　语音震颤病理性变化的临床意义

变化	临床意义
增强	①肺实变,如大叶性肺炎实变期、大片肺梗死等。②肺空洞:特别是靠近胸壁的肺内大空腔,如肺结核和肺脓肿空洞等。③压迫性肺不张
减弱或消失	①肺泡内含气量过多,如肺气肿。②支气管阻塞,如阻塞性肺不张。③大量胸腔积液或气胸。④胸膜高度增厚、粘连。⑤胸壁皮下气肿或皮下水肿

　　(3)胸膜摩擦感:①请患者取仰卧位。②医生两手掌平放在患者的胸廓下前侧部,请患者做深呼吸运动,如触及到皮革相互摩擦的感觉,即为胸膜摩擦感。③通常于呼气、吸气两相均可触及,屏住呼吸时则消失,有时只能在吸气末触及。④胸膜摩擦感于胸廓前下侧部或腋中线第 5、6 肋间最易触及。

　　3. 叩诊　叩诊可确定肺边界和肺部含气量、液体含量及实变范围,叩诊可发现约 4.0～7.5cm 深的病变。

　　(1)叩诊方法:①叩诊前胸时,请患者取仰卧位或坐位,胸部稍前挺;叩诊侧胸时,患者取坐位,双手上抬,置于枕后,从腋窝开始,由上而下叩诊;叩诊背部,患者取坐位,双手抱肘或放在膝盖上,医生站在患者背部。②请患者放松肌肉,均匀呼吸。③寻找肋间。④检查顺序依次为前胸、侧胸、后胸部,从上而下、由外向内、两侧对比,逐个肋间(肩胛间区除外)进行检查。⑤叩诊前胸部和后胸部时,板指平贴肋间隙,并与肋骨平行;叩诊肩胛间区时板指可与脊柱平行。⑥叩诊时要仔细感觉及倾听。

　　(2)叩诊音:正常胸部叩诊呈清音,由于肺脏的含气量、胸壁厚度及邻近器官等多种因素影响,叩诊音存在一定的生理性差异(表1-40)。

表1-40 生理性叩诊音的变化及原因

叩诊音变化	原因
前胸上部较下部相对稍浊	肺上叶的体积较下叶小,含气量较少,且上胸部的肌肉较厚
右肺上部相对稍浊	右肺上叶较左肺上叶为小,且惯用右手者右侧胸大肌较左侧发达
背部较前胸部稍浊	背部的肌肉、骨骼层次较多
右侧腋下部稍浊	肝脏的影响
左侧腋前线下方呈鼓音	胃泡鼓音区的影响

(3)肺界叩诊

1)肺上界:即肺尖的宽度。①请患者取坐位,医生站在患者的背后。②自斜方肌前缘中点开始,采用间接叩诊法,逐渐叩向外侧,当清音变浊音时作一记号。③然后再由斜方肌前缘中点转向内侧,直到清音变为浊音为止,并作一记号。④测量肺上界的宽度。⑤按上述方法叩诊另一肺上界。

2)肺前界:正常肺前界相当于心脏绝对浊音界。肺前界的左缘相当于胸骨旁线自第4~6肋间隙的位置。右缘为胸骨线的位置。

3)肺下界:①请患者取仰卧位,医生站在患者的右侧,寻找肋间。采用间接叩诊法,自上而下,在左、右锁骨中线上叩诊,由浊音变实音的位置为肺下界。②请患者取坐位,分别将左、右手放在头部。医生站在患者的右侧,寻找肋间。采用间接叩诊法,分别在左、右腋中线上,自上而下,叩出肺下界。③请患者取坐位,嘱其双上肢自然下垂,医生站在患者的背后,寻找肩胛下角。从肩胛线上,采用间接叩诊法,自上而下进行叩诊,由清音变为实音为肺下界。④正常人肺下界在上述三条线上分别为第6,8,10肋间(或上、下一肋间),两侧对称。

4)肺下界移动度:即相当于膈的移动范围。①请患者取坐位,医生站在患者的背后。②在患者平静呼吸时由肩胛线上叩出肺下界的位置。③嘱患者深吸气后并屏住呼吸,立即再向下叩诊,当由清音变为浊音时,即为肩胛线上肺下界的最低点,做标记。④患者平静呼吸后叩出肺下界。⑤嘱患者深呼气并屏住呼吸,自下向上叩诊,当由浊音变为清音时,即为肩胛线上肺下界的最高点,再做标。⑥两个标记之间的距离即为肺下界移动度(图1-28)。⑦采用同样方法叩出双侧锁骨中线和腋中线的肺下界移动度。正常肺下界移动度为6~8cm。

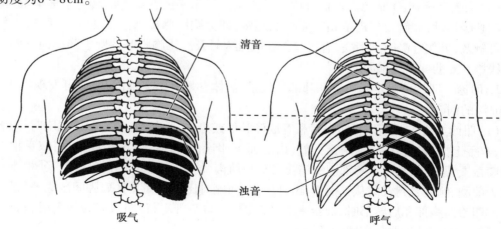

图1-28 肺下界的移动度

5）胸部异常叩诊音:在正常肺脏的清音区出现浊音、实音、过清音或鼓音时,则为异常叩诊音。叩诊音的变化取决于病变的性质、范围大小及部位深浅。一般距离胸部表面 4cm 以上的深部病灶、直径小于 3cm 的小范围病灶或少量胸膜腔积液时,常不能发现叩诊音的改变。

4. 听诊

（1）检查方法

1）患者取坐位或仰卧位,医生站在患者右侧。请患者均匀呼吸,必要时可作深呼吸或咳嗽后立即听诊,可更有利于发现呼吸音的变化及附加音。

2）选择正确的听诊部位（表 1-41）。

表 1-41　呼吸音的部位与听诊特点

呼吸音	听诊部位	听诊特点
气管呼吸音	胸外气管	粗糙、响亮且高调,吸气相与呼气相几乎相等
支气管呼吸音	喉部、胸骨上窝,后胸部第 6、7 颈椎及第 1、2 胸椎附近	音强而调高,吸气相较呼气相短,呼气音较吸气音强且调高
肺泡呼吸音	除外支气管呼吸音及支气管肺泡呼吸音听诊区域的其余肺部	似上齿咬下唇吸气时发出的"fu"音,声音柔和,似吹风样。吸气音强、调高、时相长
支气管肺泡呼吸音	胸骨角附近,肩胛间区第 3、4 胸椎水平以及肺尖前后部（主支气管）	吸气音的性质与肺泡呼吸音相似,但音调较高且较响亮。吸气与呼气相大致相同

3）听诊由肺尖开始,分别检查前胸部、侧胸部及后胸部,自上而下逐个肋间进行检查。

4）在左右对称的部位进行对比。

5）每个听诊部位要持续听诊至少 2 个呼吸周期（包括吸气相和呼气相）。

6）听诊内容有正常呼吸音、异常呼吸音、附加音（如干啰音、湿啰音）、听觉语音和胸膜摩擦音。

（2）正常呼吸音:正常人肺泡呼吸音的强弱与性别、年龄、呼吸的深浅、肺组织弹性的大小及胸壁的厚薄有关。

（3）异常呼吸音:如在正常肺泡呼吸音听诊区内闻及支气管呼吸音则为异常支气管呼吸音,又称为管状呼吸音,常见于肺组织实变、肺内大空腔、压迫性肺不张。异常肺泡呼吸音的临床意义见表 1-42。

表 1-42　异常肺泡呼吸音的临床意义

异常肺泡呼吸音	临床意义
肺泡呼吸音增强	双侧增强与呼吸运动及通气功能增强、进入肺泡空气流量增多或流速加快有关;当一侧肺、胸部病变可导致健侧代偿性肺泡呼吸音增强
肺泡呼吸音减弱或消失	与进入肺泡空气流量减少或流速减慢及呼吸音传导障碍有关
呼气音延长	由于下呼吸道部分阻塞、痉挛或狭窄,导致呼气的阻力增加,或由于肺组织弹性减退
断续性呼吸音	由于肺的局部性炎症或支气管狭窄,导致空气不能均匀地进入肺泡,而出现断续性呼吸音,因伴短促的不规则间歇,又称为齿轮呼吸音

续表

异常肺泡呼吸音	临床意义
粗糙性呼吸音	由于轻度水肿或炎症浸润造成支气管黏膜不光滑或狭窄,导致气流进出不畅而形成粗糙呼吸音
异常支气管肺泡呼吸音	由于肺实变区域小且与正常含气肺组织混合存在,或肺实变部位较深并被正常肺组织所覆盖所致

（4）啰音

1）干啰音（rhonchi，wheezes）：由于气管、支气管或细支气管狭窄或部分阻塞,当气流通过狭窄的管腔发生湍流时所产生的音响。①一种带有乐性的呼吸附加音。②音调较高、持续时间较长。③其强度、性质、部位、数量容易发生变化。④吸气和呼气时均可闻及,但以呼气时明显。⑤发生在主支气管以上大气道的干啰音,有时不用听诊器也可以闻及,称之为喘鸣。

2）湿啰音（moist crackles）：由于呼吸道内有较稀薄的液体,如渗出液、痰液、血液、黏液和脓液等,呼吸时气体通过液体形成水泡后,水泡随即破裂所产生的声音,又称水泡音。①呼吸音以外的附加音。②断续而短暂。③一次常连续多个出现。④于吸气时或吸气末较为明显;有时也出现于呼气早期。⑤部位较恒定。⑥性质不易变。⑦中、细湿啰音可同时存在。

（5）语音共振：一般在气管和大支气管附近最强,其发生与语音震颤基本相似,但其更为灵敏。

检查方法：①患者取坐位或仰卧位,②医生用听诊器在肺部听诊。③嘱患者用一般强度的声音重复发长"yi"音。④按照由上而下,由前胸、侧胸至后胸部的顺序进行检查。⑤要在对称部位听诊,并反复对比两侧对称部位的语音共振。

语音共振减弱见于支气管阻塞、胸膜腔积液、胸膜增厚、胸壁水肿、肥胖及肺气肿、慢性阻塞性肺疾病等。语音共振增强见于肺实变、肺空洞及胸膜腔积液（积液上方压迫性肺不张的区域）。

（6）胸膜摩擦音：①呼气、吸气均可闻及,一般以吸气末或呼气初较为明显。②屏气时消失。③近在耳边。④深呼吸或加压听诊器胸件时摩擦音可增强。⑤可发生于胸膜的任何部位,但最常见于肺脏移动度较大的部位,如前下侧胸壁。⑥摩擦音可在短时间内出现、消失或再出现,也可持续数天或更久。胸膜摩擦音见于急性纤维素性胸膜炎、肺梗死、胸膜肿瘤、尿毒症等。

（四）心脏检查

1. 视诊

（1）检查方法：①患者取仰卧位。②医生站在患者的右侧,两眼与患者胸廓同高,或视线与搏动点呈切线位置。③仔细观察心前区有无隆起和凹陷、心尖搏动和心前区异常搏动。④寻找肋间,确定心尖搏动的位置和心前区的异常变化。

（2）视诊的内容

1）观察心尖搏动的位置：正常成人坐位时的心尖搏动一般位于第5肋间左锁骨中线内0.5～1.0cm处,距前正中线7.0～9.0cm,搏动范围直径为2.0～2.5cm。胸壁较厚或女性乳房悬垂时,心尖搏动不易看到,需要结合触诊共同判断。引起心尖搏动位置变化的病理性因素见表1-43。心脏收缩时心尖向内凹陷,称为负性心尖搏动,见于粘连性心包炎与周围组织有广泛粘连时,又称为Broadbent征。右心室明显增大所致的心脏顺钟向移位,左心室向后移位,也可出现负性心尖搏动。

表 1-43　影响心尖搏动位置变化的病理因素

因素	机制	位置变化	临床意义
心脏因素	左心室增大	向左下移位	主动脉瓣关闭不全等
	右心室增大	向左侧移位	二尖瓣狭窄等
	左、右心室增大	向左下移位,心浊音界向两侧扩大	扩张型心肌病等
	右位心	正常心尖搏动的镜像位	先天性右位心
心外因素	纵隔移位	心尖搏动移向患侧	一侧胸膜增厚或肺不张等
		心尖搏动移向病变对侧	一侧胸膜腔积液或气胸等
	膈移位	心尖搏动移向左外侧	大量腹膜腔积液等
		心尖搏动移向内下,可达第6肋间	严重肺气肿等

2)观察心尖搏动的强度变化:身体消瘦、儿童、肋间隙增宽、剧烈运动、情绪激动时可使心尖搏动增强、搏动范围增大;体胖或肋间隙变窄时心尖搏动减弱、搏动范围减小。左心室肥厚、甲亢、贫血等可致心尖搏动增强,而急性心肌梗死、心包积液、左侧胸膜腔积液、肺气肿等可致心尖搏动减弱。

3)观察心前区有无隆起、凹陷和异常搏动:心前区隆起和凹陷的临床意义见表 1-44,心前区异常搏动的位置及临床意义见表 1-45。

表 1-44　心前区隆起和凹陷的临床意义

变化	临床意义
心前区隆起	①心脏增大:多为儿童时期先天性心脏病造成心脏肥大所致,少数见于风湿性心脏病、心肌炎后心肌病
	②鸡胸:多见于佝偻病所致的胸骨前凸
	③心包积液:大量心包积液时可出现心前区饱满
心前区凹陷	胸骨向后移位,可见于 Marfan 综合征和部分二尖瓣脱垂患者

表 1-45　常见心前区异常搏动的位置及临床意义

搏动位置	临床意义
胸骨左缘第 2 肋间	肺动脉扩张、肺动脉高压、正常青年人(体力活动或情绪激动)
胸骨左缘第 3~4 肋间	消瘦、右心室增大
胸骨右缘第 2 肋间及胸骨上窝	升主动脉及主动脉弓扩张、升主动脉瘤、主动脉弓瘤、主动脉瓣关闭不全、贫血、甲亢
剑突下	右心室增大(如 COPD)、腹主动脉瘤

2. 触诊

(1)触诊方法:①中指、示指并拢触诊法:用指腹确定心尖搏动的准确位置、强度和范围(图 1-29)。②手掌或手掌尺侧触诊法:触诊有无震颤和心包摩擦感,确定其位置、判断心脏搏动时期(图 1-30)。

(2)触诊的内容

1)进一步明确心尖搏动的位置及其他异常搏动等。

2)触诊震颤。震颤的部位、产生时期及临床意义见表 1-46。

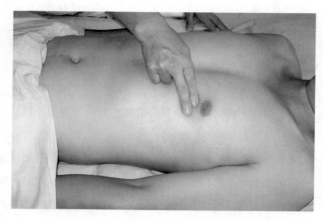

图 1-29 心脏触诊方法(中指、示指并拢触诊法)

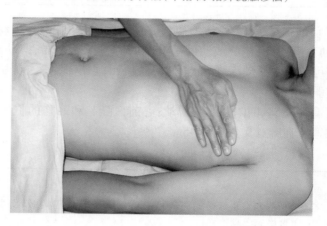

图 1-30 心脏触诊方法(手掌或手掌尺侧触诊法)

表 1-46 心前区震颤部位、时期及临床意义

部位	时期	临床意义
心尖部	舒张期	二尖瓣狭窄
心尖部	收缩期	重度二尖瓣关闭不全
胸骨左缘第2肋间	收缩期	肺动脉瓣狭窄
胸骨右缘第2肋间	收缩期	主动脉瓣狭窄
胸骨左缘第3、4肋间	收缩期	室间隔缺损
胸骨左缘第2肋间	连续性	动脉导管未闭

3)触诊心包摩擦感。①患者取前倾坐位,平静呼吸。②寻找患者的胸骨左缘第4肋间,并将右手手掌放置于胸骨左缘第4肋间(此处触诊最清楚)。③于收缩期、呼气末仔细触诊。④请患者屏住呼吸时再仔细触诊(心包摩擦感与呼吸无关)。

3. 叩诊

(1)叩诊方法

1)体位与板指:患者取仰卧位时,医生左手板指与肋间平行(图1-31);患者取坐位时,左手板指与肋间垂直(板指与心缘平行)(图1-32)。

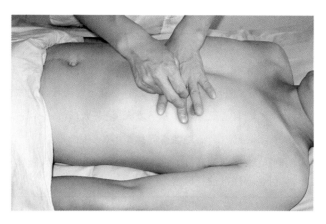

图 1-31 心脏叩诊法(仰卧位)

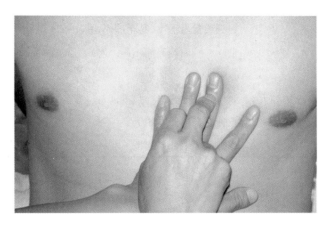

图 1-32 心脏叩诊法(坐位)

2)叩诊顺序:①先叩诊心脏左界,再叩诊心脏右界。②叩诊心脏左界时,从心尖搏动外 2~3cm 处开始,由外向内进行叩诊,依次向上逐一肋间叩诊至第 2 肋间。③叩诊心脏右界时,先沿右锁骨中线自上而下叩出肝上界,于其上一肋间(一般为第 4 肋间)从右锁骨中线处由外向内进行叩诊,依次向上叩诊至第 2 肋间为止。④由外向内叩诊过程中,当叩诊音由清音变为浊音时,分别作标记。⑤用直尺测量各标记点与前正中线的垂直距离,同时测量左锁骨中线至前正中线的距离。正常成人心脏相对浊音界见表 1-47。

表 1-47 正常成人心脏相对浊音界

右界(cm)	肋间	左界(cm)
2~3	II	2~3
2~3	III	3.5~4.5
3~4	IV	5~6
	V	7~9

注:左锁骨中线距前正中线的距离为 8~10cm

(2)叩诊内容:确定心脏浊音界及大血管的大小、形状及其在胸腔内的位置。影响心脏浊音界变化的因素及变化特点见表 1-48 和表 1-49。

表 1-48 心脏因素对心脏浊音界的影响

心脏因素	心脏浊音界变化
左心室增大	向左、下扩大,心腰部加深近似直角,心脏浊音界呈靴形(主动脉形心)
右心室增大	轻度增大时无明显变化;显著增大时心脏相对浊音界向左扩大明显
左、右心室增大	向两侧增大,且心脏左界向左下增大,呈普大形
左心房及肺动脉扩大	心腰部饱满或膨出,心脏浊音界呈梨形(二尖瓣形心)
心包积液	向两侧扩大,绝对浊音界与相对浊音界几乎相同,且随体位而改变,坐位呈烧瓶形,仰卧位心底部浊音区增大

表 1-49 心外因素对心脏浊音界的影响

心外因素	心脏浊音界变化
肺气肿或胸壁较厚	心脏浊音界变小,甚至叩不出
大量胸膜腔积液、气胸	患侧心脏浊音界叩不出,健侧心脏浊音界移向外侧
胸膜粘连增厚、肺不张	心脏浊音界移向患侧
肺实变、肺肿瘤或纵隔淋巴结肿大	如与心脏浊音界与病变浊音区重叠,则心脏浊音界叩不出
大量腹膜腔积液、腹腔巨大肿瘤	心脏浊音界向左扩大
胃内气体增多	心脏左界下部叩不清

4. 听诊

(1)听诊方法

1)患者体位:患者常采取仰卧位、左侧卧位、坐位和前倾坐位(图 1-33 ~ 图 1-36)。仰卧位适合全面的心脏听诊,左侧卧位主要用于听取心尖部低调杂音,坐位和前倾坐位适合听取主动脉瓣区高调反流性杂音。

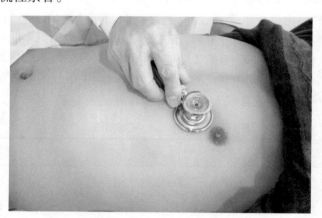

图 1-33 心脏听诊体位(仰卧位)

2)选择听诊区及听诊顺序:心脏瓣膜听诊区有二尖瓣区(心尖部)、肺动脉瓣区(胸骨左缘第 2 肋间)、主动脉瓣区(胸骨右缘第 2 肋间)、主动脉瓣第二听诊区(胸骨左缘第 3 肋间)、三尖瓣区(胸骨左缘第 4、5 肋间)。听诊时按逆时针方向,从二尖瓣听诊区开始(因二尖瓣病变最常见,且辨别第一、第二心音最清楚),依次是肺动脉瓣听诊区、主动脉瓣听诊区、主动脉瓣第二听诊区、三尖瓣听诊区。

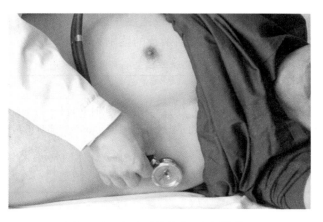

图 1-34 心脏听诊体位（左侧卧位）

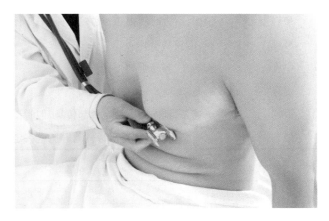

图 1-35 心脏听诊体位（坐位）

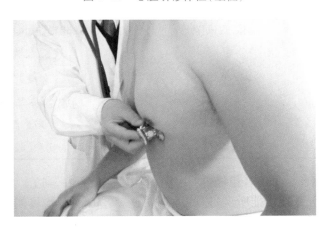

图 1-36 心脏听诊体位（前倾坐位）

（2）听诊内容：包括心率、心律、心音、额外心音、杂音及心包摩擦音等。

1）计数心率与检查心律，计数心率时以第一心音为准。心脏听诊能够确定的心律失常最常见的是期前收缩和心房颤动。

2）听取第一心音与第二心音，并予以鉴别（表 1-50）。观察心音有无增强与减弱，注意心音的性质有无改变，有无心音分裂。

3）有无奔马律，有无开瓣音等。

4）有无心脏杂音。注意杂音听诊的要点，如杂音出现的部位，时期，性质，强度，传导，与体位、呼吸、运动的关系等。收缩期杂音的分级强度见表1-51,由于舒张期杂音均为病理性的,所以不宜分级。生理性与器质性收缩期杂音的鉴别见表1-52。

表 1-50　第一心音与第二心音的听诊特点

心音	特点
第一心音(S_1)	①音调较低。②音响较强。③性质较钝。④时间较长(持续约0.1秒)。⑤与心尖搏动同时出现,与颈动脉搏动同步或几乎同步。⑥心尖部听诊最清楚
第二心音(S_2)	①音调较高。②音响较弱。③性质较清脆。④时间较短(持续约0.08秒)。⑤在心尖搏动、颈动脉搏动之后出现。⑥心底部听诊最清楚

表 1-51　心脏杂音强度分级(Levine 6 级法)

级别	强度	评价
1	最轻	很弱,所占时间很短,须在安静环境下仔细听诊才能听到
2	轻度	弱,但较易听到
3	中度	较响亮,容易听到
4	响亮	响亮
5	很响	更响亮,且向四周甚至背部传导,但听诊器离开胸壁则听不到
6	最响	极响亮,震耳,甚至听诊器离开胸壁一定的距离也可听到

表 1-52　生理性与器质性收缩期杂音的鉴别

鉴别点	生理性杂音	器质性杂音
年龄	儿童、青少年多见	任何年龄
部位	肺动脉瓣区和(或)心尖部	任何瓣膜区
性质	柔和、吹风样	粗糙、吹风样或喷射样
持续时间	短	较长,常为全收缩期
强度	≤2/6 级	≥3/6 级
震颤	无	3/6 级以上可伴有震颤
传导	较局限	较广泛而远
心脏大小	正常	心房和(或)心室增大

5)有无心包摩擦音。①声音粗糙,似用手指擦耳廓声,近在耳边。②心包摩擦音与心脏活动一致,收缩期与舒张期均能听到,以收缩期明显。③心前区均可闻及摩擦音,但常在胸骨左缘第3、4肋间心脏绝对浊音界以内最清楚,前倾坐位明显。④心包摩擦音与胸膜摩擦音的主要区别是屏住呼吸后心包摩擦音存在,而胸膜摩擦音消失。

5. 周围血管征　除了水冲脉外,还有枪击音、杜柔(Duroziez)双重杂音和毛细血管搏动征。

七、腹 部 检 查

腹部检查的顺序为视诊、听诊、触诊和叩诊,但记录时为了统一格式仍按视诊、触诊、叩诊和听诊的顺序。

(一)腹部的体表标志和分区

1. 体表标志　胸骨剑突、肋弓下缘、腹上角(胸骨下角)、脐、腹中线(腹白线)、腹直肌外缘、腹股沟韧带、耻骨联合上缘、髂前上棘、脊肋角等(图1-37)。

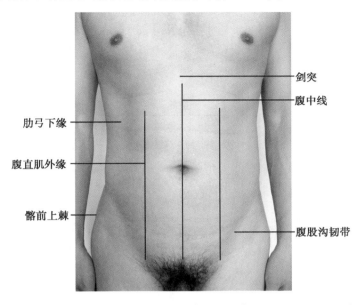

　　剑突

　　腹中线

肋弓下缘

腹直肌外缘

髂前上棘

　　腹股沟韧带

图 1-37　腹部体表标志示意图

2. 腹部分区

　　(1)四区分法:通过脐作一水平线和一垂直线,两线相交,将腹部分为右上腹、右下腹、左上腹和左下腹(图1-38)。四区分法简单易行,但较粗略,不适于准确定位。

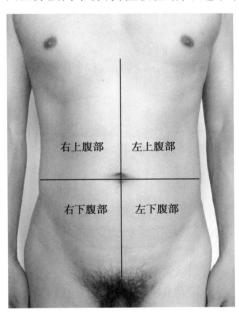

右上腹部　左上腹部

右下腹部　左下腹部

图 1-38　腹部体表分区(四区分法)

　　(2)九区分法:两肋弓下缘的连线、两髂前上棘的连线与左右髂前上棘至腹中线连线中点的垂直线相交后,将腹部分为九区(图1-39)。九区分法较细,定位准确,但因体型不同,各区大小及包含器官可有差异,有时左右季肋部或左右髂部范围很小,应用不便。

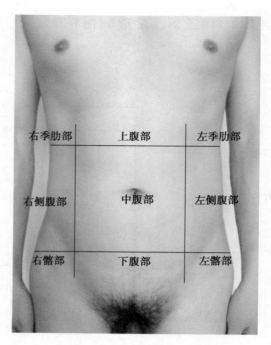

右季肋部	上腹部	左季肋部
右侧腹部	中腹部	左侧腹部
右髂部	下腹部	左髂部

图 1-39　腹部体表分区(九区分法)

(二)视诊

1. 检查方法

(1)患者取低枕仰卧位,两上肢自然置于身体两侧。充分暴露全腹,其他部分应适当遮盖。

(2)医生站立于患者右侧,按自上而下的原则,准确、全面地进行视诊。

(3)光线宜充足而柔和,从前侧方射入视野,有利于观察腹部表面的器官轮廓、包块、肠型和蠕动波等。

2. 视诊内容

(1)观察腹部外形有无膨隆或凹陷。为观察全腹膨隆的程度和变化,必要时测量腹围。①嘱患者排尿后平卧,用软尺经脐绕腹一周,测得的周长即为腹围(脐周腹围)。②测其腹部最大周长(最大腹围)。定期测量腹围可以观察腹腔内容物(如腹膜腔积液)的变化。

1)腹部膨隆:平卧时前腹壁明显高于肋缘与耻骨联合的平面,外观呈凸起状,称腹部膨隆(abdominal protuberance)。全腹膨隆除了肥胖、足月妊娠之外,还可见于腹膜腔积液、腹内巨大包块、肠内积气、气腹等。

腹部局部隆起多由局部器官增大或包块所致。也可由于腹壁上的包块,而非腹腔内病变所致。其鉴别方法是嘱患者仰卧位作屈颈抬肩动作,使腹壁肌肉紧张,如膨隆更加明显,说明病变位于腹壁上。反之,病变在腹腔内。

2)腹部凹陷:仰卧位时前腹壁明显低于肋缘与耻骨联合的平面,称为腹部凹陷(abdominal retraction)。主要见于消瘦和脱水者。严重凹陷的前腹壁几乎贴近脊柱,肋弓、髂嵴和耻骨联合显露,使腹外形如舟状,称为舟状腹(scaphoid abdomen)。常见于结核病、恶性肿瘤等慢性消耗性疾病。吸气时出现腹部凹陷见于膈麻痹和上呼吸道梗阻等。

(2)观察腹式呼吸运动有无增强与减弱。腹式呼吸减弱常因腹膜炎症、腹膜腔积液、急性腹痛、腹腔内巨大包块或妊娠等引起。腹式呼吸消失常见于胃肠穿孔所致急性腹膜炎或膈麻痹等。

（3）观察脐部形状。脐凹内的分泌物呈浆液性或脓性、有臭味，多为炎性所致；分泌物呈水样、有尿味，为脐尿管未闭的征象；脐部溃烂可能为化脓性或结核性病变；脐部溃疡坚硬、固定而突出，多为肿瘤所致。

（4）观察腹壁静脉有无充盈或曲张，并判断静脉血流方法。

1）检查方法：①患者取仰卧位。②选择一段无分支的腹壁静脉。③医生将一只手的示指和中指并拢压在静脉上，然后示指紧压静脉向外滑动，挤出该段静脉内血液，至一定距离后，中指紧压不动，放松示指，看静脉是否充盈，如迅速充盈，则血流方向是从手指放松的一端流向手指紧压的一端。④采用同样的方法，放松中指，即可看出血流方向。

2）异常静脉血流方向：①门静脉高压：腹壁曲张的静脉常以脐为中心向四周放射，血流经脐静脉而流入腹壁浅静脉流向四方（图1-40）。②下腔静脉阻塞：曲张的静脉大多分布在腹壁两侧，脐水平以下腹部浅静脉血流方向由下而上（图1-41）。③上腔静脉阻塞：脐水平以上的曲张静脉的血流方向由上而下。

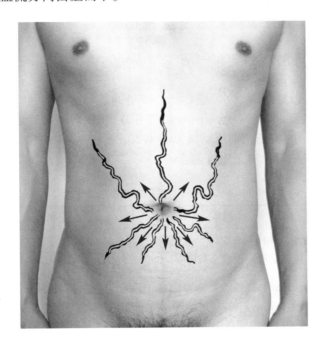

图 1-40　门静脉高压时腹壁浅静脉血流分布和方向

（5）观察腹部有无胃肠型和蠕动波。

（6）观察全腹，注意其皮肤颜色和完整性，有无皮疹、色素、腹纹、瘢痕、疝等。

（三）听诊

1. 检查方法

（1）请患者排空膀胱，取仰卧位，双下肢屈曲，平静呼吸。医生站在患者右侧。

（2）医生将听诊器膜型胸件紧贴于腹壁，仔细听诊每个分区，尤其注意上腹部、脐部、右下腹部及肝区、脾区。

2. 听诊内容

（1）听诊肠鸣音至少1分钟，有时可能需要更长时间，每个分区都要保证足够的听诊时间，才能确定肠鸣音是否消失。

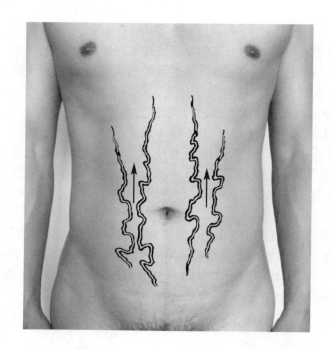

图 1-41　下腔静脉阻塞时腹壁浅静脉血流分布和方向

（2）轻轻按压腹部或让患者饮水（进食），以促进肠蠕动而诱发肠鸣音。

（3）仔细描述肠鸣音，是消失，还是响亮的咯咯音、偶发的咯咯音、细微的叮当音或响亮的叮当音。异常肠鸣音的特点及临床意义见表 1-53。

（4）在每个分区仔细听诊有无血管杂音。

表 1-53　异常肠鸣音的特点及临床意义

肠鸣音	特点	临床意义
亢进	肠鸣音每分钟达 10 次以上，且肠鸣音响亮、高亢，甚至呈叮当声或金属音	机械性肠梗阻
活跃	肠蠕动增强时，肠鸣音每分钟达 10 次以上，为音调不特别高亢的一阵快速的隆隆声	急性胃肠炎、服用泻药或胃肠道大出血，早期肠梗阻
减弱	数分钟才听到 1 次	老年性便秘、腹膜炎、低血钾症、胃肠动力低下
消失	持续听诊 3～5 分钟后还未听到 1 次肠鸣音，且刺激（用手指轻叩或搔弹）腹壁后仍无肠鸣音	弥漫性腹膜炎、麻痹性肠梗阻

（四）触诊

常用方法有浅部触诊法、深部触诊法、滑行触诊法、双手触诊法，有时也可采用冲击触诊法。

1. 检查腹壁紧张度　自左下腹部开始触诊全腹部，但应注意最后触诊有病变的部位，注意其有无增强或减弱。①急性胃肠穿孔或器官破裂所致的急性弥漫性腹膜炎，腹膜受刺激而导致腹肌痉挛，腹壁紧张度明显增加，甚至强直如木板，称为板状腹（board-like rigidity）。②结核性腹膜炎、癌性腹膜炎或其他慢性病变，由于病变发展缓慢，对腹膜的刺激较缓和，且有腹膜增厚和肠管、肠系膜粘连,使腹壁柔软但有抵抗力,不易压陷,称为揉面感(dough kneading sensation)或柔韧感。

2. 检查腹部压痛与反跳痛　当触诊患者腹部出现压痛后,医生用并拢的2~3个手指压于原处稍停片刻,使压痛感觉趋于稳定,然后突然将手抬起,如此时患者感觉疼痛加重,并常伴有痛苦表情或呻吟,称为反跳痛(rebound tenderness)。反跳痛是壁腹膜已受炎症累及的征象,提示局部或弥漫性腹膜炎。腹膜炎患者常有腹肌紧张、压痛与反跳痛,称为腹膜刺激征(peritoneal irritation sign)。当炎症未累及壁腹膜时,可仅有压痛而无反跳痛。腹部有压痛常为炎症、结石、结核、肿瘤等所致。反跳痛阳性提示炎症累及壁腹膜。当炎症未累及壁腹膜时,可仅有压痛而无反跳痛。

(1)患者取仰卧位,充分暴露腹部,医生站在患者的右侧。

(2)嘱患者屈膝,尽量放松腹肌,双上肢置于躯干两侧,平静呼吸。

(3)医生用右手示指、中指由浅入深按压,观察患者是否有痛苦表情或疼痛。

(4)触诊腹部出现压痛后,医生的手指可于原处稍停片刻,给患者一定的适应时间,然后迅速将手抬起,观察患者面部是否出现痛苦表情,并询问疼痛是否加重(反跳痛)。

3. 触诊腹部器官

(1)肝脏触诊

1)患者取仰卧位,两下肢屈曲,嘱患者做腹式呼吸。医生站在患者右侧。

2)单手触诊法:①在右锁骨中线上,医生右手掌放于患者的右侧腹壁,掌指关节自然伸直,手指并拢,使示指和中指的指端指向肋缘,也可使示指的桡侧缘对着肋缘。②自右髂前上棘水平开始逐渐向上触诊。③患者吸气时腹部隆起,医生的右手压向右季肋部,并延后上抬;呼气时则右手提前下压(图1-42)。

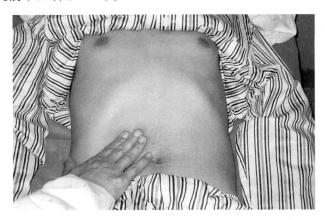

图1-42　肝脏单手触诊法

3)双手触诊法:医生用左手托住患者右后腰部(相当于第11,12肋骨与其稍下方的部位),大拇指张开,置于季肋上,右手进行触诊,其方法同上(图1-43)。

4)钩指触诊法:适用于儿童和腹壁薄软者。医生站在患者右肩旁,面向其足部,将双手置于其右前胸下部,双手第2~5指弯成钩状。嘱患者深呼吸,医生随其深吸气而进一步屈曲指关节,使指腹容易触及肝下缘。

5)除了触诊右侧肋下外,还要在剑突下进行触诊(自脐平面开始逐渐向上,触诊肝脏左叶)。

6)触诊肝脏时应详细描述其大小、质地、表面情况及边缘、压痛、搏动、肝区摩擦感等。肝脏质地分级及其临床意义见表1-54。

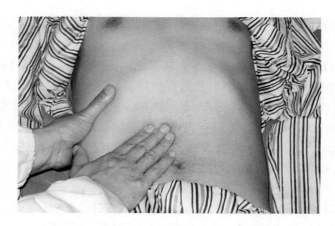

图 1-43 肝脏双手触诊法

表 1-54 肝脏质地分级及其临床意义

质地	触诊手感	临床意义
质软	如触噘起的口唇	正常人
质韧	如触鼻尖	急慢性肝炎、脂肪肝、肝淤血、肝脓肿(囊性感)
质硬	如触前额	肝硬化、肝癌

(2)胆囊触诊:常用的触诊方法有单手滑行触诊法和钩指触诊法。当胆囊增大未超过肋缘下,不能触及时,可采用 Murphy 征检查胆囊。

1)患者取仰卧位,两下肢屈曲,医生站在患者的右侧。

2)医生左手掌平放在患者右肋缘以上,四指与肋骨垂直交叉,左手拇指放在腹直肌外缘与肋弓交界处。

3)左拇指用力按压腹壁,嘱患者深吸气。

4)观察患者的面部表情,如表情痛苦,突然停止深吸气动作,称 Murphy 征阳性(图1-44),提示胆囊有炎症。

5)只有压痛而无吸气动作中断或停止,仅称为胆囊压痛。

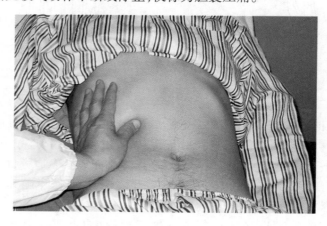

图 1-44 Murphy 征检查方法

(3)脾脏触诊

1)仰卧位双手触诊法:用于检查增大而位置较深的脾脏。①患者取仰卧位,两下肢屈曲,医生站在患者的右侧。②医生左手绕过患者腹部,从后(约第 7 ~ 10 肋处)向前肋缘加压。③医生右手平放于腹部(与肋弓方向垂直),自脐平面开始,与呼吸配合,逐渐触向肋弓(图1-45)。

2)右侧卧位双手触诊法:用于检查轻度肿大而仰卧位不易触到脾脏。患者取右侧卧位,右下肢伸直,左下肢屈曲。医生站在患者的右侧。触诊方法同前(图1-46)。

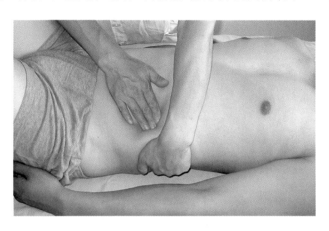

图 1-45 脾脏触诊法(仰卧位)

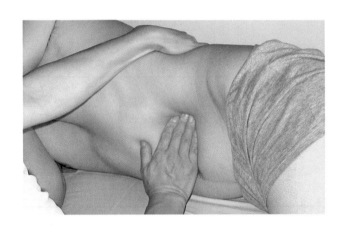

图 1-46 脾脏触诊法(右侧卧位)

3)测量脾脏大小:脾大时应测量 3 条线以判断其大小(图1-47,表1-55)。

4)触诊内容:应注意脾脏大小、形态、质地、表面情况、压痛、切迹、摩擦感等。

(4)肾脏触诊:一般采用双手触诊法,也可采用单手触诊法。如果患者卧位时未触及肾脏,可采用站立位触诊。

1)患者取仰卧位,两下肢屈曲,并做较深呼吸。

2)医生站立于患者右侧,以左手掌托住患者右腰部向上托起。右手掌平放在患者的右上腹部,手指方向大致平行于右肋缘。于患者吸气时双手适当用力触诊肾脏。如触及光滑钝圆的器官,可能为肾下极。如能在双手间触及更大部分,则略能感到其蚕豆状外形,且患者常有酸痛或类似恶心的不适感。

3)触诊左肾时,医生左手越过患者腹部而托住左腰部,右手掌横置于患者的左上腹部触诊左肾。

4)如患者腹壁较厚或触诊不协调,以致右手难以压向后腹壁时,可采用以下方法:患者吸气时,用左手向前冲击后腰部,如肾下移至两手之间时,则右手有被顶推的感觉;与此相反,也可用右手向左手方向做冲击动作,左手也可有同样的感觉而触及肾脏。

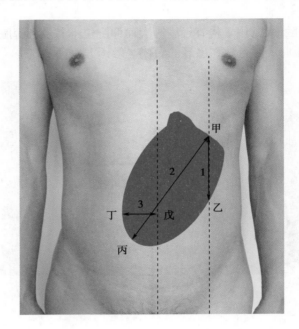

图 1-47　脾大测量法

表 1-55　脾大的测量线及评价

测量线	评价
第 1 线(甲乙线)	左锁骨中线与左肋缘交点至脾下缘的距离,轻度脾大只做第 1 线
第 2 线(甲丙线)	左锁骨中线与左肋缘交点至脾脏最远点的距离
第 3 线(丁戊线)	脾右缘至前正中线的最大距离(脾右缘超过前正中线以" + "表示,未超过以" - "表示)

(5)膀胱触诊:膀胱触诊多采用单手触诊法。正常膀胱位于盆腔内,不易触及。当膀胱增大,超出耻骨联合上缘时才能触及到。

(6)胰脏触诊:正常胰腺在上腹部相当于第 1、2 腰椎处,胰头及胰颈约在腹中线偏右,而胰体、胰尾在中线左侧。

4. 检查腹部包块　正常腹部可触及到腹直肌肌腹和腱划、腰椎椎体、骶骨岬、乙状结肠粪块、横结肠及盲肠等。应注意腹部包块的部位、大小、形态、质地、压痛、移动度。

5. 检查腹部液波震颤　当腹腔内有大量游离液体时,用叩诊法检查腹部时,可感到液波震颤(fluid thrill)或波动感。

(1)患者取仰卧位,双下肢屈曲,平静呼吸。医生站在患者右侧。

(2)医生以左手掌面贴于患者一侧腹壁,右手四指并拢屈曲,用指端叩击对侧腹壁(或以指端冲击触诊),如有大量液体,则贴于腹壁的左手掌有被液体波动冲击的感觉,即波动感。

(3)为防止腹壁本身的振动传至对侧,可请另一人(或患者本人)将手掌尺侧缘压于脐部腹中线上,可阻止腹壁振动的传导(图 1-48)。

（4）液波震颤不如移动性浊音灵敏,腹腔游离液体超过 3000～4000ml 以上时才能检查出液波震颤。

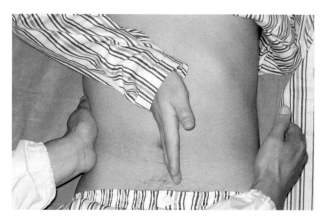

图 1-48　液波震颤检查法

6. 检查振水音

（1）患者取仰卧位,双下肢屈曲,正确暴露腹部。医生站在患者右侧。

（2）医生以一耳凑近上腹部,同时以冲击触诊法振动胃部(左上腹部),即可听到气体、液体撞击的声音。也可将听诊器膜型胸件置于上腹部进行听诊。

（3）正常人在餐后或饮用大量液体时可出现振水音,但若在清晨空腹或餐后 6～8 小时以上仍有振水音,则提示幽门梗阻或胃扩张。

（五）叩诊

一般采用间接叩诊法。①在四分区内,从左下腹部开始,按逆时针方法叩诊整个腹部。②叩诊时应熟知各个器官的大体定位。③最后叩诊腹部疼痛区域。④叩诊时不仅要注意触痛明显的部位,也要注意浊音、鼓音和实音的位置。

1. 检查腹部叩诊音的变化　正常情况下,腹部大部分区域叩诊为鼓音,只有肝、脾所在的部位叩诊为浊音或实音。注意腹部鼓音区有无缩小或扩大。

2. 检查腹腔器官大小与位置

（1）肝脏叩诊:包括肝界和肝区叩击痛。

1）请患者取仰卧位(或)坐位。医生站在患者的右侧。若患者取仰卧位时,双下肢要屈曲。

2）正确暴露腹部,寻找胸部线性标志和肋间。

3）肝界的叩诊:①在右锁骨中线、右腋中线和右肩胛线上叩诊肝上界,由肺部向腹部叩诊。当由清音转为浊音时,即为肝上界(肝脏相对浊音界),再向下叩诊 1～2 肋间,则浊音变实音,则为肝脏绝对浊音界(肺下界)。②由腹部鼓音区沿右锁骨中线或前正中线向上叩诊,由鼓音变浊音时,即为肝下界。

4）叩诊法确定的肝下界较触诊法高 1～2cm。

5）测量肝脏纵径(正常为 9～11cm)。

6）检查肝区叩击痛。医生的左手掌置于右前胸下部,右手握拳叩击左手背(图 1-49)。

（2）胆囊叩诊:胆囊被肝脏遮盖,不能用叩诊方法检查其大小,仅能检查胆囊区有无叩击痛。胆囊区叩击痛为胆囊炎的重要体征。

（3）脾脏和胃泡鼓音区叩诊

1）请患者取右侧卧位,双下肢屈曲。医生站在患者右侧,寻找线性标志和肋间。

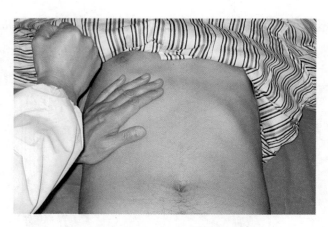

图 1-49 肝区叩击痛检查方法

2）采用间接叩诊法（轻叩），在左腋中线上，自上而下叩诊。

3）叩出脾前界。脾浊音区在第 9~11 肋间，前方不超过腋前线，脾脏宽度 4~7cm。

4）叩诊胃泡鼓音区。患者取仰卧位，医生在其左前胸下部肋缘以上进行叩诊。胃泡鼓音区约呈半圆形，其上界为膈、肺下缘，下界为肋弓，左界为脾脏，右界为肝左缘。

（4）肾脏叩诊：采用间接叩诊法检查肾脏有无叩击痛。

1）请患者取坐位或侧卧位，双下肢屈曲，医生站在患者后右侧。

2）医生的左手掌平放在患者的肾区（肋脊角处）。

3）医生右手握拳用轻至中等强度的力量叩击左手背（图 1-50），检查肾区有无叩击痛。

4）叩诊两侧肾区的力量要均等。

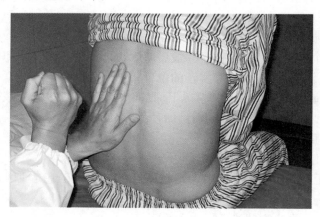

图 1-50 肾区叩击痛检查方法

（5）膀胱叩诊：在耻骨联合上方进行膀胱叩诊，主要用于判断膀胱膨胀的程度。

3. 检查腹部移动性浊音 当腹腔内有 1000ml 以上的积液时，由于重力的作用，腹部浊音区随着体位变化而发生改变的现象，称为移动性浊音（shifting dullness）。

（1）患者取仰卧位，双下肢屈曲，正确暴露腹部。医生站在患者右侧。

（2）采用间接叩诊法进行叩诊。医生自腹中部脐平面开始向患者左侧腹部叩诊，发现浊音时，板指固定不动。

（3）嘱患者右侧卧位，再叩诊，如呈鼓音，表明有浊音移动。

（4）同样方法向右侧腹部叩诊，以核实浊音是否移动（图 1-51~图 1-53）。

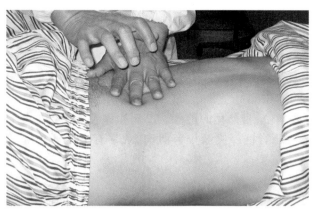

图 1-51 移动性浊音检查方法(仰卧位)

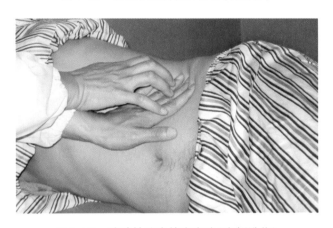

图 1-52 移动性浊音检查方法(右侧卧位)

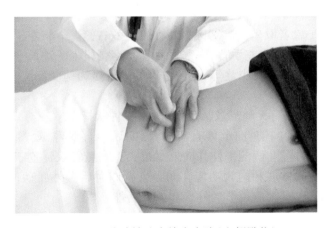

图 1-53 移动性浊音检查方法(左侧卧位)

八、脊柱与四肢检查

脊柱与四肢检查主要采用视诊、触诊、动诊和量诊方法,必要时也要采取叩诊和听诊,按照先上后下、先主动后被动,先远处后患处(局部有肿胀、疼痛或畸形)的原则进行详细检查。

(一)脊柱检查

1. 检查脊柱弯曲度 观察脊柱有无侧弯、前后凸畸形。①患者取站立位或坐位,医生用手指沿脊椎的棘突尖,以适当的压力往下划压,划压后皮肤出现 1 条红色充血痕,以此痕为标准,观察脊柱有无侧凸。②患者取站立位或坐位,侧面观察脊柱有无前凸、后凸畸形。

2. 检查脊柱活动度 观察脊柱的活动情况及有无异常改变。①患者取直立站位、骨盆固定。②嘱患者作前屈、后伸、侧弯、旋转等动作,观察脊柱的活动度。③正常人脊柱有一定的活动度,颈椎、腰椎活动度最大,胸椎活动度较小,骶椎、尾椎几乎无活动性。

3. 检查脊柱压痛与叩击痛

(1)压痛:①患者取坐位,身体稍向前倾。②医生站在患者的右侧,以右手拇指从枕骨粗隆开始,自上而下逐个按压脊柱棘突及椎旁肌肉,观察有无压痛,并以第7颈椎棘突骨性标志计数病变椎体的位置。

(2)叩击痛

1)直接叩击法:①患者取坐位,身体稍向前倾。②医生站在患者的右侧,用中指或叩诊锤垂直叩击各椎体的棘突(图1-54),多用于检查胸椎、腰椎。但颈椎病变,特别是颈椎骨关节损伤,应慎用此法。

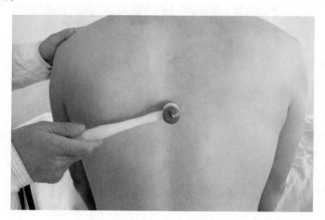

图 1-54 脊柱直接叩击法

2)间接叩击法:①患者取坐位。②医生站在患者的右侧。③将左手掌置于患者头部,右手半握拳以小鱼际肌部位叩击左手背,观察脊柱有无疼痛(图1-55)。脊柱叩击痛阳性见于脊柱结核、脊柱骨折及椎间盘突出症等,且叩击痛的部位多为病变部位。

(二)四肢检查

1. 上肢 观察各关节有无畸形及活动情况,有无杵状指。

(1)肩关节:①嘱患者向前、向上伸直双臂,再向后伸直双臂,观察肩关节前屈、后伸功能。②嘱患者双臂垂于体侧,两侧平伸并向上举过头。嘱患者双臂置于胸前,由一侧向另一侧摆动,以观察肩关节的外展和内收功能。③嘱患者屈肘后做外展动作,先将手置于脑后,再向下运动至腰后侧,以观察肩关节的外旋和内旋功能。

(2)肘关节:①嘱患者固定上臂,尽力屈臂触肩,以观察其屈曲功能。②嘱患者伸直手臂,观察其外展功能。③嘱患者将肘关节置于屈曲位,嘱其旋转手臂使手掌对地,再嘱患者反方向旋转手臂使手掌向上,观察其旋前和旋后功能。

(3)腕关节:嘱患者向下屈腕检查屈曲功能,伸直手腕以检查外展功能。嘱患者伸直手腕以检查尺侧和桡侧运动。

(4)杵状指:手指末端增生、肥厚、增宽,指甲从根部到末端拱形隆起呈杵状,见于慢性肺脓肿、支气管扩张和肺癌、发绀型先天性心脏病、肝硬化等。

2. 下肢

(1)测量下肢长度:下肢全长测量是判断下肢是否缩短的最有价值的单项检查,但是,其结果本身不能判断病变的位置。检查方法:①患者取仰卧位,双下肢伸直。②医生站在患者

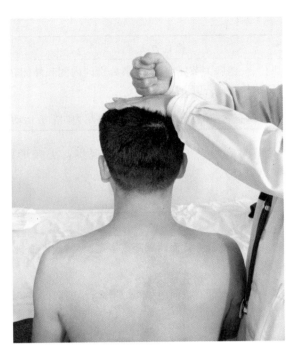

图 1-55　脊柱间接叩击法

的右侧。③将皮尺金属头置于髂前上棘,拉紧皮尺量至内踝中心或下缘(图 1-56),两侧对比,反复测量直到取得准确恒定的结果。④注意骨盆倾斜可影响测量结果。

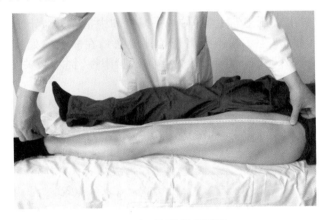

图 1-56　下肢长度测量

(2)髋关节:观察髋关节的外形,注意髋关节的运动功能(表 1-56)。

表 1-56　髋关节各种运动的检查方法与正常结果

运动功能	检查方法	正常结果
屈曲功能	患者取仰卧位,屈膝(或伸膝),用力使膝关节靠近胸前(全髋关节置换术患者除外)	90°(伸膝) 120°(屈膝)
外展功能	患者取仰卧位,双下肢伸直,嘱患者向两侧平移下肢远离中轴线	40°~50°
内收功能	患者取仰卧位,双下肢伸直,一侧下肢保持外展位,另一侧下肢由中轴线向对侧移动	20°~30°

续表

运动功能	检查方法	正常结果
旋转功能	患者取仰卧位,一侧膝关节屈曲,嘱患者分别向内侧和外侧转动下肢,同样方法检查另一侧下肢	40°(内旋) 45°(外旋)
伸展功能	患者取俯卧位或直立站位,嘱患者伸直下肢并尽力向后方运动	30°(过伸)

(3)膝关节:检查膝关节时应脱去长裤,两侧对比观察有无畸形以及运动情况。膝关节畸形的特点与临床意义见表1-57。

表1-57 膝关节畸形的特点及临床意义

畸形	特点	临床意义
膝外翻	直立时双腿并拢,两膝能并拢而两踝距离增宽,小腿向外偏斜,双下肢呈"X"状	佝偻病
膝内翻	直立时双腿并拢,两踝能并拢而两膝间距增大,小腿向内偏斜,膝关节向内形成角度,双下肢呈"O"状	佝偻病
膝反张	膝关节过度后伸形成向前的反屈状	小儿麻痹后遗症、膝关节结核

1)屈曲功能:患者取直立站位,嘱患者屈膝,并用力使足跟接触臀部。

2)浮髌试验:①患者取仰卧位,双下肢伸直放松。②医生站在患者的右侧。③医生用一手的拇指和中指在髌骨上方压迫髌上囊,另一手拇指和中指在髌骨下方,将液体挤入关节腔内,示指反复垂直按压髌骨(但示指不能离开髌骨皮肤),在髌上囊处有浮动感,可以感到下压时髌骨碰触关节面,松开时髌骨浮起,即为浮髌试验阳性,提示膝关节内有中等量(50ml)以上的积液(图1-57)。

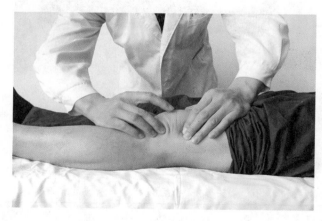

图1-57 浮髌试验

(4)踝关节与足:检查时应将鞋袜脱去,左右对比观察。首先在不负重的情况下观察足弓是否正常、踝关节是否肿胀。足印对检查足弓、足的负重点及足宽很重要。

九、神经系统检查

(一)脑神经检查

脑神经共有12对,按其功能可分为三类:①特殊感觉神经:嗅神经、视神经、位听神经。

②单纯运动神经:动眼神经、滑车神经、展神经、副神经、舌下神经。③混合神经(兼有运动和感觉功能):三叉神经、舌咽神经、面神经、迷走神经。检查脑神经应按先后顺序进行,并注意左右对比,以免重复或遗漏。脑神经检查方法与正常反应见表1-58～表1-60。

表1-58　脑神经(特殊感觉神经)检查方法与正常反应

脑神经	检查方法	正常反应
嗅神经	①观察患者鼻腔是否通畅,以排除局部鼻黏膜病变。②请患者闭目,并用手指压住一侧鼻孔,将松节油、薄荷水等物品置于另一侧鼻孔下,嘱患者说出所嗅到的气味。③采用相同方法检查对侧	可以识别气味,并能正确命名
视神经	视力、视野和眼底检查	视力正常、视野完整
位听神经	①听力:粗测法检查听力	正常可听见口哨声或表针滴答声
	②前庭功能:旋转试验、外耳道灌注冷水、热水试验	眼球运动正常,并能保持平衡,无头晕或眩晕症状

表1-59　脑神经(单纯运动神经)检查方法与正常反应

脑神经	检查方法	正常反应
动眼、滑车、展神经	①查瞳孔大小、形状和对光反射	双侧瞳孔等大、等圆、对光反射存在
	②医生将示指置于患者眼前30cm处,并嘱患者头部固定不动,随着示指移动而转动眼球	眼球各方向运动保持平滑、一致
副神经	嘱患者作耸肩及转头动作时,医生给予一定的阻力,比较两侧胸锁乳突肌的力量和对称性	双肩、颈部在不同方向对阻力的抵抗是一致的
舌下神经	①嘱患者伸舌,观察有无伸舌偏斜、舌肌萎缩及肌束颤动。②嘱患者张口左右晃动舌头,再向鼻端、颌侧伸舌。③医生用压舌板在舌一侧施加阻力,并嘱患者用力推动压舌板,两侧对比舌肌力量。④嘱患者发"d,t,n,l"音,观察发音变化	伸舌居中,舌左右、上下运动一致,左右抵抗力一致,发音清晰

表1-60　脑神经(混合神经)检查方法与正常反应

脑神经	检查方法	正常反应
三叉神经	①面部感觉:患者闭目,采用针、棉签以及冷水和热水试管测试面部(额、颊、颌)皮肤的痛觉、触觉和温度觉,并进行两侧及内外对比	对轻触和尖锐刺激都有感知
	②角膜反射:直接角膜反射、间接角膜反射	直接反射、间接反射均存在
	③运动功能:观察患者的咬肌、颞肌有无萎缩,然后双手同时触摸两侧咬肌或颞肌,嘱患者作咬牙及咀嚼动作,注意两侧收缩力是否相等。再嘱患者张口,以上下门齿缝为标准,观察张口时下颌有无偏斜	颌部闭合时两侧对称,张口时有抵抗

脑神经	检查方法	正常反应
面神经	①运动功能:观察患者两侧额纹、眼裂、鼻唇沟和口角是否对称。嘱患者做睁眼、闭眼、皱眉、示齿、鼓腮、吹哨动作,观察动作是否正常完成,比较两侧面肌收缩是否对称	面部运动和力量对称
	②味觉:嘱患者伸舌,用棉签分别蘸取糖、盐、奎宁、乙酸溶液涂于舌前部的一侧。患者不能讲话或缩舌,令其指出事先在纸上写好的"甜、咸、苦、酸"之一。每种溶液测试完毕,用温水漱口。采用相同的方法检查对侧并比较	舌两侧味觉一致
舌咽神经和迷走神经	①检查患者有无声音嘶哑、鼻音。②嘱患者张口,仔细观察其软腭及悬雍垂位置。③请患者发"啊"音,检查两侧软腭上抬是否有力,悬雍垂有无偏斜。④咽反射:用棉签或压舌板轻触左、右咽后壁黏膜	声音响亮清脆;当患者发"啊"音时,软腭、悬雍垂抬起,且悬雍垂居中;咽反射可引出

(二)运动功能检查

1. 检查握力 医生伸出双手,要求患者尽最大力量握住医生的手指,并比较两侧手臂肌力(优势手的握力一般高于对侧)。

2. 检查下肢肌力 嘱患者抬高一侧下肢,医生从相反的方向检查患者的抗阻力力量。如果患者意识丧失,可对每个甲床加压,观察患者是否有躲避动作,以检查每个肢体的肌力。

3. 检查肌张力 嘱患者肌肉放松,医生根据触摸肌肉的硬度,或对两侧肢体进行屈曲和外展活动,判断肌张力。

4. 观察不自主运动 患者在意识清楚的情况下,随意肌不自主收缩所产生的一些无目的的异常动作,如震颤、舞蹈样运动、手足徐动、偏侧投掷运动等。

5. 检查共济运动 常用的共济运动检查试验及临床意义见表1-61。

表1-61 共济运动常用的检查试验及临床意义

试验	检查方法	临床意义
指鼻试验	请患者手臂外展伸直,再以示指触摸自己的鼻尖,由慢到快、先睁眼后闭眼重复进行	①小脑病变:同侧指鼻不准。②感觉性共济失调:睁眼指鼻准确,闭眼时出现障碍
跟-膝-胫试验	患者取仰卧位,上抬一侧下肢,将脚跟置于另一下肢膝盖上,再沿胫骨前缘向下移动,先睁眼后闭眼重复进行	①小脑病变:动作不稳定。②感觉性共济失调:闭眼时动作障碍
轮替试验	请患者伸直手掌,并以前臂做快速旋前旋后动作	共济失调者动作缓慢、不协调
闭目难立征	请患者脚跟并拢站立,闭目,双手向前平伸	①小脑病变:身体摇晃或倾斜。②感觉性共济失调:睁眼能站稳,闭目时站立不稳

(三)感觉功能检查

1. 浅感觉与深感觉 浅感觉与深感觉的检查方法与临床意义见表1-62。

表 1-62　浅感觉与深感觉的检查方法与临床意义

分类	感觉	检查方法	临床意义
浅感觉	痛觉	用大头针轻刺皮肤,询问患者是否疼痛及疼痛程度,注意两侧对比	痛觉障碍见于脊髓丘脑侧束损伤
	温度觉	用分别盛有热水(40~50℃)或冷水(5~10℃)的玻璃试管接触患者皮肤,嘱其辨别冷、热感	温度觉障碍见于脊髓丘脑侧束损伤
	触觉	用棉签轻触患者的皮肤或黏膜,询问有无感觉	触觉障碍见于脊髓丘脑前束和后索损伤
深感觉	运动觉	嘱患者闭目,医生用拇指和示指轻轻夹住患者的手指和脚趾两侧,向上或向下移动,嘱其说出移动的方向	运动觉障碍见于后索损伤
	振动觉	用振动着的音叉(128Hz)柄置于骨突起处,如手指、脚趾、内外踝、膝盖、髂嵴、胸骨、桡尺茎突、鹰嘴等处,询问患者有无振动感觉,判断两侧有无差别	振动觉障碍见于后索损伤
	位置觉	嘱患者闭目,医生移动患者肢体至某一姿势,请其描述该姿势或用对侧肢体模仿	位置觉障碍见于后索损伤

2. 复合感觉　复合感觉的检查方法见表 1-63。

表 1-63　复合感觉的检查方法

感觉	检查方法
实体觉	嘱患者闭目,请患者触摸日常熟悉的物品,如钥匙、硬币、手表等,并说出物体的大小、名称和形状
定位觉	嘱患者闭目,医生用棉签轻触皮肤后,请其指出被触部位
两点辨别觉	嘱患者闭目,医生用钝脚分规的两脚同时接触皮肤,逐渐缩小两脚间距,直到患者感觉为一点时,测其两脚间距,两侧比较

(四)神经反射检查

1. 浅反射　浅反射是指刺激皮肤、黏膜或角膜引起的反射。

(1)角膜反射:①患者取坐位或仰卧位。②医生站在患者的右侧。③直接反射:嘱患者向内上方注视。医生用细棉签毛由角膜外缘轻触患者角膜,患者迅速出现眼睑闭合反应(闭眼)。④间接反射:刺激一侧角膜,对侧眼睑也迅速出现闭合反应。⑤直接、间接反射皆消失见于患侧三叉神经病变(传入障碍)。直接反射消失,间接反射存在,见于患侧面神经瘫痪(传出障碍)。角膜反射完全消失,见于完全昏迷的患者。

(2)腹壁反射:①患者取仰卧位,双下肢屈曲,腹壁放松。②医生站在患者的右侧。③医生用钝头竹签沿肋缘、平脐、腹股沟上,由外向内轻划腹壁皮肤(图 1-58)。④正常反射活动表现为腹壁肌肉收缩。

(3)提睾反射:①患者取仰卧位(双下肢稍分开)或站立位,充分暴露会阴部和大腿内侧。②医生站在患者的右侧。③医生用钝头竹签由上而下轻划股内侧上部皮肤,引起同侧提睾肌收缩,睾丸上提。用同样方法检查另一侧。

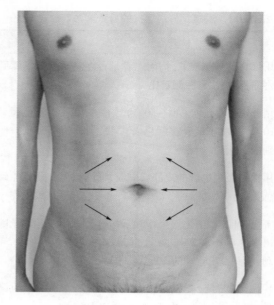

图 1-58　腹壁反射检查方法

（4）跖反射：①患者取仰卧位（双下肢伸直）。②医生站在患者的右侧。③医生用钝头竹签由后向前轻划脚底外侧至小趾根部再转向踇趾根部。

（5）肛门反射：①患者取肘膝位，充分暴露肛门。②医生站在患者的右侧。③医生用钝头竹签轻划肛门周围皮肤，引起肛门外括约肌收缩。

2. 深反射　深反射是指刺激肌腱、骨膜等深部感受器完成的反射，又称腱反射。①检查时要取得患者合作，肢体肌肉放松。②医生采用均等的叩击力量进行检查，并注意两侧对比。

（1）肱二头肌反射：①患者取坐位或卧位，肘关节自然放松屈曲 45°。②医生站在患者的右侧。③医生将左手拇指或中指置于患者肱二头肌腱上。④以叩诊锤叩击医生的左拇指或中指（图 1-59）。⑤反射活动表现为肱二头肌收缩，前臂快速屈曲。反射中枢为颈髓 5~6 节段，肌皮神经支配。

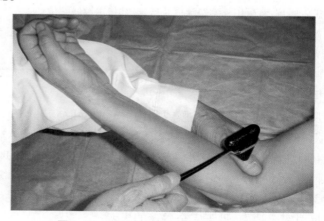

图 1-59　肱二头肌反射检查方法（坐位）

（2）肱三头肌反射：①患者取坐位或卧位，上臂外展，肘部半屈曲于胸前肘关节自然放松呈屈曲状。②医生站在患者的右侧。③医生左手轻托其肘部。④以叩诊锤叩击鹰嘴上方的肱三头肌肌腱（图 1-60）。⑤反射活动表现为肱三头肌收缩，前臂伸展。反射中枢为颈髓 6~7 节段，桡神经支配。

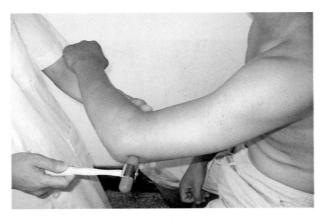

图 1-60   肱三头肌反射检查方法(坐位)

（3）桡骨膜反射：①患者取坐位或卧位，腕关节自然放松，肘部半屈半旋前位。②医生站在患者的右侧。③医生以叩诊锤轻叩桡侧茎突（图 1-61）。④反射活动表现为肱桡肌收缩，肘关节屈曲，前臂前旋和手指屈曲。反射中枢为颈髓 5~8 节段，桡神经支配。

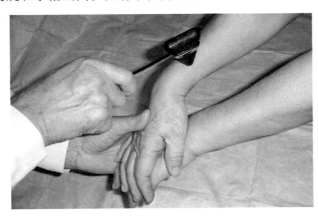

图 1-61   桡骨膜反射检查方法(坐位)

（4）膝反射：①患者取坐位时，膝关节屈曲 90°，小腿下垂；患者取卧位时，医生用左手托其双侧腘窝处，使膝关节呈 120°屈曲。②医生站在患者的右侧。③嘱患者全身放松。④以叩诊锤叩击髌骨下方的股四头肌腱（图 1-62，图 1-63）。⑤反射活动表现为股四头肌收缩，小腿伸展。反射中枢为腰髓 2~4 节段，股神经支配。

（5）跟腱反射：①患者取仰卧位，髋及膝关节稍屈曲，下肢呈外旋。②医生站在患者的右侧。③医生用左手将患者足背屈成直角，以叩诊锤叩击跟腱（图 1-64）。④反射活动为腓肠肌收缩，足向跖面屈曲。反射中枢为骶髓 1~2 节段。

（6）阵挛

1）髌阵挛：①患者取仰卧位，下肢伸直。②医生站在患者的右侧。③医生用拇指和示指按住其髌骨上缘，突然快速将髌骨向下推动数次，保持一定推力（图 1-65）。阳性反应为股四头肌有节律的收缩，使髌骨快速上下移动。

2）踝阵挛：①患者取仰卧位，双下肢稍屈曲。②医生站在患者右侧，用左手托患者小腿后使膝部呈半屈曲，右手握其脚底快速向上用力使足背屈，保持一定推力（图 1-66）。阳性反应为踝关节节律性地往复伸屈动作。

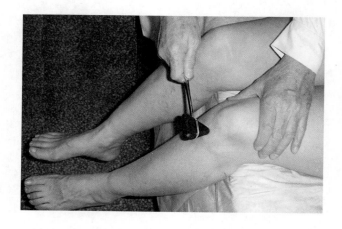

图1-62　膝反射检查方法(坐位)

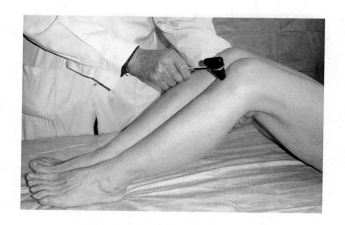

图1-63　膝反射检查方法(卧位)

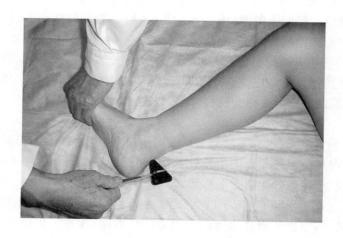

图1-64　跟腱反射检查方法(仰卧位)

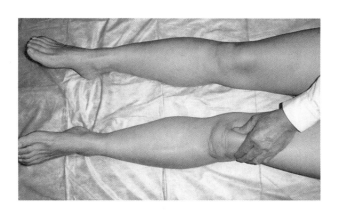

图 1-65 髌阵挛检查方法

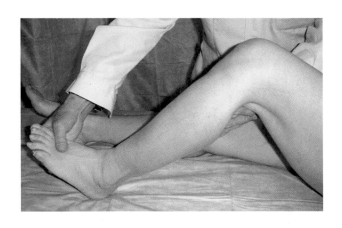

图 1-66 踝阵挛检查方法

3. 病理反射 指锥体束损伤时,大脑失去了对脑干和脊髓的抑制作用而出现的异常反射称为病理反射。病理反射的检查方法与反应见表 1-64 和图 1-67 ~ 图 1-71。

表 1-64 病理反射的检查方法与反应

反射	检查方法	反应
Babinski 征	患者取仰卧位,下肢伸直,用钝头竹签沿患者脚底外侧缘,由后向前划至小趾根部,并转向内侧	拇趾背伸、其余四趾扇面展开
Oppenheim 征	患者取仰卧位,医生用拇指和示指沿患者胫骨前缘用力由上向下滑压	拇趾背伸、其余四趾扇面展开
Gordon 征	用手以一定力量捏挤患者的腓肠肌	拇趾背伸、其余四趾扇面展开
Chaddock 征	用钝头竹签在患者外踝下方由后向前轻划至趾跖关节处	拇趾背伸、其余四趾扇面展开
Hoffmann 征	医生左手握住患者腕部,使腕略背屈,以右手示指、中指夹住患者中指节,以拇指迅速弹刮患者的该指指甲	反射中枢为颈髓 7 ~ 胸 1 节段,正中神经支配。阳性反应为其余四指掌屈动作

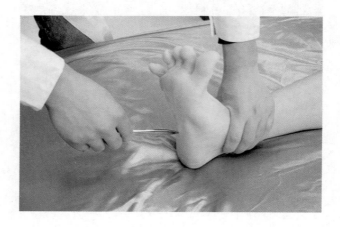

图 1-67 Babinski 征检查方法

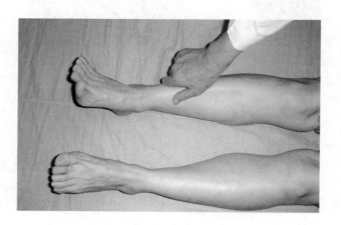

图 1-68 Oppenheim 征检查方法

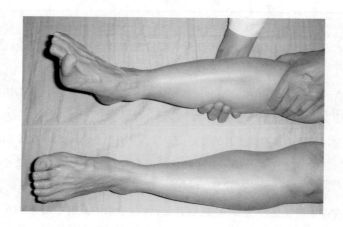

图 1-69 Gordon 征检查方法

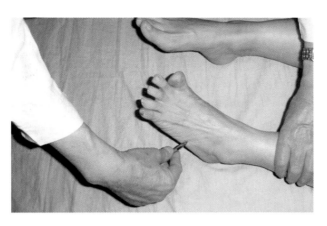

图 1-70　Chaddock 征检查方法

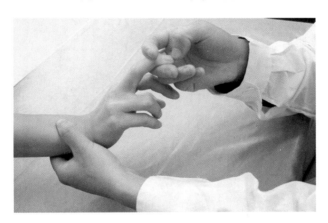

图 1-71　Hoffmann 征检查方法

4. 脑膜刺激征　脑膜刺激征检查方法与阳性反应见表 1-65 和图 1-72、图 1-73。

表 1-65　脑膜刺激征检查方法与阳性反应

脑膜刺激征	检查方法	阳性反应
颈强直	患者取仰卧位,医生以一手托住其枕部,另一手置于其胸前,做屈颈动作,观察下颏是否能接触胸部	颈部阻力增加或颈强直,下颏不能接触胸部
Kernig 征	患者取仰卧位,医生将其一侧下肢髋、膝关节屈曲成直角,再将其小腿抬高伸膝(正常人可达 135°以上)	伸膝受阻并伴有疼痛和屈肌痉挛
Brudzinski 征	患者取仰卧位,下肢伸直,医生一手托起其枕部,另一手按于其胸前	头部屈曲时,双髋与膝关节同时屈曲

十、生殖器、肛门与直肠检查

只有在必要时进行生殖器、肛门与直肠的检查。当男医生检查女患者时,一定要有第三人(医生或护士)在场陪伴,以免发生不必要的误会。检查前一定要向患者解释检查的目的与意义,取得患者的同意,并注意保护患者的隐私。

(一)男性生殖器检查

采用视诊与触诊方法。请患者褪去腰臀部衣物并覆以被单,医生戴好无菌手套,分别检查患者在仰卧位、站立位时的生殖器有无异常。

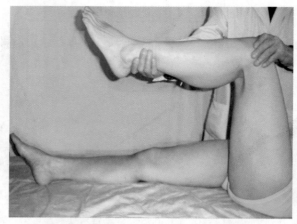

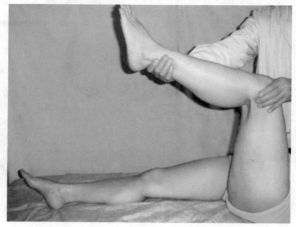

图 1-72　Kernig 征检查方法

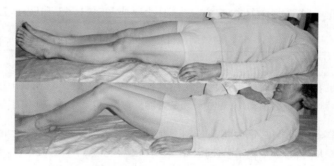

图 1-73　Brudzinski 征检查方法

1. 阴茎

（1）观察阴茎的大小与形态,阴茎大小依据年龄和发育过程而有明显差别,皮肤微皱,颜色依人种而异,自粉色至深棕色。

（2）观察有无包茎或包皮过长。

（3）观察阴茎龟头和龟头颈颜色变化,有无破损、充血、水肿、炎症及结节等,注意阴茎龟头有无包皮垢、乳酪样分泌物。用拇指和示指检查整个龟头颈,注意有无触痛、硬结等。

（4）轻压阴茎头,观察尿道口有无红肿、分泌物、溃疡以及有无狭窄。若有异常分泌物,可留取标本送检。

2. 阴囊和睾丸

（1）嘱患者自己移开阴茎暴露阴囊，观察其大小。

（2）展开阴囊表面观察其皮肤有无肿胀、疣、红肿、溃疡、静脉曲张等。正常阴囊皮肤呈深暗色而多皱褶。

（3）注意睾丸的大小、形状、硬度、有无触痛及缺如等。医生用双手拇指、示指和中指触诊睾丸，并两侧对比。若发现坚硬、不规则区域或肿物，应进行睾丸透光度检查，并两侧对比。

（4）触诊精索有无结节、肿胀、触痛等。医生用拇指、示指从附睾到腹股沟环触诊精索。

（5）医生用拇指、示指和中指触诊附睾，检查附睾的大小，有无结节和触痛等。

（6）检查前列腺的大小、表面、质地和中央沟等。①检查前向患者解释检查的目的、方法，以消除患者的恐惧。②请患者排空大小便，取肘膝位或左侧卧位，正确暴露检查部位。③检查会阴部、肛周、阴囊后皮肤。④医生右手戴手套，并涂以润滑剂。⑤将示指缓缓插入肛门，并向腹侧触诊，仔细检查前列腺。

（二）女性生殖器检查

包括视诊和触诊，触诊方法有双合诊、三合诊和肛腹诊。

1. 外生殖器

（1）观察阴阜皮肤和毛发分布：医生用手分开毛发，观察皮肤有无破损或寄生虫。

（2）检查尿道口：医生用手分开阴唇，检查尿道口有无分泌物或溃疡。

（3）检查前庭：尤其注意前庭大腺及腺管，有无肿胀、红斑、扩大或分泌物。

（4）检查大小阴唇：医生用拇指和示指分开大、小阴唇，检查阴唇有无红肿、触痛，色素脱失、结节和溃疡等。

（5）检查阴道：借助阴道扩张器，仔细检查阴道黏膜，阴道分泌物等；观察子宫颈的颜色、位置、大小、形态，黏膜有无破损及分泌物情况等。

2. 子宫、卵巢和输卵管 子宫、卵巢和输卵管检查应采用双合诊法。

（三）肛门与直肠检查

以视诊和触诊为主，常用体位、特点及适用范围见表1-66。所发现的病变（如包块、溃疡等）应按时钟方向进行记录，并注明患者的体位。肘膝位时肛门后正中点为12点，前正中点为6点；而仰卧位时的时钟位则与此相反。

表 1-66 肛门与直肠检查的常用体位、特点及适用范围

体位	特点	适用范围
肘膝位	患者两肘关节屈曲置于检查台上，胸部尽量靠近检查台，两膝关节屈曲成直角跪于检查台上，臀部抬高	检查前列腺、精囊及内镜检查
左侧卧位	患者取左侧卧位，右下肢向腹部屈曲，左下肢伸直，臀部靠近检查台右边，医生位于患者的背后进行检查	检查病重、年老体弱或女性患者
仰卧位或截石位	患者仰卧于检查台上，臀部垫高，两下肢屈曲、抬高并外展	检查重症体弱患者、膀胱直肠窝，也可进行直肠双合诊
蹲位	患者下蹲呈排大便的姿势，屏气向下用力	检查直肠脱出、内痔及直肠息肉

1. 视诊 仔细观察肛门及其周围皮肤与皱褶，注意有无皮肤损伤、脓血、黏液、肛裂、瘢痕、外痔、瘘管口、溃疡或脓肿等。

2. 触诊　肛门与直肠的触诊通常称为肛诊或直肠指诊。

（1）检查方法：①请患者排空大小便，并取仰卧位、左侧卧位或肘膝位。②医生右手戴手套或右手示指戴指套，并涂以润滑剂。③将右手示指置于肛门外口轻轻按摩，待肛门括约肌放松后，再缓缓将示指插入肛门、直肠内。

（2）检查内容：①感受肛门及括约肌的紧张度。②检查肛管及直肠的内壁有无压痛、黏膜是否光滑，有无包块及搏动感。③男性还可触及前列腺及精囊，女性还可触及子宫颈、子宫和输卵管等。

（王元松　刘成玉）

第四节　医学影像学及器械检查

医学影像学（medical imaging）是利用医学成像技术对人体疾病进行诊断和在医学成像技术引导下应用介入器材对人体疾病进行微创性诊断及治疗的医学学科。它包括影像诊断学（diagnostic imaging）和介入放射学（interventional radiology）。影像诊断已成为临床医学中应用最广泛的学科之一。

一、放射影像学检查

影像学检查是以影像方式显示人体内部结构的形态与功能信息以及实施影像导向的介入性治疗的一门新兴学科，主要包括 X 线（X 线检查与电子计算机断层扫描）成像、超声成像和磁共振成像等。数字成像现已由 CT 与 MRI 扩展到 X 线成像，图像的保存、传输与利用已使用图像存档与传输系统（PACS），并使远程医学影像会诊网络成为现实。

【检查原理】

1. X 线检查

（1）X 线的产生：X 线是真空管内高速行进的电子流轰击钨或钼靶时产生的。X 线是一种波长很短的电磁波。诊断常用的 X 线波长为 0.008～0.031nm，为肉眼不可见的射线。

（2）X 线的特性：①穿透性：X 线波长很短，有很强的穿透力，是 X 线成像的基础。②荧光效应：X 线能激发荧光物质，使波长短的 X 线转换成波长较长可见的荧光，是透视检查的基础。③感光效应：X 线能使胶片感光，是 X 线成像的基础。④电离生物效应：X 线能使物质产生电离和生物学方面的改变，是放射治疗的基础，也是 X 线检查防护的原因。

（3）X 线成像原理：主要是由于 X 线的穿透性、荧光效应和感光效应，人体组织结构之间有密度和厚度的差异。当 X 线穿过人体不同组织结构时，被吸收的程度不同，剩余的 X 线量有差别，到达荧光屏或胶片上的 X 线量不一，在荧光屏或 X 线片上就形成了黑白对比不同的影像。

人体组织结构根据密度不同分为三大类：①高密度组织：骨骼组织和钙化灶等因含有大量钙质，吸收 X 线多，透过的 X 线少，X 线片上呈白影。②中等密度组织：软骨、肌肉、神经、实质器官、结缔组织等软组织和体液，对 X 线的吸收也中等，X 线片上呈灰色。③低密度组织：脂肪组织及肺、鼻窦、乳突、肠管内含有气体，对 X 线吸收最少，X 线片上呈黑色。此外，人体组织和器官形态不同，厚度也不一样，透过组织的 X 线也不一样。厚的部分，吸收 X 线多，透过的 X 线少；薄的部分则相反。所以 X 线成像与组织结构和器官厚度也有关。当组织结构发生病理变化时，原有的密度和厚度也发生变化，当改变发生到一定程度时，其组织在 X 线图像上的对比度也发生了改变，这就是应用 X 线检查进行疾病诊断的基本原理。

2. X 线计算机体层成像　X 线计算机体层成像（computed tomography，CT）是利用 X 线束对人体某一部位按一定厚度的横断面进行扫描，取得信息后经过计算机形成图像技术，构成重建的人体图像,即 CT 图像。它与 X 线片显示的黑白图像原理是相同的,CT 的密度分辨力高,解剖结构清晰,可用于全身组织器官的检查。

CT 是用 X 线束从多个方向环绕人体检查部位具有一定厚度的横断面进行扫描,由探测器接受透过该层面的 X 线,并转换为数字信息。图像处理时,将扫描层面分成若干个体积相同的小立方体称为体素。扫描所得数据经计算而获得每个体素的 X 线衰减系数或吸收系数,再排列成矩阵,即数字矩阵。经数字/模拟转换器转变为由黑到白不等灰度的小方块,即为像素,并按原有矩阵顺序排列构成 CT 图像。因此,CT 图像是由一定数目像素组成的灰阶图像,是重建的断层图像。这些 CT 图像反映器官和组织对 X 线的吸收程度。黑影区表示低吸收区,即低密度区,如肺部。白影表示高吸收区,即高密度区,如骨骼。与 X 线图像相比,CT 有更高的密度分辨力。CT 可以更好地显示脑、脊髓、肝、胆、胰以及盆部等软组织器官结构。

3. 磁共振成像　磁共振成像(magnetic resonance imaging,MRI)是利用原子核在磁场内产生共振,并将共振信号并转变成重建图像的一种成像技术,又称核磁共振(nuclear magnetic resonance,NMR)。MRI 可获得人体横断面、冠状面、矢状面及任何方向的断面图像,解剖结构显示清楚,使病变与正常解剖结构关系明确,同时在无创伤情况下对心脏、大血管显像。MRI 的出现使影像医学实现了在三维空间的多层面、多方位观察人体结构与病变部位,达到了立体、动态和更为纵深的程度,是其他影像技术不能比拟的。

【检查方法】

1. X 线检查　X 线检查方法分普通检查、特殊检查和造影检查三类。

(1)普通检查　包括荧光透视和 X 线摄影。

1)荧光透视:又称透视,为常用 X 线检查方法。目前大多采用影像增强电视系统,影像清晰度高,效果好。优点是:可转动患者体位,多方位观察病变;可了解器官的动态变化,如心脏、大血管的搏动、隔运动及胃肠蠕动等;透视操作方便、费用低、可立即出结果。主要缺点是:对比度及清晰度较差,不能观察密度、厚度大的部位及细微病变。

2)X 线摄影:又称平片,是应用最广泛的检查方法。优点是:对比度及清晰度均较好,可以细微地观察微小病变灶;调整条件可使厚密阴影显示清楚;可作为客观记录,以备会诊或用以对比观察治疗效果。缺点是:重叠图像;不能转动器官;对功能状态进行观察,不如透视方便等。

(2)特殊检查:采用能发射软 X 线的钼靶或铑靶 X 线管球的摄影技术,用于乳腺的检查。

(3)造影检查:对缺乏自然对比的结构或器官,可将密度高于或低于该结构或器官的物质引入器官内或其周围间隙,使之产生对比以显影,此即造影检查。引入的物质称为造影剂,按密度高低分为高密度造影剂和低密度造影剂两类。高密度造影剂有钡剂和碘剂,低密度造影剂有气体。

2. X 线计算机体层成像检查

(1)平扫:一般都是先行平扫,即不用增强剂或造影剂的普通扫描。

(2)增强扫描:先经静脉注入水溶性有机碘对比剂后再行扫描。血液内碘浓度增高后,血供丰富的器官或病变组织与缺乏血供的组织内碘的浓度形成密度差,使病变部位显影更清晰。是临床较常用的检查方法。

(3)造影扫描:先做器官和结构造影,再做扫描的方法,临床应用不多。

【临床应用】

1. 中枢神经系统疾病的诊断　影像学能直观显示颅脑和椎管内病变及其各层次的精细解剖结构,对颅脑先天畸形、颅脑损伤、脑出血、脑梗死、颅脑炎症及脱髓鞘疾病等的诊断明确,对绝大多数颅内肿瘤作出定位及定性的诊断,促进了神经科的发展。

（1）脑梗死：脑梗死是指因血管阻塞而造成的脑组织缺血性坏死或软化,其发病率在脑血管疾病中居首位。CT 表现:①平扫,发病后 24 小时内常难以显示病灶,24 小时后可见边界清楚的低密度灶,多呈扇形。②增强扫描:发病后当天灌注成像即能发现异常,病变灶的脑血流量明显减低。MRI 表现:对脑梗死病灶发现早,敏感性高,发病后 4~6 小时即可表现为 T_1WI 低信号,T_2WI 高信号,早期病变边缘模糊,有轻度占位效应,晚期边缘清楚,占位效应消失。

（2）颅内出血：CT 是诊断脑出血的最佳方法,好发部位有基底节、丘脑、脑桥、外囊等。CT 平扫表现:①急性期:血肿呈圆形或椭圆形高密度影,密度均匀,边缘清楚,病变周围逐渐出现低密度水肿带,出血可破入相邻的脑室时可见高密度影积血。②吸收期:为出血后 3~7 天,可见血肿缩小,边缘模糊,密度减低,呈所谓"融冰征"。③囊变期:约 2 个月左右血肿完全吸收,形成囊腔状软化灶,可伴有局部脑萎缩。MRI 表现:急性期,T_1WI 和 T_2WI 均为等或低信号,显示不如 CT。亚急性期:T_1WI 和 T_2WI 呈高信号。囊变期,当囊肿完全形成时,T_1WI 呈低信号和 T_2WI 呈高信号,周边可见含铁血黄素沉积所致信号环,此期 MRI 表现比 CT 敏感。

（3）胶质瘤：起源于神经胶质细胞,最常见为星形细胞瘤,病变多位于脑白质。按肿瘤的分化程度分为四级:Ⅰ级为良性;Ⅱ为良恶性过渡;Ⅲ、Ⅳ级为恶性。CT 表现:①Ⅰ级星形细胞瘤在 CT 平扫呈低密度区,无或有轻度灶周水肿;增强无强化。②Ⅱ~Ⅳ级呈混杂密度,边缘不清,可有斑点样钙化、坏死、囊变、出血,瘤周水肿,占位明显;增强后形态不规则呈花环状的强化。MRI 表现:与 CT 表现相似,病变 T_1WI 呈稍低或混杂信号,T_2WI 呈均匀或不均匀高信号。

（4）脑膜瘤：脑膜瘤为脑外肿瘤,起源于蛛网膜粒帽细胞,女性多见。CT:平扫,为均匀的等密度或略高密度,类圆形,边界清楚,病灶可见斑点状钙化,瘤周水肿多较轻或无;增强扫描病灶有均匀性显著强化。MRI 表现:肿瘤 T_1WI 呈等或稍高信号,T_2WI 呈等或高信号,信号常不均匀。增强扫描肿块均匀显著强化,邻近脑膜增厚并强化称为"脑膜尾征"。

2. 呼吸系统疾病的诊断　胸腔内组织器官之间存在着良好的自然对比以及病变所产生的密度改变,为影像学的检查提供了有利条件。

（1）慢性支气管炎：为呼吸道常见疾病,多见于老年人,晚期常并发肺气肿和肺源性心脏病。影像学表现:慢性支气管早期常无特殊发现;病程长者支气管壁病理改变显著,可见肺纹理增多、紊乱和变形,两肺中下野为显著;小支气管壁的增厚及其周围的炎性改变,在 X 线上可出现平行的线条状阴影,称为双轨征。合并肺气肿时,双侧肺野透亮度增强;合并肺间质纤维化时,表现为索条状、网状影或少量结节影。

（2）大叶性肺炎：多为肺炎链球菌致病。充血期:肺纹理增多,透明度略低。实变期:表现为密度均匀的致密影,炎症累及肺段表现为片状或三角形致密影,可见"空气支气管征"。消散期:实变区密度逐渐减低,大小不等、分布不规则的斑片状阴影。炎症最终可完全吸收,或只留少量索条状阴影。

（3）支气管肺炎：常见婴幼儿、老年及极度衰弱的患者。病理变化为支气管周围的肺实质炎症,在支气管和肺泡内产生炎性渗出物。影像学表现病变多在两肺中下野的内、中带,肺纹理增多、增粗、模糊,沿肺纹理分布散在小斑片状模糊致密影,密度不均,密集的病变可融合成大片状。

（4）原发性支气管肺癌：肺癌起源于支气管上皮、腺体或细支气管及肺泡上皮。根据肺癌的发生部位分为三型:①中央型:肿瘤发生在段支气管和段以上支气管,X 线表现直接征象为肺门影增深、增大和肺门区肿块影,间接征象有阻塞性肺气肿、阻塞性肺炎和肺不张等;

CT 清晰显示支气管腔内或壁外肿块,管腔呈"鼠尾状"狭窄等。②周围型:肿瘤发生段以下支气管,X 线表现为肺内球形肿块,肿块不规则的分叶、短细毛刺状,不规则的厚壁空洞等;CT 清晰显示肿块形态、结构、瘤周表现及胸膜凹陷征等。③弥漫型:肿瘤发生在细支气管或肺泡,影像学表现为两肺广泛分布的细小结节,多呈不对称分布。

(5)肺脓肿:肺组织的化脓性炎症。X 线表现右肺多见,下叶多于上叶,大片模糊阴影,可空洞并有液平。慢性期 X 线表现为圆形或椭圆形厚壁空洞,内、外壁均较清楚,有或无液平。血源性肺脓肿,多表现为两肺多发、大小不等的圆形或椭圆形致密阴影,部分病灶内可有小空洞。肺脓肿可并发脓胸和胸膜肥厚。CT 能较早显示小病灶,明确定位,鉴别肺脓肿与气液平面的局限性脓胸。

3. 循环系统疾病的诊断

(1)风湿性心脏病:二尖瓣狭窄,左心房排血受阻,压力增高,肺静脉回流受阻,肺淤血。X 线表现:心影呈二尖瓣型(梨形),左心房及右心室增大,肺淤血,肺动脉高压表现。

(2)高血压性心脏病:心影呈靴型,左心室肥厚增大,主动脉扩张、迂曲、延长。左心功能不全时左心房增大,并有肺淤血及肺水肿征象。

(3)慢性肺源性心脏病:为肺动脉高压和肺部慢性病变的改变。①肺动脉高压。②右心室增大,心影呈二尖瓣型。③肺部慢性病变,慢性支气管炎,广泛肺组织纤维化及肺气肿等表现。

4. 消化系统疾病的诊断

(1)食管癌:①黏膜皱襞消失、中断、破坏,形成表面杂乱不规则影像。②管腔狭窄。③腔内不规则充盈缺损。④不规则长形龛影。

(2)食管静脉曲张:食管静脉曲张是门静脉高压的重要并发症,常见于肝硬化。X 线表现为食管中下段黏膜皱襞增宽、迂曲,呈串珠状或蚯蚓状充盈缺损,管壁边缘呈锯齿状,还可出现管腔扩张,蠕动减弱,钡剂排空延迟。CT 及 MRI 显示食管下段周围血管增粗、增多,门静脉侧支血管迂曲。

(3)胃及十二指肠溃疡:消化系统较常见疾病,临床症状主要为上腹疼痛。X 线表现有直接征象是溃疡本身的改变;间接征象所造成的功能性和瘢痕性改变。

1)胃溃疡:①直接征象是龛影,多见于小弯,突出于胃腔轮廓之外,形状规则,边缘光滑整齐,底部平整,龛影口部常有一圈黏膜水肿所造成的透明带,慢性溃疡周围常可见黏膜皱襞纠集。②间接征象包括:痉挛性改变,分泌增加,胃蠕动增强或减弱,张力增高或减低,排空加速或减慢。

2)十二指肠溃疡:大部分发生在球部。直接征象是龛影。间接征象是球部变形,呈现"山"字形、三叶草形、假憩室形或狭管状。十二指肠溃疡还可发生于球部以下部位,称为球后溃疡。十二指肠和胃同时发生溃疡者称为复合性溃疡。

(4)胃癌:胃癌几乎都是腺癌,消化道常见肿瘤。造影表现:①充盈缺损,形状不规则,多见于蕈伞型癌。②胃腔狭窄、胃壁僵硬,主要由浸润型癌引起。胃广泛受累时形成"皮革"状胃。③龛影,多见于溃疡型癌,龛影形状不规则,多呈半月形。边缘不整齐而有多个尖角;龛影位于胃轮廓之内;龛影周围绕以宽窄不等的透明带,即环堤,以上表现被称为半月综合征。④黏膜皱襞破坏、消失或中断。⑤癌瘤区蠕动消失。

(5)肝硬化:①CT:直接征象:全肝萎缩、变形,密度减低或密度不均,边缘凹凸不平呈波浪状,肝各叶大小比例异常,肝裂增宽;间接征象:脾大、腹水、胃底与食管静脉曲张。②MRI 表现:肝脏大小、形态改变和脾大、门静脉高压征象与 CT 表现相同。肝硬化再生结节 T_1WI 呈等信号、T_2WI 呈低信号为特征性改变。

(6)肝细胞癌:①CT:肝实质内单发或多发、边界清楚或模糊的肿块为低密度,局限性突出于肝表面;增强 CT 动脉期肿瘤很快出现明显的斑片状、结节状强化,CT 值迅速达到峰值。②MRI:肿瘤 T_1WI 表现稍低或等信号,T_2WI 为稍高信号,巨大肿块时 T_2WI 信号多不均匀。

5. 骨关节系统疾病的诊断　骨组织含有大量钙盐,密度最高,它与周围软组织有显著的密度差异,同时,骨结构中的骨皮质、骨松质、骨髓腔等密度不同,也有良好的自然对比。

(1)骨折:X 线平片是骨折的首选影像学检查方法。骨折的基本 X 线表现:骨折断面呈不规则的透明线,称为骨折线。骨折线在骨皮质显示清楚整齐,在骨松质则表现为骨小梁中断、扭曲、错位。嵌入性或压缩性骨折骨小梁紊乱,甚至局部骨密度增高而可能看不到骨折线。

CT 一般不作为骨折的常规检查方法,但对骨盆、髋、肩、膝、腕等关节及脊柱、面骨的外伤可作为首选检查方法。

(2)化脓性骨髓炎:X 线表现为骨质破坏、骨质增生及死骨形成。

1)急性化脓性骨髓炎:X 线、CT 表现:①软组织肿胀:早期为软组织增厚、密度增高。②骨质破坏:两周后干骺端局限性骨质疏松、骨质破坏,皮质骨呈虫蚀样或筛孔样破坏。③骨膜增生:骨质破坏周围有骨膜增生反应。④死骨:因脓肿使骨质血液供应发生障碍,骨质坏死,形成长条的死骨。

2)慢性化脓性骨髓炎:急性骨髓炎治疗不彻底,引流不畅,在骨内遗留脓肿或死骨时,即转为慢性骨髓炎。①X 线基本征象是以骨质增生硬化为主,伴有大块死骨形成,其周围包绕大量的骨膜新生骨,形成骨包壳。骨质增生硬化是骨髓炎修复中的反映,X 线片上呈均匀性骨化阴影,无骨纹理结构,经过不断修复,骨结构逐渐恢复正常。②CT 检查易于发现骨破坏和死骨,其表现为:骨皮质增厚,骨髓腔密度变窄,死骨密度高被周围密度低的脓腔包绕。③MRI:炎性水肿、肉芽组织和脓液在 T_1WI 上呈低信号,在 T_2WI 上为明显高信号,死骨呈低信号。

(3)骨肉瘤:临床上将肿瘤产生的类骨简称为肿瘤骨,是骨肉瘤影像学的重要依据。①X 线、CT 表现:肿瘤新生骨呈棉絮状或针状,骨膜反应明显,呈现三角形的骨膜反应阴影,即 Codman 三角;同时可见"葱皮"现象和"日光射线"形态。骨质破坏,边界不清。②MRI 表现:在 T_1WI 上呈不均匀低信号,在 T_2WI 上为不均匀明显高信号,对明确肿瘤的边界和范围有意义。

6. 泌尿系统疾病的诊断　X 线诊断主要利用平片和造影检查,对肾结石、肾结核、肾肿瘤等疾病提供有价值的诊断依据。

(1)泌尿系结石:多数结石不透 X 线,称为阳性结石。少数含钙盐少,平片上不显影,称为阴性结石。结石可为单个或多个,单侧或双侧,大部分位于的肾盂或肾盏内,输尿管结石易停留在生理狭窄处。X 线表现为肾盂、肾盏区单个或数个圆形或卵圆形、桑葚状、鹿角状或分层等典型的结石;输尿管结石常呈黄豆或米粒大小的致密影,可均匀一致,也可分层或呈颗粒状。阴性结石在造影片上呈小充盈缺损影。膀胱结石居骨盆线中位,可随体位而改变位置。结石 CT 表现:圆形、卵圆形、桑葚状、鹿角形高密度影。

(2)肾细胞癌:又称肾腺癌,多为单侧。X 线平片肾影局部增大弧形突出,外形呈分叶状。尿路造影示肿瘤压迫侵蚀肾盏,或使其伸长变形、分离或移位聚拢。肾盏颈部狭窄、远端积水,肾盏边缘残缺不齐,这是肾癌常见的 X 线征。CT、MRI 表现肾实质不均质肿块,可突出肾外,显示肿瘤部位、大小、有无累及周围器官。

(3)膀胱癌:多见老年人,以乳头状瘤和癌最常见,可单发或多发。膀胱造影可显示大小不同的结节状或菜花状充盈缺损。

二、心电图检查

心电图(electrocardiogram,ECG)在临床上应用较广泛,是诊断心肌梗死的重要依据,是诊断心律失常的最重要的无创性检查。在临床诊断及健康体检时最常用的不可缺少的检查项目之一。已广泛应用于重症监护、手术麻醉、用药观察、运动医学及航天研究的心电监测等。

(一)基本知识

心脏在每次收缩之前,心肌兴奋产生的微小生物电流,通过人体组织传到体表,用心电图机把这种不断电流描记下来,绘成的连续曲线称为心电图(图1-74)。

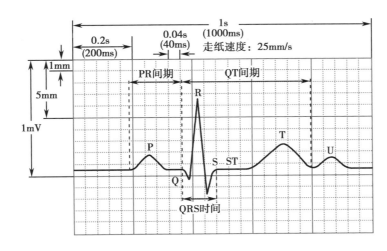

图1-74 心电图的组成及测量

1. 心电图波群的组成 ①P波:心动周期中的第一个波,振幅反映心房除极的电位变化。②QRS波:反映心室除极的电位变化,波群幅度最大。③T波:反映心肌复极的电位变化。④P-R间期:反映心房除极开始至心室开始除极的时间。⑤Q-T间期:从QRS波起点到T波终点的时间。⑥P-R段:从P波终点到QRS波群起点间的线段。⑦S-T段:从QRS波终点到T波起点线段,反映心室复极早期缓慢复极过程的电位变化。

2. 心电图导联 在体表的某两个部位上安放电极板,再用导线连接到心电图机的正负极上,记录两处的电位变化,这种连接方式称为心电图导联(图1-75)。①标准导联:是双极肢体导联,将电极分别置于右臂(R)、左臂(L)和左腿(F),Ⅰ导联表示L与R的电压差,Ⅱ导联表示F与R的电压差,Ⅲ导联表示F与L的电压差。②加压单极肢体导联:是单极肢体导联,aVR导联是R与L、F的电压差,aVL导联是L与R、F的电压差,aVF导联是F与L、R的电压差。③胸导联:是单极导联,V_1位于胸骨右缘第4肋间,V_2位于胸骨左缘第4肋间,V_3位于V_2与V_4连线的中点,V_4位于左胸骨中线与第5肋间交界处,V_5位于左腋前线V_4水平处,V_6位于左腋中线V_4水平处(图1-76)。

3. 心电图的测量 心电图纸小方格的各边细线间隔均为1mm,横向距离代表时间,用以计算各波和间期所占的时间,因为心电图纸移动的速度为每秒25mm,所以每1mm(1小格)代表0.04秒,粗线间隔内有5小格,故每两条粗线之间代表0.2s。纵向距离代表电压,用以计算各波振幅的高度或深度,当输入定准电压为1mV使曲线移位10mm时1小格为1mm,代表0.1mV。

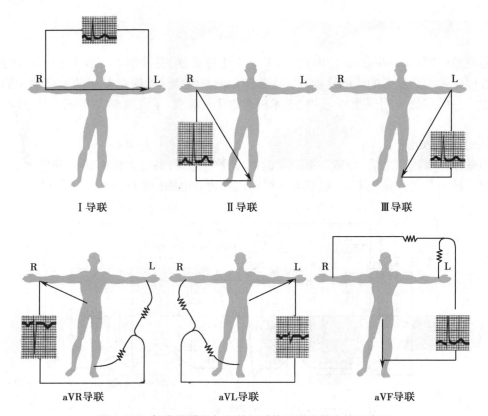

I导联 II导联 III导联

aVR导联 aVL导联 aVF导联

图 1-75　标准导联及加压单极肢体导联连接方式示意图

（1）心率的测量：测定邻近 2 个 P-P 间隔的时间，即一个心动周期。心率 = 60/P-P 或 R-R 间期（以秒为单位）。数 30 大格相当于 6 秒钟心动周期的数，乘以 10，便得出 1 分钟心房或心室率，此法常用于计算心律不齐者的平均心率。

（2）波段振幅及时间的测量：P 波振幅测量的基线以 P 波起始前的水平线为准。测量 QRS 波、T 波、U 波振幅，以 QRS 波群起点的水平线为基线。负向波振幅是基线的下缘至波谷的垂直距离，正向波振幅是基线的上缘至波顶的垂直距离（图 1-77）。

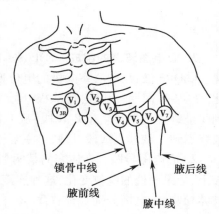

锁骨中线　　腋后线
腋前线　　　腋中线

图 1-76　胸前导联检测电极
位置示意图

1）P 波：代表左、右心房的除极，形态呈圆凸形或圆拱形。①Ⅰ、Ⅱ、aVF、$V_4 \sim V_6$ 直立，aVR 倒置，Ⅲ、aVL、$V_1 \sim V_3$ 不定；②时间 ≤ 0.11 秒，胸导电压 < 0.20mV，肢导电压 < 0.25mV。当时间与电压超过上述数值，表示心房增大或房内传导阻滞；P_{aVR} 直立，P_{II}、P_{aVF} 倒置称逆行 P 波，表示激动起源于房室交界区。

2）P-R 间期：代表心房除极开始至心室肌除极前的时间，成人 0.12 ~ 0.20 秒，儿童 < 0.18 秒。

临床意义：P-R 间期延长见于房室传导阻滞，缩短见于预激综合征。

3）QRS 波：代表左、右心室肌和室间隔的除极变化。Ⅱ、$V_4 \sim V_6$ 向上，aVR 向下，Ⅰ、Ⅲ、aVL、aVF 不定，时间 ≤ 0.06 ~ 0.10 秒。Q 波 < 1/4R。①反映左室面电压：$R_{V5} < 2.5mV$，$R_{V5} + S_{V1}$ 男 < 4.0mV，女 < 3.5mV，$R_{aVL} < 1.2mV$，$R_{aVF} < 2.0mV$，$R_I < 1.5mV$，$R_I + S_{III} < 2.5mV$，V_5 呈 qR、R、Rs 型。②反映右室面电压：$R_{V1} < 1.0mV$，$R_{V1} + S_{V5} < 1.2mV$，$R_{aVR} < 0.5mV$，

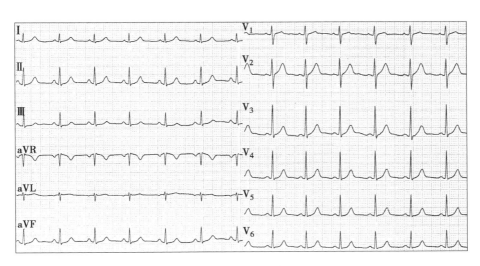

图 1-77 正常心电图

$R/S_{V_1}<1$，V_1 呈 rS 型。

肢体导联：每个 QRS 电压绝对值的和 $>0.5mV$，如果 $<0.5mV$ 为肢导低电压；如果同时心前导联中每个 QRS 电压绝对值的和 $<0.8\sim1.0mv$，为低电压。

胸导联：V_3 导联呈 RS 型，$R/S\approx1$，若 V_3 导联呈 rS 型 $R/S<1$ 为顺钟向转位，若 V_3 导联呈 Rs 型 $R/S>1$ 则为逆钟向转位。

临床意义：QRS 波时间超过 0.12 秒，表示室内传导阻滞。QRS 波群电压超过上述指标，为左或右心室肥厚；如低电压见于肺气肿、心包积液、全身水肿等患者，偶尔见于正常人。

4）J 点：位于 QRS 波群的终点与 ST 段起始的交接点，一般在等电位线上，可随 ST 段偏移而移位，但上下偏移 $<0.1mV$。

5）S-T 段：QRS 波群的终点（J 点）至 T 波起点的一段水平线段，代表心室除极结束至心室复极开始的这一段时间，一般在等电位线上。①正常上移：肢导 aVR $<0.05mV$，其余 $\leqslant0.1mV$，胸导 $V_1\sim V_3<0.3mV$，$V_4\sim V_6<0.1mV$。②正常下移：Ⅲ $\leqslant0.1mV$，其余 $<0.05mV$。

临床意义：ST 段下移超过正常范围，提示心肌缺血或损伤；ST 段上抬超过正常多见于急性心肌梗死、变异型心绞痛及急性心包炎等。

6）T 波：代表心室肌复极过程的电位变化，呈钝圆形。正向时，升支比降支长，负向时，降支比升支稍长，呈不对称形。一般与 QRS 波群的主波方向一致，Ⅰ、Ⅱ、$V_4\sim V_6$ 直立，aVR 倒置，Ⅲ、aVL、aVF、$V_1\sim V_3$ 不定。在以 R 波为主的导联中，T 波不应低于同导联中 R 的 1/10。胸导联的 T 波可高达 $1.2\sim1.5mV$，但 V_1 导联的 T 波不超过 0.4mV。

临床意义：T 波显著增高见于高血钾和心肌梗死的早期，T 波低平或倒置见于心肌损害、心肌缺血或低血钾。

7）Q-T 间期：代表心室肌除极与复极的整个过程，时间为 $0.36\sim0.44$ 秒。

临床意义：Q-T 间期延长提示心肌炎、心肌缺血、电解质紊乱；缩短提示洋地黄作用、血钙过高。

8）U 波：U 波产生的机制目前不明，可能是心肌细胞除极的激后电位。位于 T 波后 $0.02\sim0.04$ 秒处。方向与 T 波相一致。在胸导联较易见到，尤其 V_3 导联较为明显。

临床意义：U 波增高常见于低血钾、高血钙等，U 波倒置可见于冠状动脉粥样硬化性心脏病、心肌损害等。

（3）平均心电轴：心电轴一般指的是 QRS 电轴（mean QRS axis），它是除极过程中各瞬间向量的综合，代表心室除极的平均电势方向和大小，具有空间性。心电轴测定有目测法、振幅法和查表法。目测法是根据Ⅰ、Ⅲ导联 QRS 波群的主波方向来大致判断心电轴是否有偏移，Ⅰ、Ⅲ导联 QRS 波群的主波方向均向上，电轴不偏；Ⅰ导联向上，Ⅲ导联向下，电轴左偏；Ⅰ导联向下，Ⅲ导联向上，电轴右偏（表 1-67）。振幅法较繁琐，一般不用。查表法是用Ⅰ导联 QRS 波群正、负波振幅的代数和及Ⅲ导联 QRS 波群正、负波振幅的代数和，从专用心电轴表中查出相应的心电轴度数。

表 1-67　心电轴分类及临床意义

分类	范围	临床意义
正常心电轴	−30 ~ +90℃	正常人
心电轴左偏	−30 ~ −90℃	左心室肥大、左前分支阻滞等
心电轴右偏	+90 ~ +180℃	右心室肥大、左后分支阻滞等
不确定电轴	−90 ~ +180℃	正常人、肺心病、冠心病

（二）异常心电图

1. 房室肥大　由于心房与心室长时期负荷增大，引起心肌肥厚和心腔扩大。

（1）心房肥大：由于心房壁较心室壁薄，当其腔内血容量增加或压力增大时，多表现扩张而很少出现心房壁增厚。由于心腔扩大，反映心房的 P 波发生变化（图 1-78）。①左房肥大：左房位于后上方，当其扩张时，除极时间延长。表现为 P 波增宽，时间≥0.12 秒。P 波切迹明显，呈"M"双峰型，两峰间距≥0.04 秒，以Ⅱ导明显，见于二尖瓣病变，故称"二尖瓣型 P 波"。②右房肥大：右房增大时，右房除极向量增大，更偏向右、前、下，波电压增高。心电图表现为 P 波高而尖，电压≥0.25mV。P 波电压≥同导联 R 波的1/2。常见于肺源性心脏病，故称"肺型 P 波"。

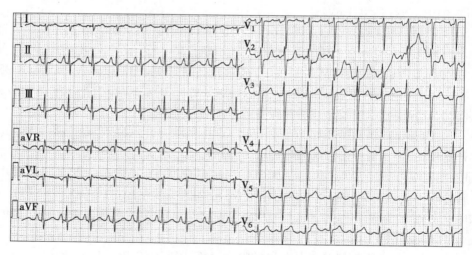

图 1-78　右心房及右心室肥大心电图

（2）心室肥大：①左心室肥大：左心室除极向量增大，心内膜向心外膜的除极时间延长，复极过程产生继发改变，结果心电图出现不同程度的 QRS 波群及 ST-T 改变。表现为 QRS 波群电压的改变，QRS 时间延长为 0.10 ~ 0.11 秒，ST-T 改变，心电轴轻度左偏或不偏（图 1-79）。②右心室肥大：右室壁厚度约为左室壁厚度的1/3。故当右心室肥大达到相当严重程度时，才会出现典型的右室肥大心电图。心电图表现为 QRS 波群电压的改变，ST-T 改变：V_1 的 ST 段下移，T 波倒置，V_5 的 ST 段抬高，T 波直立，心电轴右偏，V_1 ~ V_5 呈 rS，心电轴右偏，P 波高尖可考虑肺源性心脏病。

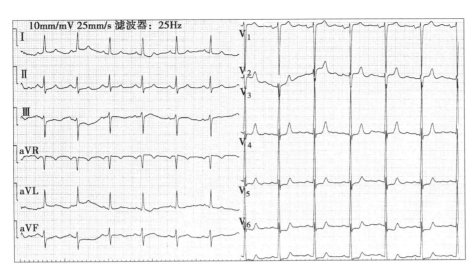

图 1-79　左心室肥大心电图

2. 心肌缺血　由于冠状动脉粥样硬化性狭窄或合并痉挛所致的心肌缺血性疾病。心肌缺血影响心室复极,心电图表现为 ST 段、T 波的改变。

(1)缺血型改变:正常情况下心外膜先复极,心内膜后复极。心肌缺血时,复极过程发生改变,出现 T 波改变。心内膜下缺血,心肌复极时间延长,出现 T 波高大直立、对称。心外膜下缺血,心肌复极顺序异常,心内膜开始复极．出现与正常方向相反的 T 波向量,T 波深倒置。

(2)损伤型改变:心内膜下心肌缺血时,ST 向量背离心外膜指向心内膜,引起主波向上的导联 ST 段下移,为最重要的表现。心外膜下心肌缺血或透壁性心肌缺血,ST 向量指向心外膜,引起 ST 段抬高,呈弓背向上。ST 段抬高的诊断标准:肢体导联 2 个或 2 个以上导联ST 段抬高≥0.1mV,胸前导联两个或两个以上导联 ST 段抬高≥0.2mV,心肌缺血发作时,心电图可见左胸导联及Ⅱ、Ⅲ、aVF 的 ST 段下移,T 波直立或倒置,T 波高耸最常见胸前导联(图 1-80)。

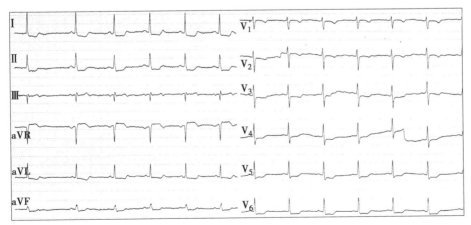

图 1-80　心肌缺血心电图

3. 心肌梗死　心肌梗死指冠状动脉的某一支堵塞,使其分布区的心肌供血中断,产生心肌不同程度的缺血、损伤、坏死等一系列征候群。

(1)心肌梗死心电图基本图形:①缺血型改变:T 波改变。首先发生于心内膜下,心肌复极延迟,T 波高大直立;心肌复极顺序反常,T 波倒置。②损伤型改变:ST 段弓背上抬,对应导联 ST 段下移。③坏死型改变:坏死心肌丧失电活动,不产生向量,心肌除极时,产生与坏死部位相背离的综合向量,出现病理性 Q 波或 QS 波(图 1-81)。

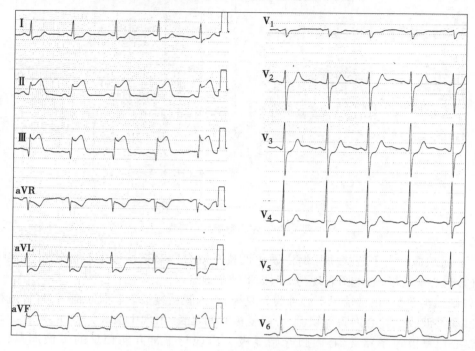

图 1-81 急性下壁心肌梗死心电图

(2)心肌梗死心电图分期(表 1-68)。

表 1-68 心肌梗死各期心电图特征

分期	ST 段	T 波	Q 波
早期	急性损伤性抬高	高尖	
急性期	显著升高或单向曲线	倒置	坏死性 Q 波
亚急性期	恢复或基本恢复至基线	倒置呈冠状	Q 波仍存在
愈合期	基本正常或正常	倒置变浅不再变化或正常	Q 波存在或消失、变小

(3)心肌梗死的定位诊断(表 1-69)。

表 1-69 心肌梗死心电图的定位与冠状动脉供血区的关系

导联	心室部位	供血的冠状动脉
$V_1 \sim V_3$	前间壁	左前降支
$V_3 \sim V_5$	前壁	左前降支
$V_7 \sim V_9$	正后壁	左回旋支或右冠状动脉
$V_1 \sim V_5$、I、aVL	广泛前壁	左前降支
I、aVL	侧壁	左前降支或左回旋支
II、III、aVF	下壁	右冠动脉或左回旋支

注:广泛前壁心肌梗死在 I、aVL 导联可能出现梗死图形

三、超声检查

超声检查(ultrasound,US)是运用超声波的特性和对人体软组织的物理特性、结构和功能状态作出判断的一种检查方法。正常人听觉范围的频率是16~20000Hz。超声波是指频率超过20000赫兹(Herze,Hz)以上超过人耳听域上限的声波。一般诊断用超声波频率为2~10兆赫(MHz)。超声检查法具有操作简便、无痛苦、无损伤、重复性强、实时动态成像、临床应用普及的特点,诊断价值大,已成为重要的诊断方法。主要用于检查:①眼眶、颈部、乳腺、腹盆部和肌肉软组织等疾病。②心脏和四肢血管疾病为主要影像检查技术。③病变穿刺活检、抽吸引流等,并为主要定位方法。④术中寻找小病灶和明确毗邻关系。

【基本原理】

超声检查是利用超声的物理特性和人体器官组织声学性质上的差异,以波形、曲线或图像的形式显示和记录,借以进行疾病诊断的检查方法。人体各种器官与组织都有它特定的声阻抗和衰减特性,因而构成声阻抗上的差别和衰减上的差异。超声波射入体内,由表面到深部,将经过不同声阻抗和不同衰减特性的器官与组织,从而产生不同的反射与衰减。这种不同的反射与衰减是构成超声图像的基础。将接收到的回声强弱,用明暗不同的光点依次显示在荧屏上,可显出人体的断面超声图像,称为声像图。

【超声种类】

1. B型超声诊断法 又称二维超声,超声诊断中最常用的检查方法。以不同辉度的光点显示界面反射信号的强弱,反射强则亮,反射弱则暗,称为灰阶成像。由于探头发射多声束,组成声平面,故在显示屏上可显示断层切面图像,并能显示脏器的活动状态,称为实时显像。B型超声能实时动态清晰显示出脏器的形状、大小、内部结构,可区别其内含物为实质性、液性和气性。B型超声操作简便.重复性好,适应面广。

临床主要用于:①检查心脏。②诊断腹部疾病,如肝癌、肝囊肿、结石等。③诊断眼科疾病。④甲状腺炎、甲状腺肿瘤的良性与恶性的诊断与鉴别。⑤乳腺癌的普查及对乳腺良性、恶性肿瘤的鉴别。⑥妇产科检查。⑦浆膜腔积液的检查与定位,如胸水、心包积液及腹水等。⑧介入性超声的应用。

2. M型超声心动图检查 M型超声心动图检查用接收到的回声的强度去调制示波屏上光点的辉度,所采用的是单声束检查。M型声像图上,纵坐标表示回声深度(距离),横坐标为时间。M型超声检查主要用于活动脏器特别是心脏的检查。

3. 多普勒超声诊断法 多普勒超声诊断法也称D型超声法,是利用多普勒效应与二维超声心动图相结合,在图像上放置取样容积,以测定心脏大血管内血流动力学变化的超声诊断法。多普勒超声心动图主要用于:①诊断心脏瓣膜病和先天性心脏血管病,如房间隔缺损、室间隔缺损、动脉导管未闭等,可对分流和反流血流动力学作出定量分析。②测定多种心功能数据。③分析血流速度,估计血管阻塞程度,诊断动脉狭窄及动脉瘤。④帮助判断肿块的良性、恶性及胎儿的生长发育状况等。

4. 超声(声学)造影法 在血液中加入声学造影剂,利用超声借以显示血液在心腔和大血管内流动情况的方法,称为超声(声学)造影法。临床上主要用于判断分流性或反流性心血管疾病。

【临床应用】

1. 肝脏 正常肝脏切面轮廓清晰,被膜呈细线状回声,光滑完整肝实质呈均匀细小的点状中等度回声。肝内显示的管道结构主要为门静脉和肝静脉及其分支,门静脉壁较厚,回声较强,肝静脉壁较薄,回声弱,汇流至下腔静脉。

(1)肝硬化:①肝脏形态失常,体积缩小,被膜不光整,典型者呈锯齿状。②肝实质回声不均匀增强。③肝静脉变细,迂曲,走向不清。④门静脉高压征象,门静脉主干增宽、脾静脉扩张、脐静脉再通,脾肿大厚度大于 4cm,腹腔内可见腹水形成的不规则液性无回声暗区。⑤胆囊壁增厚呈双边影。

(2)肝癌:原发性肝癌肝实质内有多发或单发的圆形或类圆形团块,多数呈膨胀性生长,肿块内部可显示均匀或不均匀的弱回声、强回声和混杂回声。肿瘤周围可见完整或不完整的低回声包膜,形成静脉或胆管内癌栓时,在扩张的血管或胆管内可见高回声的转移灶。继发性肝癌多在肝内出现多发的、大小及图形特征相似的强回声或低回声结节。淋巴瘤、肉瘤、胃癌、食管癌及泌尿系统癌肿肝转移灶多为高回声结节。

(3)肝脓肿:可见单发或多发的低回声或无回声肿块,脓肿壁显示强回声,厚薄不等,外壁光滑,内壁不整。脓肿周围显示由亮渐暗环状回声的水肿带。脓肿内出现气体时,在后方出现狭长的带状强回声。

2. 胆道系统 正常横切面和纵切面胆囊的形状表现为圆形、类圆形或长圆形,大小直径约 4~5cm 轮廓清晰,壁薄光滑,厚度约 0.2~0.3cm。囊内均匀无回声,后方回声增强。肝外胆管上段位于门静脉前方,与门静脉平行形成双管结构,其内径小于或等于门静脉的1/3;下段因受肠道气体的干扰,超声不易显示。

(1)胆囊炎:急性胆囊炎以胆囊增大为超声特征;慢性胆囊炎多以胆囊缩小、胆囊壁增厚为主要表现,多伴有胆囊结石。

(2)胆囊结石:①胆囊或胆管内一个或数个强回声团;②在强回声团后方伴有声影,其宽度与结石大小一致;③随体位改变强回声团移动。同时具有以上 3 个特性是超声诊断胆囊结石的可靠条件。

3. 泌尿系统 正常声像图:①肾:肾因扫查方向不同可以呈圆形、卵圆形或豆形,被膜清晰光滑,呈强回声线影。外周肾实质呈低回声,间有少许散在点状回声;中央部为肾盂、肾盏、肾内血管及脂肪构成的肾窦区,呈不规则的高回声区。②膀胱:充盈时,横切面呈圆形、椭圆形、或四方形,纵切面略呈三角形。浆膜层呈强回声带,显示清晰,有良好连续性。膀胱内尿液为均匀液性无回声区。③前列腺:经腹壁探查,横切面呈左右对称而圆钝的三角形或栗子形。包膜整齐而明亮,实质呈均匀低回声。

(1)肾结石:肾窦区内可见一个或多个点状或团块状强回声区,直径大于 0.3cm 的结石后方可伴有声影。超声检查可发现 X 线平片检查阴性的结石,弥补了 X 线检查的不足。

(2)肾积水:超声极易诊断,表现为肾窦强回声分离扩张,其内出现前后径超过 1.5cm 的长条形、椭圆形无回声区,呈饱满感,多个液腔互相通连。轻度肾积水肾外形及肾实质无改变;中度肾积水肾窦区呈手套状或烟斗状无回声区;重度肾积水肾窦区被巨大无回声区所代替,肾实质受压变薄,肾体积明显增大。

(3)膀胱结石:膀胱无回声区内出现单个或多个点状或团块状强回声,其后伴有声影。强回声团可随体位改变而移动。

(4)前列腺增生症:前列腺各径线均增大,以前后径增大更为重要,严重者可突入膀胱腔内。前列腺断面呈圆形或接近球形,大多数外形规整,左右对称。内外腺比例异常,由正常的1:1 变成(2.5~7):1。多数患者在前列腺内出现单个或多个低回声的增生结节。

(5)膀胱肿瘤:表现为膀胱壁上有向腔内突起的赘生物,大小形态不一,呈中等强度回声,表面不光滑,呈菜花状或海藻样,有蒂肿瘤随体位改变有漂浮感。

4. 女性生殖系统 为女性生殖系统首选的最主要和最常用的方法。

(1)正常子宫声像图:纵向扫查时子宫呈倒置的梨形,位于充盈的膀胱后方,横切面子宫底部呈三角形,体部呈椭圆形,轮廓清晰,被膜光滑,子宫肌层呈均匀中等回声,宫腔呈线状强回声。

（2）子宫肌瘤：妇科最常见的良性肿瘤，其声像图显示子宫增大，形态不规则，特别是多发性子宫肌瘤的形态更不规则；肌瘤结节呈圆形低回声或等回声，周边有假性包膜形成的低回声晕；壁间肌瘤子宫内膜移向对侧且变形，黏膜下肌瘤则内膜增宽或显示出瘤体。

（3）正常妊娠子宫的诊断

1）早孕：超声诊断早孕的依据是在子宫腔内（或其他部位）发现妊娠囊。一般在妊娠第5周时即可显示，第6周时妊娠囊的检出率达100%，声像图表现为圆形或椭圆形光环，其内呈无回声；第7周妊娠囊内可见胚芽回声；第8周可发现原始血管搏动。

2）中晚期妊娠：超声很容易诊断，超声检查多系要求明确妊娠有无异常或评定胎儿生长发育情况与孕龄估计或做胎儿生理评分，以便采取相应措施。

四、核素检查

核医学（nuclear medicine）就是利用放射性核素进行疾病诊断与治疗的医学学科。通常所讲的放射性核素显像即为诊断核医学。主要用于神经系统、心血管系统、内分泌系统、呼吸系统、消化系统、骨骼系统、泌尿系统和肿瘤等疾病的诊断与治疗。如神经系统的脑血管灌注显像，心血管系统的心功能显像，内分泌系统的甲状腺吸^{131}I率测定，呼吸系统的肺通气显像及消化系统的肝胶体显像等。

【检查原理】

将放射性核素及其标记化合物引入体内并进行脏器成像的诊断方法称为放射性核素显像。用于显像的放射性核素或其标记化合物称为显像剂或示踪剂。将显像剂通过静脉注射、口服或吸入等途径引入体内后，依其化学性质和生物学特性，可选择性聚集在某组织器官中或参与某种细胞的新陈代谢。显像剂在组织中的聚集程度与脏器的功能、病变性质等密切相关，并形成脏器或病变部位与周围邻近组织的放射性分布差异。应用放射性核素显像仪器在体外接收放射性核素衰变过程中发射出的射线后，以一定方式成像，即可显示脏器或组织的位置、大小、形态及其功能变化。

【临床应用】

1. 内分泌系统

（1）甲状腺吸碘试验：主要用于甲状腺功能亢进症^{131}I小于治疗患者^{131}I用量的计算，亚急性甲状腺炎的诊断，甲状腺功能亢进症、甲状腺功能减退症的辅助诊断等。

（2）甲状腺激素抑制试验：主要用于鉴别突眼的性质，某些甲状腺功能亢进突眼者，临床症状不典型，血清甲状腺激素正常，而以垂体-甲状腺轴调节关系被破坏为主要特征，其抑制率<25%。

（3）促甲状腺激素（TSH）兴奋试验：主要用于鉴别原发性和继发性甲状腺功能减退症；判断甲状腺储备功能，指导甲状腺功能减退症患者用药；功能自主性甲状腺结节的诊断和鉴别诊断。

（4）甲状腺显像：主要用于甲状腺结节功能的判定、异位甲状腺的诊断、甲状腺癌转移灶的探测、颈部肿块与甲状腺关系的确定、甲状腺质量的估计、亚急性甲状腺炎和慢性淋巴细胞性甲状腺炎的辅助诊断。

2. 心血管系统 放射性核素心功能显像主要应用于冠心病心肌缺血的诊断及心功能评价；心脏疾病治疗前后心功能的判断；室壁瘤的诊断与鉴别诊断；束支传导异常及预激综合征的辅助诊断；心肌病、心肌炎及瓣膜疾病的辅助诊断和心功能评价。

3. 神经系统 脑血流灌注显像，放射性药物静脉注入体内后，可以通过血-脑脊液屏障，进入脑实质内，并可在脑实质内停留足够的时间，其进入脑实质细胞的量与局部脑血流量成正相关。多用于脑血管疾病的早期诊断、血流灌注和功能受损范围的评价；癫痫致病灶的定位诊断;Alzheimer 病和多发性脑梗死痴呆的诊断与鉴别诊断;锥体外系和共济失调疾病的诊断与鉴别诊断;偏头痛的定位诊断与疗效评价;精神心理疾病的辅助诊断;震颤麻痹的诊断;小儿缺血缺氧性脑病的诊断等。

第五节 实验室检查

实验室检查(laboratory examination)是通过物理、化学和生物学等实验室方法对患者的血液、体液、分泌物、排泄物、组织细胞等标本进行检查,从而获得疾病的病原学、病理形态学或器官功能状态等资料的方法。再结合临床病史、症状和体征进行全面分析而作出诊断。实验室检查是诊断疾病、制订防治措施、观察疗效等方面的重要依据。

一、临床一般检验

临床一般检验包括血液一般检验、尿液一般检验和粪便一般检验,这是临床疾病诊断和治疗的最基础检验指标,是人群健康体检的必查项目。

(一)血液一般检测

血液一般检验又称血液常规检验,包括红细胞、白细胞及血小板等的检测。

【参考区间】

1. 血红蛋白和红细胞计数 健康人群血红蛋白和红细胞计数参考区间见表1-70。

表1-70 健康人群血红蛋白和红细胞数参考区间

人群	血红蛋白(g/L)	红细胞数(×10^{12}/L)
成年男性	120~160	4.0~5.5
成年女性	110~150	3.5~5.0
新生儿	170~200	6.0~7.0

2. 白细胞及白细胞分类计数 成人$(4 \sim 10) \times 10^9/L$,新生儿$(15 \sim 20) \times 10^9/L$,6个月~2岁$(11 \sim 12) \times 10^9/L$。白细胞分类计数结果见表1-71。

3. 血小板计数 $(100 \sim 300) \times 10^9/L$。

表1-71 白细胞分类计数结果

细胞类型		百分数(%)	绝对值(×10^9/L)
中性粒细胞(N)	杆状核(st)	0~5	0.04~0.05
	分叶核(sg)	50~70	2~7
嗜酸性粒细胞(E)		0.5~5	0.05~0.5
嗜碱性粒细胞(B)		0~1	0~0.1
淋巴细胞(L)		20~40	0.8~4
单核细胞(M)		3~8	0.12~0.8

【临床意义】

1. 红细胞及血红蛋白测定

(1)生理性变化:①增多:见于新生儿、高原地区居民、登山运动员、长期重度吸烟者等。②减低:生理性贫血,如6个月~2岁婴儿、老年人、孕妇等。

(2)病理性增多:①相对性增多:血液浓缩,如呕吐、高热、腹泻、多尿、多汗、大面积烧伤等。②继发性绝对性增多:组织缺氧,红细胞代偿性增高,如慢性心肺疾病。某些肿瘤,如肾癌、肝细胞癌、卵巢癌、肾上腺皮质腺瘤以及肾盂积水、多囊肾等。③原发性绝对性增多:如真性红细胞增多症等。

(3)病理性减少:贫血是指单位容积血液红细胞数及血红蛋白量低于参考区间的下限。①红细胞生成减少:骨髓功能衰竭的再生障碍性贫血;造血物质缺乏性贫血如缺铁性贫血、巨幼细胞贫血等。②红细胞破坏过多:溶血性贫血等。③红细胞丢失:急性、慢性失血性贫血等。

2. 白细胞计数和分类

(1)白细胞增多:白细胞总数高于参考区间上限(成人为 $10 \times 10^9/L$)称白细胞增多。白细胞总数的增多或减少主要受中性粒细胞数量的影响。

中性粒细胞增多:在生理情况下,下午较早晨为高。妊娠后期及分娩时,剧烈运动或劳动后,饱餐或淋浴后,高温或严寒等均可使其暂时性升高。

病理性增多见于:①急性感染:特别是化脓性球菌(如金黄色葡萄球菌、溶血性链球菌、肺炎链球菌等)感染为最常见的原因。②严重的组织损伤及大量血细胞破坏:严重外伤,较大手术后,大面积烧伤,急性心肌梗死及严重的血管内溶血。③急性大出血:在急性大出血后 1~2 小时内,白细胞数及中性粒细胞却明显增多。④急性中毒:代谢紊乱所致的代谢性中毒,糖尿病酮症酸中毒、尿毒症和妊娠中毒症;急性化学药物中毒;昆虫毒、蛇毒、毒蕈中毒等。⑤白血病、骨髓增殖性疾病及恶性肿瘤。

(2)中性粒细胞减少:白细胞总数低于 $4 \times 10^9/L$ 称白细胞减少。当中性粒细胞绝对值低于 $1.5 \times 10^9/L$,称为粒细胞减少症,低于 $0.5 \times 10^9/L$ 时称为粒细胞缺乏症。

中性粒细胞减少的原因有:①感染:革兰阴性杆菌感染,如伤寒、副伤寒杆菌感染时;某些病毒感染性疾病,如流感、病毒性肝炎、水痘、风疹;某些原虫感染,如疟疾、黑热病时白细胞亦可减少。②血液病:再生障碍性贫血,非白血性白血病、恶性组织细胞病、巨幼细胞贫血、严重缺铁性贫血等。③理化损伤:X 线、γ 射线、放射性核素等物理因素,化学物质如苯、铅、汞等,以及化学药物如氯霉素、磺胺类药、抗肿瘤药、抗糖尿病及抗甲状腺药物等。④单核-吞噬细胞系统功能亢进:脾脏肿大及其功能亢进,门脉性肝硬化、淋巴瘤。⑤自身免疫性疾病:如系统性红斑狼疮(SLE)等,产生自身抗体导致白细胞减少。

3. 血小板计数 常用止血和凝血功能障碍筛查的重要指标。

(1)生理性变化:通常午后略高于早晨;冬季高于春季;高原高于平原;运动和饱餐后升高;月经后高于月经前;新生儿出生时降低,2 周后显著增加,半年内达到成人水平。

(2)病理性减少:血小板计数低于 $100 \times 10^9/L$ 称为血小板减少。可见于:①血小板的生成障碍:再生障碍性贫血、急性白血病、放射性损伤、巨幼细胞贫血、骨髓纤维化等。②血小板破坏增多:原发性血小板减少性紫癜(ITP)、脾功能亢进、SLE、恶性淋巴瘤、血小板抗体等。③血小板消耗过多:弥散性血管内凝血、血栓性血小板减少性紫癜。④血小板分布异常:脾大(肝硬化、Banti 综合征)、血液被稀释(输入大量库存血或大量血浆)等。

(3)病理性增多:血小板数超过 $400 \times 10^9/L$ 为血小板增多。①原发性增多:骨髓增生综合征、真性红细胞增多症、原发性血小板增多症、骨髓纤维化早期及慢性粒细胞白血病等。②反应性增多:急性感染、急性溶血、急性大出血、某些癌症早期等。③其他:心脏疾病、肝硬化、慢性胰腺炎、烧伤、肾衰竭等。

(二)尿液检测

尿液检测对泌尿系统疾病的诊断、疗效观察具有重要意义,对其他系统疾病的诊断、预后判断也有重要参考价值。

尿液检测包括:①一般性状检查:尿量、气味、外观、比重、酸碱度等。②化学检查:尿蛋白、尿糖、尿酮体、尿胆原、尿胆红素等。③尿沉渣(显微镜)检查:细胞、管型、结晶体等。

【参考区间】

尿液检测的参考区间见表1-72。

表1-72 尿液检测的参考区间

分类	项目	参考区间
一般性状	尿量	成人1000~2000ml/24h
	外观	正常新鲜尿淡黄色,清澈透明。尿液颜色受食物、尿色素、药物等影响
	比重	1.015~1.025,晨尿最高,一般大于1.020,婴幼儿尿比重偏低
化学检查	尿蛋白	定性试验阴性;定量试验0~80mg/24h
	尿糖	定性试验阴性,定量为0.56~5.0mmol/24h尿
	酮体	阴性
显微镜检查	红细胞	玻片法平均0~3个/HP,定量检查0~5个/μl
	白细胞和脓细胞	玻片法平均0~5个/HP,定量检查0~10个/μl
	管型	阴性

【临床意义】

1. 尿量

(1)尿量增多:24小时尿量超过2500ml,称为多尿(polyuria)。生理性:饮水过多,饮浓茶、咖啡、乙醇或精神紧张等。病理性:糖尿病、尿崩症、慢性肾炎等。均可出现多尿。

(2)尿量减少:成人尿量低于400ml/24h或17ml/h,称为少尿(oliguria);而低于100ml/24h,则称为无尿(anuria)。生理性:饮水少、出汗多。病理性:休克、脱水、烧伤、急慢性肾炎、心功能不全、肝硬化腹水、肾衰竭等。

2. 外观

(1)血尿:每升尿液中含血量超过1ml,即可出现淡红色,称肉眼血尿。尿液外观变化不明显,离心沉淀后,镜检时红细胞平均大于3个/HPF,称为镜下血尿。血尿多见于泌尿系统炎症、结石、肿瘤、结核、外伤等,也可见于血液系统疾病,血友病、血小板减少性紫癜等。

(2)血红蛋白尿及肌红蛋白尿:见于严重的血管内溶血,如溶血性贫血、血型不合的输血反应、阵发性睡眠性血红蛋白尿等。肌红蛋白尿常见于挤压综合征、缺血性肌坏死等。

(3)胆红素尿:见于阻塞性黄疸和肝细胞性黄疸。

(4)脓尿和菌尿:泌尿系统感染如肾盂肾炎、膀胱炎等。

(5)乳糜尿和脂肪尿:丝虫病、肾周围淋巴管梗阻。脂肪尿见于脂肪挤压损伤、骨折和肾病综合征等。

3. 比重

(1)尿比重增高:少尿、糖尿病、急性肾炎、心功能不全、脱水等。

(2)尿比重降低:大量饮水、慢性肾小球肾炎、肾功能不全、尿崩症等。

4. 尿液蛋白质 尿蛋白定性试验阳性或定量试验超过150mg/24h尿时,称蛋白尿。

(1)生理性蛋白尿:剧烈运动、发热、寒冷、精神紧张、交感神经兴奋及血管活性剂等功能性和体位性的蛋白尿。

(2)病理性蛋白尿:多为持续性蛋白尿。①肾小球性蛋白尿:常见于肾小球肾炎、肾病综合征等原发性肾小球损害性疾病;糖尿病、高血压、系统性红斑狼疮、妊娠高血压综合征等继发性肾小球损害性疾病。②肾小管性蛋白尿:常见于肾盂。肾炎、间质性肾炎、肾小管性酸中毒、重金属中毒、药物(如庆大霉素、多黏菌素 B)及肾移植术后。③混合性蛋白尿:糖尿病、系统性红斑狼疮等。④溢出性蛋白尿:见于溶血性贫血和挤压综合征等,另一类较常见的是凝溶蛋白,见于多发性骨髓瘤、浆细胞病、轻链病等。

5. 尿液尿糖 尿糖定性试验阳性,称为糖尿,一般指葡萄糖尿。

(1)暂时性糖尿:①生理性糖尿:如大量进食碳水化合物或静脉注射大量的葡萄糖。②应激性糖尿:见于颅脑外伤、脑出血、急性心肌梗死。

(2)病理性糖尿:糖尿病、库欣综合征、甲状腺功能亢进、嗜铬细胞瘤、肢端肥大症、慢性肾炎、肾病综合征、间质性肾炎等。

6. 酮体

(1)糖尿病性酮尿:常伴有酮症酸中毒,虽然出现酮尿,但血糖、尿糖正常。

(2)非糖尿病性糖尿:高热、严重呕吐、腹泻、长期饥饿、禁食、过分节食、妊娠剧吐、酒精性肝炎、肝硬化等。

7. 显微镜检查

(1)红细胞:多形性红细胞大于80%时,称肾小球源性血尿,常见于急性肾小球肾炎、急进性肾炎、慢性肾炎、紫癜性肾炎、狼疮性肾炎等。多形性红细胞小于50%时,称非肾小球源性血尿,见于肾结石、泌尿系统肿瘤、肾结核等。

(2)白细胞和脓细胞:尿有大量白细胞,多为泌尿系统感染,如肾盂肾炎、肾结核、膀胱炎或尿道炎。

(3)管型

1)透明管型:正常人为(0～偶见)/LP,运动、重体力劳动、麻醉、用利尿剂、发热时可出现一过性增多。在肾病综合征、慢性肾炎、恶性高血压和心力衰竭时可见增多。

2)颗粒管型:见于肾实质病,如肾小球肾炎。

3)细胞管型:①肾小管上皮细胞管型见于肾小管损伤。②红细胞管型,急性肾小球肾炎。③白细胞管型,见于肾盂肾炎、间质性肾炎等。

4)蜡样管型:多提示有长期严重的肾小管变性坏死,预后不良。

5)脂肪管型:见于肾病综合征、慢性肾小球肾炎及其他肾小管损伤性疾病。

6)宽幅管型:见于慢性肾衰竭少尿期,提示预后不良。

(三)粪便检测

粪便检查对了解消化道及与肠道相通的肝、胆、胰腺等器官有无病变,间接地判断胃肠、胰腺、肝胆系统的功能状况有重要价值。

【参考区间】

粪便检测的参考区间见表1-73。

表 1-73 粪便检测的参考区间

项目	参考区间
量	每天排便 1 次,约为 100～300g
颜色与性状	黄褐色圆柱形软便,婴儿粪便呈黄色或金黄色糊状便
显微镜检查	红细胞阴性,白细胞不见或偶见
隐血试验	阴性

【临床意义】

1. 量 正常人粪便与进食食物种类、食量及消化器官的功能状态有关。进食细粮及肉食者,粪便细腻而量少;进食粗粮或多食蔬菜者,因粪便纤维含量高而粪便量多。当胃肠、胰腺有炎症或功能紊乱时,粪便量和排便次数均有不同程度增加。

2. 颜色与性状

(1)鲜血便:见于直肠息肉、直肠癌、肛裂及痔疮等。痔疮时常在排便之后有鲜血滴落,而其他疾患则鲜血附着于粪便表面。

(2)柏油样便:见于消化道出血。

(3)白陶土样便:见于各种原因引起的胆管阻塞患者。

(4)脓性及脓血便:当肠道下段有病变,如痢疾、溃疡性结肠炎、局限性肠炎、结肠或直肠癌常表现为脓性及脓血便,脓或血的多少取决于炎症类型及其程度,阿米巴痢疾以血为主,血中带脓,呈暗红色稀果酱样,细菌性痢疾则以黏液及脓为主,脓中带血。

(5)米泔样便:见于重症霍乱、副霍乱患者。

(6)黏液便:见于各类肠炎、细菌性痢疾,阿米巴痢疾等。

(7)稀糊状或水样便:见于各种感染性和非感染性腹泻。小儿肠炎时粪便呈绿色稀糊状。

(8)细条样便:多见于直肠癌。

(9)乳凝块:见于婴儿消化不良、婴儿腹泻。

3. 显微镜检查

(1)白细胞:正常粪便中不见或偶见。肠道炎症时增多,其数量多少与炎症轻重及部位有关。小肠炎症时白细胞数量一般小于15/HP,细菌性痢疾,可见大量白细胞、脓细胞或小吞噬细胞。过敏性肠炎、肠道寄生虫病时可见较多嗜酸性粒细胞。

(2)红细胞:正常粪便中无红细胞,当下消化道出血、痢疾、溃疡性结肠炎、结肠和直肠癌时,粪便中可见到红细胞。细菌性痢疾时红细胞少于白细胞,散在分布,形态正常。阿米巴痢疾时红细胞多于白细胞,多成堆出现并有残碎现象。

(3)巨噬细胞:见于细菌性痢疾和溃疡性结肠炎。

(4)肠黏膜上皮细胞:正常粪便中见不到,结肠炎、假膜性肠炎时可见增多。

(5)肿瘤细胞:乙状结肠癌、直肠癌患者的血性粪便及时涂片染色,可能发现成堆的癌细胞。

4. 隐血试验 隐血是指消化道少量出血,红细胞被消化破坏,粪便外观见异常改变,肉眼和显微镜均不能证实的出血。隐血试验对消化道出血鉴别诊断有一定意义,消化性溃疡,阳性率为40%～70%,呈间歇阳性;消化道恶性肿瘤,如胃癌、结肠癌,阳性率可达95%,呈持续性阳性。急性胃黏膜病变、肠结核、克罗恩病、溃疡性结肠炎、钩虫病及流行性出血热等常为阳性。

二、临床血液学检验

临床血液学检验包括骨髓细胞学检查和常用血栓与止血的筛选试验。

【参考区间】

1. 骨髓细胞形态检查 正常骨髓象的参考区间见表1-74。

2. 常用血栓与止血的筛选试验 常用血栓与止血的筛选试验参考区间见表1-75。

【临床意义】

1. 骨髓细胞学检查

(1)增生性贫血:见于缺铁性贫血、失血性贫血、溶血性贫血。骨髓增生活跃或明显活跃。①红系增生显著,以中、晚幼红细胞增多为主,粒红比值减小;②幼红细胞及成熟红细胞形态随贫血的类型不同而不同,如缺铁性贫血时,幼红细胞个体小,胞质少,边缘不整和嗜碱蓝染,呈"核老质幼"改变,成熟红细胞大小不均匀,以小细胞为主,中心淡染区扩大,甚至出现环形红细胞。

表 1-74 正常骨髓象的参考区间

指标	参考值
增生程度	增生活跃,粒红比值为(2~4):1
粒细胞系统	占有核细胞40%~60%,其中原粒细胞<2%,早幼粒细胞<5%,中性中、晚幼粒细胞约各占10%,杆状核粒细胞明显多于分叶核粒细胞,嗜酸性粒细胞<5%,嗜碱性粒细胞<1%。各阶段细胞形态无明显异常
红细胞系统	占有核细胞20%左右。其中原红细胞<2%,早幼红细胞<5%,中、晚幼红细胞约各占10%。各阶段细胞形态无明显异常
巨核细胞系统	巨核细胞7~35个/片(1.5cm×3cm)。其中,原巨核细胞0~5%,幼巨核细胞0~10%,主要是颗粒型和产血小板型巨核细胞,血小板散在或成簇分布。细胞形态无明显异常
淋巴细胞系统	占有核细胞20%(小儿可达40%),主要是成熟淋巴细胞
单核及浆细胞	单核细胞<4%,浆细胞<2%,大多为成熟阶段细胞,且细胞形态无明显异常
其他细胞	可见少量内皮细胞、成骨细胞、吞噬细胞、组织嗜碱性粒细胞等,分裂象细胞少见,无其他异常细胞及寄生虫

表 1-75 常用血栓与止血的筛选试验参考区间

指标	参考区间
BT	TBT法:(6.9±2.1)分钟;IVY法:2~7分钟
CT	试管法:4~12分钟;硅管法(SCT):15~32分钟;塑料管法:10~19分钟。活化凝血时间法(ACT):1.1~2.1分钟
APTT	31~43秒,比正常对照延长10秒以上才有意义
PT	①11~13秒,比正常对照延长3秒以上即有意义。②PTR:0.85~1.15。③INR:1.0~1.5

(2)巨幼细胞贫血:骨髓增生明显活跃,粒红比值减小。①红系统显著增生,幼红细胞比例常大于40%,以早、中幼红细胞阶段为主,幼红细胞成熟障碍,形态异常。②可见巨幼红细胞,常大于10%,巨幼红细胞的特点为胞体大、胞质丰富、核染色质与同期细胞比细致、疏松、核与胞质发育不平衡,呈"核幼质老"现象,核形不规则及多核巨幼红细胞;核分裂象易见,可见嗜碱性点彩红细胞、Cabot环、Howell-Jolly小体;成熟红细胞大小不均匀,中心淡染区消失。③粒系自中性中幼粒后有巨型变,常见于巨晚幼粒和巨杆状粒细胞(为病变早期表现),成熟粒细胞分叶过多。④巨核系可见分叶过多,核染色质细致疏松,胞质颗粒稀疏、减少,产生血小板减少,且血小板功能不佳。

(3)再生障碍性贫血:①骨髓增生减低或极度减低。②红系、粒系、巨核系三系均受抑制,早期幼稚细胞罕见,比值减小,巨核细胞罕见或缺如,血小板减少。③非造血细胞相对增多,如淋巴细胞、浆细胞、组织嗜碱性粒细胞、组织细胞等,比例常大于50%。

(4)急性白血病:各种急性白血病都有相似的血液学特征。①骨髓增生明显活跃或极度活跃。②原始细胞和早期幼稚细胞应大于30%。③有白血病细胞,核分裂象及退化细胞增多。④除病理细胞系列外,其他系列血细胞均受抑制。

(5)慢性粒细胞性白血病:①骨髓增生极度活跃。②粒系极度增生,以中性中幼、晚幼及杆状核粒细胞为主,原粒细胞、早幼粒细胞小于10%~15%。③嗜酸、嗜碱性粒细胞增多,粒细胞形态可有异常。④红系细胞受抑制,成熟红细胞形态正常。⑤巨核细胞早期显著增多,血小板增多,晚期均减少。

2. 常用血栓与止血的筛选试验

(1)出血时间:在一定条件下,皮肤毛细血管刺破后,出血自然停止所需要的时间称出血时间(bleeding time,BT)。BT长短与毛细血管壁的结构和功能、血小板的数量和功能、毛细血管与血小板的相互作用等因素有关。

BT延长常见于:①PLT减少,为原发性、继发性血小板减少性疾病。②PLT增多,为原发性、继发性血小板增多性疾病。③血小板功能异常,如遗传性和获得性血小板功能缺陷症。④血管性血友病。

(2)凝血时间:凝血时间(clotting time,CT)是观察血液离体后,因子Ⅻ被异物表面激活后,启动内源性凝血的时间。

1)CT延长:①血友病。②血管性血友病。③严重的因子Ⅴ、Ⅹ、Ⅱ、Ⅰ减少或缺乏。④纤溶亢进或抗凝物质增多。

2)CT缩短。①血栓前状态。②血栓性疾病。

(3)活化部分凝血活酶时间:活化部分凝血活酶时间(activated partial thromboplastin time,APTT)是检查内源性凝血、血友病试验,为特异敏感的方法,其反映了因子Ⅷ、Ⅸ、Ⅺ和Ⅴ、Ⅹ、Ⅱ、Ⅰ的水平。当血浆凝血因子比正常水平低15%~30%时,即可呈现延长,且血小板异常不影响结果。

1)延长:①血友病有症状者,其凝血因子活性小于5%。APTT主要检出轻型血友病甲(Ⅷ:C活性大于6%~25%),对亚临床血友病(Ⅷ:C活性>26%~45%)和血友病携带者敏感性欠佳。②因子Ⅸ、Ⅺ、Ⅻ缺乏症也可延长。③抗凝物或凝血因子抑制物增多,因而也可作为狼疮抗凝物的筛选试验。

2)肝素治疗的监护:为肝素治疗用量检测的首选指标。以维持结果在参考值的1.5~2.5倍为安全有效范围。

3)缩短:见于血栓前状态,如DIC及血栓性疾病。

(4)血浆凝血酶原时间:血浆凝血酶原时间(prothrombin time,PT)是测定外源性凝血系统较灵敏和最常用筛选试验,其异常反映因子Ⅴ、Ⅶ、Ⅹ、Ⅱ、Ⅰ的水平。常用于手术前补充凝血因子、新生儿黑粪症维生素K缺乏、肝脏疾病等的检查指标和口服抗凝剂的监测。

1)延长:外源性凝血因子Ⅱ、Ⅴ、Ⅶ、Ⅹ和纤维蛋白原减低,以获得性多见,如DIC、原发性纤溶亢进症、维生素K缺乏、肝脏病、循环中抗凝物增多等。

2)缩短:先天性因子Ⅴ增多、口服避孕药、高凝状态及血栓性疾病等。

3)PTR、INR:是监测口服抗凝剂的首选指标,口服抗凝剂期间PTR在1.5~2.0秒,INR在2.0~2.5为宜,INR一般不宜大于3.0和小于1.5。

三、临床生物化学检验

临床生物化学检查是以人体正常的生物化学代谢为基础,研究疾病状态下相关代谢物质和量的改变的一种检查方法,是临床广泛应用的检查项目,在实验室检查中具有重要的意义。

【参考区间】
常用临床生物化学检测参考区间见表1-76。

【临床意义】

1. 空腹血糖检测 血糖检测是目前诊断糖尿病的主要依据,也是判断糖尿病病情和控制程度的主要指标(表1-77)。

表 1-76　常用临床生物化学检测参考区间

指标	参考区间
血糖	葡萄糖氧化酶法:3.9~6.1mmol/L
HbA_1c	成人 4%~6%,HbA_1 5%~8%
总胆固醇	合适水平:≤5.17mmol/L,边缘水平:5.20~5.66mmol/L,危险水平:≥5.69mmol/L
三酰甘油	0.56~1.70mmol/L
高密度脂蛋白	HDL-C:男性 1.16~1.42mmol/L,女性 1.29~1.55mmol/L。合适范围为 >1.04mmol/L,升高≥1.55mmol/L,降低 <1.04mmol/L
低密度脂蛋白	合适水平:≤3.37mmol/L;边缘水平:3.37~4.12mmol/L;升高:>4.14mmol/L
血钾	3.5~5.3mol/L
血钠	137~145mmol/L
蛋白质	成人:血清总蛋白 60~80g/L,清蛋白 40~55g/L,球蛋白 20~30g/L,A/G(1.5~2.5):1
胆红素	TB:3.4~17.1μmol/L;CB:0.6~0.8μmol/L;UCB:1.7~10.2μmol/L
转氨酶	连续监测法(37℃):ALT5~40U/L;AST 8~40U/L;ALT/AST≤1
碱性磷酸酶	磷酸对硝基苯酚连续监测法(37℃):成人:40~110U/L
肌酐	50~110μmol/L
尿素	2.5~6.5mmol/L

表 1-77　血糖检测的临床意义

血糖异常	状态	临床意义
升高	生理性	餐后 1~2 小时、高糖饮食、剧烈运动、情绪激动
	病理性	①糖尿病。②内分泌疾病:甲状腺功能亢进症、皮质醇增多症、嗜铬细胞瘤和胰高血糖素瘤等。③应激性:颅内压增高、颅脑损伤、心肌梗死、急性脑血管病等。④药物影响:激素、噻嗪类利尿剂、口服避孕药等。⑤肝脏和胰腺疾病:严重的肝病、坏死性胰腺炎、胰腺癌等。⑥其他:高热、呕吐、脱水、麻醉和缺氧等
减低	生理性	饥饿、剧烈运动、妊娠期
	病理性	①胰岛素过多:胰岛素用量过大、口服降糖药、胰岛 B 细胞增生或肿瘤等。②升高血糖激素分泌不足:肾上腺皮质激素、生长激素缺乏。③肝糖原贮存缺乏:急性重型肝炎、急性肝炎、肝癌、肝淤血等。④其他:急性乙醇中毒、消耗性疾病等

2. 糖化血红蛋白　糖化血红蛋白(GHb)是血红蛋白与己糖(葡萄糖)缓慢、连续非酶促反应的产物,一旦生成不再解离,是不可逆的,且不受每天葡萄糖波动的影响,也不受运动或食物的影响。GHb 水平取决于血糖水平、高血糖持续时间,其生成量与血糖浓度成正比。GHb 的代谢周期与红细胞的寿命基本一致,故 GHb 水平反映了近 2~3 个月的平均血糖水平。故 GHb 可作为糖尿病长期控制的良好观察指标。

3. 总胆固醇　总胆固醇(total cholesterol,TC)适用于评估动脉粥样硬化危险性以及降脂药物治疗后疗效监测(表 1-78)。

表 1-78　血清 TC 检测的临床意义

异常	临床意义
增高	①长期吸烟、饮酒、精神紧张
	②动脉粥样硬化、原发性高脂血症、糖尿病、肾病综合征、胆总管阻塞、甲状腺功能减退、肥大性骨关节炎、老年性白内障和牛皮癣等
降低	①饥饿、剧烈运动、妊娠期、贫血
	②胰岛素用量过大、口服降糖药、胰岛 B 细胞增生或肿瘤等;升高血糖激素分泌不足:肾上腺皮质激素、生长激素缺乏;急性重型肝炎、急性肝炎、肝癌、肝淤血等;急性乙醇中毒、消耗性疾病等

4. 三酰甘油　机体的供能来源,也是动脉粥样硬化的危险因素之一。血清 TG 受饮食、生活习惯、性别和年龄等的影响的波动较大,TG 测定的临床意义见表 1-79。

表 1-79　血清三酰甘油检测的临床意义

异常	临床意义
升高	生理性:餐后、高脂饮食
	病理性:①冠心病。②原发性高脂血症、动脉粥样硬化症、肥胖症、糖尿病、痛风、甲状旁腺功能减退症、肾病综合征等
降低	病理性:①低 β-脂蛋白血症和无 β-脂蛋白血症。②严重的肝病、吸收不良、甲状腺功能亢进症、肾上腺皮质功能减退症等

5. 血清高密度脂蛋白胆固醇　高密度脂蛋白胆固醇(high density lipoprotein cholesterol,HDL-C)将胆固醇从周围组织转运到肝脏中代谢。血清 HDL-C 水平与冠心病的发病呈负相关,被认为具有抗动脉粥样硬化作用。

血清 HDL-C 受年龄和性别、饮食、种族等的影响因素多,HDL 可用于评价发生冠心病的危险性(表 1-80)。

表 1-80　血清 HDL-C 检测的临床意义

异常	临床意义
升高	生理性:绝经前女性
	病理性:慢性肝炎、原发性胆汁性肝硬化等
降低	病理性:动脉粥样硬化、急性感染、糖尿病、慢性衰竭、肾病综合征,雄激素、β 受体阻滞剂和孕酮等药物

6. 低密度脂蛋白　低密度脂蛋白(low density lipoprotein,LDL)是富含胆固醇的脂蛋白,为致动脉粥样硬化的因子。临床上以 LDL 胆固醇(LDL-C)的含量来反映 LDL 水平。LDL-C 水平与冠心病发病呈正相关,用于判断发生冠心病的危险性。血清 LDL 升高见于高脂蛋白血症、急性心肌梗死、冠心病、肾病综合征、糖尿病;减低见于营养不良、慢性贫血、骨骼瘤、严重肝病等。

7. 血钾　细胞内的主要阳离子,血钾检测的适用于高血压、心律失常、服用利尿剂或泻药、酸碱平衡紊乱等。血钾超过 5.5mmol/L 时称为高钾血症。血钾低于 3.5mmol/L 时称为低钾血症,其中血钾在 3.0~3.5mmol/L 为轻度低钾血症;2.5~3.0mmol/L 为中度低钾血症；<2.5mmol/L 为重度低钾血症。血钾浓度变化的发生机制与临床意义见表 1-81。

表 1-81 血钾浓度变化的发生机制与临床意义

分类	发生机制	临床意义
高钾血症	①摄入过多	如高钾饮食、静脉输注大量钾盐
	②排出减少	如急性肾衰竭少尿期、肾上腺皮质功能减退症、系统性红斑狼疮
	③细胞内钾外移增多	如组织损伤和血细胞破坏、缺氧和酸中毒、使用 β 受体阻滞剂或洋地黄类药物
	④假性高钾	如血管外溶血等
低钾血症	①分布异常	如应用大量胰岛素、低钾性周期性麻痹、碱中毒等
	②丢失过多	如频繁呕吐、长期腹泻、肾衰竭多尿期、肾小管性酸中毒、肾上腺皮质功能亢进症、长期应用呋塞米等利尿剂

8. 血钠 血钠超过 145mmol/L，并伴有血液渗透压过高者，称为高钠血症。血钠低于 135mmol/L 称为低钠血症。血钠浓度变化的发生机制与临床意义见表 1-82。

表 1-82 血钠浓度变化的发生机制与临床意义

分类	发生机制	临床意义
高钠血症	①水分摄入不足	如进食困难、昏迷等
	②水分丢失过多	如大量出汗、烧伤、长期腹泻、呕吐、糖尿病性多尿
	③内分泌病变	如肾上腺皮质功能亢进症、原发性或继发性醛固酮增多症
	④摄入过多	
低钠血症	①丢失过多	如慢性肾衰竭多尿期和大量应用利尿剂
	②细胞外液稀释	如水钠潴留
	③消耗性低钠或摄入不足	如肺结核、肿瘤、肝硬化等慢性消耗性疾病，饥饿、营养不良、长期低钠饮食等

9. 蛋白质测定 血清总蛋白(TP)包括清蛋白(A)和球蛋白(G)，A 是由肝脏合成，肝脏受损时，合成减少。球蛋白是多种蛋白质的混合物，包括 α_1 球蛋白、α_2 球蛋白、β 球蛋白、γ 球蛋白，其中 γ 球蛋白为免疫球蛋白，由 B 淋巴细胞及浆细胞产生。当肝脏受损，尤其是慢性炎症时，刺激单核-吞噬细胞系统，γ 球蛋白生成增加。因此，通过检测血浆蛋白含量及蛋白组分的相对含量，可了解肝细胞有无慢性损伤及其损害的严重程度。

(1)TP 及 A 增高：见于各种原因导致的血液浓缩(严重脱水，休克，饮水量不足)、肾上腺皮质功能减退等。

(2)TP 及 A 降低：见于肝细胞损害影响 A 合成，一般伴有 γ 球蛋白增加，常见于亚急性重症肝炎、慢性肝炎、肝硬化、肝癌等，或蛋白摄入不足、蛋白丢失过多、消耗增加。

(3)A/G 倒置：见于严重肝功能损伤及 M 蛋白血症，如慢性中度以上持续性肝炎、肝硬化、原发性肝癌、多发性骨髓瘤、原发性巨球蛋白血症等。

10. 胆红素测定 血清总胆红素(STB)是非结合胆红素(UCB)和结合胆红素(CB)的总和。

血清胆红素测定主要用于黄疸的诊断以及类型的鉴别：①判断有无黄疸及程度。②根据胆红素、结合及非结合胆红素升高程度判断黄疸类型，若 STB 增高伴 UCB 明显增高提示为溶血性黄疸；STB 增高伴 CB 明显升高为胆汁淤积性黄疸，三者均增高为肝细胞性黄疸。

11. 血清酶学　肝脏是人体含酶最丰富的器官。测定血清中某些酶的活性或含量可用于诊断肝胆疾病。主要有丙氨酸氨基转移酶（alanine aminotransferase，ALT），天门冬氨酸氨基转移酶（aspartate aminotransferase，AST），碱性磷酸酶（alkaline phosphatase，ALP），γ-谷氨酰转移酶（gamma-glutamyltransferase，GGT）等。

（1）转氨酶：ALT 主要分布在肝脏，其次是骨骼肌、肾脏、心肌等组织中；AST 主要分布在心肌，其次在肝脏、骨骼肌和肾脏组织中。在肝细胞中，ALT 主要存在于非线粒体中，而大约 80% 的 AST 存在于线粒体内。正常时血清 ALT、AST 的含量很低，但当肝细胞受损时，血清酶活性升高。

1）急性病毒性肝炎：ALT 与 AST 均显著升高，ALT/AST > 1，是诊断急性病毒性肝炎重要的检测手段。急性肝炎恢复期，转氨酶活性不能降至正常，提示急性病毒性肝炎转为慢性。

2）慢性病毒性肝炎：转氨酶轻度上升或正常，ALT/AST > 1。若 AST 升高较 ALT 显著，提示慢性肝炎可能进入活动期。

3）酒精或药物性肝病：转氨酶轻度升高或正常，且 ALT/AST < 1。

4）肝硬化：转氨酶活性取决于肝细胞进行性坏死程度。

5）其他：急性心肌梗死 AST 增高，骨骼肌疾病、肺梗死、肾梗死、胰梗死、转氨酶轻度升高。

（2）碱性磷酸酶：ALP 主要分布在肝脏、骨骼、肾、小肠及胎盘中。肝脏的 ALP 经胆汁排入小肠，胆道梗阻时，ALP 生成增加而排泄减少，而引起血清中 ALP 升高。胰头癌、胆道结石等肝胆系统阻塞性疾病，ALP 明显升高；用于黄疸的鉴别诊断；骨骼疾病血清 ALP 升高；生长中儿童、妊娠中晚期血清 ALP 生理性增高。

12. 血清肌酐　人体每天肌酐（Cr）的生成量相当恒定，血中 Cr 主要由肾小球滤过排出体外，肾小管基本不重吸收且排泌量也较少，在外源性肌酐摄入量稳定的情况下，血中的浓度取决于肾小球滤过能力，测定血肌酐可作为 GFR 受损的指标，敏感性较尿素好，但并非早期诊断指标。

血 Cr 增高见于各种原因引起的肾小球滤过功能减退，如急慢性肾衰竭。

13. 血尿素　尿素是蛋白质代谢的终末产物，所以生成量取决于饮食中蛋白质摄入量、组织蛋白质分解代谢及肝功能状况。尿素主要经肾小球滤过随尿液排出，肾小管有少量排泌，当肾实质受损害时血浓度增加，因此目前临床上多测定尿素，粗略观察肾小球的滤过功能。

血清尿素增高见于：①器质性肾功能损害。②肾前性少尿。③蛋白质分解或摄入过多。④作为肾衰竭透析充分性指标。

四、临床免疫学检验

【参考区间】

1. 甲型肝炎病毒抗体　ELISA 法：抗 HAV-IgM 和抗 HAV-IgA 均为阴性。抗 HAV-IgG 阳性可见于甲肝感染后的人群。

2. 乙肝肝炎抗原抗体　阴性。

【临床意义】

1. 甲型肝炎病毒抗体　抗 HAV-IgM 阳性表明机体正在感染 HAV，是早期诊断甲肝的特异性指标；抗 HAV-IgA 阳性表明甲肝早期和急性期，是早期诊断甲肝的指标之一；抗

HAV-IgG 阳性表明恢复期且持久存在,是获得免疫力的标志,提示既往感染。

2. 乙型肝炎抗原抗体

(1)乙型肝炎病毒表面抗原:乙型肝炎病毒表面抗原(HBsAg)阳性见于急性乙肝的潜伏期,发病时达高峰;如果发病后 3 个月不转阴,则易发展成慢性乙型肝炎或肝硬化。携带者 HBsAg 也呈阳性。HBsAg 是 HBV 的外壳,不含 DNA,故 HBsAg 本身不具传染性;但因其常与 HBV 同时存在,常被用来作为传染性标志之一。

(2)乙型肝炎病毒表面抗体:乙型肝炎病毒表面抗体(HBsAb)阳性提示机体对乙肝病毒有一定程度的免疫力。一般在发病后 3~6 个月才出现,可持续多年。注射过乙型肝炎疫苗者,可呈现阳性反应。

(3)乙型肝炎病毒 e 抗原:乙型肝炎病毒 e 抗原(HBeAg)阳性表明乙型肝炎处于活动期,并有较强的传染性。孕妇阳性可引起垂直传播,致 90% 以上的新生儿呈 HBeAg 阳性。持续阳性,表明肝细胞损害较重,且可转为慢性乙型肝炎或肝硬化。

(4)乙型肝炎病毒 e 抗体:乙型肝炎病毒 e 抗体(HBeAb)阳性表示大部分乙肝病毒被消除,复制减少,传染性减低,但并非无传染性。阳性出现于乙肝急性期,易进展为慢性乙型肝炎;出现于慢性活动性期易发展为肝硬化;若 HBeAg 与 HBeAb 均阳性,且 ALT 升高时可进展为原发性肝癌。

(5)乙型肝炎病毒核心抗体:乙型肝炎病毒核心抗体(HBcAb)检出率比 HBsAg 更敏感,可作为 HBsAg 阴性的 HBV 感染的敏感指标。也可用作乙型肝炎疫苗和血液制品的安全性鉴定和献血员的筛选。

五、临床病原学检验

临床病原学检验是对造成感染的微生物,如细菌、病毒、支原体、衣原体、寄生虫等进行检查,以确定感染的发生和性质,为疾病提供恰当的治疗方案,采取有效的预防措施,防止感染传播。

1. 艾滋病 由人类免疫缺陷病毒(HIV)引起,又称获得性免疫缺陷综合征(AIDS)。艾滋病主要经性接触、血液和母婴垂直途径传播。其主要特点为 CD4 + T 细胞比例下降,细胞免疫功能受损,易出现机会感染和恶性肿瘤。

HIV 是一种反转录病毒,现已分离出 HIV-1 和 HIV-2 两型病毒,人感染 HIV 数周至半年后,绝大多数在血清中产生抗 HIV 抗体,检测 HIV(1 + 2)型抗体是确定 HIV 感染的主要手段。HIV 进入细胞后即与宿主细胞染色体 DNA 整合,不能在细胞内清除。抗 HIV 阳性可维持终生。抗 HIV 阳性,特别是确诊试验阳性,并有临床症状时可诊断为艾滋病。抗 HIV 阳性,无任何症状者为 HIV 携带者,抗体可持续数年、数十年,甚至终生。

2. 梅毒 是由梅毒螺旋体梅毒亚种所致的性传播疾病,是 STD 中危害较严重的一种。梅毒主要经性接触、血液和母婴垂直途径传播。多以皮肤、黏膜和淋巴结的典型性损害(硬性下疳、梅毒疹)为梅毒的早期症状。当疾病进入晚期,还可累及心血管和中枢神经系统等器官。

3. 淋病 由淋病奈瑟菌引起的泌尿生殖系统化脓性炎症,是常见的性传播疾病。主要由性接触传播,淋球菌感染孕妇亦可通过胎盘和产道使胎儿感染。直接显微镜检查:取尿道或阴道分泌物涂片,经革兰染色,镜下检查见大量分叶核粒细胞内有革兰阴性、卵圆形或肾形成对排列的双球菌。该法对男性患者的特异性高,而女性阴道内杂菌较多,形态上与淋球菌相似,WHO 不推荐此法作为实验室诊断方法。分离培养法具有很高的特异性是诊断的"金标准"。

4. 非淋球菌性尿道炎(NGU) 是由沙眼衣原体或支原体等引起的尿道炎症,常与淋病同时发生。其主要特点为尿道刺激症状及尿道出现少量黏液性分泌物。ELISA 方法是目前临床上常用的检测手段,但不易获得性病患者的急性期和恢复期双份血清,且 NGU 患者多为慢性和反复感染,原有抗体水平较高,判断结果时须密切结合临床。

5. 生殖器疱疹与尖锐湿疣 分别由单纯疱疹病毒(HSV)和人乳头状瘤病毒(HPV)所致。单纯疱疹病毒感染的孕妇可引起流产和新生儿死亡、畸形。实验室检查主要靠血清学诊断,可用 ELISA 法和胶乳凝集试验检测 HS7,检出 IgM 类抗体可诊断为 HSV 感染。分子生物学方法以其高度的敏感性成为近年来很受欢迎的性病相关病原体的实验室检查方法。

(李 艳)

第六节 临床常用诊疗技术

一、胸膜腔穿刺和胸膜腔闭式引流术

(一)胸膜腔穿刺术

胸膜腔穿刺术(thoracentesis)是为了诊断和治疗所进行的胸膜腔穿刺抽取积液或气体,以及胸膜腔给药的操作过程。

【适应证】

1. 胸膜腔积液需明确诊断。

2. 大量胸膜腔积液或气胸需抽液或抽气以缓解肺压迫症状。

3. 胸膜腔穿刺注射药物以达到治疗目的。

【禁忌证】

1. 出凝血功能障碍或血小板计数少于 $60 \times 10^9/L$ 并未有效纠正者。

2. 患者极度衰竭或不能合作者。

3. 拟穿刺胸部皮肤有化脓感染者。

(二)胸腔闭式引流术

胸腔闭式引流术(closed drainage of pleural cavity)是为了排出胸膜腔内气体或液体,以及控制胸膜腔内感染等疾病的治疗措施,是开胸术后重建、维持胸膜腔负压,引流胸膜腔内积气、积液,促进肺扩张的重要举措,是治疗脓胸、外伤性血胸和气胸、自发性气胸的有效方法。

【适应证】

1. 大量或中等量气胸,开放性气胸,张力性气胸,中等量以上的血气胸、乳糜胸。

2. 气胸患者经过胸膜腔穿刺术抽气后肺不能复张者。

3. 大量胸膜腔积液或持续性胸膜腔积液需要引流者。

4. 脓胸,且胸膜腔内脓液未排出者,伴有支气管胸膜瘘或食管胸膜瘘。

5. 机械性通气治疗出现气胸,但仍需要继续进行机械性通气治疗者。

6. 恶性肿瘤胸膜转移或顽固性气胸,需要胸膜腔内给药治疗或胸膜固定术。

【禁忌证】

1. 全身出血性疾病,或正在接受抗凝治疗的患者。

2. 结核性脓胸。

3. 肝源性胸膜腔积液,持续引流将丢失大量蛋白质和电解质,应用要慎重。

二、腹膜腔穿刺术

腹膜腔穿刺术(abdominocentesis)是指对有腹膜腔积液的患者,为了诊断或治疗疾病进行的腹膜腔穿刺,抽取积液的操作过程。

【适应证】

1. 原因未明的腹膜腔积液,检查积液的性质,协助确定病因或腹膜腔给药。

2. 大量腹膜腔积液穿刺放液,以减轻因大量积液引起呼吸困难或腹胀等。

【禁忌证】

1. 肝性脑病先兆,穿刺放液可加速肝性脑病发作,严重电解质紊乱。

2. 腹膜炎广泛粘连者。

3. 妊娠中后期,巨大卵巢囊肿、包虫病性囊性包块。

三、胃管插管术及胃肠减压术

(一)胃管插入术

胃管置入术(gastric tube insertion)的目的是胃内灌食和给药,胃内容物的抽吸或清洗。

【适应证】

1. 昏迷或极度厌食者插管行营养治疗。

2. 急性胃扩张及食物中毒,上消化道穿孔及幽门狭窄。

3. 急腹症有明显胃肠胀气者或较大腹部手术的术前准备。

4. 胃液检查。

【禁忌证】

严重的颌面部损伤、食管静脉曲张、近期食管腐蚀性损伤、各种原因的鼻腔阻塞、食管或贲门的狭窄或梗阻,严重呼吸困难,精神异常和极度不合作者。

(二)胃肠减压术

胃肠减压术(gastrointestinal decompression)是通过胃管吸出胃肠道内的气体和液体,减轻胃肠道压力,改善胃肠壁血液循环,减轻症状,预防并发症,增加手术安全性的一种方法。

【适应证】

1. 急性胃扩张。

2. 麻痹性肠梗阻,如急性原发性腹膜炎、出血性小肠炎、低血钾等引起,以解除或减轻梗阻。

3. 外科手术后、感染、外伤等所引起动力性肠梗阻。

4. 机械性肠梗阻,如蛔虫梗阻引起,必要时可为术前准备。

【禁忌证】

严重的食管静脉曲张、腐蚀性胃炎,鼻腔阻塞,食管或贲门狭窄或梗阻,严重的心肺功能不全。近期上消化道出血、食管阻塞及身体极度衰弱者慎用。

四、骨髓穿刺术

骨髓穿刺术(bone marrow puncture)是采集骨髓液的一种常用诊断技术。骨髓穿刺液常用于骨髓细胞形态学检查,也可用于免疫分型、细胞生物学和细胞遗传学分析、造血干细胞培养以及病原生物学检查等,以明确或协助临床诊断、观察疗效和判断预后等。

【适应证】

1. 原因不明的肝、脾、淋巴结大。

2. 原因不明的发热、恶病质。

3. 原因不明的骨痛、骨质破坏和紫癜。

4. 外周血细胞一系、二系或三系增多(或减少),外周血液出现幼稚细胞。

5. 造血系统疾病定期复查、化疗后疗效观察。

6. 为骨髓移植提供足量的骨髓。

【禁忌证】

1. 血友病及有严重凝血功能障碍者。
2. 外周血液检查能确诊者。
3. 骨髓穿刺局部皮肤有感染者。
4. 妊娠中晚期者慎用。

五、腰椎穿刺术

腰椎穿刺术(lumbar puncture)常用于检查脑脊液的性质,对诊断脑膜炎、脑炎、脑血管病变、脑瘤等神经系统疾病有重要意义。也可测定颅内压和了解蛛网膜下腔是否阻塞等,有时也用于鞘内给药。

【适应证】

1. 有脑膜刺激征者。
2. 可疑颅内出血、脑膜白血病、肿瘤颅内转移者。
3. 原因不明的剧烈头痛、昏迷、抽搐或瘫痪者。
4. 脱髓鞘疾病者。
5. 中枢神经系统疾病需要椎管内给药治疗、麻醉和椎管造影者。

【禁忌证】

1. 颅内高压者、颅后窝占位性病变者。
2. 处于休克、全身衰竭状态者。
3. 穿刺局部有化脓性感染者。

六、纤维支气管镜检查

纤维支气管镜(纤支镜)检查是一项内镜技术,虽然操作不大,但可使许多气管、支气管及肺内深部病变得到诊断及治疗。由于其光导纤维柔软可曲、检查视野大、图像清晰、操作简单易行、患者痛苦小、安全性大,被广泛应用于临床。纤支镜适用于气管、肺叶、段及亚段等支气管病变的检查,在直视下观察病变、进行活检或刷检、钳取异物、吸引或清除阻塞物。纤支镜检查已成为支气管、肺和胸膜腔疾病诊断、治疗不可缺少的手段。

【适应证】

纤支镜检查的适应证见表1-83。

表1-83 纤支镜检查的适应证

分类	适应证
用于诊断	①原因不明咯血,需明确出血部位和原因者
	②性质不明的弥漫性肺病变、肺内孤立结节或肿块,需作活检者
	③吸收缓慢或在同一部位反复发生肺炎
	④难以解释的持续性咳嗽或局限性喘鸣音,原因不明的肺不张或胸膜腔积液
	⑤原因不明的喉返神经麻痹、膈神经麻痹或上腔静脉阻塞
	⑥X线胸片无异常,而痰中找到肿瘤细胞(隐性肺癌)
	⑦X线胸片显示块状阴影、肺不张、阻塞性肺炎,怀疑肺癌者
	⑧为避免口腔污染,需用双套管吸取或刷取肺深部细支气管分泌物作病原学检查

续表

分类	适应证
用于治疗	①病因和病变部位虽已明确,但内科治疗无效或反复大咯血,而又不能进行急诊外科手术,需予以局部止血治疗者
	②支气管胸膜瘘瘘口的闭合
	③紧急情况下以纤支镜引导行气管插管施行机械通气
	④肺脓肿、呼吸道烧伤者需直视下吸除脓痰、脓栓、坏死物,以解除气道阻塞
	⑤严重哮喘施行机械通气或有细支气管黏液栓塞需行支气管镜检吸取痰栓,以缓解哮喘发作
	⑥肺癌局部瘤体注药、冷冻、激光治疗等
	⑦钳取气道异物

【禁忌证】

①严重心脏病、心功能不全、严重心律失常、频发心绞痛、新近发生心肌梗死。②严重肺功能不全。③主动脉瘤有破裂危险。④影响纤维支气管镜检查的颈椎畸形。⑤活动性肺结核未经治疗者。⑥有难以控制的出血倾向者。⑦对麻醉药过敏、极度衰弱不能耐受检查。⑧急性上呼吸道感染、高热、哮喘发作、大咯血者暂缓检查。

七、肺功能检查

肺功能检查是胸部、肺疾病和呼吸生理的重要检查内容,其检查的目的是:

(1)评价患者呼吸功能的基本状况。

(2)明确肺功能障碍的程度和类型。

(3)早期诊断肺和气道病变及气道病变的部位、鉴别呼吸困难的原因、评估疾病的严重程度。

(4)评定药物和其他治疗方法的疗效。

(5)评估胸、肺和腹部手术的耐受力。

(6)鉴定劳动力以及危重患者的监护等。

但由于肺功能的巨大代偿能力,即使严重的肺部疾病,若部位较局限,肺功能也可正常。因此,对肺功能检查结果的评价,必须结合病史、体格检查及其他实验室检查资料综合判断,才能发挥其积极作用。

(刘成玉 王元松)

第二章

急 危 重 病

危重病急救医学是一门新兴学科,是集多个基础学科于一体,但又不局限于某一学科,有其自身的发病规律,因此形成了一个系统的多学科专业。作为医疗和社会保障体系的重要组成部分,该学科在抢救急、危重症患者生命、应对灾害和突发公共卫生事件中发挥着极为重要的作用。

危重病急救医学所涉及的内容有:①院前急救:有时也称初步急救,包括现场急救和途中急救,目的在于维持患者的生命体征并尽可能快速平稳、安全地将患者送往医院急诊室。②复苏学:是针对心脏、呼吸骤停的抢救。③危重病医学:是受过专门培训的医护人员,在配备有先进监护设备和急救设备的重症监护病房(ICU)中对继发于多种严重疾病或创伤的复杂并发症(如急性器官功能损害)进行全面监护及治疗。④灾害医学:是研究如何有效地、迅速组织抢救,减少人员伤亡,防止急性传染病的发生和流行,即研究群体受灾后的医疗急救以及灾害预防等相关的医学。⑤创伤学。⑥毒理学和急性中毒。⑦急诊医疗管理学。⑧现代急诊医疗服务体系(emergency medical service system,EMSS):是把院前急救、院内急救和重症监护治疗三部分有机结合起来,以更加有效地抢救急、危重伤病员为目的的系统。从急救手段、通讯工具的现代化以及市级急救中心、各级医院急救中心的信息管理到院前多方位的立体救护,EMSS 已发展成为高效发达的急救医疗系统。

第一节　心搏骤停与心肺脑复苏

心搏骤停(cardiac arrest)是指患者的心脏在正常或无重大病变的情况下受到严重的打击,如急性心肌缺血、电击、急性中毒等,致使心脏突然停搏,有效泵血功能消失,引起全身严重缺血、缺氧。若及时采取正确有效的复苏措施,则有可能恢复,否则即刻导致死亡。猝死(sudden death)指平素健康的人或病情稳定或正在改善中的患者,突然发生意料之外的循环、呼吸停止,在发病 6 小时内死亡。由心血管病变引发的猝死又称心源性猝死。

导致心搏骤停的原因可分为两大类:①心源性心搏骤停,为心脏本身的病变所致。②非心源性心搏骤停,为其他疾患或因素影响到心脏所致。

心源性原因以急性冠状动脉综合征最为常见,心搏骤停大多数发生在急性症状发作后 1 小时内。其他病因有心肌炎、瓣膜病、主动脉疾病等。

非心源性原因有:

(1)各种原因所致呼吸停止:如气管异物、气道组织水肿、窒息等,巴比妥类等药物过量及头部外伤等也可致呼吸停止。在呼吸停止后的几分钟内即可发生心搏骤停。

(2)严重的电解质与酸碱平衡失调:严重低钾、高钾,严重的高钙、高镁,严重的酸中毒均可导致心搏骤停。

(3)药物中毒或过敏:①锑剂、氯喹、洋地黄类、奎尼丁等药物的毒性反应可致严重心律失常而引起心搏骤停。在体内缺钾时,上述药物毒性反应引起心搏骤停常以心室颤动为多见。②静脉内较快注射苯妥英钠、氨茶碱、氯化钙、利多卡因等,也可导致心搏骤停。③青霉素、链霉素、某些血清制剂发生严重变态反应时,也可导致心搏骤停。

(4)电击、雷击或溺水。

(5)麻醉和手术中意外。

(6)其他:有诊断性操作如血管造影、心导管检查,某些疾病如急性重症胰腺炎、脑血管病变等。

无论是何种原因,最终都影响心脏活动和功能,或引起心肌收缩力减弱,或引起冠状动脉灌注不足,或引起心排血量降低,或导致心律失常,此四项可彼此影响、相互转换,并可直接导致心搏骤停。

【临床表现】

心搏骤停后循环立即停止,全身缺血、缺氧。由于大脑对缺氧最敏感,因此临床表现以循环系统和神经系统的表现最明显。常常表现为心音消失,大动脉搏动无法触及,血压测不出;意识突然丧失或伴有短阵抽搐;呼吸断续,呈叹息样,后即停止,多发生在心搏骤停后 30 秒内;瞳孔散大,对光反应消失;面色苍白兼有发绀。

【诊断】

最可靠且出现较早的临床征象是意识突然丧失伴有大动脉(如颈动脉、股动脉)搏动消失。此两个征象存在,心搏骤停的诊断即可成立,应立即进行心肺复苏。

在积极进行心肺复苏的同时,快速进行可能的病因诊断,并给予相应的治疗。

1. 病史 病史对于初步推测病因有极其重要的价值,可通过知情者了解既往史、服药史、毒物接触史、事故原因、职业情况等。

2. 辅助检查

(1)心电图检查:根据心脏活动情况及心电图表现,心搏骤停可分为 3 种类型:

1)心室颤动:简称室颤,约占总数的 2/3 以上,心电图表现为 QRS 波消失,出现大小不等、形态各异的颤动波。

2)心脏停搏:又称心室静止,心电图呈一直线,或偶见 P 波。

3)心电—机械分离:心电图表现为间断出现的宽而畸形、振幅较低的 QRS 波群,频率多在 20~30 次/分。

(2)实验室检查:包括血常规、动脉血气分析、血乳酸、葡萄糖、肝肾功能、电解质、心肌蛋白等生化、凝血功能、相关毒物及其代谢物、尿常规等检测。

【治疗】

心搏骤停一旦诊断立即进行心肺复苏术(cardiopulmonary resuscitation,CPR),并通过机械、生理和(或)药理等各种方法来恢复心脏骤停患者有效循环和通气,维持脑组织灌注的急救医疗措施被称为心肺脑复苏(cardiac pulmonary cerebral resuscitation,CPCR),是脑复苏的开始。心肺脑复苏的成功率与抢救是否及时、有效相关。若能在心搏骤停 1 分钟内进行CPR,存活率可达 40%~60%,若在心搏骤停后 1 分钟内进行心脏除颤,则存活率可达 90%,越早抢救,复苏成功率越高。

完整的 CPCR 包括基础生命支持、进一步生命支持和延续生命支持 3 部分。

1. 基础生命支持(BLS) 根据 2010 年美国心脏协会(AHA)心肺复苏及心血管急救指南,确认现场安全后,迅速将患者置于仰卧位,迅速判断患者意识、呼吸并进行呼救(专业人员进一步判断患者心率情况);立即开始胸外按压,建立人工循环;按压 30 次后,使用仰头抬颏法开放气道,必要时清除可见的呼吸道分泌物、呕吐物、异物;并进行2 次人工呼吸,即 CAB(人工循环 Circulation,人工呼吸 Breathing,开放气道 Airway);持续循环进行 CAB,直至其他救援人员及除颤仪或自动体外除颤仪到场,立即进行除颤,并持续 CPR。

2. 进一步生命支持 在基础生命支持基础上,应用药物、辅助设备和特殊技术恢复并保持自主呼吸和循环,包括:人工气道的建立、正压通气(呼吸机)、循环加强、给药和输液、心电监测、心室纤颤治疗,并根据病因给予相应的治疗。

3. 延续生命支持 主要是指完成脑复苏及重要器官支持。此期包括 3 个步骤,即对病情及治疗效果加以判断、争取恢复神志及低温治疗、加强治疗。

第二节 意识障碍与昏迷

意识障碍按照严重程度可分为嗜睡、昏睡、浅昏迷、深昏迷。

1. 嗜睡 嗜睡(drowsiness)是意识障碍的早期表现,属于病理性过多的睡眠,能被各种刺激唤醒,能基本正确回答问题,尚能配合检查,刺激一旦停止又进入睡眠状态。

2. 昏睡 昏睡(sopor)比嗜睡更深的睡眠,必须在持续强烈的刺激下才能睁眼、呻吟,只能作简单、含糊、不完整的回答,当刺激停止后即处于深睡状态。

3. 浅昏迷 意识丧失,对疼痛刺激有躲避动作和痛苦表情,不能言语,可有无意识的自发动作,生理反射可存在,生命体征改变不明显或轻度改变。

4. 深昏迷 对外界任何刺激均无反应,全身肌张力低,有些患者可以出现去脑和去皮质强直性发作,生理反射和病理反射可以消失,生命体征也常有改变。

昏迷的病因分类比较多,应用最广的是从神经定位诊断出发的分类方法——1975 年 Plum 学派的昏迷病因分类。分为幕上占位性病损、幕下占位性及破坏性病损、颅内弥漫性病损、脑代谢中毒性抑制。

昏迷的病理机制:意识内容需要正常的大脑皮质功能来维持,而觉醒状态需要正常的觉醒激活系统和抑制系统的功能来维持,但大脑皮质发挥功能又有赖于觉醒系统的唤醒作用。任何影响大脑皮质结构和功能、抑制觉醒激活系统的病变,都会导致不同程度的意识障碍。

【临床表现】

1. 生命体征

(1)意识状态:采用广泛应用于临床的格拉斯哥计分法(Glasgow Coma Scale,GCS),判断是否昏迷和昏迷的程度,GCS 评分是根据对睁眼、语言、肢体运动反应进行的评分,GCS 分值越低,脑损害越严重,预后也越差。

(2)体温:昏迷前有高热提示有严重的颅内外感染性疾病;体温过低提示镇静安眠药中毒、低血糖昏迷等。

(3)脉搏和心率:如脉搏过快提示发热、感染、休克、心力衰竭等。

(4)血压:血压明显升高提示脑出血、高血压脑病;血压过低提示心肌梗死、出血性休克等。

(5)呼吸:呼吸气味呈酒味提示酒精中毒;大蒜味提示有机磷中毒;苦杏仁味提示苦杏仁、氰化物中毒。

2. 全身表现

(1)头面部:有否有外伤瘀斑、血肿和皮损;眼、耳、鼻道有否渗血和渗液。

(2)皮肤、黏膜:口唇皮肤呈樱桃色见于一氧化碳中毒、严重酸中毒;皮肤潮红见于脑出血、酒精中毒、颠茄中毒等。

(3)胸、腹、四肢、脊柱:有否外伤、骨折、畸形、手术瘢痕等,心、肺、肝、脾等脏器的检查是否有异常。

【诊断】

昏迷的诊断需要根据病史、临床表现、辅助检查和化验进行综合判断,并与以下疾病进行鉴别,如晕厥、休克、精神抑郁状态、脑死亡等。

昏迷是危重急症,首先确定是否昏迷,昏迷的程度,了解生命体征,同时施行抢救措施,然后作详细全身体检,配合必要的化验和辅助检查。

1. 病史采集 向家属和周围人员了解病史。

(1)昏迷起病的急缓和演变过程:昏迷起病于疾病早期而短暂,常见于一过性脑供血不足、高血压脑病、癫痫等;昏迷起病于疾病早期而持久,常见于脑血管意外、颅脑外伤、急性缺氧等。

(2)昏迷的伴发症状:昏迷前先头痛伴呕吐,常见于蛛网膜下腔出血、颅内占位性病变等。

(3)发病前有无服药史:如镇静安眠药、糖尿病用药、心脏病服药史等。①既往病史:有无各系统的慢性病史,有无手术外伤史等。②了解发病现场和环境:有无未服完药品、呕吐物;有无特殊气味。

2. 症状和体征

(1)眼部

1)眼睑:是否能睁眼、两侧眼裂是否对称。

2)眼球:双眼球是否有游动、凝视。

3)角膜反射可以判断昏迷程度:角膜反射是否存在,一侧角膜反射消失可见于对侧大脑半球病变或同侧脑桥病变。

4)瞳孔:瞳孔大小、形状、位置、对称、对光反射,对神经系统损害的定位和定性很重要。一侧瞳孔扩大(除药物作用)、对光反应消失常见于单侧视神经损害或动眼神经麻痹;双侧瞳孔扩大可见于颠茄中毒、氰化物中毒、肉毒杆菌中毒;双侧瞳孔缩小见于安眠药、巴比妥类、氯丙嗪中毒,吗啡类和海洛因中毒,有机磷中毒双侧瞳孔呈针尖样。

5)眼底检查:视乳头水肿、充血、渗血,早期可见视网膜静脉怒张、静脉搏动消失,乳头边缘模糊、消失。

(2)面部:检查有无面瘫。

(3)肢体运动功能:检查上下肢有否瘫痪:深昏迷可出现四肢松弛性肌张力低下状态,肢体运动反应消失。

(4)感觉检查:浅昏迷对疼痛刺激表现为推脱刺激或躲避反应。深昏迷患者对任何感觉刺激均无反应。

(5)反射

1)浅反射:检查角膜反射、咽反射、腹壁反射等是否对称。

2)深反射:检查二头肌、三头肌、桡骨膜、膝、跟腱反射是否对称。

3)病理反射:如 Babinski 征、Chaddock 征、Oppenheim 征、Gordon 征等。

4)脑膜刺激征:包括颈项强直、Kernig 征、Brudzinski 征。若阳性提示脑部炎症、蛛网膜下腔出血可能,而深昏迷时均为阴性。

3. 昏迷的辅助检查

(1)常规检查:血、尿、粪常规,必要时细菌培养、血糖和尿糖、酮体、血和尿淀粉酶、血氨、血电解质、肝肾功能、血气分析均能有助于昏迷的病因诊断。

(2)有关检查:血、尿和胃内容物毒物定性定量,血、尿、痰培养、胸部 X 线片,碳氧血红蛋白测定判断一氧化碳中毒程度,心电图、血清酶、肌钙蛋白测定有否心肌梗死,有否外伤骨折可作 X 线摄片,肝、胆、胰疾病可作 B 超检查,对颅内感染性疾病还须作脑脊液测压,常规、生化、涂片、培养、免疫测定。

(3)特殊检查:脑电图、经颅多普勒超声、单光子发射计算机断层脑扫描(SPECT)、正电子发射断层扫描(PET)、脑血管造影、数字减影血管造影(DSA)、CT 和 MRI 等检查可以进一步明确颅内疾病。

【治疗原则】

昏迷患者病情危重,应尽快找出病因,针对病因治疗是关键,如颅内占位性病变应尽早给予开颅手术等;同时密切观察生命体征。

1. 抢救措施 保持呼吸道通畅、及时供氧,维持循环稳定,降低颅内压、控制脑水肿。

2. 对症治疗措施 维持水、电解质、酸碱平衡、镇静、止痛、降温、抗生素的应用。

3. 其他措施 促进脑细胞代谢和苏醒剂的应用和高压氧治疗,改变血-脑脊液屏障渗透性,有利于预防和治疗脑水肿和降低颅压。

第三节 休 克

休克(shock)是指由多种强烈的致病因素作用于机体引起的急性循环功能衰竭,以器官缺血缺氧或组织缺氧及营养物质利用障碍、进行性发展的病理生理过程为特征,以微循环灌注不足和细胞功能代谢障碍为主要表现的临床综合征,临床常见。

休克按病因分类如下:①低血容量性休克:创伤性大出血、内脏破裂出血、感染、烧伤、呕吐、腹泻、利尿、大量抽腹水或胸腔积液等原因,导致循环容量的丢失,所致容量不足。②分布性休克:机制为血管收缩舒张调节功能异常,其中体循环阻力正常或增高为主要表现者,主要是由于容量血管扩张、循环血量相对不足所致,可见于脊髓损伤或麻醉药物过量等。而以体循环阻力降低为主要表现者,主要见于感染性休克。③心源性休克:由于心脏泵功能衰竭而导致心排出量下降,引起的循环灌注不良,组织细胞缺血缺氧。原因主要有终末期心肌病、心力衰竭、急性心肌梗死和严重心律失常等。④梗阻性休克:机制为血流的主要通道受阻,导致心排出量减少,氧输送下降而引起循环灌注不良,组织缺血缺氧。原因有腔静脉的梗阻、肺动脉栓塞、张力性气胸、机械通气应用 PEEP 等,可以使心排出量下降。

【临床表现】

1. 休克早期 即休克代偿期。休克刚开始时,人体对血容量减少有一定的代偿能力,这时中枢神经系统的反应是兴奋性提高,患者表现为精神紧张、兴奋或烦躁不安。血容量减少的症状还不是很明显,患者开始出现皮肤苍白、四肢发冷、心跳呼吸加快、尿量减少等症状。如果在休克早期能够及时诊断、治疗,休克将会好转,但如果不能及时有效治疗,休克会进一步发展,进入休克期。

2. 休克期 即休克抑制期。休克没有得到及时治疗,就会进一步发展并超过人体的代偿能力而进入休克期。这时患者出现出冷汗、四肢冰凉、皮肤很明显的苍白、尿少或根本无尿、口唇肢端发青,严重时全身皮肤黏膜都明显发青等症状。神经系统由兴奋转为抑制,表现为表情淡漠、反应迟钝,严重时出现意识模糊、昏迷。这时医生检查会发现患者的血压不断下降,甚至测不出血压,也摸不清脉搏。

【诊断】

1. 病史 休克的病因很多,包括感染、出血、脱水、泵衰竭、过敏和严重创伤等。无论哪一种休克,有效循环血量锐减是其共同特点。而组织灌注不足与缺氧是休克的关键环节。

2. 症状和体征 具有原发病的相关症状。休克的表现主要为头晕、乏力、神志淡漠或烦躁不安、皮肤苍白、四肢湿冷、浅表静脉塌陷、脉搏细数甚至测不到、血压下降、尿量减少等一系列症状。

3. 辅助检查

(1)血常规:白细胞(WBC)可反映感染的严重程度,血红蛋白(Hb)可反映患者的失血程度;血细胞压积(Hct)可了解血液有无浓缩或稀释,对低血容量休克的诊断和判断是否存在继续失血有参考价值。

(2)尿常规:休克患者,尿色常浓缩色深,尿量减少,比重增加。尿常规可以提供泌尿系统感染的证据。尿常规中的糖、酮体及尿胆原对于患者原发病可能具有提示意义。

(3)血气分析:能及时准确地反映机体的呼吸和代谢功能。血酸碱度(pH)则是反映总体的酸碱平衡状态,在酸中毒或碱中毒的早期,通过代偿机制,pH 可在正常范围之内。动脉血氧分压(PaO_2)反映氧供应情况。二氧化碳分压($PaCO_2$)是换气功能的指标,可作为呼吸性酸中毒或碱中毒的诊断依据。碱剩余(BE)可反映代谢性酸中毒或碱中毒。BE 值过低或过高,则提示存在代谢性酸中毒或碱中毒。

(4)乳酸:休克患者组织灌注不足可引起无氧代谢和高乳酸血症,休克时间越长,动脉血乳酸盐浓度也越高,其程度往往被作为判断休克严重程度和预后的指标,但血乳酸盐含量检测需要及时送检。

(5)弥散性血管内凝血指标:对疑有弥散性血管内凝血(DIC)的患者,应测定血小板的数量和质量、凝血因子的消耗程度及反映纤溶活性的多项指标。

(6)胃肠黏膜内 pH 监测(pHi):测量胃黏膜 pH,能反映该组织局部灌注和供氧的情况,也可能发现隐匿性休克。

(7)血流动力学监测:通过 Swan-Ganz 导管可以了解危重症患者的血流动力学数据。脉搏指示连续心输出量监测技术(PiCCO)相对而言创伤更小,更为简单,可以获得血流动力学监测指标。混合静脉血氧饱和度(SvO_2)反映组织的灌注和氧合程度,与传统的动脉血氧饱和度以及心输出量等相比,该指标能够更准确、及时地反映循环呼吸功能状态。通常认为 CVP 监测能反映右心功能,并反映血容量、回心血量和右心排血功能之间的关系。它对指导应用扩容剂,避免输液过量或不足,具有参考价值,但是近期对此指标有争议。

【治疗原则】

对于休克这个由不同原因引起、但有共同临床表现的综合征,应当针对引起休克的原因和休克不同发展阶段的重要生理紊乱采取相应的治疗。治疗休克重点是恢复灌注和对组织提供足够的氧。

治疗包括:一般紧急治疗;液体复苏输血及输液;积极处理原发病;控制感染;纠正酸碱平衡失调;血管活性药物的应用;治疗 DIC 改善微循环;机械通气患者采用保护性通气策略;血糖控制;保护肠黏膜屏障;预防应激性溃疡;预防深静脉血栓形成;皮质类固醇和其他药物的应用等。防治并发症。

第四节 急性中毒

急性中毒(acute poisoning)是指具有毒性作用的物质在短时间内超量进入体内造成组织器官功能紊乱、器质性损害,甚至危及生命的全身性或局限性疾病。一般将能引起中毒的物质称为毒物,但具有毒性作用的物质并非都是毒物,而是在一定的条件下才能成为毒物。急性中毒是急诊急救中常见的一类特殊疾病,也是急诊医学的一个重要组成部分。主要特征为发病急、症状重、病情复杂、变化快,如诊断失误或抢救不及时可危及生命。

从临床实际出发,可将毒物分为化学性毒物,包括工业性、农业性和日常生活性毒物,以及植物性和动物性毒物。治疗药物过量中毒划入化学毒物中毒。急性中毒按其病因可分为职业性中毒,非职业性中毒,包括自杀性、事故性、环境污染中毒和犯罪性中毒。

毒物通过吞食、吸入、皮肤吸收或注射途径进入体内,可分布全身各组织器官而产生毒性作用。主要在肝脏通过氧化、还原、水解、结合等作用进行代谢。大多数毒物经代谢后毒性降低,称为解毒过程。但有少数毒物经代谢后转化为另一种毒性增强的物质。

毒物种类繁多,可通过局部刺激、腐蚀作用、窒息、麻醉作用、抑制酶的活力、干扰细胞功能、受体竞争等不同机制损害某一特定器官或多个器官。

【临床表现】

急性中毒临床表现复杂多样,病情变化快,常在短时间内出现昏迷、惊厥、发绀、呼吸困难、休克及多脏器损伤等严重的症状或临床表现(表2-1)。

表2-1 急性中毒临床表现与毒物判断

系统	表现	常见毒物
皮肤黏膜	皮肤及口腔黏膜灼伤	强酸、强碱、甲醛、苯酚、来苏儿等腐蚀性毒物。硝酸使皮肤、黏膜痂皮呈黄色;盐酸痂皮呈棕色,硫酸痂皮呈黑色
	发绀	可引起氧合血红蛋白不足的毒物(麻醉药、有机溶剂、阿片类等呼吸中枢抑制剂,刺激性气体、有机磷农药等引起肺水肿);高铁血红蛋白生成的毒物(亚硝酸盐、硝基苯、苯胺),非那西丁,发芽马铃薯,腌渍不好的蔬菜
	樱桃红色	一氧化碳、氰化物
	黄疸	中毒性肝损害(磷、四氯化碳、对乙酰氨基酚、蛇毒、毒蕈、鱼胆)、溶血(苯胺衍生物,硝基苯)
眼部	瞳孔散大	抗胆碱药(阿托品、莨菪碱类、颠茄),肾上腺素类(肾上腺素,去甲肾上腺素、麻黄碱等)
	瞳孔缩小	阿片类(吗啡、可待因、樟脑酊、海洛因),有机磷农药,氨基甲酸酯类杀虫剂,毒扁豆碱,毛果芸香碱,毒蕈,巴比妥、氯丙嗪
	失明	甲醇、硫化氢
神经系统	昏迷	镇静催眠药;麻醉药;有机溶剂(乙醇、苯、汽油等);窒息性毒物(一氧化碳、硫化氢、氰化物);高铁血红蛋白生成性毒物;降糖药(格列本脲、胰岛素);农药(有机磷杀虫剂、有机汞杀虫剂,拟除虫菊酯杀虫剂等)
	惊厥	中枢兴奋药(尼可刹米、贝美格、二甲弗林等);异烟肼;窒息性毒物;农药(上述杀虫剂)
	肌纤维颤动	有机磷杀虫剂、异烟肼、氨基甲酸酯类杀虫药
	谵妄	阿托品、乙醇、汽油、煤油
	瘫痪	箭毒、蛇毒、可溶性钡盐、三氧化二砷(砒霜)、磷酸三邻甲苯酯、正乙烷

系统	表现	常见毒物
呼吸系统	呼吸加快	中枢兴奋剂,可引起酸中毒的毒物(水杨酸类、甲醇);刺激性气体(氨、氯、光气、二氧化碳)
	呼吸减慢	镇静催眠药、麻醉药、阿片类、一氧化碳、可引起呼吸肌无力的毒物(蛇毒、镁、铊等)
	肺水肿	刺激性气体、有机磷农药、百草枯、磷化锌
循环系统	心律失常	抗心律失常药物、洋地黄类、拟肾上腺素类、三环抗抑郁药、氨茶碱、有机磷农药
	心脏骤停	洋地黄、奎尼丁、氨茶碱、锑剂、依米丁、窒息性毒物、引起低钾的毒物(排钾利尿药)
	休克	降压药、氯丙嗪、镇静催眠药、硝酸甘油、三氧化二砷、亚硝酸盐类、锑剂、依米丁
泌尿系统	急性肾衰竭	氨基苷类、头孢类、磺胺类抗生素、毒蕈、生鱼胆、蛇毒、四氯化碳、升汞、砷化氢、引起休克的毒物可因肾缺血而导致急性肾衰竭
	血尿	磺胺类、毒蕈、酚
消化系统	腹痛	腐蚀性毒物、食物中毒、铅、钡、砷、磷、有机磷农药、毒蕈、巴豆
	呕血	腐蚀性毒物、水杨酸类、抗凝剂
	肝损伤	对乙酰氨基酚、砷、汞、磷、锑、硝基苯类、四氯化碳、毒蕈、抗肿瘤药、抗结核药
造血系统	溶血性贫血	砷化氢、苯胺、硝基苯
	白细胞减少	氯霉素、抗癌药、苯
	出血	水杨酸类、氯霉素、抗癌药、肝素、敌鼠、杀鼠灵、多香豆素

【诊断】

急性中毒发病急骤、病情危重,应尽早明确诊断。主要根据毒物接触史、临床表现、结合实验室检查综合分析做出诊断。在诊断过程中应注意除外有类似症状的其他疾病。

1. 病史 毒物接触史是诊断的重要环节,通过患者本人或知情者常可提供明确的毒物接触史,同时仔细寻找接触毒物的相关证据。

2. 症状和体征 就诊的患者既往健康者,突然出现某一系统或多系统功能损害,以及突发昏迷、惊厥、发绀、呼吸困难、休克、少尿等症状,原因不明时应考虑急性中毒的可能性。

3. 辅助检查

(1)毒物分析:是最可靠的诊断方法,有条件时应收集剩余的毒物或患者呕吐物、尿、粪、血及抽取胃内容物或第一次洗胃液等,进行化验或毒物鉴定,进一步明确毒物种类。

(2)实验室检查:如有机磷农药中毒时,血中胆碱酯酶活力降低;一氧化碳中毒时血中可检测出碳氧血红蛋白;亚硝酸盐中毒时,血中可检出高铁血红蛋白。

1)尿常规、尿色变化:①橘红色:灭鼠药(抗维生素 D 等),氯醛糖等。②绿色:麝香草酚等。③红色:氨基比林、辛可芬、山道年等。④葡萄酒色:苯胺、硝基苯等。⑤棕黑色:酚、亚硝酸盐等。⑥蓝色:亚甲蓝等。

2)生化检查:如电解质,血糖,血钙,阴离子间隙,渗透压。代谢性酸中毒:甲醇、乙醇、乙二醇、丙酮、乳酸、氰化物(低钙)、甲醛、乙醇、萘啶酸等。凝血功能异常的有:灭鼠药(抗维生素 D),蛇毒,毒蕈。肝功能异常的有:扑热息痛,毒蕈。

3)心电图检查:三环类抗抑郁药、氯喹、阿吗灵(出现宽大 QRS 波,膜稳定作用),以及某些抗心律失常药中毒。

4)脑电图检查:安定类或巴比妥类药物中毒(出现周期性等电位线,但并非表明脑死亡)。

5)血流动力学检查(Swan-Ganz 导管):严重的海洛因、钙离子拮抗剂、农药百草枯、金属(汞)蒸气中毒,导致 ARDS 和休克。

6)内镜检查:各种腐蚀剂经口腔、食管、胃肠道中毒。

7)腹部 X 片:金属,三氯乙烯,四氯化碳、氯化钾和高锰酸钾片。

8)碳氧血红蛋白、高铁血红蛋白测定:CO,亚硝酸盐。

9)各种酶:有机磷(假胆碱酯酶)。

【治疗原则】

急性中毒的救治原则应为:立即终止毒物接触;通过催吐、洗胃、导泻等方法彻底清除进入体内毒物;促进已吸收的毒物排出;尽早使用特效解毒剂;积极给予对症支持治疗。其中最关键的是对症支持治疗,首先保证患者生命的抢救。

许多急性中毒无特效解毒药,对症支持治疗非常重要,可帮助危重患者度过难关。目的在于保护重要器官,使其恢复功能。急性中毒常见严重并发症有心跳骤停、呼吸衰竭、肺水肿、脑水肿、休克、急性肾衰竭、多系统器官功能衰竭、继发感染、应积极抢救,治疗方法详见有关章节。

第五节　多器官功能障碍综合征

多器官功能障碍综合征(multiple organ dysfunction syndrome, MODS)是严重创伤、感染、大手术、大面积烧伤等疾病发病 24 小时后,同时或序贯出现两个或两个以上器官功能障碍,即急性损伤患者多个器官功能改变且不能维持内环境稳定的临床综合征,受损器官可包括肺、肾、肝、胃肠、心、脑、凝血及代谢功能等。临床上 MODS 多数由全身性感染发展而来。

根据 MODS 器官功能障碍发生的主要原因以及全身炎症反应综合征在器官功能损伤中的地位,可将 MODS 分为原发性 MODS 和继发性 MODS。原发性 MODS 是指某种明确的损伤直接引起器官功能障碍,即器官功能障碍由损伤本身引起,在损伤早期出现。在原发性 MODS 的发病和演进过程中,全身炎症反应综合征在器官功能障碍发生中所占比重较低。继发性 MODS 不是损伤的直接后果,而是异常的炎症反应继发性造成远隔器官发生功能障碍。在继发性 MODS 中,全身炎症反应综合征是器官功能损害的基础,全身性感染和器官功能损害是 SIRS 的后继过程。

MODS 特征主要有:①发生功能障碍的器官往往是直接损伤器官的远隔器官。②从原发损伤到发生器官功能障碍在时间上有一定的间隔。③高排低阻的高动力状态是循环系统的特征。④高氧输送和氧利用障碍及内脏器官缺血缺氧,使氧供需矛盾尖锐。⑤持续高代谢状态和能源利用障碍。

【临床表现】

尽管 MODS 的临床表现很复杂,但在很大程度上取决于器官受累的范围及损伤是由一次打击还是多次打击所致。MODS 临床表现的个体差异很大,一般情况下,MODS 病程大约为 14~21 天,并经历 4 个阶段,包括休克、复苏、高分解代谢状态和器官衰竭状态。每个阶段都有其典型的临床特征,且发展速度极快,患者可能死于 MODS 的任何一个阶段。

1. MODS 第一阶段(超早期)　神志正常或轻度烦躁;血压正常范围或轻度升高;呼吸轻度增快;尿量减少,白细胞上升。

2. MODS 第二阶段(早期)　患者急性病容、烦躁;血压出现轻度下降;心输出量增高;呼吸急促,表现为低氧血症和低碳酸血症;尿量进一步减少,出现轻度氮质血症;腹胀、恶心、呕吐;白细胞升高或降低,血小板降低。

3. MODS 第三阶段(中期)　患者一般情况差,呈休克状态,心输出量下降;出现肺水肿,严重低氧血症(急性呼吸窘迫综合征);尿量进一步减少或呈无尿状态,有血液透析指征;出现肠梗阻、肠系膜动脉缺血及应激性溃疡;黄疸;代谢性酸中毒;凝血功能障碍,出血(瘀斑等);感染严重时白细胞往往低于正常值,血小板严重下降。

4. MODS 第四阶段(晚期)　患者呈濒死状态,液体复苏效果不好,需要用血管活性药物;严重低氧血症和高碳酸血症;血液透析时循环不稳定;出血性肠炎;严重黄疸;不能纠正的凝血功能障碍。

MODS 的 4 个临床阶段不是完全独立划分的,一些患者来院时可能已经达到中晚期,因此及时和适当的治疗是阻止 MODS 进展及救治成功的关键。

【诊断】

MODS 的诊断取决于脏器的损伤,包括原发性脏器损伤和继发性脏器损伤。不同的脏器损伤,其诊断标准不同。

1. 病史　一般患者有明确导致 MODS 的病因或诱因。比如:各系统脏器的严重感染、急性重症胰腺炎、创伤、各种原因导致的休克等。

2. 症状和体征　MODS 各个期有其不同的临床症状和体征并可以相互重叠。患者神志可轻度烦躁甚至昏迷;血压进行性下降(< 90/60mmHg 或较基础血压下降 40mmHg);心率上升大于 120 次/分;低氧血症;尿量进行性减少(少尿甚至无尿);腹胀、腹痛、便血或呕血;黄疸进行性升高;出现自发性出血征象:皮肤花斑、发绀、四肢湿冷等。

3. 实验室检查

(1)血常规:由各种感染导致的 MODS,白细胞上升 > 12×10^9/L;严重感染时,白细胞 ($< 4 \times 10^9$/L)和血小板都可下降。由于血管内皮的损伤导致血管通透性增加,血液呈浓缩状态,Hct 可升高。

(2)生化检查:ALT、AST 的升高,总胆红素可以升高,肌酐尿素氮上升。

(3)凝血功能:MODS 超早期是以血液高凝及微血栓形成为主,表现为穿刺过程中血液高凝,PT、APTT 可在正常范围甚至缩短,Fg 升高,D 二聚体轻度升高;中晚期是以纤溶亢进为主,表现为弥散性出血,PT、APTT 延长,Fg 下降,凝血因子大量消耗,D 二聚体和 FDP 升高。

(4)血气分析:呼吸衰竭是 MODS 的表现之一(急性肺损伤或急性呼吸窘迫综合征),表现为进行性呼吸困难、$PaO_2 < 60mmHg$、$PaCO_2$ 先降后升、$PaO_2/FiO_2 < 300$、$SaO_2 < 90\%$ 等,可以作为呼吸性酸中毒或碱中毒的诊断依据。碱剩余(BE)可反映代谢性酸中毒或碱中毒。BE 值过低或过高,则提示存在代谢性酸中毒或碱中毒。

(5)动脉乳酸:休克患者组织灌注不足可引起无氧代谢和高乳酸血症,休克时间越长,动脉血乳酸浓度也越高,其程度往往被作为判断休克严重程度和预后的指标。

4. MODS 严重程度的评分　对 MODS 的严重程度国际上有不同的评分标准:①急性生理功能和慢性健康状况评分系统Ⅱ(APACHE Ⅱ)。②急性呼吸窘迫综合征评分方法(ARDS Score)。③弥散性血管内凝血评分方法(DIC Score)。④多系统功能不全评分方法(MODS Score)。⑤昏迷程度评分方法(GCS)。⑥简明急性生理功能评分方法(SAPS)等。

【治疗原则】

1. MODS 重在预防 MODS 的发生不仅治疗复杂困难,耗费巨大,且死亡率很高,故应重在预防,早期发现,早期治疗,预防是最好的治疗。

2. MODS 的治疗 主要是器官功能支持,所有 MODS 患者均应进入 ICU。迄今对 MODS 的病理过程缺乏有效的治疗手段,治疗主要是进行器官功能的支持。虽然能延长患者的生命,但很难改变预后。

3. 积极消除引起 MODS 的病因和诱因 控制原发病是 MODS 治疗的关键。包括抗生素应用、感染灶的引流、保护胃肠功能、防止细菌和毒素的移位、缩短休克时间、避免进一步加重器官功能损害。

4. 改善氧代谢,纠正组织缺氧 主要手段包括增加氧供、降低氧耗和提高组织细胞利用氧的能力;必要时呼吸机支持,维持平均动脉压大于 60mmHg,以保证器官的灌注。

5. 呼吸支持治疗 防治 ARDS 是 MODS 呼吸支持的重点。机械通气具体原则是:气道压(PIP)限制在 35cmH$_2$O 以下;选用小潮气量(V_T);实施肺开放、应注意机械通气对肺功能、血流动力学及其他生理功能的不良影响;警惕气道反应性过高者出现严重支气管痉挛;应警惕输血所致的肺损伤;对严重 ARDS 患者在病情允许情况下可考虑选择俯卧位或侧俯卧位。

6. 代谢支持与调理 在 MODS 早期,营养支持和调理的目的应当是提供适当的营养底物,防止细胞代谢紊乱,支持器官、组织的结构功能,参与调控免疫功能,减少器官功能障碍的产生;在 MODS 后期,代谢支持和调理的目标是进一步加速组织修复,促进患者康复。

7. 对患者的救治必须有整体观点 机体是一个完整的整体,各器官相互联系和补充,共同完成人体的各项生理功能。

第六节 挤压综合征

挤压综合征(Crush Syndrome)是指四肢或躯干等肌肉丰富的部位,受外部重物、重力长时间压榨、挤压或长期固定体位造成肌肉组织的缺血性坏死,出现受压部位的肿胀、麻木或瘫痪,而且有肌红蛋白尿及高血钾为特点的急性肾损伤。因病情危重,常合并多器官功能衰竭,其中合并肾衰竭的发生率最高,如不积极抢救治疗,病死率可高达 50%。如只有肌肉等软组织损伤,而无急性肾衰竭等一系列全身变化,仅称为挤压伤。

地震,山体滑坡,矿难塌方,飓风,战争,人流踩踏,车祸等灾难事故都可产生大量挤压综合征患者。

当软组织和肌肉直接受压时可发生缺血水肿,体积增大,造成间隔区内压力上升,到一定程度时,肌肉组织的局部循环发生障碍。表现为小静脉回流受阻与小动脉血流灌注压降低,甚至发生小动脉关闭。结果造成肌肉坏死。当压迫解除血流再通后,机体会出现再灌注损伤,横纹肌溶解,且肌肉组织中贮存的大量肌红蛋白、钾、镁离子、酸性代谢产物、氧自由基以及组织毒素等有害物质,在伤肢解除外界压力后通过循环再建或侧支循环大量释放入血,加重创伤后机体反应。其中突出的表现为急性肾衰竭的发生。

【临床表现】

临床表现常发生在解除压力之后。其严重程度与受压时间长短、挤压物体重量、受压部位和范围有关。常分为局部表现和全身表现。

1. 局部表现 骨筋膜室综合征主要表现为受伤后肢体肿胀,受压部位有压痛。一般在外部压力解除后即出现受压部位肿胀,并迅速加重,持续一般 4～5 天。严重者可有皮肤变硬、张力增强、运动失灵,远端皮肤灰白、发凉。早期伤肢脉搏多可触及,以后才逐渐减弱乃至消失。

2. 全身表现

(1)低血容量性休克:因大量体液进入组织间隙致有效循环不足,出现脉率增快、面色苍白、皮肤发凉、低血压甚至休克。

(2)肌红蛋白尿:大量肌红蛋白渗出后沉积于肾小管,尿色在 24 小时内呈现红棕色、深褐色,于 12 小时达到高峰,1~2 天后自行转清。血尿与肢体肿胀程度成正比,肌红蛋白尿越严重,持续时间越长,则发生急性肾衰的可能性越大。

(3)急性肾衰竭:肌肉缺血坏死后,有大量酸性物质和电解质释放,使体液的 pH 降低。严重创伤后组织分解代谢旺盛,大量中间代谢产物积聚,尿素氮可迅速增高。临床上常有呼吸深大、烦躁口渴、少尿甚至无尿等一系列表现。

(4)其他脏器损伤:挤压综合征常合并颅脑、胸部外伤和四肢骨折,可按照高级创伤生命支持原则逐一处理。

【诊断】

1. 临床诊断 挤压综合征的临床诊断标准:①有长时间受重物挤压的受伤史。②尿液出现红棕色、深褐色。③尿中出现蛋白、红细胞及管型。④血清肌红蛋白、肌酸激酶、乳酸脱氢酶水平升高。⑤急性肾损伤:包括 48 小时内血清肌酐升高 $26.4\mu mol/L$ 或 7 天内血清肌酐升高超过基线值的 1.5 倍,或尿量小于 $0.5ml/(kg\cdot h)$ 超过 6 小时。受伤病史和临床表现为诊断挤压综合征的重要依据。

2. 实验室检查

(1)心肌酶谱和心肌蛋白

1)肌酸激酶(creatine kinase,CK):是比肌红蛋白更敏感的横纹肌溶解标志物。平均峰值出现在肌肉损伤后 24~36 小时内,每天大约下降 39%,CK 值大于 5000U/L 指示肌肉损伤严重,大于 16000U/L 与急性肾衰竭相关。

2)肌红蛋白(myoglobin,Mb):骨骼肌内含量丰富,对肌肉破坏损伤的敏感性高,发病 2 小时后即可升高。但对心肌特异性较差。血清肌红蛋白的代谢快,它的功能主要在肾外(很可能是通过肝脏或脾脏)发挥。因此,测定血清肌红蛋白对诊断横纹肌溶解的敏感性低。

3)心肌肌钙蛋白 I(cardiac troponin,cTn I):是一项十分敏感和特异的急性心肌梗死的标志物,能够特异性检测出心肌的微小损伤,挤压综合征累及心肌灌注时刻出现升高。14~36 小时达到高峰,10~14 天恢复至正常范围。

(2)肾功能电解质:急性肾衰竭和电解质紊乱是挤压综合征最常见的严重并发症。肾功能提示肌酐尿素氮升高,并出现高钾、低钙、高磷血症。

(3)血气分析:帮助评估全身内环境状况,结合电解质评估是否存在代谢性酸中毒。

(4)血常规:血红蛋白下降可能提示有活动性出血,血小板计数帮助评估凝血功能。

(5)凝血功能全套:全面评估凝血功能,有无创伤性凝血病可能,是否需要输血或凝血因子纠正。

(6)尿常规:肌红蛋白尿是挤压综合征的典型表现,但常规无法做此检查,尿测试片法无法鉴别血红蛋白尿和肌红蛋白尿。尿沉渣可见有色颗粒管型。

【治疗原则】

院前早期救治对挤压综合征患者尤为关键。有条件者可迅速转至院内重症监护病房加强治疗。

1. 原发病处理 在积极抗休克治疗同时,应根据当时情况尽快解除压迫,出现骨筋膜室综合征时需行筋膜减压术,必要时行截肢术。

2. 有条件的患者可早期进行脏器功能监测如生命体征,尿量,CVP 等。

3. 补液水化治疗 早期避免应用含钾补液,首选生理盐水积极液体复苏,保证机体各脏器灌注,必要时加用血管活性药物。

4. 碱化尿液 适当应用碳酸氢钠,提高尿液 pH,防止肌红蛋白沉积于肾小管。

5. 维持内环境稳定,纠正酸碱电解质平衡紊乱 高钾血症和低血容量性休克是早期挤压综合征死亡的主要原因,尽快进行血气电解质检查,根据实验室报告对症处理,注意无症状低钙血症不予处理。

6. 连续血液净化 当患者出现无尿或难以纠正的高钾血症和代谢性酸中毒时,及时行血液净化替代肾脏功能,清除体内毒素,同时可迅速稳定内环境,纠正高钾血症等电解质紊乱。

第七节 电 击 伤

电击伤(electrical injury)是指电流或静电直接接触进入体内,或在高电压、超高电压的电场下,电流击穿空气或其他介质进入体内而引起全身或局部的组织损伤和功能障碍,甚至发生心搏和呼吸骤停。而对于人体的伤害程度主要与电压、电流、人体电阻、通电时间相关,当电压高、电流大、人体电阻小(如:遇水潮湿)、通电时间长时损伤较重,另外触电途径也需注意,贯穿伤的危险性明显大于局部触电。由于电击伤发生较突然,有时在意料之外,且会造成危及生命的严重不良后果,需及时识别和救治。

临床上常见的电击伤病因可有:日常使用电时缺乏安全用电知识,安装和维修电器、电线不按规程操作,电线上挂吊衣物,高温、高湿和出汗使皮肤表面电阻降低而引起;意外事故如暴风雨、大风雪、火灾、地震,电线折断落到人体,雷雨时大树下躲雨或用铁柄伞而被闪电击中;医源性如使用起搏器、心导管监护、内镜检查治疗时,如果仪器漏电,微电流直接流过心脏而引起。

【临床表现】

1. 全身表现

(1)轻型:可出现头晕、心悸、面苍白、口唇发绀、惊恐、四肢无力、接触部位肌肉抽搐、疼痛、呼吸及脉搏加快,敏感者可出现晕厥、短暂意识丧失,一般都能恢复。恢复后有时可有头痛疲乏、精神兴奋及心律失常。

(2)重型:可出现持续抽搐、肌肉强直性收缩致肢体骨折、休克或昏迷。低电压电流可引起室颤,开始尚有呼吸,继而发生呼吸停止,既无心搏、也无呼吸,患者进入"假死"状态。高电压电流引起呼吸中枢麻痹,若不及时抢救,10 分钟内即可死亡。若系高电压、强电流电击,呼吸循环中枢同时受累,多立刻死亡。

2. 局部表现

(1)低电压:常见于电流进入点与流出点,伤面小,直径 0.5~2cm,呈椭圆形或圆形,焦黄或灰白色,干燥,边缘整齐,与健康皮肤分界清楚。一般不损伤内脏,致残率低。

(2)高电压:常有一处进口和多处出口,伤面不大,但可深达肌肉、神经、血管,甚至骨骼,有"口小底大,外浅内深"的特征。随着病情进展,由于肌肉、神经、血管的凝固或断裂,可在一周或数周后出现坏死、感染、出血等;血管内膜受损,可有血栓形成,继发组织坏死、出血,甚至肢体广泛坏死,后果严重,致残率高达35% ~60%。

【诊断】

电击伤发病急骤、易病情危重,应尽早明确诊断。主要根据有无触电病史、临床表现、结合实验室检查综合分析做出诊断。

1. 病史 触电史是诊断的重要环节,通过患者本人或知情者常可提供明确的电流或静电接触史。

2. 症状和体征 就诊的患者既往健康者,突然出现头晕、心悸、惊恐、四肢乏力、休克、意识丧失、心跳呼吸骤停等症状,且有电流接触史时应考虑触电的可能。

3. 辅助检查

(1)血生化检查:直接肾功能损伤可有尿素氮、肌酐升高;大量组织损伤和溶血钾离子升高、心肌生化标记物(肌酸磷酸激酶及其同工酶、乳酸脱氢酶、丙氨酸氨基转移酶)升高。

(2)血气分析:可有低氧血症、酸中毒。

(3)凝血功能:凝血功能障碍。

(4)尿液分析:可有肌红蛋白尿、肌球蛋白尿、血红蛋白尿。

(5)心电图检查:可见各种心律失常(房性期前收缩、室性期前收缩、房室传导阻滞、室颤等),非特异性的 ST-T 改变。

(6)X 线检查:肌肉强烈收缩及抽搐的机械暴力可发生四肢关节脱位或骨折,脊柱压缩性骨折或无菌性骨坏死。

【治疗原则】

电击伤的处理原则为:采取正确的方法使患者脱离电源;心跳呼吸骤停生命体征不稳定者即刻现场急救行心肺复苏;保护体表电灼伤创面,局部无菌消毒包扎固定,并予以吸氧、止血、抗感染、维持水电解质内环境稳定,保护脏器功能对症处理。

许多电击伤患者如有自我保护意识或有在场其他人及时发现并有效处理,预后相对较好。目的在于尽快安全脱离电源,维持生命体征,保护脏器功能,防止并发症。电击伤常见严重并发症有心跳骤停、心律失常、内脏破裂或穿孔、急性肾衰竭、高血钾、继发感染出血、永久性失明或耳聋、肢体瘫痪、短期精神失常等,应积极抢救,治疗方法详见有关章节。

第八节 中 暑

中暑(heat illness)是指人体在高温环境下,由于水和电解质丢失过多、散热功能障碍,引起的以中枢神经系统和心血管功能障碍为主要表现的热损伤性疾病,是一种威胁生命的急症。

在大气温度 >32℃、湿度较大(>60%)和无风的环境中,长时间工作或强体力劳动,又无充分防暑降温措施时,缺乏对高热环境适应者易发生中暑。

其病理变化有:人体在高温环境下,产热过多,散热不足时,下丘脑体温调节中枢失控,对中枢神经系统有抑制作用;皮肤血管扩张,血液重新分配,心排血量增多,心负荷加重;大量出汗伴有盐的丢失,可引起循环障碍;丢失盐过多和补盐不足可引起肌肉痉挛而发生热痉挛;心排血量降低,可使肾血流量减少,肾小球滤过率下降易致肾功能减退;体温 >42℃时,蛋白质可变性;体温 >50℃时,数分钟后所有细胞均死亡。

【临床表现】

根据临床表现的轻重,中暑可分为先兆中暑、轻症中暑和重症中暑。

1. 先兆中暑 高温环境下,出现头痛、头晕、口渴、多汗、四肢无力发酸、注意力不集中、动作不协调等症状,体温正常或略有升高,一般不超过 38℃。

2. 轻症中暑 出现早期循环功能紊乱,除头晕、口渴外往往有面色潮红、大量出汗、皮肤灼热等表现,或出现四肢湿冷、面色苍白、脉搏增快等表现,体温往往在 38℃以上。

3. 重症中暑 是中暑中情况最严重的一种,如不及时救治将会危及生命。按表现不同可分为三型。

(1)热痉挛:大量出汗后,饮水多而盐分补充不足致低钠低氯血症。临床表现为肌肉阵发性的痉挛和疼痛,也可出现肠痉挛。

(2)热衰竭:常发生于老年人、儿童和慢性疾病患者,原因为机体对热环境不适应,主要症状为头晕、头痛、心慌、口渴、恶心、呕吐、皮肤湿冷、血压下降、晕厥或神志模糊。此时的体温正常或稍微偏高。

(3)热射病是一种致命性急症,以高温和意识障碍为特征。临床上分为两种类型:

1)劳力性:在高温、高湿度或强日照环境中持续作业。

2)非劳力性:年老体弱、有慢性疾病患者在高温和通风不良环境中居住。

患者早期可有大量冷汗,后期出现高热(体温可超过42℃)、无汗、皮肤干燥、谵妄、昏迷、抽搐、呼吸急促、心动过速、瞳孔缩小等症状,严重者出现休克、心力衰竭、急性呼吸窘迫综合征、急性肾衰竭、急性肝功能衰竭、弥散性血管内凝血、脑水肿、多器官功能衰竭。

【诊断】

1. 临床特点 根据易患人群在高温环境下、较长时间剧烈运动或劳动后出现相应的临床表现(体温升高、晕厥或神志改变等)并排除其他疾病后可诊断。

2. 实验室检查

(1)电解质紊乱:出汗后大量水和盐丢失。

(2)白细胞、中性粒细胞计数增高:运动和高热可导致肠道血流减少,长时间肠道缺血缺氧破坏肠道黏膜完整性,导致肠道菌群移位入血并释放炎症因子产生脓毒症。

(3)血小板计数减少、凝血功能异常:大量丢失液体后血液浓缩,血黏度增高,同时高热损伤血管内皮,激活内源性凝血途径。

(4)尿常规异常:抽搐患者可有横纹肌溶解,出现肌红蛋白尿。

(5)生化指标:转氨酶、肌酐、尿素、血乳酸脱氢酶和肌酸激酶升高,呼吸性和代谢性酸中毒。

(6)心电图改变:机体大量失水,有效循环血容量下降,心律失常或 ST-T 改变。

【治疗原则】

1. 一般治疗 患者应迅速转移至阴凉通风处休息,饮用凉盐水等饮料以补充盐和水分。

2. 降温 体表降温、体内降温、药物降温。

3. 综合对症支持治疗 保持呼吸道通畅,吸氧,有循环功能紊乱者应静脉补给生理盐水、葡萄糖溶液,但输注速度不能过快,维持水、电解质平衡,纠正酸中毒,防治脑水肿和抽搐,心理治疗。

第九节 淹 溺

淹溺(drowning)是指人淹没于水或其他液体中,由于液体、污泥、杂草等物堵塞呼吸道和肺泡,或反射性喉痉挛,引起窒息、缺氧、原发性呼吸损害和临床死亡[呼吸和(或)心搏停止]过程。在我国,淹溺是人群意外伤害致死的第3位死因,0~14岁年龄组为第1位死因。

1. 根据发病机制,淹溺可分为干性淹溺和湿性淹溺。

(1)干性淹溺:约占10%～20%,喉痉挛导致窒息,气道和肺泡内很少或无液体吸入。

(2)湿性淹溺:约占80%～90%,因喉部肌肉松弛,液体误吸充塞气道和肺泡导致窒息。

2. 根据浸没的介质不同,淹溺又可分为淡水淹溺和海水淹溺。

(1)淡水淹溺:淡水因较其他体液渗透压低,能迅速吸收到血循环,使血容量增加,严重病例可引起溶血,出现高钾血症和血红蛋白尿,最主要的为肺损伤。

(2)海水淹溺:海水含钠是血浆的 3 倍,因此较淡水在肺泡中停留时间长,不能吸收到血液循环,反而能使血液中的水进入肺泡,产生肺水肿,肺内分流,减少气体交换,出现低钠血症。此外,海水对肺泡及肺血管内皮细胞有化学损伤作用,能促使肺水肿发生。

不论淡水与海水,进入呼吸道和肺泡后,都使肺通气功能障碍,并可阻碍肺内气体交换从而发生窒息。溺水后引起的全身缺氧,可引起各种并发症,如脑水肿、肺水肿、肺部感染,进而发生 ARDS、DIC 和急性肾衰竭;若跌入粪池、污水池,可同时引起硫化氢或其他化学物中毒。

【临床表现】

根据临床表现的轻重,可分为轻度淹溺、中度淹溺和重度淹溺。

1. 轻度淹溺 落水片刻,患者可吸入或吞入少量的液体,有反射性呼吸暂停,意识清楚,血压升高,心率加快。肤色正常或稍苍白。

2. 中度淹溺 溺水 1~2 分钟,人体因不能耐受缺氧而吸入大量水分,患者有剧烈呛咳呕吐。部分患者因呕吐物被重新吸入或发生反射性喉痉挛而加重窒息和缺氧。患者出现意识模糊或烦躁不安,呼吸不规则或表浅,血压下降,心跳减慢,反射减弱。约有 75% 溺水者发生肺水肿。

3. 重度淹溺 溺水 3~4 分钟,被救后已处于昏迷状态,由于窒息患者面色发绀或苍白、肿胀、眼球凸起、四肢厥冷,测不到血压,口腔、鼻腔和气管充满血性泡沫,可有抽搐。呼吸、心跳微弱或停止。胃内积水致胃扩张者,可见上腹部膨隆。此外,淹溺患者常合并有脑外伤、脊髓损伤(跳水时)和空气栓塞(深水潜水时),从而出现相应的临床体征。

【诊断】

1. 临床特点 根据溺水史和打捞经过,不难诊断,但应迅速评估溺水者生命状态:如呼吸是否停止、心跳有无、血压及意识状态等。

2. 实验室检查

(1)血尿检查:淹溺者,常有白细胞轻度增高。吸入淡水较多时,可出现血液稀释,甚至红细胞溶解,血钾升高、血和尿中出现游离血红蛋白。吸入海水较多时,出现短暂性血液浓缩,轻度高钠血症或高氯血症。幸存者,10~30 分钟后恢复正常血容量和电解质浓度。无论淡水或海水淹溺,罕见致命性电解质紊乱,但溶血或急性肾衰竭时可有严重高钾血症。重者出现弥散性血管内凝血的实验室监测指标异常。

(2)动脉血气分析:显示低氧血症、高碳酸血症和呼吸性酸中毒,可合并代谢性酸中毒。

(3)心电图检查:常见有窦性心动过速、非 ST 段和 T 波改变。出现室性心律失常或完全性心脏传导阻滞时,提示病情严重。

(4)影像学检查:肺部 X 线检查有肺不张或肺水肿表现;疑有颈椎损伤者,应进行颈椎影像学检查;神志障碍者,行头颅 CT 检查。

【治疗原则】

(一)院前救护

1. 现场急救 尽快将患者移出水面,迅速清除口鼻腔中异物,保持呼吸道通畅。将患者置于俯卧头低位,拍打背部,促使肺水排出(此项操作不能超过 1 分钟,以免耽误复苏时间),进行 CPR,同时注意呕吐误吸。

2. 转运中复苏 搬运中注意有无头颈部创伤。呼吸停止者行口对口呼吸,有条件时行气管内插管和供氧。转运过程中不应停止心肺复苏。

（二）院内处理

1. 氧疗　呼吸困难伴有氧饱和度降低者,行面罩给氧,不能维持 $PaO_2 > 60mmHg$ 时,行气管插管机械通气。

2. 脑复苏　静脉输注甘露醇降低颅内压、缓解脑水肿。

3. 并发症处理　治疗惊厥、心律失常、低血压、急性呼吸窘迫综合征、DIC、急性肾功能不全等。

（毛恩强　周伟君）

第三章
呼吸系统疾病

呼吸系统疾病是内科系统的常见病和多发病,也是严重危害人民健康的疾病。据2009年公布的我国居民死因调查结果显示,呼吸系统疾病(未包括肺癌、肺结核和慢性肺源性心脏病)在城市和农村的死亡原因中均居第四位(分别为10.54%和14.96%)。随着大气污染的加重、吸烟等不良生活习惯的蔓延及人口老龄化等因素的存在,呼吸系统疾病的发病率和病死率都呈现明显上升的趋势,肺癌的发病率已居各种恶性肿瘤之首,肺结核的发病率仍居高不下,近年来新发生的严重急性呼吸综合征(SARS)、禽流感及中东呼吸综合征(MERS)等疫情均构成了全球性的影响公共健康的重大问题,给整个社会和经济带来了沉重的负担,因此,呼吸系统疾病的防控工作不容轻视。

随着医学检验技术的进步和发展,也给许多呼吸系统疾病的诊断和治疗带来了很大的帮助。如在感染性疾病中监测降钙素原水平指导抗菌药物应用的治疗策略可明显减少抗菌药物使用量而不影响疗效;检测肺癌患者组织标本中基因突变情况指导分子靶向药物使用的精准治疗策略提高了晚期肺癌患者的疗效。今后的检验医学与临床医学的联系将会愈发紧密,医学检验技术人员掌握常见疾病的临床知识有利于学科间的交流和发展。本章将简要介绍呼吸系统疾病中最常见的几类疾病。

第一节　慢性支气管炎

慢性支气管炎(chronic bronchitis)简称为慢支,是气管、支气管黏膜及其周围组织的慢性非特异性炎症。本病的病因及具体发病机制尚不完全清楚,可能与吸烟、职业粉尘和化学性物质接触、空气污染、感染、机体免疫功能紊乱、气道高反应性、年龄增大、气候等因素有关,其中吸烟是最重要的发病因素。吸烟者慢性支气管炎的患病率比不吸烟者高2~8倍。

【临床表现】

1. 症状　起病缓慢,病程较长,易反复发生急性加重。主要症状为咳嗽、咳痰、或伴有喘息,咳嗽以晨间及睡前为主。痰液一般为白色黏液和浆液泡沫性,偶可带血丝,如合并细菌感染可转为黄色脓性痰。喘息明显者常称为喘息性支气管炎,部分可能伴发支气管哮喘。伴肺气肿时可表现为劳动或活动后气急。如咳嗽、咳痰、喘息等症状在短时间内突然加重称为慢性支气管炎急性加重,常发生于秋冬季,呼吸道感染是其主要原因。

2. 体征　起病早期多无异常体征。急性发作期可在背部或双肺底听到干、湿啰音,咳嗽后可减少或消失。如合并哮喘可闻及广泛哮鸣音并伴呼气相延长。长期反复发作可导致慢性阻塞性肺疾病、慢性肺源性心脏病而出现相关的体征。

【诊断】

1. 诊断标准　依据咳嗽、咳痰,或伴有喘息,每年发病持续3个月或更长,连续2年或2年以上,并排除其他可引起类似症状的慢性疾病(如肺结核、支气管扩张、支气管哮喘等)可诊断。

2. 辅助检查

（1）胸部 X 线检查：早期可无异常。反复发作者表现为肺纹理增粗、紊乱，呈网状或条索状、斑点状阴影，以双下肺野明显。

（2）呼吸功能检查：早期无异常。如有小气道阻塞时，最大呼气流速-容量曲线在 75% 和 50% 肺容量时，流量明显降低。

（3）其他：细菌感染时血液检查可出现白细胞总数和（或）中性粒细胞增高。痰液检查可培养出致病菌。涂片可发现革兰阳性菌或革兰阴性菌，或大量破坏的白细胞和杯状细胞。

【治疗原则】

1. 急性加重期治疗　急性加重常是由感染所导致，需积极控制感染。多依据患者所在地常见病原菌及其药敏情况经验性选用抗菌药物。如果能培养出致病菌，可按药敏试验结果结合之前经验性抗感染治疗的效果决定是否调整抗菌药物。可适当加用祛痰镇咳药物改善症状，有气喘者可加用解痉平喘治疗。

2. 缓解期治疗　最重要的措施是鼓励患者戒烟，避免有害气体和其他有害颗粒的吸入。增强体质，预防感冒，对反复呼吸道感染者，可试用免疫调节剂或中医中药。

第二节　慢性阻塞性肺疾病

慢性阻塞性肺疾病（chronic obstructive pulmonary disease，COPD）简称慢阻肺，是一组以持续气流受限为特征的可以预防和治疗的肺部疾病，气流受限不完全可逆，呈进行性发展。

COPD 与慢性支气管炎和肺气肿有密切关系。肺气肿（emphysema）是指肺部终末细支气管远端气腔出现持久异常的扩张，并伴有肺泡壁和细支气管的破坏，而无明显的肺纤维化。当慢性支气管炎、肺气肿患者肺通气功能检查出现不完全可逆的气流受限时，则能诊断为 COPD；如患者只有慢性支气管炎和（或）肺气肿，而无不完全可逆的气流受限时，则不能诊断为 COPD。

COPD 确切的病因和发病机制不清楚，但认为与肺部对香烟烟雾等有害气体或有害颗粒的异常炎症反应有关，是个体易感因素和环境因素长期相互作用的结果。目前认为与 COPD 发病有关的机制包括炎症机制、蛋白酶-抗蛋白酶失衡机制、氧化应激机制等。此外，自主神经功能失调、营养不良、气温变化等都有可能参与 COPD 的发生、发展。

【临床表现】

1. 症状　起病缓慢隐匿、病程较长。慢性咳嗽、咳痰是常见的首发症状，起病早期咳嗽为间歇性，晨间明显，随病情发展可出现整日咳嗽；咳痰一般为白色黏液或浆液性泡沫痰，偶带血丝。急性发作期时痰量增多并可转为脓性痰。活动后胸闷气短或呼吸困难是 COPD 患者就诊时最常见的主诉，是 COPD 的标志性症状，随着病情的逐渐加重，患者甚至休息时也感到胸闷气短。部分患者特别是重度患者或急性加重时可出现喘息。此外，晚期患者还可有食欲减退、体重减轻、焦虑、精神抑郁等全身症状。

2. 体征　早期体征可无异常，随疾病进展出现桶状胸，呼吸浅快，严重者可有缩唇呼吸；双侧触觉语颤减弱；肺部叩诊呈过清音，心脏浊音界缩小，肺下界和肝浊音界下降；双肺呼吸音减弱，呼气相延长，部分患者可有干、湿性啰音。

【诊断】

1. 诊断标准　主要根据吸烟等高危因素史、临床症状、体征及肺功能检查等综合分析确定。吸入支气管舒张药后第一秒用力呼气容积（FEV_1）/用力肺活量（FVC）< 70% 及

FEV$_1$ < 80% 预计值是 COPD 诊断的必备条件。有少数患者并无明显咳嗽、咳痰症状,仅在肺功能检查时 FEV$_1$/FVC < 70%,而 FEV$_1$ ≥ 80% 预计值,在除外其他疾病后,亦可诊断为 COPD。

2. 辅助检查

(1)肺功能检查:是确诊 COPD 及进行病情严重程度评估最重要的检查,还可用于治疗效果的评价。

(2)胸部影像学(胸部 X 线和 CT)检查:对 COPD 的诊断特异性不高,其主要临床意义在于与其他肺部疾病的鉴别诊断及发现自发性气胸、肺心病、肺炎等 COPD 常见并发症或合并症。

(3)动脉血气分析检查:对确定患者是否存在呼吸衰竭、酸碱电解质平衡失调及判断呼吸衰竭类型有重要价值。

(4)其他:合并细菌感染时,外周血白细胞可增高伴核左移;痰涂片及培养可能发现病原菌。如有持续慢性缺氧存在的患者,可出现继发性红细胞增多症。

3. 病程分期　COPD 按病程可分为急性加重期和稳定期。

(1)急性加重期(COPD 急性加重):指在疾病过程中,短期内咳嗽、咳痰、气短和(或)喘息加重,痰量增多,呈脓性或黏液脓性,可伴发热等症状。

(2)稳定期:则指患者咳嗽、咳痰、气短等症状稳定或症状较轻。

4. 病情严重程度评估　目前多主张对稳定期 COPD 采用综合指标体系进行病情严重程度评估。

(1)症状评估:目前常采用改良版英国医学研究委员会呼吸困难问卷(mMRC 问卷)进行评估(表 3-1)。

表 3-1　mMRC 问卷

mMRC 分级	呼吸困难症状
0 级	剧烈活动时出现呼吸困难
1 级	平地快步行走或爬缓坡时出现呼吸困难
2 级	由于呼吸困难,平地行走时比同龄人慢或需要停下来休息
3 级	平地行走 100m 左右或数分钟后即需要停下来喘气
4 级	因严重呼吸困难而不能离开家,或在穿衣、脱衣时即出现呼吸困难

(2)肺功能评估:可使用 COPD 全球防治创议(GOLD)分级(表 3-2)。

表 3-2　COPD 患者气流受限严重程度的肺功能分级

肺功能分级	患者肺功能 FEV$_1$ 占预计值的百分比(FEV$_1$% pred)
GOLD 1 级:轻度	FEV$_1$% pred ≥ 80%
GOLD 2 级:中度	50% ≤ FEV$_1$% pred < 80%
GOLD 3 级:重度	30% ≤ FEV$_1$% pred < 50%
GOLD 4 级:极重度	FEV$_1$% pred < 30%

(3)急性加重风险评估:上一年发生 2 次或以上急性加重或 FEV$_1$% pred < 50%,均提示今后急性加重的风险增加。

根据以上症状、肺功能及急性加重风险,可对稳定期 COPD 患者的病情严重程度做出综合性评估,并根据评估结果选择主要治疗药物(表 3-3)。

表3-3 稳定期COPD患者病情严重程度的综合性评估及其主要治疗药物

患者综合评估分级	特征	肺功能分级	上一年急性加重次数	mMRC分级	首选治疗药物
A组	低风险,症状少	GOLD 1~2级	≤1次	0~1级	SAMA或SABA,必要时
B组	低风险,症状多	GOLD 1~2级	≤1次	≥2级	LAMA或LABA
C组	高风险,症状少	GOLD 3~4级	≥2次	0~1级	ICS加LABA,或LAMA
D组	高风险,症状多	GOLD 3~4级	≥2次	≥2级	ICS加LABA,和LAMA

注:SABA:短效β_2受体激动剂;SAMA:短效抗胆碱能药物;LABA:长效β_2受体激动剂;LAMA:长效抗胆碱能药物;ICS:吸入糖皮质激素

【治疗原则】

1. 急性加重期治疗 首先需确定引起急性加重的原因并对因治疗。最常见的急性加重原因是细菌或病毒感染,对细菌感染者需根据所在地细菌流行病学情况经验性抗感染治疗。有低氧血症者可予鼻导管低流量吸氧,注意避免高流量吸氧引起二氧化碳潴留、肺性脑病。支气管扩张剂对缓解患者喘息气促症状效果良好,可用短效β_2受体激动剂沙丁胺醇、短效抗胆碱能药物异丙托溴铵雾化吸入。糖皮质激素(如布地奈德)对减轻气道炎症和黏膜水肿有效,可与支气管扩张剂联合雾化吸入使用。对效果不佳者可考虑全身使用糖皮质激素。可加用祛痰剂帮助排痰,注意补充营养及补充液体、电解质,积极防治呼吸衰竭、肺源性心脏病、右心衰竭等并发症。

2. 稳定期治疗 戒烟是最重要的措施。因职业或环境粉尘、刺激性气体所致者,应脱离污染环境。支气管扩张剂是缓解症状的主要措施,可根据患者病情严重程度参照表3-3选用。痰液黏稠不易咯出者可应用盐酸氨溴索、羧甲司坦等祛痰剂。对并发慢性呼吸衰竭者,长期家庭氧疗(LTOT)对改善患者的精神状态、运动能力,减轻慢性缺氧导致的肺动脉高压均有益处。营养支持、提高机体免疫力、呼吸肌的功能康复锻炼等对患者也有帮助。此外,外科或内镜下肺减容术对部分患者有一定效果。

第三节 支气管哮喘

支气管哮喘(bronchial asthma)简称哮喘,是由多种细胞(如嗜酸性粒细胞、肥大细胞、T淋巴细胞、中性粒细胞、气道上皮细胞等)和细胞组分参与的气道慢性炎症性疾病。其主要特征包括气道慢性炎症,气道高反应性,广泛多变的可逆性气流受限以及随病程延长而导致的气道重构。

哮喘的病因还不十分清楚,与多基因遗传有关,同时受遗传因素和环境因素的双重影响。此外,神经因素也被认为是哮喘发病的重要环节。气道慢性炎症是哮喘的基本病理特征。

【临床表现】

1. 症状 典型症状为发作性伴有哮鸣音的呼气性呼吸困难。许多患者发病前有接触变应原、上呼吸道感染或运动等病史,症状可在数分钟内发生,持续数小时至数天,可自行缓解或经支气管扩张剂治疗后缓解。夜间及凌晨发作或加重是哮喘的重要临床特征。有些患者(常见于青少年)仅在运动时出现哮喘症状,称为运动性哮喘。有些患者没有哮喘发作的典型症状,仅仅以咳嗽或胸闷为唯一症状者,分别称为咳嗽变异性哮喘和胸闷变异性哮喘。

2. 体征 典型哮喘发作时,患者胸廓胀满,呈吸气位;肺部叩诊呈过清音;双肺听诊可闻及广泛的哮鸣音,呼气相延长。合并感染时,可闻及湿性啰音。重度哮喘还可有发绀、脱水、血压下降、心率增快、奇脉等表现。需注意在非常严重的哮喘发作,肺部哮鸣音反而可减弱甚至完全消失,称为"沉默肺",是病情危重的表现。哮喘缓解期或非典型的哮喘,可无明显体征。

【诊断】

1. 诊断标准 ①反复发作喘息、气急、胸闷或咳嗽,多与接触变应原、冷空气、物理、化学性刺激、病毒性上呼吸道感染、运动等有关。②发作时在双肺可闻及散在或弥漫性,以呼气相为主的哮鸣音,呼气相延长。③上述症状可经平喘药物治疗后缓解或自行缓解。④除外其他疾病所引起的喘息、气急、胸闷和咳嗽。⑤临床表现不典型者(如无明显喘息或体征)应至少具备以下1项试验阳性:a. 支气管激发试验或运动试验阳性;b. 支气管舒张试验阳性;c. 昼夜呼气峰流速(PEF)变异率≥20%。符合①~④条或④、⑤条者,可以诊断为支气管哮喘。

2. 辅助检查

(1)肺功能检查:哮喘发作时肺通气功能检测呈阻塞性通气功能障碍表现,缓解期可恢复正常。如病情迁延、反复发作者,缓解期通气功能也可逐渐下降。支气管激发试验阳性、支气管舒张试验阳性或PEF昼夜变异率≥20%均可提示存在气道高反应性,对不典型哮喘的诊断意义重大。

(2)胸部X线检查:哮喘发作时可见两肺透亮度增加,呈过度通气状态;在缓解期多无明显异常。如并发呼吸道感染,可见肺纹理增多增粗及炎性浸润影。

(3)动脉血气分析检查:在哮喘严重发作时可有PaO_2降低,$PaCO_2$下降,pH上升,表现为呼吸性碱中毒。如病情进一步发展,气道阻塞严重,有缺氧及CO_2潴留,$PaCO_2$上升,表现呼吸性酸中毒。若缺氧明显,可合并代谢性酸中毒。

(4)其他:血常规检查白细胞正常,嗜酸性粒细胞可偏高。部分患者痰液涂片检查可见较多嗜酸性粒细胞。此外,特异性变应原检测有助于发现致敏源。

3. 分期及控制水平分级 支气管哮喘可分为急性发作期、非急性发作期。

(1)急性发作期:是指气促、咳嗽、胸闷等症状突然发生或症状加重,常有呼吸困难,以呼气流量降低为其特征。常因接触变应原等刺激物或治疗不当所致。哮喘急性发作时严重程度可根据症状体征、肺功能和动脉血气情况分为轻度、中度、重度和危重4级。

(2)非急性发作期(亦称慢性持续期):是指许多哮喘患者即使没有急性发作,但在相当长的时间内仍有不同频度和不同程度地出现喘息、咳嗽、胸闷等症状,肺通气功能下降。目前认为长期评估哮喘的控制水平是更为可靠和有用的严重性评估方法,这种评估方法包括了目前临床控制评估和未来风险评估,临床控制评估又可分为控制、部分控制和未控制3个等级,每个等级的具体指标见表3-4。

表3-4 非急性发作期哮喘控制水平分级

A. 目前临床控制评估(最好4周以上)			
临床特征	控制 (满足以下所有条件)	部分控制 (出现以下任何一项表现)	未控制
白天症状	无(≤2次/周)	每周>2次	任何1周出现部分控制的表现≥3项[†]
活动受限	无	任何1次	
夜间症状/憋醒	无	任何1次	

续表

临床特征	控制 (满足以下所有条件)	部分控制 (出现以下任何一项表现)	未控制
需要急救治疗/缓解 药物治疗	无(≤2 次/周)	每周 >2 次	
肺功能 (PEF 或 FEV_1)*	正常	<80% 预计值或个人最 佳值	

B. 未来风险评估(急性发作风险,病情不稳定,肺功能迅速下降,药物不良反应)

与未来不良事件风险增加的相关因素包括:临床控制不佳;过去 1 年频繁急性加重;因严重哮喘而住院治疗;FEV_1 低;烟草暴露;高剂量药物治疗等。

注:* 肺功能结果对 5 岁以下儿童可靠性差(PEF:呼气峰流速;FEV_1:第 1 秒用力呼气容积)

† 依照定义,任何一周出现 1 次哮喘急性发作表明这周的哮喘没有得到控制;患者出现急性发作后都必须对维持治疗方案进行分析回顾,以确保治疗方案的合理性

依照定义,任何一周出现 1 次哮喘急性发作表明这周的哮喘没有得到控制;患者出现急性发作后都必须对维持治疗方案进行分析回顾,以确保治疗方案的合理性。

【治疗原则】

哮喘目前不能根治,但长期规范化治疗可使大多数患者达到良好或完全的临床控制。哮喘治疗目标是长期控制症状、预防未来风险发生,即在使用最小有效剂量药物治疗或不用药物的基础上,能使患者与正常人一样生活、学习和工作。

1. 脱离变应原 能找到引起哮喘发作变应原的患者,使其脱离并长期避免接触这些变应原是防治哮喘的最有效方法。如是呼吸道细菌感染导致的哮喘发作,则应予抗菌药物积极控制感染。

2. 药物治疗 无论是急性发作期还是慢性持续期患者,均可参照支气管哮喘全球防治创议(GINA)的建议,根据哮喘病情严重程度分级,给予吸入或口服支气管扩张剂缓解症状,吸入糖皮质激素、白三烯调节剂等控制气道慢性炎症水平,预防急性发作等治疗,并定期评估患者哮喘临床控制水平进行阶梯式治疗方案的调整,为患者制订个体化的治疗方案。

3. 健康教育 做好患者的健康教育和长期管理是提高疗效,减少急性发作,保证患者生活质量的重要措施。

4. 其他 特异性免疫治疗如脱敏疗法和非特异性免疫治疗,如注射抗 IgE 抗体、转移因子等,有一定辅助疗效。

第四节 慢性肺源性心脏病

慢性肺源性心脏病(chronic pulmonary heart disease)是由肺组织、肺血管或胸廓的慢性病变引起的肺组织结构和(或)功能异常,产生肺血管阻力增加,肺动脉压力增高,使右心室肥厚和扩张,伴或不伴右心衰竭的心脏病。慢性肺心病的患病率在各地区间存在差异,北方地区高于南方地区,农村高于城市。随着年龄增高,其患病率也逐渐增加,且吸烟者比不吸烟者患病率明显增高。

慢性肺心病的病因包括以下几类:①慢性支气管、肺疾病。②胸廓运动障碍性疾病。③肺血管疾病。④其他,如神经肌肉疾病,先天性口咽畸形、睡眠呼吸暂停低通气综合征等。这其中以慢性阻塞性肺疾病(COPD)最多见。

COPD 患者随着病情的逐渐加重会出现缺氧、高碳酸血症和呼吸性酸中毒,从而使肺血

管收缩痉挛,其中缺氧导致的肺血管痉挛是肺动脉高压形成最重要的因素。随着病情进展,肺动脉压持续升高,超过右心室的代偿能力,最终发生右心衰竭。

【临床表现】

慢性肺心病的临床表现,分为代偿期及失代偿期表现。

1. 肺、心功能代偿期的临床表现　主要表现基础疾病的症状,如咳嗽、咳痰、气促,活动后可有心悸、呼吸困难、乏力和劳动耐力下降,少数有胸痛或咯血。查体除可见基础疾病的体征外,尚可见肺动脉高压和右室扩大的体征,如 P2 > A2,三尖瓣区出现收缩期杂音,剑突下心脏收缩期搏动。部分患者因肺气肿使胸内压增高,阻碍上、下腔静脉回流,可有颈静脉充盈。

2. 肺、心功能失代偿期的临床表现　包括呼吸衰竭症状,如呼吸困难加重,严重时出现肺性脑病,以及右心衰竭症状,如气促明显、食欲不振、恶心等。查体见呼吸衰竭体征(如明显发绀,球结膜充血、水肿,皮肤潮红多汗,颅内压增高的表现,腱反射减弱,病理反射出现)及右心衰竭体征(发绀更明显,颈静脉怒张,剑突下可闻及收缩期杂音,甚至舒张期杂音。肝大压痛,肝颈静脉回流征阳性,腹水征阳性,下肢水肿等)。

【诊断】

1. 诊断标准　根据患者有严重 COPD、其他胸肺疾病或肺血管病变病史,并有剑突下心脏搏动增强、P2 > A2、颈静脉怒张、肝大压痛、肝颈静脉回流征阳性、下肢水肿等肺动脉高压、右心室增大或右心功能不全的表现,结合心电图、X 线胸片、超声心动图有肺动脉高压和右心室肥厚、增大的征象,可以做出诊断。

2. 辅助检查

(1)胸部 X 线检查:慢性肺心病的胸部 X 线诊断标准为:①右下肺动脉干扩张,横径≥15mm 或其横径/气管横径≥1.07,或经动态观察右下肺动脉干增宽 2mm 以上。②肺动脉段明显突出或其高度≥3mm。③中央肺动脉扩张,外周血管纤细,形成"残根征"。④圆锥部显著突出或其高度≥7mm。⑤心胸比例 >0.5,心尖钝圆上翘。

(2)心电图检查:慢性肺心病的心电图诊断标准为:①电轴右偏,额面平均电轴≥ +90°。②重度顺钟向转位(V_5 R/S≤1)。③肺型 P 波。④ R_{V1} + S_{V5} ≥1.05mV。⑤ V_1 R/S≥1。⑥aVR R/S 或 R/Q≥1。⑦ V_1 ~ V_3 可出现酷似陈旧性心肌梗死的 QS 波。具有一条即可诊断。

(3)超声心动图检查:慢性肺心病的超声心动图诊断标准为:①右室流出道内径≥30mm。②右室内径≥20mm。③右室前壁厚度≥5mm 或前壁搏动幅度增强。④左右室内径比值 <2。⑤右肺动脉内径≥18mm,或肺动脉干≥20mm。⑥右室流出道/左房内径 >1.4。⑦肺动脉瓣曲线出现肺高压征象者(a 波低平或 <2mm,或有收缩中期关闭征等)。

(4)动脉血气分析检查:可帮助判断是否存在酸碱电解质平衡紊乱、呼吸衰竭情况及确定呼吸衰竭类型。

(5)其他:血常规检查可发现红细胞及血红蛋白升高,合并感染时白细胞总数升高伴有核左移。痰涂片及培养可发现感染的病原体,指导抗菌药物的选用。

【治疗原则】

1. 肺、心功能代偿期　积极治疗基础胸肺疾病,延缓病情进展。增强患者的免疫功能,预防感染,加强营养和康复锻炼,减少或避免急性加重的发生。可采用中西医结合的综合治疗措施。

2. 肺、心功能失代偿期　呼吸道感染是引起慢性肺心病急性加重导致肺、心功能失代偿的主要原因,需积极控制感染。呼吸衰竭者应给予支气管扩张剂、祛痰剂等通畅呼吸道,改善通气功能,合理氧疗纠正缺氧,必要时予无创正压通气或有创机械通气。右心衰竭经以上处理后往往都可以改善,如仍无改善者可根据具体病情适量使用利尿剂、正性肌力药及降低肺动脉压的药物。注意防治肺性脑病、酸碱失衡及电解质紊乱、心律失常、休克、消化道出

笔记

血、弥散性血管内凝血、深静脉血栓形成等常见并发症。

第五节 肺 炎

肺炎(pneumonia)是指终末气道、肺泡和肺间质的炎症,可由病原微生物感染、理化因素、免疫损伤、过敏及药物所致。其中细菌性肺炎是最常见的肺炎,也是最常见的感染性疾病之一。

是否发生肺炎决定于两个因素:病原体和宿主因素。如果病原体数量多,毒力强和(或)宿主呼吸道局部和全身免疫防御系统损害,即可发生肺炎。病原体可通过下列途径引起肺炎:①空气吸入。②血行播散。③邻近感染部位蔓延。④上呼吸道定植菌的误吸。肺炎还可通过误吸胃肠道的定植菌(胃食管反流)和通过人工气道吸入环境中的致病菌引起。

肺炎按解剖学分类可分为大叶性肺炎、小叶性肺炎及间质性肺炎;按病因分类可分为细菌性肺炎、非典型病原体所致肺炎、病毒性肺炎、真菌性肺炎、其他病原体所致肺炎和理化因素所致肺炎;按患病环境分可分为社区获得性肺炎和医院获得性肺炎。由于病原学检查阳性率低,培养结果滞后,病因分类在临床上应用较为困难,目前多按患病环境分类,有利于指导经验性抗感染治疗。

社区获得性肺炎(community acquired pneumonia,CAP)是指在医院外罹患的感染性肺实质炎症,包括具有明确潜伏期的病原体感染而在入院后平均潜伏期内发病的肺炎。常见病原体为肺炎链球菌、流感嗜血杆菌、卡他莫拉菌和非典型病原体(支原体、衣原体和军团菌)。

医院获得性肺炎(hospital acquired pneumonia,HAP)是指患者入院时不存在、也不处于潜伏期,而于入院48小时后在医院内发生的肺炎。无感染高危因素患者的常见病原体依次为肺炎链球菌、流感嗜血杆菌、金黄色葡萄球菌、大肠杆菌等;有感染高危因素患者为铜绿假单胞菌、肠杆菌属、肺炎克雷伯杆菌、金黄色葡萄球菌等。

【临床表现】

不同病原体所致的肺炎其临床表现各有特点(表3-5),即使是相同病原体所致的肺炎症状也可轻可重,决定于病原体和宿主的状态。常见症状为咳嗽、咳痰或原有呼吸道症状加重,并出现脓性痰或血痰,伴或不伴胸痛。大多数患者有发热。肺炎病变范围大者可出现呼吸困难,呼吸窘迫。查体:早期肺部体征无明显异常,重症者可有呼吸频率增快,鼻翼扇动,发绀。肺实变时有触觉语颤增强、叩诊浊音和支气管呼吸音等,也可闻及湿性啰音。合并胸腔积液者,患侧胸部语颤减弱,叩诊浊音,呼吸音减弱。

表3-5 不同病原体所致的肺炎的临床与影像学特点

病原体	临床特点	影像学特点
肺炎链球菌	常有受凉、淋雨、疲劳、醉酒、病毒感染史;起病急,有寒战、高热、胸痛、咳铁锈色痰,常见口唇疱疹;肺实变体征,可有湿啰音	肺叶或肺段实变,无空洞;可伴有胸腔积液
金黄色葡萄球菌	常有基础疾病;起病急骤,寒战、高热、胸痛、咳脓血痰(带血丝或粉红色乳状),可有气急、毒血症症状、休克;常有转移、迁徙性化脓病灶	多形性:肺段或肺叶实变,早期空洞,或小叶状浸润,其中有单个或多发的液气囊腔;易有脓胸、脓气胸;阴影易变性
肺炎克雷伯杆菌	起病急,高热、寒战、全身衰弱、咳嗽、痰多(黏稠脓性、带血或砖红色胶冻状)、胸痛;病死率较高,为20%～50%	多样性,大叶实变、多发性蜂窝状肺脓肿、叶间隙下坠;脓胸常见

续表

病原体	临床特点	影像学特点
铜绿假单胞菌	患者常有结构性肺病;毒血症症状明显;咳青绿色或黄脓痰	弥漫性支气管炎;早期肺脓肿
大肠埃希菌	原有慢性病;发热、脓痰、呼吸困难	支气管肺炎;脓胸
流感嗜血杆菌	高热、呼吸困难、衰竭	支气管肺炎、肺叶实变、无空洞
厌氧菌	多为吸入感染;毒血症症状明显,高热、软弱、消瘦、贫血,可有杵状指;腥臭痰	多呈坏死性。支气管肺炎、多发性肺脓肿;脓胸、脓气胸常见
军团菌	高热、肌痛等全身症状明显;可有相对缓脉	下叶斑片浸润,进展迅速,无空洞

【诊断】

1. 诊断标准

(1)社区获得性肺炎诊断标准:①新近出现的咳嗽、咳痰,或原有呼吸道疾病症状加重,并出现脓性痰,伴或不伴胸痛。②发热。③肺实变体征和(或)湿性啰音。④WBC > 10 × 10^9/L 或 <4×10^9/L,伴或不伴核左移。⑤胸部 X 线检查显示片状、斑片状浸润性阴影或间质性改变,伴或不伴胸腔积液。以上①~④项中任何一项加第⑤项,并除外肺结核、肺部肿瘤、非感染性肺间质疾病、肺水肿、肺不张、肺栓塞、肺嗜酸性粒细胞浸润症、肺血管炎等,可建立临床诊断。

(2)医院获得性肺炎的诊断标准:①发热超过 38℃。②血白细胞增多或减少。③脓性气道分泌物。④胸部 X 线检查出现新的或进展的肺部浸润影。以上①~③项中任何两项或以上加第④项,并除外肺不张、心力衰竭、肺水肿、基础疾病的肺侵犯、药物性肺损伤、肺栓塞和急性呼吸窘迫综合征等,可临床诊断。

2. 辅助检查

(1)血常规检查:白细胞计数及中性粒细胞百分率在细菌性肺炎可增高,但在支原体、衣原体、真菌或病毒性肺炎常常不增高甚至降低。

(2)胸部影像学检查:在不同病原体所致肺炎表现各异,可出现实变渗出影、磨玻璃影、空洞、结节、胸腔积液等各种改变。

(3)病原学检查:是确定感染病原体,指导抗感染治疗的关键。目前确定病原体常用的获取标本的方法除普通痰涂片及培养外,还可经纤维支气管镜或人工气道吸引、防污染样本毛刷(PSB)、支气管肺泡灌洗(BAL)、经皮细针抽吸(PFNA)、血和胸腔积液培养等。

(4)血清学检查:对鉴别感染病原体有一定意义,如肺炎支原体 IgM 抗体滴度在支原体肺炎可增高≥1:64,降钙素原(PCT)在细菌性肺炎可较明显升高,而 1,3-β-D-葡聚糖及半乳甘露聚糖在真菌性肺炎可能升高。

3. 诊断程序

(1)确定肺炎诊断:因肺炎的诊断标准为排除性诊断,因此对临床初诊为肺炎患者需进一步鉴别诊断,确立肺炎诊断。需要与肺炎鉴别的疾病包括急性上呼吸道感染、急性气管支气管炎、肺结核、肺癌、肺栓塞和非感染性肺部浸润(如肺水肿、肺不张、ARDS、间质性肺病、血液病或结缔组织病肺部浸润等)。

(2)评估严重程度:病情严重程度的评估是决定患者在门诊或入院治疗甚至需进入 ICU 治疗的关键,对重症肺炎的患者需收入 ICU 治疗。目前重症肺炎的诊断多采用 2007 年 IDSA/ATS的标准:主要标准:①需要有创机械通气。②感染性休克需要血管收缩剂治疗。

次要标准:①呼吸频率≥30 次/分。②氧合指数(PaO₂/FiO₂)≤250。③多肺叶浸润。④意识障碍/定向障碍。⑤氮质血症(BUN ≥20mg/dl)。⑥白细胞减少(WBC <4.0 × 10⁹/L)。⑦血小板减少(低于 100 × 10⁹/L)。⑧低体温(低于 36℃)。⑨低血压,需要强力的液体复苏。符合 1 项主要标准或 3 项次要标准以上者可诊断为重症肺炎,考虑收入 ICU 治疗。

(3)确定病原体:病原体的确定对指导抗感染治疗的方案意义重大。可通过收集呼吸道标本、血标本及胸腔积液标本进行病原学培养明确感染病原体。肺炎链球菌、军团菌尿抗原检测和一些血清学检查对确定感染病原体也有一定帮助。

【治疗原则】

肺炎的治疗最主要的措施是抗感染治疗。在无明确病原学结果时应根据本地区、本单位的肺炎病原体流行病学资料,选择可覆盖可能病原体的抗菌药物;此外还应结合患者的年龄、有无基础疾病、是否有误吸因素、住普通病房或是重症监护病房、住院时间长短和肺炎的严重程度等,选择抗菌药物和给药途径。对重症肺炎患者应首选广谱强力的抗菌药物,并足量联合用药,待感染控制后再"降阶梯"治疗。如病原学培养有阳性结果,可根据此前抗感染疗效及药敏试验决定是否调整抗感染治疗方案。

其他治疗措施包括祛痰、退热等对症及营养支持治疗,注意防治并发症。对有基础疾病或免疫抑制者可注射肺炎疫苗预防肺炎发生。

第六节　肺　结　核

肺结核(pulmonary tuberculosis)是由结核分枝杆菌入侵体内后在一定条件下引起的肺部感染性疾病。肺结核在医学科学技术高度发展的今天仍然是严重危害人类健康的主要传染病,是全球关注的公共卫生和社会问题,也是我国重点控制的主要疾病之一。近年来,因器官移植受者和肿瘤化疗患者人数的增加、人免疫缺陷病毒(HIV)感染的流行、多重耐药(至少耐异烟肼和利福平)结核分枝杆菌感染的增多及贫困、人口增长和移民等因素,使结核病出现全球性恶化局势,其防控形势不容乐观。

肺结核的病原菌为结核分枝杆菌,包括人型、牛型、非洲型和鼠型 4 类。人肺结核的致病菌 90% 以上为人型结核分枝杆菌,少数为牛型和非洲型分枝杆菌。其具有抗酸性,即可抵抗盐酸酒精的脱色作用,抗酸染色呈红色,故又称抗酸杆菌。痰中镜检或培养出结核分枝杆菌的患者(即开放性肺结核患者)是结核病的传染源,传染性的大小取决于痰内菌量的多少。飞沫传播是肺结核最重要的传播途径。进食未经灭菌的牛奶或吞咽带菌的痰液可能引起消化道传播,但较少见。人群对结核分枝杆菌普遍易感,影响因素包括机体自身免疫力,还包括生活贫困、居住拥挤通风不良、营养不良等社会因素。

【临床表现】

1. 症状　肺结核可分为不同类型,各类型间临床表现可有不同,但多数患者都有咳嗽咳痰,约 1/3 ~ 1/2 的患者有咯血,以少量咯血常见,偶有发生大咯血,严重可发生窒息。病变累及胸膜时可有胸痛,且随呼吸运动和咳嗽加重。病变范围大或合并大量胸腔积液者可出现气促、呼吸困难。除呼吸道症状外,全身结核中毒症状也很常见,如长期午后潮热、盗汗、乏力、食欲减退、消瘦等。

2. 体征　病变范围较小时,可以没有任何体征;渗出性病变范围较大或干酪样坏死时,则病变部位可以有肺实变体征,如语颤增强、叩诊浊音、听诊闻及支气管呼吸音和细湿啰音。较大的空洞性病变听诊也可以闻及支气管呼吸音。支气管结核患者可有局限性哮鸣音。结核性胸膜炎时患侧有胸腔积液体征。少数患者还可以有类似风湿热样表现,称为结核性风湿症,多见于青少年女性,常累及四肢大关节。在受累关节附近可见结节性红斑或环形红斑,间歇出现。

【诊断】

1. 诊断标准　典型患者根据病史、症状、体征、实验室检查和影像学检查结果可以做出临床诊断。对非典型患者,痰涂片或培养结果阳性或病变部位病理活检发现结核性肉芽肿和(或)干酪样坏死等典型结核病理改变可以确诊。

2. 分类　根据我国实施的结核病分类标准,可将结核病分为 6 类:①原发型肺结核:含原发综合征及胸内淋巴结结核。②血行播散型肺结核:含急性血行播散型肺结核(又称急性粟粒型肺结核)、亚急性和慢性血行播散型肺结核。③继发型肺结核:含浸润性肺结核、空洞性肺结核、干酪性肺炎、结核球和慢性纤维空洞性肺结核。④结核性胸膜炎。⑤其他肺外结核:如肾结核、肠结核、骨关节结核等。⑥菌阴肺结核:为 3 次痰涂片及 1 次培养阴性的肺结核。

3. 辅助检查

(1)胸部 X 线检查:是诊断肺结核的重要方法,其特点是病变多发生在上叶的尖后段和下叶的背段,密度不均匀、边缘较清楚和变化较慢,易形成空洞和播散病灶(图 3-1)。

(2)胸部 CT:比普通胸片能更早期显示微小的粟粒结节,能更清晰显示各型肺结核病变特点和性质、与支气管关系、有无空洞、以及进展、恶化和吸收、好转的变化,能准确显示纵隔淋巴结有无肿大。

(3)痰结核分枝杆菌检查(含痰涂片和痰培养):是确诊肺结核病的主要方法,也是制订化疗方案和考核治疗效果的主要依据。每一个有肺结核可疑症状或肺部有异常阴影的患者都必须查痰。

(4)支气管镜检查:对支气管结核的诊断意义重大,对肺内结核病灶,也可通过支气管镜采集分泌物或灌洗液标本行病原学检查,也可行支气管镜下病变部位肺活检明确诊断。

(5)结核菌素试验:主要应用于检出结核分枝杆菌的感染,而非检出结核病。目前世界卫生组织和国际防痨和肺病联合会推荐使用的

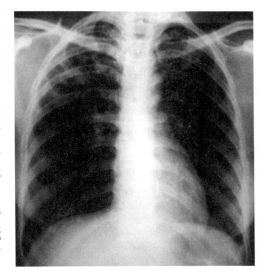

图 3-1　浸润性肺结核
右上肺野片状结核病灶,
并见多个虫蚀样空洞形成

结核菌素为纯蛋白衍化物(PPD)PPD-RT23。结核菌素试验反应愈强,对结核病的诊断,特别是对婴幼儿的结核病诊断愈重要。凡是阴性反应结果的儿童,一般来说,表明没有受过结核分枝杆菌的感染,可以除外结核病。但在结核感染早期、营养不良、HIV 感染、麻疹、水痘、癌症、严重的细菌感染及重症结核病如粟粒性肺结核和结核性脑膜炎,结核菌素试验可出现假阴性结果。

4. 痰菌检查结果　记录痰涂片及痰培养的阳性和阴性结果分别以涂(＋),涂(－),培(＋),培(－)表示。当患者无痰或未查痰时,则注明(无痰)或(未查)。

5. 治疗状况　记录分为初治与复治。有下列情况之一者为初治:①尚未开始抗结核治疗的患者。②正进行标准化疗方案用药而未满疗程的患者。③不规则化疗未满 1 个月的患者。有下列情况之一者为复治:①初治失败的患者。②规则用药满疗程后痰菌又复阳的患者。③不规律化疗超过 1 个月的患者。④慢性排菌患者。

6. 诊断记录方式　肺结核的完整诊断应按结核病分类、病变部位、范围、痰菌情况、治

疗状况的顺序书写。如：原发型肺结核右中涂（－），初治。继发型肺结核双上涂（＋），复治。血行播散型肺结核可注明（急性）或（慢性）；继发型肺结核可注明（浸润性）、（纤维空洞）等。并发症（如自发性气胸、肺不张等）、并存病（如矽肺、糖尿病等）、手术（如肺切除术后、胸廓成形术后等）可在治疗状况后按并发症、并存病、手术等顺序书写。

【治疗原则】

肺结核最关键的治疗是化学治疗，其他治疗包括对症治疗、糖皮质激素治疗和外科手术治疗等。

1. 化学治疗

（1）治疗原则：早期、规律、全程、适量、联合。

（2）常用一线药物：异烟肼（INH，H）、利福平（RFP，R）、吡嗪酰胺（PZA，Z）、乙胺丁醇（EMB，E）和链霉素（SM，S）。

（3）具体方案：根据初治、复治，涂片阴性、阳性和每天给药、间歇给药而不同。①初治（含涂阳和涂阴）：每天给药方案为 INH、RFP、PZA 和 EMB，顿服 2 个月（强化期），续以 INH 和 RFP 顿服 4 个月（巩固期），简写为 2HRZE/4HR；间歇给药方案为 INH、RFP、PZA 和 EMB，隔日 1 次或每周 3 次顿服 2 个月（强化期），续以 INH 和 RFP 隔日 1 次或每周 3 次顿服 4 个月（巩固期），简写为 $2H_3R_3Z_3E_3/4H_3R_3$。② 复治涂阳：2HRZSE/6 ~ 10HRE；或 $2H_3R_3Z_3S_3E_3/6 ~ 10H_3R_3E_3$。③耐药肺结核：选择至少 2 ～ 3 种敏感或未曾使用过的抗结核药物，强化期最好用 5 种药物，巩固期至少 3 种药物，疗程要长，痰菌涂阴后需继续用药 18 ～ 24 个月，注意交叉耐药。

2. 其他治疗

（1）对症治疗：咯血是肺结核常见症状，少量咯血时，嘱患者安静休息，患侧卧位，保持呼吸道通畅，可适当镇静、镇咳（年老体弱者慎用），选用卡巴克络（安络血）、酚磺乙胺（止血敏）、氨甲苯酸（止血芳酸）等止血药物；如咯血量大则需要静脉使用垂体后叶素止血，必要时硬质支气管镜吸引、气管插管或气管切开。可试行支气管动脉造影栓塞止血，出血部位明确的大出血者可考虑手术治疗。需注意防止发生血块堵塞气道出现窒息。

（2）糖皮质激素：一般不使用，但如粟粒性肺结核、结核性脑膜炎、结核性胸膜炎伴大量胸腔积液或结核中毒症状严重者，可在有效抗结核基础上加用糖皮质激素，注意逐渐减量停药。

（3）外科手术治疗：主要适应证是经合理化学治疗后治疗无效、多重耐药的厚壁空洞、大块干酪灶、结核性脓胸、支气管胸膜瘘和大咯血保守治疗无效者。

第七节　原发性支气管肺癌

原发性支气管肺癌（primary bronchogenic carcinoma）简称肺癌（lung cancer），是起源于支气管黏膜或腺体的恶性肿瘤。肺癌多见于男性，男女性别比例约为（3 ~ 5）:1，发病年龄大多在 40 岁以上，但起病初期往往症状隐匿，因此早期诊断不足致使预后很差。

肺癌的病因和发病机制尚未明确，但通常认为与吸烟、空气污染、职业性致癌因子、电离辐射、感染、遗传和基因改变等多因素有关。其中吸烟是肺癌发病率和死亡率进行性增加的首要原因，开始吸烟的年龄越小，吸烟累积量越大，肺癌发病率越高。

肺癌按解剖学部位分类可分为中央型肺癌和周围型肺癌；按组织病理学分类可分为小细胞肺癌和非小细胞肺癌。其中小细胞肺癌包括燕麦细胞型、中间细胞型、复合燕麦细胞型；非小细胞肺癌包括鳞状上皮细胞癌（简称鳞癌）、腺癌、大细胞癌和类癌、肉瘤样癌等其他少见类型。肺癌晚期发生扩散和转移时主要通过三种途径：直接扩散、淋巴转移和血行转移。

【临床表现】

肺癌的临床表现与肿瘤大小、类型、发展阶段、所在部位、有无并发症或转移有密切关系。有 5%～15% 的患者无任何症状体征，仅在常规体检行胸部影像学检查时发现。出现症状体征的患者可按症状体征产生原因分为原发肿瘤引起、肺外胸内扩展引起、胸外转移引起及非转移性胸外表现引起四类。

1. 由原发肿瘤引起

（1）咳嗽：是最常见的早期症状，早期多为阵发性、刺激性干咳；肿瘤引起远端支气管狭窄时，咳嗽加重，多为持续性，呈高调金属音。

（2）咯血：多为痰中带血或间断血痰；如侵蚀大血管，可引起大咯血。

（3）气短或喘鸣：由于肿瘤阻塞或转移的肿大淋巴结压迫引起气道部分阻塞所致。

（4）发热：可为癌性坏死引起的发热，不受抗菌药物影响；也可是阻塞性肺炎引起发热，予抗感染治疗有效，但易反复。

（5）体重下降：晚期可有乏力、食欲不振、消瘦或恶病质。

2. 肺外胸内扩展引起

（1）胸痛：肿瘤直接侵犯胸膜、肋骨和胸壁，可引起不同程度的胸痛。

（2）声音嘶哑：肿瘤或肿大的纵隔淋巴结压迫喉返神经所致。

（3）咽下困难：为肿瘤侵犯或压迫食管引起。

（4）胸腔积液：提示肿瘤累及胸膜或肺淋巴回流受阻，可引起胸闷、气促。

（5）上腔静脉阻塞综合征：肿瘤或淋巴结压迫上腔静脉，引起头面部、颈部和上肢水肿以及胸前壁淤血和静脉曲张，可引起头痛、头昏或眩晕。

（6）Horner 综合征：由于肺尖部肺癌又称肺上沟癌（Pancoast 瘤）压迫颈部交感神经，引起患侧眼睑下垂、瞳孔缩小、眼球内陷，同侧额部与胸壁无汗或少汗。

3. 胸外转移引起

（1）转移至中枢神经系统：可引起头痛、恶心、呕吐等颅内压增高症状及精神状态异常、癫痫发作等。

（2）转移至骨骼：可引起骨痛和病理性骨折。

（3）转移至腹部：如转移至胰腺，表现为胰腺炎症状或阻塞性黄疸，也可转移至胃肠道、肾上腺、腹膜后淋巴结，多无症状。

（4）转移至淋巴结：锁骨上淋巴结常是肺癌转移的部位，右侧多见，常无症状。查体可发现坚硬固定的无痛性淋巴结，逐渐增多、增大并可融合。

4. 非转移性胸外表现　也称为副癌综合征（paraneoplastic syndrome），主要表现为以下几方面：

（1）肥大性肺性骨关节病：常见于肺癌，多侵犯上下肢长骨远端，发生杵状指（趾）和肥大性骨关节病。

（2）异位促性腺激素：大部分为大细胞癌，出现男性乳房发育和增生性骨关节病。

（3）分泌促肾上腺皮质激素样物：可引起 Cushing 综合征，小细胞肺癌和支气管类癌常见。

（4）分泌抗利尿激素：引起稀释性低钠血症，表现为厌食、恶心、呕吐等水中毒症状，伴逐渐加重的神经并发症。

（5）神经肌肉综合征：包括小脑皮质变性、脊髓小脑变性、周围神经病变、重症肌无力和肌病等。

（6）高钙血症：常见于鳞癌，由骨转移或肿瘤分泌过多甲状旁腺素相关蛋白引起。

（7）类癌综合征：主要表现为面部、上肢躯干潮红或水肿，喘鸣，心动过速，腹泻，瘙痒和感觉异常等。

（8）其他：如黑色棘皮症及皮肌炎、掌跖皮肤过度角化症、硬皮症以及非细菌性栓塞性心内膜炎、血小板减少性紫癜等肺外表现。

【诊断】

1. 诊断标准 肺癌患者出现典型症状体征时往往已是疾病晚期，此时结合胸部影像学检查，并行病变部位组织活检可以最终确诊。

2. 分期 确立肺癌诊断后还需要根据原发肿瘤大小、有无侵犯邻近组织器官、有无淋巴结转移和远处转移对患者进行 TNM 分期，以指导治疗方案的选择。

3. 辅助检查

（1）胸部 X 线检查：是发现肺癌的最重要的一种方法，可通过透视，正、侧位 X 线胸片发现肺部阴影。

（2）胸部 CT：能发现普通 X 线检查不能发现的微小或隐匿病灶，并能清晰地显示三维解剖结构。肺癌的 CT 表现根据肿瘤类型不同而有区别：①中央型肺癌多表现为一侧肺门类圆形阴影，边缘大多毛糙；或为单侧性不规则的肺门部肿块；肺不张、阻塞性肺炎、局限性肺气肿是癌肿致支气管完全或部分阻塞引起的间接征象。肿瘤发展至晚期侵犯邻近器官和转移淋巴结肿大，可见有肺门淋巴结肿大，纵隔块状影，气管向健侧移位（图 3-2）。②周围型肺癌在早期常呈局限性小斑片状阴影，可逐渐增大成圆形或类圆形，常呈分叶状，有切迹或毛刺，密度增高、边缘清楚（图 3-3）；可出现癌性空洞，侵犯胸膜引起胸腔积液，也可侵犯肋骨，引起骨质破坏。③肺泡细胞癌有两种类型的表现，结节型与周围型肺癌的圆形病灶相似。弥漫型者为两肺大小不等的结节状播散病灶，边界清楚，密度较高，随病情发展逐渐增多和增大，可融合成片状阴影（图 3-4）。

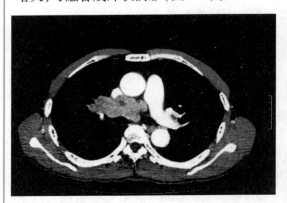

图 3-2 右上肺中央型肺癌

右上肺前段肺门区内有一较大的不规则肿块，边界呈分叶状，右侧肺门淋巴结、多发纵隔淋巴结肿大并与原发灶融合成大片状，增强后肿物不均匀强化。右上肺前段支气管截断

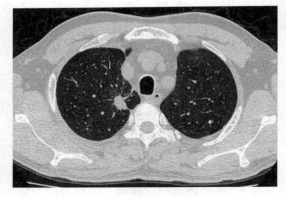

图 3-3 右上肺周围型肺癌

右肺上叶尖段可见一类圆形结节，大小约 20mm×9mm，边缘清楚，可见较多"毛刺"

（3）磁共振（MRI）检查：在明确肿瘤与大血管之间关系方面优于 CT，但在发现小病灶（<5mm）方面不如薄层 CT。

（4）单光子发射计算机断层显影（SPECT）：可进行肿瘤定位、定性和骨转移诊断。

（5）正电子发射计算机体层扫描（PET）：主要用于肺部病变的定性诊断及肺癌的临床分期。

（6）痰脱落细胞检查：对胸部影像学怀疑肺癌的患者是一种无创性，有望发现肿瘤细胞

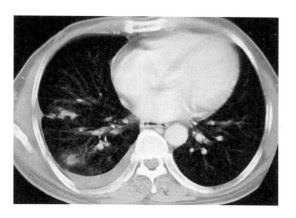

图 3-4 肺泡细胞癌(弥漫型)

两肺弥漫分布大小不等的小结节,边界清楚,部分融合。右侧少量胸腔积液

进而确诊的检查,其阳性率通常在中央型肺癌高于周围型肺癌。

(7)支气管镜检查及支气管镜下肺活检:对明确诊断和确定病变范围,明确手术指征和方式有帮助。

(8)纵隔镜检查:主要用于纵隔转移性淋巴结的活检,有利于肿瘤的诊断和分期。

(9)胸腔镜检查:可帮助确定胸腔积液或胸膜肿块的性质。

(10)针吸细胞学检查:包括浅表淋巴结针吸细胞学检查或经皮、经支气管镜针吸细胞学检查,对肺癌诊断的阳性率较高,且创伤小,也是临床常用的方法,但需注意有出现肿瘤沿穿刺针道扩散转移的可能。

(11)开胸肺活检:用于上述检查都未能明确病理诊断时,但其创伤大,需根据患者年龄、一般情况及肺功能等仔细权衡利弊后决定。

(12)血清肿瘤标志物检测:如癌胚抗原、神经特异性烯醇酶(NSE)和细胞角蛋白 19 片段等对肺癌的诊断和病情监测有一定作用,但缺乏特异性。

【治疗原则】

肺癌的治疗手段包括外科手术治疗、化疗、分子靶向治疗、放疗、对症支持治疗、生物免疫治疗及中医药治疗等。应根据患者具体情况制订个体化的治疗方案。

1. 对小细胞肺癌治疗 常规不推荐手术治疗,应选择以化疗为主酌情辅以同步放疗的综合治疗措施以延长患者生存期。

2. 分期治疗 对可耐受手术的 TNM 分期为 Ⅰa、Ⅰb、Ⅱa、Ⅱb 及部分Ⅲa 期的非小细胞肺癌患者,首选外科手术治疗;Ⅲb 及Ⅳ期患者如 PS 评分良好者选择化疗为主的综合治疗,PS 评分差无法耐受化疗者则以对症支持治疗为主。

3. 分子靶向治疗 对表皮生长因子受体(EGFR)基因突变检测阳性的非小细胞肺癌患者,也可作为一线治疗的选择。

4. 中医药治疗 可提高机体免疫力,减少患者放、化疗的副反应,在巩固疗效、促进机体功能恢复中有辅助作用。

第八节 胸膜疾病

一、胸腔积液

胸腔积液(pleural effusions)简称胸水,是指任何因素造成的胸膜腔内液体形成过快和

（或）吸收减缓，导致胸膜腔内液体积聚增多的情况。胸腔积液是常见的内科问题，可由肺、胸膜疾病和全身性疾病所引起。

临床上引起胸腔积液的发病机制和常见病因包括：①胸膜毛细血管内静水压增高：产生漏出液，临床上常见于充血性心力衰竭、缩窄性心包炎、上腔静脉或奇静脉受阻等。②胸膜毛细血管通透性增加：产生渗出液，可见于肺结核、肺炎、肺梗死、结缔组织病所致胸膜炎症，胸膜原发或转移肿瘤等。③胸膜毛细血管内胶体渗透压降低：产生漏出液，常见于低蛋白血症、肝硬化、肾病综合征、黏液性水肿等。④壁层胸膜淋巴回流障碍：产生渗出液，常见于癌性淋巴管阻塞、发育性淋巴管引流异常等。⑤损伤：是产生血胸、脓胸和乳糜胸的主要机制，常见于主动脉瘤破裂、食管破裂、胸导管破裂等，属渗出液。⑥医源性因素：如冠脉搭桥手术、腹膜透析、卵巢过度刺激综合征、放疗等，可引起渗出液或漏出液。

【临床表现】

1. 症状 包括胸腔积液导致和基础疾病导致两方面。胸腔积液量不多（<300ml）时可无症状，或少量炎性积液可导致刺激性干咳，患侧胸痛，吸气时加重。积液增多时，胸痛可减轻或消失。如胸腔积液>500ml时，可出现气促和呼吸困难。基础疾病的表现则各不相同。炎性引起渗出液者，可有发热；结核性胸膜炎导致者可有午后潮热、乏力、盗汗、消瘦等结核全身中毒症状；心力衰竭所致漏出液者，可有心功能不全的其他表现；恶性胸腔积液可有胸痛、消瘦及原发肿瘤症状。

2. 体征 少量积液时可无明显体征，或可触及胸膜摩擦感，闻及胸膜摩擦音。中量以上积液者，患侧饱满、肋间隙增宽、呼吸运动受限，患侧语音震颤减弱或消失，积液区叩诊浊音或实音，患侧呼吸音减弱或消失，语音传导减弱或消失，积液区上方可闻及支气管呼吸音。大量积液时心尖搏动及气管向健侧偏移。此外，全身性疾病引起的胸腔积液还有基础疾病相应的体征。

【诊断】

1. 诊断程序

（1）明确胸腔积液诊断：根据患者有干咳、胸痛、胸闷或呼吸困难等症状，查体发现胸腔积液相关体征，结合胸部B超或CT检查，可确定胸腔积液诊断。

（2）明确积液性质为渗出液或漏出液：确诊胸腔积液的患者，需行诊断性胸腔穿刺和胸腔积液检查，明确积液性质为渗出液还是漏出液，然后再寻找具体病因。

目前鉴别渗出液与漏出液多根据Light标准，符合以下任何1项即可诊断为渗出液：①胸腔积液蛋白/血清蛋白比值>0.5。②胸腔积液LDH/血清LDH比值>0.6。③胸腔积液LDH水平大于血清正常值高限的2/3。

（3）明确病因诊断：对胸腔积液性质是渗出液者，往往是由胸腔或肺部局部的病变所导致，常见的病因为结核性胸膜炎，肺部感染性疾病（肺炎、肺脓肿和支气管扩张并感染），恶性肿瘤，结缔组织病及肺栓塞等；如积液为漏出液者，常是全身性疾病引起，如心功能不全、缩窄型心包炎、肝硬化或肾病综合征等导致的低蛋白血症等。应进一步结合病史、临床表现及基础疾病相关的实验室检查最终确定胸腔积液的病因诊断。

2. 辅助检查

（1）胸部X线检查：可帮助发现胸腔积液，但积液时肺内原发病灶常易被掩盖。

（2）胸部CT检查：更容易发现肺内、胸腔及纵隔内病变，有利于病因诊断。

（3）胸部超声检查：可确定胸腔积液的深度和积液量，并协助胸腔穿刺定位。

（4）诊断性胸腔穿刺和胸腔积液检查：对明确积液性质、确定病因意义重大。胸腔积液的常规生化检查可以帮助明确积液为渗出性或漏出性；腺苷脱氨酶（ADA）检测对结核性胸膜炎的诊断有较好的敏感性；肿瘤标志物如癌胚抗原（CEA）检测对恶性胸腔积液诊断特异性高;胸水涂片及培养对感染所致者有助于病原学诊断;细胞学检查如发现肿瘤细胞可确诊恶性胸腔积液。

（5）闭式胸膜活检:对明确肿瘤、结核等的病理诊断有重要意义,其阳性率为 40% ~ 75%。

（6）其他:闭式胸膜活检未能明确病理诊断者,必要时可行胸腔镜下活检或开胸活检。

【治疗原则】

不同原因引起的胸腔积液,其治疗措施不同,其中基础病因的治疗尤为重要。

1. 结核性胸膜炎 一旦明确诊断后即开始积极抗结核治疗,其所导致的胸腔积液因蛋白含量高,很容易引起胸膜的粘连增厚,因此应尽快抽尽胸腔内积液或进行肋间置管引流,还可在胸腔内注入链激酶或尿激酶减轻胸膜粘连。对全身结核中毒症状严重者,在有效抗结核治疗基础上,可尝试加用少量糖皮质激素减轻中毒症状,同时也可减轻胸膜粘连的程度。

2. 类肺炎性胸腔积液 是由肺部感染性疾病导致的,应给予有效抗菌药物治疗,积液量少者,抗感染治疗后可自行吸收,积液量多也应积极引流。如发生脓胸则应在有效抗感染治疗的情况下肋间插管闭式引流,尽快排尽脓液,并可用 2% 碳酸氢钠和生理盐水反复胸腔冲洗。

3. 恶性胸腔积液 一般不主张积极穿刺抽液,避免经胸腔积液丢失太多蛋白加重患者恶液质的情况。但积液量大有明显呼吸困难时,需紧急抽液缓解压迫症状;如积液生长迅速,需短时间内反复胸腔穿刺抽液缓解症状者,可在胸腔内注入抗肿瘤药物或其他胸膜粘连剂行化学性胸膜固定术。此外,全身的化疗、放疗也可减缓或减少胸腔积液的产生。

4. 漏出性胸腔积液 在纠正基础病因后积液可自行吸收,因此对胸腔积液不需要特殊处理。

二、气　胸

胸膜腔是一个脏、壁层胸膜间不含气体的密闭的潜在性腔隙。任何原因引起脏、壁层胸膜的完整性受到破坏,导致气体进入胸膜腔造成积气状态时,即称为气胸(pneumothorax)。

气胸按病因可分为自发性气胸、外伤性气胸和医源性气胸。自发性气胸又可分成原发性和继发性气胸。原发性气胸多见于瘦高体型的男性青壮年,无基础肺部疾病,但多数有胸膜下肺大疱(bulla),常见于双侧肺尖部;继发性气胸多见于有肺部基础疾病者,如慢阻肺、哮喘、肺结核、间质性肺病等,由于这些疾病引起细支气管不完全阻塞,终末气道和肺泡不断扩张并融合形成肺大疱。当发生可引起肺大疱内压力增大的情况时,如用力抬举重物、剧烈咳嗽、大笑、屏气或行正压机械通气,肺大疱可发生破裂形成气胸。外伤性气胸是由胸壁的直接或间接损伤引起,医源性气胸由诊断和治疗操作所致。

根据胸膜破裂口情况及胸膜腔压力变化情况,自发性气胸通常分为三种临床类型:闭合性气胸(又称单纯性气胸)、交通性气胸(又称开放性气胸)和张力性气胸(又称高压性气胸)。本节主要讲述闭合性气胸,交通性气胸及张力性气胸将在外科章节讲述。

【临床表现】

1. 症状 起病前有些患者可有持重物、屏气、剧烈运动、咳嗽等诱因,但多数无明显诱因,甚至在睡眠中发生。多起病急骤,突感一侧胸痛,呈针刺或刀割样,持续时间短,有时向患侧肩部放射,可伴有不同程度胸闷、呼吸困难、刺激性干咳。呼吸困难程度与基础肺功能、气胸发生速度、肺压缩程度、气胸类型等有关。年轻、基础肺功能好的患者,即使一侧肺被压缩 90% 也可无明显呼吸困难;年老或基础肺功能差的患者,一侧肺被压缩 10% ~ 20% 时即可能出现明显呼吸困难。

2. 体征 少量气胸时体征往往不明显,尤其是在肺气肿患者出现少量气胸时更难以发现。大量气胸时,气管可向健侧移位,患侧胸廓饱满,呼吸运动与触觉语颤减弱,叩诊鼓音,心或肝浊音界缩小或消失,听诊呼吸音减弱或消失。左侧少量气胸或纵隔气肿时,有时候可在左心缘处听到与心跳一致的特征性的"卡塔"声,称 Hamman 征。

【诊断】

1. 诊断标准 患者出现突发的一侧胸痛、干咳伴呼吸困难,并有气胸体征,应考虑气胸的诊断。胸部 X 线或 CT 检查可确诊。

2. 辅助检查

(1)胸部 X 线检查:是诊断气胸最准确最方便的方法,还可观察肺受压的程度、有无纵隔移位、胸膜粘连及胸腔积液等情况。典型的气胸表现为被压缩肺边缘有外凸弧形的细线条形阴影,称为气胸线,线外为无肺纹理的胸腔气体,线内为压缩的肺组织。合并胸腔积液时可出现液平,此时应警惕血气胸的可能。

(2)胸部 CT:可显示胸片较难发现的少量气胸,或因组织重叠而在胸片上显示不清的气胸;对鉴别局限性气胸、肺大疱、少量气胸比胸片更敏感和准确。

如遇到病情危重不能搬动或没有条件行 X 线检查而高度怀疑气胸者,可在胸腔积气体征最明显处诊断性穿刺,抽气测压,如能抽出气体且胸腔内为正压,表明气胸存在,应继续抽气,必要时行胸腔闭式引流术。

【治疗原则】

气胸治疗目的在于排出胸腔气体,闭合漏口,促进肺复张,消除病因,减少复发,防治并发症。

1. 保守治疗 首次发病,无明显症状的少量闭合性气胸可采取保守治疗,包括休息、严密观察,酌情给予镇痛镇静治疗,并予高浓度吸氧加快胸腔内气体吸收。

2. 胸腔穿刺治疗 肺压缩<20%,心肺功能尚好,呼吸困难症状较轻的闭合性气胸可胸腔穿刺抽气,穿刺点通常选患侧胸部锁骨中线第 2 肋间。

3. 负压吸引治疗 部分心肺功能较差、症状较重或之前穿刺抽气效果不佳的闭合性气胸患者应行胸腔置管闭式引流,必要时可加负压吸引。胸腔置管部位常选择患侧胸部锁骨中线第 2 肋间或腋前线第 4、5 肋间。

4. 手术治疗 对内科治疗效果不佳的长期气胸、复发性气胸、双侧气胸、血气胸、张力性气胸引流失败者、胸膜增厚致肺膨胀不全或多发性肺大疱者,应外科手术治疗,手术方式可用电视辅助胸腔镜手术或开胸手术。

5. 胸膜固定术 对肺功能不全,不能耐受手术的持续性或复发性气胸、双侧气胸、合并肺大疱者,可行化学性胸膜固定术,常用硬化剂有滑石粉、多西环素等。

此外,还要注意防治脓气胸、血气胸、纵隔气肿及皮下气肿等并发症。

第九节 肺血栓栓塞症

肺血栓栓塞症(pulmonary thromboembolism,PTE)为来自静脉系统或右心的血栓阻塞肺动脉或其分支所致的以肺循环和呼吸功能障碍为其主要临床和病理生理特征的疾病,是肺栓塞的一种最常见类型。引起 PTE 的血栓主要来源于深静脉血栓形成(deep venous thrombosis,DVT),以下肢静脉多见。

PTE 和 DVT 有共同的危险因素,包括任何可导致静脉血液淤滞、静脉系统内皮损伤和血液高凝状态的因素。危险因素可分为原发性和继发性两类,原发性危险因素多由遗传变异引起,包括 V 因子突变、蛋白 C 缺乏、蛋白 S 缺乏和抗凝血酶缺乏等;继发性危险因素是指后天获得的多种病理和病理生理改变,如骨折、手术、久坐或长期卧床、血管炎、糖尿病、肿瘤、妊娠、口服避孕药等。

【临床表现】

1. 症状 PTE症状常缺乏特异性,且严重程度有很大差别,轻者可以无症状,严重者可发生猝死。突发性不明原因的气促和呼吸困难,活动后加重,是PTE最常见的症状,突发性的胸痛和咯血也是PTE的常见症状,临床上将呼吸困难、胸痛和咯血称为PTE"三联征"。有部分患者以突发晕厥作为唯一或首发症状,此外患者还可有咳嗽、心悸,严重者可出现烦躁不安、休克、濒死感,甚至猝死。

2. 体征 血压可降低甚至出现休克,呼吸急促,颈静脉充盈,肺部可有哮鸣音和细湿啰音,合并胸腔积液者有胸腔积液相应体征。常有心动过速,肺动脉瓣区第二心音亢进或分裂,三尖瓣区可闻及收缩期杂音。多数患者有口唇或肢端发绀,部分可伴发热。由DVT继发者可见患侧肢体肿胀,浅静脉扩张等。

【诊断】

1. 诊断可分为疑诊和确诊

(1)疑诊:有PTE和DVT危险因素的患者出现突发性不明原因的胸痛、呼吸困难、休克或晕厥,查体有呼吸急促,发绀,血压下降,心动过速,肺动脉瓣区第二心音亢进或分裂,三尖瓣区闻及收缩期杂音,尤其伴有单侧或双侧不对称性肢体肿胀、疼痛者,应注意PTE的可能,结合血浆D-二聚体、动脉血气分析、心电图、超声心动图及胸部X线检查有符合PTE的表现,下肢深静脉检查确认有DVT存在情况,可疑诊为PTE,需进行PTE的确诊检查。

(2)确诊:以上疑诊PTE的患者,选择行CT肺动脉造影、放射性核素肺通气/血流灌注显像、磁共振成像和磁共振肺动脉造影以及肺动脉造影4项PTE的确诊检查,其中任何一项检查阳性即可确诊。

确诊PTE的患者还需要进一步寻找PTE的成因和危险因素。

2. 辅助检查

(1)血浆D-二聚体水平检测:在急性PTE时升高,其敏感性高特异性差,对PTE无诊断价值,但其水平<500μg/L,对PTE有重要的排除诊断价值。

(2)血气分析检查:常表现为PaO_2及$PaCO_2$降低,肺泡-动脉氧分压差增大。

(3)心电图检查:可出现窦性心动过速、完全或不完全性右束支传导阻滞、电轴右偏及顺钟向转位、肺性P波、V1~V4导联T波倒置、ST段异常及$S_IQ_{III}T_{III}$改变(即I导联S波加深,III导联出现Q波及T波倒置),其中$S_IQ_{III}T_{III}$是PTE较特异性的心电图特征。

(4)超声心动图检查:发现右心室功能障碍表现对提示或高度怀疑PTE和排除其他心脏疾病以及进行急性PTE的危险分层有重要价值。

(5)胸部X线检查:可有区域性肺纹理变细、稀疏或消失,肺野透亮度增加等肺动脉阻塞征;右下肺动脉干增宽或伴截断,肺动脉段膨隆及右心室扩大等肺动脉高压及右心扩大征;肺野局部阴影、胸膜下尖端指向肺门的楔形阴影,肺不张,少到中量胸腔积液等表现。

(6)CT肺动脉造影:是确诊PTE的主要手段,可见肺动脉内充盈缺损、远端血管不显影等直接征象及胸膜下楔形高密度影,盘状肺不张,中心肺动脉扩张及远端血管分支减少或消失等间接征象(图3-5)。

(7)其他:放射性核素肺通气/血流灌注显像、磁共振成像和磁共振肺动脉造影以及肺动脉造影也是可确诊PTE的重要诊断方法。此外下肢深静脉彩超、下肢静脉造影等检查可明确是否存在DVT。

3. 临床分型　PTE 可分为大面积、次大面积和非大面积 3 型。

（1）大面积 PTE：又称高危 PTE，临床上以休克和低血压为主要表现，即体循环动脉收缩压 <90mmHg，或较基础值下降幅度≥40mmHg，持续 15 分钟以上，须除外新发生的心律失常、低血容量或感染中毒症所致血压下降。此型患者病情变化快，临床病死率 >15%，需密切监护，积极治疗。

（2）次大面积 PTE：又称中危 PTE，表现为血流动力学稳定，但临床出现右心功能不全表现或心肌损伤标志物阳性。此型患者可能出现病情恶化，临床病死率 3% ~ 15%，也应密切监护病情变化。

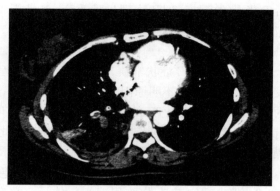

图 3-5　右下肺动脉栓塞

右下肺动脉各分支血管管腔内见充盈缺损，边界圆隆，部分呈环形显影。右下肺外后基底段胸膜下楔形高密度影。右侧少量胸腔积液

（3）非大面积 PTE：又称低危 PTE，患者血流动力学稳定，且无右心功能不全和心肌损伤表现。临床病死率 <1%。

【治疗原则】

对 PTE 患者如果能早期发现、早期诊断、早期干预，根据患者的危险分层选择合适的治疗方案和疗程，可改善患者预后。

1. 监护及呼吸循环支持治疗

（1）对高度疑诊或确诊 PTE 的患者，应卧床休息，进行严密的监护，积极氧疗以纠正低氧血症。

（2）合并右心功能不全、休克的患者，可用多巴酚丁胺、多巴胺及去甲肾上腺素等强心及血管活性药物维持生命体征的稳定。

2. 抗凝治疗　如无禁忌，临床一旦疑诊 PTE 时，即应开始抗凝治疗，可选择的药物有普通肝素、低分子肝素、磺达肝癸钠、华法林和 Xa 因子抑制剂利伐沙班等新型抗凝药物。

3. 溶栓治疗　对大面积 PTE 和有明显右心功能不全的次大面积 PTE，应考虑用链激酶、尿激酶或重组组织型纤溶酶原激活剂进行溶栓治疗。溶栓时间窗一般为 14 天以内，溶栓前需排除活动性内出血、近期自发性颅内出血、两周内的大手术、分娩、严重创伤等禁忌证。

4. 其他

（1）有禁忌证无法溶栓或经溶栓治疗无效者，可采用肺动脉导管碎解和抽吸血栓或行肺动脉血栓摘除术。

（2）有深静脉血栓再次脱落风险者，可放置腔静脉滤器。

（3）对存在发生 PTE 危险因素的患者，可采用梯度加压弹力袜、间歇充气压缩泵或使用低分子肝素、华法林等药物预防 PTE 的发生。

第十节　呼吸衰竭

呼吸衰竭（respiratory failure）是指各种原因引起的肺通气和（或）换气功能严重障碍，以致在静息状态下亦不能维持足够的气体交换，导致低氧血症伴（或不伴）高碳酸血症，并由此而引起一系列病理生理改变和相应临床表现的综合征。根据动脉血气分析结果是否存在二氧化碳潴留，呼吸衰竭可分为Ⅰ型呼吸衰竭（又称低氧性呼吸衰竭）和Ⅱ型呼吸衰竭（又称高碳酸性呼吸衰竭);根据发病缓急分类,可分为急性呼吸衰竭和慢性呼吸衰竭;根据发病机制分类,又可分为通气性呼吸衰竭和换气性呼吸衰竭(或泵衰竭和肺衰竭)。

引起呼吸衰竭的常见病因包括:①气道阻塞性病变:如慢性阻塞性肺疾病(COPD)、支气管哮喘急性发作。②肺实质和间质病变:如肺炎、严重肺结核、肺间质纤维化等。③肺血管疾病:如肺栓塞、肺血管炎等。④胸廓与胸膜病变:如大量胸腔积液、张力性气胸、外伤所致的连枷胸等。⑤神经肌肉疾病:如脑血管疾病、颅脑损伤、格林-巴利综合征等。

【临床表现】

主要是低氧血症和 CO_2 潴留所致的呼吸困难和多脏器功能障碍表现。

1. 呼吸困难 急、慢性呼吸衰竭最常见、最早期出现的症状,可表现为呼吸频率、节律和幅度的改变。病情加重时辅助呼吸肌活动加强,可出现三凹征。

2. 发绀 缺氧的典型表现。因发绀的程度与还原型血红蛋白含量相关,所以红细胞增多者发绀明显,贫血者发绀可不明显或不出现。

3. 精神神经症状 可出现精神错乱、躁狂,严重者有抽搐或昏迷等。如合并 CO_2 潴留,可因脑血管扩张产生搏动性头痛,严重者有嗜睡、神情淡漠、扑翼样震颤、昏睡甚至昏迷等肺性脑病表现。

4. 循环系统症状 心动过速最为常见。严重缺氧可导致酸中毒,造成心肌损害和周围循环衰竭,患者血压下降,且对血管活性药物反应差。易出现心律失常甚至心搏停止。如有 CO_2 潴留时,外周血管充盈扩张,皮肤温暖多汗,心排量增多、血压升高而致脉搏洪大。

5. 消化系统表现 常有食欲不振、恶心、呕吐。因缺氧、CO_2 潴留和酸中毒损伤胃肠道黏膜屏障功能,可出现胃肠道黏膜充血水肿、糜烂坏死或发生应激性溃疡,导致消化道出血。缺氧也可损伤肝细胞引起转氨酶升高。

6. 泌尿系统表现 尿液中可出现红细胞、蛋白和管型,血浆尿素氮水平升高。严重者可出现急性肾小管坏死,导致急性肾衰竭。

【诊断】

1. 诊断标准 患者有引起呼吸衰竭的基础疾病,出现低氧血症和 CO_2 潴留所致的临床表现,动脉血气分析结果提示:在海平面、静息状态、呼吸空气条件下,动脉血氧分压(PaO_2)<60mmHg,伴或不伴二氧化碳分压($PaCO_2$)>50mmHg,并排除心内解剖分流和原发于心排出量降低等因素,可诊断呼吸衰竭。如仅有 PaO_2<60mmHg,$PaCO_2$ 降低或正常,诊断为I型呼吸衰竭;如有 PaO_2<60mmHg,同时伴有 $PaCO_2$>50mmHg,诊断为II型呼吸衰竭。

2. 辅助检查

(1)动脉血气分析检查:对呼吸衰竭的诊断、分型、评估严重程度和判断是否存在酸碱、电解质平衡紊乱意义重大。

(2)肺功能检查:可帮助判断通气功能障碍的性质、是否合并换气功能障碍及通气和换气功能障碍的严重程度。

(3)胸部影像学检查:可协助引起呼吸衰竭的胸肺部基础疾病的诊断。

【治疗原则】

1. 保持呼吸道通畅 无论任何类型的呼吸衰竭,保持呼吸道通畅是最根本、最重要的治疗措施。

2. 氧疗 给予氧疗缓解患者的缺氧情况。确定吸氧浓度的原则是保证 PaO_2 迅速提高到 60mmHg 或脉搏容积血氧饱和度(SpO_2)达 90% 以上的前提下,尽量减低吸氧浓度,避免II型呼吸衰竭患者因吸入高浓度氧而发生肺性脑病。

3. 机械通气 根据患者病情酌情使用呼吸兴奋剂或应用无创正压通气增加通气量、改

善 CO_2 潴留,无效者可建立人工气道后行有创机械通气。

4. 病因治疗 积极明确引起呼吸衰竭的原发疾病并对因治疗,感染诱发者需根据当地病原体流行病学情况给予经验性抗感染治疗。

5. 其他

(1)监测全身重要脏器功能,积极营养支持治疗,纠正酸碱、水、电解质平衡紊乱。

(2)防治肺动脉高压、肺性脑病、肾功能不全、消化道出血、弥散性血管内凝血及多脏器功能障碍综合征等并发症。

第十一节 急性呼吸窘迫综合征

急性呼吸窘迫综合征(acute respiratory distress syndrome,ARDS)是指由心源性以外的各种肺内、外致病因素导致的急性弥漫性肺损伤和进行性呼吸衰竭。ARDS 的主要病理改变是肺广泛性充血水肿和肺泡腔内透明膜形成。病理生理改变以肺容积减少、肺顺应性降低和严重通气/血流比例失调为主。

既往,急性肺损伤(acute lung injury,ALI)被认为和 ARDS 是同一疾病过程的两个阶段,ALI 代表早期和病情相对较轻的阶段,而 ARDS 代表后期病情较严重的阶段,55% 的 ALI 在3 天内会进展成为 ARDS。为避免不同名称区分严重程度给临床和研究带来的困惑,2012 年的 ARDS 柏林定义取消了 ALI 的命名,而将 ARDS 分为轻度、中度和重度,原 ALI 相当于轻度 ARDS。

引起 ARDS 的原因或高危因素很多,可分为肺内因素和肺外因素。肺内因素包括重症肺炎、胃内容物吸入、氧中毒、肺挫伤等;肺外因素包括严重休克、感染中毒症、严重非胸部创伤、大面积烧伤、大量输血、急性胰腺炎、药物或麻醉品中毒等。

【临床表现】

1. 症状 ARDS 起病急骤,往往在原发病起病后的 3 天内发生。除原发病的相应症状和体征外,最早出现的症状是呼吸加快,并呈进行性加重的呼吸困难、发绀,其呼吸困难的特点是呼吸深快、费力,患者常感到胸廓紧束、严重憋气,不能用通常的吸氧疗法改善,亦不能用其他原发心肺疾病(如气胸、肺气肿、肺不张、肺炎、心力衰竭)导致的呼吸困难解释。患者还常伴有烦躁、焦虑等。

2. 体征 早期体征可无异常,或仅在双肺闻及少量细湿啰音,后期多可闻及水泡音,有支气管呼吸音。

【诊断】

1. 诊断标准 根据2012 年的柏林定义,满足以下 4 项条件才可诊断 ARDS。

(1)明确诱因下 1 周内出现的急性或进展性呼吸困难。

(2)胸部 X 线/胸部 CT 显示双肺浸润影,不能完全用胸腔积液、肺不张和结节影解释。

(3)呼吸衰竭不能完全用心力衰竭和液体负荷过重解释。如果临床没有危险因素,需要用客观检查(如超声心动图)来评价心源性肺水肿。

(4)存在低氧血症,氧合指数(动脉氧分压/吸入氧浓度,PaO_2/FiO_2)≤300mmHg。

需注意上述氧合指数中 PaO_2 的监测都是在患者应用无创或有创机械通气时呼气末正压(PEEP)/持续气道内正压(CPAP)不低于 $5cmH_2O$ 条件下测得的。

2. 严重程度分级 按 ARDS 的严重程度可分为轻度、中度和重度 3 种。

(1)轻度:$200mmHg < PaO_2/FiO_2 ≤ 300mmHg$。

(2)中度:$100mmHg < PaO_2/FiO_2 ≤ 200mmHg$。

(3)重度:$PaO_2/FiO_2 ≤ 100mmHg$。

3. 辅助检查

（1）胸部影像学（X 线或 CT）检查：早期常无明显异常，或呈轻度间质炎症改变，继而出现双肺斑片状或融合成大片状的磨玻璃影或实变浸润影，以双下肺明显。后期则出现肺间质纤维化改变。

（2）动脉血气分析检查：表现为 PaO_2 下降，$PaCO_2$ 下降，pH 升高，根据动脉血气分析和吸入氧浓度可计算氧合指数，对建立诊断、严重程度分级和疗效评价意义重大。

（3）超声心动图和 Swan-Ganz 导管检查：可帮助明确是否存在心源性肺水肿导致的低氧血症，并对治疗有指导作用。

（4）床边呼吸功能监测：对 ARDS 严重程度评价及疗效判断有一定意义。

【治疗原则】

主要治疗措施包括生命体征监护、积极治疗原发病、氧疗、机械通气、调节液体平衡及营养支持等。

1. 监测生命体征　ARDS 患者应入住 ICU，行呼吸、循环、肝肾等其他重要脏器功能、酸碱及水电解质平衡的动态监测。

2. 原发病的治疗　是 ARDS 治疗的首要原则和基础。感染是导致 ARDS 最常见的原发病因，且非感染因素导致的 ARDS 也容易并发感染加重病情，因此对怀疑存在感染的患者，宜选择广谱强力抗菌药物尽快控制感染。

3. 氧疗　严重缺氧导致各脏器功能衰竭是引起 ARDS 患者死亡的重要原因，积极纠正缺氧也是 ARDS 治疗的主要措施。一般需高浓度氧疗。

4. 呼吸支持治疗　轻症患者可使用面罩吸氧或无创正压通气（NIPPV）治疗，无效或病情加重时应及时气管插管有创机械通气治疗。因 ARDS 患者肺顺应性明显下降，为避免机械通气相关气压伤（如气胸、纵隔气肿、皮下气肿等）的发生，目前 ARDS 的机械通气推荐采用肺保护性通气策略，包括合适水平的 PEEP 和小潮气量通气。

5. 调节液体平衡，减轻肺水肿　在血压稳定和保证重要脏器组织灌注的前提下，可使用利尿剂保持液体出入量的轻度负平衡，促进水肿的消退。

6. 营养支持治疗　对机体处于高代谢状态的 ARDS 患者也很重要。

此外，糖皮质激素、表面活性物质、鱼油及吸入 NO 在 ARDS 治疗中的疗效尚不确定。

（罗益锋）

第四章

循环系统疾病

循环系统包括心脏及全部动静脉血管。循环系统的主要功能是为全身组织器官提供营养并带走代谢废物。循环系统疾病又称为心血管疾病(cardiovascular diseases,CVD)。CVD表现为心脏及血管各个部位的结构或功能异常。CVD是危及人类健康及生命的首要疾病。关于CVD的预防、诊断、治疗均积累了大量的随机对照研究证据。CVD的防治特别强调遵循循证医学原则,不能单纯依赖推理及临床经验。

第一节　心力衰竭

心力衰竭(heart failure)是一种复杂的临床综合征,是指在回心血量充足的前提下心脏不能(或需要提高心室充盈压才能)泵出足够的血液满足机体需要。各种器质性或功能性心血管疾病最终都可能通过损害心脏收缩功能或舒张功能导致心力衰竭,心力衰竭的主要表现是肺循环或体循环静脉系统淤血以及器官组织灌注不足。按发病缓急分为急性心力衰竭和慢性心力衰竭。

一、慢性心力衰竭

慢性心力衰竭(chronic heart failure,CHF)是各种心血管疾病的最后阶段。起病隐匿,逐渐进展,预后差。随着各种CVD诊断治疗水平的提高和存活时间延长,以及人口老龄化,CHF患病率逐渐增高。近20年来,CHF的治疗取得了长足进展。

【临床表现】

心力衰竭特征性的表现是肺循环或体循环静脉系统淤血的症状体征。可以同时有心输出量下降器官组织灌注不足的表现,但这些症状体征一般没有特异性,诊断及鉴别诊断价值低。

心力衰竭分为左心衰竭、右心衰竭和全心衰竭。左心衰竭是指左心室收缩/舒张功能下降导致肺循环静脉淤血。右心衰竭是指右心室收缩/舒张功能下降导致体循环静脉系统淤血。全心衰竭是左右心室功能均下降,同时有体循环和肺循环静脉系统淤血表现。

1. 左心衰竭　左心衰竭表现为肺静脉压升高,肺循环静脉淤血肺水肿。主要表现为呼吸困难,包括劳力性呼吸困难、夜间阵发性呼吸困难、端坐呼吸和急性肺水肿。其他症状包括咳嗽、咳痰、咯血、乏力、头昏、记忆力减退等。

左心衰竭的体征有心界扩大,心尖搏动向左下移位、心率加快、舒张早期奔马律、心尖区收缩期杂音、肺部湿啰音、交替脉等。

2. 右心衰竭　主要表现为体循环静脉压升高,体循环静脉淤血。其症状包括消化道淤血导致的食欲减退、上腹胀、恶心、肝区疼痛,肾脏淤血和灌注不足的表现如白天尿少,夜间多尿。也可有呼吸困难、乏力、头昏等。

右心衰竭的体征有颈静脉怒张、肝-颈回流征阳性、肝大、肝脏触痛、下肢凹陷性水肿、胸水、腹水、心脏扩大、心率加快、三尖瓣区收缩期杂音等。

3. 心功能分级　心力衰竭患者心功能分级采用美国纽约心脏协会(NYHA)心功能分级标准。①Ⅰ级(正常):日常活动无症状。②Ⅱ级:日常活动轻度受限,较剧烈活动出现症状。③Ⅲ级:日常活动明显受限,轻微活动即出现症状。④Ⅳ级:不能从事任何体力活动,休息时也有心力衰竭症状。

4. 慢性心力衰竭分期　分期的目的是将慢性心力衰竭防治战线前移。①I期(Stage A):有心力衰竭危险因素(如高血压、糖尿病、心房颤动、冠心病心绞痛),但没有心脏结构和功能异常,也没有心力衰竭症状。②Ⅱ期(Stage B):有心脏结构和(或)功能异常(如冠心病心肌梗死、高血压左室肥大、瓣膜性心脏病、无症状左室收缩功能下降),但没有心力衰竭症状。③Ⅲ期(Stage C):现在有或曾经有心力衰竭临床症状。④Ⅳ期(Stage D):终末期顽固性心力衰竭,经常规治疗后心力衰竭症状不能有效控制,继续恶化不能出院或频繁住院。

【诊断】

1. 病史与表现　有发生心力衰竭的基础疾病如高血压、糖尿病、心房颤动、冠心病、瓣膜病,有体循环或肺循环静脉系统淤血的症状体征。

2. 辅助检查　目的是明确是否有基础心脏病、是否有心力衰竭、心力衰竭的类型和程度,并指导治疗决策。

(1)血脑钠肽水平:脑钠肽(brain natriuretic peptide,BNP)是心室肌受牵拉分泌的一种激素。可以检测 BNP,也可以检测氨基末端前脑钠肽(NT-proBNP),多数情况下两者临床价值一致,但正常值标准不同。BNP 可于心力衰竭的诊断和短期预后判断,还可以使用重组的BNP 来治疗顽固性心力衰竭。BNP 完全正常几乎可以肯定排除心力衰竭。BNP 越高,心衰短期预后越差。

(2)心电图:可见非特异性 ST-T 异常,心动过速,心房颤动,室内阻滞,QRS 低电压,左心室肥大等。

(3)胸部 X 片:可见心影扩大,肺淤血。

(4)超声心动图:可见心脏肥厚或扩大,心脏收缩功能下降,心室收缩不协调等。还可以协助明确心力衰竭的基础心脏病病因,准确诊断有没有先天性心脏病和心瓣膜病,对扩心病、肥厚型心肌病、致心律失常性右室心肌病也有重要诊断价值。

(5)其他:所有心衰患者需要完善各项血液常规检查,需要监测血电解质等。部分患者需要进行心脏磁共振、冠状动脉造影、同位素心室功能测定等检查。

诊断心力衰竭后,还根据左室射血分数进行分类,分为左室射血分数下降的心力衰竭(heart failure with reduced ejection fraction,HFrEF)和左室射血分数正常的心力衰竭(heart failure with preserved ejection fraction,HFpEF)。HFrEF 又被称为收缩性心力衰竭。HFpEF 又被称作舒张性心力衰竭。

确定心力衰竭后,还应尽可能明确病因,特别是可以进行有效病因治疗的疾病,如瓣膜性心脏病、酒精性心肌病、心动过速性心肌病、嗜铬细胞瘤导致的儿茶酚胺性心肌病等。

心力衰竭需要与各种可能导致呼吸困难和下肢水肿的疾病相鉴别。

【治疗原则】

心力衰竭治疗的目的是缓解症状、延缓心力衰竭进展、降低死亡率和心力衰竭恶化住院等不良事件发生率。应根据权威指南,结合患者具体情况,给予综合管理,积极正确采用各种确切改善预后的治疗措施。

1. 病因治疗　明确基本病因并给予针对病因的治疗有可能显著改善病情甚至逆转心力衰竭。

2. 搜寻并控制心力衰竭加重的诱因

3. 一般治疗 包括患者教育,监测血压、心率、出入量、体重、血电解质等,适当限盐限水,消除紧张焦虑等不良情绪,保证充足睡眠,保持大小便通畅,避免情绪激动和剧烈活动,戒烟戒酒,病情允许时鼓励适当活动,心功能Ⅳ级需要卧床休息时注意下肢按摩和被动活动避免深静脉血栓形成。

4. 强心剂 对于 HFrEF 患者,可考虑使用强心剂缓解症状。首选小剂量洋地黄。应避免长期使用非洋地黄强心剂。射血分数正常的心力衰竭(HFpEF)患者不应使用强心剂。

5. 利尿剂 利尿剂可以通过消除水钠潴留,减轻静脉淤血,缓解症状。但无改善预后的证据。因此无水钠潴留的患者不需要使用利尿剂。

6. 肾素-血管紧张素-醛固酮系统抑制剂 用于心力衰竭的肾素-血管紧张素-醛固酮系统(RAAS)抑制剂主要是血管紧张素转化酶抑制剂(ACEI)、血管紧张素Ⅱ受体拮抗剂(ARB)、盐皮质激素受体拮抗剂(MRA)。其他药物(如肾素抑制剂)缺乏改善心力衰竭预后的证据。无禁忌证的 HFrEF 患者均应常规足量使用 ACEI 或 ARB,部分患者需要使用 MRA,不能 ACEI、ARB、MRA 三联使用。

7. β受体阻滞剂 由于交感神经兴奋性增高及儿茶酚胺水平增高均会促进心力衰竭的发生发展。因此,β受体阻滞剂可能对心肌起到很好的保护作用。目前所有心力衰竭权威指南都建议心力衰竭稳定后积极使用 β 受体阻滞剂。

8. 抗心律失常药物和心律失常性猝死的预防 心力衰竭常常合并各种心律失常。因此 HFrEF 患者,如果快速性心律失常需要使用药物治疗,一般首选 β 受体阻滞剂,因为 β 受体阻滞剂显著降低猝死和总死亡率。必要时联合胺碘酮。治疗心力衰竭本身、慎用促进心律失常的药物(如强心剂)、避免电解质紊乱等对于心律失常的防治都非常重要。HFrEF 患者约一半死于心源性猝死(sudden cardiac death,SCD),指南建议对于所有病因不能去除的,且经正规药物治疗 3~6 个月以后左室射血分数仍然低于 35% 的患者常规建议安置植入式心脏复律除颤器(implantable cardioverter defibrillator,ICD)以降低猝死风险。其他心衰患者,如果发生过持续性室性心动过速或心室颤动,也应建议安置 ICD。

9. 心脏再同步治疗 心脏再同步治疗(cardiac resynchronization therapy,CRT)是指在左心室放置一根起搏电极,纠正心脏收缩的不同步,又称为双心室起搏或三腔起搏(右心房、右心室、左心室各放置一根起搏器电极导线)。主要的目的是纠正左心室的收缩不协调,让过度延迟收缩的室壁提前激动,恢复左心室收缩协调性。同时通过调整心房心室收缩的间隔时间(AV 间期)和左右心室间的收缩间隔时间(VV 间期),可以纠正房室收缩不协调和左右心室间收缩不协调。

建议对于符合下列条件的患者应积极建议 CRT 以改善预后:慢性心力衰竭无可逆病因,LVEF 低于 35%,QRS 波群增宽,呈左束支阻滞图形,窦性心律,心功能Ⅱ~Ⅲ级。永久性心房颤动的患者、右束支阻滞的患者、终末期心力衰竭患者效果较差。非终末期心功能Ⅳ级的患者应在药物治疗后心功能恢复到Ⅲ级的时候行 CRT。

10. 其他 慢性心力衰竭最有效的治疗措施是心脏移植。其他还有左室辅助装置(LVAD)血管紧张素受体脑啡肽酶抑制剂(ARNI)等。

二、急性心力衰竭

急性心力衰竭(acute heart failure,AHF)指心力衰竭症状体征急性发作迅速进展。包括心肌梗死等急性疾病导致的新发的急性心力衰竭和慢性心力衰竭急性发作。病情严重,进展迅速,死亡率高,需要紧急抢救治疗。

【临床表现】

1. 症状 患者突然出现严重呼吸困难、端坐呼吸、咳嗽、咳痰,严重时咳大量粉红色泡沫痰。常伴烦躁、恐惧、濒死感。

2. 体征 大汗、发绀、脸色苍白、皮肤湿冷、呼吸频率快。心界可能扩大,通常心率快,可闻及奔马律。双肺大量湿啰音,可伴哮鸣音。血压可以显著升高。但严重急性心力衰竭可表现为低血压休克。急性右心衰竭查体可见颈静脉怒张和肝大、触痛、肝-颈征阳性。

3. 基础心脏病表现 例如 AMI 有持续严重胸痛,急性主动脉瓣反流可闻及舒张早期杂音。导致 AHF 的常见病因有急性心肌梗死、急性心肌炎、急性瓣膜反流、慢性心力衰竭急性发作。

【诊断】

根据典型症状体征、有可能发生急性心力衰竭的基础心脏疾病、按急性心力衰竭治疗有效、血 BNP 显著升高等。其他辅助检查也可协助诊断,但急性心力衰竭发作时,常常没有条件外出检查,仅作心电图、心肌损伤标志物、血气分析、血常规、血生化、血 BNP 等,一般待病情稳定后进一步完善超声心动图、胸片等检查。

【治疗原则】

AHF 需要紧急抢救治疗。大多数治疗措施均缺乏随机对照研究证据,治疗需要高度个体化,需要密切观察病情变化及时调整治疗措施。需监测症状变化、血压、心率、呼吸频率、肺部湿啰音、血氧饱和度、血气分析等。

1. 病因诱因的治疗 如控制心房颤动的心室率、治疗急性心肌梗死包括及时再灌注治疗、及早外科手术治疗急性瓣膜反流等。

2. 体位 一般采取前倾坐位或半卧位,双下肢下垂。

3. 吸氧 根据指端氧饱和度调整氧气流量和吸氧方式,必要时及时使用呼吸机辅助通气。

4. 镇静 对于情绪紧张焦虑恐惧的患者,一般使用静脉推注吗啡镇静。注意避免呼吸抑制。

5. 药物治疗

(1)扩血管药物:适用于 AHF 肺水肿伴血压正常或增高的患者。常用药物有硝酸甘油、硝普钠、萘西利肽等。根据血压、尿量、肺部湿啰音及时调整剂量。

(2)利尿:对 AHF 肺水肿的患者常规静脉推注袢利尿剂缓解症状。常用呋塞米、托拉塞米等。剂量高度个体化。

(3)洋地黄:无禁忌证的 LVEF 下降的 AHF 患者和快室率心房颤动患者常规使用静脉推注毛花苷 C。

(4)非洋地黄类正性肌力药物:适用于 LVEF 下降的心源性休克患者和经扩血管利尿等治疗不能缓解的重度心衰肺水肿患者。常用药物有多巴胺、多巴酚丁胺、米力农、左西孟旦。常规治疗措施不能缓解的心源性休克患者还可使用肾上腺素或去甲肾上腺素。

6. 器械治疗

(1)机械辅助通气:适用于常规治疗措施不能缓解的患者,特别是氧饱和度降低不能迅速纠正的患者。首选无创呼吸机辅助通气。必要时气管插管有创通气。

(2)主动脉内气囊反搏(IABP):适用于常规治疗措施无效的心源性休克。主动脉瓣反流禁忌。

(3)血液净化治疗:适用于严重肾功能不全、严重电解质紊乱、严重水钠潴留利尿剂无效的患者。

(4)机械辅助装置:适用于常规治疗错误无效的严重心力衰竭。包括体外膜肺氧合器(ECMO)、心室辅助泵。

7. 其他 包括糖皮质激素、氨茶碱、血压计袖带轮流结扎四肢等。对于未能迅速纠正的 AHF 患者,应监测血气及血电解质,及时发现和纠正电解质紊乱及酸碱失衡。

第二节　原发性高血压

血压是指体循环动脉血管壁承受的来自管腔内血流的压力。一定的血压是维持正常血液循环的基本要求。高血压(hypertension)是指体循环动脉血压持续超过正常水平。有明确病因的为继发性高血压(secondary hypertension)。绝大多数高血压没有确切的、单一的、可以去除的病因,称为原发性高血压(primary hypertension)。血压持续升高导致心、脑、肾等重要器官受损,并促进动脉粥样硬化导致各种心脑血管疾病。及时发现和控制高血压可以显著减少心脑血管疾病,延长患者寿命。高血压非常常见,2014 年中国高血压患者达 2.7 亿。

【临床表现】

1. 血压定义和分类　血压在人群中呈正态分布。血压值与心血管疾病的风险也呈连续的线性关系。我国 2010 年高血压指南采用的血压定义和分类见表 4-1。这个分类适用于成年男性女性,不适用于少年儿童。如果收缩压舒张压分别属于不同级别时,以较高的级别作为标准。单纯收缩期高血压也按照血压水平分为 1、2、3 级。

表 4-1　血压的定义和分类

类别	收缩压(mmHg)	舒张压(mmHg)
正常血压	<120	<80
正常高值血压	120~139	80~89
高血压	≥140	≥90
1 级高血压(轻度)	140~159	90~99
2 级高血压(中度)	160~179	100~109
3 级高血压(重度)	≥180	≥110
单纯收缩期高血压	≥140	<90

2. 症状　原发性高血压一般起病隐匿,逐渐进展,常常没有症状,容易漏诊。部分患者血压升高伴有头昏、头痛、乏力、心悸等症状。部分患者是因为靶器官疾病的症状就诊。高血压容易合并的疾病以及高血压直接或间接导致的疾病包括:糖尿病、血脂异常、肥胖、睡眠呼吸暂停综合征、心力衰竭、慢性肾病和肾功能不全、脑血管疾病、高血压脑病、高血压危象、眼底出血、主动脉瘤及主动脉夹层、冠心病包括心绞痛和心肌梗死、心律失常等。

3. 体征　除血压增高以外,体征主要是血压升高和靶器官损害表现。比较常见的体征有主动脉瓣区第二心音亢进、收缩期杂音、心界轻度扩大。有些体征提示继发性高血压。如四肢血压不对称提示多发性大动脉炎。上肢血压高下肢血压低提示主动脉缩窄。向心性肥胖、紫纹、多毛提示皮质醇增多症。腹部包块及按压腹部血压升高提示嗜铬细胞瘤。

【诊断】

高血压的诊断主要靠定期测量血压。为了减少漏诊及延迟诊断,鼓励在患者因为任何原因就诊的时候均常规测量血压。高血压的诊断主要依据诊所血压(患者在医院门诊诊断室由医务人员测量的血压)。现在动态血压监测及家庭自测血压也越来越受重视,成为了诊所血压的重要补充。高血压的诊断主要依据白天安静休息状态下的坐位肱动脉血压。运动时、激动时、因为其他急性疾病等原因应激时血压升高可能是正常的。

确定高血压诊断后还需要进行常规实验室检查。目的是发现继发性高血压线索和了解高血压靶器官损害情况及各种合并症。常规检查项目包括三大常规、血生化检查(包括肝肾功能、血脂血糖、血电解质等)、心电图。部分患者需要安排超声心动图、心脏三维 X 线片、动态血压监测、眼底检查、脉搏波传导速度、踝臂血压指数(ABI)、颈动脉血管超声、血浆肾素活性等。

【治疗原则】

1. 治疗目的　预防靶器官损害,减少心脑血管疾病发生率和死亡率,延长患者寿命及改善生活质量。

2. 血压控制目标值　舒张压降至 90mmHg 以下,收缩压降至 140~150mmHg 以下。

3. 生活方式改良　生活方式可以显著降低血压并减少其他心血管危险因素,对于最大限度减少心脑血管事件非常重要。生活方式改良包括控制体重、限制钠盐摄入、戒烟限酒、规律体育活动、增加钾盐摄入、增加蔬菜、水果摄入、减少饱和脂肪摄入和总热量摄入、降低精神压力、保证充足睡眠等均有助于血压控制。部分患者通过成功的生活方式改良可以将血压降至正常水平,可以停用降压药物。

4. 降压药物选用原则　首选有改善预后循证医学证据的一线降压药物、根据患者合并的危险因素或合并疾病等情况个体化选用药物、优选长效可以 24 小时平稳控制血压的药物。一般小剂量开始,逐渐加大剂量,平稳降压,在数周甚至数月内将血压控制达标。避免血压过度下降或过快下降。

(1)一线降压药物:指有降压改善预后的循证医学证据,且适用于大多数高血压患者的药物。目前全世界公认的一线降压药物包括噻嗪类利尿剂(D)、钙通道阻滞剂(CCB)、血管紧张素转换酶抑制剂(ACEI)和血管紧张素受体拮抗剂(ARB)等。

(2)其他降压药物及降压药物的个体化选择:除一线降压药物以外,还可以选择其他降压药物,包括 α 受体阻滞剂、β 受体阻滞剂、盐皮质激素受体拮抗剂(醛固酮受体拮抗剂)、交感神经节阻滞剂、中枢性降压药物、直接动脉扩张剂等,以及新型降压药物 ARNI。

(3)降压药物选用流程:单药降压不达标时,一般积极推荐联合用药,指南推荐的联合降压方案包括 ACEI/ARB + CCB;ACEI/ARB + D;CCB + D。指南推荐的三联方案是 ACEI/ARB + CCB + D。如果三联足量使用后仍不能降压达标,则需要考虑其他非一线降压药物了。

(4)非药物降压措施:如肾动脉交感神经消融术治疗高血压、颈动脉窦压力感受器刺激仪等,尚处于研究阶段。

5. 综合控制合并症和其他心血管危险因素　针对每一个高血压患者,均应了解靶器官损害情况包括亚临床靶器官损害情况、合并的心脑血管疾病、合并的危险因素如糖尿病高脂血症。进行综合全面的心血管疾病及其危险因素控制才能最大限度地减少心血管事件。

第三节　心律失常

心律失常(cardiac arrhythmias)是指心脏节律或频率异常。也就是心电活动异常。心律失常可以分为快速性心律失常和缓慢性心律失常两大类。部分患者两类合并存在。快速性心律失常一般表现为心房率或心室率增快,缓慢性心律失常主要包括病态窦房结综合征和房室传导阻滞。快速性心律失常可分为室上性和室性。

一、窦性心律失常和病态窦房结综合征

正常情况下心律起源于窦房结,称为窦性心律(sinus rhythm)。窦性心律失常包括窦性

心动过速、窦性心动过缓、窦性心律不齐等。窦房结功能障碍导致的一系列表现就叫做病态窦房结综合征(sick sinus syndrome,SSS)。窦性心律失常最常见,但多数无临床意义。

【临床表现】

典型表现为心悸、晕厥,但一般表现为乏力、头昏、记忆力减退、运动耐量下降等。体征包括基础心脏病的体征和心律失常本身的体征。心律失常本身的体征主要是心脏听诊发现心脏节律和频率的异常。

【诊断】

1. 窦性心律的确定 判断窦性心律依赖于心电图各个导联 P 波方向符合窦性心律特点,心律范围及变化符合窦性心律的规律。

2. 窦性心动过速 心电图 P 波符合窦性心律特征,且超过 100 次/分。

3. 窦性心律不齐 窦性心律的特征就是节律基本整齐。常规心电图 PP 间期差值超过 0.12 秒。

4. 窦性心动过缓 心电图 P 波符合窦性心律特征,且心率小于 60 次/分。

5. 病态窦房结综合征 心电图表现包括窦性心动过缓、窦性停搏、窦房传导阻滞。

【治疗原则】

1. 窦性心动过速 多数患者不需要针对窦性心动过速本身进行处理,少数患者无可逆病因诱因,心率快伴有心悸症状,可使用 β 受体阻滞剂、非二氢吡啶类钙通道阻滞剂、If 电流抑制剂(伊伐布雷定)减慢心率。窦房结自律性过高,无可逆原因,心率快导致症状明显或导致了心动过速性心肌病,药物治疗无效或不能耐受时可考虑导管消融窦房结来减慢心率。

2. 窦性心律不齐 不需要治疗。心电图诊断窦性心律不齐时需要注意与窦性停搏、窦房阻滞、房性期前收缩等相鉴别。

3. 窦性心动过缓 生理性窦性心动过缓不需要治疗。病理性窦性心动过缓是 SSS 的表现之一。

4. 病态窦房结综合征 主要治疗措施是安装永久人工心脏起搏器(cardiac pacemaker)。需排除导致心动过缓的可逆原因,比如使用了减慢心率的药物、甲状腺功能减退、急性病毒性心肌炎等。

二、心脏传导阻滞

心脏传导阻滞(cardiac conduction block)可以发生于心脏各个部位,包括发生在窦房结与心房肌之间的窦房传导阻滞;发生于心房与心室之间的房室传导阻滞;发生于心室内的室内传导阻滞;发生于心房的房内传导阻滞。其中临床最常见和最有临床意义的是房室传导阻滞(atrioventricular block,AVB)。

【临床表现】

传导阻滞可以导致心动过缓和心律不齐,可以出现心悸、头昏、乏力、晕厥和晕厥先兆症状。

体征包括基础心脏病表现(如心界扩大)和传导阻滞的体征。房内传导阻滞和室内传导阻滞一般没有体征。二度 AVB 听诊心律明显不齐,有规律地出现较长的停顿。三度 AVB 听诊表现为心率慢,心律整齐,第一心音强弱不等,间断出现响亮的第一心音。

【诊断】

诊断主要根据常规心电图。心电图上 P 波代表心房除极,QRS 波群代表心室除极。房内传导阻滞表现为 P 波增宽。室内传导阻滞表现为 QRS 波群异常。窦房传导阻滞一度和三度不能诊断,二度根据 PP 间期的变化规律诊断。AVB 表现为 P 波和 QRS 波群的关系异常。

一度 AVB 表现为每一个 P 波后都有 1 个 QRS 波群,但 PR 间期超过 0.20 秒。

二度 AVB 表现为部分窦性 P 波后面无 QRS 波群。二度 I 型 AVB 表现为 PR 间期逐渐延长,然后脱落(P 波后面没有下传的 QRS 波群)。二度 II 型 AVB 表现为 PR 间期固定,部分 P 波后面没有 QRS 波。

三度 AVB 表现为窦性 P 波后面无 QRS 波群,或虽然 P 波与 QRS 波群各自按自己规律出现,两者没有关系,且心室率慢(RR 间期比 PP 间期长)。

【治疗原则】

室内传导阻滞主要是搜寻并治疗基础疾病。如果出现间歇性三度房室传导阻滞,或交替性左右束支阻滞,或出现室内三支传导阻滞,则应及时安装永久心脏起搏器。室内双支传导阻滞患者如果合并不明原因晕厥,晕厥病因考虑间歇性房室传导阻滞可能性大时应建议安置永久心脏起搏器。

无可逆因素的二度 II 型 AVB 和三度 AVB 均应考虑永久心脏起搏器安置术。一度 AVB 和二度 I 型 AVB 一般只需要病因治疗和密切随访。如果新出现的二度或三度 AVB,心室率缓慢,特别是伴有黑矇晕厥等症状时,可以先安置临时起搏器避免出现严重心动过缓,待检查治疗后再确定是否可以恢复,不能恢复才安装永久心脏起搏器。

窦房传导阻滞伴晕厥或近似晕厥一般需要起搏治疗。房内阻滞一般仅需要处理基础疾病。

三、阵发性室上性心动过速

心率超过 100 次/分就称为心动过速(tachycardia)。如果心动过速起源于心室,或导致心动过速的折返环局限于心室,希氏束、房室结、心房不参与心动过速的发生和维持,则称为室性心动过速(ventricular tachycardia)。反之则为室上性心动过速(supraventricular tachycardia)。广义的室上性心动过速包括房性心动过速、交界性心动过速、窦性心动过速、心房扑动和心房颤动。狭义的室上性心动过速包括阵发性房室结内折返性心动过速(atrioventricular nodal reentrant tachycardia,AVNRT)和阵发性房室折返性心动过速(atrioventricular reentrant tachycardia,AVRT)。

【临床表现】

1. 症状 发作性心悸,自觉心跳快、整齐,突然发生,突然终止。发作时可伴头昏乏力、黑矇晕厥。恶心呕吐及其他兴奋迷走神经的措施可以终止发作。一般没有确切诱因。发作间歇期没有任何症状。

2. 体征 一般没有基础心脏疾病,发作间歇期没有异常体征。发作当时心率快、心律整齐。

【诊断】

1. 发作时心电图 心率快、心律整齐、QRS 波群宽度形态正常就可以诊断室上性心动过速。一般节律非常整齐(RR 间期完全相等)。AVRT 一般 P' 波重叠在 T 波上,AVNRT 一般 P' 波落在 QRS 波群里面或 QRS 波群终末部分表现为 V1 导联假的 r' 波。

2. 发作间歇期心电图 一般无异常。部分 AVRT 患者平时心电图见预激综合征表现(PR 间期缩短,QRS 波群起始部有 δ 波)。

3. 宽 QRS 心动过速 室上性心动过速的心室激动来源于心房或房室交界区,QRS 波群正常或与自身窦性心律的 QRS 波群相同。但也可能因为差异传导、束支阻滞、旁道前传等原因表现为 QRS 波群宽大畸形。QRS 波群宽大畸形的心动过速可以暂时诊断为宽 QRS 心动过速(wide QRS complex tachycardia)。有多种标准可以帮助鉴别室性与室上性。大约 80% 宽 QRS 心动过速为室性心动过速。由于室性心动过速误诊为室上性心动过速进行处理可能导致严重后果,所以建议宽 QRS 心动过速鉴别诊断困难时应按照室性心动过速处理。

【治疗原则】

1. 终止发作 暂时阻断房室传导可以终止 AVRT 和 AVNRT 发作。兴奋迷走神经的措施包括屏气、刺激咽喉部、压迫眼球、压迫颈动脉窦等。可以用于终止室上性心动过速发作的药物包括腺苷、三磷酸腺苷、维拉帕米、地尔硫革、β 受体阻滞剂、洋地黄、普罗帕酮等。必要时也可选择同步直流电复律和经食管心房起搏。

2. 经导管射频消融 使用高频交流电能加热导致局部心肌坏死从而消灭导致心动过速的折返环。AVRT 消融房室旁路,AVNRT 消融房室结双径路。成功率高、复发率低、严重并发症发生率很低。为 AVRT 和 AVNRT 的首选治疗,一般不推荐长期使用抗心律失常药物预防发作。

四、室性心律失常和心律失常性猝死

室性心律失常(ventricular arrhythmias)包括室性期前收缩、室性心动过速、心室扑动、心室颤动。心源性猝死(sudden cardiac death,SCD)是很多心血管患者的死亡方式。大多数 SCD 是由室性心动过速、心室扑动、心室颤动导致的心律失常性猝死。

【临床表现】

1. 室性期前收缩 室性期前收缩(ventricular premature contractions)是临床最常见的心律失常,几乎所有人都有室性期前收缩。可以表现为心悸(漏搏感,停跳感)、乏力、头昏等。很多患者没有症状,偶然检查发现后出现症状。听诊表现为在基本整齐的心跳基础上偶然出现提前的心跳。

2. 非持续性室性心动过速 室性期前收缩连续 3 个以上出现,但持续时间小于 30 秒,则称为非持续性室性心动过速(non-sustained ventricular tachycardia,NSVT)。常常与频发室性期前收缩合并存在,临床表现相似,心悸可表现为短阵心跳加快。查体可闻及短暂心动过速。

3. 持续性室性心动过速 室性心动过速持续时间超过 30 秒就称为持续性室性心动过速(sustained ventricular tachycardia,SVT)。临床表现为心悸、黑矇、晕厥。查体见心率快、节律基本整齐,颈静脉搏动次数(代表心房率)少于心率(心室率),部分患者可能出现休克、心衰、晕厥、意识丧失等表现。

4. 心脏骤停与心源性猝死 严重室性心动过速、心室扑动、心室颤动发作常常直接导致患者意识丧失。心室扑动心室颤动如果不能自行恢复,就称为心脏骤停(cardiac arrest),如果未能抢救成功则为心源性猝死(SCD)。急性心肌梗死、肺栓塞、三度房室传导阻滞等也可以导致心源性猝死。

【诊断】

室性心律失常的诊断主要依据心电图、动态心电图等。有时需要行心内电生理检查协助诊断。病史、查体、超声心动图、心脏磁共振等对于判断心律失常的严重程度和患者猝死风险等也很有帮助。

根据基础疾病,可以分为器质性心脏病室性心律失常、特发性室性心律失常、离子通道疾病(如长 QT 综合征、Brugada 综合征等)。

【治疗原则】

1. 室性期前收缩和非持续性室性心动过速 主要针对基础疾病和诱因进行治疗。对于无基础心脏疾病的患者,治疗目的主要是缓解症状。可以使用抗心律失常药物减少室早缓解症状,也可以使用镇静剂及抗焦虑药物。心理安慰治疗也非常重要。少数频繁室性期前收缩患者可能诱发心肌病,出现心脏扩大和心力衰竭,可以尝试导管消融治疗。频繁室性期前收缩和短阵室性心动过速伴明显症状,也可以考虑射频消融治疗,特别是心电图判断期前收缩起源于流出道的患者。

2. 室性心动过速 持续性室性心动过速发作时一般需要迅速终止发作。持续性单形性室性心动过速一般首选胺碘酮或利多卡因静脉推注终止发作。对于血流动力学不稳定的室性心动过速一般首选同步直流电复律。特发性室性心动过速一般首选射频消融。也可尝试 β 受体阻滞剂、钙拮抗剂、美西律、普罗帕酮等药物预防复发。

3. 心源性猝死的预防 有基础疾病、只要发生过持续性室性心动过速,均是猝死高危患者,一般常规建议安置 ICD 预防猝死。如果发作频繁,特别是尝试抗心律失常药物无效,可尝试导管消融治疗。

如果无可逆的病因和诱因,特别是有基础心脏疾病的患者,再发严重室性心律失常导致晕厥猝死的风险很高,应常规建议安置 ICD 预防猝死。

对于猝死高危的器质性心脏病患者和离子通道疾病患者,根据相关指南,积极药物治疗和(或)安置 ICD 降低猝死风险。

五、心 房 颤 动

心房颤动(atrial fibrillation,AF)是最常见的持续性心律失常。高血压、糖尿病、冠心病及各种器质性心脏疾病均可能促进心房颤动的发生。随着年龄增加,AF 的发生率逐渐升高。除心脏疾病以外,肺部疾病及甲状腺功能异常也是房颤的常见原因。

【临床表现】

临床表现包括基础心脏疾病的表现、心房颤动本身的表现和心房颤动并发症的表现。风心病、冠心病、心肌病等各种心脏疾病均可能并发心房颤动。心房颤动可能诱发心力衰竭、心绞痛、黑矇晕厥,甚至心源性休克,长期快室率心房颤动也可能诱发心动过速性心肌病。

心房颤动的症状取决于心室率的快慢、心功能状况、患者的敏感程度等。部分患者无任何症状,部分患者表现为心悸、乏力、运动耐量下降。还有的表现为黑矇晕厥。

心房颤动有比较特征性的体征,包括心率快、心率绝对不齐、心音强弱不等、脉搏短绌。但确诊一般仍需要心电图。心房颤动患者常常有心界扩大、心脏杂音等提示基础心脏疾病的体征。

【诊断】

心房颤动的诊断主要依据心电图、动态心电图。心房颤动的心电图主要表现是 P 波消失,代之以大小不等节律不齐的纤颤波(f 波),RR 间期绝对不齐。绝对不齐另一个表达方式就是没有规律的不整齐。而各种其他心律失常的不整齐往往有一定规律。心房颤动的 QRS 波群一般正常,但也可能因为室内差异传导、束支阻滞、预激综合征旁道前传、合并室性期前收缩等原因出现宽大畸形的 QRS 波群。

心房颤动心电图诊断一般比较容易。心室率过快特别是合并 QRS 波群宽大畸形时可能鉴别诊断困难。

【治疗原则】

心房颤动的治疗包括病因及诱因的治疗、节律控制、心室率控制、血栓预防。血栓栓塞预防最重要。

1. 病因治疗 对部分患者,心房颤动的病因诱因治疗非常有效。例如甲状腺功能亢进的患者,甲状腺功能恢复正常后心房颤动可能消失。心脏瓣膜疾病进行瓣膜置换术后,心房可能逐渐缩小至正常,心房颤动可能不再复发。但部分患者没有可以去除的病因诱因,部分患者"病因治疗"后对心房颤动本身影响不大,比如慢性稳定性冠心病进行冠脉血运重建开通血管后心房颤动。积极治疗高血压、心力衰竭,特别是积极使用血管紧张素转化酶抑制剂或血管紧张素受体拮抗剂,可能显著减少心房颤动的发生或复发。

2. 节律控制 节律控制(rhythm control)指的是转复房颤,减少复发,维持窦性心律。常用方法包括使用抗心律失常药物和导管消融等。

3. 室率控制 室率控制(rate control)指使用药物延长房室传导不应期或传导速度减慢心室率或使用导管消融造成房室传导阻滞减慢心室率。对于心房颤动患者,可以直接选择心室率控制策略。心室率控制目标在 70~100 次/分为宜,急性期迅速降至 130 次/分以下即可。常用药物包括 β 受体阻滞剂、非二氢吡啶类钙拮抗剂、洋地黄、胺碘酮等,一般单用或联合使用。

对于心房颤动不能转复,而且心室率不能有效控制的患者,可以考虑导管消融房室结,人为造成三度房室传导阻滞,以缓解症状以及预防或纠正心动过速性心肌病心力衰竭。

4. 抗凝治疗 是慢性心房颤动患者最重要的治疗措施。需要个体化评估患者血栓事件(如卒中)的风险。血栓风险高的患者一般需要长期抗凝治疗。抗凝治疗的标准方法是口服华法林,定期监测凝血指标 INR,根据 INR 值调整华法林用量。也可选择口服新型抗凝药物(NOAC),包括 Xa 因子抑制剂和直接凝血酶(Ⅱ因子)抑制剂。左心耳封堵术也可以显著降低卒中风险。阿司匹林等抗血小板治疗不能有效降低心房颤动患者卒中风险。

第四节 动脉粥样硬化和冠状动脉粥样硬化性心脏病

一、动脉粥样硬化

动脉粥样硬化(atherosclerosis)是最常见最重要的血管疾病。动脉粥样硬化主要累及大型弹力型动脉(如主动脉)和中型肌弹力型动脉(如冠状动脉、脑动脉、肾动脉、髂动脉、股动脉、锁骨下动脉、颈动脉、肠系膜动脉等)。很少累及肺动脉。血管分叉处更易受累。动脉粥样硬化的发病机制尚不完全清楚,有炎症学说、胆固醇学说、内皮损伤反应学说等。胆固醇在动脉粥样硬化发生发展中起重要作用。因为动脉粥样硬化斑块中的脂肪池外观呈黄色粥样,故名粥样硬化。

【临床表现】

动脉粥样硬化导致血管狭窄、血管闭塞、血管功能异常、动脉瘤样扩张、动脉夹层、动脉内膜糜烂溃疡甚至穿孔。动脉粥样硬化导致的心脑血管病统称为动脉粥样硬化性心血管疾病(atherosclerotic cardiovascular disease,ASCVD)。ASCVD 是导致人类死亡的第一位原因。ASCVD 包括冠心病、脑卒中、外周动脉疾病、主动脉瘤、肾动脉狭窄、颈动脉狭窄等。动脉粥样硬化是全身性、系统性疾病。一个患者在某一个部位发现动脉粥样硬化,他身体的其他动脉也很可能存在或将要发生动脉粥样硬化。

动脉粥样硬化往往长期无症状,一般发展至严重狭窄时出现缺血症状,如冠状动脉严重狭窄出现心绞痛,下肢动脉严重狭窄出现间歇性跛行。动脉粥样硬化斑块破裂血栓形成时出现心肌梗死、脑梗死等严重后果。

【诊断】

主要诊断依据包括 ASCVD 危险因素、动脉狭窄或闭塞的症状、超声等影像检查发现动脉壁异常等。

血管超声检查可见动脉内膜增厚、动脉管腔狭窄、动脉瘤等改变。血管内超声可发现管腔狭窄和管壁增厚。CT 可以发现动脉壁钙化。CTA 及 MRA 可以发现管腔狭窄或闭塞。选择性动脉造影是判断动脉狭窄程度的"金标准"。

【治疗原则】

1. 预防　动脉粥样硬化重在预防,预防其发生发展。越早预防效果越好。预防或控制各种危险因素,例如戒烟、限酒、规律体育活动、控制体重等生活方式改良。降压、降脂、降糖等都有助于预防或延缓动脉粥样硬化的发生发展。他汀类调脂药物是目前循证医学证据最多的药物,可以延缓或阻止动脉粥样硬化斑块进展,可以稳定斑块,显著降低心肌梗死、卒中、心血管原因死亡率等不良事件。有多重危险因素者需要评估 10 年心血管疾病风险,高危患者需要长期使用他汀类调脂药物。

2. 无症状性动脉粥样硬化患者　搜寻并控制各种危险因素,如高血压、糖尿病、高血脂、肥胖。纠正不良生活方式,如戒烟、限酒、规律体育活动、控制体重、低盐低脂低糖饮食。多数患者需要长期使用他汀类调脂药物,少数患者需要使用 ACEI 和 β 受体阻滞剂。

3. 症状性动脉粥样硬化患者　除上述综合治疗措施以外,还需要给予相应的改善缺血及防治并发症的处理措施,必要时介入或外科手术解除或缓解血管狭窄或闭塞以缓解缺血症状。还需要给予防治各种并发症的治疗措施。患者的具体治疗需要根据病变部位和疾病类型(如脑卒中、稳定型心绞痛、急性心肌梗死)采取恰当的治疗。

二、慢性稳定型心绞痛

冠状动脉粥样硬化性心脏病(coronary atherosclerotic heart disease,CAD,CHD)是为心脏供血的冠状动脉血管发生动脉粥样硬化,出现冠状动脉管腔狭窄或闭塞以及血管功能异常(比如痉挛)导致心肌缺血缺氧的一组疾病。又名为缺血性心脏病(ischemic heart disease,IHD)。心绞痛是由于冠状动脉固定狭窄伴心肌耗氧量增加,或血管痉挛导致一过性心肌缺血缺氧所引起的一系列表现。心绞痛的发病机制是冠脉供血供氧与心肌耗氧量之间的不平衡。各种因素导致供血供氧减少或者耗氧量增加都可能诱发心肌缺血和心绞痛。

【临床表现】

心绞痛需要医师综合判断。典型心绞痛一般具有以下特征:①性质:一般为胀痛、闷痛、压榨性疼痛、钝痛,可以是压榨感、紧缩感,可以是难以形容的不适,一般不会是针刺样痛、牵拉痛、搏动性痛。②部位:最常见的部位是胸骨后或心前区。但可以在脐至下颌牙齿之间的任何部位,比如右胸、上腹、后背、肩、肘、颈、牙齿。可以向颈、肩、左手尺侧放射。③诱发因素:情绪激动、剧烈活动、饱餐、寒冷刺激等因素容易诱发。④持续时间:一般持续数分钟,逐渐加重然后逐渐缓解。持续时间超过半小时或仅持续数秒一般可以排除冠心病心绞痛。但其他特征符合,程度比较严重,持续时间长要考虑 ACS。⑤缓解方式:一般心绞痛发作时患者不自觉地会停止活动。休息、停止活动、降低运动量后迅速缓解。舌下含化硝酸甘油数分钟内缓解。⑥发作时伴随症状:可伴有脸色苍白、大汗、全身无力、濒死感等。

稳定型心绞痛患者常无特殊体征。心绞痛发作时可能有急性痛苦面容、脸色苍白、大汗、血压升高或降低、心音低钝、奔马律、心尖区收缩期杂音等。

【诊断】

心绞痛的诊断主要依据胸部不适症状特征、心肌缺血的证据、冠状动脉病变的证据和 ASCVD 危险因素。大多数患者根据危险因素和临床症状特征就可以诊断。部分患者需要心肌缺血的证据或冠脉病变的证据才能明确诊断。需要注意的是有些时候有冠脉病变,但症状却与之没有关系。

【治疗原则】

冠心病稳定型心绞痛的治疗目的是缓解症状和改善预后。缓解症状靠抗心肌缺血和冠脉血运重建治疗。改善预后的措施统称为冠心病的二级预防。

1. 抗心肌缺血的药物治疗　包括舌下含化硝酸甘油终止发作,使用 β 受体阻滞剂、长效硝酸盐制剂、钙通道阻滞剂、改善心肌代谢的药物等措施预防心肌缺血心绞痛的发作。一般首选 β 受体阻滞剂或非二氢吡啶类钙拮抗剂,次选长效硝酸盐制剂,必要时可以联合使用。

2. 冠脉血运重建治疗　冠脉血运重建治疗(coronary revascularization)是指通过冠脉介入治疗(percutaneous coronary intervention,PCI)或冠脉旁路移植术(coronary artery bypass graft,CABG)解除或缓解冠脉的狭窄或闭塞,恢复病变区域的血流供应,可以有效缓解心绞痛症状,对于高危患者可以降低心肌梗死和死亡风险。冠脉血运重建治疗后仍应积极正规药物治疗。

3. 冠心病的二级预防　一级预防是针对没有冠心病的患者采取措施预防冠心病的发生。二级预防是针对已经有冠心病的患者,采取各种措施阻止或延缓病情进展,预防新发或再发心肌梗死,预防其他 ASCVD 事件,降低心血管原因死亡率和总死亡率,延长寿命,提高生活质量。所有冠心病患者以及其他 ASCVD 患者都应该积极进行二级预防改善预后。①患者教育及生活方式改良。②常规使用他汀类药物。③治疗血脂异常(必要时使用非他汀调脂药物)。④治疗高血压。⑤治疗糖尿病。⑥β 受体阻滞剂。⑦肾素血管紧张素醛固酮系统抑制剂。⑧抗血小板聚集治疗。

三、不稳定型心绞痛和非 ST 段抬高型心肌梗死

通常将 CAD 分为慢性稳定型冠心病和急性冠脉综合征(acute coronary syndrome,ACS)。ACS 包括不稳定型心绞痛、ST 段抬高型心肌梗死、非 ST 段抬高型急性心肌梗死。ACS 的共同机制是斑块破裂和血栓形成,导致管腔狭窄程度急剧加重甚至完全闭塞。闭塞性血栓形成表现为 ST 段抬高型心肌梗死。非闭塞性血栓形成表现为不稳定型心绞痛(unstable angina,UA)和非 ST 段抬高型心肌梗死(non ST elevation myocardial infarction,NSTEMI)。

【临床表现】

1. 症状　胸部不适症状符合上述典型心绞痛特征,但通常持续时间更长、程度更重、休息时发生或轻微活动时发生,休息或含化硝酸甘油不能缓解。以心力衰竭、休克、心律失常为主要表现。可以没有胸部不适症状。

2. 体征　与前述心绞痛体征相似,可能出现奔马律、肺部湿啰音。

【诊断】

有 ASCVD 危险因素的患者,新发的或恶化的胸部不适符合心绞痛的特征,或不明原因的心力衰竭、休克、心律失常,就应考虑到冠心病急性冠脉综合征的可能性。心电图无持续性 ST 段抬高即考虑为 UA 或 NSTEMI。

UA 和 NSTEMI 的心电图常常表现为 ST 段下移和 T 波低平或倒置。在胸闷胸痛当时和缓解时分别行心电图检查可以发现动态变化。部分患者在症状缓解时 ST-T 明显异常,在胸闷胸痛发作时 ST-T 正常,称为假性正常化,也高度支持冠心病心肌缺血。部分患者心电图没有心肌缺血改善,甚至发作当时也没有变化。心电图没有心肌缺血表现不能完全排除急性冠脉综合征。

UA 和 NSTEMI 的区别在于是否有心肌坏死。UA 心肌标志物不升高,NSTEMI 心肌标志物明显升高。心肌标志物正常的患者,需要在间隔 6 小时以后复查 1 次。

需要与可能导致胸部不适、急性心力衰竭、心律失常的各种疾病相鉴别。部分患者表现不典型,需要冠状动脉造影明确诊断。

【治疗原则】

ACS 是心内科急重症,应立即入住心脏监护病房(CCU)。主要包括抗心肌缺血、抗血小

板聚集、抗凝、他汀调脂、对症支持及防治并发症。

对 UA/NSTEMI,应进行危险分层,对中高危患者应积极行冠状动脉造影及 PCI,可以减少再梗等不良事件风险。低危患者可以采取药物保守治疗。

常规积极使用高强度或中等强度他汀(无论基线血脂水平如何),除非有禁忌证。可以起到抗炎稳定斑块,减少再梗的作用。

常规给予两联抗血小板治疗,目前常规使用阿司匹林和氯吡格雷。也可以选用其他新型抗血小板药物,如替格瑞洛。部分患者需要三联抗血小板(短期使用血小板膜糖蛋白Ⅱb/Ⅲa 受体拮抗剂)。常规两联抗血小板 1 年。1 年后可改为单联抗血小板药物治疗。

常规短期使用抗凝药物,如依诺肝素、普通肝素、比伐卢定等。特别是高危患者。药物选择需要根据患者具体病情和治疗策略来决定。

所有 UA/NSTEMI 患者应进行前述冠心病二级预防的治疗措施。

四、ST 段抬高型心肌梗死

ST 段抬高型心肌梗死(ST elevation myocardial infarction,STEMI)是心内科最严重最紧急的疾病之一。病理基础是冠状动脉粥样硬化斑块破裂血栓形成导致血管腔持续的完全闭塞(闭塞性血栓)。发病后早期即有很高的发生休克、心力衰竭、心源性猝死的风险。STEMI 与 UA/NSTEMI 治疗最主要的区别是前者更强调尽早开通血管,后者不考虑静脉溶栓治疗。

【临床表现】

典型的临床症状为突发的持续的严重的胸闷胸痛,含化硝酸甘油不能缓解,常常伴有大汗和脸色苍白。可伴有发热。不典型的患者可以没有胸闷胸痛,可以仅表现为并发症的表现,如急性左心衰竭肺水肿、低血压休克、心悸黑蒙晕厥,也可以消化道症状为主要表现。部分患者发病前数日有乏力、烦躁、心悸、气急、心绞痛频繁等前驱症状。

体征包括血压下降、心率加快、心音低钝、奔马律、收缩期杂音、肺部湿啰音等。

【诊断】

STEMI 诊断的主要依据包括临床表现、心电图 ST 段持续抬高并有动态演变、心肌标志物显著升高并有动态演变。不明原因的休克、心力衰竭、心律失常、心悸黑蒙晕厥甚至意识障碍应想到 STEMI 的可能,上腹部、胸背部、颈肩部、下颌部的疼痛不适伴脸色苍白、大汗、消化道症状等均应想到 STEMI 的可能。怀疑 STEMI 时,应反复查心电图及心肌标志物。

STEMI 需要与主动脉夹层、急性心包炎、急性心肌炎、应激性心肌病、肺动脉栓塞、急性胰腺炎甚至宫外孕等疾病相鉴别。

【治疗原则】

1. 一般治疗 镇静镇痛,卧床休息,心理安慰,保持大小便通畅,必要时吸氧,持续心电血压氧饱和度监护。

2. 再灌注治疗 再灌注治疗(reperfusion therapy)是尽早开通血管重新恢复心肌血流灌注。再灌注治疗措施包括静脉溶栓、急诊冠脉介入治疗(PCI)、急诊冠状动脉旁路移植术(CABG)。越早成功再灌注,越能挽救更多的濒临死亡的心肌,越能降低死亡率,改善长期预后。一般来说发病 6 小时以内效果较好,发病 24 小时以后再开通血管已基本没有意义。所以针对 STEMI 的再灌注治疗,有一个口号“时间就是心肌,时间就是生命”。

3. 防治并发症 常见并发症包括心力衰竭、心律失常、心源性休克等。心力衰竭给予强心、利尿、扩血管药物,休克给予升压、扩容及必要时主动脉内气囊反搏(IABP),严重患者需要呼吸机辅助通气甚至需要体外膜肺氧合(ECMO)。右心室心肌梗死患者休克时一般通过快速大量补液可以迅速纠正。随时可能发生室性心动过速和心室颤动,需要随时做好除颤的准备,使用抗心律失常药物抑制室性期前收缩并不能改善预后。出现严重心动过缓可以考虑安置临时心脏起搏器。一般下壁心肌梗死合并的房室传导阻滞容易恢复,前壁心肌梗死合并的二度三度房室传导阻滞一般不能恢复,需要安置永久心脏起搏器。

4. 抗凝抗血小板治疗 STEMI 急性期使用抗血小板和抗凝药物可以降低心肌梗死复发和总死亡率。抗血小板药物常常联合使用阿司匹林和氯吡格雷。抗凝药物可以选用普通肝素、依诺肝素、磺达肝癸钠或比伐卢定。一般仅短期抗凝,除非合并心房颤动等其他需要抗凝的情况。两联抗血小板药物的疗程尚有争议,一般建议超过一年。

5. 其他常规治疗 在没有禁忌证的情况下,常规使用高强度他汀、ACEI 或 ARB 以及 β 受体阻滞剂。在合并左心室收缩功能下降的患者常规使用 MRA(如螺内酯)。

6. ICD 预防猝死 STEMI 患者猝死风险高,包括发病早期入院前、住院期间和出院后。尽早开通血管、积极使用 β 受体阻滞剂等措施可以显著降低猝死风险。指南建议 STEMI 发病 40 天后如果左室射血分数≤35%,则应在标准药物治疗的基础上,行 ICD 安置术,以有效降低猝死风险。

7. 二级预防 所有 STEMI 患者需要进行上述冠心病的二级预防,以减少再次心肌梗死、减少卒中、减少猝死、预防或推迟心力衰竭。

第五节 心脏瓣膜疾病

心脏瓣膜疾病又称为瓣膜性心脏病(valvular heart disease,VHD)。心脏瓣膜的作用是保证血液在心脏中单向顺畅流动。心脏瓣膜包括两个房室瓣(二尖瓣和三尖瓣)和两个半月瓣(主动脉瓣和肺动脉瓣)。VHD 是某 1 个或多个心脏瓣膜因为炎症、黏液样变性、退行性变、先天畸形、缺血坏死、损伤、细菌感染等原因引起瓣膜结构功能异常,导致瓣膜狭窄和(或)瓣膜关闭不全的一大组疾病。瓣膜狭窄就导致血流受阻,关闭不全就导致血液反流。

一、急性风湿热

急性风湿热(acute rheumatic fever)是由于 A 组乙型溶血性链球菌感染诱发的异常免疫反应,导致全身多个组织器官受累。心脏、关节、脑、皮肤、血管等均可受累,多发生于青少年。风湿热可以累及心内膜、心肌、心包,但只遗留慢性瓣膜损害。

【临床表现】

主要临床表现包括发热、游走性大关节疼痛、心脏杂音、心动过速、心脏扩大、心力衰竭、心包积液、皮下结节、环形红斑、不自主活动(舞蹈病)等。

【诊断】

诊断参考修订的 Jones 标准。诊断依据症状、体征和实验室检查。实验室检查主要是链球菌感染证据、风湿热活动指标、炎症活跃指标,以及心电图、超声心动图、心肌标志物发现心脏受累的证据。需要与各种导致发热的疾病、感染性心内膜炎、急性病毒性心肌心包炎、类风湿性关节炎等免疫系统疾病等相鉴别。

【治疗原则】

急性风湿热的治疗目的是缓解症状、防治并发症包括慢性风心病。措施包括休息、对症、控制链球菌感染、大剂量阿司匹林抗风湿,部分患者需要糖皮质激素治疗。预防主要是改善生活条件,加强锻炼提高身体素质,以及怀疑链球菌感染时及时使用抗生素控制感染。预防风湿热复发主要是尽量避免再次链球菌感染和长期使用苄星青霉素。

二、二尖瓣狭窄

二尖瓣狭窄(mitral valve stenosis)的病因几乎全部是风湿性。二尖瓣狭窄导致了心室舒张期左心房血液流入左心室受阻,左心房压力代偿性增高,二尖瓣跨瓣压增加,跨瓣血流加速,以尽量维持左心室足够回心血量。左心房压力增加直接导致肺静脉压力增加,到一定程度出现肺淤血肺水肿,出现左心衰竭临床表现。慢性肺静脉压力增高会导致肺动脉血管阻力增加,导致肺动脉高压。肺动脉高压会导致右心室肥大,导致右心衰竭、三尖瓣反流、右心房扩大。因此最先出现的是左心房扩大,以后会出现右室右房扩大,因为左心室回心血量减少,左心室一般不会扩大。二尖瓣狭窄症状出现早,但预后相对较好。

【临床表现】

常见症状包括呼吸困难、咳嗽、咯血、声音嘶哑、心悸等。主要体征包括二尖瓣面容、心率快、心律不齐、第一心音亢进、开瓣音、心尖区舒张中晚期隆隆样杂音、肺动脉瓣区第二心音亢进、肺部湿啰音等。二尖瓣狭窄早期表现为肺淤血、肺水肿,晚期表现为右心衰竭、心脏恶病质。二尖瓣狭窄常见并发症包括心房颤动、急性肺水肿、体循环动脉血栓栓塞(如卒中)、感染性心内膜炎、肺部感染、右心衰竭。

【诊断】

根据临床症状、心尖区舒张中晚期隆隆样杂音,结合实验室检查,二尖瓣狭窄诊断一般不困难。

心脏 X 线检查心影呈梨形,左心房显著扩大,可有肺动脉增宽和右心室右心房扩大。X线检查还可见肺淤血征象。

心电图见左房扩大和右心室肥大。心房颤动也很常见。

超声心动图是各种心瓣膜病最重要的检查手段。可以准确判断狭窄和反流,并可直观发现瓣膜结构的异常。正常成人二尖瓣口面积约 $4.0 \sim 6.0 cm^2$。轻、中、重度狭窄的瓣口面积分别为 $>1.5 cm^2$、$1.0 \sim 1.5 cm^2$、$<1.0 cm^2$。可见瓣叶增厚钙化、瓣口粘连融合、瓣口面积缩小、二尖瓣开放受限、跨瓣血流加速呈湍流、左房扩大、肺动脉高压、右室扩大、三尖瓣反流、右房扩大。可见左心耳附壁血栓。

【治疗原则】

1. 内科治疗 主要是预防风湿热复发、防治并发症、对症支持、定期复查、确定手术治疗时机等。避免剧烈活动、避免激动、避免受凉感冒,低盐饮食。二尖瓣狭窄合并心房颤动很容易发生血栓栓塞,应常规建议使用华法林进行标准抗凝治疗,密切监测 INR,根据 INR调整华法林用量,维持 INR 在 $2.0 \sim 3.0$ 之间。

2. 介入和外科手术治疗 二尖瓣狭窄最根本的治疗措施是通过介入或外科手术解除二尖瓣血流梗阻。一般在出现肺淤血肺水肿症状、出现心房颤动和肺动脉高压时及时建议介入或外科手术治疗。轻度狭窄,如果左房仅轻度扩大,无症状,无房颤,无肺动脉高压,可以暂缓手术治疗,定期复查。二尖瓣球囊扩张仅适用于单纯中重度二尖瓣狭窄,瓣膜弹性好,无钙化的患者。其余患者选择直视下二尖瓣分离术、修复术或者金属瓣置换术。

三、二尖瓣反流

二尖瓣反流(mitral regurgitation)指二尖瓣结构或功能异常导致左心室收缩时二尖瓣关闭不完全,部分血液由左心室反流回到左心房。二尖瓣结构包括二尖瓣瓣叶、瓣环、腱索、乳头肌以及乳头肌附着的左心室心肌。其中任何一个原因都可能导致二尖瓣反流。

【临床表现】

慢性二尖瓣反流无症状代偿期可以很长,但失代偿出现左心衰竭后进展迅速,预后差。代偿期可以无任何症状,但查体可见心界明显扩大、心率快、心尖区 3/6 级以上全收缩期吹风样杂音,向腋下传导。失代偿期出现心力衰竭的各种临床症状如呼吸困难、夜间不能平卧、运动耐量下降、咳嗽咳痰等。失代偿期除上述体征外还有肺部湿啰音等肺淤血的体征。

急性重度二尖瓣反流表现为突然发生的心源性休克和急性心源性肺水肿的临床表现。可能心界没有显著扩大，可能没有响亮的收缩期杂音，容易误诊漏诊。

【诊断】

根据心脏扩大、心力衰竭、心尖区收缩期杂音及实验室检查可以确定诊断。胸部 X 片可见心影扩大，左心扩大为主，肺淤血。心电图表现为窦性心动过速，左心室肥大，左心房扩大，并常常合并 ST-T 异常和心房颤动。超声心动图是最重要的辅助检查，多普勒检查可以准确判断二尖瓣反流及其程度。二维超声可以了解瓣膜结构各个部分有无异常，对判断二尖瓣反流病因很有帮助。二尖瓣反流与左心扩大的因果关系有时很难确定。如果超声心动图示二尖瓣瓣叶、腱索、乳头肌无异常提示二尖瓣反流是结果，左心室扩大是原因。反之腱索断裂、二尖瓣瓣叶显著增厚钙化提示二尖瓣反流是原因，左心室扩大是结果。

急性重度二尖瓣反流因为往往杂音不明显、心界不明显扩大，很容易漏诊。而延误诊断可能导致致命后果，所以任何不明原因的急性肺水肿合并低血压休克均要想到二尖瓣反流的可能性。特别是感染性心内膜炎、二尖瓣脱垂、急性心肌梗死、二尖瓣球囊扩张术后、在左心室进行过介入操作、胸部创伤等各种可能发生急性二尖瓣反流的临床情况。超声心动图可以确诊。

【治疗原则】

1. 药物治疗　　主要是防治心力衰竭。在代偿期，使用扩血管药物可能有延缓心力衰竭的作用。失代偿期按照收缩功能下降的心力衰竭的处理原则积极处理，如使用利尿剂消除水钠潴留、使用 ACEI/ARB 减轻心脏负担及延缓心力衰竭进展、使用洋地黄等强心药物缓解症状等。

2. 瓣膜置换手术　　二尖瓣反流严重，导致心脏扩大，出现心力衰竭表现时及时行瓣膜置换术。症状不明显，但左室进行性扩大，左室射血分数逐渐下降时及时行瓣膜置换手术。对于轻中度反流，左房左室不大或仅轻度扩大的患者，宜暂缓手术。对于心肌病左心室扩大导致的二尖瓣反流患者，一般不建议行瓣膜置换手术，可考虑经导管二尖瓣环缩术。

四、主动脉瓣狭窄

主动脉瓣狭窄（aortic valve stenosis）导致左心室射血受阻。最常见的原因是风湿性、退行性、先天畸形。一般中青年发病的最常见原因为风湿性；老年或老老年发病的多为退行性；30～65 岁之间发病的多数是先天性主动脉瓣二叶畸形。

【临床表现】

主动脉瓣狭窄代偿期很长，一旦出现症状，预后很差。劳力性呼吸困难、心绞痛、晕厥为主动脉瓣狭窄的常见症状，被称为典型三联征。晕厥原因可以是运动后血管扩张血压下降脑供血不足，也可以是快速性室性心律失常所致。

体征有血压下降，脉压缩小，心界稍扩大，心尖抬举样搏动，主动脉瓣区喷射性收缩期杂音，杂音向颈根部传导，可伴有震颤。第二心音减弱，第四心音。退行性主动脉瓣狭窄合并原发性高血压。合并高血压时血压不低，脉压不小。

【诊断】

因为代偿期长，无症状，而主动脉瓣狭窄又不是晕厥、心绞痛、呼吸困难这三种症状的常见原因，所以容易漏诊误诊。需要随时提高警惕，仔细查体，结合常规检查诊断不难。心电图示左心室肥厚、左房扩大，可合并室性心律失常、心房颤动、室内传导阻滞。胸部 X 片心影呈靴形。超声心动图可以确诊，可以判断程度，可以协助病因诊断，可以了解心功能状况指导治疗决策。需要注意在终末期主动脉瓣狭窄患者，左心室收缩功能显著降低时，超声可能错误地低估主动脉瓣狭窄程度。

经常合并冠心病的各种危险因素,且可能呈典型劳力性心绞痛,与冠心病心绞痛鉴别比较困难。主动脉瓣狭窄伴心绞痛症状时可常规行冠状动脉造影协助诊断。

有心悸晕厥等症状,心电图有左心室肥厚,易与肥厚型心肌病混淆。常规超声心动图一般可以明确鉴别。

【治疗原则】

1. 瓣膜置换术　一旦出现症状,预后差,应及时行瓣膜置换术。主动脉瓣狭窄合并心房颤动和室性心动过速均宜积极纠正和预防复发。主动脉瓣狭窄出现心力衰竭处理困难,慎用强心、利尿、扩血管等常规抗心力衰竭措施。主动脉瓣重度狭窄,左室肥厚显著,进展迅速时,可在代偿期就进行主动脉瓣置换术。

2. 经导管主动脉瓣置换术　经导管主动脉瓣置换术(TAVR),又称为经导管主动脉瓣植入术(TAVI),特别适合因为各种原因丧失开胸手术机会的患者。

五、主动脉瓣反流

主动脉瓣反流(aortic valve regurgitation)指由于主动脉瓣瓣叶异常或瓣环扩张致使主动脉瓣关闭不全,左室舒张期血液由主动脉反流回左心室。常见原因为风湿热、主动脉根部扩张、主动脉瓣脱垂、马方综合征、主动脉瓣先天畸形、梅毒等。主动脉瓣反流代偿期长,出现症状后预后差。出现症状后主动脉瓣置换术是根本治疗措施。

【临床表现】

主动脉瓣反流导致左心室前负荷增加,左心室扩大。慢性主动脉瓣反流代偿期长,失代偿后左心室舒张压升高,出现肺淤血、肺水肿表现。

1. 症状　包括呼吸困难、心悸、心前区不适、乏力、汗多、夜间不能平卧、头颈部强烈动脉搏动感等。可以出现心绞痛,但比主动脉瓣狭窄少见,且多出现在心力衰竭症状出现之后。晕厥罕见。

急性重度主动脉瓣反流表现为急性起病,突发呼吸困难、不能平卧、大汗、咳嗽、咳大量粉红色泡沫痰,可有烦躁不安、意识模糊等休克表现。

2. 体征　收缩压升高,舒张压降低,脉压大,周围血管征阳性,心界扩大,心率快,心音减弱,主动脉瓣区舒张早期叹气样杂音,向心尖部传导。失代偿期肺部闻及湿啰音、左心衰竭体征等。

单纯主动脉重度反流患者可能有多种杂音。左心室扩大,二尖瓣环扩张,可导致二尖瓣反流(心尖区收缩期杂音)。舒张期部分血液反流回左心室,因此收缩期左心室需要射出更多的血液才能维持机体需要,可以出现相对性主动脉瓣狭窄(主动脉瓣区收缩期杂音)。主动脉瓣反流血液冲击二尖瓣前叶,导致二尖瓣前叶震颤和二尖瓣轻度狭窄,可以出现类似二尖瓣狭窄的舒张中期杂音(Austin-Flint 杂音)。

与急性二尖瓣反流相似,急性重度主动脉瓣反流可能无慢性重度反流的典型体征,仅有休克和(或)肺水肿的体征。

【诊断】

脉压大、心界大、舒张早期杂音等高度提示主动脉瓣反流,超声心动图等很容易确诊。辅助检查包括心电图、心脏 X 片、超声心动图等。超声心动图诊断价值最大。必要时可行主动脉根部造影,合并心绞痛时可安排选择性冠状动脉造影确定是否合并冠心病。

【治疗原则】

内科治疗与普通收缩功能下降的心力衰竭相似。一般可以更积极使用动脉扩张剂。动脉扩张药物可能减少反流量,增加前向血流量,对心力衰竭的预防和治疗均有重要价值。有水钠潴留时积极使用利尿剂。使用 ACEI 等扩血管药物和利尿剂后,仍有症状,可使用洋地黄增强心肌收缩力。

慢性主动脉瓣反流一旦出现心力衰竭症状,或左心室显著扩大进展迅速伴左室收缩功能下降时建议行瓣膜手术。大多数行主动脉瓣金属瓣置换术,少数行主动脉瓣修复术。

急性重度主动脉瓣反流,出现心源性休克和急性肺水肿时病情严重,进展迅速,内科治疗效果差。应提高警惕,减少延误诊断,尽快行瓣膜置换术是成功挽救急性重度主动脉瓣反流患者的关键。

第六节 心 肌 疾 病

心肌疾病(myocardial disease)是指除冠心病、高血压、瓣膜性心脏病、先天性心脏病、肺源性心脏病以外,以心肌结构和功能异常为主要表现的一组疾病。主要表现为心律失常和心力衰竭。按是否累及其他组织器官分为原发性和继发性。按遗传因素还是后天因素致病分为遗传性、获得性和混合性。另外,还有酒精性心肌病、围生期心肌病、心动过速性心肌病、炎症性心肌病(心肌炎)、心脏淀粉样变等。

一、扩张型心肌病

扩张型心肌病(dilated cardiomyopathy,DCM)是最常见的原发性心肌疾病。DCM 以心脏均匀扩大、收缩功能下降为主要表现。各种年龄均有发病,但中青年多发,男性多于女性。扩张型心肌病病因多种多样,多数病因不清楚。比较常见的可能原因是病毒感染、免疫损伤、遗传因素等。各种继发性心肌病形态结构功能改变多数情况下类似原发性扩张型心肌病。

【临床表现】

扩张型心肌病表现为全心弥漫性损害,左心室受累为主。心腔扩大,心壁均匀变薄,心脏收缩功能均匀减弱。因为心肌弥漫损害,心肌细胞减少,出现不均匀纤维化,可以出现各种各样的心律失常,包括窦性心动过缓、房性心律失常、房室传导阻滞、室性心律失常、室内传导阻滞等。因为心室扩大、心室收缩功能减弱,可以出现血液瘀滞及血栓形成。

扩张型心肌病临床表现主要为左心衰竭、全心衰竭、各种心律失常、血栓栓塞等各种并发症的表现。DCM 本身没有特异性临床表现。

【诊断】

根据心脏扩大、心力衰竭,并排除其他原因就可以诊断扩张型心肌病。除病史、查体外,各种辅助检查有助于明确诊断。心电图可见各种心律失常,可见病理性 Q 波,肢导联 QRS波群低电压胸导联 QRS 波群高电压,室内传导阻滞,房室传导阻滞等。胸片可见心脏均匀扩大,肺淤血肺水肿。超声心动图非常重要,特征性表现是全心扩大,左心室扩大为主,室壁搏幅均匀减弱,功能性二尖瓣、三尖瓣反流,左室射血分数下降,左心室心尖部附壁血栓等。超声心动图还可以确切地排除先心病和心瓣膜病。

与高血压晚期的心力衰竭鉴别有时比较困难,主要依据高血压病史、家族史、其他高血压靶器官损害表现。与缺血性心肌病鉴别主要依据冠心病危险因素、符合心绞痛特征的胸闷胸痛病史、心肌梗死病史、超声心动图示节段性运动异常或室壁瘤形成等。部分患者需要冠状动脉造影来明确诊断。与酒精性心肌病、围生期心肌病鉴别主要依据病史。与心动过速性心肌病鉴别主要依据是否有长期持续心动过速以及心动过速消除或控制后心脏扩大和心力衰竭是否逆转。

【治疗原则】

扩张型心肌病主要防治心力衰竭,无症状阶段常规服用 ACEI/ARB 和 β 受体阻滞剂,出现心力衰竭表现后按心力衰竭指南加用利尿剂、强心剂等治疗。

如果有 QRS 波群增宽,呈左束支传导阻滞,建议行心脏再同步治疗(CRT)。如果持续左室射血分数(LVEF)低于35%,或发生过室性心动过速/心室颤动,建议安置 ICD 预防猝死。终末期心力衰竭患者则建议行心脏移植术。需要注意防治各种心律失常。如果出现严重心动过缓,则安置永久心脏起搏器。如果出现心动过速、心房扑动、心房颤动等,可选用β受体阻滞剂和胺碘酮进行治疗,禁止长期使用Ⅰ类及Ⅳ类抗心律失常药物。如果出现心房颤动、左室心尖部附壁血栓、下肢深静脉血栓形成,则服用华法林或新型口服抗凝药物预防血栓栓塞。

二、肥厚型心肌病

肥厚型心肌病(hypertrophic cardiomyopathy,HCM)以左心室室壁肥厚、左室心腔缩小、舒张功能下降、室性心律失常为主要表现。为青少年猝死最常见的原因之一。为常染色体显性遗传,但约1/2患者无家族史。

【临床表现】

常无症状,也可以以晕厥或猝死为首发表现。常见症状为心悸、胸闷、乏力、劳力性呼吸困难、运动耐量下降、心绞痛、运动性晕厥等。

常见体征有心界稍扩大、第4心音、胸骨左缘3~4肋间收缩期杂音。增强心肌收缩力、扩张血管、减少前后负荷的措施均使杂音增强,降低心肌收缩力、增加回心血量的措施使杂音减弱。

【诊断】

诊断主要依据病史、查体和辅助检查。心电图可见左心室肥大、ST-T 异常、病理性 Q 波、室性心律失常、左心房扩大等表现。胸部 X 线检查可见心影稍大和肺淤血表现。超声心动图很重要,可以发现左室肥厚、流出道梗阻。一般表现为室间隔非对称性肥厚,厚度超过1.5cm,室间隔与左室后壁厚度比值超过1.3~1.5,但也可为均匀肥厚及心尖肥厚。

中青年出现心悸、黑矇晕厥、劳力性呼吸困难、胸痛等要考虑到肥厚型心肌病。心电图发现左室肥厚和病理性 Q 波就高度怀疑。超声心动图多数可以明确诊断。偶尔需要心脏磁共振检查。主要是与可以导致左室肥厚的高血压、主动脉瓣狭窄及少见的先天性主动脉瓣上瓣下狭窄相鉴别。表现为心绞痛的患者需要与冠心病鉴别,主要依据危险因素,必要时需冠状动脉造影明确。

【治疗原则】

治疗的主要目的是延缓病情进展、减轻梗阻、缓解症状、预防猝死。主要措施包括生活方式建议、β受体阻滞剂或非二氢吡啶类钙拮抗剂、室间隔心肌化学消融、ICD 安置等。

常规首选β受体阻滞剂,逐渐加大剂量,用到可耐受的最大剂量。主要作用是通过减轻流出道梗阻、降低心肌耗氧量、改善左室舒张功能等缓解各种症状,并可用于防治心律失常和预防心律失常性猝死。β受体阻滞剂无效或禁用时,可考虑换用非二氢吡啶类钙拮抗剂。

左室流出道梗阻严重伴有症状,且β受体阻滞剂等药物不能有效控制时,可选择室间隔心肌切削术或经导管室间隔心肌化学消融术解除梗阻。

HCM 发生心房颤动时,需要积极控制心室率,并尝试转复和维持窦性心律,并常规积极使用抗凝药物预防血栓栓塞。

HCM 终末期可表现为左心室扩大、收缩功能下降、室壁逐渐变薄,类似扩张型心肌病改变。

发生过持续性室速、心室颤动、心脏骤停以及心肺复苏成功者猝死风险很高,应常规建议 ICD 植入。有猝死家族史、室间隔显著肥厚、近期不明原因晕厥等猝死高危因素的患者,需要个体化考虑 ICD 植入降低猝死风险。

三、致心律失常性右室心肌病

致心律失常性右室心肌病(arrhythmogenic right ventricular cardiomyopathy, ARVC)并不少见,是中青年心律失常性猝死主要原因之一。主要表现是右心室扩大和起源于右心室的室性心律失常。右心室心肌被纤维和(或)脂肪组织取代。右心室扩大,右心室壁变薄,右心室室壁瘤形成。可累及左心室游离壁,一般室间隔不受累。由于左心室心肌受累并不少见,故有人建议改为致心律失常性心肌病(arrhythmogenic cardiomyopathy, ACM)。但表现为左心衰竭和起源于左心室的室性心律失常罕见。

【临床表现】

早期无临床症状体征,甚至辅助检查均无异常,但可以发生心律失常性猝死。典型的症状包括心悸、黑蒙、晕厥、乏力、水肿等。查体见心界扩大、心率快、心律不齐、心音低钝等。晚期可以表现为右心衰竭甚至全心衰竭。

【诊断】

诊断依据根据特征性心室除极复极异常、起源于右心室的室性心律失常、右心室扩大室壁变薄等,多数比较容易诊断。ARVC 家族史、猝死家族史、不明原因晕厥病史等均有助于诊断。

心电图有特征性的心室除极和复极异常:QRS 波群终末部分顿挫小波(ε 波),终末激动时间延长(S 波最低点到 QRS 结束点)、右胸导联 T 波倒置、QRS 波群低电压、心室晚电位检查阳性等。

超声心动图可见右心室扩大、右心室收缩功能下降、右心室节段性运动异常、右心室室壁不均匀变薄、局限性室壁瘤形成等。部分患者需要心脏磁共振协助诊断,可见右心室扩大、室壁变薄、纤维脂肪组织浸润等。室壁脂肪浸润,如果不伴右心室扩大、功能下降、室壁瘤,诊断价值有限,可见于正常人。

心内电生理检查可发现起源于右心室的折返性室性心动过速,标测可发现部分区域室壁心室波低电压("瘢痕区")及右心室总激动时间延长。

需要与右心室流出道特发性室性心动过速、冠心病、肺栓塞、肺心病、心脏结节病等鉴别。还需要与 Brugada 综合征、早期复极综合征等离子通道疾病相鉴别,要点在于 ARVC 有右心室结构和收缩功能异常。

【治疗原则】

ARVC 无特异性治疗,主要是防治心律失常和降低猝死风险。发生过心脏骤停、血动力学不稳定的持续性单形性室性心动过速、不明原因晕厥、猝死家族史,积极安置 ICD 预防猝死。频繁室性期前收缩、非持续性室速、血流动力学稳定的持续性室速,猝死风险也增加,可选择经验性使用抗心律失常药物、导管消融或必要时行 ICD 安置术。导管消融成功可以显著减少室速发作,减少 ICD 放电治疗,但一般均会复发,一般认为不能有效预防猝死。

终末期 ARVC 积极纠正心力衰竭、合理使用抗心律失常药物和抗凝药物,必要时择期行心脏移植术。

四、应激性心肌病

应激性心肌病(stress provoked cardiomyopathy)是各种急性应激导致的一过性左心室收缩功能下降。又称为 Tako-tsubo 综合征、伤心综合征、心尖气球样变、可逆性左室收缩功能异常综合征等。多见于绝经后妇女,多发生于精神情绪刺激后,少数可能反复发作。机制尚不完全清楚,倾向于一过性血中儿茶酚胺显著升高导致的心肌顿抑。

【临床表现】

临床表现酷似急性心肌梗死,表现为突发的胸闷、胸痛和心力衰竭、休克、心律失常,也可貌似急性心肌炎。临床常常表现为急性心力衰竭和(或)心源性休克,可伴发严重心律失常。一般在数天至数周内迅速彻底恢复。少数可能复发。急性期病情严重,但恢复后长期预后很好。

【诊断】

根据急性起病、心肌标志物轻度升高、冠脉造影正常、左室造影特征性改变可以明确诊断。有可能伴发与脑出血、哮喘急性发作等其他严重疾病,需注意避免漏诊。另外,嗜铬细胞瘤可能因反复儿茶酚胺过高导致类似改变。

心电图可有 ST-T 异常和病理性 Q 波。超声心动图可见左室扩大,左室节段性运动异常,左室室壁瘤样改变。冠状动脉造影正常或轻度异常。左心室造影示左心室广泛收缩搏幅消失,仅主动脉瓣下心底部心肌收缩幅度正常,形状类似日本捉章鱼的罐子(Tako-tsubo),因心尖部心室收缩消失,故又名心尖气球样变。部分患者表现相反,心室大部分收缩功能消失,但心尖收缩功能正常。心肌损伤标志物升高,但升高幅度较小。

主要与急性冠脉综合征和急性病毒性心肌炎鉴别。

【治疗原则】

应激性心肌病无特殊治疗,积极对症治疗,包括必要时主动脉内气囊反搏、人工辅助呼吸等。一般左心室收缩功能在数天至数周内恢复。长期预后良好。反复发作罕见。

五、急性病毒性心肌炎

心肌炎(myocarditis)是指各种原因导致的炎症性心肌疾病。心肌炎的病因分为感染性、中毒性和免疫介导性三大类。急性病毒性心肌炎(acute viral myocarditis)最常见。多种病毒感染可引起心肌炎,最常见的是柯萨奇病毒。

【临床表现】

发病前 1~3 周病毒感染症状,如发热、乏力、肌肉酸痛等。常见症状包括心悸、胸痛、呼吸困难、乏力、食欲不振、水肿、黑矇晕厥等。

体征可有血压低、水肿、心界稍大、心率快、心音低、第三心音奔马律、收缩期杂音、肺部湿啰音、颈静脉怒张、肝大触痛等。

轻症患者可以没有症状体征。严重患者可以直接表现为休克、肺水肿、室速、室颤。

【诊断】

病毒感染 1~3 周后出现心脏受累的表现,就应考虑到急性病毒性心肌炎。但部分患者没有病毒感染前驱症状。心悸、乏力、胸痛等症状又缺乏特异性。

心电图可能的表现包括 ST-T 异常、窦性心动过速、室性心动过速、房室传导阻滞等。期前收缩也很常见,但期前收缩诊断价值很有限。胸片示心影轻度扩大。超声心动图示心脏扩大、室壁轻度增厚、心包少量积液、射血分数下降。心肌损伤标志物升高,血 BNP 升高。心脏磁共振示室壁延迟强化。各种炎症指标增高。病毒血清学检查异常。但几乎任何一项辅助检查均无特异性。

可以表现为胸痛和 ST-T 异常,貌似急性冠脉综合征,需注意鉴别。鉴别要点在于心肌炎多见于青少年,有病毒感染前驱症状,无心血管危险因素,ST-T 演变过程与心肌缺血或心肌梗死不符合。必要时应安排冠状动脉造影明确诊断。不明原因的心律失常、心力衰竭、心源性休克均要考虑到急性病毒性心肌炎的可能性。

【治疗原则】

急性病毒性心肌炎缺乏特异性治疗。主要是休息、营养支持、对症治疗以及防治心力衰竭、心源性休克、严重心律失常三大并发症的治疗。心力衰竭的治疗包括利尿、扩血管、强心等。积极使用 ACEI,稳定后积极使用 β 受体阻滞剂。休克需要补液、升压药物、强心剂等治疗,必要时需要使用 IABP。心律失常需要使用胺碘酮等抗心律失常药物。三度房室传导阻滞需要安置临时心脏起搏器。

其他措施包括抗病毒治疗、糖皮质激素、免疫球蛋白、免疫抑制剂等,均有争议。药物治疗无效的患者可能需要使用体外膜肺氧合(ECMO)。

（刘兴斌）

第五章

消化系统疾病

消化系统疾病主要包括食管、胃、肠、肝、胆、胰等器质性和功能性疾病,在临床上十分常见,每一个人都有过消化系统疾病的经历。其既可局限于本系统,也可累及其他系统及全身;而全身性或其他系统的疾病亦可影响消化系统。因此,在学习消化系统疾病时,必须有临床医学的整体概念,要注意局部与整体、消化系统与其他系统疾病的关系。病史在诊断消化系统疾病中十分重要,同时,全面系统而重点深入的查体极为关键,任何一项辅助检查都是明确诊断的重要方法和重要线索。不断发现新的肿瘤标志物对消化系统肿瘤的诊断和治疗效果的判定有一定价值,自身抗体检查如抗线粒体抗体等对消化系自身免疫性疾病的诊断有一定帮助。超声检查方法安全易行,对诊断颇有帮助,同时应用于介入治疗中发挥了很大的优势。内镜技术用途日益扩大,对胃癌早期诊断和内镜下治疗帮助甚大,是近年来发展的亮点。经内镜逆行胆胰管造影用于胆道疾病的诊治避免了很多手术治疗。小肠镜、超声内镜和胶囊内镜的诊断和治疗也有很多很大的发展。消化系统的治疗应着眼于整体与局部相结合的诊治方法,防治原则包括一般治疗、手术或介入治疗和药物治疗三个方面。

第一节　急性胃肠炎

一、急性胃炎

急性胃炎(acute gastritis)是指多种病因引起的胃黏膜的急性、弥漫性炎症,是病程较短一过性的病变。包括:急性幽门螺杆菌(Helicobacter pylori,HP)感染引起的胃炎;除幽门螺杆菌以外的病原菌感染及其毒素对胃黏膜损害引起的急性胃炎,是临床最常见的急性胃炎,由于胃酸的强力抑菌作用,除幽门螺杆菌以外的细菌很难在胃内存活而感染胃黏膜,但当机体免疫力下降时,或细菌及毒素较强时,可发生各种细菌、真菌、病毒所引起的急性感染性胃炎;腐蚀剂引起急性腐蚀性胃炎;应激、药物和酒精等引起的以胃黏膜发生不同程度充血、水肿、糜烂、浅溃疡和出血为特征的称为急性糜烂出血性胃炎。

【临床表现】

多数患者起病时上腹部饱胀不适,阵发性上腹痛,烧灼感、食欲不振、恶心、呕吐及反酸等症状,呕吐后症状往往缓解,细菌感染者可以有不同程度的发热和或伴有腹泻。酗酒、急性应激状态、服用非甾体抗炎药物(non-steroidal anti-inflammatory drugs,NSAIDs)引起的急性糜烂出血性胃炎,上消化道出血是其最突出的症状,可表现为呕血或黑粪,呕血可为咖啡样物,出血量多时为鲜红色,可呈间歇性、反复多次,严重者常导致出血性休克。面色苍白、上腹压痛是常见体征。

【诊断】

有症状者根据病史一般不难作出诊断。

1. 病史　最为重要要详细询问有无进食不洁食物史、服药、酗酒史,是否机体处于应激状态。常见的有非甾类抗炎药如阿司匹林、吲哚美辛、保泰松等以及肾上腺皮质激素,类蛇根草制剂、洋地黄、钾盐、咖啡因等亦可引起本病。严重创伤、大手术、大面积烧伤、败血症及其他严重脏器病变或多器官功能衰竭等均可引起急性胃黏膜糜烂、出血,严重者发生急性溃疡形成并大量出血。

2. 症状和体征　突然出现的阵发性上腹痛,烧灼感、食欲不振、恶心、呕吐及反酸等症状,呕吐后症状往往缓解,严重者呕血或黑粪,患者呈痛苦状,面色苍白,上腹压痛。

3. 辅助检查　血常规可见白细胞升高,X线钡餐检查常阴性。急诊内镜检查常在24～48小时内进行,可见胃黏膜局限性或广泛性点片状出血,多发性糜烂、浅溃疡。应激引起的病变好发于胃体底部,酒精和药物常累及胃窦部,病变常在48小时以后消失,不留瘢痕。

【治疗原则】

1. 一般治疗　祛除病因,积极治疗引起应激状态的原发病,卧床休息,流质饮食,必要时禁食及补液。停止或减少非甾体抗炎药的用量。

2. 对症治疗　应用 H_2 受体拮抗剂或质子泵抑制剂抑制胃酸分泌,可以采用口服制剂,若症状重的可采用静脉给药;应用胃黏膜保护剂;恶心、呕吐或上腹痛为主要表现者可用甲氧氯普胺、莨菪碱等药物对症处理。对发生上消化道大出血者,除静脉持续给予质子泵抑制剂,要按上消化道出血治疗原则采取综合措施进行治疗。

二、急性肠炎

急性肠炎由细菌及病毒等微生物感染所引起的常见病、多发病。其表现主要为腹痛、腹泻、恶心、呕吐、发热等,严重者可致脱水、电解质紊乱、休克等。临床上与急性胃炎同时发病者,又称为急性胃肠炎(acute gastroenteritis)。本病多发于夏秋季节。常因暴饮暴食,进食过多的高脂高蛋白食物,饮酒、饮冰凉饮料过多,或受凉之后。或进食腐败、污染的食物,如隔夜食物未加热消毒,臭鱼烂虾,不新鲜的螃蟹、海味,久存冰箱内的肉类食品,发酵变质的牛奶及奶制品。主要由于有刺激性、生冷及腐败污染食物等因素引起。肠道感染的常见致病菌有嗜盐杆菌、沙门氏菌、大肠杆菌、变形杆菌及葡萄球菌等。

【临床表现】

1. 消化道症状　恶心、呕吐、腹痛、腹泻是急性肠炎的主要症状。呕吐起病急骤,常先有恶心,继之则呕吐,呕吐物多为胃内容物。严重者可呕吐胆汁或血性物。腹痛以中上腹为多见,严重者可呈阵发性绞痛。腹泻表现为水样便,每天数次至数十次不等,伴有恶臭、多为深黄色或带绿色便,很少带有脓血,无里急后重感。

2. 全身症状　一般全身的症状轻微,严重患者有发热、失水、酸中毒、休克等症状,偶可表现为急性上消化道出血。

3. 体征　肠炎早期或轻病例可无任何体征。查体时可有皮肤弹性差、上腹部或脐周有轻压痛、肠鸣音常明显亢进等。

【诊断】

1. 病史　常有进食不洁食物病史,特别要注意有无群体发病。

2. 临床表现和体征　起病急,恶心、呕吐频繁,剧烈腹痛,频繁腹泻,多为水样便,可含有未消化食物,少量黏液,甚至血液等。常有发热、头痛、全身不适及程度不同的中毒症状,严重者可有脱水、酸中毒,甚至休克等。体征不明显,可有皮肤弹性差、上腹及脐周有压痛,无肌紧张及反跳痛,肠鸣音多亢进等。

3. 辅助检查　血液检查:血常规中的白细胞可轻度增加,严重者肾功和生化有一定变化。大便常规可见到白细胞和红细胞;如系细菌感染可发现致病菌,大便培养多为阴性。

【治疗原则】

一般治疗:适当地进清淡饮食,使消化道适当休息,注意休息,用具消毒,防止交叉感染。腹痛可用解痉剂,口服补液和静脉补液以纠正脱水和电解质紊乱是治疗的关键。控制肠道内外感染和胃肠黏膜保护剂,微生态制剂治疗起到止泻作用。

第二节　消化性溃疡

消性化溃疡(peptic ulcer)是一种常见病、多发病,并呈全球性分布,估计约有10%人口一生中患过此病,消化性溃疡指多种因素引起的胃、十二指肠慢性溃疡,包括胃溃疡(gastric ulcer,GU)和十二指肠溃疡(duodenal ulcer,DU)。消化性溃疡亦可发生于食管下段、胃空肠吻合口周围及含有异位胃黏膜的美克尔(Meckel)憩室。这些溃疡的形成与胃酸和胃蛋白酶的消化作用有关,故称消化性溃疡。溃疡的黏膜缺损超过黏膜肌层,不同于糜烂。本病95%以上位于胃和十二指肠,故又称胃十二指肠溃疡。幽门螺杆菌(HP)、胆盐、酒精、非甾体抗炎药等是消化性溃疡的常见病因。十二指肠溃疡男性多于女性,约为(4~5):1。胃溃疡发病年龄大,比十二指肠溃疡平均晚10年。十二指肠溃疡发病年龄以青壮年为最高,60~70岁以上老年人初次发病的也不在少数。消化性溃疡多在秋冬季节发生,夏季较少,即使在热带如新加坡地区亦有季节性变化,南方高于北方,农村高于城市。

【临床表现】

表现不一,腹痛为主要症状,占90%。有慢性、周期性和节律性三个特点。部分无症状或以出血、穿孔等并发症作为首发症状。

1. 疼痛的部位　常限于上腹中部、偏右或偏左,疼痛多呈隐痛、钝痛、刺痛、烧灼样痛、压迫或胀痛,甚至像是饥饿的感觉。当溃疡穿透并与周围脏器粘连时,可出现放射痛。疼痛发生与胃酸刺激及胃、十二指肠肌肉痉挛有关。

2. 慢性过程　起病多缓慢,一般少则几年,多则十几年,甚至几十年。

3. 周期性发作　一些患者随着病程进展,发作周期变得频繁,发作持续时间延长,而缓解期相应缩短。除季节或气候突变影响外,过度疲劳、饮食失调、精神情绪不良也可以引起发作。

4. 节律性疼痛　典型的胃溃疡疼痛往往在餐后1小时发生,经过1~2小时至下次餐前逐渐消失,故患者多害怕进食。而十二指肠溃疡有空腹痛、饥饿痛、夜间痛的特点。十二指肠溃疡疼痛常在餐后2~3小时发作,持续至下次进食为止,患者常以进食缓解疼痛。因此胃溃疡有进食—疼痛—缓解的规律,十二指肠溃疡有疼痛—进食—缓解的规律。胃溃疡节律性不如十二指肠溃疡明显。10%患者无腹痛。根据典型疼痛确定有无溃疡,敏感性及特异性达60%。

5. 其他症状　溃疡活动程度较高的患者可伴反酸、流涎、嗳气等。部分患者常伴有恶心、呕吐、食欲减退或烦躁、失眠等消化道症状及体重减轻或肥胖、贫血等全身症状。

溃疡活动期有上腹部固定且局限性压痛。胃溃疡的压痛位置偏中,一般在剑突下。十二指肠溃疡常在上腹部偏右。部分患者在背部10~12胸椎棘突的左/右侧(Boas点)有压痛。溃疡相应部位的皮肤可有疼痛性敏感区。溃疡缓解期无明显体征。

6. 特殊类型溃疡

(1)幽门管溃疡:位于胃和十二指肠交界处的近侧2cm范围内,多见于50~60岁男性,疼痛缺乏典型周期性和节律性,对抗酸药反应差,易出现并发症。

(2)球后溃疡:约占DU的5%,位于十二指肠球部以下部位溃疡,它具有球部溃疡症状,但疼痛更剧,夜间痛及背部放射痛多见,对药物治疗反应较差,更易出现出血、穿孔,由于部位较低更易漏诊。

（3）复合型溃疡：指同时发生于胃和十二指肠的溃疡，约占溃疡的5%～7%，多见于男性，病史长，幽门梗阻和出血发生率较高，而恶变较少。

（4）多发性溃疡：指胃或十二指肠同时有2个以上的溃疡。

（5）巨大溃疡：指直径在2cm以上的溃疡。巨大溃疡易发生出血、穿孔、变形、狭窄。巨大溃疡应与恶性溃疡鉴别。

（6）对吻性溃疡：同时发生于小弯两侧，前后壁溃疡，常见于胃窦及十二指肠球部。

（7）无症状性溃疡：约15%～35%消化性溃疡患者可无任何症状。当发生出血、穿孔并发症时发现，以老年人多见。

（8）老年性消化性溃疡：约占溃疡的6.7%。老年人消化性溃疡症状不典型，体征不明显，局部症状轻，全身反应重，疼痛较轻或无疼痛，而食欲不振，恶心呕吐，体重减轻、贫血症状突出，巨大溃疡多，并发症较重，大出血、穿孔发生率高，应与胃癌鉴别。

7. 常见并发症　也是常见的临床表现，有些是首发表现。

（1）出血：是消化性溃疡最常见并发症，其发生率约占本病患者的20%～25%，也是上消化道出血的最常见原因。并发于十二指肠溃疡者多于胃溃疡，而并发于球后溃疡者更为多见。并发出血者，其消化性溃疡病史大多在一年以内。尚有10%～15%的患者以大量出血为消化性溃疡的首见症状。

消化性溃疡出血的临床表现取决于出血的部位、速度和出血量。如十二指肠后壁溃疡，常可溃穿其毗邻的胰十二指肠动脉而致异常迅猛的大量出血，而其前壁因无粗大的动脉与之毗邻，故较少发生大量出血。溃疡基底部肉芽组织的渗血或溃疡周围黏膜糜烂性出血，一般只是导致少量而暂时出血。十二指肠溃疡出血，黑粪比呕血多见，而胃溃疡出血，两者发生机会相仿。消化性溃疡并发出血前，常因溃疡局部的充血突然加剧而致上腹疼痛加重。出血后则可因充血减轻，以及碱性血对胃酸的中和与稀释作用，腹痛随之缓解。

（2）穿孔：约5%～10%消化性溃疡可致穿孔，其中DU穿孔占90%。男性多见，冬季多发。穿孔死亡率约10%。溃疡穿透浆膜层而达游离腹腔即可致急性穿孔。如溃疡穿透与邻近器官、组织粘连，则称为慢性穿孔或穿透性溃疡。后壁穿孔或穿孔较小而只引起局限性腹膜炎时，称亚急性穿孔。

急性穿孔时，由于十二指肠或胃内容物流入腹腔，导致急性弥漫性腹膜炎，临床上突然出现剧烈腹痛。腹痛常起始于右上腹或中上腹，持续而较快蔓延至脐周，以至全腹。因胃肠漏出物刺激膈肌，故疼痛可放射至一侧肩部（大多为右侧）。如漏出内容物沿肠系膜根部流入右下盆腔时，可致右下腹疼痛而酷似急性阑尾炎穿孔。如穿孔发生于饱餐后，胃内容物漏出较多，则致腹肌高度强直，并有全腹压痛和反跳痛；如漏出量较少，则腹肌强直、压痛及反跳痛可局限于中上腹附近。肠鸣音减低或消失。肝浊音界缩小或消失，表示有气腹存在。腹部X线透视多可发现膈下游离气体，但无膈下游离气体并不能排除穿孔存在。

慢性穿孔多发生于十二指肠后壁，后壁穿孔多并发出血或穿透入胰腺与之粘连，腹痛顽固、持续，可放射至背部，血清淀粉酶显著升高。亚急性或慢性穿孔所致的症状不如急性穿孔剧烈，可只引起局限性腹膜炎、肠粘连或肠梗阻征象，并于短期内即可见好转。

（3）幽门梗阻：约2%～4%消化性溃疡患者发生幽门梗阻，其中80%为DU所致，但也可发生于幽门前及幽门管溃疡。其发生原因通常是由于溃疡活动期，溃疡周围组织的炎性充血、水肿或反射性地引起幽门痉挛。此类幽门梗阻属暂时性，可随溃疡好转而消失，内科治疗有效，故称之功能性幽门梗阻。反之，由于溃疡愈合，瘢痕形成和瘢痕组织收缩或与周围组织粘连而致幽门通道阻塞者，则属持久性，非经外科手术而不能自动缓解，称之器质性幽门梗阻。

由于胃潴留,患者常感上腹饱胀,并常伴食欲减退、嗳气、反酸等消化道症状,进食后加重。呕吐是幽门梗阻的主要症状,多于餐后 30~60 分钟后发生。呕吐次数不多,约每隔 1~2 天一次。一次呕吐量可超过 1L,内含发酵宿食,不含胆汁。严重呕吐可致失水和低钾低氯性碱中毒。患者可因长期、反复呕吐和进食减少而致营养不良和体重减轻。腹部检查可见幽门梗阻的特征性体征:胃型、胃蠕动波、振水音。

(4)癌变:胃溃疡癌变至今仍是个争论的问题。GU 癌变发生于溃疡边缘,在其伴随癌前病变基础上发生,癌变率不过 2%~3%。对于长期慢性 GU,年龄 45 岁以上,溃疡顽固不愈者应提高警惕,在胃镜下取多点活检作病理检查,并在积极治疗后复查胃镜,直到溃疡完全愈合,必要时定期随诊复查。十二指肠球部溃疡不引起癌变。

【诊断】

1. 病史　有吸烟、饮酒、服用非甾体抗炎药(NSAID)药物和遗传等因素,出现慢性反复发作的上腹部疼痛,具有典型周期性及节律性,进食或服用碱性药物能得到缓解,可初步诊断为消化性溃疡。但有些患者没有典型的疼痛,有些有并发症的患者疼痛更不典型,需要详细询问病史。

2. 症状和体征　反复出现的上腹疼伴有反酸、流涎、嗳气、恶心、呕吐、食欲减退等。查体上腹部、偏左或者偏右压痛。有并发症者出现相应的症状和体征。

3. 辅助检查　确定诊断则需通过 X 线钡餐检查及胃镜检查,检查 HP 有助于治疗和预后。

(1)X 线钡餐检查:溃疡 X 线征象有直接和间接两种。龛影是直接征象,对溃疡有确诊价值。间接征象包括局部压痛、胃大弯侧痉挛性切迹、十二指肠激惹和球部畸形。间接征象仅提示有溃疡。

(2)胃镜检查:是确诊消化性溃疡首选的检查方法。胃镜检查可明确溃疡及分期,并可取活检作病理检查和 HP 检测。胃镜下溃疡分为三期:急性期或活动期(active stage,A 期),溃疡初起阶段,溃疡边缘有明显的炎症、水肿,组织修复未开始。表现为溃疡呈圆形或椭圆形凹陷,底部平整,覆白色或黄白色厚苔,边缘光整,溃疡边缘充血水肿呈红晕环绕,但黏膜平滑,炎症消退后可见周围皱襞集中。愈合期(healing stage,H 期),此期溃疡缩小、变浅,底部渗出减少,表面为灰白薄苔,炎症消退,周围充血水肿红晕消失,皱襞集中已明显可见。瘢痕期(scarring stage,S 期)此期溃疡已完全消失愈合,修复已完成。溃疡面为瘢痕愈合的红色上皮,以后可不留痕迹或遗留白色瘢痕及皱襞集中示溃疡完全愈合。以上三种尚可分为 A1、A2;H1、H2 及 S1、S2 等亚型。

(3)HP 检测:HP 感染诊断已成为消化性溃疡的常规检测项目,其方法可分为侵入性和非侵入性两大类,前者需作胃镜和胃黏膜活检,可同时确定存在的胃十二指肠疾病,后者仅提供有无 HP 感染。根除 HP 疗效判断:用于明确是否 HP 根除的复查应在根除治疗结束至少 4 周后进行。

【治疗原则】

治疗以控制症状、愈合溃疡、预防复发、防治并发症为目标。针对病因的治疗如根除幽门螺杆菌,有可能彻底治愈溃疡病,是近年消化性溃疡治疗的一大进展。一般治疗主要有休息,生活有规律,避免过度劳累和精神紧张,保持乐观情绪。注意营养,避免辛辣、甜食、浓茶、咖啡及烟酒。忌服能损伤胃黏膜的非甾体抗炎药如阿司匹林、吲哚美辛、保泰松等。药物治疗主要有:抑制胃酸分泌药物如质子泵抑制剂(PPI)、胃黏膜保护剂和根除幽门螺杆菌治疗。对出现大量出血经内科紧急处理无效;急性穿孔;瘢痕性幽门梗阻;可疑为恶性胃溃疡;内科治疗无效的顽固性溃疡,如穿透性或多发性溃疡,可考虑手术治疗。

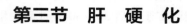

第三节　肝硬化

肝硬化(Hepatic cirrhosis)是各种类型的肝炎病毒性、酒精中毒、药物和毒物性、慢性胆汁淤积、循环障碍性疾病、营养失调、自身免疫紊乱、遗传代谢异常寄生虫等因素引起肝细胞长期进行性炎症坏死、继发广泛纤维化伴结节形成的结果。一种或多种致病因子长期反复损伤肝实质,致使肝细胞弥漫性变性、坏死和炎症,引起肝脏纤维组织弥漫性增生和肝细胞再生,导致肝小叶结构破坏和重建,再生结节和假小叶形成,肝内血液循环紊乱。简言之,肝硬化是一种以肝组织弥漫性纤维化、再生结节和假小叶形成为特征的慢性肝病。临床上以肝功能不全和门静脉高压征为主要表现,后期可有食管胃底静脉曲张出血、肝性脑病、肝肾综合征以及原发性肝癌等严重并发症。

【临床表现】

肝硬化的临床表现和演进过程,因个体和病因不同而差异甚大。早期常无明显症状,即使有症状,也缺乏特征性,或被病因(如病毒性肝炎、酒精中毒)的症状掩盖。一般将其经过分为肝功能代偿期和失代偿期,两者之间无明确界限。如果出现黄疸、腹水及并发症,则标志进入失代偿期。实际上,并发症是其临床表现的一部分,有些患者以并发症为其首发或突出表现。

1. 肝功能失常的表现

(1)一般症状:易疲劳和乏力是最早、常见的症状。后期可有体重减轻、食欲不振、厌油、腹胀、腹泻、发热等。大部分患者主诉肝区隐痛。肝硬化患者常有皮肤色泽改变,表现为黝黑、灰暗、毛细血管扩张,即所谓"肝病面容"。其机制主要与体内雌激素增加有关。高水平的雌激素使皮肤内硫氢基对酪氨酸酶抑制作用减弱,过量的酪氨酸酶使酪氨酸变成黑色素增加。也有认为是由于对垂体中叶分泌的促黑色素激素抑制作用减弱,黑色素生成增多所致。

(2)肝脏合成功能异常的表现:肝脏是白蛋白合成的唯一场所,肝硬化时血清白蛋白降低,以致引起水肿和腹水。肝脏合成大多数凝血因子(Ⅰ、Ⅱ、Ⅴ、Ⅶ、Ⅸ、Ⅹ),肝损害时出现凝血机制障碍,加之脾功能亢进引起血小板减少,临床上表现牙龈出血、鼻出血、紫癜等出血倾向。

(3)肝转运功能异常的表现:肝脏担负着转动有机阴离子如胆红素、胆汁酸的功能。肝硬化时,肝细胞对胆红素的摄取、结合和排泄均发生障碍,以致出现黄疸。

(4)激素代谢异常的表现:肝硬化尤其是酒精性肝硬化患者,男性可出现性功能不全的许多特征,包括阳痿、勃起障碍、睾丸萎缩、体毛丧失和肌肉萎缩、女性化等。男性乳房发育、肝掌和蜘蛛痣是女性化的主要体征。女性则可出现月经停止或减少、月经过多、乳腺萎缩和盆腔脂肪减少、不育症等。雌激素过多,可使周围毛细血管扩张而产生肝掌与蜘蛛痣。肝掌是在手掌大鱼际、小鱼际和指端腹侧部位有红斑。蜘蛛痣伴随肝功能的改善而减少或消失,而新的蜘蛛痣出现,则提示肝损害有进展。

肝功能减退时,肝对醛固酮和抗利尿激素灭能作用减弱,导致继发性醛固酮增多和抗利尿激素。前者作用于远端肾小管,使钠重吸收增加;后者作用于集合管,致水的吸收也增加,对腹水的形成和加重亦起重要的促进作用。

2. 门静脉高压的表现

(1)脾大:脾脏常肿大,约达正常的2～3倍,部分可平脐或达脐下。患者可有左上腹痛或胀痛,系由于并发脾周围炎所致。脾肿大常伴有白细胞、红细胞和血小板减少,即脾功能亢进,临床上相应表现为易发感染、贫血、出血倾向等。

（2）侧支循环形成和开放：主要有食管下段和胃底静脉曲张，可并发呕血、黑便等；腹壁和脐周静脉曲张，即在腹壁和脐周见到紧张迂曲静脉，以脐为中心向上向下腹壁延伸，严重的病例，极度扩张的静脉在脐周形成一簇水母头（caput medusae）状，向四周放射，在脐部或脐周可听到连续性静脉杂音，伴震颤，称为 Cruveilhier-Baumgarten 综合征；直肠静脉曲张：见于肛管和直肠黏膜下，状如常见的"痔核"，破裂时引起便血。与痔核不同的是，门静脉高压所致的直肠曲张静脉可向臀部、会阴及大腿等处延伸，一旦发生破裂，出血量远比痔核出血多。

（3）腹水：腹水为漏出液，轻重不一，大多数为轻中度，对利尿剂有反应，少数患者腹水对利尿剂呈抗性，称为顽固性腹水。腹水出现以前，患者常主诉腹内胀气。大量腹水时由于腹内压高，形成脐疝，并使横膈抬高而致呼吸困难。部分患者伴有胸水，称为肝性胸水，常发生于右侧胸腔。

3. 肝脏改变 肝脏大小不一，与肝内脂肪浸润多少、肝细胞再生和纤维化程度有关。早期肝大，表面较平滑，后期缩小，质地较硬，可扪及结节。乙肝后肝硬化常有此规律，而酒精性肝硬化、胆汁性肝硬化及淤血性肝硬化往往肝大。如肝细胞进行性坏死或肝周围炎，则有压痛。

4. 上消化道出血 为肝硬化最常见的并发症，临床表现为呕血和黑便，如出血量大，可引起出血性休克或诱发肝性脑病。急性出血死亡率平均为32%。出血60%～90%由于食管静脉曲张所致，部分为门静脉高压性胃病（portal hypertensive gastropathy，PHG）引起。近年来发现 PHG 也是肝硬化患者上消化道出血的常见原因之一。PHG 系指在肝硬化门静脉高压患者出现不同程度的胃黏膜糜烂（可有急性小溃疡）和（或）弥漫性点状出血。临床上以急性大出血为主要表现，也可表现为慢性失血和缺铁性贫血。其发生机制是胃黏膜血液循环障碍，在门静脉高压情况下，胃黏膜被动淤血，又由于肝硬化时高动力循环，引起胃黏膜主动充血。上述双重作用引起胃血管容积增加，血流淤滞，黏膜有效血液量减少，组织氧合不足，对有害因子的敏感性增加。因此，在应激、酒精、药物等诱因下极易发生出血。

5. 感染 肝硬化患者由于免疫功能减退，肝脏 Kupffer 细胞功能低下，加之门体分流，肠内细菌易进入体内。常见感染有菌血症、肺炎、胆囊胆管炎、自发性细菌性腹膜炎（spontaneous bacterial peritonitis，SBP）等，其中以 SBP 最常见最为重要。

SBP 最常发生于伴大量腹水、腹水低蛋白含量的肝硬化患者。肝功能损害严重的患者发生 SBP 的危险性极大。胃肠出血、腹腔-静脉短路术、胃肠炎、胃肠道外的感染等，均可促发菌血症和 SBP。

SBP 典型病例有发热、寒战、严重腹痛和反跳痛，不典型者可缺乏感染的症状和体征。常常仅有单一症状（腹痛）和体征（发热），较少的症状和体征有呕吐、腹泻、低热、电解质平衡失调、脑病和肾功能恶化等。约30%左右的 SBP 患者入院时无提示性症状和体征，仅表现为腹水中多形粒细胞（PMN）数增加。因此，肝硬化腹水患者腹腔穿刺作腹水细胞计数和细菌培养很有必要。

6. 肝性脑病 肝性脑病是严重肝病引起的，以代谢紊乱为基础的中枢神经系统功能失调的综合病症，其主要临床表现是意识障碍、行为失常和昏迷。是本病最严重的并发症，亦是最常见的死亡原因。

7. 肝肾综合征 肝肾综合征（hepatorenal syndrome，HRS）特征为自发性少尿或无尿、氮质血症、稀释性低钠血症和低尿钠，但肾脏却无重要病理改变。按发病可分两型。急进型（Ⅰ型）：肾功能损害进展迅速，在几天或2周内出现肾衰竭。可无任何先兆与诱因，也可在某些并发症如严重感染、SBP，或不当腹腔穿刺大量排液等之后出现。渐进型（Ⅱ型）：可能在持续数周或几个月内逐步发生，其肾功能损害相对较轻，进展较慢，通常见于肝硬化肝功能相对稳定、利尿剂无效的难治性腹水患者。

8. 原发性肝癌 并发原发性肝癌者多在大结节性或大小结节混合性肝硬化基础上发生。如患者短期内出现肝脏迅速增大、持续性肝区疼痛、肝表面发现肿块或腹水呈血性等，应怀疑并发原发性肝癌，并做进一步检查。

9. 电解质和酸碱平衡紊乱 以低钠、低钾、低氯血症常见，一方面由于摄入减少或排泄增多（利尿/放腹水），另一方面由于细胞能量代谢障碍，细胞膜 Na^+-K^+-ATP 酶活性减弱，不能维持细胞内外钠、钾梯度，钠内流和钾外溢并排泄于体外。由于高动力循环及水潴留大于钠潴留，常表现为稀释性低钠血症，低于 120mmol/L 时，常出现神经精神症状，预后差。低钾、低氯血症常引起代谢性碱中毒，是肝性脑病的常见诱因。此外，低钙、低镁血症亦较常见。

10. 肝肺综合征 肝肺综合征（hepatopulmonary syndrome，HPS）是指严重肝病时由于门体分流及血管活性物质增加，肺内毛细血管扩张、肺动静脉分流、通气/血流比例失调、肺泡气体交换障碍导致的低氧血症及其一系列的病理变化和临床表现。对伴有低氧血症的严重肝病患者作尸检可以发现肺毛细血管直径从正常的 $8\sim15\mu m$ 扩张至 $500\mu m$，有异常的动静脉交通支形成。

【诊断】

1. 病史 有病毒性肝炎、长期饮酒等有关病史。

2. 临床表现和体征 有肝功能减退和门静脉高压症的临床表现，肝质地坚硬有结节感。

3. 辅助检查

（1）血常规：代偿期多正常，失代偿期多有程度不等的贫血，脾亢时白细胞和血小板计数减少。

（2）尿常规：代偿期一般无变化，有黄疸时可出现胆红素，并有尿胆原增加。有时可出现蛋白、管型和血尿。

（3）生化检查

1）肝功能试验：血清白蛋白降低，球蛋白增高，白/球蛋白比率降低或倒置。血清白蛋白水平与生存率呈正相关，在血清蛋白电泳中白蛋白减少，γ-球蛋白显著增高；血清胆红素不同程度升高；血清胆固醇脂降低；血清转氨酶 ALT（GPT）轻、中度增高，肝细胞严重坏死时，则 AST（GOT）活力常高于 ALT；凝血酶原时间不同程度延长，注射维生素 K 亦不能纠正。血清白蛋白和凝血酶原时间是两项常用的判断肝损害严重度和预后的实验室指标。

2）定量肝功能试验：此类试验可定量估测功能肝细胞数，被称为"定量"肝功能试验或肝储备功能试验。常用的试验有：氨基比林呼气试验、半乳糖廓清试验、肝脏靛青绿（ICG）廓清试验、利多卡因清除试验等。

3）肝纤维化标志：用于诊断肝纤维化的血清标志有：赖氨酰氧化酶和脯氨酸羟化酶；透明质酸（HA）、Ⅳ和Ⅵ型胶原或层黏蛋白；血清Ⅲ型前胶原肽（PⅢP）、Ⅳ型胶原前肽等。

（4）免疫学检查：病毒性肝炎患者可检出乙型肝炎及丙型肝炎的标志物；细胞免疫检查约半数以上患者的 T 淋巴细胞降低，E-玫瑰花结、淋巴细胞转化率降低。体液免疫显示血清免疫球蛋白增高，以 IgG 增高最为明显，通常与 γ-球蛋白的升高相平行，其增高机制系由于肠原性多种抗原物质，吸收于肝后不能被降解，引起免疫反应。此外，尚可出现自身抗体，如抗核抗体、平滑肌抗体、线粒体抗体等。

要定期检查甲胎蛋白（AFP），肝硬化时可以轻度升高，持续升高者，须怀疑原发性肝癌。

（5）腹水检查：一般为漏出液；如并发自发性腹膜炎时可转变为渗出液，或介于漏出及渗出液之间。白细胞数增多，常在 $500\times10^6/L$ 以上，其中多形核白细胞（PMN）计数大于 $250\times10^6/L$。并发结核性腹膜炎时，则以淋巴细胞为主。应及时送细菌培养及药敏试验；若为血性,除考虑并发结核性腹膜炎外,应高度疑有癌变,应作细胞学及甲胎蛋白测定。

血清-腹水白蛋白梯度(SAAG) = 血清白蛋白 – 腹水白蛋白,如果≥1.1g/dl 提示有门静脉高压存在;如果 <1.1g/dl 则无门静脉高压存在,其准确率为 97%。进行检测时,血清及腹水须同时取样。血清白蛋白浓度低于 20g/L 时,可影响检测及判断结果。

(6)影像学检查:上消化道钡餐 X 线检查显示食管静脉曲张呈虫蚀样或蚯蚓状充盈缺损,胃底静脉曲张时可见菊花样充盈缺损。B 超、CT 和 MRI 检查不仅有助于肝硬化的诊断,尚可发现有无癌变。早期可显示肝脏肿大,晚期肝左、右叶比例失调,右叶萎缩,左叶代偿性增大,肝包膜增厚粗糙,肝表面不规则或凹凸不平,呈锯齿状或波浪状。实质回声增强,或不均质。脾脏肿大。可见不同程度的腹水。门静脉高压者门静脉主干内径 >13mm,脾静脉内径 >8mm,常有胃左静脉(胃冠状静脉)扩张,应用多普勒超声尚能检测门静脉血流方向、速度和血流量。

(7)内镜检查:能清楚显示曲张静脉的部位与程度,阳性率较 X 线检查为高。在并发上消化道出血时,对探明出血部位和病因有重大价值。腹腔镜检查可直接观察肝脏表面、色泽、边缘及脾脏情况,并可在直视下有选择性的穿刺活检,对鉴别肝硬化、慢性肝炎、原发性肝癌,以及明确肝硬化的病因都很有帮助。

(8)放射性核素检查:可显示肝脏摄取核素减少,核素分布不匀,脾脏核素浓集并增大,有脾功能亢进时 ^{51}Cr 标记红细胞在脾内破坏增强。

(9)肝穿刺活组织检查:对疑难病例必要时可作经皮肝穿肝活组织检查,肝活检对于肝硬化有确定诊断价值。若见有假小叶形成,可确诊肝硬化。在超声引导下进行肝活检可提高阳性率。

【治疗原则】

治疗原则:消除病因是阻断病情发展的关键;代偿期患者无临床表现时,无需特别治疗;失代偿期患者的治疗旨在保护肝功能,纠正代谢紊乱,降低门脉压,防治并发症,对症治疗(消退腹水)与综合治疗相结合。

1. 病因治疗　肝硬化即使处于失代偿期,也尽可能去除病因,具有重要意义。

慢性乙、丙型肝炎引起的肝硬化,如果血清转氨酶升高,HBV-DNA 或 HCV-RNA 阳性,可用核苷类药物治疗。酒精性肝硬化时,戒酒是治疗的关键。自身免疫性肝炎引起的肝硬化,应接受泼尼松(prednisone)或小剂量泼尼松-硫唑嘌呤(azathioprine)。原发性胆汁性肝硬化时熊去氧胆酸(ursodeoxycholic acid)有肯定疗效;其他如血吸虫性肝硬化时驱虫治疗,心源性肝硬化时改善心功能,血色病时放血疗法和 Wilson 病时驱铜疗法(D-青霉胺),均可改善病情,提高生存率。

2. 抗纤维化治疗　肝纤维化是肝硬化的必经中间环节和重要组成部分。及时抗纤维化治疗可使肝纤维化停止或延缓发展,从而使肝硬化得以改善。

3. 保肝治疗

(1)休息:肝硬化患者如处于失代偿期,应卧床休息,以减少机体在功能上对肝脏的要求,使肝细胞有机会修复和再生。

(2)饮食:以高热量、高蛋白和丰富的维生素而易消化的食物为宜。

(3)保肝药物:目前尚无一种药物真正具有护肝作用,更没有有效的逆转肝硬化的药物。有些中药制剂用于治疗肝纤维化。常用药物有甘草酸制剂、必需磷脂和还原型谷胱甘肽等。

4. 促肝细胞生长素　具有促进肝细胞 DNA 合成、再生和保护肝细胞膜作用,主要用于治疗重症肝炎。某些研究显示对改善肝硬化患者的症状和实验室指标也有效。

5. 腹水的治疗

(1)适当限钠、水摄入:限钠和应用利尿剂而体重仍增加者。

（2）利尿剂治疗：约80%的肝硬化腹水需应用利尿剂才能产生利尿,通过阻抑肾的各种潴钠机制,增加尿量和钠的排泄。常用利尿剂有两类:肾小管远端利尿剂,主要为螺内酯;Henle祥利尿剂,主要是呋塞米。

（3）提高血浆胶体渗透压:少量、多次静脉输注新鲜血浆或白蛋白提高血浆渗透压,再配合利尿剂,可避免快速增加门脉压、诱发食管胃底曲张静脉破裂出血,对于腹水消退、改善肝功能、恢复患者一般状况、增强抗感染能力等有显著效果。

（4）大量腹腔放液（large volume paracentesis,LVP）:LVP的定义为反复多次放腹水,每次4~6L。

（5）腹水浓缩回输:是治疗难治性腹水的较好办法。通过超滤或透析,将5000~10000ml腹水可浓缩成500ml,既可直接减少腹水,又通过提高血浆胶体渗透压及有效血容量,改善肾灌注,促发利尿。

（6）腹腔-颈静脉分流术:又称Le Veen引流法。Le Veen首创本法治疗顽固性肝硬化腹水获得成功。

（7）经颈静脉肝内门体分流术（transjugular intrahepatic portosystemic shunt,TIPS）:经颈静脉途径在肝内静脉与门静脉之间穿刺建立门体分流通道降低门脉压力,已经广泛用于治疗门静脉高压及其并发症,主要适用于食管胃底静脉曲张反复大出血和难治性腹水,尤其是等待肝移植的门静脉高压症患者的过渡治疗。

6. 上消化道出血的治疗　处理原则包括急性止血和预防再出血。其药物治疗主要为降低门脉压力和曲张静脉壁的压力及紧张度,从而减少出血的危险性,在控制活动出血、预防初次出血发作（一级预防）和预防首次出血后的再出血（二级预防）中都有重要的作用。急性止血首选气囊压迫、内镜下硬化疗法或套扎疗法。可同时应用垂体加压素、长效加压素和生长抑素类似物。上述治疗如不能控制出血,可作胃冠状静脉栓塞术（PTO）、TIPS。对内科治疗无效,有大量或反复出血者,应及早施行紧急外科手术,如食管静脉缝扎术、胃底血管环扎术及离断术、脾切除及分流术等。如伴肝功能衰竭,则首选肝移植。

7. 自发性细菌性腹膜炎治疗　并发SBP和败血症后,常迅速加重肝损害,应积极加强支持治疗,并及时予以抗生素治疗。多选用半合成青霉素、头孢类、喹诺酮类及硝基咪唑类抗菌药。

8. 肝肾综合征治疗　预防细菌感染、静脉曲张出血和SBP;扩张血容量预防肾衰竭;慎用利尿;血管活性药物治疗如多巴胺和透析治疗。

9. 肝移植　肝硬化一旦进入失代偿期,出现腹水、静脉曲张出血、肝性脑病、肝肾综合征等并发症,虽然经内科治疗可改善,但不能根本改变预后。因此,肝硬化患者进入肝失代偿期时,则应考虑肝移植。

第四节　炎症性肠病

炎症性肠病（inflammatory bowel disease,IBD）指病因未明的炎症性肠病,包括溃疡性结肠炎（ulcerative colitis,UC）和克罗恩病（Crohn's disease,CD）。病因尚未完全阐明,目前多认为本病是一种自身免疫性疾病,因本病多并发结节性红斑、关节炎、眼色素层炎、虹膜炎等自身免疫性肠外表现,肾上腺皮质激素治疗能使病情获得缓解,在部分患者血清中可检测到抗结肠上皮细胞抗体。病变的结肠组织中有淋巴细胞浸润,经组织培养显示患者的淋巴细胞对胎儿结肠上皮细胞有细胞毒作用,因此认为发病也可能和细胞免疫异常有关。有资料表明在溃疡性结肠炎活动期,肠壁的肥大细胞增多,该细胞受到刺激后释放出大量组胺,导致肠壁充血、水肿、平滑肌痉挛,黏膜糜烂与溃疡,由此认为可能与变态反应有关。本病的病理变化、临床表现及抗生素、益生菌治疗有一定效果,这和结肠感染性疾病如细菌性痢疾等相似,但至今未能找出致病的细菌、病毒或真菌,感染是继发或为本病的诱发因素。本病在血缘家族的发病率较高,并在种族间的发病率亦有明显差异,提示遗传因素在发病中占有一定地位,研究表明,IBD 不仅是多基因病,也是遗传特异质性疾病。总之,本病的发生可能为免疫、遗传等因素与外源性刺激相互作用的结果。

一、溃疡性结肠炎

溃疡性结肠炎(UC)是慢性非特异性溃疡性结肠炎的简称,为一种原因未明的直肠和结肠慢性炎性疾病。主要临床表现是腹泻、黏液脓血便、腹痛和里急后重。病情轻重不等,多反复发作或长期迁延呈慢性经过。可发生于任何年龄,以 20 ~ 50 岁为多见。男女发病率无明显差别。病变最先累及直肠与乙状结肠,也可扩展到降结肠、横结肠、少数可累及全结肠,偶可涉及回肠末段。病变特点具有弥漫性、连续性。黏膜广泛充血、水肿、糜烂及出血,镜检可见黏膜及黏膜下层有淋巴细胞、浆细胞、嗜酸及中性粒细胞浸润。肠腺底部隐窝处形成微小脓肿,这些隐窝脓肿可相互融合破溃,出现广泛的、不规则的浅表小溃疡,周围黏膜出血及炎症蔓延。随着病情的发展,上述溃疡可沿结肠纵轴发展融合而成不规则的大片溃疡,但由于结肠病变一般限于黏膜与黏膜下层很少深达肌层,所以并发溃疡穿孔,瘘管形成或结肠周围脓肿者不多见,少数重症患者病变累及全结肠,并可发生中毒性巨结肠。

本病病变反复发作,导致肉芽组织增生,黏膜可形成息肉状突起,称假性息肉,也可由于溃疡愈合后形成瘢痕,纤维组织增生,致肠壁增厚,结肠变形缩短,肠腔狭窄。少数病例可以癌变。

【临床表现】

起病多数缓慢,少数急性起病。病程呈慢性经过,数年至十余年,常有反复发作或持续加重,偶有急性暴发性过程。精神刺激、劳累、饮食失调常为本病发病的诱因。

1. 消化系统表现

(1)腹泻:系因炎症刺激使肠蠕动增加及肠腔内水、钠吸收障碍所致。腹泻的程度轻重不一,轻者每日 3 ~ 4 次,或腹泻与便秘交替出现;重者每日排便次数可多至 30 余次。粪质多呈糊状及稀水状,混有黏液、脓血,病变累及直肠则有里急后重。

(2)腹痛:轻型及病变缓解期可无腹痛,或呈轻度至中度隐痛,少数绞痛,多局限左下腹及下腹部,亦可全腹痛。疼痛的性质常为痉挛性,有疼痛 - 便意 - 便后缓解的规律,常伴有腹胀。

(3)其他症状:严重病例可有食欲不振、恶心及呕吐。

(4)体征:轻型患者左下腹有轻压痛,部分患者可触及痉挛或肠壁增厚的乙状结肠或降结肠。重型和暴发型者可有腹肌紧张、腹部压痛及反跳痛。

2. 全身表现 急性期或急性发作期常有低度或中度发热,重者可有高热及心动过速,病程发展中可出现消瘦、衰弱、贫血、水与电解质平衡失调及营养不良等表现。

3. 肠外表现 常有结节性红斑、关节炎、眼色素葡萄膜炎、口腔黏膜溃疡、慢性活动性肝炎、溶血性贫血等免疫状态异常之改变。

按照本病的病程、程度、范围及病期可分为初发型、慢性复发型、慢性持续型和急性暴发型四种临床类型;按本病病情严重程度分为轻型、中型和重型三种类型。

【诊断】

1. 病史 有感染、遗传史等,出现慢性腹痛、腹泻、黏液脓血便及全身表现,反复粪便检查无病原体,排除慢性菌痢、阿米巴痢疾、直肠结肠癌、肠易激综合征等,应考虑此病。

2. 临床表现和体征 长期腹痛、腹泻、恶心、食欲不振和发热、关节痛,黏液脓血便是其特征性表现,查体可有腹部压痛及肠外表现相应体征。

3. 辅助检查

(1)血液检查:可有轻、中度贫血,重症患者白细胞计数增高及血沉加快。严重者血清白蛋白及钠、钾、氯降低。

(2)粪便检查:活动期有黏液脓血便,反复检查包括常规、培养、孵化等均无特异病原体(如阿米巴包囊、血吸虫卵等)发现。

(3)免疫学检查:IgG、IgM 可稍有增加,抗结肠黏膜抗体阳性,T 淋巴细胞与 B 淋巴细胞比率降低,血清总补体活性(CH_{50})增高。

(4)结肠镜检查:是最有价值的诊断方法,通过结肠黏膜活检,可明确病变的性质。镜检可见病变外黏膜呈弥漫性充血、水肿、黏膜粗糙或呈细颗粒状,黏膜脆弱,易出血,有黏液、血液、脓性分泌物附着,并有多发性糜烂、浅小溃疡,重症者溃疡较大并可融合成片,边缘不规则。缓解期黏膜粗厚,肠腔狭窄,可见假性息肉。对重型者行结肠镜检查时应慎防结肠穿孔。

(5)钡剂灌肠 X 线检查:为重要的诊断方法。本病急性期因肠黏膜充血、水肿,可见皱襞粗大紊乱;有溃疡和分泌物覆盖时,肠壁的边缘可呈毛刺状或锯齿状,后期肠壁纤维组织增生,结肠袋消失,肠壁变硬,肠腔缩短、变窄,可呈铅管状。如有假息肉形成,可呈圆形或卵圆形的充盈缺损。暴发型者一般不宜做 X 检查,以免加重病情,或诱发中毒性巨结肠。

二、克 罗 恩 病

克罗恩病(CD)是病因未明的胃肠道慢性炎性肉芽肿性疾病。最多累及回肠末段及邻近的右侧结肠,其次为局限于回肠末段或结肠,而整个胃肠道其他部位也可出现此病变,受累肠段呈节段性分布,与正常肠段分界清楚,可以呈区域性涉及一个肠段,也可跳跃性累及多个肠段。病理特点是贯穿肠壁各层的全壁性炎症性病变,主要表现为黏膜充血、水肿、表面有溃疡,黏膜面有多数匐行性溃疡或纵行裂沟,深达肌层并可互相形成窦道或形成内外瘘。附近的黏膜由于黏膜下层的水肿,肉芽肿性增生等,可隆起呈铺路石状。因肠壁有弥漫性炎细胞浸润,肉芽组织增生及纤维化,使肠壁逐渐增厚僵硬,肠腔狭窄,呈橡皮管样或皮革样坚韧,浆膜层有纤维性渗出物,相应的肠系膜充血、水肿、肠系膜淋巴结肿大。受累肠段因有纤维素性渗出,常和邻近的肠段及其他器官粘连;或与增厚的肠系膜、肿大变硬的淋巴结互相粘连成不规则肿块。

【临床表现】

起病多数缓慢、病程呈慢性隐匿过程,有活动期和缓解期相交替的趋势。少数为急性起病,可表现为急腹症、肠穿孔、肠梗阻等。

1. 腹痛　是最常见的症状,多位于右下腹或脐周,一般为中等度疼痛,呈痉挛性,餐后加重,禁食、休息、局部热敷可减轻。如炎症波及腹膜或急性肠穿孔时可出现全腹剧痛,呈急性腹膜炎表现。部分患者出现急性右下腹痛,并扪及包块,酷似急性阑尾炎。

2. 腹泻　由于炎症刺激肠道使蠕动增加或因广泛小肠受累引起吸收不良所致。粪便呈糊状,一般每日 3~4 次,常无脓血及黏液,病变位于结肠远端常有黏液血便。

3. 腹块　由于肠壁或肠系膜增厚、肠粘连、肠系膜淋巴结肿大,内瘘或局部脓肿形成,故常可于右下腹扪及包块,比较固定,边缘不很清楚,有压痛。

4. 瘘管形成　为本病的特征性体征,病变肠段的溃疡向周围组织与脏器穿透易形成内、外瘘。内瘘可通向其他肠段、肠系膜、膀胱、输尿管、阴道和腹膜后等处,外瘘系经腹壁、肛门周围通向体外。肠段之间瘘管形成常导致腹泻加重,营养障碍和全身情况恶化。瘘管通向组织和器官常因粪便污染而发生感染,如腹膜后脓肿、膀胱或阴道炎症。腹壁外瘘常因腹部手术而诱发。

5. 肛门直肠周围病变 部分患者有肛门周围瘘管、脓肿、肛裂等病变,约四分之一的患者这些病灶存在多年才出现腹部症状。

6. 全身表现 约三分之一的患者有间歇性低热或中等度发热,偶有高热。严重者可有贫血、消瘦、低蛋白血症及水电解质紊乱。

7. 肠外表现 部分患者有虹膜睫状体炎、结节性红斑、杵状指、皮肤溃疡、关节炎和肝大等。

【诊断】

1. 病史 对青壮年患者有感染、遗传史等,出现慢性腹痛、腹泻及发热、营养不良和(或)同时有其他肠外病变者可考虑本病。

2. 临床表现和体征 慢性腹痛、腹泻常伴有发热和营养不良表现,其中发热、腹痛是本病的特征。查体可出现腹部压痛、腹部包块和肠型、关节红肿、口腔溃疡等。

3. 辅助检查

(1)血液检查:常有贫血、白细胞增多、血沉加快。病变有活动者血清溶菌酶浓度可增高,血清钾、钙、白蛋白均可降低。

(2)粪便检查:隐血试验常呈阳性。有吸收不良综合征者粪便脂肪含量常增加。病变累及左侧结肠、直肠者,粪便可有黏液和脓血。

(3)胃肠 X 线钡餐检查:是诊断本病的重要方法,病变为节段性分布,常以回肠末段与右侧结肠为主,病变部黏膜皱襞粗乱,可见卵石样充盈缺损,肠轮廓不规则,其边缘可呈小锯齿状。典型的 X 线征象回肠末段肠腔狭窄而管壁僵直呈一细条状称线样征。由于肉芽肿发生及/或溃疡形成,使肠壁纤维组织增生,造成瘢痕收缩,可见局限性环状狭窄,单发或多发,其上方肠段亦扩张,如有瘘管形成则出现钡剂分流现象。

(4)结肠镜检查:对全结肠及回肠末段病变有诊断价值。镜下可见肠黏膜呈慢性炎症,铺路石样表现,有多数匐行沟槽样纵行溃疡,肠腔明显狭窄,病变肠段之间的黏膜正常。活组织检查可发现黏膜下结节样非干酪性微小肉芽肿。

世界卫生组织的诊断标准要点如下:①非连续性或节段性病变。②病变黏膜呈铺路石样或纵行溃疡。③全层性炎症病变,伴有肿块或狭窄。④结节样非干酪性肉芽肿。⑤裂沟或瘘管。⑥肛门病变,有难治性溃疡、非典型肛瘘或肛裂。具有上述①②③者为疑诊,再加上④⑤或⑥之一可以确诊。有①②③中的二项,加上④也可确诊。

三、炎症性肠病的治疗原则

炎症性肠病的治疗主要采用内科综合治疗,控制急性发作,维持环节减少复发,防止并发症。急性发作期,特别是重型和暴发型者应住院治疗,及时纠正水与电解质平衡紊乱,若有显著营养不良低蛋白血症者可输全血或血清白蛋白。重者应禁食,给静脉营养治疗,待病情好转后酌情给予流质饮食或易消化、少纤维、富营养饮食。腹痛明显者可给小剂量的解痉剂,但应防止诱发中毒性巨结肠。水杨酸偶氮磺胺吡啶(柳氮磺胺吡啶,SASP)是治疗炎症性肠病(IBD)的有效药物,美莎拉嗪减少了 SASP 的不良反应,保证了疗效。克罗恩病(CD)的疗效逊于溃疡性结肠炎(UC),且疗程更长,SASP 为 CD 结肠型、回结肠型的第一线药物,5- ASA 控释剂、缓释剂可用于 CD 小肠型、结肠型、回结肠型。对于不耐受 SASP 及过敏者以选择 5- ASA 为宜。糖皮质激素可用于各种活动期 UC 患者,但其剂量与用法应视病变范围和病情的轻重而定。糖皮质激素是控制克罗恩病活动的首选药物,起效快,尤其是病变位于小肠者,但有肠瘘、脓肿形成者不宜选用。抗 TNF-α 单克隆抗体(英夫利昔单抗,infliximab)对治疗无效的 CD 有一定效果。近年来,益生菌治疗 IBD 的有效性、重要性得到广泛的认同。并发癌变、肠穿孔、脓肿与瘘管、中毒性巨结肠经内科治疗无效者均是手术的适应证。一般行全结肠切除术或回肠造瘘术。

第五节 功能性胃肠病

功能性胃肠病(functional gastrointestinal disorder)是一组表现为慢性、反复发作性的胃肠道功能紊乱综合征,临床上没有可解释症状的病理解剖学或生物化学等异常,临床表现主要是胃肠道的相关症状。多伴有精神因素的影响和精神、神经症状。诊断时需排除器质性病因。根据表现特点可分为以上消化道为主要表现的功能性消化不良和以下消化道为主要表现的肠易激综合征。

一、功能性消化不良

功能性消化不良(functional dyspepsia,FD)是临床上最常见的一种功能性胃肠病,呈世界性分布,与人群的生活、工作压力密切相关。FD 是指经系统、全面的检查排除器质性病变,以上腹痛、上腹胀和(或)伴有早饱、嗳气、食欲不振、恶心、呕吐等上腹部不适为主要表现的一组临床症状,病程超过 1 个月或在 12 个月中累计超过 12 周,反复发作。

研究提示,上胃肠道动力障碍和内脏感觉异常是 FD 的主要病理生理学基础。动力障碍表现为过半数 FD 患者有胃固体排空延缓、近端胃及胃窦运动异常、幽门十二指肠运动协调失常、消化间期Ⅲ相胃肠运动异常等胃肠动力障碍的表现。近年研究还发现胃肠动力障碍常与胃电活动异常并存。内脏感觉异常是 FD 的另一重要病理生理改变,研究发现 FD 患者胃的感觉容量明显低于正常人,表明患者存在胃感觉过敏。

精神、应激因素与 FD 的发病有密切关系。FD 患者存在个性异常,常伴有失眠、焦虑、抑郁、头昏、头痛等神经、精神症状。但精神因素的确切致病机制尚未阐明。

目前多数学者认为幽门螺杆菌感染及慢性胃炎在 FD 发病中不起主要作用。但有半数FD 伴有 HP 感染和慢性胃炎。

【临床表现】

无特征性的临床表现。起病多缓慢,病程迁延数月或数年,呈持续性或反复发作,不少患者有饮食、精神等诱发因素。

1. 腹痛 上腹痛为常见症状,无规律性。部分患者上腹痛与进食有关,表现为饥饿痛、进食后缓解,或表现为餐后 0.5～3 小时之间腹痛持续存在。伴有或不伴有其他上腹部症状。

2. 腹胀 亦为常见症状,常伴有早饱、嗳气。上腹胀多发生于餐后,或呈持续性进餐后加重。早饱是指有饥饿感但少量进食后即有饱感。

3. 恶心、呕吐少见,呕吐多为当餐胃内容物。伴有或不伴有腹痛。

不少患者伴有失眠、焦虑、抑郁、头痛、注意力不集中等精神症状。根据临床特点,可将本病分为溃疡型(上腹痛为主)、动力障碍型和非特异型。

【诊断】

1. 病史 缓慢起病,至少 4 周或在 12 个月中累计超过 12 周有上腹痛、上腹胀、早饱、嗳气、恶心、呕吐等上腹不适症状,可伴有各种类型的精神症状。

2. 临床表现和体征 无特征性的临床表现,主要有上腹痛、上腹胀、早饱、嗳气、恶心、呕吐等上腹不适症状。无特征性体征,和胃炎重叠时可有上腹压痛。

3. 辅助检查 内镜检查未发现胃及十二指肠溃疡、糜烂、肿瘤等器质性病变,未发现食管炎,也无上述疾病史;实验室、B 超、X 线检查排除肝胆胰疾病;无糖尿病、肾脏病、结缔组织病及精神病;无腹部手术史。

【治疗原则】

主要是对症治疗,同时避免饮食、精神因素的干扰。

1. 一般治疗　建立良好的生活习惯,避免诱发症状的食物。减轻心理压力和精神紧张。失眠、焦虑者可适当予以镇静药。

2. 药物治疗　由于该疾病的病因、发病机制不是很明确,无明显的器质性病变,药物为辅助性治疗,多为对症处理,并且不可长时间用药。抑制胃酸分泌药可选择 H_2 受体拮抗剂或质子泵抑制剂。促胃肠动力药适用于以上腹胀、早饱、嗳气为主要症状患者。对疗效不佳者,抑制胃酸分泌药和促胃肠动力药可换用或合用。伴随精神症状明显者可试用抗抑郁药。

二、肠易激综合征

肠易激综合征(irritable bowel syndrome,IBS)是一种以腹痛和(或)腹部不适伴排便习惯及大便性状改变为特征的功能性肠病,经全面检查排除引起这些症状的器质性疾病。本病是最常见的一种功能性肠道疾病,患者以中青年居多。IBS 主要是胃肠动力学异常、内脏感觉异常、肠道感染、对某些食物不耐受性和精神心理障碍是 IBS 发病的重要因素。

【临床表现】

最主要的临床表现是腹痛与排便习惯和粪便性状的改变。起病隐匿,病程长,症状反复发作或慢性迁延。但全身健康状况良好。精神、饮食等因素常可诱使症状复发或加重。

1. 主要表现　腹痛、腹泻或便秘。几乎所有 IBS 患者都有不同程度的腹痛。以下腹和左下腹多见,也可呈游走性,患者不能明确指出疼痛部位。排便或排气后腹痛可部分或完全缓解。

腹泻一般每日 3~5 次左右,严重发作期可达十余次。大便多呈稀糊状,或成形软便或稀水样。多带有黏液,甚至粪质少而黏液量多,但无脓血。睡眠时很少排便。便秘者排便困难,粪便干结,呈羊粪状或细杆状,表面可附黏液。部分患者腹泻与便秘交替发生。

2. 全身症状　相当部分患者可有失眠、焦虑、抑郁、头昏、头痛等精神症状。

3. 其他消化道症状　多伴腹胀感,可有排便不净感、排便窘迫感。部分患者同时有消化不良症状。

4. 体征　无明显特异性体征。结肠局部有轻压痛,部分患者可触及腊肠样肠管,直肠指检可感到肛门疼挛、张力较高,有触痛。

根据临床特点可分为腹泻型、便秘型和腹泻便秘交替型。

【诊断】

采用国际认同的罗马Ⅲ诊断标准。

1. 反复发作的腹痛或不适至少每周 2 天,最近 3 个月内每个月至少有 3 天出现症状,并伴有下列特点中至少 2 项:①症状在排便后缓解。②症状发生伴随排便次数改变。③症状发生伴随粪便性状改变。诊断前症状出现至少 6 个月,近 3 个月满足以上标准。

2. 以下症状不是诊断所必备,但属常见症状,这些症状越多越支持 IBS 的诊断:①排便频率异常(每天排便 >3 次或每周 <3 次)。②粪便性状异常(块状/硬便或稀水样便)。③粪便排出过程异常(费力、急迫感、排便不尽感)。④黏液便。⑤胃肠胀气或腹部膨胀感。

3. 排除了引起腹痛、腹泻、便秘等相应症状的器质性疾病。

【治疗原则】

强调综合治疗和个体化的治疗原则。去除促发因素和对症治疗。详细解释疾病的性质,解除患者顾虑和提高对治疗的信心,是治疗最重要的一步。要避免诱发症状的食物。高纤维食物有助改善便秘。对失眠、焦虑者可适当给予镇静药或抗焦虑药物。腹痛者可用抗胆碱药物或消化道钙通道阻滞剂匹维溴胺(pinaverium bromide)发挥解痉止痛作用。腹泻症状较重者可短期应用洛哌丁胺(loperamide)或地芬诺酯(diphenoxylate),轻症者宜短期使用吸附止泻药如蒙脱石、药用炭等。对便秘型患者酌情使用泻药,一般短期使用作用温和的轻泻剂以减少不良反应和药物依赖性,如聚乙二醇、乳果糖或山梨醇、甘油等。开塞露是含山梨醇、硫酸镁或甘油的复合制剂,20ml肛入。对一般治疗无效且精神症状明显的重症腹痛患者可试用阿米替林、帕罗西汀。肠道微生态制剂可纠正肠道菌群失调,对腹泻、腹胀有效。

第六节　急　腹　症

一、肠　梗　阻

　　任何原因所致肠内容物通过障碍,并有腹胀、腹痛等临床表现时,统称肠梗阻。肠梗阻的病因和类型很多,按梗阻发生的原因分为:机械性肠梗阻,系机械性因素引起肠腔狭小或不通,致使肠内容物不能通过,是临床上最多见的类型;动力性肠梗阻,又分为麻痹性与痉挛性两类,是由于神经抑制或毒素刺激以致肠壁肌运动紊乱,但无器质性肠腔狭小。麻痹性肠梗阻较为常见,多发生在腹腔手术后、腹部创伤或弥漫性腹膜炎患者,由于严重的神经、体液及代谢改变所致。痉挛性肠梗阻较为少见,可在急性肠炎、肠道功能紊乱或慢性铅中毒患者中发现;血运性肠梗阻,由于肠系膜血管栓塞或血栓形成,使肠管血运障碍,肠失去蠕动能力,可迅速发生肠坏死,在处理上与肠麻痹截然不同;原因不明的假性肠梗阻,无明显的病因,属于慢性疾病,也可能是一种遗传性疾病,但不确定是肠平滑肌还是肠壁内神经丛有异常。还可按肠壁血运、梗阻部位、程度等分类,各类型间可以互相转化,应按个性化诊断和治疗。肠梗阻发病后,不仅在肠管形态和功能上发生改变,并可导致一系列全身性病理改变,严重时可危及患者的生命。

　　【临床表现】
　　肠梗阻的共同特点表现为典型四大症状:腹痛,呕吐,腹胀,肛门停止排气排便(即"痛、吐、胀、闭");腹部可见肠型或蠕动波,肠鸣音亢进或减弱消失等。

　　1. 症状

　　(1)腹痛:不同类型肠梗阻腹痛特点不同。机械性肠梗阻多为阵发性绞痛。麻痹性肠梗阻可有中度弥漫性胀痛。血运性肠梗阻多为中腹部或中背部持续剧痛。绞窄性肠梗阻为持续剧痛,弥漫或局限。

　　(2)呕吐:早期呈反射性,多为胃内容物。高位肠梗阻的呕吐出现早而频繁,为胃液、肠液或胆汁。低位小肠梗阻呕吐量多,先为胃肠内容物,后为粪样。结肠梗阻,呕吐出现迟而少,多为粪样。麻痹性肠梗阻呕吐出现晚而轻,多为溢出性。血运性肠梗阻或绞窄性肠梗阻呕吐多剧烈而持续,可为棕褐血性。

　　(3)腹胀:发生在腹痛之后,与梗阻程度及部位相关。高位肠梗阻腹胀不明显,有时可见胃型。低位肠梗阻时及麻痹性肠梗阻时腹胀多于早期出现,腹胀显著且遍及全腹。肠扭转等闭袢性肠梗阻,肠周膨胀显著,腹部隆起不均匀对称。

　　(4)排气排便停止:完全性肠梗阻,肠内容物不能通过梗阻部位,梗阻以下的肠管处于空虚状态,临床表现为停止排气排便。梗阻初期,尤其是高位,其下面积存的气体和粪便仍可排出。某些绞窄性肠梗阻,如肠套叠、肠系膜血管栓塞或血栓形成,可排出血性黏液样粪便。

　　(5)水、电解质和酸碱失衡:肠梗阻时,吸收功能障碍,且有较多体液在第三间隙丢失。高位肠梗阻出现大量呕吐易出现脱水,同时丢失大量胃酸和氯离子,故有代谢性碱中毒;低位小肠梗阻丢失大量的碱性消化液加之组织灌注不良,酸性代谢产物增加可引起代谢性酸中毒。

(6)血容量下降:肠膨胀可影响肠壁血运,渗出大量血浆至肠腔和腹腔内,如有肠较窄则丢失大量血浆和血液。肠梗阻时蛋白质分解增多,肝合成蛋白的能力下降,可加重血浆蛋白的减少和血容量下降。

(7)休克:严重的缺水、血液浓缩、血容量减少、电解质紊乱、酸碱平衡失调、细菌感染、中毒等,可引起休克。

(8)呼吸和心脏功能障碍:肠膨胀时腹压增高,横膈上升,影响肺内气体交换;腹痛和腹胀可使腹式呼吸减弱;腹压增高和血容量不足可使下腔静脉回流量减少,心排血量减少。

2. 体征

(1)视诊:机械性肠梗阻可见肠型及肠蠕动波。肠扭转等闭袢性肠梗阻可见腹胀不对称。麻痹性肠梗阻腹胀均匀对称。

(2)触诊:单纯性肠梗阻可有轻压痛,无腹膜刺激征。绞窄性肠梗阻可有固定压痛或压痛性包块,部分有腹膜刺激征。

(3)叩诊:叩诊呈鼓音,绞窄性肠梗阻腹腔渗液多时,可有移动性浊音。

(4)听诊:机械性肠梗阻可闻及肠鸣音高亢,有气过水声或金属音。麻痹性肠梗阻肠鸣音减弱或消失。

尚要注意脉搏细弱、皮肤弹性减退、眼窝内陷等全身情况。

【诊断】

1. 病史 有肠梗阻的易发因素并有肠梗阻发病的共同特点即腹痛、呕吐、腹胀、停止排气排便,一般可作出诊断。

2. 临床表现和体征 腹痛、呕吐、腹胀、肛门停止排气排便,出现发热,严重者可发生休克表现。查体可见:腹部隆起,肠型及肠蠕动波,可有轻压痛和(或)反跳痛,可闻及肠鸣音高亢,有气过水声或金属音,或肠鸣音减弱或消失。

3. 辅助检查

(1)血常规:单纯性肠梗阻早期无明显改变。随病情发展可出现白细胞计数上升、中性粒细胞比例升高(多见于绞窄性肠梗阻)。

(2)血生化:水、电解质和酸碱失衡。

(3)尿常规:血液浓缩可使尿比重增高。

(4)呕吐物及粪便:肠血运障碍时,可含大量红细胞或潜血阳性。

(5)影像学检查:小肠梗阻 X 线表现,可见"弹簧征"样的气胀肠襻和站立位时见小肠"阶梯样"液平,平卧位时见积气肠管进入盆腔;结肠梗阻 CT 平扫:见结肠肠腔扩张及结肠内气液平;麻痹性肠梗阻 X 线平片:见小肠、结肠均胀气明显;绞窄性肠梗阻 X 线平片:见孤立性肠襻。

【治疗原则】

治疗原则是纠正因肠梗阻所引起的生理紊乱和解除梗阻,治疗方法的选择要根据肠梗阻的原因、性质、部位以及全身情况和病情严重程度而定。胃肠减压是治疗肠梗阻的主要措施之一;纠正水、电解质紊乱和酸碱失衡和抗感染是改善患者一般状况和术前准备的关键;对内科治疗无效的需手术治疗,手术目的是解除梗阻,去除病因。常用手术方法有单纯解除梗阻的手术、肠切除术、肠短路吻合术、肠造口或肠外置术。

二、急性胆囊炎

急性胆囊炎(acute acalculous cholecystitis)为常见急腹症,女性多见,分为急性非结石性胆囊炎和急性结石性胆囊炎。前者占急性胆囊炎的 5% ～10%。多见于老年人重病者或大手术后患者。急性结石性胆囊炎是胆囊结石最常见的并发症。其病因主要有:①胆囊管梗阻,胆汁排出受阻,大部分由胆囊结石引起,其他原因有胆囊管扭转、狭窄等。梗阻后局部释放炎症因子引起急性炎症。②致病菌入侵:大多数致病菌通过胆管逆行进入胆囊,部分自血液循环入侵。

【临床表现】

多发生于脂肪餐后或夜间,表现为右上腹部的剧烈绞痛或胀痛,疼痛常放射至右肩或右背部,伴恶心呕吐,合并感染化脓时伴寒战、高热,体温可达40℃。急性非结石性大囊炎的临床表现不甚典型。

急性胆囊炎患者很少出现黄疸,或有轻度黄疸。如果嵌于胆囊管或Hartmann囊的结石引起胆囊炎,同时压迫胆总管,引起胆总管堵塞;或者胆结石嵌入肝总管,产生胆囊胆管瘘,引起胆管炎或黄疸,称为Mirizzi综合征。表现为反复发作的胆囊炎、胆管炎及梗阻性黄疸。胆囊壁坏死穿孔发生较急时,会导致胆汁性腹膜炎,穿孔部位常在胆囊颈部或胆囊底部。如胆囊坏疽穿孔发生过程较慢,被周围器官粘连包裹,可形成胆囊周围脓肿。早期可有右上腹压痛或叩痛,胆囊化脓坏疽时可扪及肿大的胆囊,压痛明显,范围增大,可出现反跳痛和肌紧张。Murphy征阳性是急性胆囊炎的典型体征。

【诊断】

1. 病史 有胆结石和(或)脂肪餐并出现发热伴剧烈右上腹痛及呕吐、黄疸等。

2. 临床表现和体征 突然出现右上腹部的剧烈绞痛或胀痛,疼痛常放射至右肩或右背部,伴恶心呕吐,常有寒战、发热或高热。

3. 辅助检查

(1)血白细胞明显增高者提示胆囊化脓或坏疽,血清转氨酶和血清总胆红素可能有升高。

(2)超声检查为首选诊断方法,可显示胆囊增大、囊壁增厚、胆囊周围有渗出液,并可探及胆囊内结石影像。CT可获得与B超相似的效果。胆道核素扫描可提示胆囊管有无梗阻。

【治疗原则】

急性单纯性胆囊炎病情有缓解趋势者,可采用禁食、解痉、输液、抗生素等方法治疗,待病情缓解后再择期手术。如病情无缓解,或者已经诊断为化脓性胆囊炎或坏疽穿孔性胆囊炎,应尽早手术。对体质较差或者年龄较大者,可行B超引导下胆囊穿刺引流并冲洗,也可考虑经内镜逆行胰胆管造影(endoscopic retrograde cholangiopancreatography,ERCP)及治疗。

三、急性化脓性胆管炎

急性化脓性胆管炎(acute obstructive suppurative cholangitis,AOSC)是急性胆管炎的严重阶段,也称急性重症胆管炎(acute cholangitis of severe type,ACST)。其发病基础为胆道梗阻及细菌感染。最常见病因是胆管结石,多见于胆总管下段,也可见于其他部位的胆管,其次为胆道寄生虫和胆管狭窄。在国外,恶性肿瘤、胆道良性病变引起狭窄、先天性胆道解剖异常、原发性硬化性胆管炎等较常见。近年来手术及介入治疗所致急性化脓性胆管炎逐渐增多。胆道因梗阻压力增大细菌入血,形成菌血症。带有细菌的胆汁也可经胆-血反流直接进入血液,引起全身化脓性感染。

【临床表现】

男女发病比例接近,青壮年多见。多数患者有胆道感染病史和胆道手术史。本病除有急性胆管炎的Charcot三联征外,还有低血压休克、中枢神经系统受抑制表现,称为Reynolds五联征。

本病起病急骤,肝外梗阻患者腹痛、寒战高热、黄疸明显,肝内梗阻主要表现为寒战高热,可有腹痛,黄疸一般较轻。常伴有恶心、呕吐等消化道症状。神经系统症状主要表现为神情淡漠、嗜睡、神志不清,甚至昏迷;休克者可出现烦躁不安、谵妄等。体格检查体温呈弛张热或持续升高达 39～40℃ 以上,脉搏快而弱,血压降低。末梢循环障碍,嘴唇发绀,甲床青紫。全身皮肤可有出血点和皮下瘀斑。剑突下或右上腹有压痛,可有腹膜刺激征。常可触及肿大肝脏,肝区压痛及叩击痛常为阳性。肝外梗阻往往可触及肿大胆囊。

【诊断】

1. 病史　大多有反复发作的胆系感染病史或有胆管结石等病史,出现 Charcot 三联征或 Reynolds 五联征。

2. 临床表现和体征　患者突然出现腹痛、寒战高热、黄疸伴有恶心、呕吐、神情淡漠、嗜睡、神志不清,甚至昏迷。查体可见皮肤出血点和皮下瘀斑,剑突下或右上腹有压痛,腹膜刺激征,触及肿大肝脏胆囊伴压痛及叩击痛。

3. 辅助检查

(1)实验室检查:白细胞计数升高,中性粒细胞比例升高,肝功能损害,凝血酶原时间延长,动脉血气分析可有氧分压下降、血氧饱和度降低。常有代谢性酸中毒及脱水、低钠血症等电解质紊乱。

(2)影像学检查:首选 B 超,了解胆道梗阻部位、肝内外胆管扩张情况及病变性质。如病情稳定可行 CT 或 MRCP 检查。

【治疗原则】

原则是紧急手术解除胆道梗阻并引流,也可经皮经肝穿刺胆道外引流术(percutaneous transhepatic biliary drainage,PTBD)和内镜下鼻胆管引流(endoscopic nasobiliary biliary drainage,ENBD)治疗。

非手术治疗主要包括:补充血容量;足量有效抗生素;纠正水、电解质紊乱和酸碱失衡;对症治疗,如降温、使用维生素和支持治疗;经短时间治疗后仍无好转可考虑使用血管活性药物及抑制炎症反应药物并纠正低氧状态,1～3 个月后根据病因选择彻底的手术治疗。

四、急性阑尾炎

急性阑尾炎(acute appendicitis)为常见急腹症,青壮年发病率高,男性多于女性。常见原因为阑尾管壁中淋巴滤泡增生及管腔中的粪石或结石使一端为盲端的阑尾发生梗阻时,腔内细菌繁殖,产生内毒素和外毒素,损伤黏膜上皮并使黏膜形成溃疡,细菌穿过溃疡进入肌层,阑尾壁间质压力升高,影响血供,造成阑尾缺血梗死和坏疽。典型临床表现为转移性右下腹痛,伴发热、恶心及呕吐,右下腹有固定压痛点。

【临床表现】

1. 症状

(1)转移性右下腹痛:典型的腹痛发作始于上腹部,逐渐移向脐部,最后转移并局限在右下腹。其主要特征为:疼痛一旦转移至右下腹,初始腹痛部位的疼痛消失。转移性右下腹痛的过程长短因病变发展的程度和阑尾位置而异。腹痛多为持续性,且不同类型阑尾炎腹痛有差异,单纯性阑尾炎为轻度隐痛;化脓性阑尾炎呈阵发性胀痛和剧痛;坏疽性阑尾炎呈持续性剧烈腹痛;穿孔性阑尾炎因阑尾腔压力骤减,腹痛可暂时减轻,当出现腹膜炎后,腹痛又会持续加剧。不同位置阑尾的炎症腹痛部位也有区别,盲肠后位阑尾,疼痛在侧腰部;盆位阑尾腹痛在耻骨上区;肝下区阑尾可引起右上腹痛;左下腹部阑尾,呈左下腹痛。

(2)胃肠道症状:早期可有厌食、恶心、呕吐等。部分可出现腹泻。盆位阑尾炎,刺激直肠和膀胱引起排便、里急后重症状。弥漫性腹膜炎可致麻痹性肠梗阻。

（3）全身症状：早期乏力，炎症重时出现中毒症状，心率增快，体温升高。阑尾穿孔时体温更高，但体温升高不会发生于腹痛之前。若出现门静脉炎可有寒战高热和轻度黄疸。

2. 体征

（1）右下腹固定性压痛：急性阑尾炎最常见和最重要的体征。

（2）腹膜刺激征：有反跳痛、腹肌紧张、肠鸣音减弱或消失等，是壁腹膜受炎症刺激出现的防卫性反应。

（3）右下腹肿块：如查体发现右下腹饱满，可触及一压痛性肿块，固定，边界不清，应考虑阑尾炎性肿块或阑尾周围脓肿。

（4）诊断性试验：①结肠充气试验（Rovsing sign）：患者仰卧位，用右手压迫左下腹，再用左手挤压近侧结肠，结肠内气体可传至盲肠和阑尾，引起右下腹疼痛者为阳性。②腰大肌试验（Psoas sign）：患者左侧卧位，使右大腿后伸，引起右下腹疼痛者为阳性，说明阑尾位于腰大肌前方。③闭孔内肌试验（obturator sign）：患者仰卧位，使右髋和右大腿屈曲，然后被动向内旋转，引起右下腹疼痛者为阳性。提示阑尾靠近闭孔内肌。

（5）直肠指检：炎症阑尾所在位置压痛。压痛常在直肠右前方。当阑尾穿孔时直肠前壁压痛广泛。当形成阑尾周围脓肿时，可触及痛性肿块。

【诊断】

1. 病史 青壮年突然出现恶心呕吐和转移性右下腹痛，常伴有乏力、发热寒战。

2. 临床表现和体征 典型临床表现为转移性右下腹痛，伴发热、恶心及呕吐，右下腹有固定压痛点，严重者有腹膜刺激征。

3. 辅助检查

（1）实验室检查：白细胞计数可升高，中性粒细胞比例升高，可发生核左移。若尿中出现少数红细胞，提示炎症可能累及输尿管或膀胱。血清淀粉酶和脂肪酶测定可以除外急性胰腺炎；β-hCG测定可以除外异位妊娠所致的腹痛。

（2）影像学检查：①腹部立位平片可见盲肠及回肠末端扩张、积气或液气平，右侧腰大肌影模糊，有时可看到腹腔游离气体，偶可见钙化的粪石和异物影。②CT可见阑尾增粗及周围脂肪垂肿胀。③B超可发现肿大的阑尾或脓肿，可靠性低于CT。

随着腔镜技术的成熟与普及，腹腔镜或后穹隆镜既可诊断急性阑尾炎又可同时做阑尾切除术。

【治疗原则】

治疗原则为一经确诊，尽早手术。非手术治疗可使急性炎症消退，但日后有约75%患者会复发。非手术治疗仅适用于不同意手术的单纯性阑尾炎，接受手术治疗的前、后，或急性阑尾炎的诊断尚未确定，以及发病已超过72小时或已经形成炎性肿块等有手术禁忌证者。主要措施包括选择有效的抗生素和补液治疗。应选用抑制厌氧菌和需氧菌的广谱抗生素。

五、急性胰腺炎

急性胰腺炎（acute pancreatitis）是常见的急腹症之一，多见于青壮年，女性高于男性（约2:1）。主要病因为胰管阻塞、胰管内压力骤然增高和胰腺血液淋巴循环障碍等引起胰腺消化酶对其自身消化。酗酒和暴饮暴食、胆系结石和感染、内分泌与代谢障碍、药物、遗传因素、精神因素等均可诱发本病。病变程度轻重不等，轻者以胰腺水肿为主，临床多见，病情常呈自限性，预后良好，又称为轻症急性胰腺炎（mild acute pancreatitis，MAP）。急性出血坏死型约占20%～30%，常继发感染、腹膜炎和休克等多种并发症，病死率很高，达5%～10%，称为重症急性胰腺炎（severe acute pancreatitis，SAP）。

【临床表现】

1. 症状

(1)腹痛:最主要的症状(约95%的患者)多为突发性上腹或左上腹持续性剧痛或刀割样疼痛,上腹腰部呈束带感,常在饱餐或饮酒后发生,伴有阵发加剧,可因进食而增强,可波及脐周或全腹。常向左肩或两侧腰背部放射。疼痛部位通常在中上腹部,如胰头炎症为主,常在中上腹偏右;如胰体、尾炎为主,常在中上腹部及左上腹。疼痛在弯腰抱膝位或起坐前倾时可减轻。若合并胆管结石或胆道蛔虫,则有胆绞痛。

(2)恶心呕吐:2/3的患者有此症状,发作频繁,早期为反射性,内容为食物、胆汁。晚期是由于麻痹性肠梗阻引起,呕吐物为粪样。如呕吐蛔虫者,多为并发胆道蛔虫病的胰腺炎。酒精性胰腺炎者的呕吐常于腹痛时出现,胆源性胰腺炎者的呕吐常在腹痛发生之后。

(3)腹胀:腹痛不久即可出现全腹胀。在重型者中由于腹腔内渗出液的刺激和腹膜后出血引起,麻痹性肠梗阻致肠道积气积液引起严重腹胀。

(4)黄疸:约20%的患者于病后1~2天出现不同程度的黄疸。其原因可能为胆管结石并存,引起胆管阻塞,或肿大的胰头压迫胆总管下端或肝功受损出现黄疸,黄疸越重,提示病情越重,预后不良。

(5)发热:多为38~39℃之间,一般3~5天后逐渐下降。但重型者则可持续多日不降,提示胰腺感染或脓肿形成,并出现中毒症状,严重者可体温不升。合并胆管炎时可有寒战、高热。

(6)手足抽搐:为血钙降低所致。系进入腹腔的脂肪酶作用,使大网膜、腹膜上的脂肪组织被消化,分解为甘油和脂肪酸,后者与钙结合为不溶性的脂肪酸钙,因而血清钙下降。

(7)休克:多见于重症胰腺炎,由于腹腔、腹膜后大量渗液出血,肠麻痹时肠腔内积液,呕吐致体液丧失引起低血容量性休克。另外吸收大量蛋白质分解产物,导致中毒性休克的发生。甚至发生猝死。

2. 体征

(1)腹部压痛及腹肌紧张:其范围在上腹或左上腹部,由于胰腺位于腹膜后,故一般较轻,往往与主诉腹痛程度不十分相符,轻型者仅有压痛,不一定肌紧张。当重型者腹内渗出液多时,则压痛、反跳痛及肌紧张明显、范围亦较广泛,但不及溃疡穿孔那样呈"板状腹"。

(2)腹胀:重型者因腹膜后出血刺激内脏神经引起麻痹性肠梗阻,使腹胀明显,肠鸣音消失,渗出液多时可有移动性浊音,腹腔穿刺可抽出血性液体,其淀粉酶含量甚高,对诊断很有意义。

(3)腹部包块:部分重型者,由于炎症包裹粘连,渗出物积聚在小网膜腔等部位,导致脓肿形成、或发生假性胰腺囊肿,在上腹可扪及界限不清的压痛性包块。

(4)皮肤瘀斑:部分患者脐周皮肤出现蓝紫色瘀斑(Cullen征)或两侧腰出现暗灰蓝色瘀斑(Grey-Turner征)。其发生乃胰酶穿过腹膜、肌层进入皮下引起脂肪坏死所致。

【诊断】

1. 病史 有胆结石、酗酒及暴饮暴食并突然持续性上腹痛,呕吐后腹痛不缓解,并排除了其他急腹症。

2. 临床表现和体征 急性发作的剧烈而持续的上腹痛、恶心和呕吐、发热,查体可有上腹压痛、腹壁紧张和(或)腹肌强直。

3. 辅助检查

(1)白细胞计数:一般为(10~20)×10⁹/L之间,如感染严重则计数偏高,并出现明显核左移。部分患者尿糖增高,严重者尿中有蛋白、红细胞及管型。

(2)血、尿淀粉酶测定:具有重要的诊断意义。急性胰腺炎时,胰腺内的淀粉酶可直接从胰腺的血管或淋巴管进入循环,或者溢出胰腺外,经腹膜吸收进入血循环而出现血中淀粉酶升高,经由尿排出,故血尿淀粉酶明显增加,是诊断本病的重要的化验检查。血清淀粉酶在发病后 6 ~ 12 小时即开始增高,至 24 小时达最高峰,并持续 24 ~ 72 小时,3 ~ 5 日后逐渐降至正常。而尿淀粉酶在发病后 12 ~ 14 小时开始增高,48 小时达高峰,维持 1 ~ 2 周,下降缓慢。

应当注意,淀粉酶值在严重坏死型者,因腺泡严重破坏,淀粉酶生成很少,故其值并无增高表现。如淀粉酶值降后复升,提示病情有反复,如持续增高可能有并发症发生。有时腹膜炎,胆道疾病,溃疡穿孔,绞窄性肠梗阻,胃大部切除术后输入袢梗阻等,淀粉酶值可有不同程度的增高。

(3)血清脂肪酶测定:发病后 24 ~ 72 小时开始升高,可持续 7 ~ 10 天,因其下降迟,对病后较晚就诊者测定其值有助诊断,且特异性亦较高。

(4)血清钙测定:在发病后两天血钙开始下降,以第 4 ~ 5 天后为显著,重型者可降至 1.5mmol/L 以下,提示病情严重,预后不良。

(5)C 反应蛋白(CRP):CRP 是组织损伤和炎症的非特异性标志物。有助于评估与监测急性胰腺炎的严重性,在胰腺坏死时 CRP 明显升高。

(6)X 线检查:腹部可见局限或广泛性肠麻痹(无张力性小肠扩张充气、左侧横结肠扩大积气)。小网膜囊内积液积气。胰腺周围有钙化影。还可见膈肌抬高,胸腔积液,偶见盘状肺不张,出现 ARDS 时肺野呈"毛玻璃状"。

(7)B 超与 CT:均能显示胰腺肿大轮廓,可见胰腺肿大,边缘模糊,有时可见腹腔渗液。假性胰腺囊肿、脓肿也可被显示。增强 CT 扫描有助于诊断;炎症严重度的分级;检出并发症,是目前诊断急性胰腺炎最佳影像学检查。对怀疑重症急性胰腺炎的患者应及早行增强,一般情况下急性胰腺炎发病后 24 ~ 48 小时 ,CT 可发现胰腺坏死,在病情观察中,CT 检查有助于手术时机的选择。

诊断本病要进行正确分型:急性水肿型属轻型,占绝大多数;急性坏死型属重型,占本病的少数,但病情凶险,预后恶劣,死亡率很高。

【治疗原则】

本病的治疗应根据病变的轻重加以选择。原则上轻型可用非手术疗法,以内科处理为主;对重型胰腺炎及其继发病变,如胰腺脓肿、假性胰腺囊肿等需积极支持和微创手术或手术处理,挽救生命。

1. 一般治疗

(1)注意护理和观察:对所有急性胰腺炎患者都应加强护理和观察。重型急性胰腺炎患者应入住监护病房,严密观察体温、呼吸、脉搏、血压及尿量,检查白细胞计数,血和尿淀粉酶,肾功能、电解质、血糖、血钙及血气分析情况,持续监测血氧饱和度并维持 >95% 。

(2)支持治疗:支持治疗是急性胰腺炎患者综合治疗的重要组成部分,在疾病早期应予实施全肠外营养。一般而言,重型急性胰腺炎患者在营养素底物的基础上搭配 50% ~ 60% 葡萄糖,15% ~ 20% 蛋白质,20% ~ 30% 脂肪。必要时可给予全胃肠外营养(TPN)以维持水电解质和热卡供应。

(3)控制饮食和胃肠减压:轻型者可进少量清淡流汁,忌食脂肪、刺激性食物,重症者需禁食,以减少或抑制胰液分泌。病情重或腹胀明显,应行胃肠减压。

(4)清洁灌肠或中药灌肠:可促进排便并刺激肠蠕动,恢复消化道运动功能,对胰腺炎治疗非常有效。

2. 药物治疗

（1）解痉、止痛药：哌替啶（pethidine）、阿托品（atropine）肌注。因易引起或加重腹胀，尽量少用。

（2）抗生素：重症胰腺炎常合并胆道系统感染和（或）胰腺坏死组织继发感染，常是死亡的重要因素。及时合理应用抗生素控制感染有利于改善预后。

（3）抑制胰酶分泌药：抑制胰腺分泌的药物有生长抑素及其类似物。目前治疗重型急性胰腺炎的有 8 肽的奥曲肽（octreotide）和 14 肽的生长抑素（somatostatin），多数学者认为二者可显著降低重型急性胰腺炎患者并发症发生率及病死率。

（4）胰酶抑制剂：加贝酯（gabexate）、抑肽酶（aprotinin）可抑制胰蛋白酶、α-糜蛋白酶、弹性酶、胰脂肪酶等酶的活性。

（5）抑酸剂：抑酸剂可极大降低胃酸对胰液分泌的刺激，还能预防应激性溃疡的发生。临床上常用的抑酸剂有质子泵抑制剂（PPI）和 H_2 受体阻滞剂（H_2RA）两类。

3. 内镜介入治疗 胆系疾病仍是我国重症急性胰腺炎最主要的病因。对于胆源性胰腺炎，内镜逆行胰胆管造影（ERCP）、经内镜十二指肠括约肌切开（EST），在紧急减压引流、去除胆道结石、减少胆汁胰管反流、改善胆源性胰腺炎预后及减少复发方面具有较好效果。重症急性胰腺炎后期常并发胰腺假性囊肿，超声内镜引导下胰腺囊肿内引流术是近年开展的新技术。

4. 手术治疗 早期手术死亡率高达 56%，不宜早期手术干预。仅少数患者需手术治疗，须严格掌握手术指征。

六、腹 膜 炎

腹膜炎可由细菌、化学、物理损伤等引起。按病因分为细菌性和非细菌性两类；按临床经过可分为急性、亚急性和慢性三类；按发病机制可分为原发性和继发性两类；按范围可分为弥漫性和局限性两类。急性化脓性腹膜炎累及整个腹腔者称为急性弥漫性腹膜炎。

【临床表现】

病因不同，腹膜炎症状可突然发生也可逐渐出现。空腔脏器损伤引起的腹膜炎发病突然；阑尾炎、胆囊炎等引起的腹膜炎多先有原发病症状，以后逐渐出现腹膜炎表现。

1. 症状 腹痛是主要临床表现，腹膜受刺激可引起恶心、呕吐；多有体温升高，脉搏加快，年老体弱患者体温可不升高，若脉搏快而体温反而下降，多提示病情恶化；患者可出现高热、脉速、呼吸浅快、大汗、口干等感染中毒症状。

2. 体征 腹胀明显，腹式呼吸减弱。腹胀加重多提示病情恶化。腹部压痛、腹肌紧张和反跳痛是腹膜炎的标志性体征。胃肠或胆囊穿孔可引起板状腹。幼儿、老人或极度虚弱患者腹肌紧张不明显。腹部叩诊胃肠胀气呈鼓音。十二指肠穿孔时可有膈下游离气体，肝浊音界缩小或消失。腹腔内积液较多可出现移动性浊音。听诊肠鸣音减弱。直肠指诊发现直肠前壁饱满、触痛，提示盆腔已有感染或形成盆腔脓肿。已婚女性可行阴道检查或后穹隆穿刺检查。

【诊断】

1. 病史 有腹部外伤、胃肠道穿孔、阑尾炎、胆囊炎、大量腹水等病史。

2. 临床表现和体征 有腹痛、恶心、呕吐、高热、脉速、呼吸浅快、大汗、查体有腹部压痛、腹肌紧张和反跳痛，肝浊音界缩小或消失，移动性浊音等。

3. 辅助检查

（1）实验室检查：白细胞计数及中性粒细胞比例增高。病情危重或机体反应能力低下的患者，白细胞计数不增高，仅中性粒细胞比例增高，甚至有中毒颗粒出现。

（2）腹部立位平片：可有肠麻痹征象，表现为小肠普遍胀气并有多个小液平面。胃肠穿孔时可见膈下游离气体。

（3）B超：可显示腹腔内是否存在液体，但不能鉴别液体的性质。B超引导下腹腔穿刺抽液或腹腔灌洗可帮助诊断。

（4）腹部CT：避免了腹部气体对检查的影响，对腹腔内实质性脏器病变诊断帮助较大，可评估腹腔内渗液量并提供病变定位及病理信息。

【治疗原则】

1. 非手术治疗　适合病情较轻者；病程较长超过24小时且腹部体征已减轻或有减轻趋势者；伴有心肺等脏器疾病而禁忌手术者；拟行手术治疗型术前准备。

（1）体位：半卧位，促进腹腔内渗出液流向盆腔减轻中毒症状，促进局限和引流，促使腹内脏器下移，腹肌松弛，减少因腹胀压迫膈肌而影响呼吸循环。鼓励患者活动双腿，防止发生血栓性静脉炎。休克患者取平卧位或头、躯干和下肢各抬高约20°的体位。

（2）禁食、胃肠减压：减少消化道内容物继续流入腹腔，有利于炎症局限和吸收。

（3）纠正水、电解质紊乱：根据患者出入量及应补充的液体量计算补充的液体总量，以纠正缺水和酸碱失衡。病情严重者应输注血浆、白蛋白或全血，以补充因腹腔内渗出大量血浆引起的低蛋白血症和贫血。

（4）抗生素：继发性腹膜炎多为混合感染，致病菌主要为大肠杆菌、肠球菌和厌氧菌。尚无细菌培养结果时广谱抗生素，待细菌培养结果返回，根据菌种及药物敏感试验结果选用抗生素更为合理。

（5）补充热量和营养支持：长期不能进食者可考虑肠外营养；已做空肠造口的患者可应用肠内营养。

2. 手术治疗　手术适应证：经非手术治疗6～8小时后（一般不超过12小时），腹膜炎症状及体征不缓解反而加重者；腹腔内原发病严重，如胃肠道或胆囊坏死穿孔、绞窄性肠梗阻、腹腔内脏器损伤破裂，胃肠手术后短期内吻合口瘘所致的腹膜炎；腹腔内炎症较重，有大量积液，出现严重的肠麻痹或中毒症状，尤其是有休克表现者；腹膜炎病因不明确，且无局限趋势者。手术在处理原发病的同时需彻底清理腹腔并充分引流。术中需放置腹腔引流的指征：坏死病灶未能彻底清除或有大量坏死组织无法清除；为预防胃肠道穿孔修补等术后发生渗漏；手术部位有较多的渗液或渗血；已形成局限性脓肿。术后需继续禁食、胃肠减压、补液、应用抗生素和营养支持治疗，保证引流管通畅。近年来腹腔镜手术趋于普及且效果好。

七、腹　外　疝

体内某个脏器或组织离开其正常解剖部位，通过先天或后天形成的薄弱点、缺损或孔隙进入另一部位，称为疝。由腹腔内的脏器或组织连同腹膜壁层，经腹壁薄弱点或孔隙，向体表突出而致的疝称为腹外疝。常见的腹壁强度降低的原因有：某些组织穿过腹壁的部位；腹白线因发育不全也可成为腹壁的薄弱点；手术切口愈合不良、外伤、感染、腹壁神经损伤；老年、久病、肥胖等。引起腹内压力增高的原因有：慢性咳嗽、慢性便秘、排尿困难、搬运重物、举重、腹水、妊娠、婴儿啼哭等。临床上常分为易复性疝（reducible hernia）、难复性疝（irreducible hernia）、嵌顿性疝（incarcerated hernia）、绞窄性疝（strangulated hernia）四种类型。

肠管嵌顿或绞窄时，可导致急性机械性肠梗阻。有时嵌顿的内容物仅为部分肠壁，系膜侧肠壁及其系膜并未进入疝囊，肠腔并未完全梗阻，这种疝称为肠管壁疝或Richter疝。如果嵌顿的小肠是小肠憩室（Meckel憩室），称为Littre疝。嵌顿的内容物通常多为一段肠管，有时嵌顿肠管可包括几个肠袢,形如 W,疝囊内各嵌顿肠袢之间的肠管可隐藏在腹腔内,这种情况称为逆行性嵌顿疝或 Maydl 疝。因为逆行性嵌顿一旦发生绞窄,不仅疝囊内的肠管可坏死,腹腔内的中间肠袢亦可坏死,甚至有时疝囊内的肠管尚存活,而腹腔内的肠袢已发生坏死。

(一)腹股沟疝

腹股沟区是前外下腹壁的三角形区域。下界是腹股沟韧带;内界是腹直肌外侧缘;上界是髂前上棘至腹直肌外侧缘的水平线。腹股沟疝是指发生在这个区域的腹外疝。

腹股沟疝分为斜疝和直疝两种。腹股沟斜疝(indirect inguinal hernia)是指疝囊经过腹壁下动脉外侧的腹股沟管深环(内环)突出,向内、向下、向前斜行经过腹股沟管,再穿出腹股沟管浅环(皮下环),并可进入阴囊。腹股沟直疝(direct inguinal hernia)是指疝囊经过腹壁下动脉内侧的直疝三角区直接由后向前突出,不经过内环,也不进入阴囊。

【临床表现】

腹股沟区肿块是重要临床表现。有的患者开始时肿块较小,仅通过深环刚进入腹股沟管,疝环处仅有轻度坠胀感,此时诊断较为困难;一旦肿块明显,并穿过浅环甚至进入阴囊,诊断较为容易。斜疝和直疝的鉴别见表 5-1。腹股沟疝需与睾丸鞘膜积液、交通性鞘膜积液、精索鞘膜积液、隐睾、急性肠梗阻等相鉴别。

表 5-1　斜疝和直疝的鉴别

	斜疝	直疝
发病年龄	多见于儿童及青壮年	多见于老年
突出途径	经腹股沟管突出,可进阴囊	由直疝三角突出,不进阴囊
疝块外形	椭圆或梨形,上部呈蒂柄状	半球形,基底较宽
回纳疝块后压住深环	疝块不再突出	疝块仍可突出
精索与疝囊的关系	精索在疝囊后方	精索在疝囊前外方
疝囊颈与腹壁下动脉的关系	疝囊颈在腹壁下动脉外侧	疝囊颈在腹壁下动脉内侧
嵌顿机会	较多	极少

腹股沟疝临床分型,根据疝环缺损大小、疝环周围腹横筋膜的坚实程度和腹股沟管后壁的完整性,可分为 4 型。Ⅰ型:疝环缺损直径≤1.5cm(约一指尖),疝环周围腹横筋膜有张力,腹股沟管后壁完整。Ⅱ型:疝环缺损直径 1.5-3cm(约两指尖),疝环周围腹横筋膜存在、但薄且张力降低,腹股沟管后壁已不完整。Ⅲ型:疝环缺损直径≥3cm(大于两指),疝环周围腹横筋膜薄而无张力或已萎缩,腹股沟管后壁缺损。Ⅳ型:复发疝。

【诊断】

1. 病史　有手术、外伤、年老或少儿体弱及营养不良、腹水、长期咳嗽、便秘等,出现腹部坠胀感。

2. 临床表现和体征　出现腹部胀痛和(或)包块,严重者出现发热、腹胀。查体可触及柔软的肿块,肿块可以向腹腔回纳而消失。

3. 辅助检查　B 超可以观察疝囊和疝内容物,也可行疝囊造影检查。

【治疗原则】

疝块可逐渐增大,最终加重腹壁的损坏而影响劳动力;腹股沟斜疝可发生嵌顿或绞窄而威胁患者生命。除少数特殊情况外,腹股沟疝均应尽早手术。

(二)股疝　疝囊通过股环、经股管向卵圆窝突出的疝,称为股疝(femoral hernia)。发病率占腹外疝的 3% ~5% ,多见于 40 岁以上的妇女。女性骨盆较宽广、联合肌腱和腔隙韧带较薄弱,股管上口宽大松弛易发病。妊娠是腹内压增高的主要原因。

【临床表现和诊断】

疝块往往不大,呈半球形,多位于腹股沟韧带下方卵圆窝处。由于疝囊外有很多脂肪堆积,平卧回纳内容物后,疝块有时不能完全消失。疝囊颈较小,咳嗽冲击感不明显。易复性股疝症状较轻,常被忽视,肥胖者更不易发现。一部分患者可在久站或咳嗽时感到患处胀痛并可触及可复性肿块。股疝如发生嵌顿,除局部明显疼痛外,可有明显急性机械性肠梗阻。

【治疗原则】

股疝容易嵌顿,且一旦嵌顿可迅速发展为绞窄性股疝。股疝确定后应及时手术治疗。嵌顿性股疝或绞窄性股疝应紧急手术。最常用的手术是 McVay 法。

(三) 其他腹外疝

1. 切口疝(incisional hernia) 发生于腹壁手术切口处的疝。占腹外疝的第三位。一期愈合者发生率在 1% 以下;切口感染者发生率可达 10% ;伤口哆开者发生率可高达 30% 。最常见的是经腹直肌切口;下腹部因腹直肌后鞘不完整而更多;其次为正中切口和旁正中切口。治疗原则是手术修补,较大的切口疝需要用人工材料或自体筋膜组织进行修补。

2. 脐疝(umbilical hernia) 指疝囊通过脐环突出的疝。小儿脐疝发病原因是脐环闭锁不全或脐部瘢痕组织不够坚强,在腹内压增加的情况下如经常啼哭和便秘时发生。其特点是易复性,极少嵌顿和绞窄,脐疝覆盖组织可因外伤或感染而破溃。2 岁之前多采用非手术治疗,满 2 岁以后,如脐环直径还大于 1.5cm,可手术治疗。5 岁以上儿童的脐疝均应采取手术治疗。成人脐疝多为后天性疝,少见,中年经产妇居多,易嵌顿或绞窄,孕妇或肝硬化腹水者可自发性或外伤性穿破。

3. 白线疝(hernia of linea alba) 指发生于腹壁正中线(白线)处的疝,绝大多数在脐上,故也称上腹疝。较小而无明显症状者,可不治疗。症状明显者可手术,手术切除突出的脂肪,缝合白线缺损即可。

4. 闭孔疝(obturator hernia):腹腔器官经髋骨闭孔向股三角区(由腹股沟韧带、内收长肌内缘和缝匠肌内缘组成)突出的腹外疝称为闭孔疝。

5. 造瘘口旁疝 一种特殊的腹壁切口疝,是腹腔内器官或组织从造瘘口旁的人造通道中突出而形成的疝,是造瘘口术后最常见并发症之一,主要原因是脱出的肠管与人造通道未能完全闭合。

第七节 肛 管 疾 病

一、肛 裂

肛裂(anal fissure)是齿状线下肛管皮肤裂伤后形成的小溃疡。方向与肛管纵轴平行,长约 0.5 ~1.0cm,呈梭形或椭圆形,常引起肛周剧痛。多见于青中年人,绝大多数肛裂位于肛管后正中线上,也可在前正中线上,侧方出现肛裂者极少。若侧方出现肛裂,应想到肠道炎症性疾病或肿瘤的可能。长期便秘、粪便干结引起的排便时机械性创伤是大多数肛裂形成的直接原因。

急性肛裂可见裂口边缘整齐,底浅,呈粉色并有弹性,无瘢痕形成。慢性肛裂因反复发作,边缘变硬,底深不整齐,常可见到肛管内括约肌;边缘增厚纤维化、肉芽灰白。肛裂裂口上端的肛门瓣和肛乳头水肿,形成肥大乳头;皮肤因炎症、水肿及静脉、淋巴回流受阻,形成袋状皮垂向下突出于肛门外,称"前哨痔"。肛裂、前哨痔及乳头肥大常同时存在,称为肛裂"三联症"。

【临床表现】

患者有典型的临床表现,即疼痛、便秘和出血。疼痛一般剧烈,有典型的肛裂疼痛周期。排便时由于肛裂内神经末梢受刺激,立刻感到肛管烧灼样或刀割样疼痛,称为排便时疼痛。便后数分钟可缓解,称为间歇期。随后因肛门括约肌收缩痉挛,再次剧痛,此期可持续半到数小时,临床称为括约肌挛缩痛。直至括约肌疲劳、松弛后疼痛缓解,但再次排便时又发生疼痛。因害怕疼痛,患者不愿排便,久而久之引起便秘,粪便更为干硬,便秘加重肛裂,形成恶性循环。排便时常在粪便表面后便纸上见到少量血迹,或滴鲜血,大量出血少见。可出现肛门分泌物、肛门瘙痒。

【诊断】

根据典型临床病史,肛门检查时发现的肛裂"三联症",诊断不难。应注意与克罗恩病、溃疡性结肠炎、结核、肛周肿瘤、艾滋病、梅毒、软下疳等鉴别,必要时可取活组织做病理检查。

【治疗】

急性肛裂多可自愈,急性或初发的肛裂可采用坐浴和润便的方法治疗;慢性肛裂可采用坐浴、润便加以扩肛的方法;经久不愈、保守治疗无效,且症状较重者可采用手术治疗。

二、痔

痔(haemorrhoids)是最常见的肛门良性疾病。肛垫(肛管血管垫)的支持结构、血管丛及动静脉吻合发生的病理性改变和移位称为内痔(internal hemorrhoid)。齿状线远侧皮下血管丛扩张、血流瘀滞、血栓形成或组织增生称为外痔(external hemorrhoid),根据组织的病理特点,外痔可分为结缔组织性、血栓性、静脉曲张性和炎性外痔4类。内痔和相应部位的外痔血管丛的相互融合称为混合痔(mixed hemorrhoid)。

【临床表现】

1. 一般表现

(1)便血:无痛性间歇性便后出血是内痔早期的常见症状。

(2)痔脱出:Ⅱ度、Ⅲ度、Ⅳ度的内痔或混合痔可出现痔脱出。

(3)疼痛与不适:单纯性内痔无疼痛,合并血栓形成、嵌顿、感染等情况时才感疼痛。内痔或混合痔脱出嵌顿和血栓性外痔在发病最初疼痛剧烈。

(4)瘙痒:痔脱出时常有黏液分泌物流出,可刺激肛门周围皮肤,引起瘙痒。

2. 临床不同类型痔有各自的表现

(1)内痔:临床上最为多见,位于齿状线上方,表面被直肠黏膜所覆盖。常见于直肠下端的左侧、右前和右后。根据痔的脱出程度,内痔分为四度:Ⅰ度:便时带血、滴血或喷射状出血,便后出血可自行停止,无痔脱出。Ⅱ度:常有便血;排便时有痔脱出,便后可自行还纳。Ⅲ度:偶有便血;排便或久站、咳嗽、劳累、负重时痔脱出,需用手还纳。Ⅳ度:偶有便血;痔脱出不能还纳或还纳后立即脱出。

(2)外痔:位于齿状线下方,表面被肛管皮肤所覆盖。分为结缔组织性外痔、静脉曲张性外痔和血栓性外痔。

(3)混合痔:内痔通过静脉丛和相应部位的外痔静脉丛相互融合而形成,位于齿状线上、下,表面被直肠黏膜和肛管皮肤覆盖。内痔发展到Ⅱ度以上时多形成混合痔。混合痔逐步发展,周围组织被破坏和发生萎缩,肥大的肛垫逐渐增大、下移、脱出到肛门外。当脱出痔块在肛周呈梅花状时,称为"环形痔"(annulus haemorrhoids)。脱出痔若被痉挛的括约肌嵌顿,以致发生水肿、淤血甚至坏死,临床上称为嵌顿性痔或绞窄性痔。

【诊断】

主要靠肛门直肠检查。首先做肛门视诊,除Ⅰ度内痔外,其他都可在肛门视诊下见到。血栓性外痔表现为肛周暗紫色椭圆形肿物,表面皮肤水肿、质硬、压痛明显。对有脱出者,最好在蹲位排便后立即观察,可清晰见到痔大小、数目及部位。直肠指诊虽对内痔诊断意义不大,但可了解直肠内有无其他病变。肛门镜检查可确诊,不仅可见到痔的情况,还可观察到直肠黏膜有无充血、水肿、溃疡、肿块等。

【治疗原则】

痔的治疗目的:消除肛垫脱垂的原因,如便秘。治疗中尽量保护肛垫的功能。主要针对痔的并发症的治疗,如脱出、水肿、出血、溃烂。

痔的治疗原则:无症状的痔无需治疗,不能"见痔就治";有症状的痔无需根治,意在减轻或消除症状;以保守治疗为主,保守失败才考虑手术。

三、肛 瘘

肛瘘是肛门周围的肉芽肿性管道,由内口、瘘管和外口三部分组成。大部分肛瘘由直肠肛管周围脓肿引起,内口常由于直肠肛管周围脓肿破溃或切开引流后所形成;外口在肛周皮肤上。经久不愈或反复发作是其临床特点,多见于青壮年男性。结核、溃疡性结肠炎、克罗恩病、恶性肿瘤、肛管外伤感染也可引起肛瘘,但较为少见。

【临床表现和诊断】

瘘外口流出少量脓性、血性、黏液性分泌物为主要症状。较大的高位肛瘘,因瘘管位于括约肌外,不受括约肌控制,常有粪便及气体排出。由于分泌物的刺激,使肛门部潮湿、瘙痒,有时形成湿疹。当外口愈合,瘘管中有脓肿形成时,可感到明显疼痛,同时可伴有发热、寒战、乏力等全身感染症状。脓肿穿破或切开引流后,症状缓解。上述症状的反复发作是瘘管的临床特点。检查时在肛周皮肤上可见到单个或多个外口,呈红色乳头状隆起,挤压时有脓液或脓血性分泌物排出。外口的数目及与肛门的位置关系对诊断肛瘘很有帮助:外口数目越多,距离肛缘越远,肛瘘越复杂。根据 Goodsall 规律,在肛门中间划一横线,若外口在线后方,瘘管常是弯形,且内口常在肛管后正中处;若外口在线前方,瘘管常是直形,内口常在附近的肛窦上。若瘘管位置较低,自外口向肛门方向可触及条索样瘘管。

确定内口位置对明确肛瘘诊断非常重要。直肠指诊时在内口处有轻度压痛,有时可扪及硬结样内口及索样瘘管。肛门镜下有时可发现内口,自外口探查肛瘘时有造成假性通道的可能,宜用软质探针。以上方法不能肯定内口时,还可自外口注入亚甲蓝溶液 1~2ml,观察填入肛管及直肠下端的白湿纱布条的染色部位,以判断内口位置;碘油瘘管造影是临床常规检查方法;经直肠腔内超声可以区分肛瘘与周围组织的关系,可分辨多数瘘管内、外口所处位置,瘘管可表现为低回声于混合回声区,炎性增生区可见彩色血流信号。对于复杂、多次手术、病因不明的肛瘘患者应行 MRI 检查。

【治疗原则】

肛瘘难以自愈,不治疗会反复发作并形成直肠肛管周围脓肿,因此绝大多数需手术治疗。治疗原则是将瘘管切开,形成敞开的创面,促使愈合。手术方式很多,手术应根据内口位置高低、瘘管与肛管括约肌的关系来选择。手术的关键是尽量减少肛管括约肌损伤,防止肛门失禁,同时避免瘘的复发。

第八节　消化系统常见肿瘤

一、食　管　癌

食管癌(carcinoma of the esophagus)是原发于食管的恶性肿瘤,50%位于食管中段,30%位于食管下段,以鳞状上皮癌多见,是人类较常见的恶性肿瘤之一,年发病率可超过100/10万。我国食管癌的分布以晋、冀、豫、太行山地区、陕、川、鄂、秦岭地区、闽粤交界地区,以及湖北、山东、江苏、陕西、甘肃、内蒙古、新疆等省区的部位地区比较集中高发。发病率以农村及山区者占较大的比例。发病男性多于女性,占男性肿瘤的第二位。食管癌的确切病因不明。环境和某些致癌物质是重要的致病因素,现已知有近30种亚硝胺能诱发动物肿瘤,食管损伤、食管疾病以及食物的刺激作用可以促发食管癌,食管癌的发病常表现家族性聚集现象,在高发区内有阳性家族史的比例高,其中父系最高,母系次之,旁系最低。

【临床表现】

1. 进行性咽下困难　早期下咽食物不顺、逐渐出现下咽时哽噎感。进行性咽下困难是绝大多数患者就诊时的主要症状,但却是本病的较晚期表现。

2. 胸骨后痛或咽下痛　患者在饮食下咽时发生疼痛,常诉为胸骨后疼痛,可呈烧灼、针刺样或牵拉摩擦样疼痛,大多数用药物治疗而缓解,但隔数日或数月再出现。

3. 食管内异物感　患者吞咽时,食管内有不适感或异物感。

4. 其他症状　呕血黑便,颈部锁骨上包块,呛咳,声音嘶哑等。

5. 体征　早期体征可缺如。晚期则可出现消瘦、贫血、营养不良、失水或恶病质等体征。当癌转移时,可触及肿大而坚硬的浅表淋巴结,或肿大而有结节的肝等。

【诊断】

1. 病史　有家族史、食管损伤及饮食习惯等病史出现胸骨后不适或进行性咽下困难。

2. 临床表现和体征　进行性咽下困难,胸骨后痛或胸骨后不适感或异物感,呕血或黑便等,查体可见贫血及营养不良,颈部锁骨上肿大而坚硬的浅表淋巴结等。

3. 辅助检查

(1)影像学诊断:X线钡餐检查是诊断食管及贲门部肿瘤的重要手段之一,食管癌X线钡餐检查不但要确定病灶部位、长度及梗阻程度,还需判断食管病灶有无外侵及外侵范围。CT检查:CT扫描可以清晰显示食管与邻近纵隔器官的关系,但难以发现早期食管癌。将CT与X线检查相结合,有助于食管癌的诊断和分期水平的提高。PET是可以发现食管病灶和判断有无转移。

(2)内镜检查:内镜检查可以直接观察肿瘤大小、形态和部位,同时也可在病变部位做活检或镜刷检查。染色内镜和放大内镜是诊断早期食管癌理想的诊断方法。超声内镜可以判断病变浸润深度和局部淋巴结有无转移。

(3)食管脱落细胞学检查:食管脱落细胞学检查方法简便,操作安全,患者痛苦小,准确率在90%以上,是食管癌大规模普查的重要方法。

食管癌的早期发现和早期诊断十分重要。凡年龄在45岁以上(高发区在35岁以上)出现进食后胸骨后停滞感或咽下困难者应及时做有关检查,以明确诊断并及早发现早期食管癌。

【治疗原则】

本病的治疗关键在于对食管癌的早期诊断。主要治疗方法包括手术、放疗、化疗。近年来内镜诊断和治疗技术都有里程碑地位的提高,内镜下早期食管癌黏膜下切除术是一有效的治疗手段。对年老体弱的进展期食管癌患者,内镜下单纯扩张、食管内支架放置术能较长时间缓解梗阻,提高生活质量。综合治疗是将手术和放疗结合起来,放疗与化疗相结合,提高治疗效果,从而提高生存率。

二、胃 癌

胃癌(gastric carcinoma)是消化道恶性肿瘤中最多见的癌肿,起源于胃黏膜上皮,好发于胃窦部。胃癌的发病率在不同国家,地区差异很大。日本、智利、芬兰等为高发国家,而美国、新西兰、澳大利亚等国家则发病较低,两者发病率可相差10倍以上。我国也属胃癌高发区,其中以西北地区最高,东北及内蒙古次之,华北、华东又次之,中南及西南最低。本病的检出率有逐年增多的趋势。胃癌多发于40岁以上,41~60岁者约占三分之二,男女之比约为2:1。病因尚未完全阐明,与环境因素包括食物、土壤、水源,幽门螺杆菌感染,遗传,癌前疾病包括胃溃疡、慢性萎缩性胃炎、胃息肉和残胃炎等有关。组织学分为腺癌、黏液腺癌、髓样癌和弥漫型癌。

【临床表现】

起病多隐匿。早期胃癌可无症状,或只有轻微之上腹不适,食欲不振,疲倦等,局部可无体征,常误诊为慢性胃炎,早期胃癌指癌浸润达黏膜层和(或)黏膜下层,而不论有无淋巴结转移,癌病灶在10mm内的称小胃癌,在5mm内的称微小胃癌。癌肿发展至中晚期,方相继出现下述表现:

1. 症状

(1)上腹疼痛:初为隐痛,后逐渐加重呈中至重度,多于饭后发生,无间歇期,服制酸剂不能缓解,但位于幽门部溃疡癌,其症状规律与消化性溃疡相似。

(2)食欲不振:胃癌患者常有食欲不振,尤其既往食欲良好者,近期内出现食量锐减,早饱,进行性消瘦,精神萎靡、疲乏无力,均应疑及本病。

(3)消化道出血:多为小量呕血或黑便,少数以急性上消化道大出血为首症,乃癌肿溃破累及血管所致。

(4)进行性贫血:少数患者以贫血为首症就诊,多为癌肿所致的慢性进行性失血。

(5)伴癌综合征(paraneoplastic syndrome):包括血栓性静脉炎、皮肌炎、黑棘皮病等,有时可在胃癌发觉前出现。

(6)其他:因肿瘤的部位、大小、转移与否而出现不同的症状,如贲门部癌可较早出现吞咽困难;幽门部癌可引起幽门梗阻,肺转移者出现咳嗽、呼吸困难;肝转移者肝区疼痛,黄疸;骨转移者出现骨痛等。

2. 体征 晚期可有发热、衰竭、恶病质等。上腹部可扪到质硬的肿块,常有压痛,幽门部肿块可出现胃蠕动波、振水音。肝脏可因癌转移而肿大,质硬、表面不平。淋巴结转移可引起左锁骨上淋巴结肿大,癌细胞转移至卵巢时,下腹部可触及质硬的包块,常伴有血性腹水。

【诊断】

1. 病史 胃癌的早期诊断是本病根治的前提,也是当前我国防治胃癌的关键。为了早期诊断,应对以下高危人群进行重点检查:①40岁以上,特别是男性,近期出现消化不良,呕血和黑粪者。②慢性萎缩性胃炎伴胃酸缺乏,有肠化生或不典型增生者。③良性胃溃疡但胃酸缺乏者。④胃溃疡经内科正规治疗2个月无效,X线钡餐提示溃疡增大者。⑤X线发现大于2cm的胃息肉,应进一步做胃镜检查。有时需反复进行,才能明确诊断。

2. 临床表现和体征 上腹疼痛、食欲不振、早饱、进行性消瘦、呕血或黑便和贫血等,查体可见上腹部质硬的肿块,常有压痛,幽门部肿块可出现胃蠕动波、振水音。肝脏可因癌转移而肿大,质硬、表面不平。淋巴结转移可引起左锁骨上淋巴结肿大等。

3. 辅助检查

(1)血液检查:常有不同程度的贫血,血沉增快。

(2)粪便潜血检查:多持续阳性。

(3)胃液检查:胃液可混有血液或呈咖啡色样沉渣。

(4)X 线钡餐检查:为重要的诊断方法之一,气钡双重对比造影和多角度摄影可提高其阳性率。早期胃癌 X 线征较难发现,可表现为局部黏膜僵直或呈毛刷状。中晚期胃癌钡餐阳性率可达90%,其 X 线表现有:胃壁强直,皱襞中断,蠕动波消失,充盈缺损,胃腔缩小等。

(5)胃镜检查:是胃癌早期诊断的有效方法,活检结合细胞学检查可提高胃癌的诊断率。内镜下早期胃癌可分为以下各型:

1)Ⅰ型,息肉型,胃黏膜呈息肉状隆起,表面不平,边缘不清,可有糜烂出血。

2)Ⅱ型,浅表型,有以下三种亚型。

①Ⅱa 浅表隆起型,病变稍突出于黏膜面,高度多不达5mm,面积小,表面平整。

②Ⅱb 浅表平坦型,病变不突出或下陷,最难发现,仔细观察可见胃小区大小和形状不均匀,黏膜粗糙。

③Ⅱc 浅表凹陷型,最多见,有浅表凹陷,基底不平整,可见聚合黏膜,但聚合线可被打乱。

3)Ⅲ型,溃疡型。凹陷比Ⅱc 深,有溃烂,周围可有癌浸润。溃疡可与良性溃疡相似。

中晚期胃癌大多肉眼可以做出诊断,病变部位凹凸不平呈菜花样隆起或有不规则、边缘隆起的较大溃疡,表面污秽,组织脆弱易出血,该处黏膜僵硬,蠕动消失。

中晚期胃癌目前仍多沿用 Borrmann 分型,可分为Ⅰ型:隆起型,呈息肉样或菜花样突入胃腔,肿瘤表面可有溃烂;Ⅱ型:溃疡型,呈单个或多个溃疡,溃疡发生于突入胃腔的癌组织上;Ⅲ型:溃疡浸润型,溃疡周围黏膜因癌组织浸润而隆起。Ⅳ型:弥漫浸润型,病变累及胃窦,可造成狭窄;如累及全胃,可使整个胃壁增厚、僵硬,称皮革状胃(linitis plastica)。

(6)血清学检测:血清学检测诊断胃癌是当前研究的重点问题之一,晚近已有不少研究发现特异性较强的胃癌单克隆抗体及其相关抗原,为血清诊断奠定了基础。

【治疗原则】

胃癌的主要治疗措施是外科手术切除,早期胃癌可行内镜下黏膜切除或黏膜下切除,有良好的效果。对于中、晚期胃癌化学药物治疗和靶向药物、免疫治疗、生物治疗、中医中药等内科治疗配合手术治疗,起到减轻症状和支持治疗的作用。

三、原发性肝癌

原发性肝癌(primary carcinoma of the liver)是指肝细胞或肝内胆管细胞发生的癌,为我国常见恶性肿瘤之一,肝细胞癌占绝大多数,胆管细胞癌不足5%。本病死亡率高,在消化系统恶性肿瘤中列第三位,仅次于胃癌和食管癌。我国每年约有11万人死于肝癌,约占全球肝癌死亡数的45%,其中江苏启东和广西扶绥的发病率最高。在国外,非洲撒哈拉以南和亚洲太平洋沿岸地区的发病率明显高于其他地区,而欧、美、大洋洲发病率较低。本病可发生于任何年龄,以40~49岁为最多,男女之比为3∶1。原发性肝癌的病因和发病机制尚未完全肯定,可能与多种因素的综合作用有关。原发性肝癌患者中约1/3 有慢性肝炎史,除乙型肝炎外,丙型病毒性肝炎亦与肝癌的发病密切相关;原发性肝癌合并肝硬化者占50%~90%,

多为乙肝后肝硬化和丙肝后肝硬化;黄曲霉菌污染产生的霉玉米和霉花生可能是某些地区肝癌高发的因素;酒精中毒、亚硝胺、农药、华支睾吸虫感染及遗传因素都与原发性肝癌有一定关系。

【临床表现】

原发性肝癌起病隐匿,早期缺乏典型症状。经甲胎蛋白(AFP)普查检出的早期病例可无任何症状和体征,称为亚临床肝癌。自行就诊者多属于中晚期,常有肝区疼痛、食欲减退、乏力、消瘦和肝大等症状,其主要特征如下:

1. 肝区疼痛 半数以上患者有肝区疼痛,多呈持续性胀痛或钝痛。在首发症状中,也以肝区疼痛不适为最常见,约占60%。肝痛是由于肿瘤增长快速,肝包膜被牵拉所引起。如病变侵犯膈,痛可牵涉右肩,如肿瘤生长缓慢,则可完全无痛或仅有轻微钝痛。当肝表面的癌结节破裂,坏死的癌组织及血液流入腹腔时,可突然引起剧痛,从肝区开始迅速蔓延至全腹,产生急腹症的表现。如出血量大,则引起晕厥和休克。

2. 肝大 肝呈进行性大,质地坚硬,表面凹凸不平,有大小不等的结节或巨块,边缘钝而不整齐,常有不同程度的压痛。肝癌突出于右肋弓下或剑突下时,上腹可呈现局部隆起或饱满,如癌位于膈面,则主要表现为膈抬高而肝下缘可不大。位于肋弓下的癌结节最易被触到,有时因患者自己发现而就诊。

3. 黄疸 当癌肿广泛浸润可引起肝细胞性黄疸;当侵犯肝内胆管或肝门淋巴结肿大压迫胆道时,可出现阻塞性黄疸。有时肿瘤坏死组织和血块脱落入胆道引起胆道阻塞亦可出现阻塞性黄疸。

4. 肝硬化征象 肝癌伴有肝硬化门静脉高压症者可有脾大、腹水、静脉侧支循环形成等表现。门静脉或脾静脉内癌栓或肝癌压迫门静脉也能引起充血性脾肿大。腹水很快增多,一般为漏出液。血性腹水多因癌侵犯肝包膜或向腹腔内破溃而引起,偶因腹膜转移癌所致。

5. 恶性肿瘤的全身性表现 有进行性消瘦、发热、食欲不振、乏力、营养不良和恶病质等。少数肝癌患者由于癌本身代谢异常,进而影响宿主机体而致内分泌或代谢异常,可有特殊的全身表现,称为伴癌综合征,有时可先于肝癌本身的症状。常见的有:

(1)自发性低血糖症:10%～30%患者可出现,系因肝细胞能异位分泌胰岛素或胰岛素样物质;或肿瘤抑制胰岛素酶或分泌一种胰岛β细胞刺激因子或糖原储存过多;亦可因肝癌组织过多消耗葡萄糖所致。此症严重者可致昏迷、休克导致死亡,正确判断和及时对症处理可挽救患者,避免死亡。

(2)红细胞增多症:2%～10%患者可发生,可能系循环中红细胞生成素增加引起。

(3)其他罕见的尚有高脂血症、高钙血症、性早熟和促性腺激素分泌综合征、皮肤卟啉症和异常纤维蛋白原血症等,可能与肝癌组织的异常蛋白合成、异位内分泌及卟啉代谢紊乱有关。

6. 转移灶症状 有时成为发现肝癌的初现症状。如发生肺、骨、胸腔等处转移,可产生相应症状。转移至肺可引起咳嗽咯血,胸腔转移以右侧多见,可有胸痛和血性胸水。骨骼或脊柱转移,可有局部压痛或神经受压症状,或病理性骨折,颅内转移癌可有神经定位体征。

7. 肝癌的分期 分期是估计肝癌预后和选择治疗方法的重要参考依据。

肝癌的分期(2001年全国肝癌会议制定):

(1)Ⅰa:单个肿瘤最大直径≤3cm,无癌栓、腹腔淋巴结及远处转移;肝功能分级Child A。

(2)Ⅰb:单个或两个肿瘤最大直径之和≤5cm,在半肝,无癌栓,腹腔淋巴结及远处转移;肝功能分级 Child A。

(3)Ⅱa:单个或两个肿瘤最大直径之和≤10cm,在半肝或两个肿瘤最大直径之和≤5cm,在左、右两半肝,无癌栓、腹腔淋巴结及远处转移;肝功能分级 Child A。

(4)Ⅱb:单个或多个肿瘤最大直径之和>10cm,在半肝或多个肿瘤最大直径之和>5cm,在左、右两半肝,无癌栓、腹腔淋巴结及远处转移;肝功能分级 Child A。或肿瘤情况不论,有门静脉分支、肝静脉或胆管癌栓和(或)肝功能分级 Child B。

(5)Ⅲa:肿瘤情况不论,有门脉主干或下腔静脉癌栓、腹腔淋巴结或远处转移之一;肝功能分级 Child A 或 B。

(6)Ⅲb:肿瘤情况不论,癌栓,转移情况不论;肝功能分级 Child C。

【诊断】

1. 病史 对肝炎史 5 年以上,乙型或丙型肝炎病毒标记物阳性,年龄大于 35 岁要进行肝癌普查,其检出率是自然人群普查的 34.3 倍。尤其对有肝硬化和(或)肝癌家族史的高危人群,应定期筛检 AFP 和超声显像检查。每 6 个月筛检一次比每年筛查一次更有利于发现小肝癌。

2. 临床表现和体征 早期肝癌一般没有症状,中晚期肝癌常有肝区疼痛、肝大和黄疸、腹水、消瘦、发热及伴癌综合征和转移灶的相应表现,查体可见肝脾肿大,肝脏触痛或肝区叩痛,移动性浊音阳性等。

3. 辅助检查

(1)甲胎蛋白(AFP):现已广泛用于肝细胞癌的普查、诊断、判断治疗效果、预测复发。肝细胞癌 AFP 阳性率为 70%~90%。在生殖腺胚胎瘤、少数转移性肿瘤如胃癌以及孕妇、肝炎、肝硬化,AFP 可呈假阳性,但升高不如肝癌明显。AFP 浓度通常与肝癌大小呈正相关,但个体差异较大,一般认为病理分化接近正常肝细胞或分化程度极低者,AFP 常较低或测不出。在排除妊娠、肝炎和生殖腺胚胎瘤的基础上,AFP 检查诊断肝细胞癌的标准为:①AFP大于 500μg/L 持续 4 周。②AFP 由低浓度逐渐升高不降。③AFP 在 200μg/L 以上的中等水平持续 8 周。AFP 仍是当前特异性最强的标记物和诊断肝癌的主要指标。

(2)甲胎蛋白异质体(Fuc AFP):目前以扁豆凝集素(LCA)亲和交叉免疫自显影法测定AFP 异质体诊断价值为高。人体血清 AFP 有两种异质体即 LCA 非结合型(AFP-N-L)和结合型(AFP-R-L)。肝癌含 AFP-N-L 平均(49.13±27.20)%(0~100%),<75% 为肝癌诊断标准,阳性率 86.0%,随病情恶化而降低。非癌肝病 AFP-N-L 为(93.30±7.66)%,假阳性率为 1.6%。

(3)r-谷氨酰转移酶同工酶Ⅱ(GGT$_2$):用聚丙烯酰胺凝胶梯度电泳可将血清 r-谷氨酰转移酶(GGT)分出同工酶 12 条带,其中 GGT$_2$ 在原发性和转移性肝癌的阳性率可提高到 90%,特异性达 97.1%。GGT$_2$ 与 AFP 无关,在低浓度 AFP 肝癌及假阴性肝癌中,也有较高的阳性率。AFP 阴性者此酶阳性率为 72.7%。在小肝癌中 GGT$_2$ 阳性率为 78.6%。

(4)异常凝血酶原(DCP):又称 γ-羧基凝血酶原。肝脏合成凝血酶原无活性前体,通过维生素 K 参与,γ 羧化为活性形式。肝癌时,肝癌细胞的微粒体内维生素 K 依赖性羧化体系功能障碍,羟化酶活力下降,导致谷氨酸羧化不全,从而形成异常凝血酶原。肝细胞癌患者的阳性率为 67%,AFP 低浓度和 AFP 阴性肝癌的阳性率分别为 68.3% 和 65.5%,小肝癌符合率为 62.2%,而良性肝病、转移性肝癌时仅少数呈阳性,因此对亚临床肝癌有早期诊断价值。

(5)α-L-岩藻糖苷酶(AFU):肝细胞癌的血清 AFU 活性升高,诊断敏感性为 75%,特异性为 90%。对 AFP 阴性肝癌及小肝癌,AFU 阳性率均在 70% 以上。

（6）M2 型丙酮酸激酶同工酶（M2-PyK）：肝癌者较正常高 5 倍，且在小肝癌阶段即明显增高，分化愈差 M2-PyK 值增高愈明显。阳性率达 95.2%，而肝炎、肝良性肿瘤不高。

（7）酸性同功铁蛋白（AIF）、醛缩酶 A（ALD-A）、5'-核苷酸磷酸二酯酶同工酶 V（5'-NPDV）等：在肝癌时增高，特异性强，AFP 阴性时也升高，肝癌时阳性率均在 70% 以上。

（8）碱性磷酸酶同工酶 I（ALP-I）：几乎仅见于肝细胞癌，特异性强，但阳性率低，仅 24.8%。

（9）超声显像：超声显像结合 AFP 检测，已广泛用于肝癌的普查，有利于早期发现、早期诊断。实时 B 型超声显像可显示癌实质性暗区或光团。当癌坏死液化时，相应部位可出现液性暗区。超声检查可显示直径为 2 cm 以上的肿瘤，对早期定位诊断有较大价值。彩色多普勒血流成像（DCFI）可判断病灶的血供情况，有助于鉴别病变的良恶性质。超声显像还可显示门脉主干及其分支内有否癌栓形成，了解肿块与大血管的解剖关系，有否癌肿播散及腹腔内淋巴结转移，对术前确定治疗方案、估计切除可能性及选择肝动脉栓塞适应证和术后监测复发均有重要价值。

（10）电子计算机 X 线体层显像（CT）：在各种影像检查中，CT 最能反映肝脏病理形态表现，如病灶大小、形态、部位、数目及有无病灶内出血坏死等。从病灶边缘情况可了解其浸润性，从门脉血管的癌栓和受累情况可了解其侵犯性，CT 被认为是补充超声显像估计病变范围的首选非侵入性诊断方法。肝肿瘤的 CT 图像通常表现为局灶性边界比较清楚的密度减低区，但也可呈边缘模糊、大小不等的多发阴影，阳性率在 90% 以上。CT 可显示 2 cm 的肿瘤。螺旋 CT 造影剂增强可显示早期肿瘤，如结合肝动脉造影（CTA）或注射碘油的肝动脉造影（lipiodol-CTA），对 1cm 以下肿瘤的检出率可达 80% 以上。经动脉门静脉成像 CT（CT arterial-portography，CTAP）是经肝动脉注入造影剂后门静脉显影时所作的 CT 扫描，可发现仅 0.3 cm 的小肝癌。

（11）X 线肝血管造影：肝由肝动脉及门静脉双重供血，由于肝癌区的血管一般较丰富，且 90% 来自肝动脉，选择性腹腔动脉和肝动脉造影能显示直径在 1cm 以上的癌结节，阳性率达 87%，结合 AFP 检测阳性结果，常用于诊断小肝癌。检查有一定的创伤性，一般在超声显像，CT 或 MRI 检查不满意时进行，多在结合肝动脉栓塞化疗时使用。数字减影肝动脉造影（DSA）现已普及，是通过电子计算机进行一系列图像数据处理，将影响清晰度的脊柱、肋骨等阴影减除，使图像对比度增强，可清楚显示直径 ≥1.5cm 小肝癌。

（12）放射性核素肝显像：应用趋肿瘤的放射性核素 ^{67}Ga 或 ^{169}Yb，或核素标记的肝癌特异性单克隆抗体有助于肿瘤导向诊断，单光子放射型计算机体层显像（SPECT）扫描，易于检出小病灶，正电子发射体层显像（PET）可显示肝癌组织的代谢情况，常用者有 ^{18}F-FDC 显像。

（13）磁共振显像（MRI）检查：与 CT 相比，MRI 检查无电离辐射，无需造影剂及可以三维成像。

（14）肝穿刺活检：在超声或 CT 引导下用特制活检针穿刺癌结节，吸取癌组织检查可获病理诊断，是目前获得 2cm 直径以下小肝癌确诊的有效方法。但近边缘的肝癌易引起肝癌破裂，此外，并有针道转移的危险。

【治疗原则】

由于血清 AFP 检测结合超声显像对高危人群的监测，使肝癌在亚临床阶段即可做出诊断。早期治疗是改善肝癌预后的最主要因素，早期手术切除的远期效果尤为显著。对不能切除的大肝癌亦可采用多模式的综合治疗。

1. 手术切除是目前根治原发性肝癌的最好办法，凡有手术指征者均应不失时机争取手术切除。手术适应证为：①诊断明确，估计病变局限于一叶或半肝者。②肝功能代偿良好，凝血酶原时间不低于正常的50%,无明显黄疸、腹水或远处转移者。③心、肺和肾功能良好,能耐受手术者。术后定期复查AFP及超声显像以监察复发。

2. 姑息性外科治疗　适于较大肿瘤或散在分布或靠近大血管区,或合并肝硬化受限制而无法切除者,方法有肝动脉结扎和(或)肝动脉插管化疗、冷冻、激光治疗、微波治疗,术中肝动脉栓塞治疗或无水酒精瘤内注射等,有时可使肿瘤缩小,血清AFP下降,为二步切除提供机会。肝移植术适用于肝硬化严重的小肝癌患者。

3. 对不能手术或拒绝手术的小肝癌患者,射频消融介入治疗也能取得良好效果。其他尚有氩氦刀、激光、微波凝固、高功率超声聚焦(PMCT)、电化学疗法(ECT)、经皮乙醇瘤体注射等。

4. 其他治疗　包括肝动脉化疗栓塞治疗(TACE)、肝动脉门静脉双途径灌注化疗、肝动脉灌注化疗、全身化疗、生物和免疫治疗、放射治疗、中医药治疗。

四、胰　腺　癌

胰腺癌(Carcinoma of pancreas)主要是指胰外分泌腺的恶性肿瘤,胰腺恶性肿瘤可来自胰腺外分泌腺、内分泌腺和非上皮组织,其中95%为胰腺癌。胰腺癌恶性程度高、发展较快、预后较差、早期诊断难、治疗效果不理想、手术切除率低和治愈率低是本病的特点。临床主要表现为腹痛、食欲不振、消瘦和黄疸等。发病年龄多为45~70岁最多见,男女之比为1.5:1。胰腺癌病因及发病机制未明,目前认为与本病发病有关的主要因素有吸烟、高脂肪餐、酗酒与饮用咖啡、糖尿病、慢性胰腺炎和遗传因素等。胰腺癌可发生在胰腺任何部位,胰头癌约占60%,体、尾部占20%,弥漫性者约占10%。导管细胞癌最常见,约占90%,腺泡细胞癌细胞分化程度低,浸润性强,尚有其他类型的癌包括浆液性囊腺癌、黏液性囊腺癌、乳头状黏液癌等。胰腺癌发展快,且胰腺血管、淋巴管丰富,腺泡又无包膜,易发生早期转移。癌可直接蔓延至胆总管末端、胃、十二指肠、左肾、脾及邻近大血管;经淋巴管转移至邻近器官、肠系膜及主动脉周围等处淋巴结;血循环转移至肝、肺、骨、脑和肾上腺等器官;也常沿神经鞘浸润或压迫腹腔神经丛,引起顽固剧烈的腹痛和腰背痛。

【临床表现】

取决于癌肿的部位、胆管或胰管梗阻情况、胰腺破坏程度及转移等情况。起病隐匿,早期往往无特异性症状,可表现为上腹不适,食欲减退,乏力等。胰腺癌发展至中晚期则症状明显,整个病程短,病情发展快,迅速恶化。

1. 症状

(1)上腹部不适及隐痛:是胰腺癌最常见的首发症状。腹痛在胰头癌患者很常见,肿瘤常致胰管或胆管梗阻,胆道内压力升高,胆管及胆囊均有不同程度的扩张,患者可觉腹部不适及隐痛。胰头癌可引起右上腹痛,胰体尾部癌则偏左,有时可涉及全腹。显著的上腹痛和腰背痛可由癌肿累及腹腔神经丛所致。典型胰腺癌的腹痛常在仰卧位加重,夜间尤为明显,迫使患者坐起或向前弯腰、蹲位、屈膝侧卧以求缓解疼痛,有时常使患者夜间辗转不眠。腹痛剧烈者常有持续腰背部剧痛。

(2)体重减轻:也是胰腺癌的常见表现,90%患者有迅速而明显的体重减轻。肿瘤常使胰液及胆汁排泄受阻,因此影响患者食欲,且有消化吸收不良,或虽有食欲,但因进食后上腹部不适或诱发腹痛而不愿进食,致体重明显减轻,晚期常呈恶病质状态。

(3)梗阻性黄疸:是胰头癌的突出表现。肿瘤部位若靠近壶腹周围,黄疸可较早出现。黄疸常呈持续且进行性加深,早期可因壶腹周围炎症消退,晚期可因侵入胆总管下端的肿瘤溃烂造成黄疸程度有轻微波动,但不可能完全消退。同时伴尿色如浓茶、大便色泽变淡,甚至呈白陶土色。伴有皮肤瘙痒症。胰体尾部癌在波及胰头时才出现黄疸,或转移至肝内,或肝门部淋巴结肿大压迫所致。

（4）其他症状:胰腺癌有各种不同程度的消化道症状如恶心、呕吐、腹胀、腹泻,晚期甚至出现脂肪泻。少数可因病变侵及胃及十二指肠壁而发生上消化道出血。多数患者有持续或间歇性低热。可有精神忧郁、焦虑、人格改变等精神症状,可能与腹痛、失眠有关。少数可出现胰源性糖尿病或原有糖尿病加重。有时可见血栓性静脉炎表现。

2. 体征 早期一般无明显体征,典型胰腺癌可出现消瘦、上腹压痛和黄疸。近半数患者可触及肿大的胆囊,这与胆管下段梗阻有关。临床上有阻塞性黄疸伴有胆囊肿大、表面光滑而无压痛者称为 Courvoisier 征,对胰头癌具有诊断意义,但阳性率不高。部分胰体尾癌压迫脾动脉或主动脉时,在左上腹或脐周听到血管杂音,有助于诊断。

胰腺癌病程晚期体征明显:深度黄疸,肝大以至可触及肿大胆囊,上腹部可触及结节状或质硬包块、有压痛且包块固定,腹水征阳性等。进一步可有恶病质及肝、肺、骨骼或盆腔等处转移表现。

【诊断】

1. 病史 老年、男性、慢性胰腺炎患者、长期吸烟或饮酒、糖尿病、城市居民、高脂饮食及与致癌物接触的职业,伴有慢性上腹痛、黄疸、食欲减退及体重下降等。

2. 临床表现和体征 典型表现有腹痛、黄疸、体重减轻、腹泻及转移灶症状,非主要临床表现包括焦虑或抑郁、血栓性静脉炎、糖尿病等。查体可见黄疸、上腹部压痛和包块等。

早期诊断胰腺癌的关键在于对高危因素的人群定期检查。对胰腺癌可疑患者,常首先采用腹部超声和螺旋 CT 检查。凡年龄在 40 岁以上、有吸烟或高脂饮食习惯、具有下列症状之一的人应高度警惕:①不明原因的上腹部不适或疼痛,进餐后加重伴食欲下降;②难以解释的体重减轻(>10%);③突发糖尿病、不能解释的糖尿病或糖尿病突然加重;④难以解释的胰腺炎反复发作、慢性胰腺炎、有胰腺癌家族史;⑤多发性深静脉血栓或游走性静脉炎者。出现上述情况后应做进一步检查。

3. 辅助检查

（1）血液、尿、粪检查:黄疸时血清胆红素升高,以结合胆红素为主。血清碱性磷酸酶、GGT、LDH、亮氨酸氨基肽酶、乳铁蛋白、血清核糖核酸、5'核苷酸酶等可增高。胰管梗阻或并发胰腺炎时,血清淀粉酶和脂肪酶可升高。葡萄糖耐量不正常或有高血糖和尿糖。血沉可随病情发展而升高。重度黄疸时尿胆红素阳性,尿胆原阴性,粪便可呈灰白色,粪胆原减少或消失。有吸收不良时粪中可见脂肪滴。胆囊收缩素－胰酶泌素(CCK-PZ)和胰泌素试验,胰腺癌患者十二指肠引流液的淀粉酶值和碳酸氢盐浓度均显著减低。

（2）肿瘤标记物检测:胰腺癌肿瘤标志物的研究近年有较大进展,如血清癌胚抗原(CEA)、胰腺胚胎抗原(POA)、胰癌相关抗原(PCAA)、组织多肽抗原(PTA)、胰腺特异性抗原(PaA)、血清弹力蛋白酶(HE)与糖抗原(CA19-9、CA50、Du-Pan-2)等,其中 CA19-9、Du-Pan-2 和 POA 为目前较有希望的标志物,能为诊断胰腺癌提供较好的辅助资料,CA19-9 对鉴别胰腺癌与慢性胰腺炎有较高价值。K-*ras*、c-*myc*、P-*53* 等基因检测为胰腺癌的诊断提供了新的前景。另外合理进行肿瘤标志物的联合检测可提高胰腺癌的诊断率。

（3）B 型超声显像:为理想的首选检查方法。其对胰腺癌的诊断阳性率可达 90% ,可显示 >2cm 的胰腺肿瘤。可显示胰腺局限性增大,边缘回声不整齐,典型病变边缘呈火焰状,回声光点减弱、增加或不均匀,声影衰减明显,胰管不规则狭窄、扩张或中断,胆囊肿大,侵及周围大血管时表现为血管边缘粗糙及被肿瘤压迫等现象。

（4）X 线钡餐造影:X 线检查对胰腺癌的诊断价值是有限的。可间接反映癌的位置、大小及胃肠受压情况。它主要显示胰腺癌压迫所致胃和十二指肠形态改变的间接征象如胰头癌晚期可有十二指肠圈扩大,或十二指肠呈反"3"形改变。

(5)经内镜逆行胰胆管造影(ERCP):ERCP 对胰腺癌有重要诊断价值,诊断正确率可达90%。胰管造影是诊断早期胰腺癌的关键,主要表现为主胰管狭窄、管壁僵硬、扩张、中断、转位及不显影或造影剂排空延迟等。若同时累及胰头段胆管时可出现"双管征"。如胰管破溃到胰腺组织内,造影剂可出现片状影。直接收集胰液作细胞学检查及壶腹部活检作病理检查,可提高诊断率。该检查有创伤性,少数病例在检查后可发生急性胰腺炎和胰胆管感染,ERCP 很少用来单纯作为诊断的手段。

(6)经皮肝穿刺胆道造影(PTC):PTC 适用胰腺癌引起胆管扩张或伴有黄疸、ERCP 插管失败或胆总管下段梗阻不能插管者,穿刺后造影对确定胆道梗阻部位和性质有较高价值,可显示肝内外胆管扩张、胆囊肿大、胆管狭窄、充盈缺损、中断、移位、管壁僵硬等,但较难鉴别壶腹癌、胆总管末端癌或胰头癌。此外,PTC 还可以用于术前插管引流(PTCD)减轻黄疸。

(7)CT:螺旋 CT 扫描法是目前显示胰腺最好的检查方法,不受胃肠道气体干扰,对判定胰腺组织是否异常有高度的可靠性。CT 诊断胰腺癌的阳性率为94%,发现最小肿瘤直径为1.0cm。可见胰腺形态变异、局限性肿大、轮廓不规则、胰周脂肪消失、胰管扩张或狭窄、大血管受压、淋巴结或肝转移等。对判定肿瘤的可切除性亦有重要意义。

(8)超声内镜检查:超声内镜在胃内检查,可见胃后壁外有局限性低回声区,凹凸不规整的边缘,内部回声的不均匀;超声腹腔镜的探头可置于肝左叶与胃小弯处或直接通过小网膜置于胰腺表面探查。结合腹腔镜在网膜腔内直接观察胰腺或胰腺的间接征象,并进行穿刺活检,胰腺癌检出率近100%。

(9)磁共振胰胆管成像(MRCP):是无创性、无需造影剂即可显示胰胆系统的检查手段。显示主胰管与总胆管病变的效果基本与 ERCP 相同。缺点是无法了解壶腹等病变,亦不能放置胆道内支架引流减轻黄疸为手术做准备。

(10)组织病理学和细胞学检查:在 CT、B 超定位和引导下,或在剖腹探查中用细针穿刺(FNA)作多处细胞学或活体组织检查,准确性可达76%~90%,其特异性几乎可达100%。

【治疗原则】

胰腺癌的治疗原则是早期手术、争取手术根治为主,而不宜手术者应行姑息性短路手术、化学疗法、放射治疗和粒子置入治疗、导管介入治疗、胆管支架治疗和靶向药物治疗,镇痛治疗也是不可缺少的措施。

五、肠　癌

大肠癌(colorectal carcinoma)包括结肠癌和直肠癌,是常见的恶性肿瘤。近 20 年来,世界上多数国家大肠癌(主要是结肠癌)发病率呈上升趋势,我国大肠癌发病率上升趋势亦十分明显。大肠癌在西欧、北美国家中发病率较高,可达 35~50/10 万,一些亚、非、拉国家发病率较低。在我国,大肠癌是十大常见肿瘤之一,据统计,上海市 1992 年的年发病率为 28~35/10 万。发病年龄以中、老年为主,但呈明显提前趋势,我国患者现中位发病年龄已提前到了 45 岁。在男女两性中,大多数国家,发病率和死亡率以男性为高。病因尚不完全清楚,和饮食习惯、遗传因素、大肠腺瘤及大肠息肉和溃疡性结肠炎有关。好发部位以直肠最多,其次是乙状结肠,右半结肠,横结肠,降结肠。常见的组织学类型有腺癌、黏液癌和未分化癌,以腺癌最多见。

【临床表现】

大肠癌在早期常无特异表现,随着病情的进展,病灶不断扩大,可出现下述各种表现:

1. 排便习惯改变和便血 常有排便次数增多和排便不尽感,腹泻与便秘交替出现,这些表现常被患者忽视。当肿瘤生长在肛管、直肠时,可使大便形状发生改变,如大便变细、变形等。另一容易被忽视的表现是血便,80%～90%的直肠癌患者可有血便。

2. 腹胀和腹痛 可表现为病灶部位隐痛、食欲不振、腹胀等,一般在右半结肠癌为右侧腹痛牵涉至脐上部,左半结肠癌疼痛牵涉至脐下部,直肠癌疼牵涉至肛门会阴部。当出现肠梗阻或肠穿孔时,则腹痛加重。

3. 腹部包块和肠梗阻 当癌肿生长到一定大小时,可于腹部触及肿块,一般肿块的形状不规则、质硬、逐渐长大,当继发感染或与周围组织粘连后,则肿块多固定不动,有压痛。由于癌肿的生长,可阻塞肠腔,或因肿块的压迫,导致肠管狭窄,引起完全性或不完全性肠梗阻。

4. 贫血和恶病质 由于肿瘤出血引起慢性失血,胃肠功能紊乱,对营养物质的摄入障碍和消耗,患者可出现贫血、消瘦、乏力等,晚期患者可呈恶病质状态。

5. 不同部位肿瘤的特殊表现

(1)右半结肠癌:右半结肠癌常表现出腹部肿块、贫血、腹痛、全身乏力与消瘦等症状。腹痛亦是右半结肠癌患者就诊的主要症状之一。便血与贫血是右半结肠癌的较常见的症状。

(2)左半结肠癌:便血是左半结肠癌最常见的症状。常表现为粪便表面带有暗红色血,易被患者发现而引起重视。也可出现黏液便或黏液脓血便。

(3)直肠癌:直肠癌主要的临床表现为便血及排便习惯的改变。便血是直肠癌患者最常见的症状,多呈鲜血或暗红色血液,与大便不相混淆,大量出血者则罕见。有时便血中含有血块和脱落的坏死组织。排便习惯改变亦是直肠癌患者的主要临床症状之一。主要表现为大便次数的增多,每日数次至十数次,多者甚至每日数十次,每次仅排少量的血液及黏液便,多伴持续性肛门坠胀感及排便不尽感。大便常变细、变形,甚至有排便困难及便闭。

(4)肛管癌:出血和疼痛是肛管癌的主要表现。

【诊断】

1. 病史 有遗传史、结肠息肉、溃疡性结肠炎出现排便习惯与粪便性状改变、腹痛、贫血等,应考虑本病。

2. 临床表现和体征 长期的反复的腹痛和腹胀,腹泻或便秘伴有血便,肛门下坠或里急后重,不明原因的贫血和体重下降,腹部压痛、腹部包块和(或)伴有肠型等。

3. 辅助检查

(1)直肠肛门指检:通过简单的直肠指检,即可查出距肛门7～8cm甚至更高部位的直肠内肿物,同时,还可以做脱落细胞学检查,是一种比较可靠的诊断方法。

(2)内镜检查:对有前述症状,而经直肠指检又未发现肿瘤的患者,应进一步进行结肠镜检查,可直接看到病灶情况,并能取标本做出病理学诊断,是确诊大肠癌的依据。

(3)实验室检查:目前在实验室检查方面,虽然尚无特异性的用于明确诊断用的肿瘤标志物,但有些检查项目,对患者的疗效判断和预后,以及及早发现复发有很大帮助。其中,血清癌胚抗原(CEA)检查等,已在临床广泛应用。其他一些非特异性的常规化验检查,如大便潜血试验等,可以帮助早期发现大肠癌,并可作为普查的初筛方法。

(4)X线检查:以往的单纯钡灌肠检查,对较小的病变常易漏诊。气钡灌肠双重对比造影检查,是一种较好的检查方法,对较早期癌肿的发现率较高。

(5)CT和MR检查:不能作为大肠癌的早期诊断方法,而主要用于进一步明确癌肿侵犯的深度、范围和远地转移的部位,以及对已知的肿瘤进行分期,作为选择治疗方案的参考。

（6）超声结肠镜检查：新近出现的超声结肠镜，系将超声探头与结肠镜结合，使二者互相取长补短，通过此种检查方法，不仅可以直视肠腔表面的癌肿，还可以确定其侵犯的深度、范围、淋巴结转移情况等。

【治疗原则】

提倡早期诊断，早期结肠癌可经结肠镜切除黏膜或黏膜下切除，并需要病理科医生的积极配合。大肠癌主要治疗措施是外科手术治疗。能切除的肿瘤，患者只要能耐受手术，均应手术切除；即使对部分有远处转移的病例，也应争取切除原发灶，以解决可能出现的梗阻、出血等问题。提高大肠癌的治疗效果必须考虑手术结合放射治疗、化学药物治疗，以及放疗与化疗结合等综合治疗。

（徐 麟）

第六章
泌尿系统与男性生殖系统疾病

泌尿系统由肾脏、输尿管、膀胱、尿道及有关的血管、神经等组成。主要功能是生成和排泄尿液,并以此排泄体内代谢废物,对维持机体内环境的稳定起重要作用。肾脏也是一个内分泌器官,主要作用是调节血压、红细胞生成和骨骼生长等。

肾脏及其他泌尿系统疾病经常会同时出现一组临床症状和体征,临床上称为综合征。常见的有肾病综合征、肾炎综合征、无症状尿检异常、急性肾衰竭综合征、慢性肾衰竭综合征等。

第一节　肾小球肾炎

肾小球肾炎分为急性肾小球肾炎、急进性肾小球肾炎、慢性肾小球肾炎和无症状性血尿和(或)蛋白尿。

一、急性肾小球肾炎

急性肾小球肾炎(acute glomerulonephritis)简称急性肾炎(AGN),是以急性肾炎综合征为主要临床表现的一组疾病。其特点为急性起病,患者出现血尿、蛋白尿、水肿和高血压,并可伴有一过性肾功能不全。多见于链球菌感染后,而其他细菌、病毒及寄生虫感染亦可引起。

【临床表现】

急性肾炎多见于儿童,男性多于女性。通常于前驱感染后 1~3 周(平均 10 天左右)起病,潜伏期相当于致病抗原初次免疫后诱导机体产生免疫复合物所需的时间,呼吸道感染者的潜伏期较皮肤感染者短。本病起病较急,病情轻重不一,轻者呈亚临床型(仅有尿常规及血清 C3 异常);典型者呈急性肾炎综合征表现,重症者可发生急性肾衰竭。本病大多预后良好,常可在数月内临床自愈,但是部分患者也可遗留慢性肾脏病。

1. 尿液异常　几乎全部患者均有肾小球源性血尿,约 30% 患者可有肉眼血尿,常为起病首发症状和患者就诊原因。可伴有轻、中度蛋白尿,少数患者(<20%)可呈肾病综合征范围的大量蛋白尿。尿沉渣除红细胞外,早期尚可见白细胞和上皮细胞稍增多,并可有红细胞管型。

2. 水肿　80% 以上患者均有水肿,常为起病的初发表现,典型表现为晨起眼睑水肿或伴有下肢轻度可凹性水肿,少数严重者可波及全身。

3. 高血压　约 80% 患者出现一过性轻、中度高血压,常与水、钠潴留有关,利尿后血压可逐渐恢复正常。少数患者可出现严重高血压,甚至高血压脑病。

4. 肾功能异常　患者起病早期可因肾小球滤过率下降,水、钠潴留而尿量减少,少数患者甚至少尿(<400ml/d)。肾功能可一过性受损,表现为血肌酐轻度升高。多于 1~2 周后尿量渐增,肾功能于利尿后数天可逐渐恢复正常。仅少数表现为急性肾衰竭。

5. 充血性心力衰竭 常发生在急性肾炎综合征期,严重水、钠潴留和高血压为重要的诱发因素。患者可有颈静脉怒张、奔马律和肺水肿症状,常需紧急处理。

【诊断】

于链球菌感染后 1~3 周发生血尿、蛋白尿、水肿和高血压,甚至少尿及肾功能不全等急性肾炎综合征表现,伴血清 C3 下降,病情在发病 8 周内逐渐减轻到完全恢复正常者,即可临床诊断为急性肾炎。若肾小球滤过率进行性下降或病情于 2 个月尚未见好转者应及时做肾活检,以明确诊断。

【治疗原则】

本病治疗以休息及对症治疗为主。急性肾衰竭患者可予透析治疗,待其自然恢复。本病为自限性疾病,不宜使用糖皮质激素及细胞毒药物治疗。

1. 一般治疗 急性期应卧床休息,待肉眼血尿消失、水肿消退及血压恢复正常后逐步增加活动量。急性期应予低盐(每天 3g 以下)饮食。肾功能正常者不需限制蛋白质入量,但肾衰竭时可考虑限制蛋白质摄入,并以优质动物蛋白为主。明显少尿者应注意控制液体入量。

2. 治疗感染灶 由于本病主要为链球菌感染后造成的免疫反应所致,急性肾炎发作时感染灶多数已经得到控制。因此,以往主张病初注射青霉素 10~14 天(过敏者可用大环内酯类抗生素),但其必要性现有争议。对于反复发作的慢性扁桃体炎,待病情稳定后(尿蛋白少于 +,尿沉渣红细胞少于 10 个/HP)可考虑做扁桃体摘除,术前、术后两周需注射青霉素。

3. 对症治疗 包括利尿消肿、降血压、预防心脑并发症的发生。休息、低盐和利尿后高血压控制仍不满意时,可加用降压药物。

4. 透析治疗 少数发生急性肾衰竭而有透析指征时,应及时给予透析治疗以帮助患者度过急性期。由于本病具有自愈倾向,肾功能多可逐渐恢复,一般不需要长期维持透析。

二、急进性肾小球肾炎

急进性肾小球肾炎(rapidly progressive glomerulonephritis,RPGN)是以急性肾炎综合征、肾功能急剧恶化、多在早期出现少尿性急性肾衰竭为临床特征,病理类型为新月体性肾小球肾炎的一组疾病。

RPGN 根据免疫病理可分为 3 型,其病因及发病机制各不相同:①Ⅰ型:又称抗肾小球基底膜(GBM)型肾小球肾炎,由于抗 GBM 抗体与 GBM 抗原相结合激活补体而致病。②Ⅱ型:又称免疫复合物型,因肾小球内循环免疫复合物的沉积或原位免疫复合物形成,激活补体而致病。③Ⅲ型:为少免疫复合物型,肾小球内无或仅微量免疫球蛋白沉积。

【临床表现】

我国以Ⅱ型略为多见,Ⅰ型好发于中青年,Ⅱ型及Ⅲ型常见于中老年患者,男性略多。

患者可有前驱呼吸道感染,起病多较急,病情可急骤进展。以急性肾炎综合征(急性起病、血尿、蛋白尿、水肿和高血压),多在早期出现少尿或无尿,进行性肾功能恶化并发展成尿毒症为其临床特征。患者常伴有中度贫血。Ⅱ型患者约半数可伴肾病综合征,Ⅲ型患者常有不明原因的发热、乏力、关节痛或咯血等系统性血管炎的表现。

【诊断】

凡急性肾炎综合征伴肾功能急剧恶化,无论是否已达到少尿性急性肾衰竭,应怀疑本病并及时进行肾活检。若病理证实为新月体性肾小球肾炎,根据临床和实验室检查能除外系统性疾病,诊断可成立。

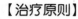

【治疗原则】

1. 强化疗法

（1）强化血浆置换疗法：应用血浆置换机分离患者的血浆和血细胞，弃去血浆，以等量正常人的血浆（或血浆白蛋白）和患者血细胞重新输入体内。通常每天或隔天1次，每次置换血浆2~4L，一般需10次左右。

（2）甲泼尼龙冲击联合环磷酰胺治疗：甲泼尼龙0.5~1.0g溶于5%葡萄糖液中静脉点滴，每天或隔天1次，3次为1个疗程。必要时间隔3~5天可进行下一疗程，一般为1~3个疗程。辅以环磷酰胺常规口服治疗。

2. 替代治疗 凡急性肾衰竭已达透析指征者，应及时透析。对强化治疗无效的晚期患者或肾功能已无法逆转者，则有赖于长期维持透析。肾移植应在病情静止半年，特别是Ⅰ型患者血清抗GBM抗体需转阴后半年进行。

三、慢性肾小球肾炎

慢性肾小球肾炎（chronic glomerulonephritis）简称慢性肾炎，系指蛋白尿、血尿、高血压、水肿为基本临床表现，起病方式各有不同，病情迁延，病变缓慢进展，可有不同程度的肾功能减退，最终将发展为慢性肾衰竭的一组肾小球疾病。

【临床表现】

慢性肾炎可发生于任何年龄，但以中青年为主，男性多见。多数起病缓慢、隐袭。临床表现呈多样性，蛋白尿、血尿、高血压、水肿为其基本临床表现，可有不同程度肾功能减退，病情时轻时重、迁延，渐进性发展位慢性肾衰竭。

患者早期可无任何症状，患者可有乏力、疲倦、腰部疼痛和食欲不振；水肿可有可无，一般不严重；血压可正常或轻度升高；肾功能正常或轻度受损，这种情况可持续数年，甚至数十年，肾功能逐渐恶化并出现相应的临床表现（如贫血、血压增高等），最后进入终末期肾衰竭。有的患者除上述慢性肾炎的一般表现外，血压（特别是舒张压）持续性中等以上程度升高，严重者可有眼底出血、渗出甚至视盘水肿。如血压控制不好，肾功能恶化较快，预后较差。

慢性肾炎临床表现呈多样性，个体间差异较大，故要特别注意因某一表现突出而易造成误诊。

【诊断】

凡尿液异常（蛋白尿、血尿）、伴或不伴水肿及高血压病史达3个月以上，无论有无肾功能损害均应考虑此病，在除外继发性肾小球肾炎及遗传性肾小球肾炎后，临床上可诊断为慢性肾炎。

【治疗原则】

慢性肾炎的治疗应以防止或延缓肾功能进行性恶化、改善或缓解临床症状及防治心脑血管并发症为主要目的，而不以消除尿红细胞或轻度尿蛋白为目标。可采用下列综合治疗措施。

1. 积极控制高血压和减少尿蛋白 高血压和蛋白尿是加速肾小球硬化、促进肾功能恶化的重要因素，积极控制高血压和减少蛋白尿是两个重要的环节。高血压的治疗目标：力争把血压控制在理想水平（<130/80mmHg）。尿蛋白的治疗目标是争取减少至<1g/d。

2. 限制食物中蛋白及磷的入量 肾功能不全患者应限制蛋白及磷的入量，应采用优质低蛋白饮食[<0.6g/(kg·d)]。

3. 糖皮质激素和细胞毒药物 此类药物是否应用宜区别对待，一般不主张积极应用。

4. 避免加重肾脏损害的因素 感染、劳累、妊娠及肾毒性药物（如氨基糖苷类抗生素）

均可能损伤肾脏,导致肾功能恶化,应予以避免。

四、无症状性血尿和(或)蛋白尿

无症状性血尿和(或)蛋白尿(asymptomatic hematuria and/or proteinuria)既往国内称为隐匿型肾小球肾炎(latent glomerulonephritis),系指无水肿、高血压及肾功能损害,而仅表现为肾小球源性血尿和(或)蛋白尿的一组肾小球疾病。

【临床表现】

临床表现为单纯性血尿(仅有血尿而无蛋白尿);无症状蛋白尿;血尿伴蛋白尿。

【诊断】

对单纯性血尿患者(仅有血尿而无蛋白尿),需做相差显微镜尿红细胞形态检查和(或)尿红细胞容积分布曲线测定,以鉴别血尿来源。此外,应除外由于尿路疾病(如尿路结石、肿瘤或炎症)所致的血尿。确属肾小球源性血尿,又无水肿、高血压及肾功能减退时,即应考虑此病。以反复发作的单纯性血尿为表现者多为 IgA 肾病。

对无症状蛋白尿患者,需做尿蛋白定量和尿蛋白电泳以区分蛋白尿性质,必要时应做尿本周蛋白检查或尿蛋白免疫电泳。只有确定为肾小球性蛋白尿,且患者无水肿、高血压及肾功能减退时,才能考虑本病诊断。在作出诊断前还必须排除功能性蛋白尿(仅发生于剧烈运动、发热或寒冷时)、体位性蛋白尿(见于青少年,直立时脊柱前凸所致,卧床后蛋白尿消失)等生理性蛋白尿,也需小心排除其他原发性或继发性肾小球疾病(如糖尿病肾病、肾淀粉样变等)的早期或恢复期。必要时需肾活检确诊。

尿蛋白定量 <1.0g/d,以白蛋白为主,而无血尿者,称为单纯性蛋白尿,一般预后良好,很少发生肾功能损害。但近年的研究显示,有小部分尿蛋白在 0.5~1.0g/d 的患者,肾活检病理改变并不轻微,应引起重视。

【治疗原则】

1. 定期复查　对患者应定期(至少每 3~6 个月 1 次)检查,监测尿沉渣、尿蛋白、肾功能和血压的变化,女性患者在妊娠前及其过程中更需加强监测。

2. 保护肾功能　避免肾损伤的因素。

3. 扁桃体摘除术　对反复发作的慢性扁桃体炎与血尿、蛋白尿发作密切相关者,可待急性期过后行扁桃体摘除术。

4. 其他　可用中医药辨证施治。

(纪爱芳)

第二节　间质性肾炎

间质性肾炎分为急性间质性肾炎和慢性间质性肾炎。

一、急性间质性肾炎

急性间质性肾炎(acute interstitial nephritis,AIN)又称急性肾小管-间质性肾炎,是一组以肾间质炎性细胞浸润及肾小管变性为主要病理表现的急性肾脏病。常见病因有药物过敏、感染、自身免疫性疾病、恶性肿瘤、代谢性疾病及病因不明等。下文仅讨论药物过敏性 AIN。

【临床表现】

1. 全身过敏表现　药物过敏性 AIN 常有较为典型的病程,在使用致病药物数天或数周后出现尿检异常、肾功能损伤,尿量可减少或无变化,腰痛,一般无高血压和水肿,常伴有全身过敏症状,常见皮疹、发热及外周血嗜酸性粒细胞增多,有时还可见关节痛或淋巴结肿大。但是,由非甾体抗炎药引起者全身过敏表现常不明显。

2. 尿液异常 常出现无菌性白细胞尿(可伴白细胞管型,早期还可发现嗜酸性粒细胞尿)、血尿及蛋白尿。蛋白尿多为轻度,但是,非甾体抗炎药引起肾小球微小病变时,却可出现大量蛋白尿(> 3.5g/d),呈肾病综合征表现。

3. 肾功能损害 常出现少尿或非少尿性急性肾衰竭,并常因肾小管功能损害出现肾性糖尿、低比重及低渗透压尿。

【诊断】

近期用药史,药物过敏表现,尿液异常,肾小管及肾小球功能损害。典型患者一般认为有上述表现中前2条,再加上后2条中任何1条,即可临床诊断本病。但是,非典型患者(尤其是由非甾体抗炎药致病者)必须依靠肾穿刺病理检查确诊。

【治疗原则】

1. 停用致敏药物 去除过敏原后,多数轻症患者即可自行缓解。

2. 免疫抑制治疗 药物过敏性 AIN 重症患者可使用糖皮质激素。自身免疫性疾病、药物变态反应等免疫因素介导的间质性肾炎,可给予激素及免疫抑制剂治疗。

3. 透析治疗 血肌酐明显升高或合并高血钾、心力衰竭、肺水肿等有血液净化指征者,应行血液净化治疗。

二、慢性间质性肾炎

慢性间质性肾炎(chronic interstitial nephritis,CIN)又称慢性肾小管-间质性肾炎,是一组以肾间质纤维化及肾小管萎缩为主要病理表现的慢性肾脏病。

CIN 病因多种多样,常见病因有:中药(如关木通、广防己、青木香等);西药(如镇痛药、环孢素 A 等);重金属(如铅、镉、砷等);放射线等。CIN 的发病机制也非单一性,毒性反应可能为更常见因素。

【临床表现】

本病多缓慢隐袭进展,首先出现肾小管功能损害。远端肾小管浓缩功能障碍,出现夜尿多、低比重及低渗透压尿;近端肾小管重吸收功能障碍可出现肾性糖尿。而后,肾小球功能也受损,随之血清肌酐逐渐升高,直至进入终末期肾病,出现慢性肾衰竭的症状,如恶心、呕吐、厌食等,患者肾脏缩小,出现肾性贫血及高血压。患者尿常规变化轻微,仅有轻度蛋白尿,少量红、白细胞及管型。

【诊断】

据临床表现可高度疑诊,确诊仍需病理检查。慢性间质性肾炎需要根据病史和临床病理特征进一步明确病因。

【治疗原则】

对早期 CIN 患者,应积极去除病因,控制感染、及时停用致敏药物、处理原发病。如出现慢性肾衰竭,应予非透析保守治疗,以延缓肾损害进展;若已进入终末期则应进行肾脏替代治疗。

(纪爱芳)

第三节 肾病综合征

肾病综合征(nephrotic syndrome,NS)可分为原发性及继发性两大类,可由多种不同病理类型的肾小球疾病所引起(表6-1)。

表6-1 肾病综合征的分类和常见病因

分类	儿童	青少年	中老年
原发性	微小病变型肾病	系统增生性肾小球肾炎 微小病变型肾病 局灶节段性肾小球硬化 系膜毛细血管性肾小球炎	膜性肾病
继发性	过敏性紫癜肾炎 乙型肝炎病毒相关性肾炎 系统性红斑狼疮肾炎	系统性红斑狼疮肾炎 过敏性紫癜肾炎 乙型肝炎病毒相关性肾炎	糖尿病肾病 肾淀粉样变性 骨髓瘤性肾病 淋巴瘤或实体肿瘤性肾病

【临床表现】

肾病综合征的主要临床表现为大量蛋白尿、低白蛋白血症、水肿、高脂血症。不同类型的肾病综合征可有不同表现。

1. 微小病变型肾病 约占儿童原发性肾病综合征的80%～90%,成人原发性肾病综合征的10%～20%。本病男性多于女性,儿童高发,成人发病率降低,但60岁后发病率又呈现一小高峰。典型的临床表现为肾病综合征,仅15%左右患者伴有镜下血尿。

2. 局灶节段性肾小球硬化 占我国原发性肾病综合征的5%～10%。本病好发于青少年男性,多为隐匿起病,部分患者可由微小病变型肾病转变而来。大量蛋白尿及肾病综合征为其主要临床特点(发生率可达50%～75%),约3/4患者伴有血尿,部分可见肉眼血尿。本病确诊时约半数患者有高血压,约30%有肾功能减退。

3. 膜性肾病 约占我国原发性肾病综合征的20%。本病男性多于女性,好发于中老年。通常起病隐匿,约80%表现为肾病综合征,约30%可伴有镜下血尿,一般无肉眼血尿。常在发病5～10年后逐渐出现肾功能损害。本病极易发生血栓栓塞并发症,肾静脉血栓发生率可高达40%～50%。

4. 系膜增生性肾小球肾炎 约占原发性肾病综合征的30%,显著高于西方国家。男性多于女性,好发于青少年。约50%患者有前驱感染,可于上呼吸道感染后急性起病,甚至表现为急性肾炎综合征。

5. 系膜毛细血管性肾小球肾炎 约占我国原发性肾病综合征的10%～20%。本病男性多于女性,好发于青壮年。约1/4～1/3患者常在上呼吸道感染后,表现为急性肾炎综合征;约50%～60%患者表现为肾病综合征,几乎所有患者均伴有血尿,其中少数为发作性肉眼血尿;其余少数患者表现为无症状性血尿和蛋白尿。肾功能损害、高血压及贫血出现早,病情多持续进展。50%～70%患者的血清C3持续降低,对提示本病有重要意义。

【诊断】

肾病综合征诊断标准是:①尿蛋白大于3.5g/d。②血浆白蛋白低于30g/L。③水肿。④血脂升高。其中①和②两项为诊断所必需。诊断包括3个方面:①明确是否为肾病综合征;②确认病因:必须首先除外继发性病因和遗传性疾病,才能诊断为原发性肾病综合征;最好能进行肾活检,作出病理诊断;③判定有无并发症。

【治疗原则】

1. 一般治疗 凡有严重水肿、低蛋白血症者需卧床休息。水肿消失、一般情况好转后,可起床活动。给予正常量0.8～1.0g/(kg·d)的优质蛋白饮食。热量要保证充分,每天每千克体重不应少于126～147kJ(30～35kcal)。水肿时应低盐(<3g/d)饮食。

2. 对症治疗

（1）利尿消肿：可用噻嗪类利尿剂、潴钾利尿剂、袢利尿剂、渗透性利尿剂等。提高血浆胶体渗透压可用血浆或白蛋白等静脉输注。

（2）减少尿蛋白：可用血管紧张素转换酶抑制剂（ACEI）或血管紧张素Ⅱ受体拮抗剂（ARB），所用剂量一般比常规降压剂量大，才能获得良好疗效。

（3）降脂治疗：存在高脂血症的患者可以考虑给予降脂药物治疗。

3. 抑制免疫与炎症反应

（1）糖皮质激素：通过抑制免疫炎症反应，抑制醛固酮和抗利尿激素分泌，影响肾小球基底膜通透性等综合作用而发挥其利尿、消除尿蛋白的疗效。

（2）细胞毒药物：这类药物可用于"激素依赖型"或"激素抵抗型"的患者，协同激素治疗。若无激素禁忌，一般不作为首选或单独治疗用药。常用药物有：环磷酰胺、盐酸氮芥、苯丁酸氮芥等。

（3）环孢素：能选择性抑制 T 辅助细胞及 T 细胞毒效应细胞，已作为二线药物用于治疗激素及细胞毒药物无效的难治性肾病综合征。

4. 中医药治疗

（1）辨证论治：肾病综合征患者多辨证为脾肾两虚，可给予健脾补肾利水的方剂（如真武汤）治疗。

（2）拮抗激素及细胞毒药物副作用。

（3）雷公藤总苷：10～20mg，每天 3 次口服，有降低尿蛋白作用，可配合激素应用。

5. 防治并发症

（1）感染：一旦发现感染，应及时选用对致病菌敏感、强效且无肾毒性的抗生素积极治疗。

（2）血栓及栓塞并发症：一般认为，当血浆白蛋白低于 20g/L 时，提示存在高凝状态，即应开始预防性抗凝治疗。可给予肝素或低分子肝素。对已发生血栓、栓塞者应尽早（6 小时内效果最佳，但 3 天内仍可望有效）给予尿激酶或链激酶全身或局部溶栓，同时配合抗凝治疗。

（3）急性肾损伤：肾病综合征并发急性肾损伤时可采取以下措施：①袢利尿剂。②血液透析。③原发病治疗。④碱化尿液。

（4）蛋白质及脂肪代谢紊乱：在肾病综合征缓解前常难以完全纠正代谢紊乱，但应调整饮食中蛋白和脂肪的量和结构，力争将代谢紊乱的影响减少到最低限度。

（纪爱芳）

第四节 IgA 肾病

IgA 肾病（IgA nephropathy，IgAN）是指肾小球系膜区以 IgA 或 IgA 沉积为主的原发性肾小球疾病，是肾小球源性血尿最常见的病因。为目前世界范围内最常见的原发性肾小球疾病，约占全部肾活检患者的 10%～40%、原发性肾小球疾病的 20%～50%。亚洲地区最高，占肾活检患者的 30%～40%；欧洲地区占 20%；北美为 10%。也是我国最常见的肾小球疾病，已成为终末期肾病（end-stage renal disease，ESRD）的重要病因之一。

【临床表现】

可包含原发性肾小球疾病的各种临床表现，血尿最常见。

好发于青少年，男性多见。起病前多有感染，常为上呼吸道感染（咽炎、扁桃体炎），其次为消化道、肺部和泌尿道感染。部分患者常在上呼吸道感染后（24～72 小时，偶可更短）出现突发性肉眼血尿,持续数小时至数天。肉眼血尿发作后,尿红细胞可消失,也可转为镜下血尿;少数患者肉眼血尿可反复发作。

上述典型患者呈伴或不伴轻度蛋白尿、无水肿、高血压和肾功能减退,临床称之为无症状性血尿和(或)蛋白尿,约占 IgA 肾病的 60%～70%。

国内报道 IgA 肾病表现肾病综合征者显著高于国外报道,约为 10%～20%,大量蛋白尿和水肿为主要表现。

IgA 肾病早期高血压并不常见(<5%～10%),随着病程延长高血压发生率增高,部分 IgA 肾病患者可呈恶性高血压,为继发性肾实质性恶性高血压的最常见病因之一。

【诊断】

本病诊断依据肾活检免疫病理学检查,即肾小球系膜区或伴毛细血管壁 IgA 为主的免疫球蛋白呈颗粒样或团块样沉积。诊断原发性 IgA 肾病时,必须排除肝硬化、过敏性紫癜等继发性 IgA 沉积的疾病后方可成立。

【治疗原则】

IgA 肾病是肾脏免疫病理一致,但临床表现、病理改变和预后变异甚大的原发性肾小球疾病,其治疗则应根据不同的临床表现、病理类型和程度等综合给予合理治疗。

1. 单纯镜下血尿 一般无特殊治疗,避免劳累、预防感冒和避免使用肾毒性药物。此类患者一般预后较好,肾功能可较长期地维持在正常范围。

2. 蛋白尿 建议 ACEI 或 ARB 治疗并逐渐增加至可耐受的剂量,以使尿蛋白 <1g/d,延缓肾功能进展。经过 3～6 个月优化支持治疗(包括服 ACEI/ARB 和控制血压)后,如尿蛋白仍持续 >1g/d 的患者,使用糖皮质激素治疗,必要时加用其他免疫抑制剂。大量蛋白尿长期得不到控制者,常进展至慢性肾衰竭,预后较差。

3. 肾病综合征 IgA 肾病表现肾病综合征的不多,有些患者可能同时合并微小病变,具体治疗参见肾病综合征的治疗。

4. 急性肾衰竭 IgA 肾病表现为急性肾衰竭,主要为新月体性肾炎或伴毛细血管袢坏死以及红细胞管型阻塞肾小管所致。可给予支持治疗,必要时给予透析治疗,大多数自发缓解。

5. 慢性肾小球肾炎 可参照一般慢性肾炎治疗原则,以延缓肾功能恶化为主要治疗目的。合并高血压者(包括恶性高血压),应积极控制血压达标(<130/80mmHg)。

(纪爱芳)

第五节　肾小管性酸中毒

肾小管性酸中毒(renal tubular acidosis,RTA)是由各种原因导致肾脏酸化功能障碍而产生的一种临床综合征,主要表现是:高氯性、正常阴离子间隙性(anion gap,AG)代谢性酸中毒;电解质紊乱;骨病;尿路症状。多数患者无肾小球异常,在一些遗传性疾病,RTA 可能是最主要或仅有的临床表现。按病变部位和机制分为 I 型,远端肾小管泌 H^+ 障碍;II 型,近端小管 HCO_3^- 重吸收障碍;III 型,混合型,兼有 I 型和 II 型 RTA 的特点;IV 型,远端小管排泌 H^+、K^+ 作用减弱。本节主要讨论 I 型和 II 型 RTA。

一、低血钾型远端肾小管酸中毒

此型 RTA 最常见,又称为经典型远端 RTA 或 I 型 RTA。此型系由远端肾小管酸化功能障碍引起,主要表现为管腔与管周液间无法形成高 H^+ 梯度。此型 RTA 儿童患者常由先天遗传性肾小管功能缺陷引起,而成人则常为后天获得性肾小管-间质疾病所致,尤常见于慢性间质性肾炎。

【临床表现】

1. 高血氯性代谢性酸中毒　尿液 pH 通常 >5.5,血 pH 下降,血清氯离子(Cl^-)增高。但是 AG 正常,此与其他代谢性酸中毒不同。

2. 低钾血症　由于皮质集合管 H^+-K^+ 泵功能减退致低血钾,重症可引起低钾性麻痹、心律失常及低钾性肾病(呈现多尿及尿浓缩功能障碍)。

3. 钙磷代谢障碍　酸中毒抑制肾小管对钙的重吸收,因此患者出现高尿钙、低血钙,继发甲状旁腺功能亢进,导致高尿磷、低血磷。严重的钙磷代谢紊乱常引起骨病(骨痛、骨质疏松及骨畸形)、肾结石及肾钙化。

【诊断】

当出现 AG 正常的高血氯性代谢性酸中毒、低钾血症,尿液中可滴定酸及 NH_4^+ 减少,尿 pH >5.5,远端 RTA 诊断即成立。如出现低血钙、低血磷、骨病、肾结石或肾钙化,则更支持诊断。

【治疗原则】

病因明确的继发性远端 RTA 应设法去除病因。针对 RTA 应予对症治疗。

1. 纠正酸中毒　应补充碱剂,常用枸橼酸合剂和碳酸氢钠。

2. 补充钾盐　可口服枸橼酸钾,也可用枸橼酸合剂。不可用氯化钾,以免加重高氯性酸中毒。

3. 防治肾结石、肾钙化及骨病　服枸橼酸合剂后,可预防肾结石及钙化。对已发生严重骨病而无肾钙化的患者,可小心应用钙剂及骨化三醇治疗。

二、近端肾小管酸中毒

此型 RTA 也较常见,又称 II 型 RTA。此型 RTA 系由近端肾小管酸化功能障碍引起,主要表现为 HCO_3^- 重吸收障碍。也可由先天遗传性肾小管功能缺陷及各种后天获得性肾小管-间质疾病引起。

【临床表现】

与远端 RTA 比较,此型 RTA 有如下特点:①虽均为 AG 正常的高血氯性代谢性酸中毒,但是尿液可滴定酸及 NH_4^+ 正常,HCO_3^- 增多。酸中毒加重时尿液 pH 可在 5.5 以下。②低钾血症较明显。③由于该型 RTA 患者的尿枸橼酸排出大多正常,因此其尿路结石及肾钙化发生率远比远端 RTA 轻。

【诊断】

出现 AG 正常的高血氯性代谢性酸中毒、低钾血症,尿液 HCO_3^- 增多,近端 RTA 诊断即成立。对疑诊患者可做碳酸氢盐重吸收试验,患者口服或静脉滴注碳酸氢钠后,HCO_3^- 排泄分数 >15% 即可诊断。

【治疗原则】

首先应予病因治疗。其他治疗原则同远端 RTA,但是碳酸氢钠用量要大(6~12g/d)。重症患者尚可配合服用小剂量氢氯噻嗪。

(纪爱芳)

第六节　肾　衰　竭

肾衰竭分为急性肾损伤和慢性肾衰竭。

一、急性肾损伤

急性肾损伤(acute kidney injury,AKI)以往称为急性肾衰竭(acute renal failure,ARF),是指由多种病因引起的肾功能快速下降而出现的临床综合征。可发生于既往无肾脏病者,也可发生在原有慢性肾脏病的基础上。与 ARF 相比,AKI 的提出更强调对这一综合征早期诊断、早期治疗的重要性。

由于病因及病变的严重程度不同,病理改变可有显著差异。一般大体检查见肾脏肿大、苍白、重量增加,切面皮质苍白,髓质呈暗红色。光镜检查可见肾小管上皮细胞片状和灶状坏死,有管型引起小管管腔堵塞。

【临床表现】

典型 AKI 临床病程可分为三期。

1. 起始期 此期患者常遭受低血压、缺血、脓毒血症和肾毒素等因素影响,但尚未发生明显的肾实质损伤,在此阶段 AKI 是可预防的。但随着肾小管上皮细胞发生明显损伤,则进入维持期。

2. 维持期 又称少尿期。该期一般持续 7 ~ 14 天,但也可短至数天,长至 4 ~ 6 周。许多患者可出现少尿(<400ml/d)和无尿(<100ml/d)。但也有些患者尿量在 400ml/d 以上,称为非少尿型 AKI,其病情大多较轻,预后较好。然而,不论尿量是否减少,随着肾功能减退,可出现一系列临床表现。

(1)AKI 的全身症状:①消化系统:食欲减退、恶心、呕吐、腹胀、腹泻等,严重者可发生消化道出血。②呼吸系统:除感染外,主要是因容量负荷过多导致的急性肺水肿,表现为呼吸困难、咳嗽、憋气等症状。③循环系统:多因少尿和未控制饮水,以致体液过多,出现高血压及心力衰竭表现;因毒素蓄积、电解质紊乱、贫血及酸中毒引起各种心律失常及心肌病变。④神经系统:出现意识障碍、躁动、谵妄、抽搐、昏迷等尿毒症脑病症状。⑤血液系统:可有出血倾向及轻度贫血表现。

感染是 AKI 常见而严重的并发症。在 AKI 同时或在疾病发展过程中还可合并多个脏器衰竭,死亡率很高。

(2)水、电解质和酸碱平衡紊乱:①代谢性酸中毒:主要因为肾排酸能力减低,同时又因合并高分解代谢状态,使酸性产物明显增多。②高钾血症:除肾排泄钾减少外,酸中毒、组织分解过快也是原因之一。在严重创伤、烧伤等所致横纹肌溶解引起的 AKI,每天血钾可上升 1.0 ~ 2.0mmol/L。③低钠血症:主要由水潴留引起的稀释性低钠。

此外,还可有低钙、高磷血症,但远不如慢性肾衰竭时明显。

3. 恢复期 从肾小管细胞再生、修复,直至肾小管完整性恢复称为恢复期。少尿型患者开始出现利尿,可有多尿表现,在不使用利尿剂的情况下,每天尿量可达 3000 ~ 5000ml,或更多。通常持续 1 ~ 3 周,继而逐渐恢复。

【诊断】

根据原发病因,肾功能急性进行性减退,结合相应临床表现和实验室检查,一般不难作出诊断。AKI 诊断标准为:肾功能在 48 小时内突然减退,血清肌酐绝对值升高 $\geq 0.3mg/dl$(26.5μmol/L),或 7 天内血清肌酐增至 ≥ 1.5 倍基础值,或尿量 $<0.5ml/(kg \cdot h)$,持续时间 >6 小时。

【治疗原则】

早期诊断、及时干预能最大限度地减轻肾损伤、促进肾功能恢复。AKI 治疗主要包括尽早识别并纠正可逆病因、维持内环境稳定、营养支持、防治并发症及肾脏替代治疗等方面。

1. 尽早纠正可逆病因 AKI 治疗首先要纠正可逆的病因。对于各种严重外伤、心力衰竭、急性失血等都应进行相关治疗,包括输血,等渗盐水扩容,处理血容量不足、休克和感染等。停用影响肾灌注或肾毒性的药物。存在尿路梗阻时,应及时采取措施去除梗阻。

2. 维持体液平衡 每天补液量应为显性失液量加上非显性失液量减去内生水量。每天大致的进液量,可按前 1 天尿量加 500ml 计算。发热患者只要体重不增加即可增加进液量。

3. 饮食和营养 AKI 患者每天所需能量应为 1.3 倍基础能耗量(BEE),即 147kJ/(kg·d)。主要由碳水化合物和脂肪供应;蛋白质摄入量应限制为 0.8g/(kg·d),对于有高分解代谢或营养不良以及接受透析的患者蛋白质摄入量可放宽。尽量减少钠、钾、氯的摄入量。

4. 高钾血症 血钾超过 6.5mmol/L,心电图表现为 QRS 波增宽等明显的变化时,应予以紧急处理。包括:钙剂;乳酸钠或碳酸氢钠静点;50% 葡萄糖液加胰岛素静脉注射;口服聚磺苯乙烯。以上措施无效,或为高分解代谢型 AKI 的高钾血症患者,血液透析是最有效的治疗。

5. 代谢性酸中毒 应及时治疗,可选用 5% 碳酸氢钠 100~250ml 静滴。对于严重酸中毒患者,应立即予以透析治疗。

6. 感染 是常见并发症,也是死亡主要原因之一。应尽早使用抗生素,但不提倡预防使用抗生素。

7. 肾脏替代疗法 严重高钾血症(>6.5mmol/L)、代谢性酸中毒(pH<7.15)、容量负荷过重对利尿剂治疗无效、心包炎和严重脑病等都是透析治疗指征。

8. 多尿期的治疗 多尿开始时,肾小管的浓缩功能较差,治疗仍应以维持水、电解质和酸碱平衡,控制氮质血症和预防各种并发症为主。已行透析的患者,应继续透析。

9. 恢复期的治疗 一般无需特殊处理,定期随访肾功能,避免使用肾毒性药物。

二、慢性肾衰竭

慢性肾衰竭(chronic renal failure,CRF)为各种慢性肾脏病持续进展的共同结局。它是以代谢产物潴留,水、电解质及酸碱代谢失衡和全身各系统症状为表现的一种临床综合征。

各种原因引起的肾脏结构和功能障碍≥3 个月,包括肾小球滤过率(glomerular filtration rate,GFR)正常和不正常的病理损伤、血液或尿液成分异常,及影像学检查异常;或不明原因的 GFR 下降(<60ml/min)超过 3 个月,称为慢性肾脏病(chronic kidney disease,CKD)。目前国际公认的慢性肾脏病分期依据美国肾脏基金会制定的指南分为 1~5 期(表 6-2)。

表 6-2 慢性肾脏病分期及建议

分期	特征	GFR[ml/(min·1.73m²)]	防治目标-措施
1	GFR 正常或升高	≥90	CKD 诊治,缓解症状,保护肾功能
2	GFR 轻度降低	60~89	评估、延缓 CKD 进展;降低 CVD(心血管病)风险
3a	GFR 轻到中度降低	45~59	
3b	GFR 中到重度降低	30~44	延缓 CKD 进展;评估、治疗并发症
4	GFR 重度降低	15~29	综合治疗;透析前准备
5	ESRD	<15 或透析	如出现尿毒症,需及时肾脏替代治疗

CRF 是指慢性肾脏病引起的 GFR 下降及与此相关的代谢紊乱和临床症状组成的综合征。慢性肾脏病囊括了疾病的整个过程,即 CKD1 期至 CKD5 期,部分慢性肾脏病在疾病进展过程中 GFR 可逐渐下降,进展至慢性肾衰竭。慢性肾衰竭则代表慢性肾脏病中 GFR 下降至失代偿期的那一部分群体,主要为 CKD4 ~ 5 期。

慢性肾脏病与慢性肾衰竭病因主要有糖尿病肾病、高血压肾小动脉硬化、原发性与继发性肾小球肾炎、肾小管间质疾病、肾血管疾病、遗传性肾病等。

【临床表现】

在慢性肾脏病和慢性肾衰竭的不同阶段,其临床表现各异。CKD1 ~ 3 期患者可以无任何症状,或仅有乏力、腰酸、夜尿增多等轻度不适;少数患者可有食欲减退、代谢性酸中毒及轻度贫血。进入 CKD4 期以后,上述症状更趋明显。到 CKD5 期时,可出现急性左心衰竭、严重高钾血症、消化道出血、中枢神经系统障碍等,甚至有生命危险。

1. 水、电解质代谢紊乱 慢性肾衰竭时常出现各种电解质代谢紊乱和酸碱平衡失调,其中以代谢性酸中毒和水、钠平衡紊乱最为常见。

(1)代谢性酸中毒:多数患者能耐受轻度慢性酸中毒,但如动脉血 HCO_3^- <15mmol/L,则有较明显症状,如食欲不振、呕吐、虚弱无力、呼吸深长等,与酸中毒时体内多种酶活性受抑制有关。

(2)水、钠代谢紊乱:主要为水、钠潴留,可表现为不同程度的皮下水肿和(或)体腔积液,在临床相当常见;此时易出现血压升高、左心衰竭和脑水肿。少数患者由于长期低钠饮食、进食差、呕吐等,可出现低钠血症、低血容量状态。

(3)钾代谢紊乱:当 GFR 降至 20 ~ 25ml/min 或更低时,肾脏排钾能力下降,易出现高钾血症;尤其当钾摄入过多、酸中毒、感染、创伤、溶血、出血、输血等情况发生时,更易出现高钾血症。

(4)钙磷代谢紊乱:主要表现为钙缺乏和磷增多。钙缺乏主要与钙摄入不足、活性维生素 D 缺乏、高磷血症、代谢性酸中毒等因素有关,明显钙缺乏时可出现低钙血症。

(5)镁代谢紊乱:当 GFR <20ml/min 时,由于肾脏排镁减少,常有轻度高镁血症。患者可无任何症状,但不宜使用含镁的药物。

2. 蛋白质、糖类、脂类和维生素代谢紊乱 慢性肾衰竭患者蛋白质代谢紊乱一般表现为蛋白质代谢产物蓄积(氮质血症),也可有白蛋白、必需氨基酸水平下降等。上述代谢紊乱主要与蛋白质分解增多和(或)合成减少、负氮平衡、肾脏排出障碍等因素有关。

糖代谢异常主要表现为糖耐量减低和低血糖症两种情况,前者多见。糖耐量减低主要与胰高血糖素水平升高、胰岛素受体障碍等因素有关,可表现为空腹血糖水平或餐后血糖水平升高,但一般较少出现自觉症状。

慢性肾衰竭患者常出现高脂血症,多数表现为轻到中度高甘油三酯血症,少数患者表现为轻度高胆固醇血症,或两者兼有。

维生素代谢紊乱在慢性肾衰竭中也很常见,如血清维生素 A 水平增高、维生素 B_6 及叶酸缺乏等,常与饮食摄入不足、某些酶活性下降有关。

3. 心血管系统表现 心血管病变是慢性肾脏病患者的常见并发症和最主要死因。尤其进入终末期肾病阶段,心血管事件及动脉粥样硬化性心血管病的发生比普通人群升高约 15 ~ 20 倍,死亡率进一步增高(占尿毒症死因 45% ~ 60%)。

(1)高血压和左心室肥厚:大部分患者存在不同程度的高血压,多由于水、钠潴留、肾素-血管紧张素增高和(或)某些舒张血管的因子产生不足所致。高血压可引起动脉硬化、左心室肥厚和心力衰竭。

（2）心力衰竭：是尿毒症患者最常见死亡原因。随着肾功能的不断恶化，心力衰竭患病率明显增加，至尿毒症期可达 65% ~ 70%。发生急性左心衰竭时可出现呼吸困难、不能平卧、肺水肿等症状，但一般无明显发绀。

（3）尿毒症性心肌病：可能与代谢废物的潴留及贫血等因素有关，部分患者可伴有冠状动脉粥样硬化性心脏病。各种心律失常的出现，与心肌损伤、缺氧、电解质紊乱、尿毒症毒素蓄积等有关。

（4）心包病变：心包积液在慢性肾衰竭患者中常见，其原因多与尿毒症毒素蓄积、低蛋白血症、心力衰竭等有关。轻者可无症状，重者可有心音低钝、遥远，少数情况下还可有心包填塞。

（5）血管钙化和动脉粥样硬化：除冠状动脉外，脑动脉和全身周围动脉亦可发生动脉粥样硬化和钙化。

4. 呼吸系统症状 体液过多或酸中毒时均可出现气短、气促，严重酸中毒可致呼吸深长。体液过多、心功能不全可引起肺水肿或胸腔积液。由尿毒症毒素诱发的肺泡毛细血管渗透性增加、肺充血，可引起"尿毒症肺水肿"。

5. 胃肠道症状 主要表现有食欲不振、恶心、呕吐、口腔有尿味。消化道出血也较常见，发生率比正常人明显增高，多是由于胃黏膜糜烂或消化性溃疡所致。

6. 血液系统表现 主要为肾性贫血和出血倾向。多数患者均有轻、中度贫血，主要由于肾组织分泌促红细胞生成素（EPO）减少所致，故称为肾性贫血；同时伴有缺铁、营养不良、出血等因素，可加重贫血程度。晚期慢性肾衰竭患者有出血倾向，多与血小板功能降低有关，部分患者也可有凝血因子Ⅷ缺乏。有轻度出血倾向者可出现皮下或黏膜出血点、瘀斑，重者则可发生胃肠道出血、脑出血等。

7. 神经肌肉系统症状 早期可有疲乏、失眠、注意力不集中，其后会出现性格改变、抑郁、记忆力减退、判断力降低。尿毒症时常有反应淡漠、谵妄、惊厥、幻觉、昏迷、精神异常等表现。周围神经病变也很常见，以感觉神经障碍为著，最常见的是肢端袜套样分布的感觉丧失，也可有肢体麻木、烧灼感或疼痛感、深反射迟钝或消失，并可有神经肌肉兴奋性增加（如肌肉震颤、痉挛等），以及肌萎缩、肌无力等。

8. 内分泌功能紊乱

（1）肾脏本身内分泌功能紊乱：如 1,25-$(OH)_2D_3$、EPO 不足和肾内肾素-血管紧张素Ⅱ过多。

（2）糖耐量异常和胰岛素抵抗：与骨骼肌及外周器官糖吸收能力下降、酸中毒、肾脏降解小分子物质能力下降有关。

（3）下丘脑-垂体内分泌功能紊乱：泌乳素、促黄体生成激素、促卵泡激素、促肾上腺皮质激素等水平增高。

（4）外周内分泌腺功能紊乱：大多数患者均有继发性甲旁亢（血 PTH 升高），部分患者有轻度甲状腺素水平降低；其他如性腺功能减退等，也相当常见。

9. 骨骼病变 慢性肾脏病患者存在钙、磷等矿物质代谢及内分泌功能紊乱，导致矿物质异常、骨病、血管钙化等临床综合征，称之为慢性肾脏病-矿物质和骨异常（CKD-Mineral and Bone Disorder，CKD-MBD）。慢性肾衰竭出现的骨矿化和代谢异常称为肾性骨营养不良。

【诊断】

慢性肾衰竭诊断并不困难，主要依据病史、肾功能检查及相关临床表现。但其临床表现复杂，各系统表现均可成为首发症状。对既往病史不明，或存在近期急性加重诱因的患者,需与急性肾损伤鉴别,是否存在贫血、低钙血症、高磷血症、血 PTH 升高、肾脏缩小等有助于本病与急性肾损伤鉴别。如有条件,可行肾活检以尽量明确导致慢性肾衰竭的基础肾病。

【治疗原则】

1. 早期防治措施　早期诊断、有效治疗原发疾病和去除导致肾功能恶化的因素,是慢性肾衰竭防治的基础,也是保护肾功能和延缓慢性肾脏病进展的关键。

(1)及时、有效地控制高血压:24 小时持续、有效地控制高血压,对保护靶器官具有重要作用。目前认为 CKD 患者血压控制目标需在 130/80mmHg 以下。

(2)ACEI 和 ARB 的独特作用:具有良好降压作用,还有其独特的减少肾小球高滤过、减轻蛋白尿的作用。此外,还能减少心肌重塑,降低心血管事件的发生率。

(3)严格控制血糖:严格控制血糖,使糖尿病患者空腹血糖控制在 $5.0 \sim 7.2$ mmol/L(睡前 $6.1 \sim 8.3$ mmol/L),糖化血红蛋白(HbA1C) $<7\%$,可延缓慢性肾脏病进展。

(4)控制蛋白尿:将蛋白尿控制在 $<0.5g/24h$,或明显减轻微量白蛋白尿,均可改善疾病长期预后,包括延缓病程进展和提高生存率。

(5)其他:积极纠正贫血、应用他汀类药物、戒烟等,可能对肾功能有一定保护作用。

2. 营养治疗　限制蛋白饮食是治疗的重要环节,能够减少含氮代谢产物生成,减轻症状及相关并发症,甚至可能延缓病情进展。在低蛋白饮食中,约 50% 的蛋白质应为高生物价蛋白,如蛋、瘦肉、牛奶等。无论应用何种饮食治疗方案,都必须摄入足量热量,补充维生素及叶酸等营养素以及控制钾、磷等的摄入。

3. 慢性肾衰竭的药物治疗

(1)纠正酸中毒和水、电解质紊乱:①纠正代谢性中毒:主要为口服碳酸氢钠,必要时可静脉输入。对有明显心衰的患者,要防止碳酸氢钠输入量过多,输入速度宜慢,以免心脏负荷加重。②水、钠紊乱的防治:为防止出现水、钠潴留需适当限制钠摄入量,一般氯化钠摄入量不应超过 $6 \sim 8g/d$。有明显水肿、高血压者,钠摄入量限制在 $2 \sim 3g/d$(氯化钠摄入量 $5 \sim 7g/d$),个别严重患者可限制为 $1 \sim 2g/d$(氯化钠摄入量 $2.5 \sim 5g/d$)。也可根据需要应用袢利尿剂。对严重肺水肿急性左心衰竭者,常需及时给予血液透析或持续性血液滤过,以免延误治疗时机。③高钾血症的防治:首先应积极预防高钾血症的发生。GFR $<25ml/min$ 时,应适当限制钾摄入。当 GFR $<10ml/min$ 或血清钾水平 $>5.5mmol/L$ 时,则应更严格地限制钾摄入。在限制钾摄入的同时,还应注意及时纠正酸中毒,并适当应用利尿剂,增加尿钾排出。

对已有高钾血症患者,还应采取更积极的措施:①钙剂(10% 葡萄糖酸钙 $10 \sim 20ml$)稀释后静脉缓慢(5 分钟)注射。②11.2% 乳酸钠或 5% 碳酸氢钠 $100 \sim 200ml$ 静滴,以纠正酸中毒并同时促进钾离子向细胞内流动。③50% 葡萄糖溶液 $50 \sim 100ml$ 加胰岛素 $6 \sim 12U$ 缓慢地静脉注射,可促进糖原合成,使钾离子向细胞内移动。④口服离子交换(降钾)树脂($15 \sim 30g$,每天 3 次)。以上措施无效时,血液透析是最有效的治疗。

(2)高血压的治疗:对高血压进行及时、合理的治疗,不仅是为了控制高血压的症状,也是为了保护心、肾、脑等靶器官。ACEI(血管紧张素转换酶抑制剂)、ARB(血管紧张素Ⅱ受体阻滞剂)、CCB(钙通道阻滞剂)、袢利尿剂、β 受体拮抗剂、血管扩张剂等均可应用,以 ACEI、ARB、CCB 应用较为广泛。一般透析前患者应控制血压 130/80mmHg 以下,维持透析患者血压不超过 140/90mmHg。ACEI 及 ARB 有使钾升高及一过性血肌酐升高的作用,在使用过程中,应注意观察血清钾和肌酐水平的变化。

(3)贫血的治疗和重组人促红细胞生成素(rHuEPO)的应用:如排除失血、造血原料缺乏等因素,血红蛋白(Hb) $<100g/L$ 可考虑开始应用 rHuEPO 治疗。Hb 上升至 $110 \sim 120g/L$ 即达标,不建议维持 Hb $>130g/L$。

（4）低钙血症、高磷血症和肾性骨营养不良的治疗：GFR < 30ml/min 时，除限制磷摄入外，可应用磷结合剂口服，如碳酸钙、醋酸钙等。

（5）防治感染：平时应注意预防各种病原体感染。抗生素的选择和应用原则，与一般感染相同，但剂量需要根据 GFR 水平调整。在疗效相近的情况下，应选用肾毒性最小的药物。

（6）高脂血症的治疗：透析前患者与一般高血脂患者治疗原则相同，应积极治疗。但对维持透析患者，高脂血症的标准宜放宽。

（7）口服吸附疗法和导泻疗法：口服氧化淀粉、活性炭制剂或大黄制剂等，均是应用胃肠道途径增加尿毒症毒素的排出。这些疗法主要应用于透析前患者，对减轻氮质血症起到一定辅助作用，但不能依赖这些疗法作为治疗的主要手段，同时需注意并发营养不良，加重电解质紊乱、酸碱平衡紊乱的可能。

4. 肾脏替代治疗　当 GFR < 10ml/min 并有明显尿毒症表现，则应进行肾脏替代治疗。对糖尿病肾病患者，可适当提前至 GFR10 ～ 15ml/min 时安排替代治疗。肾脏替代治疗包括血液透析、腹膜透析和肾脏移植。

（纪爱芳）

第七节　尿路感染

尿路感染（Urinary Tract Infection, UTI）是肾脏、输尿管、膀胱和尿道等泌尿系统各个部位感染的总称。按感染的部位可分为上尿路感染和下尿路感染。最常见的致病菌为大肠埃希菌，其次为变形杆菌和克雷伯菌。此外还有结核分枝杆菌、淋病奈瑟菌、支原体、衣原体、真菌、厌氧菌和原虫等也可引起尿路感染。主要的诱发因素有：①机体防御功能低下。②梗阻因素。③医源性因素。④性别和性活动。感染途径主要有：①上行尿路感染。②血行感染。③直接感染。④淋巴途径感染。

尿路感染通常是由患者自身定植菌上行至膀胱所致。取经尿道排出的清洁中段尿，患有尿路感染时，尿液中细菌数通常高于 10^5CFU/ml。实验室检查方法有：①尿液常规检查。②细菌培养和菌落计数。③尿生化检查。影像学检查包括：①超声为泌尿系统检查首选项目。②尿路平片（KUB）和静脉尿路造影（IVU）。③膀胱或尿道造影，急性尿路感染的患者，不宜行逆行尿路造影检查。④CT 或磁共振水成像（MRU）。

治疗尿路感染要明确：①感染的性质及诱因：必须明确感染的性质和致病菌种类，依据尿细菌培养和药敏试验的结果，有针对性地选择抗生素。②感染的途径及部位：根据感染的途径及部位，有针对性地选择用药及治疗方式。有尿路梗阻者，在条件允许情况下去除梗阻。

一、上尿路感染

（一）急性肾盂肾炎

急性肾盂肾炎（acute pyelonephritis）是肾盂和肾实质的急性细菌性炎症。主要为大肠埃希菌和其他肠杆菌及革兰阳性细菌。致病菌多由尿道上行至膀胱、输尿管及肾脏，或因血行感染播散至肾脏。女性的发病率高于男性数倍。尿路梗阻或尿潴留可致继发性肾盂肾炎。急性期治疗不当、迁延或反复发作可转为慢性。

【临床表现】

1. 膀胱刺激症状　尿急、尿频、尿痛或伴有血尿。

2. 全身症状　发病突然，有寒战、高热、头痛，体温超过 39℃，伴有全身疼痛、恶心、呕吐等症状。血行感染者先有全身症状，随后出现膀胱刺激症状，老年人的症状常不典型。

3. 局部症状　单侧或双侧腰痛或下腹部疼痛,肾区和脊肋角有明显的压痛和叩痛。

【诊断】

1. 典型的临床表现。

2. 实验室检查　尿液检查有白细胞、红细胞、蛋白、管型和细菌,尿细菌培养菌落数高于 10^5 CFU/ml。血白细胞总数和中性粒细胞升高,血沉加快。

3. 查明感染原因　急性期控制后,应对患者进一步检查有无尿路梗阻、解剖异常等,便于进一步治疗。

【治疗原则】

1. 一般治疗　急性期应卧床休息,多饮水、输液、多排尿,给予易消化、高热量、富含维生素饮食。

2. 抗菌药物治疗　依据尿细菌培养和药敏试验的结果,有针对性地合理选择抗生素。

3. 对症治疗　可应用碳酸氢钠、枸橼酸钾等碱性药物碱化尿液,以降低或缓解酸性尿液对膀胱的刺激症状。

(二)肾积脓

肾积脓(pyonephrosis)是因肾实质感染所致广泛的化脓性病变,肾实质全部被破坏,或尿路梗阻后积水、感染而形成一个充满脓液的“囊腔”。致病菌有革兰阴性杆菌、革兰阳性球菌或结核分枝杆菌等。

【临床表现】

1. 急性发作型　以寒战、高热、头痛、恶心、呕吐和腰部疼痛为主。

2. 慢性病程型　有长期感染病史,或有上尿路结石史,反复发作的腰痛,腰部可扪及肿块。

【诊断】

膀胱镜检可见患侧输尿管口喷脓,超声显示肾盂积脓,CT 也有助于诊断,静脉尿路造影(IVU)或放射性肾图可显示患侧肾功能减退或丧失。右侧肾积脓需与化脓性胆囊炎相鉴别。

【治疗原则】

针对病因控制感染治疗时,应注意加强营养,纠正水、电解质紊乱,并行脓肾造瘘术。如患侧肾功能已丧失,对侧肾功能正常,可行患肾切除术。

(三)肾皮质多发性脓肿

肾皮质多发性脓肿大多为金黄色葡萄球菌经血行进入肾皮质引起的严重感染,亦有大肠埃希菌或变形杆菌等。多发性小脓肿称为肾疖,多个脓肿融合称为肾痈(renal carbuncle)。病变发展可从肾皮质向外破溃形成肾周围脓肿。

【临床表现】

初期主要为突然出现的寒战、高热、食欲不振和菌血症症状,无膀胱刺激症状。病程约 1~2 周后,肾痈破溃侵入肾周围间隙,全身和局部症状加重,患侧腰部肿胀疼痛、肌肉紧张、脊肋角有明显的压痛和叩痛。当脓肿与肾集合系统相通时可出现菌尿或脓尿和膀胱刺激症状。

【诊断】

出现菌尿或脓尿时,实验室检查尿液革兰染色涂片可找到致病菌,尿细菌培养阳性,血培养有细菌生长。超声和 CT 可显示脓肿,静脉尿路造影(IVU)显示肾盂肾盏推移受压。超声引导下针刺抽吸出脓液即可确定诊断。

【治疗原则】

肾皮质脓肿初期应及时应用广谱抗生素。已有肾痈形成或并发肾周脓肿时,应在超声引导下行经皮穿刺引流或手术切开引流。

（四）肾周围炎

肾周围炎（perinephritis）是指肾周围组织的化脓性炎症，若形成脓肿称肾周围脓肿。致病菌以大肠埃希菌多见，金黄色葡萄球菌次之。病变位于肾深筋膜与肾周筋膜之间。感染途径主要有：肾内感染蔓延至肾周间隙、血行性感染、经腹膜后淋巴系统侵入、来自肾邻近组织的感染4种方式。由于肾周组织脂肪丰富，且疏松，感染易蔓延形成脓肿。脓肿如在肾上部周围可穿破横膈形成脓胸。脓肿如在肾下部周围，脓液流入髂腰间隙，形成腰大肌脓肿。

【临床表现】

主要有畏寒、发热、腰部疼痛和肌紧张，局部有压痛等全身症状。若脓肿破溃，沿腰大肌扩展，刺激腰大肌使髋关节屈曲不能伸展，脊柱弯向患侧。患侧腰部肌肉紧张和皮下水肿。

【诊断】

血液白细胞及中性粒细胞升高。胸透可见同侧膈抬高，活动受限。腹部平片可见脊柱向患侧弯曲，腰大肌阴影消失。静脉尿路造影肾位置异常，呼吸时移动范围减小，甚至不随呼吸移动。B超和CT可显示肾周围脓肿。

【治疗原则】

脓肿未形成之前，治疗首选敏感、广谱的抗生素和局部热敷，加强全身支持疗法。如有脓肿形成，应在超声引导下作穿刺抽吸脓液引流或行切开引流术。

二、下尿路感染

（一）急性细菌性膀胱炎

急性细菌性膀胱炎（acute bacterial cystitis）多见于女性。因女性尿道短而直，或尿道外口解剖异常，会阴部常有大量细菌污染，只要有感染诱因及尿道黏膜防御机制下降时，均可出现上行性感染。而男性常继发于急性前列腺炎、前列腺增生、包皮过长、尿道结石、尿道狭窄等。致病菌多数为大肠埃希菌，其次是葡萄球菌、变形杆菌、克雷伯菌等。

【临床表现】

主要表现为尿频、尿急、尿痛、耻骨上区不适和腰骶部疼痛。部分患者可出现排尿困难，尿液浑浊，有异味，少数患者可出现血尿。一般无全身症状，少数患者可出现腰痛、发热，但体温不超过38℃。

【诊断】

除根据病史和体征外，尿液检查有脓细胞和红细胞，尿细菌培养、菌落计数和药物敏感试验为阳性。急性膀胱炎患者可有耻骨上区压痛，但缺乏特异性。在急性感染期忌行膀胱镜检查。

【鉴别诊断】

1. 阴道炎　有排尿刺激症状同时伴有阴道刺激症状，并有阴道分泌物和臭味。

2. 尿道炎　有排尿刺激症状，但不如膀胱炎明显，尿道有脓性分泌物，致病菌多为淋病奈瑟菌、支原体、衣原体、病毒及滴虫等，无全身症状。

【治疗原则】

根据致病菌选用敏感的抗菌药物。多饮水、输液、多排尿。同时可用碱化尿液的药物，以降低或缓解酸性尿液对膀胱的刺激症状，或用解痉药物以缓解膀胱痉挛和刺激症状。

（二）慢性细菌性膀胱炎

慢性细菌性膀胱炎（chronic bacterial cystitis）常是上尿路感染的迁延或慢性感染所致，

或继发于一些下尿路疾病。当炎症累及肌层使逼尿肌纤维化,膀胱容量可缩小。

【临床表现】

反复发作或持续存在轻度的膀胱刺激症状,并有耻骨上膀胱区不适,膀胱充盈时疼痛较明显。尿液浑浊。

【诊断】

根据病史和临床表现即可诊断,但必须考虑反复发作或持续存在的原因,需详细全面的进行泌尿生殖系统检查。尿沉渣检查有少量白细胞,可有红细胞。尿细菌培养可阳性,如多次中段尿细菌培养阴性,应考虑与泌尿系统结核相鉴别。B 超、CT、静脉尿路造影等能帮助了解有无尿路畸形、结石或肿瘤。膀胱镜检查及活体组织病理检查有助于诊断。

【治疗原则】

应用抗菌药物,保持排尿通畅。针对感染病灶或引起感染的病因实施相应的外科治疗。病程较长,抵抗力弱者,应全身支持,增进营养。中医中药或针灸治疗,可以减少膀胱炎的复发。

（三）尿道炎

尿道炎(urethritis)有两类:一类是通过性接触传播途径,由淋病奈瑟菌或非淋病奈瑟菌的病原体所致的急、慢性尿道炎,属性传播疾病。另一类尿道炎的致病菌主要是大肠杆菌属、链球菌和葡萄球菌等。本节所叙述的是由淋病奈瑟菌和非淋病奈瑟菌所致的尿道炎。

1. 淋菌性尿道炎　淋菌性尿道炎(gonorrheal urethritis)是由淋病奈瑟菌引起的尿道感染,常累及泌尿、生殖系的黏膜,主要由性接触直接传播,偶尔可通过带淋病奈瑟菌的衣裤、毛巾、浴盆、便桶等间接传播。易反复发作,亦可通过孕妇分娩传染给新生儿。

2. 非淋菌性尿道炎　非淋菌性尿道炎(non-gonorrheal urethritis)是通过性接触或同性恋传染的一种尿道炎,发病率高于淋菌性尿道炎,占性传播疾病中首位。病原体以沙眼衣原体或支原体为主,亦有滴虫、单纯疱疹病毒、肝炎病毒、白假丝酵母菌、包皮杆菌等。

【临床表现】

1. 淋菌性尿道炎　淋病奈瑟菌急性感染后,潜伏期时间为 2～5 天。感染初期尿道口黏膜红肿、发痒并有轻微刺痛。尿道口有脓性分泌物,排尿不适。病情进一步发展可使黏膜红肿延伸到尿道前部,阴茎肿胀,有明显的尿频、尿急、尿痛,有时可见血尿。两侧腹股沟淋巴结呈急性炎症反应。部分患者可继发急性后尿道炎、前列腺炎、精囊炎及附睾炎。治疗未愈或反复发作者可形成慢性淋菌性尿道炎,可引起炎性尿道狭窄。

2. 非淋菌性尿道炎　潜伏期为 1～5 周。表现为尿道刺痒、烧灼感和排尿疼痛。尿道口轻度红肿,有少量白色稀薄分泌物。晨起时尿道口有少量的分泌物或痂膜,内裤上可见污渍。男性感染后可侵犯附睾引起急性附睾炎,亦可导致男性不育。

【诊断】

1. 淋菌性尿道炎　急性期有典型的临床表现及不洁性交史,尿道分泌物涂片可在多核白细胞内找到成对排列的革兰阴性双球菌。慢性期,淋病奈瑟菌可潜伏在腺、窦及前列腺等处,因而不易找到。男性患者若无尿道分泌物,应行尿三杯试验检查。

2. 非淋菌性尿道炎　有典型的临床表现和不洁的性接触行为。尿道分泌物衣原体、支原体直接免疫荧光抗体法检查为阳性。尿道分泌物涂片每高倍镜视野下见到 10～15 个多核白细胞,找到衣原体或支原体的包涵体,细胞内无革兰阴性双球菌,据此可与淋菌性尿道炎相鉴别。

【治疗原则】

1. 淋菌性尿道炎 首选青霉素类药物,肌注或静脉注射。若病情较重,合并生殖系感染,可适当延长抗生素的疗程,并口服喹诺酮类、头孢菌素类或复方磺胺甲噁唑。其配偶应同时治疗。有尿道狭窄者应定期行扩张尿道,或用膀胱镜行狭窄处内切开。

2. 非淋菌性尿道炎 选用米诺环素(美满霉素)、红霉素等治疗,配偶应同时治疗,以免重复感染。

(四)前列腺炎

前列腺炎(prostatitis)是成年男性的常见病之一,可分为4型:Ⅰ型,急性细菌性前列腺炎;Ⅱ型,慢性细菌性前列腺炎;Ⅲ型,慢性细菌性前列腺炎/慢性骨盆疼痛综合征;Ⅳ型,无症状性前列腺炎。临床上以Ⅰ型和Ⅱ型多见。

【临床表现】

1. 急性细菌性前列腺炎 主要由上行感染和血行感染所致。也可由细菌感染的尿液经前列腺腺管逆流引起。致病菌多为革兰阴性杆菌或假单胞菌,其次为葡萄球菌、链球菌、淋病奈瑟菌及衣原体、支原体等。其临床表现为:

(1)急性疼痛症状:发病突然、会阴部及耻骨上区疼痛伴随外生殖器不适或疼痛。

(2)排尿刺激症状:尿频、尿急、尿痛。

(3)梗阻症状:排尿犹豫、尿线中断,甚至出现急性尿潴留。

(4)全身症状:寒战和高热、恶心、呕吐,甚至败血症。

2. 慢性细菌性前列腺炎 大多数患者无急性过程。致病菌有大肠埃希菌、变形杆菌、克雷伯菌、葡萄球菌、链球菌、淋病奈瑟菌等。主要经尿道逆行感染所致。

(1)排尿症状及尿道分泌物:尿频、尿急、尿痛,排尿时有尿道不适或灼热感。排尿后和便后尿道口有白色分泌物溢出。合并精囊炎时,可有血精。

(2)疼痛症状:会阴部、下腹部、腰骶部、腹股沟区可有隐痛不适或有酸胀感。

(3)性功能障碍:勃起功能障碍、早泄、遗精、射精痛等。

(4)神经精神症状:头昏、头胀、乏力、疲惫、失眠、情绪低落、焦虑等。

(5)变态反应并发症:虹膜炎、关节炎、神经炎、肌炎、不育等。

【诊断】

1. 急性细菌性前列腺炎

(1)典型的临床表现和急性感染史。

(2)直肠指诊:前列腺肿胀、压痛、局部温度升高,表面光滑,形成脓肿则有饱满或波动感。

(3)实验室检查:尿沉渣检查白细胞增多,血清或尿液的细菌培养阳性。

(4)禁忌行前列腺按摩或穿刺。

2. 慢性细菌性前列腺炎

(1)反复发作的尿路感染。

(2)直肠指诊:前列腺饱满、增大、质软、轻度压痛。病程长者其前列腺缩小、变硬、不均匀。

(3)实验室检查:前列腺液中白细胞>10个/高倍视野,卵磷脂小体减少,可诊断为前列腺炎。

(4)影像学检查:B超显示前列腺组织结构界限不清,混乱。膀胱镜检查可见后尿道、精阜充血、肿胀。

【治疗原则】

1. 急性细菌性前列腺炎 ①选用有效的抗菌药物。②对症治疗,如卧床休息、大量饮水、解痉、止痛、退热等。③出现急性尿潴留时,禁行经尿道导尿,可行耻骨上膀胱穿刺造瘘。

2. 慢性细菌性前列腺炎 ①选用易通过前列腺腺上皮类脂质膜的抗菌药物。②综合治疗,如温水坐浴、理疗、前列腺按摩、忌酒及辛辣食物、有规律的性生活、体育锻炼等。③中医中药治疗,活血化瘀和清热解毒。

第八节 泌尿系统梗阻

泌尿系统梗阻也称为尿路梗阻(obstruction of urinary tract)。泌尿系统本身及周围许多疾病均可引起尿路梗阻(内塞、外压、管壁疾病等),导致尿液排出障碍,出现梗阻近侧端尿路扩张积水。如梗阻不及时解除,最后可出现该侧肾实质损害及肾功能丧失,如为双侧梗阻将会导致肾衰竭。引起尿路梗阻的病因很多:①梗阻病因:机械性梗阻,如结石、肿瘤、狭窄等;动力性梗阻是指中枢或周围神经疾病导致部分尿路功能障碍,如神经源性膀胱。②梗阻部位:上尿路梗阻是发生在输尿管膀胱开口以上部位的梗阻;下尿路梗阻是发生在膀胱及其以下部位的梗阻。③梗阻程度:包括部分性梗阻和完全性梗阻。梗阻还可分为先天性梗阻和后天性梗阻,临床上以后天性梗阻为多见。④医源性因素:主要是因临床操作不当造成的尿路梗阻也很多见。肾脏破坏的主要原因是肾盂压力升高和肾组织缺血。最终促使受累侧肾脏破坏,功能丧失。

一、肾 积 水

任何部位的尿路梗阻最终均能引起肾积水(hydronephrosis)。当尿液从肾盂排出受阻时,在肾内蓄积后压力升高,导致肾盂肾盏扩张,肾实质萎缩,肾功能减退甚至肾功能丧失。肾积水容量超过 1000ml,或小儿积水量超过 24 小时尿液总量时,称为巨大肾积水。

【临床表现】

1. 腹部包块 由于尿路梗阻的发病原因、梗阻部位、梗阻程度和时间长短不同,直到出现腹部包块或在体检时被发现。

2. 肾绞痛 部分患者肾积水呈间歇性发作,发作时有剧烈肾绞痛,伴恶心、呕吐和尿量减少,患侧腰腹部可及包块。发作后疼痛缓解,包块消失,同时尿量增多。

3. 全身症状 合并感染时,可表现有急性肾盂肾炎症状,出现寒战、高热、腰痛及尿路刺激症状。

4. 晚期症状 晚期可出现慢性肾衰竭尿毒症的临床表现。

【诊断】

1. 一般性诊断 要明确肾积水的存在及程度、病因、梗阻部位、有无感染以及肾功能损害情况。如发现腰腹部有软性、紧张度低和有波动感的包块,则肾积水的可能性极大。

2. 实验室检查 除血、尿常规,血肌酐、尿素、肌酐清除率等肾功能检查之外,肾图检查(尤其是利尿性肾图)对明确上尿路有无机械性梗阻及梗阻程度有一定帮助。

3. 影像学检查 ①超声检查可以明确判定腰腹部包块是肾实质性肿块还是肾积水,并可以确定肾积水程度及肾实质萎缩程度。②X 线检查对肾积水的诊断有重要价值。③CT、MRU(磁共振水成像)可清楚地显示肾积水程度及肾实质萎缩程度。④内镜检查对部分尿路梗阻的患者行膀胱镜或输尿管镜检查,还可以同时进行治疗。

【治疗原则】

1. 病因治疗 ①目的是尽快解除梗阻,根据梗阻原因选择治疗方法。②根据病情选择引流方式,再去除病因。如在超声引导下行经皮肾穿刺造瘘术,永久性肾造瘘术,经膀胱置入双 J 管等。

2. 患肾切除 严重感染、肾功能严重丧失,而对侧肾功能正常可切除患侧肾脏。

3. 血液净化治疗 梗阻不能解除、经充分引流后症状不缓解或有明显高钾血症时,应行血液(腹膜)透析治疗。

二、尿 潴 留

尿潴留(urinary retention)是指膀胱内充满尿液而不能排出。常分为急性尿潴留和慢性尿潴留。急性尿潴留发病突然,膀胱内充满尿液而不能排出,十分痛苦,常需急诊处理。而慢性尿潴留发病缓慢,下腹部可触及隆起充满尿液的膀胱,但患者却无明显痛苦。引起尿潴留的常见病因有:①机械性梗阻,如前列腺增生和前列腺肿瘤等。②动力性梗阻,如神经源性膀胱等。③药物、麻醉、肛门或会阴部手术等因素均可引起排尿困难及尿潴留。

【临床表现】

急性尿潴留发病突然,膀胱充满尿液,超出正常的膀胱容量使膀胱内压力增高,出现胀痛难忍,辗转不安,即使有部分尿液从尿道溢出,但仍不能降低膀胱内压力而减轻下腹疼痛。慢性尿潴留发病前多表现有排尿不畅、尿频、排尿不尽感,有时出现尿失禁现象。少数患者虽无明显尿潴留症状,由于膀胱过度扩张收缩无力,最终导致尿液反流,上尿路明显扩张、肾积水,甚至慢性肾衰竭。

【诊断】

根据病史、临床症状及体征,尿潴留的诊断并不困难。体检可见下腹部或耻骨上区半球形隆起,用手按压有波动感和有明显的尿意感,叩诊呈浊音。上尿路完全梗阻时,膀胱内空虚无尿,有肾衰竭的症状及体征,应与肾病所引起的肾衰竭相鉴别。

【治疗原则】

1. 急性尿潴留的治疗原则是解除病因,恢复排尿。

(1)导尿术:急诊行导尿术是解除急性尿潴留最简便而常用的方法,尿潴留的病因在短时间内不能去除者,可留置导尿管持续引流,一周后拔除。

(2)膀胱穿刺造瘘术:①耻骨上膀胱穿刺抽吸出尿液。②耻骨上膀胱穿刺造瘘术。③膀胱造瘘术。在急诊行导尿或膀胱穿刺造瘘时,应间断缓慢地放出尿液,以避免快速排空膀胱时膀胱内压骤然下降而引起的膀胱内大量出血。

2. 慢性尿潴留

(1)由机械性梗阻病因引起的慢性尿潴留:有上尿路扩张积水、肾功能损害者,应先行膀胱尿液引流,待上尿路积水减轻、肾功能改善后,针对病因选择手术或其他治疗方法解除梗阻。

(2)由动力性病因引起的慢性尿潴留:多数患者需间歇清洁自我导尿;出现自我导尿困难或有上尿路严重积水者,可行永久性耻骨上膀胱造瘘术(定期更换造瘘管)或其他尿流改道术。

三、良性前列腺增生

良性前列腺增生(benign prostatic hyperplasia,BPH)是引起中老年男性排尿障碍原因中最为常见的一种良性疾病,简称前列腺增生。前列腺增生的发生必须具备年龄的增长及有功能的睾丸两个重要条件,发病具体机制尚不明确。增生的腺体使前列腺部尿道延长、弯曲、尿道受压变形、变窄,尿道阻力增加而引起排尿困难。此外,在前列腺和膀胱颈部有丰富的 α 肾上腺素能受体,激活这种受体可明显增加前列腺部尿道阻力。

【临床表现】

前列腺增生出现的临床症状,取决于梗阻的程度、病变发展速度以及是否合并感染等。

1. 排尿期症状(梗阻症状) 包括尿流缓慢、尿流中断、排尿踌躇、用力排尿等。

2. 储尿期症状(膀胱刺激症状) 包括尿频、夜尿增多、尿急和充盈性尿失禁等。

3. 排尿困难 进行性排尿困难是前列腺增生最为重要的症状,病情发展缓慢。典型的临床表现是排尿迟缓、断续、尿流细而无力、射程短、终末滴沥、排尿时间延长等。

4. 并发症 前列腺增生合并感染或结石时,有尿急、尿频、尿痛、血尿;梗阻严重时可引起肾积水、肾功能损害及慢性肾功能不全,甚至肾衰竭;长期排尿困难导致腹压增高,可引起腹股沟疝、内痔及脱肛等。

【诊断】

1. 局部检查 检查外生殖器尿道外口有无狭窄或畸形所致的排尿障碍;局部神经系统检查(包括运动和感觉)。

2. 直肠指诊 是重要的检查方法,疑有前列腺增生的患者均需作此项检查,可触及到增大的前列腺,表面光滑、质韧、有弹性,中央沟变浅或消失,即可作出初步诊断。同时可检查肛门括约肌张力是否正常。

3. 国际前列腺症状评分(I-PSS) 是量化前列腺增生下尿路症状的方法,是判断前列腺增生患者症状严重程度的手段。总分为 0 ~ 35 分:轻度症状 0 ~ 7 分,中度症状 8 ~ 19 分,重度症状 20 ~ 35 分。

4. 血清前列腺特异性抗原(prostatic specific antigen,PSA) 血清 PSA 对排除前列腺癌,尤其是前列腺有结节或质地较硬时十分重要。

5. 超声检查 可以显示前列腺形态、大小、有无异常回声、突入膀胱的程度,可同时准确测量膀胱残余尿量、前列腺体积。

6. 尿流率检查 尿量在 150 ~ 200ml 时进行检查较为准确。可以确定前列腺增生患者排尿的梗阻程度,如最大尿流率 < 15ml/s 表明排尿不畅;< 10ml/s 表明有较为严重的梗阻,常作为手术指征之一。疑有神经源性病变或要了解逼尿肌功能时,应行尿流动力学检查。

7. 残余尿量 残余尿量可以预测前列腺增生的临床进展。多次检查残余尿量 >50ml 时,可作为一项外科治疗的适应证。

8. 其他检查 尿路平片(KUB)、静脉尿路造影(IVU)、膀胱镜检查等,可以了解泌尿系统有无肿瘤等。肾图检查可以了解上尿路有无梗阻及肾功能损害。

良性前列腺增生要与前列腺癌、膀胱颈挛缩(膀胱颈纤维化)、尿道狭窄、神经源性膀胱相鉴别。

【治疗原则】

1. 等待观察 患者症状较轻,不影响生活和睡眠时,一般不需要治疗可等待观察。对患者进行健康教育,通过调整生活方式来改善症状,但需密切随访,当患者病情出现进展时,需要积极治疗。

2. 药物治疗 目前,针对前列腺增生标准的药物治疗包括:α_1 受体阻断剂、5α-还原酶抑制剂,或二者联合治疗效果更佳。

3. 外科治疗 经尿道前列腺电切术(TURP)适用于大多数前列腺增生的患者,开放性手术仅限于前列腺体积巨大或合并有膀胱结石患者。

4. 其他方法 经尿道激光治疗、经尿道球囊扩张术、前列腺网状支架置入以及经直肠聚焦超声等,可以缓解因前列腺增生所引起的梗阻症状。

第九节　尿　石　症

泌尿系统结石又称为尿路结石(urolithiasis),是泌尿外科常见病之一。影响尿路结石形成的因素很多,如年龄、性别、种族、遗传、环境因素、饮食习惯和职业等对结石的形成有很大的影响。身体代谢的异常、尿液酸碱度、尿路梗阻、感染,异物和药物的使用也是结石形成常见的原因。

一、上尿路结石

上尿路结石包括肾结石(renal calculi)、输尿管结石(ureteral calculi)。

【临床表现】

上尿路结石主要症状是疼痛和血尿。表现程度与结石的大小、部位、活动、有无损伤、感染、梗阻等有关。肾结石可能长期存在而无症状,特别是较大的鹿角状结石。

1. 疼痛　肾结石引起的疼痛可分为钝痛和绞痛。疼痛常位于脊肋角、腰部和腹部,多数呈阵发性,也可为持续性疼痛。肾绞痛常见于结石活动并引起输尿管梗阻。输尿管绞痛的特点是一侧腰痛,剧烈难忍,可放射到下腹部、睾丸或阴唇。结石位于输尿管膀胱壁段或输尿管口时,可伴有膀胱刺激症状及尿道和阴茎头部放射痛。

2. 血尿　血尿是上尿路结石另一主要症状,血尿一般较轻微。疼痛时常伴有肉眼血尿或镜下血尿,以后者居多。大量肉眼血尿并不多见。血尿的量与结石对尿路黏膜损伤程度有关,如结石引起完全性尿路梗阻或固定不动,则可能没有血尿。

3. 恶心、呕吐　因输尿管与肠道有共同的神经支配,上尿路梗阻时,使输尿管腔内压力增高,管壁局部扩张、痉挛或缺血而引起恶心、呕吐、腹胀、便秘等症状。

4. 膀胱刺激症状　结石位于输尿管膀胱壁段或输尿管口时,或结石伴有感染时,有尿急、尿频、尿痛等膀胱刺激症状。

上尿路结石常见的并发症是结石、梗阻和感染,三者可形成恶性循环。继发感染时,可有畏寒、发热、寒战等全身症状。梗阻引起肾积水,可出现腰部或上腹部包块。孤立肾或双侧上尿路结石完全性梗阻时,可导致无尿甚至肾衰竭。小儿上尿路结石主要表现为尿路感染。

【诊断】

1. 病史和体检　有与活动有关的疼痛和血尿的表现有助于上尿路结石的诊断。疼痛发作时常有肾区叩击痛,有时沿输尿管走行部位有压痛。体检可以鉴别和排除因其他疾病引起的腰腹部疼痛,如急性阑尾炎、急性胆囊炎、胆石症、异位妊娠、卵巢囊肿扭转、肾盂肾炎等疾病。

2. 实验室检查　血液生化检查、尿液检验和结石成分分析。

3. 影像学检查

(1)超声:为影像学检查首选项目,适用于所有患者,包括孕妇、儿童、肾功能不全及对造影剂过敏者,在肾绞痛发作时作为首选方法。

(2)X线检查:①尿路平片(KUB),可发现90%的X线阳性结石。②静脉尿路造影(IVU)可以了解和评价尿路的解剖,确定结石位置,发现尿路平片上不能显示的X线阴性结石。③逆行或经皮肾穿刺造影,仅在静脉尿路造影等不能确定结石部位或结石以下尿路系统病情不明而需要鉴别诊断时采用。

(3)CT、磁共振水成像(MRU):CT诊断结石的敏感性比KUB及IVU高,能够检出容易遗漏的小结石,尤其适用于肾绞痛的患者。

4. 放射性核素　主要用于确定双侧肾功能,评估手术前后肾功能状况及体外冲击波碎石后对肾功能影响情况。

5. 内镜检查　包括膀胱镜、输尿管镜及经皮肾镜等检查,可以明确诊断和进行治疗。

【治疗原则】

1. 病因治疗　针对原发病病因治疗,如甲状旁腺功能亢进(腺瘤切除),术后能防止尿路结石复发。有尿路梗阻者,解除尿路梗阻;有尿路感染者需控制感染,可以避免结石的复发。

2. 药物治疗　解痉与止痛药物、药物溶石,应用脲酶抑制剂有控制结石长大的作用,中医中药对结石排出有促进作用。

3. 体外冲击波碎石(ESWL)　通过 X 线或超声定位,利用高能冲击波聚焦于结石,将结石裂解成小的碎块或细沙状,随尿液排出体外。

4. 经皮肾镜碎石取石术(PCNL)　适用于所有需要开放手术治疗≥2cm 的肾结石、鹿角状结石、有症状的肾盏或憩室内结石及 L4 以上的输尿管结石。

5. 输尿管镜取石术(URL)　适用于输尿管中、下段结石。

6. 腹腔镜输尿管取石术(LUL)　适用于 ESWL、URL 治疗失败、结石 >2cm,有开放手术指征者。手术途径有经腹腔和后腹腔两种。

7. 开放性手术　由于 ESWL 和腔镜技术成熟已普遍开展,开放性手术已很少采用。

二、下尿路结石

下尿路结石包括膀胱结石(vesical calculi)、尿道结石(urethral calculi)。膀胱结石大多为继发性膀胱结石,一部分结石来自肾或输尿管结石,另一部分常见于前列腺增生、神经源性膀胱、膀胱憩室或膀胱内异物。常见于膀胱结石排出时停留或嵌顿于尿道,好发部位为前列腺部尿道、球部尿道、舟状窝及尿道外口处,少数原发性尿道结石发生于尿道狭窄处或尿道憩室。

【临床表现】

膀胱结石典型的症状为排尿突然中断、伴有尿痛或有血尿,经活动或改变排尿体位后,疼痛缓解或继续排尿。尿道结石的典型症状为排尿困难、滴沥、尿道疼痛,重者可出现急性尿潴留及会阴部剧痛。尿道憩室结石可伴有尿道感染的表现。

【诊断】

根据典型的症状、体检、影像学及尿道膀胱镜检查可作出诊断。男性前尿道结石在阴茎或会阴部可触摸到结石,后尿道结石可经直肠指诊触摸到。女性患者可经阴道触摸到结石及憩室。经尿道插入金属探条可探及尿道或膀胱内的结石。疑有上尿路结石时,需作尿路平片和静脉尿路造影检查。尿道膀胱镜能直接观察到结石及膀胱和尿道有无病变。

【治疗原则】

下尿路结石的治疗必须遵守两项原则,一是去除结石,二是纠正形成结石的病因和因素。目前很少有开放性手术治疗,可通过尿道膀胱镜及碎石设备即可达到治疗尿道或膀胱结石的目的。有时取石与病因可同时处理,如前列腺增生合并有膀胱结石者。

第十节　泌尿系统肿瘤

泌尿及男性生殖系统肿瘤是指肾脏、输尿管、膀胱、阴茎及睾丸等部位所发生的肿瘤,最常见的是膀胱癌,其次为肾肿瘤。前列腺癌发病率在我国有明显上升的趋势,阴茎癌的发病率已明显下降。

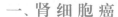

一、肾细胞癌

肾细胞癌(renal cell carcinoma,RCC)是起源于肾实质泌尿小管上皮系统的恶性肿瘤,又称肾腺癌,简称肾癌。包括起源泌尿小管不同部位的各种肾细胞癌亚型,但不包括来源于肾间质以及肾盂上皮系统的各种肿瘤。肾癌的病因未明,可能与吸烟、肥胖、遗传、高血压及抗高血压治疗、职业等有关。发达国家高于发展中国家,城市地区高于农村地区。肿瘤可向外侵及肾周筋膜和邻近组织器官,向内可侵及肾盂肾盏出现血尿,可扩展至肾静脉和下腔静脉形成癌栓,可经血液或淋巴转移至肝、肺、骨、脑。

【临床表现】

1. 血尿、腰痛、包块　经典的血尿、腰痛、腹部包块"肾癌三联征"临床出现率极少。约有半数患者是在体检时由超声、CT 所发现。常见的症状为间歇无痛性肉眼血尿,表明肿瘤已侵及肾盂、肾盏。肿瘤生长牵张肾包膜、腰肌或邻近器官时常有腰部钝痛或隐痛,血块通过输尿管时可出现肾绞痛。肿瘤较大时可在腰或腹部触及到包块。

2. 副肿瘤综合征　部分患者出现副肿瘤综合征,表现为高血压、贫血、体重减轻、发热、红细胞增多、肝功能异常、高血钙、高血糖、血沉加快、神经肌肉病变、淀粉样变性、溢乳症、凝血机制异常等改变。

3. 转移症状　约有 1/3 的患者出现肺脏、骨骼、肝脏、肾上腺、皮肤、脑部或其他部位的转移症状。

【诊断】

1. 实验室检查　血细胞计数、血红蛋白、肝功能、肾功能、血钙、血糖、血沉、碱性磷酸酶和乳酸脱氢酶等。

2. 影像学检查

(1)超声:发现肾癌敏感性高,可发现临床无症状的早期肿瘤,并能区别肾包块是囊性还是实质性的。

(2)X 线检查:尿路平片(KUB)和静脉尿路造影(IVU),可见肾外形增大,肾盏肾盂因肿瘤侵犯或挤压出现不规则变形、狭窄、移位或充盈缺损等。超声和 CT 不能确诊时,可行肾动脉造影检查。

(3)CT、磁共振(MRI):CT 是诊断肾癌最为可靠的影像学方法,是术前临床分期的主要依据。肾超声造影及 MRI 主要用于肾癌的诊断和鉴别诊断。

(4)肾肿瘤穿刺活检　具有极高的特异性和敏感性,但无法准确判断组织学分级,应用极少。

【治疗原则】

1. 手术治疗　根治性肾切除是肾癌治疗的主要方法,可行开放性手术或腹腔镜手术。对孤立肾、双侧肾癌、较小的肿瘤、或根治性肾切除可能导致肾功能不全的患者,可考虑作保留肾单位的肾部分切除术。

2. 细胞因子治疗　应用生物制剂干扰素-α(IFN-α)和白细胞介素-2(IL-2)作细胞因子治疗,对预防和治疗转移癌有一定疗效。

3. 分子靶向药物治疗　临床的分子靶向药物已用于晚期肾癌的治疗,可提高晚期肾癌治疗的有效率,但也存在相关的毒副作用。

二、肾母细胞瘤

肾母细胞瘤(nephroblastoma)常称为 Wilms 瘤或肾胚胎瘤,是小儿最为常见的恶性泌尿生殖系统肿瘤。肾母细胞瘤可发生于肾脏的任何部位,是一边界清晰有包膜的单一实体瘤。

血行转移可播散全身各部位,以肺转移最为常见,其次为肝、骨或脑。

【临床表现】

腹部肿块是最为常见的症状,绝大多数是在给小儿洗澡或更衣时偶然发现,大多数的患儿在第一次就诊时即可触及。肿块位于上腹一侧季肋部,表面光滑,中等硬度,无压痛,早期有一定的活动度,少数肿瘤巨大可越过腹中线,较为固定。因受巨大的肿瘤压迫,可有气促、食欲不振、消瘦、烦躁不安等表现。约 1/3 患儿有镜下血尿,少数患儿有肉眼血尿。其他症状有高血压、红细胞增多症、腹痛及低热。极少数因肿瘤自发破溃出血而表现急腹症症状。晚期或有肿瘤转移者,可有恶心、呕吐、消瘦、贫血等症状。

【诊断】

除临床表现之外,发现患儿上腹部有光滑的肿块,即应想到有肾母细胞瘤的可能。超声、静脉尿路造影、CT 及 MRI 对诊断和鉴别诊断有极为明确的意义。

【鉴别诊断】

肾母细胞瘤须与小儿巨大肾积水和肾上腺神经母细胞瘤相鉴别。骨髓穿刺检查有助于肾上腺神经母细胞瘤的诊断。

【治疗原则】

手术切除患肾,并配合化疗、放疗综合措施是治疗的最早和最好的方式,可显著提高术后生存率。术前进行化疗或放疗,可使肿瘤快速缩小,便于手术切除。

三、上尿路肿瘤

上尿路上皮肿瘤主要为肾盂肿瘤和输尿管肿瘤。主要致病危险因素包括吸烟、长期服用镇痛药物、喝咖啡、泌尿系慢性感染、结石的长期刺激;长期接触石油、化工、塑料等职业人员也会增加其危险因素。

上尿路肿瘤大多数为移行上皮乳头状瘤,可单发或多发,而鳞状细胞癌和腺癌则少见。上尿路肿瘤的扩散可直接浸润肾实质或周围组织,可经淋巴转移至肾蒂、主动脉、下腔静脉、同侧髂总血管及盆腔淋巴结,血行转移可至全身多个部位,如肝、肺、骨、脑等。

【临床表现】

早期表现为间歇无痛性肉眼血尿,少数为镜下血尿,发病年龄多为 50~70 岁。部分患者可有腰部钝痛、或有肾绞痛。晚期可出现腰或腹部肿块、消瘦、贫血、体重下降、下肢水肿或骨痛等转移症状。

【诊断】

1. 尿细胞学检查 收集新鲜尿液标本或经输尿管导管收集患侧肾盂尿、冲洗液、刷取活检等方法发现肿瘤细胞。

2. 影像学检查 超声、静脉尿路造影(IVU)、CT 或 MRI 等检查对上尿路肿瘤的诊断及鉴别诊断有很好的应用价值。

3. 内镜检查 尿道膀胱镜检查有时可见患侧输尿管口喷血,同时也可发现肿瘤,输尿管镜检查可直接观察到肿瘤和取材活检。

【治疗原则】

开放性手术、腹腔镜手术,或开放性与腹腔镜联合的方式行根治性肾输尿管全切除术,手术切除必须包括肾、输尿管及其在膀胱的开口。体积小、分化好的上尿路肿瘤也可经输尿管镜或经皮肾镜治疗。

四、膀 胱 癌

膀胱癌(carcinoma of the bladder)是泌尿系统中最为常见的肿瘤。吸烟和长期接触工业化学产品是已明确的两大致病危险因素。其他因素有长期服用含非那西丁类的止痛药、人造甜味剂、饮用咖啡、砷含量高的水、氯消毒水、染发、慢性感染等。有家族史者发生膀胱癌的危险性明显增加。膀胱鳞状细胞癌和腺癌主要见于慢性尿路感染、残余尿及长期异物刺激。膀胱癌的分级采用 WHO 国际肿瘤组织学分类分级标准,浸润深度以国际抗癌联盟的 TNM 分期法为标准。

【临床表现】

1. 间歇性全程无痛性血尿 肉眼血尿是膀胱癌最早和最常见症状,大多数患者是以血尿就诊,特点是间歇无痛性血尿,少数有镜下血尿。血尿轻重程度与肿瘤大小、数量及恶性程度并不一致,在有肉眼血尿的患者中约有 1/3 ~ 1/2 最后诊断为膀胱癌。

2. 膀胱刺激症状 尿急、尿频、尿痛的膀胱刺激症状是常见症状,因有溃疡、坏死或合并感染时,多为膀胱癌晚期的表现。生长在膀胱三角区或膀胱颈部的肿瘤,可出现排尿困难或尿潴留的表现。

3. 下腹部肿块 下腹部和耻骨上区可触及质地坚硬的肿块,排尿后不消退,腰胁部疼痛,多为浸润癌的晚期,同时已有盆腔浸润或转移。鳞状细胞癌和腺癌为浸润性癌,病程短,恶性度高,预后不良。

【诊断】

1. 尿细胞学、膀胱癌标志物检查 是膀胱癌诊断和术后随访的主要方法之一。

2. 膀胱镜检查 是膀胱肿瘤诊断中的重要检查手段。可以直接清楚地看到肿瘤的形态、位置、数目、大小等,并可直接取活组织做病理检查。必要时可随机活检。

3. 影像学检查 超声简便易行,可作为疑有膀胱肿瘤患者的初选;静脉尿路造影(IVU)可以了解肾盂、输尿管有无肿瘤或膀胱肿瘤对上尿路的影响;CT 和 MRI 可以发现肿瘤浸润膀胱壁的程度、局部肿大的淋巴结以及内脏转移的情况;放射性核素检查可以了解有无骨转移。

4. 膀胱双合诊 可了解肿瘤的大小、浸润的范围、深度以及与盆腔的关系。

【治疗原则】

根据肿瘤的临床和病理分期,并结合患者的全身情况,选择合适的治疗方式。

1. 非肌层浸润性膀胱癌 经尿道膀胱肿瘤切除术(TUR-BT)是非肌层浸润性膀胱癌重要的诊断方法和治疗手段。术后膀胱灌注化疗,TUR-BT 术后 24 小时内完成膀胱灌注治疗,每周 1 次,共 4 ~ 8 周。随后进行膀胱持续灌注化疗,每月 1 次,共 6 ~ 12 个月。

2. 肌层浸润性膀胱癌 可采用膀胱部分切除术、根治性膀胱切除术、尿流改道术、术前和术后辅助性化疗等。

五、前 列 腺 癌

前列腺癌(carcinoma of the prostate)是老年男性常见的恶性肿瘤。前列腺癌的危险因素尚不清楚。已确定的危险因素有年龄、家庭、遗传和种族等因素,可能的危险因素如过多的摄入动物脂肪、双氢睾酮在前列腺癌发生过程中所发挥的作用等。

前列腺癌的病理分级使用 Gleason 评分系统。前列腺癌可经血行转移、淋巴扩散、直接侵及邻近器官(精囊)。最常见的转移部位是淋巴结和骨骼,其他转移的部位是膀胱、肾上腺、肝、肺等。

【临床表现】

85% 的发病年龄超过 65 岁,平均年龄为 72 岁,高峰年龄为 75 ~ 79 岁。前列腺癌的早期无明显的临床症状,常在体检时经直肠指诊或检测血清前列腺特异性抗原(prostate-specific antigen,PSA)值升高而发现,少数是在前列腺增生的手术标本中发现。随着肿瘤不断地发展,其主要症状有膀胱出口梗阻症状、局部浸润症状、转移性症状。

【诊断】

1. 直肠指诊　对前列腺癌的早期诊断和分期具有重要价值。直肠指诊联合血清 PSA 检查是对疑似早期前列腺癌诊断的最佳方法。

2. 前列腺特异性抗原(PSA)　血清 PSA 正常参考区间为 $< 4.0ng/ml$,$> 4.0ng/ml$ 为异常。

3. 前列腺穿刺活检　是诊断前列腺癌最可靠的检查。临床上大多数患者是通过前列腺系统性穿刺活检作出病理学诊断。

4. 影像学检查

(1)经直肠超声检查:优点是可发现临床未怀疑的肿瘤,能初步判断肿瘤的体积及大小,但对前列腺癌诊断的特异性较低。主要的作用是引导进行前列腺的系统性穿刺活检。

(2)X 线检查:X 线片可显示成骨性骨质破坏,IVU 可发现晚期前列腺癌浸润膀胱、压迫输尿管引起的肾积水。

(3)CT、MRI:CT 对早期前列腺癌诊断敏感性低于 MRI,MRI 可以显示前列腺包膜的完整性、是否侵及前列腺周围组织及器官,还可显示盆腔淋巴结受侵犯的情况。在临床分期上有较重要的作用。

(4)全身核素骨显像检查(ECT):ECT 可比常规 X 线片提前 3~6 个月发现骨转移灶,敏感性高,特异性差。

【治疗原则】

前列腺癌因病程较长,发展缓慢,一般不主张对 75 岁以上,预测寿命低于 10 年的患者行根治性前列腺癌切除术,某些内分泌治疗和放射治疗对多数患者也可达到 5 年以上的生存率。

1. 等待观察治疗　是指主动监测前列腺癌的进程,在肿瘤出现进展或临床症状明显时给予治疗。

2. 根治性手术治疗　根治性前列腺切除术用于可能治愈的前列腺癌,包括传统的开放性经会阴、经耻骨后前列腺癌根治术,腹腔镜前列腺癌根治术和机器人辅助腹腔镜前列腺癌根治术。

3. 内分泌治疗　行睾丸切除术并配合抑制雄激素活性的药物治疗。

4. 外放射性治疗　与手术治疗一样,是前列腺癌的根治性治疗方法之一,具有疗效好、适应证广、并发症少的优点,适用于各期前列腺癌患者。

5. 近距离照射治疗　将放射源密封后直接放入体内的天然腔内或放入接受治疗的组织内进行照射。

6. 试验性局部治疗　试验性前列腺癌局部治疗是指在上述成熟的治疗方法外,有前列腺癌冷冻治疗、高能聚焦超声、组织内肿瘤射频消融等方法。

六、睾丸肿瘤

睾丸肿瘤(tumor of the testis)较为少见,是男性 15~34 岁常见的实体肿瘤,几乎均为恶性。睾丸肿瘤的发病原因目前尚不清楚,其危险因素包括先天性的因素有隐睾、睾丸未降、家庭遗传因素、Klinefelter 综合征、对侧睾丸肿瘤、不孕或不育,后天性因素有损伤、感染、职业与环境因素、营养因素、母亲在妊娠期使用外源性雌激素过量等。

【临床表现】

睾丸肿瘤多发于 20~40 岁,表现特点是睾丸肿胀或变硬。肿瘤较小时无明显临床症状。肿瘤逐渐增大,表面光滑,质硬有沉重感,可有轻微的坠胀或钝痛感,附睾及输精管常无异常。少数患者起病急,突然出现疼痛性肿块,局部红肿伴有发热,极易误诊为急性睾丸炎或急性附睾炎。隐睾患者在腹部或腹股沟部发现肿块并逐渐增大变硬,常是隐睾恶变的表现。少数患者可出现男性乳房女性化。晚期可出现胸痛、腰痛、颈部肿块、下肢水肿、骨关节疼痛等转移症状。

【诊断】

1. 体格检查 阴囊内容物的双手触诊,可触及患侧增大的睾丸及肿块,质地较硬,与睾丸界限不清,用手托起时有沉重感,透光试验阴性。腹部触诊可了解淋巴结是否有转移或内脏受侵犯等。经阴囊活检不宜应用。

2. 血清肿瘤标志物检查 对诊断、分期及观察术后有无复发等有重要作用。主要测定甲胎蛋白(AFP)、人绒毛膜促性腺激素(HCG)和乳酸脱氢酶(LD)等项目。

3. 影像学检查

(1)超声检查:是睾丸肿瘤检查的首选项目,能明确睾丸肿块的特点,同时可以了解对侧睾丸的情况,敏感性几乎为100%。

(2)X线检查:胸部X线检查可以发现1cm以上的转移病灶,对睾丸肿瘤肺癌转移的诊断有很大价值。

(3)CT、MRI检查:腹部和盆腔的CT检查,目前被认为是腹膜后淋巴结转移的最佳检查方式,可以检查到<2cm的淋巴结。而MRI并不比CT更有优势。

需与睾丸肿瘤相鉴别的疾病有睾丸炎、附睾炎、睾丸扭转、鞘膜积液、腹股沟斜疝及精索囊肿等。

【治疗原则】

对睾丸肿瘤患者均应行根治性睾丸切除术,对可疑的患者在行根治性睾丸切除术时可进行术中冰冻活检。精原细胞瘤对放疗较敏感,术后可配合放射治疗、化学治疗,综合治疗5年的生存率可超过95%。

七、阴 茎 癌

阴茎癌(carcinoma of the penis)是一种较为少见的恶性肿瘤。阴茎癌的病因仍不清楚。阴茎癌多数发生于包茎或包皮过长的人,在婴幼儿时期行包皮环切术后,几乎没有阴茎癌的发生。人类乳头状病毒(HPV)感染和吸烟可能是阴茎癌发生的重要因素。此外,外生殖器疣、干燥性龟头炎、阴茎皮疹、阴茎损伤及性伙伴的数量也可能是一定的危险因素。

阴茎癌多发生于阴茎头部、冠状沟和包皮内板处,绝大多数为鳞状细胞癌。极少为基底细胞癌和腺癌。从肿瘤形态上可分为原位癌、乳头状癌和浸润性癌三种。阴茎癌主要通过淋巴转移至腹股沟、股部及髂淋巴结等处,还可经血行转移至肺、肝、骨、脑等处,但较少见。

【临床表现】

阴茎癌多见于40~60岁的有包茎或包皮过长患者。早期癌变时呈现阴茎头或包皮上皮肥厚,易被掩盖而不易发现。多数病例表现有阴茎头部丘疹、溃疡、疣或菜花样斑块,表面有脓性分泌物或有血性渗出;晚期阴茎癌可以从包皮口或皮肤穿出,呈菜花样,体检时常可触及双侧腹股沟部有质地硬或肿大的淋巴结。

【诊断】

结合病理性外观和临床表现,诊断并不困难,但延误较常见。对有可疑的病变患者应进行详细体检,并记录阴茎病变或可疑区域的大小、部位、数量、形态,与周围组织结构关系、色泽、边界及活动度。细胞学或组织学检查不仅能够确定病理诊断,还可以确定病理分级。影像学检查如超声或 MRI 有助于鉴别肿瘤原发灶的浸润程度,尤其是对伴有阴茎海绵体浸润的患者。

【治疗原则】

阴茎癌的治疗主要是依靠外科手术为主,包括原发性肿瘤和区域淋巴结的清除。配合适当的放射治疗或化学治疗,可提高疗效。对较大的浸润性肿瘤单纯用放射治疗或化学治疗,其效果并不理想,常用于配合手术治疗。

(扈昕虹)

第七章
血液造血系统疾病

血液病是原发于造血系统或影响造血系统伴发血液异常改变,以贫血、出血、发热为特征的疾病。造血系统包括血液、骨髓单核-巨噬细胞系统和淋巴组织,凡涉及造血系统病理、生理,并以其为主要表现的疾病,都属于血液病范畴。引起血液病的因素很多,如化学因素、物理因素、生物因素、遗传、免疫、污染等,都可以成为血液病发病的诱因或直接原因,由于这些原因很多是近几十年现代工业的产物,从而使血液病的发病率有逐年增高趋势。

第一节　红细胞系统疾病

一、缺铁性贫血

缺铁性贫血(iron deficiency anemia,IDA)是体内贮存铁缺乏,不能满足正常红细胞生成需要,影响血红素合成所致的低色素性贫血。铁摄入不足、丢失或消耗过多、需要量增加和各种原因的铁贮存不足是导致缺铁性贫血主要原因。在我国,妇女及婴幼儿缺铁性贫血多见。早的发生在出生后6~10周,最为多见于6个月至3岁。预防缺铁仍然是儿童保健工作中重点。孕妇、生育年龄妇女和发育期青年都有相当比例铁缺乏,最高的可达50%。

引起缺铁的常见原因有铁需求增加、铁丢失增加、铁摄入减少、吸收或利用障碍等。

【临床表现】

本病起病隐匿,在相当长时间内可无症状。主要表现为组织器官缺血引起的各种症状,除原发病表现外,早期可表现眼花、耳鸣、倦怠乏力、心悸,体力活动后出现气促。当缺铁严重贫血进展加快时,可出现明显的各种贫血症状,如兴奋、烦躁、易激动等神经系统症状。此时皮肤、黏膜苍白是最为突出的临床体征,在口唇、口腔黏膜、睑结膜、甲床等处更为明显;小儿患者尚有不爱活动、易激惹、生长迟缓、注意力不集中、食欲呆滞(在感染钩虫病时更为严重);有时还会出现上皮组织异常所产生的症状,包括萎缩性舌炎、口角炎、皮肤干燥、指甲变薄,重者有反甲、吞咽困难(Plummer-Vinson综合征)。部分病儿有异食癖。小儿可因贫血而致髓外造血反应性活跃。可伴有不同程度的肝、脾、淋巴结大,而成人在贫血时髓外造血不明显。明显贫血可引起心血管系统症状,出现心率加快、心脏扩大,严重贫血(Hb低于45g/L)可引起充血性心力衰竭。患儿容易感染,并加重贫血。

【诊断】

缺铁性贫血的诊断必须包括确定贫血是否由缺铁引起和明确缺铁的原因。而明确缺铁病因和寻找缺铁引起的贫血,有时是相互关联的。如胎儿、孕妇由于各种原因所引起的先天贮铁不足,小儿生长发育过快,喂养、饮食中缺铁以及成人的慢性腹泻、溃疡病、痔持续少量出血、妇女月经过多、反复感染等铁丢失过多等因素都是缺铁和引起贫血直接原因。由于铁缺乏期无症状,本病早期临床表现不具特异性,故在小儿应密切观察有无注意力不集中、智能降低、异食癖等表现。无论成人或儿童进一步的实验室检查以明确诊断都是必要的。

1. 外周血象 在未进入 IDA 时,外周血红蛋白可正常。网织红细胞多数正常,也可反应性增高。外周白细胞计数正常。严重贫血的患儿可伴血小板的减低。

2. 骨髓象 可见红系增生,骨髓铁染色示骨髓小粒可染铁消失,铁粒幼红细胞减少等典型 IDA 骨髓象。

3. 血清铁 成人低于 $10\mu mol/L$(女性低于 $8\mu mol/L$,小儿低于 $12\mu mol/L$)或总铁结合力(TIBC)高达 $70\mu mol/L$ 以上或血清铁蛋白(SF)成人低于 $14\mu g/L$(儿童低于 $18\mu g/L$)或红细胞内游离原卟啉(FEP)明显增高大于 $100\mu g/L$ 红细胞,但这些指标较不稳定,易受生理、急慢性疾病、方法学等因素影响而有变异。有时既简单又特异的铁剂治疗后网织红细胞明显增高(8% 左右),可看作治疗有效从而诊断缺铁性贫血。

缺铁性贫血需与慢性感染性贫血、珠蛋白生成障碍性贫血、铁粒幼红细胞性贫血等相鉴别。

【治疗原则】

消除病因及采用铁剂治疗是主要治疗原则。在有明确病因的情况下,消除病因能从根本上防止和治疗缺铁性贫血。口服铁剂有硫酸亚铁、富马酸亚铁、葡萄糖酸亚铁、枸橼酸铁铵等。为减少消化道不良反应,可从小剂量开始服用,或餐后服用,有严重胃肠道反应者可改用肌注右旋糖酐铁或静脉给予铁剂。如采用铁剂治疗有效,3~10 天内即见网织红细胞增高,血红蛋白也相应增高。缺铁性贫血纠正后继续服用小剂量铁剂 3~6 个月以补充铁的贮备。治疗同时宜加服维生素 C,以利铁的吸收和利用,忌食浓茶和咖啡。输血仅适用于严重贫血伴心功能不全及有反复感染的患者,速度必须缓慢,以成分输血为主。

二、巨幼细胞性贫血

巨幼细胞性贫血(megaloblastic anemia,MA)是叶酸、维生素 B_{12} 缺乏或由于其他原因引起 DNA 合成障碍所致的一类贫血。主要特点为红细胞大,染色正常或增高,并伴粒细胞和血小板减少。在我国因营养因素尤其是叶酸缺乏所致巨幼细胞贫血多见于陕西、山西、河南、山东等地,成人可发生在任何年龄。小儿维生素 B_{12} 缺乏高发于出生后 4~7 个月,叶酸缺乏常发生在 6 个月龄之后。

【临床表现】

(1)本病多见于 2 岁以下的婴幼儿或 20~40 岁孕妇;营养不良者可见于任何年龄及性别。

(2)起病缓慢,除一般贫血症状和体征外,皮肤尚可有轻度黄疸。有时呈蜡黄色,有非凹陷性水肿,毛发稀疏,少数可见皮肤瘀点,早期可出现厌食、恶心、呕吐、腹泻等消化道症状。

(3)典型患者有急性舌炎、舌面及舌背呈鲜红色,即所谓"鲜牛肉样舌"。有时舌面或边缘有溃疡。因舌乳头萎缩而光滑呈"镜面舌"或红绛舌。可有轻度肝脾大。

(4)维生素 B_{12} 缺乏所致贫血常呈现典型的神经精神症状,表现为神情呆滞,患儿少哭不笑,反应迟钝,智力和动作发育延迟或倒退等,严重者可有肢体颜面、头部及躯干甚至全身的震颤,患儿有时出现抽搐,膝反射亢进,少数出现踝阵挛、肌张力增高,至晚期可出现声调改变和吞咽困难。

【诊断】

首先诊断是否存在巨幼细胞性贫血,其次确定维生素 B_{12} 缺乏、叶酸缺乏或二者兼有,最后需要明确叶酸和(或)维生素 B_{12} 缺乏的原因。幼儿早期出现精神神经症状,血象中白细胞出现典型改变和进一步骨髓涂片显示的特异巨细胞表现均具有诊断价值。但要明确其病因(与治疗和预后有关),须根据患者病史、叶酸和维生素 B_{12} 测定结果及诊断性治疗试验结果加以综合分析。而本病应与内因子缺乏或吸收障碍、红白血病、脑发育不全等相鉴别。

1. 诊断标准

（1）临床表现：①一般有慢性贫血症状。②有消化道症状，食欲不振或消化不良，舌痛、舌红、舌乳头萎缩常见。③神经系统症状，多见于维生素 B_{12} 缺乏者，恶性病者本症状典型。

（2）实验室检查：①大细胞性贫血，平均红细胞体积（MCV）>100fl，多数红细胞为大椭圆形。②白细胞和血小板可减少，中性分叶核分叶过多。③骨髓呈巨幼细胞贫血形态改变。④叶酸测定，血清叶酸<6.91nmol/L，红细胞叶酸<227nmol/L。⑤血清维生素 B_{12}≤74～103pmol/L，红细胞叶酸<227nmol/L。⑥血清维生素 B_{12}<29.6pmol/L。⑦血清内因子阻断抗体阳性。⑧放射性维生素 B_{12} 吸收试验，24 小时尿中排出量<4%，加内因子可恢复正常（>7%）；用放射性核素双标记维生素 B_{12} 进行吸收试验，24 小时维生素 B_{12} 排出量<10%。

具备上述（1）的①或②，和（2）的①、③或②、④者诊断为叶酸缺乏的巨幼细胞贫血；具备上述（1）的①和③，和（2）的①、③或②、⑤者诊断为维生素 B_{12} 缺乏的巨幼细胞贫血；具备上述（1）的①、②、③和（2）的①、③、⑥、⑦者怀疑有恶性贫血，⑧为确诊试验。

2. 鉴别诊断 巨幼细胞性贫血需要与全血细胞减少性疾病、急性红白血病（红血病期）、骨髓增生异常综合征（MDS）、无巨幼细胞改变的大细胞性贫血相鉴别。

【治疗原则】

注意孕妇及哺乳期母亲营养，婴幼儿及时添加动植物食品，注意营养，纠正偏食不良习惯，这对预防本病发生有重要意义。

1. 补充叶酸和维生素 B_{12} 肌注维生素 B_{12} 或口服叶酸一般疗程为 2～4 周，以后用维持量，成人恶性贫血或胃次全切除后所致巨幼细胞贫血需要长期维持治疗。药物效应一般表现为用药后 2～3 天全身症状、神经精神症状改善，1 周后网织细胞明显升高。治疗期间应同时调整饮食。婴幼儿应及时添加辅食或改用牛奶喂养。有神经、精神症状患者不可单用叶酸治疗而需注射 B_{12}，否则易致症状加重。应积极预防和处理呼吸道等部位的继发感染。

2. 病因治疗 在明确引起叶酸和维生素 B_{12} 缺乏病因时，应及时消除病因，有助于叶酸和维生素 B_{12} 的补充，同时避免复发。

三、再生障碍性贫血

再生障碍性贫血（aplastic anemia，AA）简称再障。是因骨髓造血组织显著减少，引起造血功能衰竭；是多种原因引起的造血干细胞增殖、分化障碍和（或）造血微环境发生异常或被破坏，导致以全血细胞减少为主要表现的疾病。再障的发病机制往往是多方面因素作用的结果，目前公认的有造血干细胞异常（"种子"）、骨髓造血微环境缺陷（"土壤"）、免疫机制异常（"虫子"）、遗传倾向。生物因素中的肝炎病毒及其他性质尚不清楚的病毒也是再障的原因之一。

【临床表现】

主要是由三系细胞减少所致。表现为贫血、感染、出血（牙龈出血、鼻出血及皮肤瘀点、瘀斑）。根据病情的轻重和进展情况，再障可分为急性和慢性两型。

1. 急性再障 发病年龄 4～47 岁，男多于女。起病急，症状较重，贫血发展较快，可有高热、畏寒、出汗，口腔、咽部炎症和溃疡，牙周炎，皮肤、肺部感染等炎症；有齿龈出血、皮肤瘀点、瘀斑、消化道出血、眼底出血、妇女月经过多等出血症状，还可发生颅内出血。急性再障病情凶险，病程短促，常用治疗方法无效。一般在发病后数月至 1 年内死亡。此型又称重型再障-Ⅰ型。

2. 慢性再障 发病年龄 2～46 岁，成人多于儿童，男多于女。病情及其进展较缓慢，主要表现为乏力、心悸、头晕、劳累后气促、面色苍白等慢性贫血的症状，并逐渐加重。感染、发热一般较轻，出现较晚，皮肤瘀点、瘀斑较轻，内脏出血较少见。体检肝、脾、淋巴结不肿大。此型再障的病情有迁延 1 至数年，甚至 10 年以上。急性发作时，贫血、感染、出血加重。经治疗后又可好转，有的缓解。此型又称轻型再障。若病情恶化，转为重型 AA，称为重型再障-Ⅱ型。

【诊断】

根据全血细胞减少，骨髓象增生减低、脂肪滴增多，诊断一般容易，但仍属于排除性诊断，必须注意有时由于骨髓穿刺或活检标本采集不理想，或由于灶性增生而使结果与诊断不符，故有时需要重复检查或在两个不同部位作骨髓穿刺，才能作出正确结论。

1987 年第 4 届全国再障学术会议确定我国现行 AA 的诊断标准如下：①全血细胞减少，网织红细胞绝对值减少。②一般无肝脾肿大。③骨髓至少 1 个部位增生减低或重度减低（如增生活跃，须有巨核细胞明显减少），骨髓小粒非造血细胞增多（有条件者应做骨髓活检等检查）。④能除外引起全血细胞减少的其他疾病，如阵发性睡眠性血红蛋白尿症、骨髓增生异常综合征、急性造血功能停滞、骨髓纤维化、低增生性急性白血病、自身免疫性疾病、脾功能亢进等。⑤一般抗贫血药物治疗无效。诊断为 AA 后，再根据患者的临床表现、血象、骨髓象综合分析区分为急性 AA 和慢性 AA。

先天性再生障碍性贫血（FA）诊断则往往需要有：①年幼儿童（5～10 岁），智力低下。②先天性畸形（身材矮小、小头畸形和骨骼畸形等）。③全血细胞减少，骨髓增生不良。而其家族中有此类患者，染色体检查的结果是诊断本病的重要依据。

全血细胞减少必须与骨髓增生异常综合征（MDS）、脾功能亢进、急性白血病（尤其是增生低下型急性白血病）、免疫性全血细胞减少症、阵发性睡眠性血红蛋白尿症（PNH）等相鉴别。

【治疗原则】

预防要注意放射性物质或与苯等对骨髓造血有毒性化合物接触工作者，都应注意防护措施，并定期检查血象。有些可引起再障的药物如氯霉素应严格掌握其疗程。治疗以骨髓移植和免疫抑制治疗为主，一般包括以下几个方面：

1. 支持疗法　预防和控制感染，以成分输血为主，必要时输新鲜血。血小板低于 $10 \times 10^9/L$，有明显出血者输浓缩血小板。这些治疗方法不能作为常规疗法。因多次输注容易引起免疫反应，效果逐渐减低且长期输血可引起血色病或交叉感染，预计进行骨髓移植的患者应尽量减少输血。一旦发生感染应及时明确病原菌和药敏试验，使用抗生素，必要时增加抗真菌和抗病毒药物。

2. 免疫抑制剂治疗　①皮质类固醇：泼尼松或泼尼松龙对部分患者有效，尤其是有免疫机制参与，或其血清对正常骨髓造血细胞起抑制作用的患者。②环磷酰胺：对部分患者有效，必须严密观察，因此药本身可以抑制造血功能。③抗淋巴细胞球蛋白（ALG）、抗胸腺细胞球蛋白（ATG）：对有些患者可以奏效。若体外检查结果示患者的淋巴细胞对患者本身或正常人的骨髓造血细胞有抑制作用者，则治疗效果可能较满意。④环孢素 A：可通过抑制细胞毒性 T 细胞的活性而达到抑制机体免疫的功能。

3. 刺激骨髓造血功能　对于一些不需要依赖输血的慢性再障患者，可运用刺激骨髓造血药物如：①雄性激素：丙酸睾酮肌注、口服羟甲雄酮、氟羟甲雄酮、司坦唑醇。②碳酸锂：可刺激造血干细胞，尤其是促使粒系细胞增多，须注意会引起心律失常等副反应。

4. 联合治疗　由于再障的发病机制多样，因此，临床上常运用环孢素 A 联合雄激素，或环孢素 A 联合 ATG/ALG，对于依赖输血的患者有较好的疗效。

5. 脾切除　对部分慢性再障，需要输血的间隔时间越来越短，红细胞破坏过快，成为贫血的重要原因时,可考虑脾切除。术后输血次数常可减少,血小板生存时间可以延长。有的患者继续治疗可以缓解。急性型无指征。

6. 骨髓移植 对急性再障有指征骨髓移植的最佳条件是:①起病后不久,未曾输过血,未发生感染。②年龄在 40 岁以内。③同基因、同胞、父母 HLA 配型相合。慢性再障治疗无效者有的亦有指征。有时骨髓虽未植上,但由于移植前已用强化疗及免疫抑制剂等作准备,在发病机制中有免疫机制的参与,故患者自身的造血功能得以恢复而缓解。

四、红细胞膜异常性溶血性贫血

红细胞膜缺陷分原发性和继发性。原发性膜缺陷又分先天性与后天获得性。继发性膜缺陷的原发病不在膜本身,而是由于红细胞的酶或血红蛋白等缺陷;或是一些外在因素影响膜的组分、结构和功能所致。

(一)遗传性球形红细胞增多症

遗传性球形红细胞增多症(hereditary spherocytosis,HS)是一种红细胞膜蛋白基因异常所致的遗传性溶血病,其特点是外周血中可见较多小球形红细胞。多呈常染色体显性遗传。最近发现 HS 有第 8 号染色体短臂缺失,部分患者有阳性家族史。少数呈常染色体隐性遗传的 HS 常合并新的基因突变而发病。HS 的临床特点:慢性溶血过程,伴有急性发作的溶血性贫血。

【临床表现】

HS 是一组异质性疾病,临床症状多变。由于红细胞过度破坏所引起的贫血、黄疸和脾大,是 HS 最常见的临床表现。三者可同时存在,也可单独发生。感染或持久的重体力活动也可诱发溶血加重。青少年生长发育和骨骼发育受影响。半数以上患者并发胆红素性胆石症。多数患者症状不明显或不典型,可由感染或妊娠等诱发溶血,易漏诊或误诊。同时应注意溶血引起的溶血危象和再障危象。

【诊断】

与其他溶血性贫血的诊断一样,首先要明确存在溶血,即红细胞过早破坏的依据。国内 HS 的诊断要求包括:①临床有慢性溶血的症状和体征,常有家族史。②外周血小球形红细胞 >20%。③红细胞渗透脆性试验:开始溶血和完全溶血的盐水浓度,超过正常对照 0.8g/L 以上。④48 小时自溶试验:溶血率超过 5%,葡萄糖、ATP 能纠正。⑤酸化甘油溶血试验:阳性(AGLT$_{50}$ 在 150 秒以内)。⑥高渗冷溶血试验:阳性。⑦流式细胞术。其中球形细胞数是关键,有条件的地方应该考虑做膜蛋白分析。

本病应与自身免疫性溶血性贫血所致继发性球形细胞增多相鉴别,后者 Coombs 阳性。对 Coombs 试验多次阴性者,应作红细胞膜蛋白分析和组分定量,必要时采用基因序列分析的方法,寻找诊断依据和进行家系调查以鉴别诊断。同时还需与 G6PD 缺乏症、新生儿溶血等疾病相鉴别。

【治疗原则】

1. 脾切除 HS 的主要治疗方法是脾切除。对大多数患者具有减轻贫血、改善症状和快速提高红细胞的作用。对严重的 HS 患者,虽不能完全缓解,但对改善症状有利。脾切除术一般建议在 10 岁以后,严重者可提前至 6 岁,同时应注意脾切除后的感染等并发症。

2. 支持治疗 大多数 HS 患者都应补充叶酸(1mg/d,口服);贫血严重时,应给予输血支持。

(二)遗传性椭圆形细胞增多症

遗传性椭圆形细胞增多症(hereditary elliptocytosis,HE)是一组异质性家族遗传性溶血病,特点是外周血中含有大量的椭圆形成熟红细胞。HE 大多为常染色体显性遗传,极少数为常染色体隐性遗传。

【临床表现】

HE 临床表现贫血程度轻重不一,常见肝、脾肿大。轻者无症状,贫血可以代偿;纯合子症状严重,感染等因素可诱发溶血加重,也可出现再障危象;新生儿期发育迟缓,黄疸较严重,1~2 岁时出现典型椭圆形细胞增多症。

【诊断】

诊断依据:①临床表现、家族调查、大量红细胞形态呈椭圆形(血涂片中椭圆形细胞可达 80%,一般也在 40% 以上),即可明确诊断。②本病应与缺铁性贫血、巨幼细胞贫血、骨髓纤维化、骨髓病性贫血、骨髓增生异常综合征、珠蛋白生成障碍性贫血等鉴别。上述疾病除了有少数椭圆形红细胞外,常伴有其他异形红细胞和有特殊的临床表现。

【治疗原则】

脾切除术同"遗传性球形红细胞增多症"。但大部分 HE 患者临床症状较轻,甚至无临床表现,可以不做治疗。

五、红细胞酶异常性溶血性贫血

红细胞酶异常性溶血是指参与红细胞代谢(主要是糖代谢)的酶,由于基因突变导致酶活性或酶性质改变所引起的溶血性疾病。

(一)红细胞葡萄糖-6-磷酸脱氢酶缺陷症

葡萄糖-6-磷酸脱氢酶缺陷症(glucose-6-phosphate dehydrogenase deficiency,G6PD)是一种 X 性连锁隐性或不完全显性遗传性疾病。

【临床表现】

G6PD 缺乏症分 5 种类型。

1. 慢性非球形细胞性溶血性贫血(chronic non-spherical hemolytic anemia,CNSHA)是一组红细胞 G6PD 缺乏或功能异常所致的慢性自发性血管外溶血性贫血,至少有 29 种变异酶与本型有关。感染或某些药物可加重溶血,引起溶血危象或再障危象。患者常伴脾大且切脾效果不明显。

2. 蚕豆病　是指 G6PD 缺乏患者食用蚕豆、蚕豆制品或接触蚕豆花粉后引起的急性溶血性贫血。该病在国内多见于广东、四川、云南等省(自治区),多发于小儿,男性为主。患者食蚕豆后数小时或数天内发生急性溶血,明显的黄疸和重度的贫血。母亲食用蚕豆可以通过哺乳而使婴儿发病。解除诱因溶血可呈自限性,溶血持续 1~2 天或 1~2 周左右。轻者可自行恢复,重者需及时输血,并纠正酸中毒。

3. 药物诱发溶血　此型的临床特点为服用诱发溶血的药物(呋喃唑酮、磺胺甲基异噁唑等)常在服药 2~3 天开始出现溶血。停药后可自行缓解。

4. 感染诱发溶血　在感染后数天内出现血管内溶血,一般较轻,但也可诱发严重的溶血常见的疾病有细菌性肺炎、病毒性肝炎、伤寒、传染性单核细胞增多症、钩端螺旋体病、水痘和腮腺炎;也可见于大肠杆菌、变形杆菌、β 链球菌、结核分枝杆菌和立克次体感染的其他疾病。

5. 新生儿高胆红素血症　出生后 1 周内出现黄疸,并进行性加重,其血清总胆红素在 205.2μmol/L 以上,早产儿更高在 256.5μmol/L 以上,以间接胆红素为主,可发生核黄疸,偶见胎儿水肿症。

【诊断】

临床符合上述任何一型,加上以下各项中任何 1 项均可诊断。①1 项筛选试验,高铁血红蛋白还原试验,还原率小于 30%;G6PD 荧光斑点试验,30 分钟仍不出现荧光;硝基四氮唑蓝试验(NBT)纸片法,滤纸片为红色;变性珠蛋白小体生成试验,含5个以上Heinz小体的红细胞>30%,活性属严重缺乏。②1项筛选试验活性属中间缺乏值,加上变性珠蛋白小体生成试验(Heinz小体生成试验):阳性(有40%红细胞含Heinz小体,每个红细胞有5个以上Heinz小体)并排除其他溶血病因。③1项筛选试验活性属中间缺乏,伴有明确的家族史。④2项筛选试验活性均属中间缺乏。⑤1项G6PD活性定量测定其活性较正常平均值降低40%以上。

G6PD缺乏纯合子和半合子的生物化学方法检测阳性率较高,而杂合子的敏感性较差由于不同存活期红细胞酶的活性也不一样,有报告建议采用G6PD/PK比值和细胞组织化学法(NBT法),以提高杂合子的阳性检出率。

【治疗原则】

红细胞G6PD缺乏症无特殊治疗,若无溶血可以不治疗。贫血严重时可输血,但须避免接受有血缘关系人的血液,同时减少反复输血。平时应避免使用和接触氧化类药物或其他物质,避免食用蚕豆。溶血一般可以自限,若怀疑药物诱发,应立即停用可疑药物。有感染者应积极控制感染。因切脾效果不佳,不推荐切脾。

(二)红细胞丙酮酸激酶缺陷症

红细胞内丙酮酸激酶缺陷症(pyruvate kinase deficiency,PKD)是因PK基因缺陷导致细胞内无氧糖酵解途径中常见的丙酮酸激酶(PK)酶活性减低或性质改变所致的溶血性贫血。发病率仅次于G6PD缺陷症,为常染色体隐性遗传,纯合子型症状明显,杂合子无症状或极轻,男女均可发病。

【临床表现】

PK缺陷症有高度变异性,多为慢性溶血性贫血,症状可轻可重,纯合子可见较重的溶血。新生儿常见高胆红素血症,需输血和换血。成人代偿完全者不出现贫血,只出现黄疸和肝、脾大。在感染后溶血加重甚至发生再障危象。部分患者常并发胆石症。

【诊断】

直接测定PK活性是主要的诊断方法,同时也可检测PK的底物和代谢产物。有条件者可在基因水平上检测PK基因的突变等。

1. 红细胞PK缺乏的实验室诊断标准 ①PK荧光斑点试验结果为PK活性缺乏。②PK活性定量测定为纯合子范围。③PK活性定量测定为杂合子范围,伴有明显家族史和2,3-DPG两倍以上增高或中间代谢产物改变。符合以上3项中任何1项,支持PK缺乏的实验室诊断。

2. 遗传性红细胞PK缺乏症的诊断 主要依赖PK活性测定,在测定PK活性时,应尽可能清除白细胞,因白细胞的PK活性高于正常红细胞的300倍,若红细胞悬液中混有白细胞,可掩盖红细胞的PK缺乏。

【治疗原则】

1. 输血 贫血轻微者无须输血;严重者须输血才能生存。

2. 药物治疗 无特异性药物,可考虑用甲基蓝和维生素C等还原性药物诱导或改变PK活性,但效果不明显。

3. 脾切除 严重的患者,切脾可在一定程度上缓解溶血的症状。

4. 造血干细胞移植 对须输血才能生存的患者,干细胞移植是较好的和唯一的手段。

六、自身免疫性溶血性贫血

自身免疫性溶血性贫血(autoimmune hemolytic anemia,AIHA)是一组通过免疫机制,主要是抗体免疫调节功能紊乱,B细胞功能亢进,产生自身抗体,结合于红细胞表面,被单核-

巨噬细胞清除破坏引起红细胞破坏过多过快而致贫血的疾病。根据抗体的性质及其作用温度的不同,可将自身免疫性溶贫的抗体分为温抗体及冷抗体型两种。

温抗体型自身免疫性溶血性贫血是获得性溶血性贫血中最重要的一种。分为原发性和继发性。原发性者病因不明,女性多见。冷抗体型的抗体在 2～20℃ 时作用最强,多数属 IgM。其中冷凝集素综合征(cold agglutinin syndrome,CAS)又名冷凝集素病(cold hemagglutinin disease)由寒冷刺激所引起手足发绀、周围血管收缩等现象,可见血红蛋白尿。CAS 临床分为急性和慢性。急性 CAS 主要继发于上呼吸道感染后,如支原体肺炎、传染性单核细胞增多症和慢性肝炎,淋巴组织增生性疾病(淋巴瘤,慢性淋巴细胞白血病)、肿瘤、结缔组织病等。引起 CAS 的自身抗体称冷凝集素,主要是 IgM 完全抗体,少数为 IgG 或 IgA。

【临床表现】

根据病因和抗体的类型而不同。原发性温抗体 AIHA 起病大多缓慢,有贫血、黄疸、肝脾大等血管外溶血的表现。继发性 AIHA 是在感染、服药或其原发病的临床表现基础上出现溶血性贫血。阵发性冷性血红蛋白尿患者,有从寒冷环境进入温热环境即可促发血红蛋白尿的病史。急性型冷凝集病,5 岁以下小儿多见,常继发于支原体肺炎、病毒感染之后,慢性型,50 岁以上多见症状较轻。常有 Raynaud 现象,可伴轻度脾大。Evans 综合征有血小板减少所引起的紫癜。注意急性溶血危象。

【诊断】

AIHA 必须与其他原因所引起的贫血、溶血性贫血或血红蛋白尿相鉴别。Coombs 试验阳性虽是确诊本病的重要依据,但可出现假阴性,必须注意。

【治疗原则】

1. 治疗病因 药物引起者应禁用此药。继发性者除治疗 AIHA 外,尚须治疗原发病。

2. 温抗体型 AIHA 皮质类固醇是首选药物,每天 1mg/kg,有效者以后逐渐减量用维持量,疗程 3～6 个月不等。应用皮质类醇不能充分控制病情,或需要用较大剂量(>15mg/d)作为维持量或对激素有禁忌证者,用脾切除术治疗。原发性者约 50% 以上有效,继发性者约 30% 左右可得缓解。停药后症状易反复。对皮质类固醇及脾切除无效的患者,可用其他免疫抑制剂。

3. 冷凝集素病 注意保暖,苯丁酸氮芥的疗效较佳,激素疗效差。冷凝集素的滴度高时,可辅以血浆置换法,有时可以奏效。

4. 对症治疗 应尽量避免输血,因易致溶血反应,交叉配血试验有时也有困难。必要时,选用血型相同、患者血清与供者红细胞孵育后作抗人球蛋白试验反应最弱的血液,输注要慢,若有反应立即停止。

原发性温抗体型 AIHA 经治疗后,多数可以缓解或痊愈。继发性者随病而异。冷凝集素病如系感染所致,大多不需要特殊治疗,冷凝集素的效价数周后可自行下降。慢性特发性者,病程长,预后相对良好,常因其他疾病而死亡。

七、血红蛋白病

血红蛋白病(hemoglobinopathy)是一组由于生成血红蛋白的珠蛋白肽链(α、β、γ、δ)的结构异常或合成肽链速率的改变,而引起血红蛋白功能异常所致的疾病。血红蛋白病多为遗传性,如因控制遗传的珠蛋白基因发生突变所致的结构性血红蛋白病;因指导珠蛋白合成速率的遗传基因缺陷所致的珠蛋白生成障碍性贫血或称海洋性贫血。另外,也可见获得性血红蛋白病,通常是由接触或误服化学药物所致。

(一)珠蛋白生成障碍性贫血

珠蛋白生成障碍性贫血(thalassemia),原名为地中海贫血或海洋性贫血。其特点是血红蛋白珠蛋白肽链的合成部分或完全受到抑制,肽链的合成减少。α 肽链合成减少者称为 α 珠蛋白生成障碍性贫血;β 链合成减少者称为 β 珠蛋白生成障碍性贫血。此外尚有 γ 和 δ 珠蛋白生成障碍性贫血,但由于 HbA₂,及 HbF 在正常情况下所占比例很低,临床症状轻微,且很少见,故本节只讨论 α 和 β 珠蛋白生成障碍性贫血。

【临床表现】

1. α 珠蛋白链生成障碍性贫血

(1)Hb Bart's 病引起胎儿水肿综合征:Hb Bart's 的氧亲和力高,向组织释放氧极少,故胎儿窒息而死亡。大多在妊娠 30～40 周平均 34 周时,胎儿死亡而流产,或早产后数小时胎儿即死亡;胎儿全身水肿,皮肤苍白,出血点多见;可有轻度黄疸;肝脾大,腹水较多;心脏肥大,胸腔、心包积液。

(2)HbH 病:出生时新生儿外表正常,贫血轻微,肝脾不肿大。随着 HbH 的增多,渐出现中度慢性贫血。2/3 的患者有肝脾大。当患者发生感染、服用氧化剂药物或女性患者妊娠贫血加重。

(3)α⁰ 珠蛋白链生成障碍性贫血:临床上无症状或贫血,只有红细胞呈轻度形态改变,如红细胞大小不等,出现靶形红细胞。

(4)α⁺ 珠蛋白链生成障碍性贫血:无临床表现,无贫血,红细胞形态亦正常,偶有小红细胞、低色素性变化。

2. β 珠蛋白链生成障碍性贫血

(1)重型(纯合子)珠蛋白链生成障碍性贫血(β⁰ 地中海贫血或 Cooley 贫血):出生时婴儿正常,6～9 个月后出现贫血,以后逐渐加重。早期体重不增加,食欲欠佳,有时发热。肝脾进行性肿大。从 3～4 岁起症状和体征渐明显,面色苍白尤甚,生长发育迟缓,身材矮小,精神萎靡,面无表情,肌肉消瘦,体弱无力,容易感染。头颅增大,额部、顶部、枕部隆起,面颊隆突、鼻梁塌陷,形成一种特殊的面容。如能生存至青春期,则性发育常延迟。大多数患者于成年前因继发性感染或严重贫血、长期输血可继发血色病而死亡。

(2)轻型(杂合子)β 珠蛋白链生成障碍性贫血:有轻至中度贫血,常感疲乏无力,脾轻度肿大。感染或妊娠时贫血加重,并可出现黄疸,但生长发育正常,骨骼无畸形。

(3)静止型 β 珠蛋白链生成障碍性贫血:无贫血,也无其他症状,只有血象中出现少量靶形红细胞。

【诊断】

珠蛋白生成障碍性贫血的诊断指标见 7-1。

表 7-1 各型珠蛋白生成障碍性贫血的诊断指标

类型	贫血	HbA₂	HbF	异常 Hb
α 珠蛋白生成障碍性贫血				
HbH 病	重	正常		HbH 5%～30%,脐带血 5%～20%
Hb Bart's 病	重	0	正常	HbBart's 近 100%
β 珠蛋白生成障碍性贫血				
轻型	轻	3.5%～7%	10%～30%	
重型	重	1%～5%	60%～98%	
βδ 混合型	重		100%	
HbE/β	重		15%～40%	HbE 60%～80%

有时 X 线检查可以发现重型珠蛋白生成障碍性贫血,由于骨髓增生,骨皮质变薄、髓腔增宽,最早见于手掌、距骨;颅骨改变至 1 岁后逐渐明显,内外板变薄,其间可有垂直状或放射状骨刺如竖立的短发。

【治疗原则】

轻型者无需治疗。重型尚无根治方法。输血只能暂时改善贫血,久之可并发血色病。预防方法是合用铁螯合剂。巨脾伴脾亢时行脾切除术,小儿需延迟至 5 岁以后手术。基因导入治疗尚在研究中。

(二)异常血红蛋白病

异常血红蛋白病是一组遗传性珠蛋白链结构异常的血红蛋白病,表现为珠蛋白链多聚体形成(镰状细胞贫血)、氧亲和力变化、形成不稳定性血红蛋白或高铁血红蛋白等。以溶血、发绀、血管阻塞为主要临床表现,绝大多数为常染色体显性遗传病。

【临床表现】

1. 镰状细胞贫血 又称为 HbS 病。主要表现为黄疸、贫血、肝脾大,病情可急剧加重或出现危象,血管阻塞危象最常见。

2. 不稳定血红蛋白病 轻者无贫血,发热或氧化性药物可诱发溶血。实验室检查:海因小体生成试验阳性,异丙醇试验及热变性试验阳性。

3. 高铁血红蛋白(HbM)病 临床上主要表现为发绀,溶血多不明显,实验室检查可见高铁血红蛋白增高,有异常血红蛋白吸收光谱。

4. 氧亲和力增高的血红蛋白病 若 $\alpha_1\beta_2$ 接触面的氨基酸被替代,则产生氧亲和力高的 Hb,如 Hb Olympia,在这种情况下,临床上出现红细胞增多症。

5. 氧亲和力减低的血红蛋白病 如 Hb Kansas,组织中氧的释放增加,红细胞生成素产生减少,临床上有轻度贫血。

6. 其他 尚有一些异常 Hb 不能归入上列几类,如 HbF、HbD、Hb Constant Spring 等。纯合子可发生贫血及脾肿大,杂合子状态无贫血。

【诊断】

筛选试验包括 Hb 电泳,变性珠蛋白小体试验,热不稳定试验,异丙醇试验,HbM 检验等。若欲明确分子结构异常的实质,则需作深入的检查,包括肽链一级结构分析等。但目前倾向于分子生物学技术作为确诊的依据。

【治疗原则】

珠蛋白分子结构异常所致血红蛋白病目前尚无根治方法。贫血严重者输血。不稳定 Hb 患者尽量避免服用氧化剂药物,特别是磺胺类药物。如果发生感染,应及早积极治疗。HbM 病用维生素 C,亚甲蓝治疗,但一般无效。氧亲和力高的异常 Hb 引起红细胞增多,当细胞压积超过 60% 而有症状时,可作静脉放血疗法。

八、阵发性睡眠性血红蛋白尿症

阵发性睡眠性血红蛋白尿症(paroxysmal nocturnal hemoglobinuria,PNH)是一种获得性红细胞膜缺陷所引起的慢性溶血性贫血。其临床特点为间歇性血红蛋白尿伴全血细胞减少,常发生在睡眠后第 2 天。本病在我国的发病率高于西方国家,北方多于南方。

【临床表现】

发病年龄大多在 20～40 岁之间。男女都可得病。无遗传因素。起病一般缓慢,最主要的临床表现是血管内溶血所引起的贫血和血红蛋白尿,严重程度与对补体敏感性增高的红细胞所占比例多少有关。

1. 血红蛋白尿 尿液颜色深如红茶,或是酱油色。一般在睡眠后解出的尿易出现这种改变。白天睡后也可发生,其机制尚不完全清楚。有人认为这是因为睡眠时血的 pH 偏低,补体活力增高的缘故。血红蛋白尿可呈间歇性发作。间隔时间数月至数年不等。过度劳累、紧张、感染、妊娠、接种疫苗,服用酸性药物如阿司匹林、维生素 C,或其他药物(如铁剂),可促发血红蛋白尿的发生。发作严重者常伴腰痛、高热、腹痛等。

2. 全血细胞减少　贫血的轻重随溶血的严重程度而不一。有的患者贫血很轻,甚至无贫血。重者除贫血外可伴巩膜黄染。肝脾不大。中性粒细胞缺乏可引起各种感染。血小板减少者有出血的倾向。

3. 血栓形成　由于红细胞破坏、释放红细胞膜磷脂,加上血小板的激活而并发血栓形成如肠系膜、下肢静脉,甚至脑静脉血栓形成,可危及生命。

【诊断】

根据临床表现及酸溶血试验、糖水溶血试验阳性,诊断一般不难。有时需要与行军性血红蛋白尿、阵发性冷性血红蛋白尿等作鉴别;在常规试验不敏感时,流式细胞术检测 FLAER 和红细胞和白细胞表面 CD55 和 CD59 标记表达的严重缺陷是较好的诊断依据。患者可出现全血细胞减少,骨髓增生活跃且以红系为主。同时需与其他全血细胞减少的疾病相互鉴别。

【治疗原则】

1. 预防　预防感染,避免疲劳及服酸性药物。

2. 治疗　本病尚无特异根治方法。有些措施可减轻贫血和溶血。

(1)输血:可改善贫血,抑制骨髓造血,使补体敏感的红细胞减少,但血浆中有补体或通过免疫反应,激活补体,故输全血后有时可促发溶血的发作。因此一般主张就用生理盐水洗涤三次的红细胞以改善贫血。

(2)激素及免疫抑制剂:雄激素能使患者的血红蛋白上升。有时短期应用皮质类固醇或环孢素 A 可使溶血减轻。

(3)铁剂:只适用于有明显缺铁的患者。服用铁剂有时可促发溶血。

(4)骨髓移植:年轻伴再生障碍性贫血者可考虑骨髓移植,骨髓移植可以为 PNH 这种干细胞病带来治愈的机会。

第二节　白细胞系统疾病

一、白　血　病

白血病(leukemia)是一类造血干细胞的恶性克隆性疾病,因白血病细胞自我更新增强、增殖失控、分化障碍、凋亡受阻,而停滞在细胞发育的不同阶段。在骨髓和其他造血组织中,白血病细胞大量增生累积,使正常造血受抑制并浸润其他器官和组织。

白血病的病因和发病机制尚不完全清楚,许多因素与其发病有关。其中,病毒可能是主要因素,此外尚有电离辐射、化学因素、遗传等综合因素。目前,白血病的病因学已从群体医学、细胞生物学进入分子生物学的研究领域。

根据白血病细胞分化成熟程度,白血病可分为急性和慢性两大类。根据主要受累的细胞系列可将急性白血病分为急性淋巴细胞白血病(acute lymphoblastic leukemia,ALL)和急性非淋巴细胞白血病(acute non-lymphocytic leukemia,ANLL)。慢性白血病分为慢性粒细胞白血病(chronic myelocytic leukemia,CML)、慢性淋巴细胞白血病(chronic lymphocytic leukemia,CLL)及少见的多毛细胞白血病(hairy cell leukemia,HCL)、幼淋巴细胞白血病(prolymphocytic leukemia,PLL)等。

（一）急性白血病

急性白血病（acute leukemia，AL）细胞分化停滞在较早阶段，多为原始细胞及早期幼稚细胞和成熟细胞，病情发展迅速，自然病程仅数月。

【临床表现】

儿童和青年起病多急骤，有高热，进行性贫血和严重的出血倾向。部分成人和老年人可缓慢起病，常因低热，乏力，脸色苍白，活动后气急，牙龈肿胀，皮肤紫癜和月经过多而就医。

1. 发热 是最常见的症状，半数患者以发热为早期表现。可呈低热或高热，低热常由疾病本身引起。高热尤其超过39℃以上者，伴有畏寒、出汗等提示有继发感染，感染可发生在各个部位，以口腔炎、牙龈炎、咽峡炎最常见；肺部感染、肛周炎、肛旁脓肿亦常见，严重时可致败血症。最常见的致病菌为革兰阴性杆菌；革兰阳性球菌的发病率有所上升。长期应用抗生素者，可出现真菌感染。因患者伴有免疫功能缺陷，可发生病毒感染。感染原因是：①正常白细胞的生成受抑制，这是由于白血病细胞所产生的集落抑制活性及化疗所致。②白血病细胞的抗感染功能低下。③粒细胞在抗感染中消耗增多。

2. 贫血 部分患者因病程短，可无贫血。半数患者就诊时已有重度贫血，尤其是继发于 MDS 者。原因是：①红细胞生成受抑制。②红细胞生存时间缩短，破坏增多。③出血。

3. 出血 40% 患者早期表现为出血。出血可发生在全身各部位，以皮肤瘀点、瘀斑、鼻出血、牙龈出血、月经过多为多见。眼底出血可致视力障碍。急性早幼粒细胞白血病（acute promyelocytic leukemia，APL）易并发凝血异常而出现全身广泛性出血。颅内出血时会发生头痛、呕吐、瞳孔大小不对称，甚至昏迷而死亡。引起出血的原因是：①血小板生成减少，功能障碍，这是主要原因。②血循环中出现抗凝物质，如类肝素物质。③DIC，尤其是早幼粒细胞白血病。

4. 白血病细胞浸润的表现

（1）淋巴结和肝脾：肝脾大和表浅淋巴结肿大多见于急淋，轻度肿大。T 细胞型急淋常伴纵隔淋巴结肿大。白血病患者可有轻至中度肝脾大，除 CML 外，巨脾罕见。

（2）口腔和皮肤：AL 尤其是 M_4 和 M_5，由于白血病细胞浸润可使牙龈增生、肿胀；皮肤可出现蓝灰色斑丘疹，局部皮肤隆起、变硬，呈紫蓝色结节。

（3）骨骼和关节：常有胸骨下段局部压痛。可出现关节、骨骼疼痛，尤以儿童多见，成人见于急淋。发生骨髓坏死时，可引起骨骼剧痛。有时骨膜上出现肿块。

（4）眼部：粒细胞白血病形成的粒细胞肉瘤或称绿色瘤，常累及骨膜，以眼眶部最常见，可引起眼球突出、复视或失明，在急粒中多见。

（5）中枢神经系统白血病（central nervous system leukemia，CNSL）：CNSL 可发生在疾病各个时期，但常发生在治疗后缓解期，这是由于化疗药物难以通过血脑屏障，隐藏在中枢神经系统的白血病细胞不能被有效杀灭，因而引起 CNSL。以 ALL 最常见，儿童尤甚。临床上轻者表现头痛、头晕，重者有呕吐、颈项强直，甚至抽搐、昏迷。

（6）睾丸：睾丸浸润引起无痛性睾丸肿块。大多发生在男孩及青年，多为一侧性，另一侧虽无肿大，但在活检时往往也发现有白血病细胞浸润。少数患者阴茎异常勃起。睾丸白血病多见于 ALL 化疗缓解后的幼儿和青年，是仅次于 CNSL 的白血病髓外复发的根源。

此外，白血病可浸润其他组织器官。肺、心、消化道、泌尿生殖系统等均可受累。

【诊断】

骨髓象检查是肯定诊断及确定类型的主要依据。必须注意凡有原因不明的贫血、出血、扁桃体肿大、牙龈炎、骨痛、关节痛、全血细胞减少，或外周血中出现早期分类不明的细胞时，应及早做骨髓检测，以早期明确诊断。

急性白血病的诊断是以形态学诊断(morphology,M)为基础,结合免疫学(immunology,I)、细胞遗传学(cytogenetics,C)和分子生物学(molecular,M)检验的 MICM 综合性诊断方法。

1. 临床表现 起病多急骤,常见症状为发热、进行性贫血、出血和多种浸润表现,多见骨关节疼痛,较明显的肝脾淋巴结肿大,甚至中枢神经系统浸润的表现。

2. 形态学诊断

(1)血象:大多数患者白细胞数增多,疾病晚期增多更显著,超过 $100 \times 10^9/L$,称为高白细胞性白血病。也有白细胞计数正常或减少,低者可 $<1.0 \times 10^9/L$,称为白细胞不增多性白血病。血片分类检查原始和(或)幼稚细胞,一般占 30% ~90%,甚至可高达95%以上,但白细胞不增多性患者血片上很难找到原始细胞。患者常有不同程度的正常细胞性贫血,少数患者血片上红细胞大小不等,可找到幼红细胞。约50%的患者血小板低于 $60 \times 10^9/L$,晚期血小板往往极度减少。

(2)骨髓象:是诊断本病的主要依据和必做检查。FAB 协作组提出原始细胞≥骨髓有核细胞(ANC)的 30% 为 AL 的诊断标准,WHO 分类将骨髓原始细胞≥20%定为 AL 的诊断标准。多数患者骨髓有核细胞显著增生,以原始细胞为主,而较成熟中间阶段细胞缺如,并残留少量成熟粒细胞,形成所谓"裂孔"现象。M_3 以多颗粒的异常早幼粒细胞为主,此类患者的原始细胞也可能 <30%,正常的巨核细胞和幼红细胞减少。在原始和幼稚红细胞≥50%时,若非红系有核细胞(NEC)中原始细胞≥30%,即可诊断为 AL,不管这些原始细胞在 ANC 中是否大于 30%。少数骨髓增生低下但原始细胞仍占 30% 以上者称为低增生性 AL。Auer 小体仅见于 AML,有独立诊断意义。

3. 细胞化学 主要用于鉴别各类白血病细胞。常见白血病的细胞化学反应见表7-2。糖原染色(PAS)除可用于鉴别上述三种细胞外,尚可用于鉴别红白血病(M_6 型)与巨幼细胞贫血,前者往往呈强阳性反应,后者反应不明显。

表7-2 常见急性白血病类型鉴别

细胞化学		急淋	急粒	急单
过氧化物酶(POX)	(-)		分化差的原始细胞(-)~(+);分化好的原始细胞(+)~(+++)	(-)~(+)
糖原反应(PAS)	(+),成块或颗粒状		弥漫性淡红色(-)/(+)	呈淡红色钟表面状(-)/(+)
非特异性酯酶(NSE)	(-)		NaF 抑制不敏感(-)~(+)	能被 NaF 抑制(+)
碱性磷酸酶(AKP/NAP)	增加		减少或(-)	正常或增加

4. 免疫学检查 根据白血病细胞免疫学标志,不仅可将急性淋巴细胞性与急性非淋巴细胞性白血病区别,而且可将各亚型的白血病加以区别(表7-3)。

5. 染色体和基因改变 白血病常伴有特异的染色体和基因改变。例如 M_3 t(15;17)(q22;q21)系 15 号染色体上的 PML(早幼粒白血病基因)与 17 号染色体上 RARa(维 A 酸受体基因)形成 PML/RARa 融合基因。这是 M_3 发病及用维 A 酸治疗有效的分子基础。其他常见的异常见表7-4。此外,某些急性白血病尚有 N-ras 癌基因点突变、活化,抑癌基因 p53、Rb 失活。

表7-3 急性白血病各亚型的免疫学鉴别

免疫学标志	M1	M2	M3	M4	M5	M6	M7
CD13	+	+	+	+	+	−	−
CD33	+	+	+	+	+	−	−
CD14	−	±	−	+	+	−	+
CD41	−	−	−	−	−	−	+
Ret	−	−	−	−	−	+	+
Lectoferrin	−	+	−	+	−	−	−

	CD2	CD7	CD19	HLA-DR	CD33
T	+	+	−	−	
B	−	−	+	+	

表7-4 白血病部分亚型的染色体和基因改变

类型	染色体改变	基因改变
M_2	t(8;21)(q22;q22)	AML1/ETO
M_3	t(15;17)(q22;q21)	PML/RARa,RARa/PML
M_{4EO}	inv/del(16)(q22)	CBFB/MYH11
M_5	t/del(11)(q23)	MLL/ENL
L_3(B-ALL)	t(8;14)(q24;q32)	MYC 与 IgH 并列
ALL(5%~20%)	t(9;22)(q34;q11)	bcr/abl,m-bcr/abl

6. 骨髓细胞培养 正常 CFU-CM 严重受抑制或不生长,而白血病粒细胞集落生成单位(CFU-L)却明显增多。缓解时,CFU-L 不生长或极少成集落,CFU-CM 恢复正常水平。

7. 血液生化改变 特别在化疗期间,血清尿酸浓度增高。尿中尿酸排泄量增加,甚至出现尿酸结晶。患者发生 DIC 时可出现凝血机制障碍。急性单核白血病血清和尿溶菌酶活性增高,急粒白血病不增高,而急淋白血病常降低。出现中枢神经白血病时,脑脊液压力增高,白细胞数增多($>0.01 \times 10^9/L$),蛋白质增多($>450mg/L$),而糖定量减少,涂片可中找到白血病细胞。脑脊液清浊度随所含的细胞数而异。

再障、骨髓增生异常综合征等都可表现为贫血、出血、发热,伴全血细胞减少,需与本病作鉴别。

【治疗原则】

白血病确诊后,医生应权衡患者知情权和保护性医疗制度,以适当的方式告知患者和家属。根据患者的 MICM 结果及临床特点,进行预后危险分层,按照患方意愿、经济能力,选择并设计最佳完整、系统的方案治疗。考虑治疗需要及减少患者反复穿刺的痛苦,建议留置深静脉导管。适合行异基因造血干细胞移植(hematopoietic stem cell transplant,HSCT)者应抽血做 HLA 配型。

1. 化疗 化疗是当前急性白血病主要治疗方法。

(1)诱导缓解:使体内白血病细胞数从 $5 \times 10^{10}/L$,下降至 $10^8/L \sim 10^9/L$ 以下。化疗方案随白血病细胞的类型而不同。国内首创用全反式维 A 酸和砷剂诱导分化治疗 M3,完全缓解率可达84%~90%。

(2)巩固缓解:可用原方案或用其他更强的化疗方案,使白血病细胞降至 10^5 以下。

(3)维持缓解:防止白血病复发。在维持治疗过程中,尤其在儿童及人 ALL,必须注意骨髓外白血病,如脑膜或中枢神经系统及睾丸白血病的发生,可用 MTX 或阿糖胞苷(Ara-c)鞘内注射防治。

2. 支持疗法 防治感染、贫血、出血、DIC 和高尿酸血症。

3. 干细胞移植 当前认为可使急性白血病患者长期存活或痊愈最为有效的方法之一,特别是在分子生物学分层属中高危的患者一般主张在取得完全缓解(CR)后即可进行。

4. 其他疗法 用卡介苗、短小棒状杆苗或经放射线处理过的白血病细胞进行免疫疗法,效果尚不肯定。干扰素对多毛细胞白血病有较好的疗效。现在针对白血病的小分子和单克隆抗体治疗进展迅速。

(二)慢性白血病

慢性白血病(chronic leukemia,CL)细胞分化停滞在较晚阶段,多为较成熟幼稚细胞和成熟细胞,病情发展慢,自然病程为数年。

1. 慢性粒细胞白血病 慢性粒细胞白血病(chronic myeloid leukemia,CML),又称慢粒,是一种发生在多能造血干细胞上的恶性骨髓增生性疾病,以粒系增生为主。本病在亚洲发病率最高,占成人白血病总数的 40%,占慢性白血病的 95% 以上,慢粒仅次于急粒和急淋,以 20~50 岁多见。本病的自然临床过程是慢性期(CP)进展为加速期(AP),最终急变期(BP/BC),一旦急变,往往在 3~5 个月内死亡。

【临床表现】

起病大多缓慢。早期可无明显症状,或在以下情况下被发现:①体检时发现脾肿大。②左腹部沉重牵拉感、不适。③乏力、低热、消瘦、多汗、盗汗,轻度贫血,甚至有出血倾向,鼻出血、皮下出血。④血常规检查时发现白细胞增高,出现众多的各阶段幼稚细胞。较少见的症状有背痛、四肢痛、胯区疼痛。早期脾脏可不大,以后逐渐大,可平脐或过脐线以下,质坚实,无压痛。若发生脾梗死则有明显压痛,可听到摩擦音。肝脏可中度肿大。浅表淋巴结不肿大。少数患者确诊本病时,已有急变的表现,如贫血、皮肤瘀点、瘀斑、发热。

【诊断】

(1)临床表现:①慢性期起病隐袭,病程进展缓慢。②可有乏力、低热、多汗、消瘦、轻微贫血。但进入加速、急变期则病情进展急骤,有重度贫血或出血症状。③脾大,脾大与白细胞增多成正比。急变期巨脾可达盆腔,可发生脾梗死或脾周围炎。肝脏轻度至中度肿大。淋巴结多不肿大。若淋巴结肿大明显,多为发生急变或并发淋巴瘤。

(2)实验室检查

1)血象:慢性期血红蛋白及红细胞早期多正常或稍低于正常,白细胞总数明显增多,多在 50×10^9/L 以上,分类以成熟粒细胞为主,可见部分中性晚幼粒细胞及中幼粒细胞,原粒细胞和早幼粒细胞少于 5%,嗜碱性粒细胞及嗜酸性粒细胞增多,可见有核红细胞。血小板增多或正常,有时可高达(1000~2000)$\times 10^9$/L。加速期或急变期可出现严重贫血,外周血中原粒细胞及早幼粒细胞比例增多,血小板减少或显著增多。

2)骨髓象:有核细胞极度增多,以粒系为主,各阶段粒细胞比例增多,以中、晚幼粒及成熟粒细胞为主,原粒细胞 <5%~10%,嗜碱性及嗜酸性粒细胞比例增多,巨核细胞可增多,可见小巨核细胞。骨髓活检示细胞极度增生,粒系显著增生,以中、晚幼粒及杆状核为主。可合并骨髓纤维化,多见于晚期。加速期或急性变期骨髓中原始粒细胞、早幼粒细胞明显增多,也可以原始及幼稚淋巴细胞或原始及幼稚单核细胞为主,也可以原始红细胞或原始巨核细胞为主。急变期原始细胞 >30% 或原粒细胞、早幼粒细胞 >50%。

3)NAP:阳性率和阳性指数(积分)明显减低。

4)染色体检查:染色体核型分析显示患者的白血病细胞具有 Ph 染色体,即第 9 号染色体长臂与第 22 号染色体长臂发生易位,呈 t(9;22)(q34;q11)。90% 以上的患者骨髓中期分裂细胞都具有 Ph 染色体。若用荧光染色体原位杂交技术(FISH)检测 Ph 染色体,敏感性更高。慢性期多为单纯 Ph 染色体,加速期和急变期还可出现双 Ph 染色体或附加其他染色体异常。

5)融合基因检查:用 DNA 印迹或逆转录聚合酶链反应可发现 BCR/ABL 融合基因,绝大部分 CML 为 M-BCR/ABL 型(P210BCR/ABL 融合蛋白),个别为 m-型(P190BCR/ABL 融合蛋白)或 μ-型(P230BCR/ABL 融合蛋白)。所有的 CML 患者 BCR/ABL 融合基因检查均为阳性。

CML 诊断不困难,凡有不明原因持续细胞数增高、有典型的血象和骨髓象变化、NAP 阴性、脾肿大、骨髓细胞 Ph 阳性或检测到 BCR-ABL 基因,诊断即可确定。确诊后应予以准确地分期。慢性粒细胞白血病的临床分期及诊断标准见表 7-5。

表 7-5 慢性粒细胞白血病的临床分期及诊断标准

分期	诊断标准
慢性期	具有下列 4 项者诊断成立:
	(1)贫血或脾大
	(2)外周血白细胞 $\geq 30 \times 10^9$/L,粒系核左移,原始细胞(Ⅰ 型 + Ⅱ 型)< 10% 。嗜酸性粒细胞和嗜碱性粒细胞增多,可有少量有核红细胞
	(3)骨髓象:增生明显活跃至极度活跃,以粒系增生为主,中、晚幼粒和杆状粒细胞增多,原始细胞(Ⅰ 型 + Ⅱ 型)≤10%
	(4)NAP 积分极度降低或消失
	(5)Ph 染色体阳性及分子标志 BCR/ABL 融合基因
	(6)CFU-GM 培养示集落或集簇较正常明显增加
加速期	具有下列之二者,可考虑为本期:
	(1)不明原因的发热、贫血、出血加重和(或)骨骼疼痛
	(2)脾脏进行性肿大
	(3)不是因药物引起的血小板进行性降低或增高
	(4)原始细胞(Ⅰ 型 + Ⅱ 型)在血中及/或骨髓中 >10%
	(5)外周血嗜碱性粒细胞 >20%
	(6)骨髓中有显著的胶原纤维增生
	(7)出现 Ph 以外的其他染色体异常
	(8)对传统的抗慢粒药物治疗无效
	(9)CFU-GM 增殖和分化缺陷,集簇增多,集簇和集落的比值增高
急变期	具有下列四项之一者可诊断为本期:
	(1)原始细胞(Ⅰ 型 + Ⅱ 型)或原淋 + 幼淋,或原单 + 幼单在外周血或骨髓中 ≥20%
	(2)外周血中原始粒 + 早幼粒细胞 ≥30%
	(3)骨髓中原始粒 + 早幼粒细胞 ≥50%
	(4)有髓外原始细胞浸润
	此期临床症状、体征比加速期更恶化,CFU-GM 培养呈小簇生长(或)不生长

慢粒的鉴别诊断很重要,其中对真性红细胞增多症及原发性血小板增多症的鉴别较容易。但与骨髓纤维化症容易混淆,尤其在晚期,因两者都有巨脾,白细胞增多,出现幼稚细胞。但在骨髓纤维化,白细胞一般在$(20 \sim 30) \times 10^9/L$以内,骨髓抽吸困难,有核细胞减少,NAP 积分多数增高,外周血中出现泪滴状及其他异形红细胞,Ph 染色体阴性。骨髓活检纤维组织明显增生,培养结果 CFU-Meg(巨核细胞集落形成单位)明显增多。

【治疗原则】

CML 患者的生存期与治疗相关,治疗目的为改善健康状况,提高生活质量,尽可能延长生存期。所有的 CML 患者应采取个体化治疗措施。根据起病时临床特点(贫血程度、脾脏大小、血中性粒细胞数、嗜碱及嗜酸性粒细胞数、血小板数及年龄)判断高、中、低危组,然后选择适合患者的不同治疗方案,并根据治疗反应及时调整治疗方案。

(1)药物治疗

1)分子靶向药物:为一种酪氨酸激酶抑制剂,现有伊马替尼、尼罗替尼、达沙替尼等,对 BCR/ABL 融合基因的酪氨酸激酶有特异性抑制作用,它能抑制所有的 ABL 激酶。慢性期患者多数可取得细胞遗传学缓解,生存期明显高于 α-干扰素,是目前慢粒治疗首选方案。

2)α-干扰素:应早期、大剂量、持续不间断(大于 6~10 个月,甚至数年)应用。干扰素可与羟基脲、高三尖杉碱或阿糖胞苷联合应用。

3)羟基脲:通常剂量为 1.5~2.0g/d,也可加大至 3.0~4.0g/d,能使白细胞数下降,副作用较轻。

4)白消安(马利兰):常用剂量为 4~8mg/d,尤其适用于血小板增高的 CML 患者。此药有明显的后继作用,即停药后一段时间内白细胞或血小板还可继续下降,甚至发生骨髓严重抑制,应该避免过量使用。

5)靛玉红及其衍生物甲异靛:剂量为 75~150mg/d,应由小剂量开始,逐步加大剂量。缩脾效果较好,与羟基脲等有协同作用,也可作为维持缓解用药。可有骨、关节疼痛。

6)联合化疗:用于急变期或加速期,可用 COAP、DOAP、DA、HA 等方案。CML 高、中危组患者慢性期也可以用一些联合化疗。

(2)造血干细胞移植:有合适供者,青少年或儿童应尽早进行。

(3)脾切除术:一般情况下不宜切脾,若巨脾合并脾功能亢进可选择切脾。发生脾破裂或严重脾梗死可紧急施行脾切除术。

(4)白细胞单采:采用血细胞分离机可除去大量白细胞,减少体内白细胞数量。主要用于白细胞淤滞症,以缓解危险状况。也可用于急需治疗的孕妇。

2. 慢性淋巴细胞白血病 慢性淋巴细胞白血病(chronic lymphocytic leukemia,CLL)简称慢淋,是单克隆性小淋巴细胞恶性增生性疾病,是因淋巴细胞克隆性蓄积,浸润骨髓、血液、淋巴结和其他器官,最终导致正常造血功能衰竭的恶性血液病。本病在欧美各国发病率高,占白血病的 25%,在我国较少见,少于 5%。本病主要发生于 60 岁以上的老年男性,常因正常免疫球蛋白产生减少,而易并发各种感染,感染是常见的死亡原因。病程长短悬殊,短至 1~2 年,长至 5~10 年,甚至 20 年。

【临床表现】

患者多系老年,男性略多于女性。90% 的患者在 50 岁以上发病。起病隐匿,常在体检或因其他疾病检查血象时才被发现。早期症状可能有乏力疲倦,体力活动气促,后期出现食欲减退、消瘦、低热、盗汗及贫血等症状。颈部、腋部、腹股沟等处淋巴结肿大为主,肿大的淋巴结无压痛,质坚实,可移动,脾中度大,肝亦可肿大。CT 扫描可发现腹膜后、肠系膜淋巴结肿大。偶因肿大的淋巴结压迫胆道或输尿管而出现阻塞症状。晚期患者可出现贫血、血小板减少、皮肤黏膜紫癜。少数患者有皮肤浸润、扁桃体、唾液腺、泪腺肿大。T 细胞慢淋可出现皮肤增厚、结节以至全身红皮病等。由于免疫功能减退,常易感染。约8%患者可并发自身免疫性溶血性贫血。

根据病情,按 Rai 分期法,慢淋可分为五期。0 期:仅有血液及骨髓中淋巴细胞增多;Ⅰ期:伴淋巴结肿大。Ⅱ期:伴脾及(或)肝大。Ⅲ期:有明显贫血。Ⅳ期:有血小板减少。

【诊断】

慢淋诊断并不困难,临床出现乏力、消瘦,或有贫血、出血,可有淋巴结、肝脾肿大等体征。外周血中白细胞大于 $10 \times 10^9/L$,淋巴细胞比率大于50%,绝对值大于 $5 \times 10^9/L$ 并持续4周以上,骨髓中淋巴细胞≥40%,并排除病毒感染、结核、伤寒、传染性单核细胞增多症等其他引起的反应性淋巴细胞增多以及慢性淋巴细胞增生性疾病如幼淋巴细胞白血病,多毛细胞白血病等即可诊断慢淋白血病。且在较长期连续观察下仍无下降,结合临床、血象、骨髓象和免疫表型和遗传学改变,可诊为本病及其免疫亚型。

白细胞增高伴小淋巴细胞增多,有时需要与传染性淋巴细胞增多症、病毒感染及免疫反应所致淋巴细胞增多相鉴别。

【治疗原则】

根据临床分期和患者情况而定。

(1)化疗

1)指征:0~Ⅰ期一般不予治疗,定期检查和观察。Ⅱ~Ⅳ期用化疗。

2)药物:首选药物为苯丁酸氮芥(瘤可宁),口服每天 6~12mg,以后根据白细数逐渐减量,一般6周后减半或用更小剂量。环磷酰胺的效果与瘤可宁相同。后期或对瘤可宁失效者可用联合化疗,常用者有 CVP(环磷酰胺、长春新碱及泼尼松)或 CHOP(环磷酰胺、阿霉素、长春新碱及泼尼松)。

(2)放疗:仅用于淋巴结肿大发生压迫症状或化疗后淋巴结、脾、扁桃体缩小不满意者。纵隔、腹部、颈淋巴结明显肿大者,可局部放疗。小剂量全身照射,有时可奏效。

(3)其他疗法:由于低免疫球蛋白血症、中性粒细胞缺乏以及患者年老,极易感染。严重感染常为致死原因,应用抗生素积极控制感染。反复感染者可用静脉注射免疫球蛋白,每天3~5g,连续3~5天。并发自身免疫性溶血性贫血或血小板减少性紫癜可用糖皮质激素,疗效尚好。若仍无效且脾大明显者,可考虑切脾手术,手术后红细胞、血小板可能回升。但血中淋巴细胞变化不大。α-干扰素制剂对晚期患者有一定疗效。

二、骨髓增生异常综合征

骨髓增生异常综合征(Myelodysplastic Syndromes,MDS)是起源于造血干细胞的一组异质性克隆性疾病,其生物学特点是髓系细胞一系或多系发育异常[即病态造血和(或)伴原始细胞增多]和无效造血。因难治性外周血红细胞、粒细胞及血小板减少,造血功能衰竭,临床表现为贫血、感染和(或)出血。高风险向急性髓系白血病(AML)转化。

【分型】

MDS 分型:1982 年 FAB 协作组主要根据 MDS 患者外周血和骨髓细胞发育异常,原始细胞比例、环形铁粒幼细胞数、Auer 小体及外周血单核细胞数量,将 MDS 分为 5 型:难治性贫血(refractory anemia,RA)、环形铁粒幼细胞性难治性贫血(RA with ringed sideroblasts,RAS)、难治性贫血伴原始细胞增多(RA with excess blasts,RAEB)、难治性贫血伴原始细胞增多转化型(RAEB in transformation,RAEB-t)、慢性粒一单核细胞白血病(chronic myelomonocytic leukemia,CMML)。

2008 年 WHO 对 MDS 分型重新进行修订,分型为难治性血细胞减少伴单系发育异常(RCUD)、难治性贫血(RA)、难治性中性粒细胞减少(RN)、难治性血小板减少(RT)、难治性贫血伴环状铁粒幼红细胞(RARS)、难治性血细胞减少伴多系发育异常(RCMD)、难治性贫血伴原始细胞增多-1(RAEB-1)、难治性贫血伴原始细胞增多-2(RAEB-2)、MDS-未分类(MDS-U)、MDS伴单纯5q-。

【临床表现】

1. 年龄 以50岁以上中老年人居多。儿童MDS罕见。

2. 症状 ①初发症状缺乏特异性,约半数患者症状由于贫血、白细胞减少和血小板减少所导致,症状的轻重取决于血细胞减少的程度。50%患者起病隐匿,常无自觉症状,因其他原因行血液化验检查时被发现。②大多数患者有头晕、乏力、虚弱和活动后气促。部分患者可有腹胀、食欲不振、腹泻等消化系统症状和关节疼痛等。③贫血是绝大多数患者的首发症状,可持续数月至数年。④长期依赖患者输血者产生铁过载,表现肤色广泛色素沉着,呈古铜色。⑤约1/3患者在疾病发展中有出血症状,主要由血小板减少所致。多数出血较轻,与血小板减少相关。⑥发热患者绝大多数与感染有关,以呼吸道感染多见,在转化为急性髓系白血病前的患者中,感染和(或)出血是主要死因。⑦不同亚型MDS患者可不同程度伴有自身免疫性表现,有10%的患者病程中可经历各种自身免疫综合征。无症状性免疫异常,对免疫抑制药物如糖皮质激素治疗有一定反应。

3. 体征 缺乏特异性,多数患者可见苍白,约1/4患者病程中可出现皮肤紫癜,少数可伴口腔黏膜溃疡。约10%~20%患者可发现肝、脾大,多数为轻度。且肝脾大者一般不引起髓外造血现象。5%~15%患者可伴淋巴结肿大,一般轻度肿大,多为浅表淋巴结肿大。少数可伴胸骨压痛,程度轻微。

【诊断】

MDS诊断主要依据患者血细胞减少及相关的临床症状,结合骨髓细胞病态造血病理检查、细胞遗传学及分子生物学相关基因的改变综合分析进行诊断。目前MDS诊断参照维也纳诊断标准。MDS诊断需要满足2个必要条件和1个确定标准。

1. 必要条件 持续($\geqslant$6个月)一系或多系血细胞减少:红细胞(Hb<110g/L)、中性粒细胞计数(ANC)<1.5×10^9/L、血小板(PLT<100×10^9/L);排除其他可以导致血细胞减少和病态造血的造血及非造血系统疾患。

2. 确定标准 骨髓涂片中红细胞系、中性粒细胞系、巨核细胞系中任一系至少10%有发育异常;环状铁粒幼红细胞占有核红细胞比例$\geqslant$15%;原始细胞:骨髓涂片中达5%~19%;染色体异常。

MDS鉴别诊断非常重要,MDS以血细胞减少为首发就诊,病态造血是MDS的特征,但血细胞减少和病态造血并不是MDS的专属,诊断MDS的主要问题是要确定骨髓发育异常是否由克隆性疾病或其他因素所致。因此常需要与巨幼细胞性贫血、纯红细胞再生障碍、PNH等鉴别。

【治疗原则】

MDS治疗主要解决两大问题:骨髓衰竭及并发症、AML转化。MDS患者自然病程和预后的差异很大,治疗宜个体化。

1. 支持治疗 一般在Hb<60g/L,或伴有明显贫血症状时输注红细胞。老年、代偿反应能力受限、需氧量增加,可放宽输注,不必Hb<60g/L。长期接受输血治疗,红细胞输注依赖的MDS患者出现铁超负荷,可行去铁治疗。存在血小板消耗危险因素者,如感染、出血等情况血小板输注点为PLT<20×10^9/L,而病情稳定者输注点为PLT<10×10^9/L。

2. 促造血治疗 雄性激素治疗;中性粒细胞缺乏患者,可给G-CSF和(或)GM-CSF,使中性粒细胞>1.0×10^9/L。促红细胞生成素(EPO)是低危MDS、输血依赖者主要的初始治疗,加用G-CSF可以增加红系反应。

3. 免疫抑制治疗　无克隆性证据、≤60 岁的低危或中危患者,或者骨髓增生低下,HLA-DRl5 或伴有小的 PNH 克隆,可给环孢素进行治疗。

4. 免疫调节治疗　常用的免疫调节药物包括沙利度胺和来那度胺等。沙利度胺治疗后主要改善以红系为主,疗效持久。来那度胺对染色体 5q- 异常者效果很好,但对于复杂染色体异常和伴 p53 基因突变者有导致疾病进展风险。建议 5q- 综合征患者先使用 EPO,无效后换用来那度胺。

5. 表观遗传学修饰治疗　5-氮杂胞苷(AZA)和 5-氮杂-2-脱氧胞苷(地西他滨)可降低细胞内 DNA 总体甲基化程度,并引发基因表达改变。两种药物低剂量时有去甲基化作用,高剂量时有细胞毒作用。高危 MDS 患者是应用去甲基化药物的适宜对象;低危并发严重血细胞减少和(或)输血依赖患者也是去甲基化药物治疗的适宜对象。

6. 联合化疗　高危组尤其是原始细胞增高亚型的 MDS 患者预后相对较差,开始宜行类同于 AML 的治疗,完全缓解率为 40% ~ 60%,但是缓解时间短暂。高龄患者常难以耐受。CAG 或 HAG 为小剂量阿糖胞苷(Ara-C)基础上加用 G-CSF,并联合阿克拉霉素(ACR)或高三尖杉酯碱(HHT)。国内多使用预激方案,适用于老年人群,机体状况较差或常伴有诸如慢性肺病、心血管病及糖尿病等不适于强化疗的因素。

7. 异基因造血干细胞移植(allo-HSCT)　可能治愈 MDS,但随年龄增加移植相关并发症也有所增加。

三、白细胞减少和粒细胞缺乏症

白细胞减少症是由各种病因引起的外周血白细胞持续低于正常值(成人 $4.0 \times 10^9/L$)的一组综合征。当中性粒细胞绝对数低于 $2.0 \times 10^9/L$ 时称为粒细胞减少症;低于 $0.5 \times 10^9/L$ 时称为粒细胞缺乏症。多数情况下,白细胞减少症是由于中性粒细胞减少所致。粒细胞缺乏症是粒细胞减少症发展到严重阶段的表现。

【临床表现】

白细胞减少患者可以无明显症状,只是检查中偶尔发现。少数患者有头晕乏力、肢软、疲倦、食欲减退及低热等。可有或无反复感染征象,如口腔炎、上呼吸道感染等。粒细胞缺乏症极易发生严重感染,起病急骤,畏寒高热、乏力及周身不适,肺、泌尿系统、口咽部和皮肤是最常发生感染的部位,黏膜可有坏死性溃疡,死亡率可高达 25%。

1. 白细胞或粒细胞减少症　因放射线、苯或细胞毒药物所致白细胞减少,首发症状为乏力、倦怠、食欲减退,容易发生口腔炎、支气管炎、肺炎等感染。原因不明的白细胞减少除有乏力、低热等非特异性症状外,可长期无其他临床表现。有的患者仅在常规血液检查时才被发现,而无症状。

2. 急性粒细胞缺乏症　通过免疫机制引起者起病急骤。化学药物引起骨髓抑制者起病稍缓慢。粒细胞缺乏时有高热、畏寒、头痛、全身疲乏,并伴咽痛、口腔炎、咽峡炎,直肠、肛门、阴道等黏膜炎症及坏死性溃疡,颌下及颈部淋巴结肿痛。严重者有黄疸。病情发展迅速,严重者因脓毒血症而死亡。

【诊断】

国内诊断标准:成人外周血白细胞低于 $4.0 \times 10^9/L$(儿童≥10 岁低于 $4.5 \times 10^9/L$,<10 岁低于 $5.0 \times 10^9/L$)称为白细胞减少;成人外周血中性粒细胞绝对值低于 $2.0 \times 10^9/L$(儿童≥10 岁低于 $1.8 \times 10^9/L$,<10 岁低于 $1.5 \times 10^9/L$)称为中性粒细胞减少;外周血中性粒细胞绝对值低于 $0.5 \times 10^9/L$ 称为粒细胞缺乏。

白细胞减少症和粒细胞缺乏症的诊断,由于白细胞数的生理性变异较大,必须反复几次查血象方能确定有无白细胞减少。采血部位以手指采血较耳垂采血来得稳定,住院患者提倡静脉血检查。采血的部位及采血时间要固定,手工或自动细胞计数器应每天进行质控标准检查。骨髓检查可观察粒细胞增生程度,可除外其他血液病。

【治疗原则】

去除诱因,如停用可疑药物,脱离有害因素,控制感染等。继发于其他疾病者应积极治疗原发病。

1. 白细胞或粒细胞减少症　对粒细胞轻度减少又无感染倾向,骨髓检查无明显异常的患者可随访观察,解除顾虑,不必过多依赖药物。①控制感染:应用有效抗生素加以控制。②药物治疗:升粒细胞药物有多种,如维生素 B_4、维生素 B_6、鲨肝醇、利血生、碳酸锂、茜草双酯等。一般 2~3 种合用,疗效不定。③糖皮质激素:免疫因素所致者可试用泼尼松,因其副作用较多,不宜长期应用。④造血生长因子:包括粒细胞集落刺激因子(G-CSF)和粒-巨噬细胞集落刺激因子(GM-CSF),短期应用多有确切疗效,长期使用尚缺乏经验。

2. 粒细胞缺乏　患者极易发生严重的细菌和真菌感染,危及生命,应采取严密消毒隔离措施,有条件时可置于"无菌室"中,作为经验性治疗应及时给予足量广谱抗生素。疑有真菌感染时应使用氟康唑或两性霉素 B 治疗,然后再根据微生物学依据进行调整。宜及早开始造血生长因子治疗,大多数患者反应良好,粒细胞很快上升。可选用 G-CSF 或 GM-CSF,皮下注射。

急性粒细胞缺乏症患者在最初 1~2 周内。可因严重感染、衰竭而死亡。若系药物通过免疫机制所致,且能立即停药、积极防治感染,度过粒细胞缺乏所致严重感染阶段,则患者痊愈的可能性很大。这一阶段所需时间约为 2 周左右。

四、多发性骨髓瘤

多发性骨髓瘤(multiple myeloma,MM)是骨髓内单一浆细胞株异常增生的一种恶性肿瘤。骨髓内有异常浆细胞(骨髓瘤细胞)增殖,引起骨骼破坏(溶骨性改变),血清或尿的蛋白电泳出现单株峰(M 蛋白),正常的多克隆免疫球蛋白合成受抑,尿检出现本周蛋白;最后导致贫血和肾功能损害。我国骨髓瘤发病率约为 1/10 万,低于西方工业发达国家(约 4/10 万)。发病年龄大约在 50~60 岁之间,40 岁以下者较少见,男女之比为 3:2。病因尚不明确。

【临床表现】

1. 骨髓瘤细胞浸润其他器官和组织的临床表现

(1)骨痛:常是本病的早期症状之一。引起骨痛的原因可以是由于骨髓瘤细胞浸润骨膜,骨质疏松或局部溶骨性骨质破坏所致,常随病情的发展而加重。骨痛常位于腰背部,其次为胸廓及肢体。

(2)病理性骨折:因用力、挤压、扭拉等因素,可发生病理性骨折。大多位于肋骨、锁骨,在胸、腰椎可造成压缩性骨折。病理性骨折常是本病最早表现之一,若神经或脊髓受压,则可引起神经根痛、截瘫等。

(3)其他病理性浸润的表现:若骨髓瘤细胞局部浸润,则可引起头颅、胸骨等处骨肿瘤样变。少数患者也可因肝、脾、淋巴结浸润而肿大。

(4)高钙血症的表现:大量骨质破坏,故血钙可以升高,引起厌食、恶心、呕吐、昏迷等症状。

2. 血浆蛋白异常引起的临床表现

(1)感染:正常多克隆免疫球蛋白减少及中性粒细胞减少者容易发生细菌性肺炎和尿路感染,甚至败血症。病毒感染以带状疱疹多见。

(2)高黏滞综合征:血清中 M 蛋白增多,尤以 IgA 易聚合成多聚体,可使血液黏滞性过高,引起血流缓慢,组织瘀血和缺氧,在视网膜、中枢神经系统和心血管系统尤为显著。症状有头昏、眩晕、眼花、耳鸣,并可突然发生意识障碍、手指麻木、冠状动脉供血不足、慢性心力衰竭等症状。

（3）出血倾向:以鼻出血和牙龈出血为多见,皮肤紫癜也可发生。

（4）淀粉样变性和雷诺现象:见于少数多发性骨髓瘤患者,尤其是 IgD 型,可发生淀粉样变性,淀粉样物质是由轻链和多糖所组成的复合物,可沉积在各组织和器官,常发生在舌、腮腺、肝、脾、骨骼肌、韧带、胃肠道、皮肤、外周神经以及其他内脏等,引起这些脏器和组织的肿大和功能障碍。如果 M 蛋白为冷球蛋白,可引起雷诺现象。

3. 肾功能损害　为本病重要表现之一。临床表现有蛋白尿、管型尿甚至急性肾衰竭,为仅次于感染的致死原因。发病机制有以下几个方面:①游离轻链(本周蛋白)被近曲小管吸收后沉积在上皮细胞浆内,使肾小管细胞变性,功能受损;如蛋白管型阻塞,则导致肾小管扩张。②高血钙引起多尿以及少尿。③尿酸过多,沉积在肾小管,导致尿酸性肾病。急性肾衰竭多数因脱水、感染、静脉肾盂造影等引起。

【诊断】

1. 诊断标准

（1）有症状骨髓瘤诊断标准(满足全部 3 条标准):①骨髓单克隆浆细胞比例≥10% 和(或)组织活检证明有浆细胞瘤。②血清和(或)尿出现单克隆 M 蛋白。③骨髓瘤相关靶器官功能损害。

（2）无症状骨髓瘤(冒烟型骨髓瘤)诊断标准:①骨髓单克隆浆细胞比例≥10%。②血清单克隆 M 蛋白≥30g/L。③无相关器官及组织的损害(无终末器官的损害,包括溶骨改变)。

2. 分型　依照增多的异常免疫球蛋白类型可分为:IgG 型、IgA 型、IgD 型、IgM 型、IgE型、轻链型、双克隆型以及不分泌型。每一种再根据轻链类型分为 κ、λ 型,共计 14 种。

【治疗原则】

1. 化疗　首先要考虑是否准备干细胞移植治疗,适合自体干细胞移植者可选用 BTD(硼替佐米 + 沙利度胺 + 地塞米松)加减阿霉素(或脂质体阿霉素);VADT(长春新碱 + 阿霉素/脂质体阿霉素 + 地塞米松 + 沙利度胺)。不适合自体干细胞移植化疗药物可选择 BTD(硼替佐米 + 沙利度胺 + 地塞米松)加减环磷酰胺;VCDT(长春新碱 + 环磷酰胺 + 地塞米松) + 沙利度胺;MPT(美法仑 + 泼尼松 + 沙利度胺)。现在还有来那度胺和单克隆抗体等新的治疗药物。

2. 干扰素　用法为(3~5)×10^{6}U 皮下或肌肉注射,每周 3 次,至少 2~3 个月以上。宜与 MP、VAD 或 M2 合并使用。此外干扰素也可用于化疗后维持治疗。副反应有发热、恶心、厌食、嗜睡及骨髓抑制。

3. 造血干细胞移植　20 世纪 80 年代起试用造血干细胞移植治疗,有较大进展。现有经验表明应争取早期治疗,先用化疗诱导缓解,然后移植,效果较好。疗效与年龄、性别无关。

4. 骨质破坏的治疗　双膦酸盐有抑制破骨细胞的作用,可减少疼痛,部分患者有骨质修复。放射性核素内照射可以减少疼痛。

五、淋　巴　瘤

淋巴瘤(Lymphoma)是起源于淋巴结和结外淋巴组织的免疫系统的恶性肿瘤,是最早发现的血液系统肿瘤。其发生与免疫应答反应中淋巴组织增殖分化产生的各种免疫细胞有关,其病因和发病机制不完全清楚。组织病理学上淋巴瘤分为霍奇金淋巴瘤(Hodgkin lymphoma,HL)和非霍奇金淋巴瘤(non-Hodgkin lymphoma,NHL)。

（一）霍奇金淋巴瘤

霍奇金淋巴瘤(HL)是一种淋巴系统恶性增殖性疾病,HL 分型方法见表 7-6。国内以混合细胞型为最常见,结节硬化型次之,其他各型均较少见。各型并非固定不变,尤以淋巴细胞为主型,2/3 可向其他各型转化。仅结节硬化型较为固定。淋巴瘤的分期见表 7-7。

表 7-6　霍奇金淋巴瘤组织学分型(Rye 会议,1966 年)

类型	病理组织学特点	临床特点
淋巴细胞为主型	结节性浸润,主要为中小淋巴细胞,R-S 细胞少见	病变局限,预后较好
结节硬化型	交织的胶原纤维,将浸润细胞分隔成明显结节,R-S 细胞较大,呈腔隙型。淋巴、浆、中性及嗜酸性粒细胞多见	年轻患者多,诊断时多为 Ⅰ、Ⅱ 期,预后尚可
混合细胞型	纤维化伴局限坏死,浸润细胞显多形性,伴血管增生和纤维化。淋巴、浆、中性及嗜酸性粒细胞与较多的 R-S 细胞混同存在	有播散倾向,预后相对较差
淋巴细胞减少型	主要为组织细胞浸润,弥漫性纤维化及坏死,R-S 细胞数量不等,多形性	老年患者多,诊断时多 Ⅲ、Ⅳ 期,预后极差

表 7-7　淋巴瘤的分期(1989 年,Colswoldss 会议)

分期	浸润范围
Ⅰ 期	病变侵犯 1 个淋巴结区(Ⅰ)或 1 个淋巴组织(如脾、胸腺、咽淋巴环或 1 个淋巴结外部位 IE)
Ⅱ 期	病变侵犯膈同侧的 2 个或更多的淋巴结区(Ⅱ)(纵隔是 1 个部位;肺门淋巴结双侧受侵是 2 个部位),侵犯的解剖部位数目应标明(如Ⅱa)
Ⅲ 期	病变侵犯横膈两侧的淋巴结区,Ⅲ1:伴有或不伴有脾门、腹腔或门脉区淋巴结受侵,Ⅲ2:伴有主动脉旁、髂窝、肠系膜淋巴结受侵
Ⅳ 期	侵犯淋巴结(脾)以外的器官 A:无症状 H:发热、盗汗、体重减轻(6 个月内下降 10% 以上) X:巨块病变,纵隔肿物最大横径 > 胸廓内径 1/3,淋巴结肿块最大直径 >10cm CS:临床分期 PS:病理分型 E:局限性孤立的结外病变,不包括肝和骨髓只有 1 个部位的病变(ⅠE),侵犯邻近的淋巴结(ⅡE 或ⅢE)

【临床表现】

多见于青年,儿童少见。首见症状常是无痛性的颈部或锁骨上的淋巴结进行性肿大(占 60% ~80%),其次为腋下。肿大的淋巴结可以活动,也可互相粘连,融合成块,质坚韧,触诊有软骨样感觉。如果淋巴结压迫神经,可引起疼痛。少数患者仅有深部淋巴结肿大。深部淋巴结肿大可压迫邻近器官,例如纵隔淋巴结肿大,可致咳嗽、胸闷、气促、肺不张及上腔静脉压迫症等;腹膜后淋巴结肿大可压迫输尿管,引起肾盂积水;硬膜外肿块导致脊髓压迫症等。

部分 HL 患者(30%~50%)以原因不明的持续或周期性发热为主要起病症状。这类患者一般年龄稍大,男性较多,病变较为弥散,常已有腹膜后淋巴结累及。部分患者还有盗汗、疲乏及消瘦等全身症状。约 1/6 患者有周期性发热(Pel-Ebstein 热)。部分患者可有局部及全身皮肤瘙痒,多为年轻患者,特别是女性。全身瘙痒可为 HL 的唯一全身症状。约有 5%~16% 的患者发生带状疱疹,可能因细胞免疫功能低下所致。

【诊断】

霍奇金淋巴瘤的确诊依靠组织病理学检查。通常由临床征象引起注意而进行组织活检。这些临床征象有:①无痛性淋巴结肿大。②不同部位淋巴结肿大引起相应的器官压迫症状。③可伴有发热或不伴发热、消瘦、盗汗、皮肤瘙痒等全身症状。④随着病情进展可侵犯腹膜后淋巴结以及肝脾、骨髓等结外组织并引起相应症状。

有意义的相关实验室检查有:①可有中性粒细胞增多及不同程度的嗜酸性粒细胞增多。②血沉加快及粒细胞碱性磷酸酶活性增高,往往反映疾病活跃。③疾病过程中,骨髓穿刺可能发现 R-S 细胞或单个核类似细胞。④少数患者可并发 Coombs 试验阳性或阴性的溶血性贫血。以上检查并没有特征性,R-S 细胞也并非霍奇金淋巴瘤所有,其他一些疾病,如传染性单核细胞增多症、EB 病毒感染、使用苯妥英钠等,亦可能出现 R-S 细胞。但通常经临床特点结合实验室检查进行全面分析作出诊断并不困难。

【治疗原则】

霍奇金淋巴瘤治疗在不同的分期分别采用不同的治疗方法:

1. ⅠA 期　用 ^{60}Co 或直线加速器局部放疗。

2. ⅡA 期　用扩大的放射疗法,即用斗篷式照射,加上腹主动脉分区及脾区照射。

3. ⅠB、ⅡB、ⅢA 期　用全淋巴结照射放疗。

4. ⅢB 期　先用 MOPP(氮芥、长春新碱、丙卡巴肼、泼尼松)化疗方案,M 可以环磷酰胺取代(COPP)。三疗程后全淋巴结照射。亦可先用放疗 4 个月,再以化疗治疗半年。

5. Ⅳ期　以化疗为主,对残余淋巴结辅以放疗。取得完全缓解后,继续化疗,每 3~4 个月 1 次维持,连续 1~2 年或更长。近期主张 MOPP/ABV 方案。

(二)非霍奇金淋巴瘤

非霍奇金淋巴瘤(NHL)是较霍奇金淋巴瘤更为常见的一种淋巴系统恶性增殖性疾病。

【临床表现】

临床表现与霍奇金淋巴瘤相似,难以区分,但有以下不同:

(1)可发生于任何年龄,男较女为多,随着年龄的增长而发病率增高。

(2)大多也以无痛性颈和锁骨上淋巴结进行性肿大为首见表现,但较 HL 为少,约占 50% 的患者。

(3)病变发生在扁桃体、软腭、鼻腔、淋巴结外淋巴组织或其他组织(胃肠道、胸腔、骨骼、中枢神经系统、皮肤、肾)者较多见,引起呼吸困难、腹痛、幽门梗阻、肠梗阻、胸水、骨痛、病理性骨折、截瘫、皮下结节、血尿等症状和体征。有时成为起病的主要临床表现,而浅表淋巴结不肿大。

(4)血源播散较早。

(5)除淋巴细胞分化良好型外,NHL 发展较 HL 迅速,易向远处播散。

【诊断】

本病诊断标准为:①临床表现:以无痛性淋巴结肿大为主,结外病变可侵犯韦氏咽环、胃肠道、骨、骨髓、皮肤、唾液腺、甲状腺、神经系统、睾丸等。分别表现为局部肿块、压迫、浸润或出血等症状。20%~30% 患者出现发热、体重减轻、盗汗等全身症状。②实验室:骨髓受累时,可发生血细胞减少。某些类型非霍奇金淋巴瘤易侵犯中枢神经系统,有脑脊液异常。

血清乳酸脱氢酶水平升高可作为预后不良的指标。③病理组织学检查：系确诊主要依据。其特点为：淋巴结正常结构消失，为肿瘤组织所取代；恶性增生的淋巴细胞形态呈异形性，无R-S 细胞；淋巴结包膜被侵犯。

无论是霍奇金淋巴瘤或非霍奇金淋巴瘤，都有慢性进行性淋巴结肿大，都应考虑与其他原因所致淋巴结肿大相鉴别。如淋巴结炎、恶性肿瘤转移、淋巴结结核、结缔组织病所引起的反应性淋巴结肿大（如系统性红斑狼疮）、传染性单核细胞增多症等。

【治疗原则】

非霍奇金淋巴瘤对放疗的敏感性虽也很高，但复发率较高。全身淋巴结照射疗法仅适用于ⅠA及ⅡA期、淋巴细胞分化较好的患者。其他病期及发展较迅速者以化疗为主，局部放疗为辅。

常用化疗方案有 COP（环磷酰胺、长春新碱、泼尼松）、CHOP（COP 加阿霉素），或加博来霉素和阿霉素（BACOP）。近年来主张采用更强的联合化疗，如 m-BACOD（氨甲蝶呤、博来霉素、阿霉素、环磷酰胺、长春新碱、地塞米松），COP-BLAM（COP 博来霉素、阿霉素、甲基苄肼）等。弥漫大 B 细胞淋巴瘤等表达 CD20 抗原的可以给予抗 CD20 单克隆抗体治疗，T 细胞淋巴瘤除了化疗还有组蛋白去乙酰化酶抑制剂和其他单克隆抗体治疗。

第三节 出血性疾病

一、过敏性紫癜

过敏性紫癜（allergic purpura）是最常见的血管炎之一，是一种变态反应性出血性疾病，主要是由于机体对某些致敏物质（过敏原）发生变态反应而引起全身性毛细血管壁的通透性和（或）脆性增加，导致以皮肤和黏膜出血为主要表现的临床综合征。好发于儿童，成人少见，发病年龄多见于 7～14 岁。季节性明显，以春、秋季发病较多。本病有关的过敏原主要有：①感染：细菌、病毒和寄生虫等。②食物：鱼、虾、蟹、蛋、奶等。③药物：某些抗生素、镇痛解热药和抗结核药等。④其他：花粉、昆虫叮咬和预防接种和寒冷气候等。

【临床表现】

起病前 1～3 周往往有倦怠不适，食欲不振，上呼吸道感染史等前驱症状。本病临床特征随病变部位不同而异。除发病前常有上呼吸道感染等前驱症状或有相关过敏原接触外，典型表现分为 5 型：①单纯紫癜型：好发于下肢、关节周围和臀部。紫癜常呈对称分布，分批出现，大小不等，暗紫红色，呈丘疹状或融合成片状，严重时形成大疱，中心有出血性坏死，可伴血管神经性水肿或荨麻疹。②关节型：多见于膝、肘、踝、腕等大关节，呈游走性红、肿、痛、热，可伴积液，常为一过性，不留后遗症，关节症状突出者称为全恩莱因紫癜（Schonlein purpura）。③腹型：呈阵发性腹痛或持续性钝痛，位置不固定，有压痛但无肌紧张，可伴恶心、呕吐、腹泻、便血，腹部症状突出者称为亨诺赫紫癜（Henoch purpura）。④肾型：不同程度的蛋白尿、血尿和管型尿，表现为局灶性、节段性和增殖性肾小球炎，严重者可有高血压、少尿、水肿和肾功能异常。⑤混合型：指上述 2 型或 2 型以上同时出现者。

【诊断】

根据临床表现及实验室检查结果，诊断一般不难。对首发症状为关节疼痛及腹部症状者。主要与风湿性关节炎及急腹症作鉴别诊断，以免误诊。下肢皮肤出现紫癜有助于鉴别诊断。国内诊断以临床表现有紫癜，尤其是大关节附近的对称性斑丘疹样紫癜为主，并存在前驱症状或过敏史，或有其他类型紫癜的相关表现；血栓止血实验检查除束臂试验可能阳性外，其余均无明显异常；病变部位血管周围显示有 IgA 或 C3 沉着是最具特征性的诊断指标，但未见 IgA 或 C3 沉着不能排除本病可能。过敏性紫癜的最后诊断还需除外各种其他疾病引起的血管炎。

【治疗原则】

祛除病因。病情较轻者可用异丙嗪、布克利嗪等抗过敏药。静脉注射葡萄糖酸钙有助于减轻渗出和腹痛症状。糖皮质类固醇对减轻腹痛、关节肿痛、胃肠道出血有较好的效果。对肾脏的病变,效果一般不明显。

二、免疫性血小板减少症

免疫性血小板减少症(immune thrombocytopenia,ITP)是一种原因不明的获得性自身免疫性血小板破坏过多造成的出血性疾病。按照年龄可以分为儿童 ITP 和成人 ITP。儿童患者(急性型)多是由于病毒抗原激发体内合成抗体,形成抗原-抗体复合物,并附于血小板膜表面 Fc 受体并致敏血小板,后者再被单核-吞噬细胞破坏。成人患者(慢性型)多是由于体内产生原因不明的血小板抗体(PAIgG、PAIgA、PAIgM 和 PAC3、PAC4),该抗体与血小板膜糖蛋白 Ⅱb/Ⅲa(GPⅡb)、Ib(GPIb)等结合,致使血小板在单核-巨噬细胞(如脾)中过多、过快的破坏,引起血小板减少。

【临床表现】

1. 急性型　典型患者见于 3~7 岁的婴幼儿,紫癜出现前 1~3 周常有上呼吸道感染史。起病急骤,常伴发热、皮肤紫癜、黏膜出血和内脏(胃肠道、泌尿道)出血等,少数患者可发生颅内出血。病程呈自限性,多数患者在半年内自愈。

2. 慢性型　多数见于青壮年,以女性为多见。常无诱发因素,起病缓慢。出血以皮肤、黏膜和经量过多等病变为主,脾不肿大或稍肿大,病程长至 1~数年,且有反复发作的倾向。

【诊断】

诊断 ITP 必须符合以下条件:①多次检查证实血小板减少。②脾脏不增大或仅轻度增大。③骨髓巨核细胞计数增多或正常,伴产生血小板的巨核细胞减少或缺如。④符合泼尼松治疗有效、切脾治疗有效、血小板寿命缩短和血小板表面相关抗体增高或阳性等 4 项中的一项。⑤排除继发性血小板减少症。

ITP 必须与继发性血小板减少症相鉴别,如血小板生成低下、血小板破坏或消耗过多、脾大伴脾功能亢进、稀释性血小板减少等。

【治疗原则】

血小板明显减少伴皮肤瘀点和瘀斑的"湿紫癜"需要内科治疗,应用以下疗法。血小板在 $50 \times 10^9/L$ 左右,无明显皮肤出血的患者,只需要应用能使血管脆性减低的药物,如卡巴克洛、芦丁等或随访观察。

1. 糖皮质激素　首选药物。急性型的疗效较好,缓解率高。而慢性型的缓解率仅 10%~20%,但一般在用药后 1~2 周血小板可望上升,部分患者需待 4~6 周才能奏效。血小板数上升,出血症状明显改善或完全消失后逐渐减量。用小剂量维持,但不宜久用以免引起不良反应。

2. 脾切除　是对激素治疗半年以上不见效果,出血仍较严重者。脾切除的完全缓解率国内为 50%~60%,国外有的报道可达 80%。小儿年龄小于 6~9 岁者不宜脾切除治疗。

3. 其他免疫抑制剂　如长春新碱、环磷酰胺、硫唑嘌呤、环孢素、抗 CD20 单克隆抗体(利妥昔单抗)。主要适应证是用激素、脾切除无效或复发者,激素维持量较大而又不适于脾切除者。

4. 其他　静脉滴注大剂量免疫球蛋白、应用合成雄激素达那唑、血浆置换法、血小板生成素及其受体激动剂等。

笔记

三、血友病和血管性血友病

血友病(hemophilia)是一组遗传性因子Ⅷ和Ⅸ基因缺陷、基因突变、基因缺失、基因插入等导致凝血活酶生成障碍所引起的出血性疾病。包括血友病 A 或血友病甲、因子Ⅷ缺乏症；血友病 B 或血友病乙、因子Ⅸ缺乏。

血管性血友病(von Willebrand disease,vWD)是由于构成因子Ⅷ复合物中的血管性血友病因子(von Willebrand factor,vWF)基因突变,而导致 vWF 的质和(或)量异常所引起的遗传性出血性疾病。vWD 是仅次于血友病的另一种常见的出血性疾病。由于 vWF 大多聚体的缺陷,使一期止血反应中血小板对受损血管壁的黏附发生障碍,又由于 vWF 大和小多聚体的异常,致使因子Ⅷ:C 的活性减低。因此患者有皮肤(紫癜和瘀斑)、黏膜(鼻出血和龈血)出血和经量增多等表现,但很少有关节腔和肌肉群等深部组织的出血倾向。然而创伤、手术和分娩常有异常出血。

【临床表现】

重型血友病者出生后不久即可发病,轻型发病较晚。重型和中型的突出临床表现为肌肉、关节出血和畸形。

1. 肌肉出血 常在活动过久或创伤后发生。大多在用力的肌群,如腿部、臀部、前臂、腰大肌、腹膜后。深部肌肉出血可形成血肿。

2. 关节出血 常发生在创伤、活动或行走过久后,故大多发生在膝关节,其次为踝、髋、肘、腕、肩关节等大关节。急性或局部红肿热痛,以后由于白细胞所释放的酶等因素的作用,使关节发生炎症变化,滑膜增厚,关节纤维化而形成关节僵硬、畸形、肌肉萎缩,造成血友病性骨关节病。

3. 其他出血 血尿,消化道出血,颅内出血,创伤或小手术后出血不止等。

4. 假肿瘤 常见部位在大腿及骨盆。局部创伤后骨膜、肌腱、筋膜下出血形成囊肿,以后在囊内不断出血,体积逐渐增大,破坏和腐蚀周围组织而造成假肿瘤。

轻型及亚临床型无肌肉、关节出血和关节畸形,但可发生皮肤、黏膜出血。或在拔牙等小手术后因出血不止而发现本病。血友病甲、乙的临床表现相似。血友病乙轻、中型较血友病甲多见,故总的临床表现较轻。

【诊断】

无论是否存在临床出血、是否具有明显的家族史,一旦确定 FⅧ:C 或 FⅨ:C 低于正常人活性的 50%,而 vWF 无明显减少,即可诊断血友病。血友病的严重程度由各自因子的活性百分率来确定。

诊断 vWD 要注意:临床上可表现出多样式出血,但也可能是轻微的,仅在手术中或外伤时发生;血小板计数正常;出血时间或阿司匹林耐量试验阳性;APTT 可延长或正常;FⅧ:C 可正常也可降低;vWF 降低,vWF 正常者会出现不同程度的 vWF 多聚体检测异常。最后,必须排除血小板功能缺陷疾病。

【治疗原则】

1. 血友病 目前无根治方法。预防创伤,避免体力活动及行走过度。一旦出现症状,应立即治疗,血友病甲输注足量的冷沉淀物或因子Ⅷ浓缩制剂、新鲜血浆。轻型用 DDAVP(1-去氨基,8-右旋精氨酸-加压素),可使因子Ⅷ水平提高。血友病乙可用因子Ⅸ制剂 PPSB 或血浆。须注意因子Ⅷ的半衰期只有 8~12 小时,故必须每 8~12 小时就注射 1 次。有条件时应开展家庭治疗。训练患者发病时立即自我注射有关制剂,这是避免发生关节畸形,使患者能长期存活并能进行正常活动的有效方法。若需要进行手术,则在手术前应补充所缺乏的因子,使其水平保持在正常的 60%~80%,以后继续输注有关制剂直至伤口愈合。

2. 血管性血友病　发作时输注冷沉淀物或新鲜血浆。因子Ⅷ浓缩剂中因 vWF 大分子多聚体含量少,故对本病的疗效较差。DDAVP 对Ⅰ型及部分Ⅱ型有效。对Ⅲ型无效。

血友病及血管性血友病都是终身性疾病。过去由于缺乏有效的防治措施,故重型血友病患者多于早年死亡。应用现代防治措施,如开展家庭防治,早期治疗,患者的生命大为延长,可达正常人群的平均寿命,关节畸形后遗症也大为减少。约有 4% ~ 10% 的患者长期治疗而产生抗体,造成治疗上的极大困难。血管性血友病的预后较血友病为佳。随着年龄的增长,病情可以减轻。发作时若及时治疗,则可避免因大量出血而致死。重型的预后较差。

四、弥散性血管内凝血

弥散性血管内凝血(disseminated intravascular coagulation,DIC)是由于多种病因所引起的血栓止血病理生理改变的一个中间环节。其特点是体内有血小板聚集,病理性凝血酶生成,纤维蛋白在微血管中沉积,形成广泛性微血栓。在此过程中,消耗了大量血小板和凝血因子使凝血活性减低。同时,通过内激活途径引发继发性纤溶亢进。因此出现了微血栓病性凝血障碍和出血症状。

本症患者常发生于严重感染(败血症、重症肝炎),严重创伤(挤压伤、体外循环),广泛性手术(扩大根治术、大面积灼伤),恶性肿瘤(广泛转移、早幼粒细胞白血病),产科意外(羊水栓塞、胎盘早期剥离)以及其他疾病(溶血性输血反应、呼吸窘迫综合征)等。

【临床表现】

根据病理生理,DIC 的临床表现可分为 3 类:

1. 微循环弥散性血栓形成及其后果

(1)循环系统:回心血量减少、心肌受损,表现为早期出现血压下降、休克。

(2)呼吸系统:引起呼吸困难、发绀、咯血等。

(3)泌尿系统:可表现为双侧肾皮质坏死,肾小管病变,导致蛋白尿、血尿、少尿、尿毒症。

(4)神经系统:引起嗜睡、神志模糊、昏迷、惊厥等。

(5)消化系统:引起恶心、呕吐、腹泻、消化道出血、黄疸等。

(6)内分泌系统:肾上腺皮质受累发生出血和坏死时,可引起急性肾上腺皮质功能衰竭。

2. 止凝血机制异常

(1)高凝血期:促凝物质进入血液循环或凝血系统被激活时,血液的凝固性增高。临床上无特殊表现。血液检查时发现血液容易凝固。

(2)消耗性低凝血期:血小板、纤维蛋白原、因子Ⅴ、因子Ⅷ、凝血酶原在 DIC 时大量被消耗。引起皮肤、黏膜出血,甚至深部出血。

(3)继发性纤溶期:纤维蛋白淤积在血管壁的内皮细胞上,促使大量组织纤溶酶活化物(t-PA)释放入血液循环,导致纤溶系统被激活。引起皮下片状出血,注射针眼处、手术野、创伤处渗血不止;纤维蛋白(原)降解产物(FDP)有抗凝作用,加重出血症状。严重时颅内出血。

3. 微血管病性溶血性贫血　红细胞机械性受损所引起的溶血由于纤维蛋白弥散地沉积在微血管内,血液通过时红细胞受到机械性损伤,引起溶血。

【诊断】

1998 年,全国血栓与止血学术研讨会提出以下诊断标准。

1. 主要指标　同时有以下 3 项以上异常:①PLT $< 100 \times 10^9 / L$,或进行性下降(肝病、白血病 $\leq 50 \times 10^9 / L$),或有两项以上血浆血小板活化产物升高:β-TG,PF4,TXB$_2$ 和 P-选择素。②血浆纤维蛋白原含量低于 1.5g/L,或进行性降低,或超过 4.0g/L(白血病、恶性肿瘤低于

1.8g/L,肝病低于 1.0g/L)。③FDP 超过 20μg/L(肝病超过 60μg/L),或 D-二聚体升高或阳性。④血浆 PT 时间缩短或较正常对照延长 3 秒以上,或呈动态变化(肝病超过 5 秒以上)。⑤PLG 含量和活性降低。⑥AT 含量和活性降低(肝病不适用)。⑦血浆因子Ⅷ:C 低于 50%(肝病必备)。

2. 疑难 DIC 患者 应有以下一项以上异常:①因子Ⅷ:C 降低,vWF:Ag 升高,Ⅷ:C/vWFAg比值降低(低于 1:1)。②凝血酶原碎片 $1+2(F_{1+2})$ 升高。③PAP 升高。④血或尿 FPA 升高。

3. DIC 前状态 是指临床上有 DIC 病因的存在,同时有凝血和纤溶反应的异常,但尚未达到上述 DIC 诊断标准。现提出以下讨论标准:①TF 活性阳性。②可解性纤维蛋白单体复合物(SFMC)阳性或增高。③FPA 增高(超过 2.0pmol/ml)。④血浆凝血酶-抗凝血酶复合物(TAT)增高(超过 4.0μg/ml)。⑤Bβ15-42 增高(超过 1.0pmol/ml)。⑥PAP 增高(超过 1.0μg/ml)。⑦D-二聚体增高(超过 2000μg/L)。⑧AT-Ⅲ 活性减低(低于 60%)。⑨数天内动态观察 PLT 和急剧减低,而 FDP 急剧升高。⑩用肝素治疗后上述①~⑨项改善以致恢复正常。符合上述 3 项者可诊断为 DIC 前状态。

【治疗原则】

1. 积极防治原发病及进行支持疗法 输血、纠正水电解质平衡失调、纠正酸中毒等。

2. 抗凝剂的应用 DIC 的诊断若肯定,原则上应该使用肝素抗凝治疗,一般静脉滴注,凝血时间(试管法)不应超过正常的 1 倍(24 分钟左右)。APTT 监测不要超过对照的 1.5 倍。用肝素过量而出血时,可用硫酸鱼精蛋白中和,1mg 鱼精蛋白可中和 100U(1mg)普通肝素。疑有 DIC 而不能肯定诊断时,一般主张用小剂量肝素皮下注射。肝素疗程随病因而定,病因能及时消除或 DIC 已被控制时,应及早停用。目前,也用抗凝血酶、重组水蛭素、活化蛋白 C 等制剂做抗凝治疗。

3. 补充凝血因子 及时补充减少的血浆凝血因子及血小板。

4. 其他治疗 低分子右旋糖酐可改善微循环。抗纤维蛋白溶解(抗纤溶)药只适用于继发性纤溶期,一般在用肝素的基础上;单用抗纤溶药,尤其在 DIC 的早期,可促进 DIC 的发生和发展。大剂量双嘧达莫静脉滴注抑制血小板适用于 DIC 尚未肯定的患者。

(沈建箴)

第八章

内分泌与代谢性疾病

内分泌系统是由内分泌细胞形成的内分泌腺和散在于某些器官组织中的内分泌细胞组成。内分泌系统通过合成和分泌各种激素（hormone），并在神经系统的调节下对维持机体基本生命活动，以及各种功能活动发挥调节作用。对某一生理活动的调节往往有多种激素共同参与，呈现出协同、竞争、拮抗等作用方式，以维持机体功能活动的稳定。激素分泌主要受下丘脑-腺垂体-靶腺轴的调节、反馈调节和神经调节，通过对激素合成和分泌水平的调节，维持人体内环境相对稳定和机体正常的生理功能。当激素分泌调节系统任何环节出现异常，都将导致激素水平紊乱，引起相应的内分泌疾病。内分泌系统疾病相当常见，可由多种原因引起病理和病理生理改变，表现为功能亢进、功能减退或功能正常。根据其病变发生在下丘脑、垂体或周围靶腺而分为原发性和继发性。内分泌腺或靶组织对激素的敏感性或应答反应降低也可导致疾病。非内分泌组织恶性肿瘤可异常地产生过多激素。此外，接受药物或激素治疗也可导致医源性内分泌系统疾病。

第一节　腺垂体功能减退症

腺垂体功能减退症（hypopituitarism）指腺垂体激素分泌减少，既可是单一激素减少，也可表现为多种垂体激素同时缺乏。腺垂体功能减退可原发于垂体病变，被称为原发性腺垂体功能减退症；也可继发于下丘脑病变，表现为甲状腺、肾上腺、性腺等靶腺功能减退和（或）鞍区占位性病变，被称为继发性腺垂体功能减退症。成年人腺垂体功能减退症又称为西蒙病（Simmonds' disease），生育后妇女因产后腺垂体缺血性坏死所致者称为希恩综合征（Sheehan syndrome），儿童期发生腺垂体功能减退可因生长发育障碍而导致垂体性矮小症。

【临床表现】

临床表现各异，往往取决于原发疾病、腺垂体破坏程度、各种垂体激素减退速度以及相应靶腺萎缩程度，约50%以上腺垂体组织破坏后才有临床症状。促性腺激素、GH和PRL缺乏为最早表现，TSH缺乏次之，然后可伴有ACTH缺乏。希恩综合征患者往往因围生期大出血休克而有全垂体功能减退症，即全部垂体激素均缺乏；垂体及鞍旁肿瘤引起者则除有垂体功能减退外，还伴占位性病变的体征。腺垂体功能减退主要表现为各靶腺功能减退。

1. 性腺（卵巢、睾丸）**功能减退**　女性有产后大出血、休克、昏迷病史，产后无乳，月经不再来潮，性欲减退，不育，阴道分泌物减少，外阴、子宫和阴道萎缩，阴道炎，性交痛，毛发脱落尤以阴毛、腋毛为甚。成年男子性欲减退、阳痿、睾丸松软缩小、胡须稀少、无男性气质、肌力减弱、皮脂分泌减少、骨质疏松。

2. 甲状腺功能减退　与原发性甲状腺功能减退症相似，但通常无甲状腺肿。

3. 肾上腺功能减退　与原发性慢性肾上腺皮质功能减退症相似，不同的是本病由于缺乏黑素细胞刺激素，故有皮肤色素减退、面色苍白、乳晕色素浅淡，而原发性慢性肾上腺功能减退症则皮肤色素加深。

在全垂体功能减退症基础上,各种应激如感染、败血症、腹泻、呕吐、失水、饥饿等均可诱发垂体危象。临床呈现高热型、低温型、低血糖型、低血压及循环衰竭型、水中毒型、混合型。各种类型可伴有相应的症状,突出表现为消化系统、循环系统和神经精神方面的症状,如高热、循环衰竭、休克、恶心、呕吐、头痛、神志不清、谵妄、抽搐、昏迷等严重垂危状态。

【诊断】

本病诊断须根据病史、症状和体征,结合辅助检查全面分析。

1. 性腺功能　女性有血清雌二醇水平降低,没有排卵及基础体温改变,阴道涂片未见雌激素作用的周期性改变;男性见血睾酮水平降低或正常低值,精液检查精子数量减少,形态改变,活动度差,精液量少。

2. 肾上腺皮质功能　24 小时尿中 17-羟皮质类固醇及游离皮质醇减少,血浆皮质醇浓度降低,但节律正常,葡萄糖耐量试验示血糖低平曲线。

3. 甲状腺功能　血清总 T_4、游离 T_4 均降低,而总 T_3、游离 T_3 可正常或降低。

4. 腺垂体分泌激素　如 FSH、LH、TSH、ACTH、GH、PRL 均减少。同时测定垂体促激素和靶腺激素水平,可以更好地判断靶腺功能减退为原发性或继发性。对于腺垂体内分泌细胞储备功能可采用兴奋试验,如 GnRH、TRH、CRH、GHRH 等下丘脑激素来探测垂体激素的分泌反应。

【治疗原则】

1. 病因治疗　肿瘤患者可选择手术、放疗和化疗;对于鞍区占位性病变,首先必须解除压迫及破坏作用,减轻和缓解颅内高压症状;对于出血、休克而引起缺血性垂体坏死,关键在于预防,加强产妇围生期监护。

2. 激素替代治疗　腺垂体功能减退症采用相应靶腺激素替代治疗需要长期甚至终身维持,所有替代治疗宜口服给药。治疗过程中应先补充糖皮质激素,再补充甲状腺激素,以防肾上腺危象的发生。一般不必补充盐皮质激素及 GH。

3. 垂体危象处理　首先纠正低血糖,继而给予氢化可的松以解除急性肾上腺功能减退危象。有循环衰竭者按休克原则治疗,有感染败血症者应积极抗感染治疗,有水中毒者主要应加强利尿,可给予泼尼松或氢化可的松。

第二节　催乳素瘤

催乳素瘤(prolactinoma)为最常见的有分泌功能的垂体肿瘤,占垂体腺瘤的 25% ~ 40%,占功能性垂体瘤的 15% ~ 25%,良性多见。血清催乳素(prolactin,PRL)水平常可反映瘤体大小,大腺瘤患者 PRL 通常高于 250μg/L。催乳素瘤发病机制尚不明确,雌激素可促进 PRL 细胞增生及 PRL 合成与分泌。妊娠不仅使原有 PRL 瘤增大,也是 PRL 瘤形成的一个促发因素。

【临床表现】

PRL 瘤的主要表现为高 PRL 血症相关的临床表现和大腺瘤占位效应。

女性患者多为微腺瘤,仅 7% ~ 14% 可持续生长,高 PRL 血症可导致月经稀发、停经、不育和溢乳。对于仍存在月经的患者,因黄体期的异常可导致不育。未予治疗的 PRL 瘤女性患者,停经后可以导致雌激素减少,使骨量减少而增加骨折风险;而仍有月经的高 PRL 女性,骨量可以正常。大腺瘤可以压迫促性腺激素细胞,从而导致性腺功能低下。

男性患者起病隐匿,往往为大腺瘤。高 PRL 血症可导致性腺功能低下,出现性欲减退、勃起功能障碍、不育和男性乳房发育,少数可表现为溢乳。男性因多为大腺瘤,伴有大腺瘤压迫症状,如头痛、视野缺损,甚至有颅内高压、头痛、呕吐等。

【诊断】

1. 定性诊断 PRL 瘤患者血清 PRL 大于 $200\mu g/L$(参考值 $<20\mu g/L$)。血清 PRL 小于 $100\mu g/L$ 的多数患者可能是其他原因引起的高 PRL 血症。

2. 定位诊断 下丘脑-垂体区 MRI 扫描有助于定位诊断,了解瘤体对周围组织(视交叉等)的压迫情况,如视野检查对大腺瘤的病情判断有重要价值。特发性高 PRL 血症应定期复查 PRL 及鞍区影像学。

【治疗原则】

无临床表现的微腺瘤勿需治疗,但应定期随访临床表现、PRL 水平及瘤体大小。需要治疗的临床指征包括大腺瘤、逐渐增大的微腺瘤、不育、溢乳、男性乳房发育、睾酮不足、月经稀少或闭经以及痤疮和多毛。

首选多巴胺激动剂。通过增强多巴胺的抑制作用可以减少催乳素分泌,恢复下丘脑-垂体促性腺激素周期性分泌及卵巢对促性腺激素的反应性,缩小肿瘤体积。该类药物主要有溴隐亭、卡麦角林和培高利特。若男性和绝经前女性使用最大剂量多巴胺激动剂治疗后,PRL 仍然很高且性激素水平仍低于正常,应给予性激素替代治疗。由于药物治疗的确切疗效,仅有少部分 PRL 瘤患者需要经蝶窦手术或放射治疗。

第三节 巨人症和肢端肥大症

生长激素(growth hormone,GH)分泌过多,在骨骺闭合之前引起巨人症(gigantism),在骨骺闭合之后导致肢端肥大症(acromegaly)。同一患者可兼有巨人-肢端肥大症。肢端肥大症也可以是多发性内分泌腺肿瘤(MEN)1 型或 McCune-Albright 综合征的表现之一,或与其他散发性内分泌肿瘤相伴发生。

生长激素和(或)胰岛素样生长因子-1(IGF-1)分泌过多的原因主要有垂体性和垂体外性。其中垂体性占 98%,以腺瘤为主,生长素瘤 70% ~80% 为大腺瘤;垂体外性主要包括异位 GH 分泌瘤(如胰岛细胞癌)、GHRH 分泌瘤(如下丘脑错构瘤、胰岛细胞瘤)。

【临床表现】

1. 巨人症 常始于幼年,生长较同龄儿童明显高大,持续长高直至性腺发育完全,骨骺闭合,身高可达 2 米或以上。若缺乏促性腺激素可致性腺不发育,骨骺不闭合,可持续加速长高,软组织可表现为面部粗糙、手脚增厚增大。若垂体瘤持续发展可导致腺垂体功能减退,精神不振、全身无力、毛发脱落、性欲减退、生殖器萎缩。

2. 肢端肥大症 临床表现取决于垂体瘤的大小、发展速度、GH 分泌情况以及对正常垂体和邻近组织压迫的影响。肢端肥大症既有 GH 分泌过多,又可有促性腺激素、TSH、ACTH 分泌不足,使功能亢进与减退相混杂。

(1)生长激素分泌过多的表现:唇肥厚、鼻唇沟隆起、鼻宽舌大,眉弓和颧骨高突,下颌增大前突,齿间隙增宽,咬合困难,声带粗厚,发音低沉,手脚粗大肥厚,皮肤粗厚,皮脂腺和汗腺分泌亢进。可发生骨关节病和关节痛,足跟垫可增厚,肌软弱无力甚至肌痛。可出现糖代谢紊乱、肠钙吸收增加、骨转换增加。可发生心血管系统疾病,可有呼吸道感染、睡眠呼吸暂停综合征、喘鸣和呼吸困难。

(2)肿瘤压迫的表现:大的 GH 瘤压迫正常垂体组织,患者可发生腺垂体功能减退症。垂体瘤还可引起头痛、视物模糊、视野缺损、眼外肌麻痹、复视及下丘脑功能障碍。

【诊断】

肢端肥大症进展缓慢,早期诊断困难。诊断主要根据身高、典型面貌、肢端肥大、内脏增大、内分泌代谢紊乱证据和影像学检查异常。24 小时 GH 水平总值较正常值高出 10~15 倍,GH 分泌脉冲数增加 2~3 倍,基础 GH 水平增加达 16~20 倍。葡萄糖负荷后 GH 不能降低到正常值,可反而升高。IGF-1 升高可反映 24 小时 GH 分泌总体水平,可作为筛选和疾病活动性指标,也可作为治疗是否有效的指标。TRH、LHRH 兴奋试验可有 GH 反常升高,GH-RH、生长抑素不能改变 GH 水平。下丘脑垂体区 CT、MRI 对诊断有较大帮助。

【治疗原则】

1. 手术治疗 应作为首选,经蝶显微外科操作下将肿瘤完全切除。蝶鞍内微腺瘤最适宜手术切除。

2. 放射治疗 垂体放射治疗可应用于手术之前或之后。放疗疗效一般需要 2~10 年才能显现。放疗经 5~10 年可导致腺垂体功能减退,尤其是已行垂体手术者。

3. 药物治疗 多巴胺受体激动剂:常用溴隐亭,可降低血 GH、IGF-1 和 PRL,改善临床症状。由于此药对 GH 抑制不完全,停药后可复发,故宜在术后、放疗尚未达效前应用以缓解临床症状。生长抑素类似物奥曲肽治疗,经数周后可迅速改善多汗、头痛、乏力、感觉异常等临床症状,长期奥曲肽治疗可缩小腺瘤。生长激素受体拮抗剂培维索孟可减少 IGF-1 生成而改善症状,尤其是糖耐量减退和糖尿病,但不能使垂体肿瘤缩小,GH 分泌反而可增加,可与奥曲肽合用。

第四节 生长激素缺乏性侏儒症

生长激素缺乏性侏儒症(growth hormone deficiency dwarfism,GHD)又称垂体性侏儒症(pituitary dwarfism),患者在出生后或儿童期起病,因下丘脑-垂体-胰岛素样生长因子(IGF-1)生长轴功能障碍而导致生长缓慢,身材矮小,但比例匀称。按病因可为特发性、继发 GHD 及生长激素不敏感综合征;按病变部位可分为垂体性和下丘脑性 GHD。特发性生长激素缺乏性侏儒症病因不明,可能由于下丘脑-垂体及其 IGF 轴功能异常,导致生长激素分泌不足所引起。1/3 患者为单纯 GH 缺乏,2/3 患者同时伴垂体其他激素缺乏。继发性生长激素缺乏性侏儒症继发于下丘脑-垂体肿瘤、颅内感染及肉芽肿病变、创伤、放射损伤,影响下丘脑-腺垂体功能,引起继发性生长激素缺乏性侏儒症。生长激素不敏感综合征是由于靶细胞对 GH 不敏感而引起的一种矮小症,本病多呈常染色体隐性遗传。

【临床表现】

1. 躯体生长迟缓 患者出生数月后躯体生长迟缓,在 2~3 岁后与同龄儿童的差别愈见显著,但生长并未完全停止,只是生长速度极为缓慢。体态一般匀称,成年后多仍保持童年体形和外貌,皮肤较细腻,有皱纹,皮下脂肪有时可略丰满。成年身高一般不超过 130cm。

2. 性器官不发育或第二性征缺乏 至青春期,患者的性器官不发育,第二性征缺如。男性生殖器小,与幼儿相似,睾丸细小,多伴隐睾症,无胡须;女性表现为原发性闭经,乳房不发育。但单一性 GH 缺乏者可出现性器官发育与第二性征,但往往明显延迟。

3. 智力与年龄相称 智力发育一般正常,学习成绩与同年龄者无差别。

4. 骨骼发育不全 X 线摄片可见长骨均短小,骨龄幼稚,骨化中心发育迟缓,骨骺不融合。

5. Laron 侏儒症 患者有严重 GH 缺乏的临床表现,如身材矮小,肥胖,头相对较大,鞍鼻,前额凸出,外生殖器和睾丸细小,性发育延迟。但血浆 GH 水平正常或升高,IGF-1、胰岛素样生长因子结合蛋白-3(IGFBP3)和生长激素结合蛋白(GHBP)降低。

6. 颅内占位效应 继发性生长激素缺乏性侏儒症由鞍区肿瘤所致者可有局部受压及颅内压增高的表现,如头痛、视力减退与视野缺损等。

【诊断】

主要诊断依据为:①身高及骨龄:身高年均增长小于4cm,为同年龄同性别正常人均值-2SD以下,以及性发育缺失等临床特征;骨龄检查较实际年龄落后2年以上。②GH激发试验:临床上将GH激发试验中GH峰值变化作为诊断GHD的一种重要依据,本病患者经兴奋后GH峰值常低于5μg/L。③自主性血清GH测定:每隔20分钟采血,连续12~24小时,计算平均GH分泌量、脉冲数及幅度。④IGF-1测定:GH的促进生长作用大部分是由循环中的IGF-1介导,因此测定水平可反映GH的分泌状态。⑤IGFBP3测定:可反映GH的分泌状态。

生长激素缺乏性侏儒症确诊后,尚需进一步寻找致病原因。应作视野检查、蝶鞍CT或MRI等除外肿瘤。

【治疗原则】

主要采用激素治疗。重组人生长激素(rhGH)治疗生长激素缺乏性侏儒症效果显著。如伴有甲状腺功能减退,或rhGH治疗中出现甲状腺功能减退,影响GH促生长作用时,需先给予甲状腺激素替代治疗。连续使用生长激素释放素(GHRH1-44),可使生长速度明显增加,疗效与rhGH相似,适用于下丘脑性GH缺乏症。

对于GH不敏感综合征,可采用胰岛素样生长因子-1治疗。人工合成的同化激素有较强的促进蛋白质合成作用而雄激素作用较弱,故可促进生长。人绒毛膜促性腺激素只适用于年龄已达青春发育期、经上述治疗身高不再增长者。继发性生长激素缺乏性侏儒症应针对原发病进行治疗。

第五节 尿 崩 症

尿崩症(diabetes insipidus,DI)是指因下丘脑-垂体病变导致精氨酸加压素(AVP),又称抗利尿激素(ADH)严重缺乏或部分缺乏,或肾脏病变引起肾远曲小管、集合管上皮细胞AVP受体和水孔蛋白及受体后信号转导系统缺陷而对AVP失去反应性,并以多尿、烦渴、多饮与低比重尿和低渗尿为特征的一组综合征。前者称为中枢性尿崩症(central diabetes insipidus,CDI),后者称为肾性尿崩症(nephrogenic diabetes insipidus,NDI)。中枢性尿崩症是由于多种原因影响了AVP的合成、转运、储存及释放所致,可分为继发性和特发性。约50%的继发性尿崩症患者为下丘脑神经垂体及附近部位的肿瘤引起。特发性尿崩症约占中枢性尿崩症的30%。

【临床表现】

根据AVP缺乏的程度,可分为完全性尿崩症和部分性尿崩症。尿崩症的主要临床表现为多尿、烦渴与多饮,起病常较急。24小时尿量可多达5~10L,一般不超过18L。尿比重常在1.005以下,尿渗透压常为50~200mOsm/kg H_2O。部分患者症状较轻,24小时尿量仅为2.5~5L,如限制饮水,尿比重可超过1.010,尿渗透压可超过血浆渗透压,可达290~600mOsm/kg H_2O,称为部分性尿崩症。

由于低渗性多尿,血浆渗透压常轻度升高,兴奋下丘脑口渴中枢,患者因烦渴而大量饮水,喜冷饮。但当病变累及口渴中枢时,口渴感丧失,或由于手术、麻醉、颅脑外伤等原因,患者处于意识不清状态,如不及时补充大量水分,可出现严重失水,血浆渗透压与血清钠浓度明显升高,出现高钠血症,表现为极度软弱、发热、精神症状、谵妄甚至死亡,多见于继发性尿崩症。继发性尿崩症除上述表现外,尚有原发病的症状与体征。

【诊断】

对任何一个持续多尿、烦渴、多饮、低比重尿的患者均应考虑尿崩症的可能性,利用血浆、尿渗透压测定可以诊断尿崩症。其依据是：①尿量多，一般 4～10L/d。②低渗尿，尿渗透压，一般低于 200mOsm/kg H_2O，尿比重多在 1.005 以下。③禁水试验不能使尿渗透压和尿比重增加，而注射加压素后尿量减少、尿比重增加、尿渗透压较注射前增加9%以上。④加压素(AVP)或去氨加压素(DDAVP)治疗有明显效果。尿崩症诊断确定之后，应进行视野检查、蝶鞍 CT 或 MRI 等检查以明确有无垂体或附近的病变。

【治疗原则】

1. 病因治疗 继发性尿崩症应尽量治疗其原发病。

2. 激素替代治疗 去氨加压素(DDAVP)为加压素类似物，其抗利尿作用强，而无加压作用，为目前治疗尿崩症的首选药物。也可选用鞣酸加压素，长期应用 2 年左右因产生抗体而减效。垂体后叶素水剂主要用于脑损伤或手术时出现的尿崩症。

3. 其他 包括氢氯噻嗪、氯磺丙脲、卡马西平等。

第六节 库欣综合征

库欣综合征(Cushing Syndrome)，亦称皮质醇增多症，是由于多种原因使肾上腺皮质分泌过多的糖皮质激素所致。其中最常见类型为垂体促肾上腺皮质激素(ACTH)分泌亢进所引起，称为库欣病(Cushing disease)。

库欣综合征按病因可分为：

(1)依赖 ACTH 的库欣综合征：①库欣病：指垂体 ACTH 分泌过多，伴肾上腺皮质增生。垂体多有微腺瘤，少数为大腺瘤，也有未能发现肿瘤者。②异位 ACTH 综合征：系垂体以外肿瘤分泌大量 ACTH，伴肾上腺皮质增生。

(2)不依赖 ACTH 的综合征：①肾上腺皮质腺瘤。②肾上腺皮质癌。③不依赖 ACTH 的双侧肾上腺小结节性增生。④不依赖 ACTH 的双侧肾上腺大结节性增生。

【临床表现】

1. 向心性肥胖、满月脸、多血质外貌 面圆而呈暗红色，胸、腹、颈、背部脂肪甚厚。疾病后期，因肌肉消耗，四肢显得相对瘦小。多血质与皮肤菲薄、微血管易透见。

2. 全身肌肉及神经系统 肌无力。常有不同程度的精神、情绪变化。

3. 皮肤表现 皮肤薄，微血管脆性增加，轻微损伤即可引起瘀斑。常见于下腹两侧、大腿外侧等处出现紫纹，手、脚、指(趾)甲、肛周常出现真菌感染。异位 ACTH 综合征者及较重 Cushing 病患者皮肤色素沉着、颜色加深。

4. 心血管表现 高血压常见，常伴有动脉硬化和肾小球动脉硬化。由于凝血功能异常、脂代谢紊乱，易发生动静脉血栓，使心血管并发症发生率增加。

5. 对感染抵抗力减弱 肺部感染多见。化脓性细菌感染不容易局限化，可发展成蜂窝织炎、菌血症、感染中毒症。

6. 性功能障碍 女性患者由于肾上腺雄激素产生过多以及皮质醇对垂体促性腺激素的抑制作用，大多出现月经减少、不规则或停经；痤疮常见；明显男性化者少见。男性患者性欲可减退，阴茎缩小，睾丸变软。

7. 代谢障碍 糖耐量减低，部分患者出现类固醇性糖尿病。明显的低血钾性碱中毒主要见于肾上腺皮质癌和异位 ACTH 综合征。

【诊断】

主要根据典型的临床体征及糖皮质激素分泌异常进行诊断。有典型症状体征者，从外观即可作出诊断，但早期及不典型患者特征性症状不明显。各型库欣综合征皮质醇分泌增多，无昼夜分泌节律，且不能被小剂量地塞米松抑制：①患者血皮质醇浓度早晨高于正常，晚上不明显低于清晨。②尿游离皮质醇排泄量高于正常。③小剂量地塞米松抑制试验:试验第 2 天尿 17- 羟皮质类固醇不能被抑制到对照值的 50% 以下,或尿游离皮质醇不能抑制在 55nmol/24h 以下。

根据患者临床特点,结合影像学检查,以及血、尿皮质醇增高程度、血 ACTH 水平(增高或仍处于正常范围提示为 ACTH 依赖型,如明显降低则为非 ACTH 依赖型)及地塞米松抑制试验结果,可作出正确的病因诊断。

【治疗原则】

1. 库欣病　首选疗法是经蝶窦切除垂体微腺瘤。如经蝶窦手术未能发现并摘除垂体微腺瘤或某种原因不能做垂体手术,对病情严重者,宜作一侧肾上腺全切,另一侧肾上腺大部分或全切除术,术后作激素替代治疗,对病情较轻者以及儿童患者,可做垂体放疗,在放疗奏效之前用药物治疗,控制肾上腺皮质激素分泌过度;对垂体大腺瘤患者,需作开颅手术治疗,尽可能切除肿瘤;经上述治疗仍未满意奏效者可用阻滞肾上腺皮质激素合成的药物,必要时行双侧肾上腺切除术,术后激素替代治疗。

2. 肾上腺腺瘤　手术切除可获根治,与开腹手术比较,经腹腔镜切除一侧肿瘤可加快术后的恢复。腺瘤大多为单侧性,术后需较长期使用氢化可的松或可的松作替代治疗。

3. 肾上腺腺癌　尽可能早期手术治疗,未能根治或已有转移者用肾上腺皮质激素合成阻滞药物治疗,减少肾上腺皮质激素的产生量。

4. 不依赖 ACTH 的小结节性或大结节性双侧肾上腺增生　行双侧肾上腺切除术,术后做激素替代治疗。

5. 异位 ACTH 综合征　应治疗原发性恶性肿瘤,视具体病情做手术、放疗和化疗。如能根治,Cushing 综合征可以缓解;如不能根治,则需要用肾上腺皮质激素合成阻滞药。

第七节　原发性慢性肾上腺皮质功能减退症

慢性肾上腺皮质功能减退症分为原发性及继发性两类。原发性肾上腺皮质功能减退症(primary adrenal insufficiency)又称艾迪生病(Addison disease),主要由肾上腺本身的病变致肾上腺皮质激素分泌不足并反馈性使血浆 ACTH 水平增高。继发性者主要由下丘脑和垂体功能不良致肾上腺皮质激素不足伴血浆 ACTH 水平正常或降低。

原发性慢性肾上腺皮质功能减退症的病因有感染、自身免疫性肾上腺炎,或恶性肿瘤转移,淋巴瘤,白血病浸润等。

【临床表现】

最具特征性者为全身皮肤色素加深,暴露处、摩擦处、乳晕、瘢痕等处尤为明显,黏膜色素沉着见于齿龈、舌部、颊黏膜等处,系垂体 ACTH、黑素细胞刺激素分泌增多所致。

其他症状包括:①神经、精神系统:乏力,淡漠,疲劳,重者嗜睡、意识模糊,可出现精神失常。②胃肠道:食欲减退,嗜咸食,胃酸过少,消化不良。③心血管系统:血压降低,心脏缩小,心音低钝,可有头昏、眼花、直立性晕厥。④代谢障碍:糖异生作用减弱,肝糖原耗损,可发生低血糖症状。⑤肾:排泄水负荷的能力减弱,在大量饮水后可出现稀释性低钠血症;糖皮质激素缺乏及血容量不足时。抗利尿激素的释放增多,也是造成低血钠的原因。⑥生殖系统:女性阴毛、腋毛减少或脱落、稀疏,月经失调或闭经,男性常有性功能减退。⑦对感染、外伤等各种应激的抵抗力减弱。⑧如病因为结核且病灶活跃或伴有其他脏器活动性结核者,常有低热、盗汗等症状,体质虚弱,消瘦更严重。

肾上腺危象为本病急骤加重的表现。常发生于感染、创伤、手术、分娩、过劳、大量出汗、呕吐、腹泻、失水或突然中断肾上腺皮质激素治疗等应激情况下。表现为恶心、呕吐、腹痛或腹泻、严重脱水、血压降低、心率快、脉细弱、精神失常、常有高热、低血糖症、低钠血症,血钾可低可高。

【诊断】

最具诊断价值者为 ACTH 兴奋试验,本病患者示储备功能低下,而非本病患者,经 ACTH兴奋后,血、尿皮质类固醇明显升高。

对于急症患者有下列情况应考虑肾上腺危象:所患疾病不太重而出现严重循环虚脱,脱水、休克、衰竭,不明原因的低血糖,难以解释的呕吐,体检时发现色素沉着、白斑病、体毛稀少、生殖器发育差。常用实验室诊断指标及其他检查如下:

1. 血液生化 可有低血钠、高血钾,少数患者可有轻度或中度高血钙,脱水明显时有氮质血症,可有空腹低血糖,糖耐量试验示低平曲线。

2. 血常规检查 常有正细胞正色素性贫血,少数患者合并有恶性贫血。白细胞分类示中性粒细胞减少,淋巴细胞相对增多,嗜酸性粒细胞明显增多。

3. 激素检查

(1)基础血、尿皮质醇及尿 17-羟皮质类固醇测定:常降低,但也可接近正常。

(2)ACTH 兴奋试验:正常人血皮质醇在兴奋第一天增加 1～2 倍,第二天增加 1.5～2.5倍。而本病患者在 ACTH 兴奋后血皮质醇无显著变化。

(3)血浆基础 ACTH 测定:明显增高,超过 55pmol/L,而继发性肾上腺皮质功能减退者,ACTH 浓度降低。

4. 影像学检查 X 线摄片、CT 或 MRI 检查于结核病患者可示肾上腺增大及钙化阴影。其他感染、出血、转移性病变在 CT 扫描时也示肾上腺增大,而自身免疫病所致者肾上腺不增大。

【治疗原则】

1. 基础治疗 应终身使用肾上腺皮质激素替代治疗,根据身高、体重、性别、年龄、体力劳动强度等,确定一合适的基础量。食盐的摄入量应充分,每天至少 8～10 克。大部分患者在服用氢化可的松和充分摄盐下即可获满意效果。有的患者仍感头晕、乏力、血压偏低,则需加用盐皮质激素。

2. 病因治疗 如有活动性结核者,应积极给予抗结核治疗。如病因为自身免疫病者,则应检查是否有其他腺体功能减退,如存在,则需作相应治疗。

3. 肾上腺危象治疗 主要包括:输注生理盐水补充体液量、补充葡萄糖液以避免低血糖、静注氢化可的松使血皮质醇浓度达到正常人在发生严重应激时的水平、积极治疗感染及其他诱因。

第八节 原发性醛固酮增多症

原发性醛固酮增多症(primary aldosteronism)是由肾上腺皮质腺瘤或增生等致醛固酮分泌增多并导致水、钠潴留及体液容量扩增继而血压升高并抑制肾素-血管紧张素系统所致。原发性醛固酮增多症包括醛固酮瘤(Conn 综合征)、特发性醛固酮增多症(特醛症)、糖皮质激素可治性醛固酮增多症(GRA)、醛固酮癌、异位醛固酮分泌性腺瘤或腺癌。

【临床表现】

本病发展可分为以下阶段:①早期:仅有高血压,无低血钾症状,醛固酮分泌增多及肾素系统受抑制,导致血浆醛固酮/肾素比值上升。②高血压、钾轻度缺乏期:血钾轻度下降或呈间歇性低血钾或在某种诱因下出现低血钾。③高血压、钾严重缺乏期。主要临床表现如下。

1. 高血压 为最常出现的症状,随着病情进展,血压渐高,对常用降血压药效果不及一般原发性高血压,部分患者可呈难治性高血压,出现心血管病变、脑卒中。

2. 神经肌肉功能障碍 ①肌无力及周期性瘫痪:血钾愈低,肌肉受累愈重。麻痹多累及下肢,严重时累及四肢,甚而出现呼吸、吞咽困难。②肢端麻木、手足搐搦:在低钾严重时,由于神经肌肉应激性降低,手足搐搦可较轻或不出现,而在补钾后,手足搐搦变得明显。

3. 肾脏表现 ①慢性失钾致肾小管上皮细胞呈空泡变性,浓缩功能减退,伴多尿,尤其夜尿多,继发口渴、多饮。②常易并发尿路感染。③尿蛋白增多,少数发生肾功能减退。

4. 心脏表现 ①心电图呈低血钾图形:QT 间期延长,T 波增宽、降低或倒置,u 波明显,T、u 波相连成驼峰状。②心律失常:较常见者为阵发性室上性心动过速,最严重时可发生心室颤动。

【诊断】

高血压及低血钾的患者,血浆及尿醛固酮高,而血浆肾素活性、血管紧张素 Ⅱ 降低,螺内酯能纠正电解质代谢紊乱并降低高血压,则诊断可成立。须进一步明确病因,主要鉴别醛固酮瘤及特发性原发性醛固酮增多症。醛固酮瘤一般较特醛症者为重,低血钾、碱中毒更为明显,血、尿醛固酮更高。常用实验室检查及其他检查方法如下:

1. 血液和尿液生化检查 ①低血钾:一般在 2 ~ 3mmol/L,严重者更低。②高血钠:血钠一般在正常高限或略高于正常。③碱血症:血液 pH 和 CO_2 结合力为正常高限或略高于正常。④高尿钾:在低血钾条件下,尿钾仍在 25mmol/24h 以上。

2. 尿液检查 ①尿液 pH 为中性或偏碱性。②尿比重较为固定而减低,往往在 1.010 ~ 1.018 之间,少数患者呈低渗尿。③部分患者有蛋白尿,少数发生肾功能减退。

3. 血、尿醛固酮测定 原发性醛固酮增多症血浆、尿醛固酮皆增高,伴严重低血钾者,醛固酮分泌受抑制,血、尿醛固酮增高可不太严重,而在补钾后,醛固酮增多更为明显。

4. 肾素、血管紧张素 Ⅱ 测定 原发性醛固酮增多症患者血清醛固酮水平增高而肾素、血管紧张素 Ⅱ 水平降低;血浆醛固酮(ng/dl)/血浆肾素活性[ng/(ml·h)]比值大于 30 提示有原发性醛固酮增多症的可能性,大于 50 具有诊断意义。

5. 动态试验 特醛症患者在上午 8 时至 12 时取立位时血浆醛固酮上升明显,并超过正常人;醛固酮瘤患者血浆醛固酮不上升,反而下降。

6. 影像学检查 可协助鉴别肾上腺腺瘤与增生,并可确定腺瘤的部位。肿瘤体积较大,直径达 5cm 或更大者,提示肾上腺癌。肾上腺 B 型超声检查可显示直径大于 1.3cm 的醛固酮瘤,小腺瘤则难以和特发性增生相鉴别。高分辨率的 CT 可检出直径小至 5mm 的肿瘤,但较小的肿瘤如果完全被正常组织所包围时,则检出较为困难。特醛症在 CT 扫描时表现为正常或双侧弥漫性增大。MRI 也可用于醛固酮瘤的定位诊断,有认为 MRI 对醛固酮瘤检出的敏感性较 CT 高,但特异性较 CT 低。

7. 肾上腺静脉血激素测定 如上述方法皆不能确定病因,可行肾上腺静脉导管术,采双侧肾上腺静脉血测定醛固酮/皮质醇比值,此法有助于确定单侧或双侧肾上腺醛固酮分泌过多。

【治疗原则】

醛固酮瘤的根治方法为手术切除。特发性增生者手术效果差,应采用药物治疗。有时难以确定为腺瘤或特发性增生,可先用药物治疗,继续观察,定期作影像学检查。

1. 手术治疗 切除醛固酮腺瘤。术前宜用低盐饮食、螺内酯作准备,以纠正低血钾,并减轻高血压。术中静脉滴注氢化可的松,术后逐步递减,约一周后停药。

2. 药物治疗 对于不能手术的肿瘤患者以及特发性增生型患者,可采用螺内酯治疗。钙拮抗药可使一部分原醛症患者醛固酮产生量减少,血钾和血压恢复正常,因为醛固酮的合成需要钙的参与。对特醛症患者,血管紧张素转换酶抑制剂也可奏效。对于 GRA,可用糖皮质激素治疗,用药后 3~4 周症状缓解,一般血钾上升较快而高血压较难纠正,可加用其他降血压药治疗,如钙拮抗药等。醛固酮癌预后不良,发现时往往已失去手术根治机会,化疗药物如米托坦、氨鲁米特、酮康唑等可暂时减轻醛固酮分泌过多所致的临床症状,但对病程演进无明显改善。

第九节 嗜铬细胞瘤

嗜铬细胞瘤(pheochromocytoma,PHEO)起源于肾上腺髓质、交感神经节或其他部位的嗜铬组织,这种瘤持续或间断地释放大量儿茶酚胺,引起持续性或阵发性高血压和多个器官功能及代谢紊乱,约 10% 为恶性肿瘤。

嗜铬细胞瘤位于肾上腺者约占 80%~90%,大多为一侧性,少数为双侧性,或一侧肾上腺瘤与另一侧肾上腺外瘤并存。肾上腺外嗜铬细胞瘤称为副神经节瘤,主要位于腹部,多在腹主动脉旁。肾上腺髓质的嗜铬细胞瘤可产生去甲肾上腺素和肾上腺素,以前者为主,极少数只分泌肾上腺素,家族性者可以肾上腺素为主,尤其在早期、肿瘤较小时;肾上腺外的嗜铬细胞瘤,除主动脉旁嗜铬体所致者外,只产生去甲肾上腺素,不能合成肾上腺素。

【临床表现】

主要以心血管症状为主,兼有其他系统的表现。

1. 心血管系统 主要表现为阵发性或持续性高血压,持续性者亦可有阵发性加剧;有时也可发生低血压、休克;同时伴发心脏改变。

阵发性高血压型为本病特征性表现。发作时血压骤升,收缩压往往达 200~300mmHg,舒张压亦明显升高,可达 130~180mmHg(以释放去甲肾上腺素为主者更明显),伴剧烈头痛,面色苍白,大汗淋漓,心动过速(以释放肾上腺素为主者更明显),心前区及上腹部紧迫感,可有心前区疼痛、心律失常、焦虑、恐惧感、恶心、呕吐、视物模糊、复视。发作终止后,可出现面颊部及皮肤潮红、全身发热、流涎、瞳孔缩小等迷走神经兴奋症状,并可有尿量增多。

嗜铬细胞瘤患者也可表现为持续性高血压,或发生低血压,甚至休克;或出现高血压和低血压相交替的表现。

2. 代谢紊乱 包括基础代谢增高、糖代谢紊乱、脂代谢紊乱及电解质代谢紊乱。肾上腺素可作用于中枢神经及交感神经系统控制下的代谢过程,使患者耗氧量增加,代谢亢进可引起发热、消瘦;肝糖原分解加速及胰岛素分泌受抑制而肝糖异生加强,可引起血糖过度增高,糖耐量减低;脂肪分解加速、血游离脂肪酸增高;少数患者可出现低钾血症,可能与儿茶酚胺促使 K^+ 进入细胞内及促进肾素、醛固酮分泌有关,也可出现高钙血症,可能与肿瘤分泌甲状旁腺激素相关蛋白有关。

【诊断】

对高血压患者有以下情况者,要考虑嗜铬细胞瘤的可能性:①对常用降压药效果不佳,但对 α 受体拮抗药、钙通道阻滞剂有效。②伴交感神经过度兴奋,高代谢(低热、体重降低),头痛,焦虑,烦躁,伴直立性低血压或血压波动大。如上述情况见于儿童或青年人,则更要想到本病的可能性。一部分患者病情发展迅速,呈急进型(恶性)高血压过程。

本病的早期诊断甚为重要,肿瘤多为良性,为可治愈的继发性高血压病,切除肿瘤后大多数患者可恢复正常。对临床提示本病者,应做以下检查。

1. 血、尿儿茶酚胺及其代谢物测定 持续性高血压患者尿儿茶酚胺及其代谢物香草基杏仁酸(VMA)、甲氧基肾上腺素(MN)、甲氧基去甲肾上腺素(NMN)皆升高,常在正常高限的两倍以上,其中 MN、NMN 的敏感性和特异性最高。阵发性者平时儿茶酚胺可不明显升高,而在发作后才高于正常,故需测定发作后血或尿儿茶酚胺。

2. 药物激发试验　对于阵发性高血压患者,若一直等不到发作,可考虑做胰高血糖素激发试验。给患者静注胰高血糖素,注射后,患者在 1~3 分钟内,血浆儿茶酚胺增加 3 倍以上,血压上升。

3. 影像学检查　应在用 α 受体拮抗药控制高血压后进行。可采用以下方法:B 型超声、CT 扫描、MRI、放射性核素标记的间碘苄胍(MIBG)、生长抑素类似物奥曲肽作闪烁显像,有助于定位诊断等。

【治疗原则】

主要采用手术治疗。嗜铬细胞瘤手术切除前采用 α 受体拮抗药使血压下降,减轻心脏的负担,并使原来缩减的血管容量扩大。常用的 α 受体拮抗药为作用较长的酚苄明,选择性的 α 受体拮抗药哌唑嗪、多沙唑嗪也可获满意效果。术前 β 受体拮抗药不必常规应用,如患者有心动过速或心律失常则需采用。在用 β 受体拮抗药之前,必须先用 α 受体拮抗药使血压下降

恶性嗜铬细胞瘤的治疗较困难,一般对放疗和化疗不敏感,可用抗肾上腺素药作对症治疗。链佐星(链脲霉素)治疗的效果不一。也可用酪氨酸羟化酶抑制剂 α-甲基间酪氨酸阻碍儿茶酚胺的生物合成。^{131}I-MIBG 治疗可获一定效果,用后血压可下降,儿茶酚胺的排出量减少。

第十节　甲状腺肿

甲状腺肿(goiter)是指良性甲状腺上皮细胞增生形成的甲状腺肿大。单纯性甲状腺肿(simple goiter)也称为非毒性甲状腺肿(nontoxic goiter),是指非炎症和非肿瘤原因,不伴有临床甲状腺功能异常的甲状腺肿。如果一个地区儿童中单纯性甲状腺肿的患病率超过 10%,称之为地方性甲状腺肿(endemic goiter)。地方性甲状腺肿的最常见原因是碘缺乏病(IDD),多见于山区和远离海洋的地区。碘缺乏时合成甲状腺激素不足,反馈引起垂体分泌过量的 TSH,刺激甲状腺增生肥大。患者甲状腺呈弥漫性或结节性肿大,重量 60~1000g 不等,切面可见结节、纤维化、出血和钙化。

【临床表现】

临床上一般无明显症状。甲状腺常呈现轻、中度肿大,表面平滑,质地较软。重度肿大的甲状腺可引起压迫症状,出现咳嗽、气促、吞咽困难或声音嘶哑等。胸骨后甲状腺肿可使头部、颈部和上肢静脉回流受阻。

【诊断】

血清 TT_4、TT_3 正常,TT_4/TT_3 的比值常增高。血清甲状腺球蛋白(Tg)水平增高,增高的程度与甲状腺肿的体积呈正相关。血清 TSH 水平一般正常。早期的自身免疫甲状腺炎主要表现为甲状腺肿,长时期可以没有甲状腺功能的改变或表现为亚临床甲状腺功能减低和(或)血清甲状腺自身抗体阳性。

B 超是确定甲状腺肿的主要检查方法。

【治疗原则】

除有压迫症状者可手术治疗外,甲状腺肿本身一般不需治疗,主要是改善碘营养状态。食盐加碘是目前国际上公认的预防碘缺乏病的有效措施,各地区应根据本地的自然碘资源基础制定本地的食盐加碘浓度。

第十一节 甲状腺功能亢进症

甲状腺功能亢进症(hyper thyroidism)简称甲亢,是指甲状腺腺体本身产生甲状腺激素过多而引起的甲状腺毒症,其病因包括弥漫性毒性甲状腺肿(Graves disease,GD)、结节性毒性甲状腺肿和甲状腺自主高功能腺瘤(Plummer disease)等。甲亢的患者中80%以上是由Graves病引起。

GD是一种自身免疫性疾病。临床表现为累及包括甲状腺在内的多系统的综合征群,包括高代谢症群、弥漫性甲状腺肿、突眼征、特征性皮损和甲状腺肢端病等。

【临床表现】

主要由于甲状腺激素过多引起,其症状和体征的严重程度与病史长短、激素升高程度和患者年龄等因素相关。主要症状有:易激动、烦躁失眠、心悸、乏力、怕热、多汗、消瘦、食欲亢进、大便次数增多或腹泻、女性月经稀少。可伴发周期性瘫痪和近端肌肉进行性无力、萎缩,后者称为甲亢性肌病,有1%伴发重症肌无力。少数老年患者高代谢症状不典型,相反表现为乏力、心悸、厌食、抑郁、嗜睡、体重明显减少,称之为"淡漠型甲亢"。

Graves病大多数患者有程度不等的甲状腺肿大。甲状腺肿为弥漫性,质地中等,无压痛。甲状腺上、下极可以触及震颤,闻及血管杂音。结节性甲状腺肿伴甲亢可触及结节性肿大的甲状腺,甲状腺自主性高功能腺瘤可扪及孤立结节。心血管系统表现有心率增快、心脏扩大、心律失常、心房颤动、脉压增大等。少数患者下肢胫骨前皮肤可见黏液性水肿。

眼部表现分为两类:一类为单纯性突眼,病因与甲状腺毒症所致的交感神经兴奋性增高有关;另一类为浸润性突眼,即Graves眼病,病因与眶后组织的炎症反应有关。单纯性突眼包括下述表现:眼球轻度突出,眼裂增宽,瞬目减少。浸润性突眼眼球明显突出,超过眼球突度参考值上限的3mm以上,少数患者仅有单侧突眼。

甲状腺危象(thyroid crisis)是甲状腺毒症急性加重的一个综合征,发生原因可能与循环内甲状腺激素水平增高有关,多发生于较重甲亢未予治疗或治疗不充分的患者。常见诱因有感染、手术、创伤、精神刺激等。临床表现有:高热或过高热、大汗、心动过速、烦躁、焦虑不安、谵妄、恶心、呕吐、腹泻,严重患者可有心衰、休克及昏迷等。

【诊断】

典型患者诊断不难,轻型或老年、儿童患者的临床表现不典型,常需借助实验室检查明确诊断。

1. 高代谢症群 交感神经兴奋性增高,特征性眼征与特征性甲状腺肿大具有诊断价值。

2. 甲状腺功能试验

(1)促甲状腺激素(TSH):血清TSH浓度的变化是反映甲状腺功能最敏感的指标。超敏TSH(hsTSH),已成为甲亢筛查的第一线指标,甲亢时TSH通常小于0.1mU/L。hsTSH检测使得诊断亚临床甲亢成为可能,因为后者甲状腺激素水平正常,仅有TSH水平的改变。

(2)血清总甲状腺素(TT_4):是诊断甲亢的主要指标之一。T_4全部由甲状腺产生,血清中99.96%的T_4以与蛋白结合的形式存在,其中80%~90%与甲状腺激素结合球蛋白(TBG)结合。血清TBG量和与激素结合力的变化都会影响测定TT_4的结果。

(3)血清总三碘甲腺原氨酸(TT_3):20%的血清T_3由甲状腺产生,80%的T_3在外周组织由T_4转换而来。大多数甲亢时血清TT_3与TT_4同时升高。T_3型甲状腺毒症时仅有TT_3增高。

(4)血清游离甲状腺素(FT_4)、游离三碘甲腺原氨酸(FT_3):游离甲状腺激素是实现该激素生物效应的主要部分。尽管FT_4仅占T_4的0.025%,FT_3仅占T_3的0.35%,但它们与甲状腺激素的生物效应密切相关,所以是诊断临床甲亢的重要指标。

(5)^{131}I 摄取率:诊断甲亢的传统方法,目前已经被 hsTSH 测定所代替。

(6)TSH 受体抗体(TRAb):又称为 TBII,是鉴别甲亢病因、诊断 GD 的重要指标之一,新诊断的 GD 患者 75% ~96% 有 TRAb 阳性。

(7)TSH 受体刺激抗体(TSAb):与 TRAb 相比,TSAb 不仅能与 TSH 受体结合,而且还可产生对甲状腺细胞的刺激作用。85% ~100% 新诊断的 GD 患者 TSAb 阳性,其活性平均为 200% ~300%。

(8)电子计算机 X 线体层显像(CT)和磁共振显像(MRI):MRI 可以排除其他原因所致的突眼,评估眼外肌受累的情况。

(9)甲状腺放射性核素扫描:对于诊断甲状腺自主高功能腺瘤有意义。肿瘤区浓聚大量核素,肿瘤区外的甲状腺组织和对侧甲状腺无核素吸收。

3. 诊断流程 ①甲状腺毒症的诊断:测定血清 TSH、TT_4、FT_4、TT_3、FT_3 的水平。②确定甲状腺毒症是否来源于甲状腺的功能亢进。③确定甲亢的原因,如 GD、结节性毒性甲状腺肿、甲状腺自主高功能腺瘤等。

(1)甲亢的诊断:①高代谢症状和体征。②甲状腺肿大。③血清 TT_4、FT_4 增高,TSH 减低。具备以上三项诊断即可成立。应注意的是,淡漠型甲亢的高代谢症状不明显,仅表现为明显消瘦或心房颤动,尤其在老年患者;少数患者无甲状腺肿大;T_3 型甲亢仅有血清 TT_3 增高。

(2)GD 的诊断:①甲亢诊断确立。②甲状腺弥漫性肿大,少数患者可以无甲状腺肿大。③眼球突出和其他浸润性眼征。④胫前黏液性水肿。⑤TRAb、TSAb、甲状腺过氧化物酶抗体(TPOAb)阳性。以上标准中,①②项为诊断必备条件,③④⑤项为诊断辅助条件。

【治疗原则】

目前尚不能对 GD 进行病因治疗。主要采用抗甲状腺药物(ATD)、^{131}I 和手术治疗。ATD 的作用是抑制甲状腺合成甲状腺激素,^{131}I 和手术则是通过破坏甲状腺组织,减少甲状腺激素的产生来达到治疗目的。

ATD 治疗是甲亢的基础治疗,但是单纯 ATD 治疗的治愈率仅有 40% 左右,复发率高达 50% ~60%。ATD 也用于手术和 ^{131}I 治疗前的准备阶段。常用的 ATD 分为硫脲类和咪唑类两类,硫脲类包括丙硫氧嘧啶(PTU)和甲硫氧嘧啶等;咪唑类包括甲巯咪唑(MMI)和卡比马唑等。

^{131}I 治疗甲亢的机制是 ^{131}I 被甲状腺摄取后释放出 β 射线,破坏甲状腺组织细胞,^{131}I 治疗甲亢的治愈率达到 85% 以上,甲状腺功能减退症是 ^{131}I 治疗难以避免的结果。

手术治疗主要用于:①甲状腺肿大显著(80 克),有压迫症状。②中、重度甲亢,长期服药无效,或停药复发,或不能坚持服药者。③胸骨后甲状腺肿。④细针穿刺细胞学检查怀疑恶变。⑤ATD 治疗无效或者过敏的妊娠患者,手术需要在妊娠 4~6 个月施行。手术方式通常采取甲状腺次全切除术。

第十二节 甲状腺功能减退症

甲状腺功能减退症(hypothyroidism)简称甲减,是由各种原因导致甲状腺激素合成、分泌不足或致生物学效应异常低下而引起的全身性低代谢综合征,其病理特征是黏多糖在组织和皮肤堆积,表现为黏液性水肿。

成人甲减的主要病因有:①自身免疫损伤:最常见的是自身免疫性甲状腺炎。②甲状腺破坏:包括甲状腺手术、^{131}I 治疗等。③碘过量:碘过量可引起具有潜在性甲状腺疾病者发生

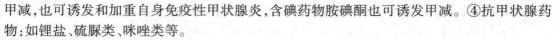

甲减,也可诱发和加重自身免疫性甲状腺炎,含碘药物胺碘酮也可诱发甲减。④抗甲状腺药物:如锂盐、硫脲类、咪唑类等。

【临床表现】

本病发病隐匿,病程较长,不少患者缺乏特异症状和体征。症状主要表现以代谢率减低和交感神经兴奋性下降为主,病情轻的早期患者可没有特异症状。典型患者畏寒、乏力、手足肿胀感、嗜睡、记忆力减退、少汗、关节疼痛、体重增加、便秘,女性月经紊乱,或者月经过多、不孕。

典型患者可有表情呆滞、反应迟钝、声音嘶哑、听力障碍,面色苍白、颜面和(或)眼睑水肿、唇厚舌大、常有齿痕,皮肤干燥、粗糙、脱皮屑、皮肤温度低、水肿、手脚掌皮肤可呈姜黄色,毛发稀疏干燥,跟腱反射时间延长,脉率缓慢。少数患者出现胫前黏液性水肿。本病累及心脏可以出现心包积液和心力衰竭。重症患者可发生黏液性水肿昏迷。

【诊断】

根据甲减的症状和体征,以及实验室检查结果进行诊断。实验室检查血清 TSH 增高,FT_4 减低,原发性甲减即可以成立。应进一步寻找甲减的病因。如果 TPOAb 阳性,可考虑甲减的病因为自身免疫甲状腺炎。实验室检查血清 TSH 减低或者正常,TT_4、FT_4 减低,考虑中枢性甲减,可通过 TRH 兴奋试验证实,进一步寻找垂体和下丘脑的病变。

实验室诊断指标如下:

1. 血清 TSH、TT_4、FT_4 原发性甲减血清 TSH 增高,TT_4 和 FT_4 均降低。TSH 增高以及 TT_4 和 FT_4 降低的水平与病情程度相关。血清 TT_3、FT_3 早期正常,晚期减低。因为 T_3 主要来源于外周组织 T_4 的转换,所以不作为诊断原发性甲减的必备指标。亚临床甲减仅有 TSH 增高,TT_4 和 FT_4 正常。

2. TPOAb、甲状腺球蛋白抗体(TgAb) 是确定原发性甲减病因的重要指标和诊断自身免疫甲状腺炎(包括桥本甲状腺炎、萎缩性甲状腺炎)的主要指标。一般认为 TPOAb 的意义较为肯定,TPOAb 阳性者的甲状腺均有淋巴细胞浸润。如果 TPOAb 阳性伴血清 TSH 水平增高,说明甲状腺细胞已经发生损伤。

3. 其他 轻、中度贫血,血清总胆固醇、心肌酶谱可以升高,少数患者血清泌乳素升高、蝶鞍增大。

【治疗原则】

主要采用左甲状腺素(L-T_4)进行药物治疗,治疗的目标是将血清 TSH 和甲状腺激素水平恢复到正常范围内,通常需要终生服药。治疗初期,每 4~6 周应测定激素指标,然后根据检查结果调整 L-T_4 剂量,直到达到治疗的目标。治疗达标后,需要每 6~12 个月复查 1 次激素指标。

第十三节 亚急性甲状腺炎

亚急性甲状腺炎(subacute thyroiditis)是一种与病毒感染有关的自限性甲状腺炎,一般不遗留甲状腺功能减退症。本病病因与病毒感染有关,如流感病毒、柯萨奇病毒、腺病毒和腮腺炎病毒等,可以在患者甲状腺组织发现这些病毒,或在患者血清发现这些病毒抗体。10%~20%的患者在疾病的亚急性期发现甲状腺自身抗体,疾病缓解后这些抗体消失,推测它们可能继发于甲状腺组织破坏。甲状腺轻、中度肿大。甲状腺滤泡结构破坏,组织内存在许多巨噬细胞,包括巨细胞(giant cell),所以又称巨细胞甲状腺炎。

【临床表现】

起病前 1~3 周常有病毒性咽炎、腮腺炎、麻疹或其他病毒感染的症状。甲状腺区发生明显疼痛,可放射至耳部,吞咽时疼痛加重。可有全身不适、食欲减退、肌肉疼痛、发热、心动过速、多汗等。体格检查发现甲状腺轻至中度肿大,有时单侧肿大明显,甲状腺质地较硬,显著触痛,少数患者有颈部淋巴结肿大。

【诊断】

1. 症状与体征　①急性炎症的全身症状。②甲状腺轻、中度肿大,中等硬度,触痛显著。

2. 实验室检查　①甲状腺毒症期:血清 T_3、T_4 升高,TSH 降低,^{131}I 摄取率减低,这就是本病特征性的血清甲状腺激素水平和甲状腺摄碘能力的"分离现象"。②甲减期:血清 T_3、T_4 逐渐下降至正常水平以下,TSH 回升至高于正常值,^{131}I 摄取率逐渐恢复。这是因为储存的甲状腺激素释放殆尽,甲状腺细胞正在处于恢复之中。③恢复期:血清 T_3、T_4、TSH 和 ^{131}I 摄取率恢复至正常。

【治疗原则】

本病为自限性病程,预后良好。轻型患者仅需应用非甾体抗炎药,如阿司匹林、布洛芬、吲哚美辛等;中、重型患者可给予泼尼松口服,能明显缓解甲状腺疼痛。少数患者有复发,复发后泼尼松治疗仍然有效。

第十四节　自身免疫甲状腺炎

自身免疫甲状腺炎(autoimmune thyroiditis,AIT)属于自身免疫甲状腺病。AIT 包括:①桥本甲状腺炎(Hashimoto thyroiditis,HT):是 AIT 的经典类型,甲状腺显著肿大,50% 伴临床甲减。②萎缩性甲状腺炎(atrophic thyroiditis,AT):过去也称为特发性甲状腺功能减低症,甲状腺萎缩,大多数伴临床甲减,TSH 受体刺激阻断性抗体(TSBAb)与 AT 引起的甲减有关。③甲状腺功能正常的甲状腺炎(euthyroid thyroiditis,ET):此型甲状腺炎仅表现为甲状腺淋巴细胞浸润,甲状腺自身抗体 TPOAb 和(或)TgAb 阳性,但是甲状腺功能正常。④无痛性甲状腺炎:既有不同程度的淋巴细胞甲状腺浸润,也有甲状腺功能的改变,即甲亢和(或)甲减,部分患者发展为永久性甲减,产后甲状腺炎(PPT)是无痛性甲状腺炎的一个亚型。⑤桥本甲亢:少数 Graves 病甲亢可与桥本甲状腺炎并存,可称为桥本甲亢。

【临床表现】

本病早期仅表现为 TPOAb 阳性,无临床症状。晚期出现甲状腺功能减退的表现。多数患者以甲状腺肿或甲减症状首次就诊。HT 表现为甲状腺中度肿大,质地坚硬,而萎缩性甲状腺炎(AT)则表现为甲状腺萎缩。

【诊断】

凡是弥漫性甲状腺肿大,特别是伴峡部锥体叶肿大,不论甲状腺功能有否改变,都应怀疑 HT。如血清 TPOAb 和 TgAb 显著增高,诊断即可成立。AT 患者的甲状腺无肿大,但是抗体显著增高,并且伴甲减的表现。部分患者甲状腺肿质地坚硬,需要与甲状腺癌鉴别。

【治疗原则】

本病尚无针对病因的治疗措施。限制碘摄入量在安全范围可能有助于阻止甲状腺自身免疫破坏进展。仅有甲状腺肿、无甲减者一般不需要治疗。左甲状腺素(L-T_4)治疗可以减轻甲状腺肿,但是尚无证据表明其有阻止病情进展的作用。临床治疗主要针对甲减和甲状腺肿的压迫症状。针对临床甲减或亚临床甲减主要给予 L-T_4 替代治疗。甲状腺迅速肿大、伴局部疼痛或压迫症状时,可给予糖皮质激素治疗。压迫症状明显、药物治疗后不缓解者,可考虑手术治疗,但是手术治疗发生术后甲减的概率甚高。

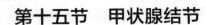

第十五节　甲状腺结节

甲状腺结节(thyroid nodule)是临床常见疾病。5%～15%的甲状腺结节为甲状腺癌。甲状腺结节的评估重点是鉴别其良恶性。良性甲状腺结节的病因包括：良性腺瘤，局灶性甲状腺炎，多结节性甲状腺肿，甲状腺、甲状旁腺囊肿或甲状腺舌管囊肿，单叶甲状腺发育不全导致对侧叶增生，手术后或^{131}I治疗后甲状腺残余组织的瘢痕和增生等。

【临床表现】

甲状腺结节是甲状腺内的独立病灶。这个病灶可以触及，或者在超声检查下发现其有区别于周边组织。但是，超声检查未能证实的结节，即使可以触及，也不能诊断为甲状腺结节。

未触及的结节与可以触及的相同大小的结节具有同等的恶性危险。应对直径超过1cm的结节做进一步检查，因为这样的结节甲状腺癌可能性增大。对于直径小于1cm的结节，如果超声检查有癌性征象、有头颈部放射治疗史或甲状腺癌家族史时也要进一步检查。

【诊断】

甲状腺结节的诊断主要依靠甲状腺超声。触诊发现的甲状腺结节也需通过甲状腺超声证实。进一步需结合病史、临床表现特点和辅助检查对结节的良恶性进行评估。主要的实验室及其他检查如下：

1. 血清TSH　如果TSH减低，提示结节可能自主分泌过多甲状腺激素。应进一步做甲状腺核素扫描，检查结节是否具有自主功能("热"结节)，如是，则提示结节为恶性的可能性极小。如果血清TSH增高，应进一步检测甲状腺自身抗体并推荐甲状腺细针抽吸细胞学检查。

2. 甲状腺超声　甲状腺超声是确诊甲状腺结节的首选检查。它可确定甲状腺结节的大小、数量、位置、质地、形状、边界、包膜、钙化、血供和与周围组织的关系等情况，同时评估颈部区域有无淋巴结和淋巴结的大小、形态和结构特点。

3. 甲状腺核素扫描　经典使用的核素是^{131}I和^{99m}TcO$_4$。根据甲状腺结节摄取核素的多寡，划分为"热结节"、"温结节"和"冷结节"。良性结节和甲状腺癌均可表现为"冷"或"凉结节"，所以核素扫描对甲状腺结节的良、恶性鉴别诊断价值不大，仅对甲状腺自主高功能腺瘤("热结节")有诊断价值。后者表现为结节区核素浓聚，结节外周和对侧甲状腺无显像，这类结节几乎都是良性的。

4. 血清甲状腺球蛋白(Tg)　Tg在许多甲状腺疾病时升高，诊断甲状腺癌缺乏特异性和敏感性。

5. 血清降钙素　该指标可以在疾病早期诊断甲状腺C细胞异常增生和甲状腺髓样癌。

6. 甲状腺细针抽吸细胞学检查(FNAC)　术前通过FNAC诊断甲状腺癌的敏感度为83%，特异度为92%，假阴性率和假阳性率均为5%左右。多结节甲状腺肿与单发结节具有相同的恶性风险，此时应在超声引导下选择具有癌性征象的结节进行FNAC。

【治疗原则】

对临床高度疑似恶性和经过FNAC确定为可疑恶性或恶性的结节，需进行手术治疗。对确定为良性的结节，有研究表明左甲状腺素治疗可通过抑制血清TSH水平而使结节缩小，但仅在碘缺乏地区有效；具有自主功能的"热结节"可采用放射性碘治疗；结节出现压迫症状、位于胸骨后或纵隔内或合并甲状腺癌高危因素等情况下，可考虑手术切除。对良性甲状腺结节需要随访。如果临床或超声出现可疑恶性征象或结节体积增大超过50%，应在超声引导下进行FNAC。

第十六节 分化型甲状腺癌

甲状腺癌(thyroid cancer)占所有恶性肿瘤的1%,近年来发病有上升的趋势。甲状腺癌可分为分化型和未分化型。分化型甲状腺癌(DTC)主要包括乳头状甲状腺癌(PTC)、滤泡状甲状腺癌(FTC),两者合计占全部甲状腺癌的90%以上,另有甲状腺髓样癌(MTC)约占5%。未分化型甲状腺癌约占3%。本节重点介绍DTC。

乳头状甲状腺癌(PTC)生长缓慢,恶性度较低,病灶可以侵袭至甲状腺以外和转移至局部淋巴结,40%的患者可见同心圆的钙盐沉积,是本癌的诊断特征之一。滤泡状甲状腺癌(FTC)病理特征是存在小的滤泡,但是滤泡内没有胶质,FTC与滤泡状腺瘤不易区别,仅能够依靠侵入包膜和血管来区分,与PTC相比,较少经淋巴结转移,易通过血行向骨和肺等远处转移。

【临床表现】

DTC在临床上最常见的表现是甲状腺结节。许多患者没有明显的临床症状,仅是在体检中偶然发现。少数情况下,DTC以颈部淋巴结病理性肿大或远处转移癌为首发表现。

【诊断】

本病术前诊断最准确的手段是FANC。同时必须做颈部超声评估,注意是否存在颈部淋巴结转移,这有助于外科医生决定术式。CT、MRI和PET检查诊断意义不大,但对体积大、生长迅速或侵入性的肿瘤可以估计甲状腺外组织器官被累及的情况。血清甲状腺球蛋白(Tg)主要用于术后肿瘤复发的监测,术前测定意义不大。

【治疗原则】

DTC的治疗主要包括手术治疗、术后放射性^{131}I(RAI)治疗和甲状腺激素抑制TSH治疗。

1. 手术治疗 对DTC,可选择性应用全/近全甲状腺切除术或甲状腺腺叶 + 峡部切除术,同时行淋巴结清扫术。

2. 术后RAI治疗 RAI治疗的主要目的包括:清除所有术后残留的正常甲状腺组织,利于进一步通过RAI清除转移病灶,也利于在随访中通过血清Tg和^{131}I全身显像测疾病进展;清除具有摄碘功能的DTC残余病灶和转移灶。

3. TSH抑制治疗 DTC术后要长期接受甲状腺激素抑制TSH的治疗,主要应用L-T_4。

第十七节 糖 尿 病

糖尿病(diabetes mellitus,DM)是一组由多病因引起的以慢性高血糖为特征的代谢性疾病,是由于胰岛素分泌和(或)作用缺陷所引起。病情严重或应激时可发生急性严重代谢紊乱,如糖尿病酮症酸中毒(DKA)、高渗高血糖综合征。

目前根据WHO糖尿病专家委员会提出的分型标准(1999)可将糖尿病分为1型糖尿病(T1DM)、2型糖尿病(T2DM)、其他特殊类型糖尿病(主要包括胰岛β细胞功能的基因缺陷、胰岛素作用的基因缺陷、胰腺外分泌疾病、内分泌疾病、感染、药物或化学品所致的糖尿病、免疫介导性糖尿病,以及其他与糖尿病相关的遗传综合征)、妊娠糖尿病(GDM)等。

糖尿病患者中T2DM最多见,约占90% ~95%。T1DM在亚洲较少见,我国T1DM占糖尿病的比例小于5%。

【临床表现】

1. 共同临床表现 表现为血糖升高后因渗透性利尿引起多尿,继而口渴多饮;外周组织对葡萄糖利用障碍,脂肪分解增多,蛋白质代谢负平衡,渐见乏力、消瘦,儿童生长发育受阻;患者常有易饥、多食。故糖尿病的临床表现常被描述为"三多一少",即多尿、多饮、多食和体重减轻。可有皮肤瘙痒,尤其外阴瘙痒。血糖升高较快时可使眼房水、晶体渗透压改变而引起屈光改变致视力模糊。许多患者无任何症状,仅于健康检查或因各种疾病就诊化验时发现高血糖。

2. 常见类型糖尿病的临床特点

(1)T1DM:①免疫介导性 T1DM(1A 型):可以是轻度非特异性症状、典型三多一少症状或昏迷。多数青少年患者起病较急,症状较明显;如未及时诊断治疗,当胰岛素严重缺乏时,可出现糖尿病酮症酸中毒。多数患者起病初期都需要胰岛素治疗,使代谢恢复正常,但此后可能有持续数周至数月不等的时间需要的胰岛素剂量很小,即所谓"蜜月期"。某些成年患者,起病缓慢,早期临床表现不明显,经历一段或长或短的不需胰岛素治疗的阶段,称为"成人隐匿性自身免疫性糖尿病(LADA)"。多数 1A 型患者血浆基础胰岛素水平低于正常,葡萄糖刺激后胰岛素分泌曲线低平,胰岛 β 细胞自身抗体检查可以阳性。②特发性 T1DM(1B 型):通常急性起病,β 细胞功能明显减退甚至衰竭,临床上表现为糖尿病酮症甚至酸中毒,但病程中 β 细胞功能可以好转以至于一段时期无须继续胰岛素治疗,β 细胞自身抗体检查阴性。

(2)T2DM:可发生在任何年龄,但多见于成人,常在 40 岁以后起病。多数起病隐匿,症状相对较轻,半数以上无任何症状;不少患者因慢性并发症、伴发病或仅于健康检查时发现,常有家族史,很少自发性发生 DKA,但在应激、严重感染、中断治疗等诱因下也可发生。临床上与肥胖症、血脂异常、高血压等疾病常同时或先后发生。由于诊断时患者所处的疾病病程不同,其 β 细胞功能表现差异较大,有些早期患者进食后胰岛素分泌高峰延迟,餐后 3~5 小时血浆胰岛素水平不适当地升高,引起反应性低血糖,可成为这些患者的首发临床表现。

(3)某些特殊类型糖尿病

1)青年人中的成年发病型糖尿病(MODY):①有三代或以上家族发病史,且符合常染色体显性遗传规律;②发病年龄小于 25 岁。③无酮症倾向,至少 5 年内不需用胰岛素治疗。

2)线粒体基因突变糖尿病:①母系遗传。②发病早,β 细胞功能逐渐减退,自身抗体阴性。③身材多消瘦。④常伴神经性耳聋或其他神经肌肉表现。

3)糖皮质激素所致糖尿病:部分患者应用糖皮质激素后可诱发或加重糖尿病,常常与剂量和使用时间相关,多数患者停用后糖代谢可恢复正常。

(4)妊娠糖尿病:GDM 通常是在妊娠中、末期出现,一般只有轻度无症状性血糖增高。GDM 妇女分娩后血糖一般可恢复正常,但未来发生 T2DM 的风险显著增加,故 GDM 患者应在产后 6~12 周筛查糖尿病,并长期追踪观察。

3. 糖尿病并发症　主要包括急性严重代谢紊乱(DKA 和高渗高血糖综合征)、感染性疾病及慢性并发症。慢性并发症可累及全身各重要器官,可单独出现或以不同组合同时或先后出现。并发症可在诊断糖尿病前已存在,有些患者因并发症作为线索而发现糖尿病。慢性并发症主要包括:微血管病变(糖尿病肾病、糖尿病性视网膜病变、糖尿病心肌病等)、大血管病变(动脉粥样硬化)、神经系统并发症、糖尿病足等。在我国,糖尿病是导致成人失明、非创伤性截肢的主要原因,是终末期肾脏病的常见原因。

【诊断】

糖尿病诊断以血糖异常升高作为依据。单纯检查空腹血糖,糖尿病漏诊率高,应加验餐后血糖,必要时进行 OGTT。

1. 实验室诊断指标及其他检查

（1）尿糖测定：尿糖阳性是诊断糖尿病的重要线索。但尿糖阳性只是提示血糖值超过肾糖阈（大约 10mmol/L），因而尿糖阴性不能排除糖尿病可能。

（2）血糖测定和 OGTT：血糖升高是诊断糖尿病的主要依据，又是判断糖尿病病情和控制情况的主要指标。当血糖高于正常范围而又未达到诊断糖尿病标准时，须进行 OGTT。

（3）糖化血红蛋白（HbA1c）和糖化血清蛋白测定：HbA1c 是葡萄糖与血红蛋白的氨基发生非酶催化反应的产物，其量与血糖浓度呈正相关。正常人 HbA1c 占血红蛋白总量的 3%～6%，血糖控制不良者 HbA1c 升高，并与血糖升高的程度和持续时间相关。由于红细胞在血循环中的寿命约为 120 天，因此 HbA1c 反映患者近 8～12 周平均血糖水平。

血清蛋白质同样也可与葡萄糖发生非酶催化的糖化反应而形成果糖胺（fructosamine，FA），其形成的量也与血糖浓度和持续时间相关，反映患者近 2～3 周内平均血糖水平，为糖尿病患者近期病情监测的指标。

（4）胰岛素释放试验：正常人空腹基础血浆胰岛素约为 35～145pmol/L，口服 75g 无水葡萄糖（或 100g 标准面粉制作的馒头）后，血浆胰岛素在 30～60 分钟上升至高峰，峰值为基础值的 5～10 倍，3～4 小时恢复到基础水平，本试验反映基础和葡萄糖介导的胰岛素释放功能。

（5）C 肽释放试验：方法同上，正常人空腹基础值不小于 400pmol/L，高峰时间同上，峰值为基础值的 5～6 倍。也反映基础和葡萄糖介导的胰岛素释放功能。

（6）其他检测 β 细胞功能的方法：如静脉注射葡萄糖-胰岛素释放试验和高糖钳夹试验可了解胰岛素释放第一时相；胰高血糖素-C 肽刺激试验和精氨酸刺激试验可了解非糖介导的胰岛素分泌功能等。

（7）并发症检查：急性严重代谢紊乱时的酮体、电解质、酸碱平衡检查，心、肝、肾、脑、眼科、口腔以及神经系统的各项辅助检查等。

（8）有关病因和发病机制的检查：GADA、ICA、IAA 及 IA-2A 的联合检测；胰岛素敏感性检查；基因分析等。

2. 临床诊断线索 包括：①三多一少症状；②以糖尿病各种急、慢性并发症或伴发病首诊的患者；③高危人群：有 IGR 史；年龄≥45 岁；超重或肥胖；T2DM 的一级亲属；有巨大儿生产史或 GDM 史；多囊卵巢综合征；长期接受抗抑郁症药物治疗等。

3. 诊断标准 糖尿病诊断是基于空腹（FPG）、任意时间或 OGTT 中 2 小时血糖值（2hPG）。糖尿病症状指多尿、烦渴多饮和难于解释的体重减轻。我国目前采用 WHO 糖尿病专家委员会（1999）提出的诊断和分类标准（表 8-1 和表 8-2）。

表 8-1　糖尿病诊断标准（WHO 糖尿病专家委员会报告，1999 年）

诊断标准	静脉血浆葡萄糖水平（mmol/L）
（1）　典型糖尿病症状（多饮、多尿、多食、体重下降）加随机血糖或	≥11.1
（2）　空腹血糖（FPG）或	≥7.0
（3）　OGTT 2 小时血糖无糖尿病症状者，需改天重复检查	≥11.1

注：随机血糖指不考虑上次用餐时间，一天中任意时间的血糖，不能用来诊断 IFG 或 IGT

笔记

表 8-2　糖代谢状态分类(WHO 糖尿病专家委员会报告,1999 年)

糖代谢分类	静脉血浆葡萄糖(mmol/L)	
	空腹血糖	糖负荷后 2 小时血糖
正常血糖(NGR)	<6.1	<7.8
空腹血糖受损(IFG)	6.1~<7.0	<7.8
糖耐量减低(IGT)	<7.0	7.8~<11.1
糖尿病(DM)	≥7.0	≥11.1

注:2003 年 11 月国际糖尿病专家委员会建议将 IFG 的界限值修订为 5.6~6.9mmol/L

【治疗原则】

糖尿病治疗的近期目标是通过控制高血糖和相关代谢紊乱以消除糖尿病症状和防止出现急性严重代谢紊乱,远期目标是通过良好的代谢控制达到预防及(或)延缓糖尿病慢性并发症的发生和发展。糖尿病管理须遵循早期和长期、积极而理性、综合治疗和全面达标、治疗措施个体化等原则(表 8-3)。IDF 提出糖尿病综合管理 5 个要点:糖尿病教育、医学营养治疗、运动治疗、血糖监测和药物治疗。

表 8-3　糖尿病综合控制目标(2013 年中国 2 型糖尿病防治指南)

指标	目标值
血糖(mmol/L)	空腹 4.4~7.0,非空腹≤10.0
HbA1c(%)	<7.0
血压(mmHg)	<140/80
总胆固醇(mmol/L)	<4.5
HDL-C(mmol/L)	男性 >1.0,女性 >1.3
TG(mmol/L)	<1.7
LDL-C(mmol/L)	未合并冠心病 <2.6,合并冠心病 <1.8
体重指数(kg/m²)	<24.0
尿白蛋白/肌酐比值[mg/mmol(mg/g)]	男性 <2.5(22.0),女性 <3.5(31.0)
或:尿白蛋白排泄率[μg/min(mg/d)]	<20.0(30.0)
主动有氧活动(分钟/周)	≥150

1. 糖尿病健康教育　每位糖尿病患者均应接受全面糖尿病教育,充分认识糖尿病并掌握自我管理技能。

2. 医学营养治疗(medical nutrition therapy,MNT)　对医学营养治疗的依从性是决定患者能否达到理想代谢控制的关键影响因素。其主要目标是:纠正代谢紊乱、达到良好的代谢控制、减少 CVD 的危险因素、提供最佳营养以改善患者健康状况、减缓 β 细胞功能障碍的进展。总的原则是确定合理的总能量摄入,合理、均衡地分配各种营养物质,恢复并维持理想体重。

3. 运动治疗　在糖尿病的管理中占重要地位,尤其对肥胖的 T2DM 患者,运动可增加胰岛素敏感性,有助于控制血糖和体重。

4. 病情监测　包括血糖监测、其他 CVD 危险因素和并发症的监测。

5. 高血糖的药物治疗

(1)口服降糖药物:主要用于 T2DM 治疗,且常常需要口服多种降糖药物联合治疗。主要包括磺酰脲类(促胰岛素分泌剂)、格列奈类(磺酰脲类促胰岛素分泌剂)、双胍类(抑制肝葡萄糖输出,改善外周组织对胰岛素的敏感性、增加对葡萄糖的摄取和利用)、噻唑烷二酮类(增加靶组织对胰岛素作用的敏感性)、α葡萄糖苷酶抑制剂(AGI)等。

(2)胰岛素:胰岛素是控制高血糖的重要和有效手段,适用于:①T1DM。②各种严重的糖尿病急性或慢性并发症。③手术、妊娠和分娩。④新发病且与T1DM鉴别困难的消瘦糖尿病患者。⑤新诊断的T2DM伴有明显高血糖;或在糖尿病病程中无明显诱因出现体重显著下降者。⑥T2DM β细胞功能明显减退者。⑦某些特殊类型糖尿病。

(3)GLP-1受体激动剂和DPP-IV抑制剂:已开发出两类基于肠促胰素的降糖药物应用于临床。

6. 手术治疗糖尿病 减重手术可明显改善肥胖T2DM患者的血糖控制,甚至可使部分糖尿病患者"缓解",术后2~5年的T2DM缓解率可达60%~80%。故近年IDF和ADA已将减重手术(代谢手术)推荐为肥胖T2DM的可选择的治疗方法之一。

7. 胰腺移植和胰岛细胞移植 单独胰腺移植或胰、肾联合移植可解除对胰岛素的依赖,改善生活质量。治疗对象主要为T1DM患者,目前尚局限于伴终末期肾病的T1DM患者;或经胰岛素强化治疗仍难达到控制目标,且反复发生严重代谢紊乱者。

8. 治疗糖尿病慢性并发症 T1DM病程≥5年者及所有T2DM患者确诊后应每年进行慢性并发症筛查。应早期、积极、全面控制CVD及其他并发症的危险因素。

第十八节 血脂异常

血脂异常(dyslipidemia)指血浆中脂质量和质的异常,通常指血浆中胆固醇和(或)三酰甘油(TG)升高,也包括高密度脂蛋白胆固醇降低。脂质在血浆中与蛋白质结合以脂蛋白的形式存在,故血脂异常实际上表现为异常脂蛋白血症(dyslipoproteinemia)。血脂异常以及与其他心血管风险因素相互作用导致动脉粥样硬化,增加心脑血管病的发病率和死亡率。防治血脂异常对提高生活质量、延长寿命具有重要意义。

基于是否继发于全身系统性疾病可分为原发性和继发性血脂异常两大类。继发性血脂异常可由全身系统性疾病所引起,也可由于应用某些药物所引起。原发性血脂异常占血脂异常的绝大多数,因遗传基因缺陷,或与环境因素相互作用引起。

继发性血脂异常主要指糖尿病、甲状腺功能减退症、库欣综合征、肝肾疾病、系统性红斑狼疮、骨髓瘤、过量饮酒等引起血脂异常,或噻嗪类利尿剂、β受体拮抗剂、长期大量使用糖皮质激素等导致的血脂异常。

【临床表现】

血脂异常可见于不同年龄、性别的人群,患病率随年龄而增高。某些家族性血脂异常可发生于婴幼儿。多数血脂异常患者无任何症状和异常体征,而于常规血液生化检查时被发现。血脂异常的临床表现主要如下:

1. 黄色瘤、早发性角膜环和脂血症眼底改变 由于脂质局部沉积所引起,其中以黄色瘤较为常见。黄色瘤是一种异常的局限性皮肤隆起,颜色可为黄色、橘黄色或棕红色,多呈结节、斑块或丘疹形状,质地一般柔软,最常见的是眼睑周围扁平黄色瘤。早发性角膜环出现于40岁以下,多伴有血脂异常。严重的高甘油三酯血症可产生脂血症眼底改变。

2. 动脉粥样硬化 脂质在血管内皮下沉积引起动脉粥样硬化,引起早发性和进展迅速的心脑血管和周围血管病变。某些家族性血脂异常可于青春期前发生冠心病,甚至心肌梗死。严重的高胆固醇血症有时可出现游走性多关节炎。严重的高甘油三酯血症可引起急性胰腺炎。

【诊断】

1. 诊断方法 血脂异常是通过实验室检查而发现、诊断及分型的。测定空腹血浆或血清 TC、TG、LDL-C 和 HDL-C。同时详细询问病史,包括个人饮食和生活习惯、有无引起继发性血脂异常的相关疾病、引起血脂异常的药物应用史以及家族史。体格检查须全面、系统,并注意有无黄色瘤、角膜环和脂血症眼底改变等。血脂检查的重点对象包括:①已有冠心病、脑血管病或周围动脉粥样硬化病者。②有高血压、糖尿病、肥胖、过量饮酒以及吸烟者。③有冠心病或动脉粥样硬化家族史者,尤其是直系亲属中有早发冠心病或其他动脉粥样硬化证据者。④有皮肤黄色瘤者。⑤有家族性高脂血症者。首次发现血脂异常时应在 2～4 周内复查,若仍属异常,则可确立诊断。

2. 诊断标准　我国目前仍采用《中国成人血脂异常防治指南(2007 年)》血脂水平分层标准(表 8-4)。

表 8-4　中国血脂水平分层标准[mmol/L(mg/dl)]

项目	TC	LDL-C	HDL-C	TG
合适范围	<5.18(200)	<3.37(130)	>1.04(40)	<1.76(150)
边缘升高	5.18～6.18 (200～239)	3.37～4.13 (130～159)		1.76～2.26 (150～199)
升高	≥6.19(240)	≥4.14(160)	≥1.55(60)	≥2.27(200)
降低			<1.04(40)	

3. 分类诊断　根据前述进行表型分类,并鉴别原发性血脂异常和继发性血脂异常。对原发性家族性脂蛋白异常血症可进行基因诊断。

【治疗原则】

纠正血脂异常的目的在于降低缺血性心血管疾病(冠心病和缺血性脑卒中)的患病率和死亡率。TC、LDL-C、TG 和 VLDL-C 增高是冠心病的危险因素,其中以 LDL-C 最为重要。

1. 继发性血脂异常应以治疗原发病为主　如糖尿病、甲状腺功能减退症经控制后,血脂有可能恢复正常。但是原发性和继发性血脂异常可能同时存在,如原发病经过治疗正常一段时期后,血脂异常仍然存在,考虑同时有原发性血脂异常,需给予相应治疗。

2. 应采用综合性治疗措施　生活方式干预是首要的基本的治疗措施,药物治疗需严格掌握指征,必要时考虑血浆净化疗法或外科治疗。

3. 防治目标水平　治疗血脂异常最主要的目的在于防治缺血性心血管疾病。《中国成人血脂异常防治指南(2007 年)》建议:

(1)首先根据是否有冠心病或冠心病等危症以及有无心血管危险因素,结合血脂水平来综合评估心血管病的发病危险性,将人群进行血脂异常危险分层(表 8-5)。危险性越高,则调脂治疗应越积极。

表 8-5　血脂异常危险分层方案[mmol/L(mg/dl)]

危险分层	TC 5.18～6.19(200～239) 或 LDL-C 3.37～4.14(130～159)	TC≥6.22(240) 或 LDL-C≥4.14(160)
无高血压且其他危险因素<3	低危	低危
高血压或其他危险因素≥3	低危	中危
高血压且其他危险因素≥1	中危	高危
冠心病及其等危症	高危	高危

其他危险因素包括:年龄(男≥45 岁,女≥55 岁)、吸烟、低 HDL-C、肥胖和早发缺血性心血管病家族史

（2）根据血脂异常患者心血管病危险等级指导临床治疗措施及决定 TC 和 LDL-C 的目标水平（表8-6）。此外,血清 TG 的理想水平是<1.70mmol/L(150mg/dl),HDL-C 的理想水平为≥1.04mmol/L(40mg/dl)。

表8-6　血脂异常患者开始调脂治疗的 TC 和 LDL-C 值及其目标值［mmol/L(mg/dl)］

危险等级	TLC 开始	药物治疗开始	治疗目标值
低危	TC≥6.21(240)	TC≥6.99(270)	TC<6.21(240)
	LDL-C≥4.14(160)	LDL-C≥4.92(190)	LDL-C<4.14(160)
中危险	TC≥5.2(200)	TC≥6.21(240)	TC<5.2(200)
	LDL-C≥3.41(130)	LDL-C≥4.14(160)	LDL-C<3.41(130)
高危	TC≥4.14(160)	TC≥4.14(160)	TC<4.14(160)
	LDL-C≥2.6(100)	LDL-C≥2.6(100)	LDL-C<2.6(100)
极高危	TC≥4.14(160)	TC≥4.14(160)	TC<3.1(120)
	LDL-C≥2.07(80)	LDL-C≥2.07(80)	LDL-C<2.07(80)

4. 生活方式干预　医学营养治疗为治疗血脂异常的基础,需根据血脂异常的程度、分型以及性别、年龄和劳动强度等制订食谱。饮食中减少饱和脂肪酸摄入和胆固醇摄入,补充植物固醇和可溶性纤维。增加有规律的体力活动控制体重,保持合适的 BMI。

5. 药物治疗　调脂药物的选择应依据患者血脂异常的分型、药物调脂作用机制以及药物的其他作用特点等:①高胆固醇血症:首选他汀类,如单用他汀不能使血脂达到治疗目标值可加用依折麦布或胆酸螯合剂,强化降脂作用。②高甘油三酯血症:首选贝特类,也可选用烟酸类和 n-3 脂肪酸制剂。对于重度高 TG 血症可联合应用贝特类和 n-3 脂肪酸制剂。③混合型高脂血症:如以 TC 与 LDL-C 增高为主,首选他汀类;如以 TG 增高为主则选用贝特类,当血清 TG≥5.65mmol/L(500mg/dl),应首先降低 TG,以避免发生急性胰腺炎的危险;如 TC、LDL-C 与 TG 均显著升高或单药效果不佳,可考虑联合用药。他汀类与贝特类或烟酸类联合使用可明显改善血脂谱,但肌病和肝脏毒性的可能性增加,应予高度重视,尤其是吉非贝特,应避免与他汀类联合应用。④低 HDL-C 血症:可供选择药物相对较少。烟酸为目前升高 HDL-C 水平较为有效的药物,升高 HDL-C 幅度为 15%～35%。他汀类和贝特类升高 HDL-C 幅度一般限于 5%～10%。

第十九节　高尿酸血症

高尿酸血症(hyperuricemia)是嘌呤代谢障碍引起的代谢性疾病。临床上分为原发性和继发性两大类,前者多由先天性嘌呤代谢异常所致,常与肥胖、糖脂代谢紊乱、高血压、动脉硬化和冠心病等聚集发生,后者则由某些系统性疾病或者药物引起。少数患者可以发展为痛风,出现急性关节炎、痛风肾和痛风石等临床症状和阳性体征。

临床上仅有部分高尿酸血症患者发展为痛风,多数患者临床表现为急性关节炎,系由于尿酸盐结晶沉积在关节滑囊内导致的炎症反应。长期尿酸盐结晶沉积招致单核细胞、上皮细胞和巨大细胞浸润,形成异物结节即痛风石。长期部分高尿酸血症的患者可以出现尿酸性结石,结石的发生率随血尿酸浓度的增高、尿尿酸排出量的增加而增多。由于尿酸结晶在

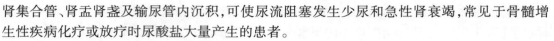

肾集合管、肾盂肾盏及输尿管内沉积,可使尿流阻塞发生少尿和急性肾衰竭,常见于骨髓增生性疾病化疗或放疗时尿酸盐大量产生的患者。

【临床表现】

临床多见于 40 岁以上的男性,女性多在更年期后发病。常有家族遗传史。

在高尿酸血症无症状期,仅有波动性或持续性高尿酸血症,而无痛风临床表现。从血尿酸增高至症状出现的时间可长达数年至数十年,有些可终身不出现症状,但随年龄增长痛风的患病率增加,并与高尿酸血症的水平和持续时间有关。

急性痛风性关节炎发病前没有任何先兆,受寒、劳累、外伤、暴食高嘌呤食物或过度饮酒、手术、情绪紧张、感染均可诱发痛风急性发作。多在午夜或清晨突然起病,关节剧痛,呈撕裂样、刀割样或咬噬样,难以忍受,并进行性加重;数小时内出现受累关节的红、肿、热、痛和功能障碍。单侧第 1 跖趾关节累及最常见,其他趾、踝、膝、腕、指、肘关节等也是常见发病部位。全身表现包括发热、心悸、寒战、不适及白细胞增多。慢性痛风性关节炎可出现痛风石。典型部位在耳廓,也常见于反复发作的关节周围,以及鹰嘴、跟腱、髌骨滑囊等处。外观为隆起的大小不一的白色赘生物,表面菲薄,破溃后排除白色粉状或糊状物经久不愈,但较少发生感染。关节内大量沉积的痛风石可造成关节骨质破坏、关节组织周围纤维化、继发退行性改变等,临床表现为持续关节肿痛、压痛、畸形、关节功能障碍。

痛风性肾病起病隐匿,早期仅有间歇性蛋白尿,随着病情的发展而呈持续性,伴有肾浓缩功能受损时夜尿增多,晚期可发生肾功能不全,表现为水肿、高血压、血尿素和肌酐升高。少数患者表现为急性肾衰竭,出现少尿或无尿,最初 24 小时尿酸排出增加。约 10% ~ 25% 的痛风患者肾有尿酸结石,呈泥沙样,常无症状,结石较大者可发生肾绞痛、血尿。当结石引起梗阻时导致肾积水、肾盂肾炎、肾积脓或肾周围炎,严重者可致急性肾衰竭。感染可加速结石的增长和肾实质的损害。

【诊断】

男性和绝经后女性血尿酸大于 420μmol/L、绝经前女性大于 350μmol/L 可诊断为高尿酸血症。中老年男性如出现特征性关节炎表现、尿路结石或肾绞痛发作,伴有高尿酸血症应考虑痛风。关节液穿刺或痛风石活检证实为尿酸盐结晶可做出诊断。X 线检查、CT 或 MRI 扫描对明确诊断具有一定的价值。急性关节炎期诊断有困难者,秋水仙碱试验性治疗有诊断意义。

【治疗原则】

1. 一般治疗　控制饮食总热量,限制饮酒和高嘌呤食物(如心、肝、肾等)的大量摄入;每天饮水 2000ml 以上以增加尿酸的排泄;慎用抑制尿酸排泄的药物如噻嗪类利尿药等;避免诱发因素和积极治疗相关疾病等。特别在放疗或化疗时要严密监测血尿酸水平。

2. 高尿酸血症的治疗　目的是使血尿酸维持正常水平,包括:①排尿酸药:抑制近端肾小管对尿酸盐的重吸收,从而增加尿酸的排泄,降低尿酸水平,适合肾功能良好者;当内生肌酐清除率小于 30ml/min 时无效;已有尿酸盐结石形成,或每天尿排出尿酸盐大于 3.57mmol/L(600mg)时不宜使用;用药期间应多饮水,并服碳酸氢钠 3 ~ 6g/d。常用药物有苯溴马隆、丙磺舒等。②抑制尿酸生成药物:别嘌醇通过抑制黄嘌呤氧化酶,使尿酸的生成减少,适用于尿酸生成过多或不适合使用排尿酸药物者。③碱性药物:碳酸氢钠可碱化尿液,使尿酸不易在尿中积聚形成结晶。

3. 急性痛风性关节炎期的治疗　绝对卧床,抬高患肢,避免负重,迅速给予秋水仙碱,越早用药疗效越好。秋水仙碱(colchicine)通过抑制中性粒细胞、单核细胞释放白三烯 B4、糖蛋白化学趋化因子、白细胞介素-1 等炎症因子,同时抑制炎症细胞的变形和趋化,从而缓解炎症。非甾体抗炎药通过抑制花生四烯酸代谢中的环氧化酶活性,进而抑制前列腺素的合成而达到消炎镇痛作用,常用药物包括吲哚美辛、双氯芬酸、罗非昔布。禁止同时服用两种或多种非甾体抗炎药,否则会加重不良反应。当上述药物治疗无效或不能使用秋水仙碱和非甾体抗炎药时,可考虑使用糖皮质激素(泼尼松)或ACTH 短程治疗。

（府伟灵　黄君富）

第九章

风湿性疾病

风湿性疾病(rheumatic diseases)是指一大类病因各不相同,但均累及关节及其周围组织的疾病。其病因可以是感染性、免疫性、代谢性、退行性、遗传性、肿瘤性等。

目前临床较为常用的分类方法为1983年美国风湿病学会所指定的分类,根据其发病机制、病理和临床特点,将风湿性疾病分为十大类,见表9-1。

表9-1 风湿性疾病的范畴和分类

1. 弥漫性结缔组织病	类风湿关节炎、红斑狼疮、硬皮病、多肌炎、重叠综合征、血管炎等
2. 脊柱关节病	强直性脊柱炎、反应性关节炎、炎性肠病性关节炎、银屑病关节炎
3. 退行性变	骨关节炎(原发性、继发性)
4. 遗传代谢相关的风湿病	马方综合征、痛风、假性痛风等
5. 和感染相关的风湿病	反应性关节炎、风湿热等
6. 肿瘤相关的风湿病	原发性(滑膜瘤、滑膜肉瘤等)、继发性(多发性骨髓瘤、转移瘤等)
7. 神经血管疾病	神经性关节病、压迫性神经病变(周围神经/神经根受压等)、雷诺病等
8. 骨与软骨病变	骨质疏松、骨软化、肥大性骨关节病、弥漫性特发性骨肥厚等
9. 非关节性风湿病	关节周围病变、椎间盘病变、纤维肌痛综合征等
10. 其他有关节症状的疾病	周期性风湿病、间歇性关节积液等

第一节 类风湿关节炎

类风湿关节炎(rheumatoid arthritis,RA)是以侵蚀性、对称性多关节炎为主要临床表现的慢性全身性自身免疫性疾病。可发生于任何年龄,多见于35岁~50岁,女性患者约3倍于男性。呈全球性分布,是造成人类丧失劳动力和致残的主要原因之一。我国RA的患病率约为0.3%~0.5%。

本病的确切发病机制不明,一般认为是遗传易感因素、环境因素(病原微生物)及免疫系统失调等各因素综合作用的结果。基本病理改变为滑膜炎。

【临床表现】

1. 关节表现 95%以上的RA患者出现晨僵,是指早晨起床后关节及其周围僵硬感。关节痛往往是最早的症状,最常出现的部位为腕、掌指、近端指间关节,多呈对称性、持续性。受累关节均可出现肿胀。关节畸形见于较晚期患者,最常见腕和肘关节强直、掌指关节半脱位、手指向尺侧偏斜和呈"天鹅颈样"及"纽扣花样"表现。关节肿痛和结构破坏都可引起关节的活动障碍,不同程度地影响生活。

2. 关节外表现 类风湿结节较常见,多发于关节隆突部及受压部位的皮下,大小不一,质硬。少数患者可出现指趾端小血管炎,甚至引起局部组织的缺血坏死。肺受累常见,男性多于女性,有时可为首发症状,最常见的是肺间质病变,也可出现胸膜炎、肺类风湿结节和肺动脉高压等。心脏受累中心包炎最常见。RA 患者的胃肠道症状,多与服用抗风湿药物,尤其是非甾体抗炎药(NSAIDs)有关。RA 患者可出现神经系统病变。部分 RA 患者可继发干燥综合征。

【诊断】

1. 诊断标准 RA 的诊断既往采用美国风湿病学院(ACR)1987 年修订的分类标准,见表 9-2。2010 年 ACR 和欧洲抗风湿病联盟(EULAR)提出了新的 RA 分类标准,见表 9-3。新标准纳入了炎症标志物血沉(ESR)、C 反应蛋白(CRP)和抗环瓜氨酸(CCP)抗体,提高了诊断的敏感性,为早期诊断和早期治疗提供了重要依据。目前该标准在临床已得到广泛应用。

2. 实验室检查 RF、抗 CCP 抗体是目前大多数实验室用于诊断 RA 的主要指标。关节腔穿刺液的检查也可为 RA 的诊断和鉴别诊断提供依据。用于 RA 治疗过程中疗效观察的主要指标有血常规、ESR、CRP 等。

表 9-2 1987 年 ACR 的 RA 分类标准

1. 关节内或周围晨僵持续至少 1 小时

2. 至少同时有 3 个关节区软组织肿或积液

3. 腕、掌指、近端指间关节区中,至少 1 个关节区肿

4. 对称性关节炎

5. 有类风湿结节

6. 血清 RF 阳性(所用方法正常人群中不超过 5% 阳性)

7. X 线片改变(至少有骨质疏松和关节间隙狭窄)

符合以上 7 项中 4 项者可诊断为 RA(要求第 1~4 项病程至少持续 6 周)

表 9-3 2010 年 ACR/EULAR 的 RA 分类标准

项目	评分
关节受累情况(0~5分)	
1 个中到大关节	0 分
2~10 个中大关节	1 分
1~3 个小关节	2 分
4~10 个小关节	3 分
超过 10 个小关节	5 分
血清学(0~3 分)	
RF 和抗 CCP 抗体均阴性	0 分
RF 和抗 CCP 抗体低滴度阳性	2 分
RF 和抗 CCP 抗体高滴度阳性	3 分
急性期反应物(0~1分)	
CRP 和 ESR 均正常	0 分
CRP 或 ESR 异常	1 分

续表

项目	评分
症状持续时间(0~1分)	
<6周	0分
≥6周	1分

受累关节指关节肿胀疼痛,小关节包括:掌指关节、近端指间关节、第2~5跖趾关节、髋关节,不包括第一腕掌关节、第一跖趾关节和远端指间关节;大关节指肩、肘、髋、膝和踝关节。血清学高滴度阳性指>3倍正常值

6分以上可确诊RA,小于6分目前不能确诊RA,但患者可能在将来满足诊断标准,需密切观察

(1)类风湿因子(RF):是RA患者的重要检验指标,阳性率约70%,高低度RF是RA预后不良指标,且与关节外表现的发生相关,但与疾病活动度无直接相关。该指标特异性不强,正常人群也可出现低度阳性,且随着年龄增长而阳性率增加。RF阴性并不能排除RA,RF阳性不意味着就是RA,必须结合临床综合判断。还可出现RF阳性的疾病有慢性细菌感染(亚急性细菌性心内膜炎、麻风、结核、梅毒、莱姆病等)、病毒感染(风疹、巨细胞病毒、传染性单核细胞增多症等)、寄生虫病、其他慢性炎性疾病(结节病、牙周疾病、肺间质病变、肝脏疾病等)、冷球蛋白血症、高球蛋白血症性紫癜等。

(2)抗CCP抗体:是对RA有较高特异性的诊断指标,有利于RA的早期诊断。抗CCP抗体阳性者RA进展率显著快于阴性者。

(3)关节腔穿刺液(滑液):呈炎性反应,白细胞数>2000/μl,甚至可达>20000/μl,病原学检查可用于与化脓性关节炎相鉴别,滑液偏振光显微镜下查找晶体可与痛风、假痛风相鉴别。

(4)其他检验项目:RA患者可有轻至中度贫血,多为正色素正细胞性,可有血小板升高,与疾病的活动相关。白细胞计数及分类多正常。ESR是观察炎症反应的非特异指标,会受到血红蛋白、纤维蛋白原、球蛋白水平的影响。CRP是急性炎症反应的重要指标,影响因素较ESR少。RA患者还可出现免疫球蛋白多克隆性增高,有约10%~20%的ANA阳性率。

3. 其他辅助检查 X线平片对RA诊断、关节病变分期、病变演变的监测均很重要。关节MRI及关节超声检查,较X线更敏感,对诊断早期RA有所帮助。

【治疗原则】

主要治疗目标是达到临床缓解或疾病低活动度,临床缓解的定义是没有明显的反映炎症活动的症状体征和实验室指标。应按照早期、达标、个体化的治疗原则,密切监测病情,最终减少致残,提高患者生活质量。

治疗措施包括一般性治疗、药物治疗和外科手术治疗,其中以药物治疗最为重要。常用药物包括NSAIDs、改善病情抗风湿药(DMARDs)、小剂量糖皮质激素和生物制剂(肿瘤坏死因子拮抗剂等)。DMARDs是具有改善病情和延缓病情进展的作用一类药,起效慢,又称慢作用药,常用的有甲氨蝶呤、羟氯喹、柳氮磺吡啶、来氟米特等。

第二节 系统性红斑狼疮

系统性红斑狼疮(systemic lupus erythematosus,SLE)是一种自身免疫介导的,以免疫性炎症为突出表现的弥漫性结缔组织病。我国SLE患病率约为70/10万,好发于20岁~40岁生育年龄女性,女:男为(7~9):1。

本病的病因和发病机制尚未明确。目前研究认为,SLE是多基因相关疾病,与环境因素(紫外线、药物、微生物病原体等)和性激素有关,发病机制涉及自身抗体及抗原-抗体复合物

介导的免疫应答、I 型干扰素通路为代表的天然免疫异常等。基本病理改变为结缔组织纤维蛋白样变性、基质黏液性水肿和坏死性血管炎，可以出现在身体任何器官。血清中出现以抗核抗体（ANA）为代表的多种自身抗体和多系统累及是 SLE 的两个主要临床特征。

【临床表现】

SLE 临床症状多样，开始可仅累及 1~2 个系统，逐渐出现多系统损害。也有些患者一起病就累及多个系统，甚至表现为狼疮危象。SLE 的自然病程多表现为病情的加重与缓解交替。

1. 全身表现 活动期患者大多有全身症状。约 90% 的患者在病程中出现各种热型的发热，尤以低、中度热为常见。此外尚可有疲倦、乏力、体重下降等。

2. 皮肤与黏膜表现 80% 患者在病程中出现皮疹。鼻梁和双颧颊部呈蝶形分布的红斑最具特异性，并可见盘状红斑。口腔和鼻黏膜的无痛性溃疡较常见。

3. 浆膜炎 半数以上患者在急性发作期出现多发性浆膜炎，包括双侧中小量胸腔积液和心包积液等。

4. 肌肉关节表现 关节痛是常见的症状之一，常出现对称性多关节疼痛、肿胀，通常不引起骨质破坏。可出现肌痛和肌无力，少数可有肌酶谱的增高。

5. 肾脏表现 SLE 的肾脏损害又称狼疮性肾炎（LN）。约半数的 SLE 病程中会出现临床肾脏受累，肾活检显示几乎所有 SLE 均有病理学改变。LN 的肾脏病理对于评估病情和预后、指导治疗至关重要。

6. 心血管表现 除心包炎外，可出现疣状心内膜炎（Libman-Sack 心内膜炎）和冠状动脉受累。

7. 肺部表现 除胸腔积液外，可出现肺间质病变。肺动脉高压并不少见，是 SLE 预后不良的因素之一。约 2% 患者合并弥漫性肺泡出血，病情凶险。

8. 神经系统表现 神经精神狼疮（NP-SLE）又称狼疮脑病。中枢和外周神经系统均可受累。腰穿脑脊液检查、磁共振等影像学及脑电图检查对 NP-SLE 诊断和鉴别诊断有帮助。

9. 消化系统表现 可表现为食欲减退、呕吐、腹痛、腹泻或腹水、肝功能损伤、急性胰腺炎等。

10. 血液系统表现 常出现红细胞、白细胞、血小板减少。其中贫血可为 Coombs 试验阳性的自身免疫性溶血性贫血。部分患者可有淋巴结肿、肝脾大。

11. 抗磷脂抗体综合征（APS） 以动脉和（或）静脉血栓形成、习惯性自发性流产为表现，伴有抗磷脂抗体阳性。

12. 干燥综合征 有约 30% 的 SLE 有继发性干燥综合征并存。

13. 眼部表现 可出现视网膜血管炎和视神经炎。

【诊断】

1. 诊断标准 目前普遍采用 1997 年 ACR 推荐的 SLE 分类标准，见表 9-4。

表 9-4 1997 年 ACR 的 SLE 分类标准

1. 颊部红斑	固定红斑，扁平或高起，在两颧突出部位
2. 盘状红斑	片状高起于皮肤的红斑，粘附有角质脱屑和毛囊栓；陈旧病变可发生萎缩性瘢痕
3. 光过敏	对日光有明显的反应，引起皮疹，从病史中得知或医生观察到
4. 口腔溃疡	经医生观察到的口腔或鼻咽部溃疡，一般为无痛性
5. 关节炎	非侵蚀性关节炎，累及 2 个或更多的外周关节，有压痛，肿胀或积液
6. 浆膜炎	胸膜炎或心包炎

7. 肾脏病变	蛋白尿 > 0.5g/24h 或 + + +,或管型(红细胞、血红蛋白、颗粒或混合管型)
8. 神经病变	癫痫发作或精神病,除外药物或已知的代谢紊乱
9. 血液学异常	溶血性贫血,或白细胞减少,或淋巴细胞减少,或血小板减少
10. 免疫学异常	抗 dsDNA 抗体阳性,或抗 Sm 抗体阳性,或抗磷脂抗体阳性(包括抗心磷脂抗体、或狼疮抗凝物、或至少持续 6 个月的梅毒血清试验假阳性三者中具备一项阳性)
11. 抗核抗体	在任何时候和未用药物诱发"药物性狼疮"的情况下,抗核抗体滴度异常

符合 4 项或 4 项以上者,可诊断 SLE

2. 实验室检查 SLE 明显的实验室特征是产生针对细胞核成分的自身抗体。SLE 患者也能产生针对特异器官和细胞表面抗原的抗体。常见的自身抗体依次为抗核抗体谱、抗磷脂抗体和抗组织细胞抗体。

(1)抗核抗体谱:出现在 SLE 的有抗核抗体(ANA)、抗双链 DNA(dsDNA)抗体、抗可提取核抗原(ENA)抗体。

1)ANA:见于几乎所有的 SLE 患者,但特异性低,不能作为 SLE 与其他结缔组织病的鉴别,与疾病活动度和严重程度无关,为 SLE 的筛选实验。

2)抗 dsDNA 抗体:对 SLE 有较高特异性,是 SLE 的标记抗体之一,滴度的消长与疾病的活动度相关。

3)抗 ENA 抗体谱:①抗 Sm 抗体:是 SLE 的标记性抗体之一,特异性达 99%,敏感度仅为 25%,不与疾病的活动度相关。②抗 RNP 抗体:在 SLE 中的阳性率 40%,对 SLE 诊断特异性不高,往往与 SLE 的雷诺现象、肌炎、肺动脉高压相关。③抗 SSA(Ro)抗体:在 SLE 中的发生率为 25% ~60%,与 SLE 的光敏感、新生儿狼疮、继发性干燥综合征等有关。④抗 SSB(La)抗体:在 SLE 中的发生率为 10% ~35%,与抗 SSA 抗体相关联,与继发干燥综合征相关。

(2)抗磷脂抗体(APL):包括抗心磷脂抗体、狼疮抗凝物、抗 β_2- 糖蛋白 1(β_2GP1)抗体、梅毒血清试验假阳性等对自身不同磷脂成分的自身抗体。目前临床常检测抗心磷脂抗体、狼疮抗凝物、抗 β_2GP1 抗体。这些抗体常见于 APS,主要引起凝血系统改变,临床上表现为血栓形成和习惯性流产等。

(3)抗组织细胞抗体:抗红细胞膜抗体以 Coombs 试验测得,与溶血性贫血相关。抗血小板膜抗体与血小板减少相关。抗神经元抗体多见于 NP-SLE。

(4)其他检验项目:目前常检测的补体有总补体(CH50)、C3 和 C4,补体低下(尤其 C3 低下)常提示有 SLE 活动。ESR 增快、CRP 升高、高 γ 球蛋白血症等提示狼疮活动。

3. 其他辅助检查 肾活检病理对 LN 的诊断、治疗和预后估计有重要意义。

【治疗原则】

急性期积极诱导缓解,尽快控制病情活动;病情缓解后,应巩固维持治疗,强调对患者的长期随访。重视药物副作用的监控和并发症的防治。SLE 经合理治疗可达长期缓解。糖皮质激素、羟氯喹和免疫抑制剂是主要的治疗选择。

第三节 强直性脊柱炎

强直性脊柱炎(ankylosing spondylitis,AS)是一种以骶髂关节及脊柱中轴关节病变为特征的慢性自身炎症性疾病,是脊柱关节炎(spondyloarthropathies,SpA)最典型的疾病类型。

可伴发关节外表现,严重者可发生脊柱畸形和关节强直。在我国的患病率0.25%左右。发病年龄多在20～40岁。男性较多见,且一般病情较重。其他SpA还包括反应性关节炎、银屑病关节炎、炎性肠病关节炎、未分化脊柱关节病等。本节主要叙述AS。

在AS的病因中,遗传因素发挥重要作用。临床上约90%的患者HLA-B27阳性,20%左右患者有家族聚集患病现象。环境因素,如肠道及泌尿系统的病原体感染等,一般也被认为与本病发病相关。本病的基本病变是附着点炎。骶髂关节是最典型受累部位。

【临床表现】

多数起病缓慢而隐匿。最典型和常见的表现为炎性腰背痛,也可有其他部位的附着点炎。早期首发症状常为下腰背痛伴晨僵,症状在休息时较重,活动后可以减轻。对非甾体抗炎药反应良好。病程大于3个月。随病情进展,整个脊柱可发生强直,伴脊柱活动受限和胸廓活动度减少。

本病除累及脊柱和外周关节外,还可累及其他器官。30%左右的患者可出现反复前葡萄膜炎。

本病常见体征为骶髂关节区压痛,脊柱前屈、后伸、侧弯和转动受限,胸廓活动度减低等。

【诊断】

1. 诊断标准　目前,多采用1984年修订的AS纽约标准,见表9-5。放射学骶髂关节炎是诊断的关键。

表9-5　1984年AS的纽约标准

（1）下腰痛至少3个月,疼痛随活动改善,休息不减轻

（2）腰椎在前后和侧屈方向活动受限

（3）胸廓扩展范围小于同年龄和性别的正常值

（4）X线检查提示,双侧骶髂关节为Ⅱ-Ⅳ级或单侧骶髂关节炎Ⅲ-Ⅳ级

X线提示的骶髂关节炎,并分别附加上述（1）～（3）条中任何1条,即符合强直性脊柱炎的诊断条件

2009年国际脊柱关节炎评估协会（ASAS）制订了中轴性脊柱关节炎的新的分类诊断标准:影像学提示骶髂关节炎＋至少一项SpA临床表现,或HLA-B27阳性＋至少两项SpA临床表现。影像学提示骶髂关节炎指的是,MRI提示的与脊柱关节病相关的急性活动性骶髂关节炎性病变或符合纽约标准的放射学骶髂关节炎。该标准旨在早期诊断,及早治疗。

2. 实验室检查

（1）HLA-B27:与AS高度相关。90%的患者HLA-B27阳性,亚洲普通人群中阳性率仅为4%～8%。因此HLA-B27检查对诊断有参考价值,但阳性并不意味着就是AS。

（2）其他检验项目:RF、ANA等自身抗体均阴性。活动期可有ESR、CRP、免疫球蛋白（尤其是IgA）升高。

3. 其他辅助检查

（1）X线检查:具有诊断意义。可根据X线改变将骶髂关节炎分为0～Ⅳ级,0级为正常,Ⅰ级为可疑,Ⅱ级为轻度异常,Ⅲ级为中度异常,Ⅳ级为重度异常。还可发现脊柱的椎体方形变、椎旁韧带钙化、骨赘骨桥形成、脊柱"竹节样"变等。

（2）CT/MRI检查:CT比X线有更高的分辨率,MRI的敏感性比X线和CT更高,有利于发现早期病变。

【治疗原则】

主要治疗目标是通过控制症状和炎症来最大限度地提高生活质量,避免远期致残。药

物治疗包括 NSAIDs、DMARDs(周围关节炎)、肿瘤坏死因子拮抗剂等。非药物治疗是指以患者教育为基础的规律锻炼和物理治疗。对于难治性疼痛和严重残疾畸形的患者可以考虑外科手术治疗。

第四节　干燥综合征

干燥综合征(Sjögren syndrome,SS)是一种以侵犯泪腺和唾液腺等外分泌腺、具有高度淋巴细胞浸润和特异性自身抗体(抗 SSA/SSB 抗体)为特征的弥漫性结缔组织病。分为原发性和继发性两类,原发性干燥综合征原因未明,继发性是指继发于另一诊断明确的结缔组织病(如 RA、SLE 等)的干燥综合征。本章主要叙述原发性干燥综合征(Primary SS,简称 pSS)。

pSS 多发于女性,男:女为 1:9 ~ 1:10。好发年龄为 30 岁 ~ 60 岁。我国患病率为 0.29% ~ 0.77%。随着对 pSS 的认识不断提高,以及我国人口老龄化,pSS 的发病率和患病率呈上升趋势。

本病的确切病因和发病机制不明,一般认为感染、遗传、内分泌等多因素参与了本病的发生和延续。免疫功能紊乱为发病和病变延续的主要基础。主要受累部位是以唾液腺和泪腺为代表的外分泌腺体。

【临床表现】
pSS 起病多隐匿,临床表现多样。主要表现为干燥性角结膜炎,口腔干燥症,还可累及其他多个器官而出现复杂的临床表现。

1. 局部表现
(1)口干燥症:因唾液腺病变而引起下述症状:①口干。②猖獗性龋齿。③腮腺炎。④舌痛,舌面干、裂,舌乳头萎缩。
(2)干燥性角结膜炎:因泪腺分泌的黏蛋白减少而出现眼干涩、异物感、少泪等症状,部分患者有眼睑肿胀和前葡萄膜炎等,严重者可致角膜溃疡。
(3)其他浅表部位:如鼻、硬腭、气管及其分支、消化道黏膜、阴道黏膜的外分泌腺体均可受累,而出现相应症状。

2. 系统表现　可出现全身症状,如乏力、低热等。约有 2/3 患者出现其他外分泌腺体和系统损害。
(1)皮肤:约 1/4 患者有不同皮疹。特征性表现为紫癜样皮疹。还可有荨麻疹样皮疹、结节红斑等。
(2)骨骼肌肉:70% ~ 80% 的患者有关节痛,10% 发生关节炎;但无关节破坏。肌炎见于约 3% ~ 14% 的患者。
(3)肾:主要为远端肾小管受累,引起 I 型肾小管酸中毒。
(4)呼吸系统损害:主要为肺功能异常,间质性肺炎及肺纤维化。
(5)消化系统:可出现萎缩性胃炎、胃酸减少、慢性腹泻等非特异性症状。肝脏损害见约 20% 的患者,部分患者可并发自身免疫性肝炎和(或)原发性胆汁性肝硬化。慢性胰腺炎亦非罕见。
(6)神经系统:10% 患者可累及神经系统。以周围神经损害为多见。
(7)血液系统:可出现白细胞减少和(或)血小板减少。淋巴瘤发生率显著高于正常人群。

【诊断】
诊断有赖于口干燥症及干燥性角结膜炎的检测、抗 SSA 抗体和(或)抗 SSB 抗体、外分泌腺(尤其是唇腺)的灶性淋巴细胞浸润。后两项特异性较强。

1. 诊断标准 采用 2012 年 ACR 提出的分类标准,见表 9-6。

表 9-6 2012 年 ACR 的 pSS 分类标准

具有 SS 相关症状/体征的患者,以下 3 项客观检查满足 2 项或 2 项以上,可诊断为 SS

1. 血清抗 SSA 抗体和(或)抗 SSB 抗体(+),或类风湿因子阳性同时伴 ANA≥1:320

2. 唇腺病理示淋巴细胞≥1/4mm²(4mm² 组织内至少有 50 个淋巴细胞聚集)

3. 干燥性角结膜炎伴眼染色评分≥3 分(患者当前未因青光眼而日常使用滴眼液,且近 5 年内无角膜手术及眼睑整形手术史)

必须除外:颈头面部放疗史,丙型肝炎病毒感染史,艾滋病,结节病,淀粉样变,移植物抗宿主病,IgG4 相关性疾病

2. 实验室检查

(1)抗 SSA 抗体和抗 SSB 抗体:阳性率分别为 70% 和 40%,有系统性损害的患者两者阳性率更高。

(2)其他检验项目:除 ANA 外,约 43% 的患者 RF 阳性,约 20% 的患者抗心磷脂抗体阳性。部分患者可出现贫血、白细胞减低和血小板减少。60% ~ 70% 患者 ESR 增快,CRP 也可增高。可有高球蛋白血症,多以 IgG 升高为主,呈多克隆性。Ⅰ型肾小管性酸中毒表现为低钾、高氯、等阴离子间隙的代谢性酸中毒,氯化铵负荷试验可有助于确诊。

3. 其他辅助检查

(1)腺体功能检查:Schirmer 试验、角膜染色、泪膜破碎时间可用于检查泪腺功能,唾液流率、腮腺造影、涎腺核素检查可用于检查唾液腺功能。

(2)腺体病理检查:有较高的敏感性和特异性。

【治疗原则】

治疗目的是预防因长期口、眼干燥造成局部损伤,密切随诊观察病情变化,防治本病的系统损害。主要治疗方法是替代和对症治疗。

应停止吸烟、饮酒及避免服用引起口干的药物,保持口腔清洁,减少龋齿和口腔继发感染的可能。各种人工替代品如人工泪液、唾液等可减轻局部症状。对于出现腺外表现如关节炎、肺间质改变、肝肾及神经等系统改变的患者,应予糖皮质激素、免疫抑制剂等积极治疗。若患者出现其他症状或并发症,如肾小管酸中毒、淋巴瘤等,应注意对症处理。

第五节　ANCA 相关性血管炎

血管炎(vasculitis)是指因血管壁炎症和坏死而导致多系统损害的一组自身免疫性疾病,分为原发性和继发性。原发性血管炎是指不合并另一种已明确的疾病的系统性血管炎。继发性血管炎是指血管炎继发于另一确诊的疾病,如感染、肿瘤、弥漫性结缔组织病等。

2012 年 Chapel Hill 会议主要根据受累血管的大小对血管炎进行了命名和分类,见表 9-7。本节主要叙述 ANCA 相关性血管炎。

ANCA 相关性血管炎是一组以毛细血管、微动脉和微静脉受累为主的系统性血管炎,血清中存在靶抗原为丝氨酸蛋白酶 3(PR3)或髓过氧化物酶(MPO)的抗中性粒细胞胞浆抗体(ANCA),包括显微镜下多血管炎(MPA)、嗜酸性肉芽肿性多血管炎(EGPA)和肉芽肿性多血管炎(GPA)。

表 9-7　2012 年 Chapel Hill 会议的血管炎命名和分类

大血管炎	大动脉炎、巨细胞动脉炎
中血管炎	结节性多动脉炎、川崎病
小血管炎	
ANCA 相关性血管炎	显微镜下多血管炎、肉芽肿性多血管炎、嗜酸性肉芽肿性多血管炎
免疫复合物性小血管炎	抗肾小球基底膜病、冷球蛋白性血管炎、IgA 性血管炎、低补体血症性荨麻疹性血管炎
变异性血管炎	贝赫切特病、科根综合征
单器官血管炎	皮肤白细胞破碎性血管炎、皮肤动脉炎、原发性中枢神经系统血管炎、孤立性主动脉炎
与系统性疾病相关的血管炎	狼疮性血管炎、类风湿性血管炎、结节病性血管炎
与可能的病因相关的血管炎	丙肝病毒相关性冷球蛋白血症性血管炎、乙肝病毒相关性血管炎、梅毒相关性血管炎、血清病相关性免疫复合物性血管炎、药物相关性免疫复合物性血管炎、药物相关性 ANCA 相关性血管炎、肿瘤相关性血管炎

　　血管炎的病因不完全清楚。一般认为有遗传基础及潜在免疫异常的易感者,通过环境中的微生物、毒素等促发血管炎的发生。发病机制与人体的天然免疫系统和特异性免疫系统以及细胞免疫和体液免疫相关。ANCA、抗内皮细胞抗体和免疫复合物都参与了发病过程。

　　【临床表现】

　　血管炎的临床表现主要取决于受累血管的类型和大小,常复杂多样、多脏器受累且无特异性。常见的共同的临床表现包括全身症状如乏力、发热、体重减轻,各种皮疹,关节及肌肉疼痛等,累及肺脏、肾脏、胃肠道、神经系统等常出现相应的临床表现。

　　1. 显微镜下多血管炎　平均发病年龄 50 岁,男女之比为 1.8∶1。多数患者有全身症状,如发热、关节痛、肌痛、皮疹、乏力、食欲减退和体重下降。约 78% 的患者有肾受累,50% 的患者肺受累,57.6% 的患者神经系统受累,出现相应的临床表现。

　　2. 嗜酸性肉芽肿性多血管炎　平均发病年龄 44 岁,男女之比为 1.3∶1。疾病早期除发热、全身不适、体重减轻等全身症状外,较特异的症状为呼吸道过敏反应(过敏性鼻炎、鼻窦炎、支气管哮喘等),其次为血管炎表现和周围神经病变。胃肠道、尿道或前列腺可见嗜酸性粒细胞肉芽肿。心脏受累相对多见,可占死亡原因的 50% 以上。

　　3. 肉芽肿性多血管炎　多见于 30～50 岁,男女之比为 1.6∶1。早期病变为全身非特异性症状。70% 以上患者的上呼吸道最先受累,表现为慢性鼻炎、鼻窦炎;肺病变见于 70%～80% 的患者;约 70%～80% 的患者在病程中出现不同程度的肾小球肾炎。其他器官受累还可见于,眼部(52%)、皮肤(46%)、神经系统(25%～50%)和心脏(8%)等。

　　【诊断】

　　血管炎诊断较困难,需根据临床表现、实验室检查、病理活检及影像学检查等综合判断,以确定血管炎的类型及病变范围。受累组织的活检是血管炎确诊的"金标准"。

　　MPA 主要累及小血管(小动脉、微小动脉、微小静脉和毛细血管),常见肾脏和肺受累。EGPA 以过敏性哮喘、嗜酸性粒细胞增多、发热和全身性肉芽肿血管炎为特征,病理特点是坏死性血管炎。GPA 原来称为韦格纳肉芽肿,是一种坏死性肉芽肿性血管炎,病变累及全身小动脉、静脉及毛细血管,上、下呼吸道及肾最常受累。

1. 实验室检查

（1）抗中性粒细胞胞浆抗体（ANCA）：与小血管炎相关，中、大血管炎中极少有 ANCA 阳性。临床上重要的 ANCA 有两种，即 c-ANCA（胞浆型）和 p-ANCA（核周型）。c-ANCA 的主要靶抗原是 PR3，p-ANCA 的主要靶抗原是 MPO。PR3-ANCA 与 GPA 相关，特异性较高，可作为本病诊断与治疗观察的重要参考指标。MPO-ANCA 可见于 84.6% 的 MPA 患者和约 2/3 的 EGPA 患者。

（2）其他检验项目：常见正色素性贫血、白细胞总数和中性粒细胞可正常或增高，血小板增高，急性期血沉增快，CRP 增高，补体正常。EGPA 大多见外周血嗜酸性粒细胞增多，部分患者血清 IgE 升高。肾脏受累时，常出现尿常规和肾功能的异常。

2. 其他辅助检查

（1）影像学检查：ANCA 相关性血管炎的各亚型有各自相对独特的呼吸系统受累特点，胸部 X 线和高分辨 CT 可用于诊断和鉴别诊断。

（2）活组织病理检查：受累组织的活检病理是诊断和鉴别诊断的重要依据。

【治疗原则】

早期诊断、早期治疗。糖皮质激素是血管炎的基础治疗。凡有肾、肺、心脏及其他重要脏器受累者，除糖皮质激素外，还应及早加用免疫抑制剂，最常用的为环磷酰胺。急性期和危重者可进行血浆置换、静脉注射大剂量免疫球蛋白。近年临床证据显示，利妥昔单抗应用于 ANCA 相关性血管炎疗效确切。

第六节　多发性肌炎和皮肌炎

多发性肌炎（polymyositis，PM）和皮肌炎（dermatomyositis，DM）是以四肢近端肌无力为主的骨骼肌非化脓性炎症性疾病，常累及多脏器，易伴发肿瘤和其他结缔组织病。DM 尚有特异性皮疹。国外报道 PM/DM 发病率为 0.5~8.4/10 万，成人男女之比为 1:2，发病高峰分布在 10~15 岁和 45~60 岁两个时期。我国尚无确切流行病学资料。

本病病因未明，发病机制尚不明确。目前一般认为，PM/DM 是在某些遗传易感个体中，由感染与非感染环境因素所诱发，由免疫介导，以横纹肌为主要靶组织，可多系统受累的自身免疫性弥漫性结缔组织病。DM 的自身免疫过程与 PM 有所不同，DM 以体液免疫为主，PM 以细胞免疫为主。两者病理上均以横纹肌肌纤维变性和间质炎症为特点。

【临床表现】

起病多隐袭，病情于数周、数月甚至数年发展至高峰。全身症状可见发热、体重减轻、关节痛/关节炎等。

1. 骨骼肌受累　近端肢体肌无力是主要临床表现，伴或不伴自发性肌痛和肌肉压痛。受累肌群还包括骨盆带肌、肩胛带肌、颈部屈肌、脊柱旁肌肉、咽部肌肉、呼吸肌等。重症患者发音、吞咽甚至呼吸均感困难。

2. 皮肤受累　皮疹可出现在肌炎之前、同时或之后，与肌肉受累程度常不平行。DM 可出现特异性皮肤表现：上眼睑和眶周可有特殊的水肿性淡紫色斑，称"向阳性皮疹"；四肢关节的伸侧面可见红斑性鳞屑性疹，称为 Gottron 征；肩背部，颈部、前胸领口"V"字区弥漫性红斑，分别称为"披肩"征和"V"字征；双手外侧掌面皮肤出现角化、裂纹，皮肤粗糙脱屑，称"技工手"；甲周红斑，雷诺现象亦可见。

3. 其他　可出现肺脏受累，如间质性肺炎、肺纤维化等，是最常见的预后不良因素之一。严重患者有心肌受累。PM/DM 可伴发恶性肿瘤，以 DM 为多，可先于、同时或晚于肿瘤发生。

【诊断】

1. 诊断标准　目前诊断 PM/DM 大多仍采用 1975 年 Bohan/Reter 的诊断标准：①对称性四肢近端肌无力。②肌酶谱升高。③肌电图示肌源性改变。④肌活检异常。⑤皮肤特征性表现。在诊断前应排除肌营养不良、肉芽肿性肌炎、感染、横纹肌溶解、代谢性疾病、内分泌疾病、重症肌无力、药物和毒物诱导的肌病症状等。

2. 实验室检查

（1）肌酸激酶（CK）：可以用来判断病情的进展情况和治疗效果，但是与肌无力的严重性并不完全平行。敏感性高、特异性不强。

（2）肌炎特异性抗体（MSAs）：MSAs 中以抗 Jo-1 抗体最具代表性。PM/DM 有抗 Jo-1 抗体或其他抗合成酶抗体阳性，合并间质性肺病、发热、关节炎、雷诺现象、技工手的临床综合征称为"抗合成酶综合征"。

（3）其他检验项目：大部分患者 ANA 阳性，部分患者 RF 阳性。血常规可见白细胞增高，血沉增快，血肌酸增高，肌酐下降，血清肌红蛋白增高，尿肌酸排泄增多。

3. 其他辅助检查

（1）电生理检查：90% 病例会出现肌电图异常。自发电活动是炎症程度的指示。但肌电图提供的信息都是非特异性的，只能证明活动性肌病的存在，不能认为就是 PM/DM。可用于排除神经源性疾病。

（2）活组织病理检查：肌活检病理是诊断的金标准。2/3 病例呈典型肌炎病理改变。

（3）影像学检查：受累肌肉 MRI 检查敏感性较高。有助于识别炎症反应最活跃的肌肉，引导活检。对疾病的鉴别诊断和评估具有一定意义。

【治疗原则】

治疗应遵循个体化原则，治疗开始前应对患者进行全面评估。治疗用药首选糖皮质激素。细胞毒药物常与糖皮质激素联合治疗，有助于控制疾病，还能减少激素用量。常用药物为甲氨蝶呤和硫唑嘌呤。对危重症可用大剂量免疫球蛋白静脉冲击治疗。

第七节　系统性硬化病

系统性硬化病（Systemic sclerosis，SSc）亦称硬皮病，是一种原因不明，临床上以局限性或弥漫性皮肤增厚和纤维化为特征，也可影响内脏（心、肺和消化道等器官）的全身性疾病。呈世界性分布。患病率（5~30）/10 万人。发病高峰年龄 30~50 岁，女性多见，男女比例 1:（3~14）。

发病机制尚不清楚，目前认为是由于免疫系统功能失调，激活、分泌多种自身抗体、细胞因子等引起血管内皮细胞损伤和活化，进而刺激成纤维细胞合成胶原的功能异常，导致血管壁和组织的纤维化。受累组织广泛的血管病变、胶原增殖、纤维化，是本病的病理特点。

本病根据皮肤受累情况，可分为四种亚型：弥漫皮肤型 SSc、局限皮肤型 SSc、无硬皮病的 SSc、SSc 重叠综合征。CREST 综合征是局限皮肤型 SSc 的一种特殊类型，抗着丝点抗体（ACA）阳性率高，表现为软组织钙化、雷诺现象、食管运动功能障碍、硬指及毛细血管扩张。

【临床表现】

1. 早期表现　起病隐匿。约 80% 的患者首发症状为雷诺现象，可先于本病的其他表现（如关节炎、内脏受累）几个月甚至 15 年（大部分 5 年内）出现。

2. 皮肤　典型皮肤病变一般经过三个时期：肿胀期、硬化期、萎缩期。硬化期可见"面具脸"，为本病特征性表现之一。

3. 关节、肌肉　60%~80% 的病例关节周围纤维化可引起关节疼痛。关节炎少见。腕腱鞘纤维性增厚可表现为腕管综合征。肌肉无力常见于严重皮肤病变者,多数因失用性萎缩造成。部分患者会出现肌酶的升高。

4. 胃肠道　约70%的患者出现消化道异常。食管受累最常见,表现为反流性食管炎。其他还可见消化道出血、吸收不良综合、憩室穿孔和大便失禁等。胃部扩张的黏膜下毛细血管在内镜下呈宽条带,被称为"西瓜胃"。

5. 肺病　2/3以上的患者有肺部受累,是本病最主要的死亡原因。最常见的肺部病变为肺间质纤维化,多见于弥漫性。另一较为多见的病变是肺动脉高压,多见于CREST综合征。预后不良。

6. 心脏　包括心包、心肌、心传导系统病变。最常见为缓慢发展的无症状心包积液,发生率为16%~40%。心肌受损多见于弥漫皮肤型。临床心肌炎和心包填塞不多见。有心肌病变者预后差。

7. 肾脏　多见于弥漫型的早期(起病4年内)。表现为蛋白尿、镜下血尿、高血压、内生肌酐清除率下降等。有时可突然出现急进性恶性高血压和(或)急性肾衰竭,称为硬皮病肾危象,也是本病的主要死亡原因。

8. 其他　本病常伴眼干和(或)口干症状。神经系统受累多见于局限型。与胆汁性肝硬化及自身免疫性肝炎密切相关。约半数患者出现抗甲状腺抗体,可伴甲状腺功能低下及甲状腺纤维化。

【诊断】

SSc诊断主要依赖临床表现,皮肤活检、血清中特异自身抗体均有助于诊断。

1. 诊断标准　2013年ACR/EULAR制定的SSc分类标准具有较高的敏感性,见表9-8。

表9-8　2013年ACR/EULAR的SSc分类标准

项目	得分
向掌指关节近端延伸的双手手指皮肤增厚(充分条件)	9
手指皮肤增厚(只计算较高分)	
手指肿大	2
手指指端硬化(掌指关节远端,近侧指间关节近端)	4
指尖病变(只计算较高分)	
指尖溃疡	2
指尖凹陷性瘢痕	3
毛细血管扩张	2
甲襞毛细血管异常	2
肺动脉高压和(或)间质性肺病(最高得分为2)	
肺动脉高压	2
间质性肺病	2
雷诺现象	3
SSc相关自身抗体(最高得分为3)	
抗着丝点抗体	3
抗拓扑异构酶I(Scl-70)抗体	3
抗核糖核酸聚合酶III抗体	3

得分≥9分的患者可分类为SSc

2. 实验室检查

（1）抗拓扑异构酶Ⅰ（Scl-70）抗体：在其他风湿性疾病的患者血清中很少出现，是本病的特异性抗体。见于20%～56%的病例，与弥漫性皮肤硬化、肺间质纤维化等相关。阳性患者死亡率增加。

（2）抗着丝点抗体（ACA）：是局限型SSc的标志性抗体，尤其在CREST综合征中多见，抗体阳性率可达50%～90%，在弥漫性硬皮病中仅10%。是可用于疾病分型的重要指标。与肺动脉高压有关。

（3）其他检验项目：ANA阳性率达90%以上，核型为斑点型和核仁型。抗核仁抗体阳性率约30%～40%，对SSc相对特异，其他还有抗RNA聚合酶Ⅰ/Ⅲ抗体常与肾危象、心脏受累相关，但国人阳性率很低。抗SSA抗体和（或）抗SSB抗体存在于SSc与干燥综合征重叠的患者。约30%病例RF阳性。患者血沉可正常或轻度升高，可有免疫球蛋白增高。

3. 其他辅助检查

（1）影像学检查：胸片、CT，联合肺功能检查可用于评估肺部病变。钡餐可显示消化道病变。超声心动图和右心漂浮导管可用于诊断肺动脉高压。

（2）病理和甲襞检查：硬变皮肤活检可提示硬皮病的诊断。甲襞电子毛细血管镜是一种非创伤性的评估微血管病变的检查方法，对诊断和病情评估有一定价值。

【治疗原则】

早期治疗的目的在于阻止新的皮肤和脏器受累，而晚期治疗的目的在于改善已有的症状。常用药物包括抗炎药和免疫抑制剂等。针对SSc的并发症，如肺间质纤维化、肺动脉高压、肾危象以及反流性食管炎等消化道症状，也应给予有效的治疗。

（叶　霜）

第十章
传染性疾病

传染性疾病,即传染病(communicable diseases)是指由病原微生物感染人体后产生的有传染性、在一定条件下可造成流行的疾病。历史上传染病曾对人类造成很大的灾难。然而随着科学技术和经济水平的提高,传染病已不再是引起死亡的首要原因,但有些疾病,如病毒性肝炎,流行性出血热、狂犬病、结核病等仍然广泛存在,脊髓灰质炎还要注意筛查、防止复发,一些新发传染病,如传染性非典型肺炎、禽流感等均对人民健康危害较大。因此,对传染病的防治研究仍需加强。

第一节　病毒性疾病

一、流行性感冒

流行性感冒(influenza)是流感病毒引起的急性呼吸道传染病。流感病毒分甲、乙、丙三型,甲型流感病毒极易变异,能引起反复流行或大流行,乙型流感病毒常引起局部暴发,丙型则主要以散发为主。流感经呼吸道飞沫传播传染,传染源是流感患者或隐性感染者。病毒复制致细胞病变是流感发病的主要原理。带有流感病毒的飞沫被吸入呼吸道后可在短期内感染大量呼吸道上皮细胞,并导致炎症发生。

【临床表现】

流感潜伏期从数小时到 4 天,一般为 1～3 天。典型的流感起病急骤,以畏寒、高热、全身酸痛,头痛、咽干、咽痛、胸骨后不适等全身中毒症状为主,呼吸道症状如鼻塞、流清水样鼻涕、咳嗽等较轻,偶尔可有鼻出血、腹泻等。体检呈急性发热病容,颜面潮红、眼结膜、咽部轻度充血,肺部可听到少量干啰音。发热多持续 3～4 天,但乏力、虚弱可达 2 周以上。部分患者仅有轻或中度发热,全身症状和呼吸道症状都较轻,2～3 天即可明显好转。

【诊断】

①流行学病史,在流行季节,一个单位或地区突然出现大量上呼吸道感染者,或医院门诊、急诊上呼吸道感染患者明显增加。②以全身中毒症状为主的临床症状及体征。符合①＋②便可作疑似患者的临床诊断,如再加上鼻咽部分离出流感病毒可确诊。

实验室检查周围血白细胞正常或减低,淋巴细胞增高,如有继发感染,白细胞总数及中性粒细胞均可升高。双份血清抗流感病毒抗体滴度 4 倍或以上升高,有利于回顾性诊断或流行病学调查。起病 3 天内患者咽部拭子或含漱液可分离出流感病毒。反转录聚合酶联反应直接检查患者上呼吸道分泌物中病毒 RNA 可快速、敏感、特异性诊断流感病毒感染。

【治疗原则】

流感的治疗基本原则:①及时休息,隔离患者,减少传播。②及早应用抗病毒药物。③加强支持治疗,预防肺部并发症。④合理对症治疗。

目前尚无确切有效的抗病毒药物,金刚烷胺类药物可在发病初期减轻症状,缩短病程。此类药物对甲流有效,但病毒耐药率较高,服用后可出现中枢神经系统和消化道不良反应。奥司他韦(oseltamivir)可抑制流感病毒复制,应及早使用。

加强全球性流感监测,加强疫情报告,疫情观察及病毒分离和鉴定,适当隔离与及早治疗患者,以减少传播机会,加强患者的用具、餐具、衣服、病房等消毒,以及公共场所加强通风与空气消毒等措施,有条件地区对 65 岁以上老人或有基础疾病的成年人或儿童使用流感灭活疫苗或流感减毒活疫苗进行预防,对流感高危人群在流感暴发期间亦可考虑给予金刚烷胺等药物预防。

二、病毒性肝炎

病毒性肝炎(viral hepatitis)是由多种肝炎病毒引起的以肝脏病变为主的全身性传染病,具有较强的传染性、传播途径复杂、流行面广、发病率高等特点。病毒性肝炎分为甲、乙、丙、丁、戊型。甲、戊型肝炎病毒可引起急性感染,多在 6 个月内恢复。乙、丙、丁型肝炎易转为慢性,少数可发展为肝硬化,极少数演变为重症肝炎,病死率高。乙、丙型肝炎与原发性肝癌的发生密切相关。

【临床表现】

甲型和戊型肝炎主要表现为急性肝炎。乙、丙、丁型肝炎除了出现急性肝炎外,慢性肝炎更常见。

1. 急性肝炎

(1)急性黄疸型肝炎:甲型肝炎病毒(HAV)和戊型肝炎病毒(HEV)感染多见,乙型肝炎病毒(HBV)、丙型肝炎病毒(HCV)和丁型肝炎病毒(HDV)感染也有发生。病程分为 3 期,总病程 1~4 月。①黄疸前期:主要有发热、疲乏、食欲下降、恶心、厌油、尿液颜色加深,丙氨酸氨基转移酶(alanine aminotransferase,ALT)水平升高。本期持续 5~7 天。②黄疸期:皮肤巩膜黄染,肝脏大伴有压痛,尿三胆阳性,ALT 升高及血清总胆红素升高。本期持续 2~6 周。③恢复期:症状消失,黄疸消退,原肿大的肝脏回缩至正常,肝功能恢复正常。本期大多持续 1~2 月。

(2)急性无黄疸型肝炎:起病较缓,病程中不出现黄疸,其余症状与急性黄疸型的黄疸前期相似。可发生于 5 型病毒性肝炎中的任何一种,是一种轻型的肝炎,由于无黄疸而不易被发现,但发病率高于黄疸型,是成为更重要的传染源。

2. 慢性肝炎 慢性肝炎常见于乙、丙、丁型肝炎,其分度见表 10-1。

表 10-1 慢性肝炎的实验室检查异常程度

项目	轻度	中度	重度
ALT 和(或)AST(U/L)	≤正常 3 倍	>正常 3 倍	>正常 3 倍
胆红素(μmol/L)	≤正常 2 倍	>正常 2~5 倍	>正常 5 倍
白蛋白(g/L)	≥35	<35~>32	≤32
A/G	≥1.4	<1.4~>1.0	≤1.0
γ 球蛋白(%)	≤21	<21~>26	≥26
凝血酶原活动度(PTA,%)	>70	60~70	<60~>40
胆碱酯酶(CHE,U/L)	>5400	≤5400~>4500	≤4500

3. 重型肝炎 约占全部患者的 0.2%~0.5%,病死率高。所有 5 型肝炎病毒感染均可

导致重型肝炎,但 HAV 感染导致的重型肝炎较少见,老年戊肝容易发生重型肝炎。

（1）急性重型肝炎:亦称暴发型肝炎（fulminant hepatitis）,常有劳累、嗜酒、妊娠、服用损害肝脏药物、合并感染等诱因,起病 2 周内黄疸迅速加深,肝脏体积迅速缩小,有出血倾向,中毒性鼓肠,腹水迅速增多,有肝臭、肝肾综合征及不同程度的肝性脑病。后者早期表现为嗜睡、性格改变、烦躁和谵妄,后期表现为不同程度的昏迷、抽搐、锥体束损害体征、脑水肿和脑疝等,可见扑翼样震颤,并出现意识障碍。

（2）亚急性重型肝炎:亦称亚急性肝坏死。起病 15 天至 24 周出现极度乏力、食欲不振、频繁呕吐、腹胀等症状,黄疸进行性加深,胆红素每天上升 ≥17.1μmol/L 或大于正常值 10 倍,肝性脑病 Ⅱ度以上,有明显出血现象,凝血酶原时间显著延长及凝血酶原活动度 <40%。首先出现 Ⅱ度以上肝性脑病（包括脑水肿、脑疝等）者,称脑病型;首先出现腹水及其相关症状（包括胸水等）者,称为腹水型。

（3）慢性重型肝炎:亦称慢性肝炎亚急性肝坏死。临床表现同亚急性重型肝炎,但有如下发病基础:①慢性肝炎或肝硬化病史。②慢性乙型肝炎病毒携带史。③无肝病史及无 HBsAg 携带史,但有慢性肝病体征（如肝掌、蜘蛛痣等）、影像学改变（如脾脏增厚等）及生化检测改变者（如丙种球蛋白升高,A/G 比值下降或倒置。④肝组织病理学检查支持慢性肝炎。

4. 淤胆型肝炎 亦称为毛细胆管炎型肝炎。起病类似急性黄疸型肝炎,但自觉症状较轻。主要表现为肝内淤胆,巩膜、皮肤黄染,皮肤瘙痒,粪便颜色变浅,肝大,血清胆红素明显升高,以直接胆红素为主。与肝外胆汁淤积性黄疸不易鉴别。少数发展为胆汁性肝硬化。

5. 肝炎肝硬化 根据肝脏炎症情况分为活动性与静止性 2 型。①活动性肝硬化:有慢性肝炎活动的表现,伴腹壁静脉曲张、腹水、肝脏缩小质地变硬、脾脏增大等表现,常有转氨酶升高、白蛋白下降。②静止性肝硬化:无肝脏炎症活动的表现,症状轻或无特异性。

根据肝组织病理及临床表现分为代偿性和失代偿性 2 型。①代偿性肝硬化:是指早期肝硬化,一般属 Child-Pugh A 级。虽可有轻度乏力、食欲不振、腹胀症状,但无明显肝功能衰竭表现。血清白蛋白降低,但仍 ≥35g/L,胆红素 ≤35μmol/L,凝血酶原活动度多大于 60%。血清 ALT 及 AST 轻度升高,AST 可高于 ALT,γ-GT 可轻度升高。可有门静脉高压症,如轻度食管静脉曲张,但无腹水、肝性脑病或上消化道出血。②失代偿性肝硬化:是指中晚期肝硬化,一般属 Child-Pugh B、C 级。有明显肝功能异常及失代偿征象,如血清白蛋白 <35g/L,A/G <1.0,明显黄疸,胆红素 >35μmol/L,ALT 和 AST 升高,凝血酶原活动度 <60%。患者可出现腹水、肝性脑病及门静脉高压症引起的食管、胃底静脉明显曲张或破裂出血。

【诊断】

病毒性肝炎的诊断应当根据流行病学史、临床表现及实验室检查等资料作出诊断,确诊有待病原学检查。

1. 甲型肝炎 发病初期即有 ALT 升高,在起病以后达高峰,血清总胆红素大多超过 17.1μmol/L,尿胆红素及尿胆原测定均呈阳性。白细胞总数正常或略低,分类淋巴细胞增高。血清抗 HAV-IgM 阳性可确诊本病。

2. 乙型肝炎 乙肝病毒标志（HBV-M）测定对确诊本病有重要价值,HBsAg 阳性见于 HBV 现症感染者,但 HBsAg 阴性并不能完全排除 HBV 的现症感染。HBsAb 阳性主要见于预防接种乙型肝炎疫苗后或过去感染 HBV 并产生免疫力的恢复者。HBeAg 阳性提示 HBV 复制活跃,传染性较强。HBeAb 阳性有 2 种可能性:①HBV 复制的减少或停止。②HBV 前 C 区基因发生变异,此时 HBV 仍然复制活跃。HBV-DNA 则是反映 HBV 感染最直接、最特异和最灵敏的指标。

3. 丙型肝炎 血清抗 HCV、HCV-RNA 阳性或肝内 HCV-RNA 阳性可确诊本病。

4. 丁型肝炎 急性肝炎患者,除急性 HBV 感染标志阳性外,血清抗 HDV-IgM 阳性,抗 HDV-IgG 阴性或血清和(或)肝内 HDV-Ag、HDV-RNA 阳性。慢性患者,血清 HDV-IgG 持续高滴度,HDV-RNA 持续阳性,肝内 HDV-RNA 和(或)HDV-Ag 阳性。

5. 戊型肝炎 急性期血清抗 HEV-IgM 阳性、抗 HEV-IgG 同时阳性可直接确诊戊肝。血清或粪便也可通过聚合酶链反应检测 HEV-RNA。

【治疗原则】

目前还缺乏理想的特效治疗,治疗原则是根据不同病原、不同临床类型及组织学损害区别对待。

1. 急性病毒性肝炎

(1)急性甲型肝炎和急性戊型肝炎:急性甲型肝炎和急性戊型肝炎是自限性疾病,预后良好,不转慢性,所以治疗主要是对症及支持治疗,不需要进行抗病毒治疗。

(2)急性乙型肝炎:一般预后良好,可按甲型肝炎处理,但需与慢性乙型肝炎和乙型肝炎病毒携带者急性发作相鉴别,后者可考虑乙肝抗病毒治疗。

(3)急性丙型肝炎:如条件允许应尽早抗病毒治疗,早期应用干扰素注射联用利巴韦林,可增强疗效。

2. 轻度慢性肝炎 除一般及支持疗法以外,慢性肝炎的治疗应采取以抗病毒治疗为主的综合性治疗,包括抗病毒、减轻肝脏炎症,保护肝细胞,防止肝纤维化,防止癌变等综合措施。

(1)慢性乙肝抗病毒治疗:目前慢性乙型肝炎的抗病毒治疗以干扰素及核苷类似物治疗为主。

(2)慢性丙肝的抗病毒治疗:干扰素联合利巴韦林是丙型肝炎的经典治疗方案;针对丙肝病毒直接作用的抗病毒药物(direct-acting antivirals,DAAs)已在美国、欧洲等地上市,国内尚处于临床试验阶段。

3. 中度和重度慢性肝炎 除上述治疗以外,应加强护肝治疗,根据血清白蛋白水平定期输注人血清白蛋白和血浆。免疫调节药物也可适当选用。在其他疗法当中,可试用猪苓多糖注射液(并用乙肝疫苗)、山豆根注射液、香菇多糖注射液等。

4. 重型肝炎 除一般支持治疗以外,尤其注重并发症的防治,必要时应进行人工肝治疗甚至肝移植。

(1)一般和支持疗法:患者应绝对卧床休息,密切观察病情。尽可能减少饮食中的蛋白质,以控制肠内氨的来源。进食不足者,可静脉滴注 10%~25% 葡萄糖溶液,补充足量维生素 B、C 及 K。静脉输入人血浆白蛋白或新鲜血浆。注意维持水和电解质平衡。

(2)并发症的防治:出血、肝性脑病、继发感染、急性肾功能不全是常见并发症。肝性脑病应积极预防氨中毒及脑水肿的出现,注意维持氨基酸平衡,恢复正常神经递质。

(3)人工肝支持系统在重型肝炎中的应用:人工肝的研究是基于肝细胞的强大再生能力,通过一个体外的机械或理化装置,担负起暂时辅助或代替严重病变的肝脏的功能,清除各种有害物质,代偿肝脏的代谢功能,从而使肝细胞得以再生直至自体肝脏恢复或等待机会进行肝移植。

(4)肝脏移植:目前已成为治疗终末期肝病的常规手术,大批的患者获得长期存活。最近发现手术前、后使用拉米夫定治疗 HBV 感染复发有较显著疗效,但需要长期应用。

5. 预防 各型急性肝炎患者均应隔离,病毒携带者禁止献血及从事托幼工作。甲型和戊型肝炎的预防重在搞好卫生措施,乙、丙、丁型肝炎重在防止血液和体液传染。甲型肝炎的高危人群可通过接种甲型肝炎减毒活疫苗以获得主动免疫。对密切接触者可用人丙种球蛋白进行被动免疫;针对乙型肝炎的预防,新生儿应接种乙肝疫苗的。HBV 慢性感染母亲的新生儿出生后立即联合注射乙型肝炎免疫球蛋白(HBIG)及乙肝疫苗。乙肝疫苗接种现普遍采用0、1、6月的接种程序。目前对丙、丁、戊型肝炎尚缺乏特异性免疫预防措施。

三、狂犬病

狂犬病(rabies)又名恐水症(hydrophobia),是由狂犬病毒引起的一种侵犯中枢神经系统为主的急性人兽共患传染病。本病的传染源是带狂犬病毒的动物,我国狂犬病的主要传染源是病犬,狂犬患者不是传染源,不形成人与人之间的传染,因其唾液中所含病毒量较少。病毒主要通过咬伤传播,也可由带病毒犬的唾液,经各种伤口和抓伤、舔伤的黏膜和皮肤侵入。人群普遍易感,兽医和动物饲养员尤其易感。狂犬病毒侵入人体后,主要侵犯脑干、小脑等处的神经细胞;第三阶段为向各器官扩散期,病毒从中枢神经向周围神经扩展,侵入各器官组织,尤以唾液腺、舌部味蕾、嗅神经上皮等处病毒量较多。由于迷走、舌咽及舌下脑神经核受损,致吞咽肌及呼吸肌痉挛,出现恐水、吞咽和呼吸困难等症状。交感神经受累时出现唾液分泌和出汗增多。迷走神经节、交感神经节和心脏神经节受损时,可引起患者心血管功能紊乱或者猝死。病理变化主要为急性弥漫性脑脊髓炎,以大脑基底面海马回和脑干部位及小脑损害最为明显。

【临床表现】

潜伏期长短不一,大多在3个月内发病,潜伏期最长可达10年以上,潜伏期长短与年龄、伤口部位、伤口深浅、入侵病毒数量和毒力等因素相关。典型临床经过分为3期。

1. 前驱期 常有低热、倦怠、头痛、恶心、全身不适,继而恐惧不安,烦躁失眠,对声、光、风等刺激敏感而有喉头紧缩感。具有诊断意义的早期症状是在愈合的伤口及其神经支配区有痒、痛、麻及蚁走等异样感觉。本期持续2~3天。

2. 兴奋期 表现为高度兴奋、极度恐惧症群、恐水、恐风。体温常升高(38~40℃)。恐水为本病的特征,但不一定每个患者都有。典型患者虽极渴而不敢饮,见水、闻流水声、饮水,或仅提及饮水时均可引起咽喉肌严重痉挛。外界多种刺激如风、光、声也引起咽肌痉挛。常因声带痉挛伴声嘶、说话吐词不清,严重发作时可出现全身肌肉阵发性抽搐,因呼吸肌痉挛致呼吸困难和发绀。患者常出现流涎、多汗、心率快、血压增高等交感神经功能亢进表现。本期大约1~3天。

3. 麻痹期 患者肌肉痉挛停止,进入全身弛缓性瘫痪,患者由安静进入昏迷状态。最后因呼吸、循环衰竭死亡。一般6~18小时。

本病全程一般不超过6天,还有以脊髓或延髓受损为主的麻痹型(静型)。该患者无兴奋期和典型的恐水表现,常见高热、头痛、呕吐、腱反射消失、肢体软弱无力,共济失调和大、小便失禁,呈横断性脊髓炎或上行性麻痹等症状,最终因瘫痪死亡。

【诊断】

1. 病史 被狂犬或病兽咬伤或抓伤史。

2. 症状和体征 典型症状如恐水、怕风、咽喉痉挛,或怕光、怕声、多汗、流涎和咬伤处出现麻木、感觉异常等。

3. 辅助检查

(1)血液、尿液及脑脊液常规:外周白细胞总数轻至中度增多,中性粒细胞一般占80%以上。尿常规可发现轻度蛋白尿,偶有透明管型。脑脊液压力稍增高,细胞数轻度增高,一般不超过200×10^6/L,以淋巴细胞为主,蛋白轻度增高,糖及氯化物正常。

(2)病原学检查:①抗原检查:应用免疫荧光法在患者的脑脊液或唾液直接涂片、角膜印片或咬伤部位皮肤组织或脑组织检测病毒抗原,阳性率达到100%。此外,还可使用快速狂犬病酶联免疫吸附法检测抗原。②病毒分离:取患者的唾液、脑脊液、皮肤或脑组织进行细胞培养或用乳小白鼠接种法分离病毒。③内基小体检查:动物或死者的脑组织作切片染色,镜检找内基小体。④核酸测定:采用反转录-聚合酶链反应(RT-PCR)法测定狂犬病毒 RNA。

(3)抗体检查:存活 1 周以上的患者做血清中和试验或补体结合试验检测抗体、效价上升者有诊断意义。中和抗体还是评价疫苗免疫力的指标。

【治疗原则】

狂犬病发病以后以对症治疗为主。单室严格隔离患者,防止唾液污染,尽量保持患者安静,减少光、风、声等刺激。

预防此病包括管理传染源、伤口处理、预防接种。管理传染源是以犬的管理为主,被狗或其他动物咬伤后,伤口处理后用抗狂犬病免疫球蛋白或免疫血清,在伤口底部和周围行局部浸润注射。疫苗接种可用于暴露后预防,也可用于暴露前预防。

四、流行性出血热

流行性出血热(epidemic hemorrhagic fever, EHF)属病毒性出血热中的肾综合征出血热(hemorrhagic fever with renal syndrome, HFRS)。是由汉坦病毒引起的以鼠类为主要传染源的自然疫源性疾病。我国主要传染源为黑线姬鼠和褐家鼠。目前主要有 3 种传播途径:动物源传播,消化道传播和垂直传播。人群普遍易感。本病隐性感染率低,感染后大多发病并获得稳定的免疫力。病后患者可获得稳固而持久的免疫,极少有二次感染发病。本病流行广泛,呈世界性分布,我国属高发疫区。本病的基本病理变化是全身广泛小血管的损伤而导致多脏器病变。

【临床表现】

本病的潜伏期 4 ~ 45 天,一般为 1 ~ 2 周。约 10% ~ 20% 的患者有前驱症状,表现为上呼吸道卡他症状或胃肠道功能失调。临床表现复杂多变。典型患者具有 3 大主症:发热、出血和肾脏损害。并依次出现五期过程,即发热期、低血压休克期、少尿期、多尿期和恢复期。重症患者可有二或三期重叠,而轻症不典型患者则可越期而不具备五期经过。

1. 发热期　主要临床表现有发热、全身中毒症状、毛细血管损害表现及肾脏损害。发热以高热多见,体温波动在 38 ~ 40℃ ,1/3 患者体温高达 40℃ 以上。全身中毒症状表现为困倦无力,全身肌肉关节酸痛;食欲减退、恶心、呕吐、腹痛及腹泻等消化道症状。毛细血管损害表现为充血、渗血和出血现象。也可见典型"三红"表现:颜面、颈部、上胸部处皮肤显著充血,潮红,状如日晒,压之可褪色,似酒醉貌;眼结膜、舌尖及舌乳头充血、潮红。水肿为本病的特点,可出现皮下水肿、球结膜水肿或胸水、腹水。由于渗出而出现"三痛",即头痛、腰痛和眼眶痛。出血表现为软腭、口腔黏膜、眼结膜以及腋下皮肤出血点。典型出血热的出血点分布在腋下、前胸及后背,呈条索样、鞭击样、搔抓样或串珠样瘀点或瘀斑。肾脏损害在发病后 1 ~ 2 天即可出现,主要表现为尿蛋白、镜下或肉眼血尿,尿中膜状物和少尿。尿膜状物为本病特点。肝脏损害可表现为黄疸、转氨酶增高,甚至表现为暴发型肝炎。

2. 低血压休克期　此期发热渐退,但其他症状反而加重。多发生在第 4 ~ 6 病日,一般出现在退热前 1 ~ 2 天,或热退同时血压下降。开始血压下降时四肢尚温暖,随着病情发展继之出现面色苍白、四肢厥冷、发绀、脉搏细弱甚至触不到,尿量减少。并可因脑供血不全而出现谵妄、烦躁甚至神志不清。低血压休克发生率差异较大。轻型患者可不出现,家鼠型患者发生率低且程度轻。轻者持续几小时,呈一过性血压下降;重者可持续数天,一般为 1 ~ 3 天。

3. 少尿期　多发生在第 5 ~ 8 天,一般持续 2 ~ 5 天。轻型可越过此期,亦可与低血压休克期同时存在。有从发热直接进入少尿期,或表现为发热、低血压、少尿三期重叠。此期表现为急性肾衰竭,出现尿毒症、酸中毒、电解质紊乱等。并可有严重的高血容量综合征,表现为表浅静脉充盈,血压增高,脉压增大,脉搏洪大,血液稀释的表现等,可出现心力衰竭,肺水肿和脑水肿等。

4. 多尿期 多于病程第 9 ~ 14 天,少尿期末,尿量逐渐增多,持续 8 ~ 12 天(个别达数月)。有些患者在发热期后,不发生低血压期、少尿期而直接进入多尿期。亦有些患者无多尿期。约有 40% ~ 95% 出现多尿。

5. 恢复期 多数患者在病后 3 ~ 4 周开始恢复,尿量逐渐减少并接近正常,每天尿量 2000ml 左右。食欲增强,甚至出现食欲亢进,体力也逐渐恢复,各种实验室检查指标基本正常。部分重症患者的恢复期可长达半年以上。

【诊断】

主要依靠特征性临床症状和体征,结合实验室检查,同时参考流行病学史等因素进行诊断。

1. 流行病学资料 ①在本病流行季节、流行地区发病,或患者于发病前 1 ~ 2 个月内到过疫区居住或逗留。②患者有与鼠类等宿主动物及其排泄物直接或间接接触史,或食用过鼠类污染的食物,或有接触实验动物史。

2. 临床表现 有典型 3 大主症和 5 期临床过程及特殊中毒症状,如"三痛"和"三红",肾脏损害表现等。

3. 实验室检查 包括血液浓缩、血红蛋白和红细胞增高;白细胞计数增高和血小板减少;大量尿蛋白出现和尿中带膜状物等均有助于诊断。

4. 血清学检查 双份血清检测 IgG 抗体,有 4 倍或以上上升者;特异性 IgM 抗体阳性及单份血清抗体滴度达到 1∶320,结合临床症状可以作出诊断。

【治疗原则】

肾综合征出血热的治疗仍以综合治疗为主,强调早期治疗和预防性治疗。早期抗病毒治疗可阻断疾病发生发展始动环节,预防和治疗并发症是治疗成功的关键。

具体的治疗原则包括早发现、早休息、早治疗和就近抢救治疗(三早一就)。这是本病预后好坏的决定因素。预防性治疗是根据本病的主要发病机制和病理生理改变及其发展规律,在病程各期到来之前,采取针对性用药防止该病期发生或减轻其经过的治疗措施。合理的液体疗法是本病各期最重要的治疗措施。

预防原则:①管理传染源:主导措施是防鼠和灭鼠,消灭传染源。②切断传播途径:注意个人、饮食及环境卫生。野外作业个人防护,灭螨及防螨。③保护易感人群:高危人群注射疫苗。

五、麻 疹

麻疹(measles)是由麻疹病毒引起的急性呼吸道传染病。人是麻疹病毒的唯一宿主,患者是唯一的传染源,急性患者为最重要传染源,无症状带菌者和隐性感染者较少,传染性也较低,发病前 2 天至出疹后 5 天内均具有传染性,前驱期传染性最强,出疹后逐渐降低,疹消退时已无传染性。传染期患者口、鼻、咽、眼结合膜分泌物均含有病毒,恢复期不带病毒。此病主要经呼吸道飞沫传播,亦可经污染病毒的手传播。人群普遍易感,病后可获得持久免疫力,6 个月内婴儿因从母体获得抗体很少患病,该病主要在 6 个月至 5 岁小儿间流行。麻疹是一种传染性很强的传染病,发病季节以冬春季为多,但全年均可发生。

【临床表现】

潜伏期为 6 ~ 21 天,平均为 10 天左右。曾接受过被动或主动免疫者可延长至 3 ~ 4 周。

1. 典型麻疹 典型麻疹临床过程可分为 3 期。

（1）前驱期：从发热到出疹为前驱期，一般 3～4 天。此期主要为上呼吸道炎症及眼结膜炎所致的卡他症状。急性起病，发热、咳嗽、流涕、流泪，眼结合膜充血、畏光、咽痛、全身乏力等。部分患者有头痛、胃肠道症状。在病程 2～3 天，约 90% 以上患者口腔出现麻疹黏膜斑，是麻疹前驱期的特征性体征，具有诊断价值。前驱期有时可见颈、胸、腹部一过性风疹样皮疹，数小时即消退，称为麻疹前驱期疹。

（2）出疹期：病程 3～4 天时发热、呼吸道症状明显加重，此时开始出现皮疹。皮疹首先见于耳后、发际，渐及前额、面、颈。自上而下至胸、腹、背及四肢，最后达手掌与足底，2～3 天遍及全身。皮疹初为淡红色斑丘疹，压之褪色，大小不等，直径约 2～5mm，各疹间皮肤正常。出疹高峰时皮疹可融合，颜色转暗，部分患者可有出血性皮疹，压之不褪色。随出疹达高峰，全身毒血症状加重，体温可达 40℃，患者可有嗜睡或烦躁不安，甚至谵妄、抽搐。咳嗽加重，咽红、舌干、结膜红肿、畏光。表浅淋巴结及肝、脾大，肺部可闻干、湿啰音，小儿可出现心功能衰竭。成人麻疹中毒症状常比小儿重，但并发症较少。

（3）恢复期：皮疹 4～5 天达高峰后，常于 1～2 天内迅速好转，体温下降，全身症状明显减轻，皮疹随之按出疹顺序依次消退，留有浅褐色色素沉着斑，1～2 周后消失。疹消退时有糠麸样细小脱屑。

2. 非典型麻疹　由于感染者的年龄不同、机体的免疫状态不同、病毒毒力的强弱不一、侵入人体内数量的不同等因素，临床上可出现非典型麻疹，包括：

（1）轻型麻疹：多见于对麻疹具有部分免疫力者，如 6 个月前婴儿，近期接受过被动免疫，或曾接种过麻疹疫苗。表现为发热程度低、发热时间短，皮疹稀疏色淡，无麻疹黏膜斑或不典型，呼吸道症状轻等。一般无并发症，病程在 1 周左右。病后所获得免疫力与典型麻疹患者相同。

（2）重型麻疹：多见于全身情况差、免疫力低下，或继发严重感染者，病死率高。①中毒性麻疹：中毒症状重，起病即高热，达 40℃ 以上，伴有气促、发绀、心率快，甚至谵妄、抽搐、昏迷。②休克性麻疹：除具有中毒症状外，出现循环衰竭或心功能衰竭，表现为面色苍白、发绀、四肢厥冷、心音弱、心率快、血压下降等。皮疹暗淡稀少或皮疹刚出又突然隐退。③出血性皮疹：皮疹为出血性，形成紫斑，压之不褪色，同时可有内脏出血。④疱疹性皮疹：皮疹呈疱疹样，融合成大疱。发热高、中毒症状重。⑤异型麻疹：主要发生在接种麻疹灭活疫苗后 4～6 年，再接触麻疹患者时出现。表现为突起高热，头痛、肌痛，无麻疹黏膜斑，病后 2～3 天出现皮疹，从四肢远端开始，逐渐扩散到躯干。

【诊断】

1. 病史　询问当地有无麻疹流行，患者有无麻疹接触史。

2. 症状和体征　典型麻疹的临床表现，如急起发热、上呼吸道卡他症状、结膜充血、畏光、口腔麻疹黏膜斑及典型的皮疹等。

3. 辅助检查

（1）血常规：白细胞总数减少，淋巴细胞相对增多。如果白细胞数增加，尤中性粒细胞增加，提示继发细菌感染；若淋巴细胞严重减少，常提示预后不好。

（2）血清学检查：血清特异性 IgM 和 IgG 抗体具有早期诊断价值。IgM 抗体病后 5～20 天最高，测定血清 IgM 抗体是诊断麻疹的标准方法。IgG 抗体恢复期较早期增高 4 倍以上即为阳性。取早期和恢复期血清各 1 份作血凝抑制试验，中和试验或补体结合试验，抗体特价呈 4 倍以上升高亦为阳性。

（3）病原学检查：包括病毒分离、病毒抗原检测和核酸检测等。

【治疗原则】

对麻疹病毒尚无特效抗病毒药物，主要为对症治疗，加强护理，预防和治疗并发症。患者应单间呼吸道隔离,卧床休息直至体温正常或至少出疹后 5 天。预防麻疹要对麻疹患者做到早诊断、早报告、早隔离、早治疗,患者隔离至出疹后 5 天,伴呼吸道并发症者应延长到出疹后 10 天。预防麻疹的关键措施是对易感者接种麻疹疫苗。

六、流行性乙型脑炎

流行性乙型脑炎(epidemic encephalitis B)即日本乙型脑炎(Japanese type B encephalitis),简称乙型脑炎。是由乙型脑炎病毒引起的自然疫源性疾病。乙型脑炎的病原体最早于 1934 年在日本发现,故名日本乙型脑炎,1939 年我国也分离到乙脑病毒,新中国成立后进行了大量调查研究工作,改名为流行性乙型脑炎。该病属人畜共患病,流行于夏、秋两季,主要分布在亚洲和东南亚地区,猪是最主要的传染源,蚊子是主要的传播媒介,通过叮咬而感染人及动物。

【临床表现】

潜伏期 10 ~ 15 天。大多数患者症状较轻或呈无症状的隐性感染,仅少数出现中枢神经系统症状,表现为高热、意识障碍、惊厥、呼吸衰竭等。典型患者的病程可分 4 个阶段。

1. 初期 起病急,体温急剧上升至 39 ~ 40℃,伴头痛、恶心和呕吐,部分患者有嗜睡或精神倦怠,并有颈项轻度强直,病程 1 ~ 3 天。

2. 极期 病程第 4 天起进入极期,体温持续上升,可达 40℃ 以上。初期症状逐渐加重,意识明显障碍,由嗜睡、昏睡乃至昏迷,昏迷越深,持续时间越长,病情越严重。神志不清最早可发生在病程第 1 ~ 2 天,但多见于 3 ~ 8 天。重症患者可出现全身抽搐、强直性痉挛或强直性瘫痪,少数也可软瘫。严重患者可因脑实质炎症(尤其是脑干病变)、缺氧、脑水肿、脑疝、颅内高压、低血钠性脑病等病变而出现中枢性呼吸衰竭,表现为呼吸节律不规则、双吸气、叹息样呼吸、呼吸暂停、潮式呼吸和下颌呼吸等,最后呼吸停止。体检可发现脑膜刺激征、瞳孔对光反应迟钝、消失或瞳孔散大,腹壁及提睾反射消失,深反射亢进,病理性锥体束征如巴氏征等可呈阳性。

3. 恢复期 极期过后体温逐渐下降,精神、神经系统症状逐日好转。重症患者仍可留在神志迟钝、痴呆、失语、吞咽困难、颜面瘫痪、四肢强直性痉挛或扭转痉挛等,少数患者也可有软瘫。经过积极治疗大多数症状可在半年内恢复。

4. 后遗症期 少数重症患者半年后仍有精神神经症状,称为后遗症,主要有意识障碍,痴呆,失语,及肢体瘫痪,癫痫等。如予积极治疗可有不同程度的恢复。癫痫后遗症可持续终生。

【诊断】

主要依靠流行病学资料、临床表现和实验室检查的综合分析,确诊有赖于血清学和病原学检查。

(1)流行病学特点:本病多见于 7 ~ 9 月份,南方稍早、北方稍迟。10 岁以下儿童发病率最高。

(2)症状与体征:起病急、有高热、头痛、呕吐、嗜睡等表现。重症患者有昏迷、抽搐、吞咽困难、呛咳和呼吸衰竭等症状。体征有脑膜刺激征、浅反射消失、深反射亢进、强直性瘫痪和阳性病理反射等。

(3)实验室检查:白细胞总数增高,中性粒细胞在 80% 以上;脑脊液呈无色透明,压力仅轻度增高,白细胞计数增高,早期以中性粒细胞为主,以后则单核细胞增多。糖正常或偏高,蛋白质常轻度增高,氯化物正常。病程 1 周内死亡患者脑组织中可分离到乙脑病毒,也可用免疫荧光(immunofluorescence test,IFT)在脑组织中找到病毒抗原。从脑脊液或血清中不易分离到病毒。特异性 IgM 抗体在感染后 4 天即可出现,2 ~ 3 周内达高峰,血或脑脊液中特异性 IgM 抗体在 3 周内阳性率达 70% ~90% ,可作早期诊断,与血凝抑制试验同时测定,符合率可达 95% 。恢复期抗体滴度比急性期有 4 倍以上升高者有诊断价值。补体结合试验可用于回顾性诊断和当年隐性感染者的调查。

【治疗原则】

乙型脑炎患者病情发展迅速,有时病初各种症状不明显,但数天后出现严重中枢神经系统症状,故患者应住院治疗,密切观察病情,及时做出处理。

急性期治疗以一般治疗和对症治疗为主,注意饮食和营养,供应足够水分,高热、昏迷、惊厥患者易失水,故宜补足量液体,高热时宜采用综合性降温措施。避免用过量的退热药,以免因大量出汗而引起虚脱。惊厥时可使用镇静止痉剂,后期患者若出现呼吸衰竭、循环衰竭时,应根据病情使用呼吸兴奋剂、强心剂、升压药、补充血容量等,同时注意电解质平衡。对于重症和早期确诊的患者,亦可使用肾上腺皮质激素治疗。针对恢复期症状及后遗症的治疗,则注重康复治疗。

灭蚊是预防乙型脑炎的主要措施,预防接种则是保护易感人群的有效方法,加强对动物宿主的管理,降低地区的乙型脑炎发病率。

七、获得性免疫缺陷综合征

获得性免疫缺陷综合征(acquired immunodeficiency syndrome,AIDS)是由人免疫缺陷病毒(human immunodeficiency virus,HIV)引起的慢性传染病。HIV 主要侵犯 $CD4^+$ T 细胞,导致机体细胞免疫功能被破坏,最终并发生各种严重机会性感染(opportunistic infection)和肿瘤。常见的传播途径为性接触、吸毒、血液传播与母婴传播。本病发展缓慢,且病死率极高。

【临床表现】

1. 分期

(1)急性感染期:HIV 感染 4 ~6 周后即可发热、全身不适、头痛、恶心、咽痛、肌痛、关节痛、皮疹等。一般持续 3 ~14 天后症状消失。

(2)无症状感染期:HIV 感染者经数月至数年无症状期,血中可检出 HIV RNA、HIV 核心及包膜蛋白抗体。

(3)全身淋巴结肿大期:除腹股沟淋巴结外,其他部位(如颈、枕和腋下)两处或以上淋巴结肿大。活检多处反应性增生。

(4)艾滋病期:可有五种表现:①全身症状,如发热、盗汗、厌食、体重下降等,全身淋巴结、肝脾大,也称艾滋病相关综合征。②神经系统症状,如头痛、癫痫、进行性痴呆及下肢瘫痪等。③严重机会性感染,如肺孢子菌肺炎,以及弓形虫、新型隐球菌、念珠菌、曲霉菌、结核分枝杆菌、巨细胞病毒、单纯疱疹病毒、EB 病毒感染等。④继发性肿瘤,如卡波西肉瘤,非霍奇金淋巴瘤等。⑤并发疾病。

2. 各系统临床表现

(1)肺部:70% ~80% 患者多次发生肺孢子菌肺炎。表现为慢性咳嗽、发热,发绀,血氧分压降低。少有肺部啰音。胸部 X 线显示间质性肺炎。机会性感染死亡者中半数死于肺孢子菌肺炎。

(2)神经系统:①机会性感染:如隐球菌脑膜炎、脑弓形虫病、梅毒等。②肿瘤:如中枢系统淋巴瘤。③原发性 HIV 感染:如艾滋病痴呆综合征、无菌性脑膜炎、脊髓病及周围神经病等。④其他:如败血症相关性脑病等。表现为头痛、癫痫、痴呆、脑神经炎、痉挛性共济失调等。

(3)消化系统:口腔、食管念珠菌病及 HSV、CMV 感染较常见。表现为鹅口疮、食管炎或溃疡,吞咽疼痛、胸骨后烧灼感。偶可有胆囊机会性感染和肿瘤等。

（4）皮肤黏膜：皮肤黏膜病变可分为感染、炎症性皮肤病及肿瘤。

（5）眼部：巨细胞病毒视网膜炎及弓形虫视网膜脉络膜炎常见，可表现为眼底絮状白斑等。

【诊断】

1. 病史 询问是否有不洁性交史、静脉注射毒品史、输血献血史或职业暴露。

2. 症状和体征 急性感染可根据高危因素及类血清病表现，慢性感染结合流行病学史、严重机会感染或肿瘤、CD4/CD8 倒置等考虑本病可能。高危人群有下列两项或以上可疑诊 AIDS，进一步检查确诊：①短期体重下降 10% 以上。②咳嗽或腹泻超过 4 周。③持续或间歇发热超过 4 周。④全身淋巴结肿大。⑤反复带状疱疹或慢性散播性 HSV 感染。⑥口咽念珠菌病。⑦全身瘙痒性皮炎。下列情况之一也应疑诊 AIDS：①难治性肺部感染或进展迅速的活动性结核病。②中枢神经系统受损或中、青年痴呆症。③卡波西肉瘤或伯基特淋巴瘤。

3. 辅助检查

（1）一般检查：白细胞、红细胞、血红蛋白以及血小板都有不同程度的降低，常出现尿蛋白和肝功能或肾功能的异常。

（2）免疫学检测：T 细胞总数降低，$CD4^+T$ 淋巴细胞计数减少。早期 HIV 感染，$CD4^+T$ 淋巴细胞计数尚可，大于 $500/\mu l$，艾滋病期一般 $200/\mu l$，甚至下降为 0。$CD8^+T$ 淋巴细胞计数变化不明显，CD4/CD8≤1。链霉素、植物血凝素以及结核菌素等有丝分裂原的皮肤试验呈阴性，免疫球蛋白和 β_2 微球蛋白增高。

（3）病毒及特异性抗原抗体检测

1）抗体检测：HIV 感染 3～4 周，抗 HIV 抗体开始出现。①初筛试验：通过酶联免疫吸附法（ELISA）、凝集法和免疫层析法在 HIV 感染后 1～3 个月，可检测到抗体。但因窗口期的存在，不能确定急性感染。②确认试验：常采用免疫印迹试验、条带免疫试验及免疫荧光试验等方法。③HIV 抗体快速检测。

2）急性 HIV 感染的检测：①抗原检测：p24 抗原在急性感染初期快速出现，感染后 1～2 周逐渐消失，可用于窗口期的检测。②HIV 核酸检测：采用 RT-PCR 技术检测血浆中 HIV RNA，敏感性为 100%，特异性为 97%。

【治疗原则】

在尽可能的条件下，应早期启动抗逆转录病毒治疗（anti-retrovirus therapy，ARV）同时结合免疫重建、对症支持治疗、并发症治疗以及预防性治疗等措施来减缓 HIV 感染向艾滋病发展的可能。仅用一种抗病毒治疗的药物容易诱发 HIV 变异，产生耐药性。因此，目前常用联合用药，称 HAART。早期 HAART 治疗可缓解病情、减少机会感染和肿瘤的发生，延长患者生存期。但不能完全抑制 HIV 复制和彻底治愈 AIDS。

第二节 细菌性疾病

一、细菌性食物中毒

细菌性食物中毒（bacterial food poisoning）是指由于进食被细菌或细菌毒素所污染的食物而引起的急性感染中毒性疾病。根据不同临床表现分为胃肠型食物中毒和神经型食物中毒。

（一）胃肠型食物中毒

【临床表现】

潜伏期短，常在进食后数小时发病。金黄色葡萄球菌引起的食物中毒潜伏期一般为 1～

5 小时、沙门氏菌 4～24 小时、蜡样芽胞杆菌 1～2 小时,溶血弧菌 6～12 小时、变形杆菌 5～18 小时。临床症状大致相似,以急性胃肠炎症为主,起病急,恶心、呕吐、腹痛、腹泻等。腹痛以上、中腹部持续或阵发性绞痛多见,呕吐物多为进食之食物。常先吐后泻,腹泻轻重不一,每天数次至数十次,多为黄色稀便、水样或黏液便。腹泻严重者可导致脱水、酸中毒甚至休克。

【诊断】

1. 病史 ①有进食变质或不洁食物、海产品、腌制食品、未煮熟的肉类、蛋制品等病史。共餐者短期内集体发病有重要参考价值。②5～10 月份发病较多,7～9 月份易发生。患者可散发,有时可集体发病。

2. 症状和体征 主要为急性胃肠炎症状,病程较短,恢复较快。

3. 辅助检查 沙门菌感染者血白细胞计数多在正常范围。副溶血弧菌及金黄色葡萄球菌感染者,白细胞数可增高达 10×10^9/L 以上,中性粒细胞比例增高。

(1)粪便检查:稀水样便镜检可见少量白细胞,血水样便镜检可见多数红细胞,少量白细胞;血性黏液便可见多数红细胞及白细胞,与痢疾样便无异。

(2)血清学检查:患者早期及病后 2 周的相应细菌的双份血清特异性抗体 4 倍升高者可明确诊断。

(3)分子生物学检查:采用特异性核酸探针进行核酸杂交特异性引物进行聚合酶链反应以检查相应病原菌,亦可做分型。

(4)细菌培养将患者的呕吐、排泄物以及进食的可疑食物做细菌培养,获得相同的病原菌有助于确诊。

【治疗原则】

以对症治疗为主。卧床休息,早期饮食应为易消化的流质或半流质饮食,病情好转后可恢复正常饮食。沙门菌食物中毒应床边隔离。呕吐、腹痛明显者,可口服丙胺太林,或皮下注射阿托品,亦可注射山莨菪碱。能进食者应口服补液盐,剧烈呕吐不能进食或腹泻频繁者,给予葡萄糖生理盐水静脉滴注。一般可不用抗菌药物。伴有高热的严重患者,可按不同的病原菌选用抗菌药物。

一旦发现可疑食物中毒后立即报告当地卫生防疫部门,及时进行调查、分析、制订防疫措施,及早控制疫情。加强食品卫生管理。

(二)神经型食物中毒

【临床表现】

潜伏期为 12～36 小时,可短至 2 小时,最长可达 8～10 天。潜伏期长短与外毒素的量相关,潜伏期越短,病情严重。但也可先起病轻,后发展成重型。一般起病突然,以神经系统症状为主。病初可有头痛、头昏、眩晕、乏力、恶心、呕吐;继而,眼内外肌瘫痪,出现眼部症状。当胆碱能神经的传递作用受损时,可出现便秘、尿液潴留及唾液和泪液分泌减少。

【诊断】

1. 病史 有特殊饮食史,进食可疑食物如火腿、腊肠、罐头等食品。同餐者集体发病。

2. 症状和体征 特殊的神经症状与体征,如复视、斜视、眼睑下垂、吞咽困难、呼吸困难。

3. 辅助检查

(1)细菌培养:将可疑物、呕吐物或排泄物加热煮沸 20 分钟后,接种血琼脂做厌氧培养,可检出肉毒杆菌。

(2)毒素检查

1)动物实验:将检查标本浸出液饲喂动物,或作豚鼠、小白鼠腹腔内注射,同时设对照组,以加热 80℃ 30 分钟处理的标本或加注混合型肉毒抗毒素于标本中,如试验组动物肢体麻痹死亡,而对照组无此现象,则本病的诊断可成立。

2)中和试验:将各型抗毒素血清0.5ml注射小白鼠腹腔内,随后接种检查标本0.5ml,同时设对照组,从而判断毒素有无并作型别鉴别。

3)禽眼睑接种试验:将含有毒素的浸出液,视禽类大小,采用0.1~0.3ml不等注入家禽眼内角下方眼睑皮下,出现眼睑闭合、或出现麻痹性瘫痪和呼吸困难,经数十分钟至数小时家禽死亡,可作快速诊断。

【治疗原则】

一旦发生可疑食物中毒,应立即报告当地卫生防疫部门,及时进行调查、分析、制订防疫措施,及早控制疫情。注意罐头食品、火腿等的卫生检查。保护易感人群。

1. 一般及对症治疗　卧床休息,并予适当镇静剂,以避免瘫痪加重。外毒素在碱性溶液中易被破坏,在氧化剂作用下毒力减弱。

2. 抗毒素治疗　早期用多价抗毒素血清对本病有效,起病后24小时内或瘫痪发生前注射最为有效。

3. 其他治疗　盐酸胍啶有促进周围神经释放乙酰胆碱作用。

二、伤　寒

伤寒(typhoid fever)是由伤寒杆菌引起的一种急性肠道传染病。伤寒杆菌不产生外毒素,其菌体裂解所释放的内毒素在发病机制中起重要作用。带菌者或患者为伤寒的唯一传染源。伤寒患者在潜伏期已经从粪便排菌,称潜伏期带菌者;恢复期仍然排菌但在3个月内停止者,为暂时带菌者;恢复期排菌超过3个月者,为慢性带菌者。典型伤寒患者在病程2~4周排菌量最大。伤寒杆菌通过粪-口途径感染人体。水源被污染是本病最重要的传播途径,常可引起暴发流行。未患过伤寒和未接种过伤寒菌苗的个体,均属易感。伤寒发病后可获得较稳固的免疫力,第2次发病少见。伤寒可发生于任何季节,但以夏秋季多见。发病以学龄前儿童和青年多见。

【临床表现】

潜伏期长短与伤寒杆菌的感染量以及机体的免疫状态有关,波动范围为3~60天,通常7~14天。

1. 典型伤寒

(1)初期:为病程的第1周。起病缓慢,最早出现的症状是发热,发热前可伴有畏寒,寒战少见;热度成阶梯上升,在3~7天后逐步到达高峰,可达39~40℃。还可伴有全身疲倦、乏力、头痛、干咳、食欲减退、恶心、呕吐胃内容物、腹痛、轻度腹泻或便秘等表现。右下腹可有轻度压痛。部分患者此时已能触及增大的肝脏和脾脏。

(2)极期:为病程的第2~3周。出现伤寒特征性的临床表现。①持续发热:体温上升到达高热以后,多呈稽留热型。如果没有进行有效的抗菌治疗,热程可持续2周以上。②神经系统中毒症状:由于内毒素的致热和毒性作用,患者表现为表情淡漠、呆滞、反应迟钝、耳鸣、重听或听力下降,严重患者可出现谵妄、颈项强直甚至昏迷。儿童可出现抽搐。③相对缓脉:成年人常见,当并发心肌炎时,相对缓脉不明显。④玫瑰疹:大约50%以上的患者,在病程7~14天可出现淡红色的小斑丘疹,称为玫瑰疹(rose spots)。直径2~4mm,压之褪色,多在10个以下,主要分布在胸、腹及肩背部,四肢罕见,一般在2~4天内变暗淡、消失,可分批出现。有时可变成压之不褪色的小出血点。⑤消化系统症状:大约半数患者可出现腹部隐痛,位于右下腹或呈弥漫性。便秘多见。⑥肝脾大:大多数患者有轻度的肝脾大。

(3)缓解期:为病程的第4周。体温逐步下降,神经、消化系统症状减轻。应注意的是,由于本期小肠病理改变仍处于溃疡期,还有可能出现肠出血、肠穿孔等并发症。

（4）恢复期：为病程的第 5 周。体温正常，神经、消化系统消失，肝脾恢复正常。

2. 其他类型　除典型伤寒之外，还有以下各种临床类型。①轻型：多见于儿童、或者发病初期使用有效抗菌药物以及曾经接受过伤寒菌苗预防的患者。全身毒血症状轻，病程短，1～2 周可恢复健康。临床特征不典型，容易出现漏诊或误会。②暴发型：急性起病，毒血症状严重，高热或体温不升，常并发中毒性脑病、心肌炎、肠麻痹、中毒性肝炎或休克等。③迁延型：常见于原先有慢性乙型肝炎、胆道结石或慢性血吸虫病等消化系统基础疾病的患者。④逍遥型：起病初期症状不明显，患者能照常生活，甚至工作，部分患者直至发生肠出血或肠穿孔才被诊断。

3. 特殊类型

（1）小儿伤寒：年龄越小临床表现越不典型。一般起病比较急，呕吐和腹泻等胃肠症状明显，热型不规则，便秘较少。

（2）老年伤寒：发热通常不高，多汗时容易出现虚脱。

（3）再燃：部分患者于缓解期，体温还没有下降到正常时，又重新升高，持续 5～7 天后退热，称为再燃，此时血培养可再次出现阳性，可能与伤寒杆菌菌血症尚未得到完全控制有关。有效和足量的抗菌药物治疗可减少或杜绝再燃。

（4）复发：用氯霉素治疗的患者在退热后 1～3 周临床症状再度出现，称为复发。此时血培养可再获阳性结果，与病灶内的细菌未被完全清除，重新侵入血流有关。少数患者可有 2 次以上的复发。

持续发热 1 周以上，伴全身中毒症状，表情淡漠、食欲下降、腹胀；胃肠症状，腹痛、腹泻或便秘；以及相对缓脉，玫瑰疹和肝脾大等体征。如并发肠穿孔或肠出血对诊断更有帮助。

【诊断】

1. 病史　当地的伤寒疫情，既往是否进行过伤寒菌苗预防接种，是否有过伤寒史，最近是否与伤寒患者有接触史，以及夏秋季发病等流行病学资料均有重要的诊断参考价值。

2. 症状和体征　持续发热 1 周以上，伴全身中毒症状，表情淡漠、食欲下降、腹胀；胃肠症状，腹痛、腹泻或便秘；以及相对缓脉，玫瑰疹和肝脾大等体征。

3. 辅助检查　血和骨髓培养阳性有确诊意义。外周血白细胞数减少、淋巴细胞比例相对增多，嗜酸性粒细胞减少或消失。肥达试验阳性有辅助诊断意义。

【治疗原则】

患者入院后，即按消化道传染病隔离，临床症状消失后连续两次便检阴性可解除隔离。发热期患者应卧床休息，退热后 1 周才可逐渐过渡至正常活动量。病程期间给予高热量、高营养、易消化的食物。有严重毒血症者，可在足量有效抗菌药物治疗下使用肾上腺皮质激素。伤寒患者可选择以下抗菌药物：氟喹诺酮类药物、第 3 代头孢菌素、氨苄西林、复方磺胺甲噁唑、氯霉素等。疫区应做好水源管理、饮食管理、粪便管理和消灭苍蝇等卫生工作。保护易感人群。

三、副 伤 寒

副伤寒（paratyphoid fever）是副伤寒甲、乙、丙杆菌引起的一组细菌性传染病。副伤寒的临床过程和处理措施与伤寒大致相同。副伤寒甲分布比较局限，副伤寒乙呈世界性分布。

【临床表现】

我国成人的副伤寒以副伤寒甲为主，儿童以副伤寒乙较常见。副伤寒甲、乙患者肠道病变表浅，范围较广，可波及结肠。副伤寒丙可表现为脓毒血症、伤寒型或急性胃肠炎型，以脓毒血症型多见。临床表现比较复杂。起病急，寒战、体温迅速上升，热型不规则，热程 1～3 周。出现迁徙性化脓病灶性时，病程延长，以肺部、骨骼及关节等部位的局限性化脓灶为常见。

【治疗原则】

副伤寒甲、乙、丙的治疗与伤寒相同,当副伤寒丙出现脓肿形成时,应进行外科手术排脓,同时加强抗菌治疗。

四、霍 乱

霍乱(cholera)是由霍乱弧菌所致的烈性传染病,夏秋季流行,四季散发,属于甲类传染病。霍乱毒素作用于肠道杯状细胞,使大量黏液微粒出现于粪便中形成米汤样或米泔样大便。

【临床表现】

本病潜伏期1~3天(数小时~7天)。多为突然发病,典型患者病程可分为3期。

1. 吐泻期

(1)腹泻:腹泻是发病的第一个症状,其特点为无发热,无里急后重感,多数不伴腹痛,排便后自觉轻快感。起初大便含粪质,后为黄色水样便或"米泔水"样便,有肠道出血者排出洗肉水样便,无粪臭。大便量多次频,每天可达数十次。

(2)呕吐:一般发生在腹泻后,多为喷射状,少有恶心。呕吐物初为胃内食物,后为水样,严重者可呕吐"米泔样"样液体。轻者可无呕吐。

2. 脱水期 频繁的泻吐使患者迅速出现脱水、电解质紊乱和代谢性酸中毒,严重者出现循环衰竭。此期一般为数小时至2~3天,病程长短主要取决于治疗是否及时和正确与否。

3. 恢复期或反应期 腹泻停止,脱水纠正后,症状逐渐消失,体温、脉搏、血压恢复正常。少数患者可有反应性低热,可能是循环改善后肠毒素吸收增加所致,一般持续1~3天后自行消退。

【诊断】

1. 病史 在霍乱流行地区、流行季节,任何有腹泻和呕吐的患者,均应疑及霍乱,均需做排除霍乱的粪便细菌学检查。凡有典型症状者,应先按霍乱处理。

2. 症状和体征 典型霍乱腹泻症状和呕吐症状,迅速出现脱水,循环衰竭和肌肉痉挛。

3. 辅助检查

(1)一般检查:①血常规及生化检查:失水引起血液浓缩,红细胞计数和白细胞计数均升高,尿素氮、肌酐升高,而碳酸氢离子下降。治疗前由于细胞内钾离子外移,血清钾可在正常范围,当酸中毒纠正后,钾离子移入细胞内而出现低钾血症。②尿液常规:可有少量蛋白,镜检有少许红细胞、白细胞和管型。③粪便常规:可见黏液和少许红细胞、白细胞。

(2)血清学检查:霍乱弧菌感染后,能产生抗菌抗体和抗肠毒素抗体。抗菌抗体中的抗凝集抗体一般在发病第5天出现,病程8~21天达高峰。血清免疫学检查主要用于流行病学的追溯诊断和粪便培养阴性的可疑患者的诊断。抗凝集抗体双份血清滴度4倍以上升高有诊断意义。

(3)病原学检查

1)粪便涂片染色:取粪便或早期培养物涂片做革兰染色镜检,可见革兰阴性稍弯曲的弧菌,无芽胞,无荚膜。

2)动力试验和制动试验:将新鲜粪便做悬浮滴或暗视野显微镜检,可见运动活泼呈穿梭状的弧菌,即为动力试验阳性。

3)增菌培养:所有怀疑霍乱患者的粪便,除作显微镜检外,均应进行增菌培养。粪便留取应在使用抗菌药物之前,且应尽快送到实验室作培养。

4)核酸检测:通过 PCR 方法识别霍乱弧菌毒素基因亚单位(CTxA)和毒素协同菌毛基因(TcpA)来鉴别霍乱弧菌和非霍乱弧菌。

【治疗原则】

治疗的关键是及时足量的补液,纠正脱水、酸中毒及电解质失衡,使心功能改善。应用抗菌药物有可能缩短病程,减少腹泻次数和迅速从粪便中清除病原菌。但仅作为液体疗法的辅助治疗。目前常用药物有环丙沙星,诺氟沙星。重症患者在补足血容量后血压仍较低,可用肾上腺皮质激素及血管活性药物。

作好疫源检索,建立、健全肠道门诊,发现患者应按甲类传染病进行严格隔离,直至症状消失后 6 天,并隔日粪便培养 1 次,连续 3 次阴性。对接触者要严密检疫 5 天,留便培养并服药预防。加强饮水消毒和食品管理,建立良好的卫生设施。霍乱疫苗可用来保护地方性流行区的高危人群。

五、猩 红 热

猩红热(scarlet fever)是 A 组 β 型链球菌引起的急性呼吸道传染病。临床特征为发热、咽峡炎、全身弥漫性鲜红色皮疹和皮疹消退后明显脱屑。少数患者病后可出现变态反应性心、肾、关节损害。A 组 β 型溶血性链球菌引起的咽峡炎患者,排菌量大且不易被重视,是重要的传染源。主要经空气飞沫传播,也可经皮肤创伤处或产妇产道而引起"外科型猩红热"或"产科型猩红热"。人群普遍易感,抗菌免疫主要来自抗 M 蛋白的抗体,具有特异性,可抵抗同型菌的侵犯,但对不同型的链球菌感染无保护作用。本病多见于温带地区,寒带和热带少见。全年均可发生,但冬春季多,夏秋季少。可发生于任何年龄,但以儿童最为多见。

【临床症状】

潜伏期为 1~7 天,一般为 2~3 天。

1. 普通型 典型表现为:①发热:多为持续性,体温可达 38℃左右,可伴有头痛,全身不适等全身中毒症状。②咽峡炎:表现为咽痛、吞咽痛,局部充血并可有脓性渗出液,颌下及颈淋巴结呈非化脓性炎症改变。③皮疹:发热后 24 小时内开始发疹,始于耳后、颈部及上胸部,然后迅速蔓及全身;典型的皮疹为在皮肤上出现均匀分布的弥漫充血性针尖大小的丘疹,压之褪色,伴有痒感。部分患者可见带黄白色脓头且不易破溃的皮疹,称为"粟粒疹"。严重的患者出现出血性皮疹。在皮肤皱褶,皮疹密集或由于摩擦出血呈紫红色线状,称为"线状疹",又称帕氏线(pastia line)。颜面部位仅有充血而无皮疹,口鼻周围充血不明显,相比之下显得发白,称为"环口苍白圈",腭部可见有充血或出血性黏膜内疹。病程初期舌面覆盖白苔,红肿的乳头凸出于白苔之外,称为"草莓舌"。2~3 天后白苔开始脱落,舌面光滑呈肉红色,乳头仍凸起,此称"杨梅舌"。

2. 脓毒型 咽峡炎中的化脓性炎症,渗出物多,往往形成脓性假膜,局部黏膜可坏死而形成溃疡。细菌扩散到附近组织,形成化脓性中耳炎、鼻窦炎、乳突炎及颈淋巴结炎,甚至颈部软组织炎,可还引起败血症。

3. 中毒型 临床表现主要为毒血症明显。高热、头痛、剧烈呕吐,甚至神志不清、中毒性心肌炎及感染性休克。咽峡炎不重但皮疹很明显,可为出血性。

4. 外科型 无咽峡炎,皮疹首先出现在伤口周围,然后向全身蔓延。一般症状较轻,预后也较好。可从伤口分泌物中培养出病原菌。

【诊断】

1. 病史 有与猩红热或咽峡炎患者接触者或当地有流行的流行病学史。

2. 症状或体征 ①发热:多为持续性,体温可达 38℃左右,可伴有头痛,全身不适等全身中毒症状。②咽峡炎:表现为咽痛、吞咽痛,局部充血并可有脓性渗出液,颌下及颈淋巴结呈非化脓性炎症改变。③皮疹:发热后 24 小时内开始发疹,始于耳后、颈部及上胸部,然后迅速蔓及全身;典型的皮疹为在皮肤上出现均匀分布的弥漫充血性针尖大小的丘疹,压之褪色,伴有痒感。

3. 辅助检查

(1)一般检查:①血象:白细胞总数升高可达(10 ~ 20)× 10^9/L,中性粒细胞在 80% 以上,严重者可出现中毒颗粒。出疹后嗜酸性细胞增多占 5% ~ 10%。②尿液:常规检查一般无明显异常。如发生肾脏变态反应并发症,则可出现尿蛋白、红细胞、白细胞及管型。

(2)血清学检查:可用免疫荧光检测咽拭子涂片进行快速诊断。

(3)病原学检查:可用咽拭子或其他病灶的分泌物培养血性链球菌。

【治疗原则】

急性期卧床休息,呼吸道隔离。目前多数 A 组链球菌对青霉素仍较敏感。若发生感染中毒性休克,要积极补充血容量,纠正酸中毒,给血管活性药等。对已化脓的病灶,必要时给予切开引流或手术治疗。

住院或家庭隔离至咽拭子培养 3 次阴性,且无化脓性并发症出现,可解除隔离。收患者时,应按入院先后进行隔离。咽拭子培养持续阳性者应延长隔离期。儿童机构发生猩红热患者时,应严密观察接触者 7 天。认真进行晨间检查,有条件可做咽拭子。对可疑猩红热、咽峡炎患者及带菌者,都应给予隔离治疗。疾病流行期间,儿童应避免到公共场所活动。

六、细菌性痢疾

细菌性痢疾(bacillary dysentery)是由志贺菌属引起的肠道传染病,故亦称为志贺菌病。菌痢主要通过消化道传播,终年散发,夏秋季可引起流行。痢疾杆菌进入消化道,大部分被胃酸杀死,进入肠道的少量细菌亦可因正常菌群的拮抗作用及肠黏膜的分泌型 IgA 阻止对肠黏膜上皮细胞的吸附而使不能致病。如免疫力低下,细菌侵入后在肠黏膜上皮细胞和固有层中繁殖,引起肠黏膜的炎症反应和固有层小血管循环障碍,肠黏膜出现炎症,坏死和溃疡,而发生腹痛、腹泻、脓血便。细菌在体内被吞噬细胞吞噬,且细菌很少侵入黏膜下层,一般不侵入血流,故极少发生菌血症或败血症,只有在机体防御功能很差时才会偶然发生败血症。志贺菌属释放内、外毒素,其外毒素(细胞毒素)引起肠黏膜细胞坏死。

【临床表现】

急性期临床表现为发热、腹痛、腹泻、里急后重及黏液脓血便,左下腹有明显压痛。慢性菌痢患者则有急性痢疾史,病程超过 2 个月而病情未愈。中毒性菌痢以儿童多见,有高热、惊厥、意识障碍及呼吸、循环衰竭,起病时胃肠道症状轻微,甚至无腹痛、腹泻。

【诊断】

1. 病史 痢疾多发于夏秋季,有不洁饮食或与菌痢患者接触史。

2. 症状和体征 急性期临床表现为发热、腹痛、腹泻、里急后重及黏液脓血便,左下腹有明显压痛。中毒性菌痢以儿童多见,有高热、惊厥、意识障碍及呼吸、循环衰竭,起病时胃肠道症状轻微,甚至无腹痛、腹泻。

3. 辅助检查

(1)一般检查:急性菌痢白细胞总数可轻至中度增多,以中性粒细胞为主,可达(10 ~ 200)× 10^9/L。慢性患者可有贫血表现。粪便外观多为黏液脓血便,镜检可见白细胞(≥15 个/高倍视野)、脓细胞和少数红细胞,如有巨噬细胞则有助于诊断。

(2)病原学检查:粪便培养出痢疾杆菌可以确诊。在抗菌药物使用前采集新鲜标本,取脓血部分及时送检和早期多次送检均有助于提高细菌培养阳性率。采用核酸杂交或聚合酶链反应(PCR)可直接检查粪便中的痢疾杆菌核酸,具有灵敏度高、特异性强、快速简便、对标本要求低等优点,但临床较少使用。

(3)免疫学检查:采用免疫学方法检测细菌或抗原具有早期、快速的优点,对菌痢的早期诊断有一定帮助,但由于粪便中抗原成分复杂,易出现假阳性。

【治疗原则】

1. 急性菌痢

(1)一般治疗:消化道隔离至临床症状消失,大便培养连续 2 次阴性。毒血症患者必须卧床休息。饮食以流质为主,忌食生冷、油腻及刺激性食物。

(2)抗菌治疗:轻型菌痢患者在充分休息、对症处理和医学观察的条件下可不用抗菌药物。严重患者如出血性腹泻等则需应用抗生素,因其既可缩短病程,又可减少带菌时间。

1)喹诺酮类药物:抗菌谱广,口服吸收好,副作用小,耐药菌株相对较少,可作为首选药物。首选环丙沙星。

2)其他:匹美西林和头孢曲松可应用于任何年龄组,同时对多重耐药菌株有效。阿奇霉素也可用于成人患者治疗。二线用药只有在志贺菌属菌株对环丙沙星耐药时才考虑应用。

3)黄连素:因其有减少肠道分泌的作用,故在使用抗生素时可同时使用。

(3)对症治疗:只要有水和电解质丢失,无论有无脱水表现,均应口服补液(ORS),补液量为丢失量加上生理需要量。只有对严重脱水者,才可考虑先静脉补液,然后尽快改为口服补液。高热可物理降温为主,必要时适当使用退热药;毒血症状严重者,在强有力抗菌治疗基础上,可以给予小剂量肾上腺皮质激素。腹痛剧烈者可用颠茄片或阿托品。

2. 中毒性菌痢 应采取综合急救措施,力争早期治疗。

(1)对症治疗

1)降温止惊:高热可引起惊厥而加重脑缺氧及脑水肿,故应积极给予物理降温,必要时给予退热药,高热伴烦躁、惊厥者,可采用亚冬眠疗法。

2)休克型:①迅速扩充血容量纠正酸中毒:快速给予葡萄糖盐水、5% 碳酸氢钠及低分子右旋糖酐等液体,补液量及成分视脱水情况而定,休克好转后则继续静脉输液维持。②改善微循环障碍:本病主要为低排高阻型休克,可予抗胆碱类药物。③保护重要脏器功能:主要是心、脑、肾等重要脏器的功能。④其他:可使用肾上腺皮质激素,有早期 DIC 表现者可给予肝素抗凝等治疗。

3)脑型:可给予 20% 甘露醇每次 1～2g/kg 快速静脉滴注,每 4～6 小时注射一次,以减轻脑水肿。应用血管活性药物以改善脑部微循环,同时给予肾上腺皮质激素有助于改善病情。防治呼吸衰竭需保护呼吸道通畅、吸氧,如出现呼吸衰竭可使用洛贝林等药物,必要时可应用人工呼吸机。

(2)抗菌治疗:药物选择基本与急性菌痢相同,但应先采用静脉给药,可采用环丙沙星、左旋氧氟沙星等喹诺酮类或三代头孢菌素类抗生素。病情好转后改为口服,剂量和病程同急性菌痢。

3. 慢性菌痢 采用全身与局部治疗相结合的原则。

(1)一般治疗:注意生活规律,食易消化、吸收的食物,忌食生冷、油腻及刺激性食物,积极治疗可能并存的慢性消化道疾病或肠道寄生虫病。

(2)病原治疗:根据病原菌药敏结果选用有效抗菌药物,通常联用 2 种不同类型药物。

(3)对症治疗:有肠道功能紊乱者可采用镇静或解痉药物。抗菌药物使用后,菌群失调引起的慢性腹泻可用微生态制剂。

采用以切断传播途径为主的综合预防措施,同时做好传染源的管理。急、慢性患者和带菌者应隔离或定期进行访视管理,并给予彻底治疗,直至大便培养阴性。养成良好的卫生习惯,特别注意饮食和饮水卫生,保护易感人群。

七、流行性脑脊髓膜炎

流行性脑脊髓膜炎（epidemic cerebrospinal meningitis）是由脑膜炎奈瑟菌引起的化脓性脑膜炎。人是该细菌唯一的天然宿主,带菌者和流脑患者是本病的传染源。病原菌主要经咳嗽、打喷嚏借飞沫由呼吸道直接传播。脑膜炎奈瑟菌在外界生活力极弱,故间接传播的机会较少。人群普遍易感,本病阴性感染率高。5 岁以下儿童尤其是 6 个月至 2 岁的婴幼儿的发生率最高,人感染后产生持久免疫力;各群间有交叉免疫,但不持久。本病遍布全球,在温带地区可出现地方性流行,全年经常有散在患者出现,但在冬春季节会出现季节性发病高峰。

【临床表现】

1. 普遍型

（1）前驱期（上呼吸道感染期）:主要表现为上呼吸道感染症状。

（2）败血症期:多数起病后迅速出现此期的表现,高热、寒战、体温迅速达 40℃,伴全身中毒症状,头痛及全身痛,精神极度萎靡。70% 以上皮肤黏膜出血瘀点,初呈鲜红色,迅速增多,扩大,常见于四肢、软腭、眼结膜及臀等部位。

（3）脑膜脑炎期:除败血症期高热及中毒症状外,同时伴有剧烈头痛、喷射性呕吐、烦躁不安,以及颈项强直、Kernig 征和 Brudzinski 征阳性等脑膜刺激征,重者谵妄、抽搐及意识障碍。有些婴儿脑膜刺激征缺如,前囟未闭合者可隆起,对诊断有很大意义,应注意因呕吐失水等可造成前囟下陷。

（4）恢复期:经治疗体温逐渐下降至正常,意识及精神状态改善,皮肤瘀点、瘀斑吸收或结痂愈合。神经系统检查均恢复正常。

2. 暴发型 少数患者起病更急剧,病情变化迅速,病势严重。

（1）暴发型休克型:严重中毒症状,急起寒战、高热、严重者体温不升,伴头痛、呕吐,短时间内出现瘀点、瘀斑,可迅速增多融合成片。随后出现面色苍白、唇周与肢端发绀,皮肤发花、四肢厥冷、脉搏细速、呼吸急促。

（2）暴发型脑膜脑炎型:主要表现为脑膜及脑实质损伤,常于 1～2 天内出现严重的神经系统症状,患者高热、头痛、呕吐,意识障碍加深,迅速出现昏迷。颅内压增高,脑膜刺激征阳性,可有惊厥,锥体束征阳性,严重者可发生脑疝。

（3）混合型:可先后或同时出现休克型和脑膜脑炎型的症状。

3. 轻型 多见于流脑流行后期,病变轻微,临床表现为低热,轻微头痛及咽痛等上呼吸道症状可见少数出血点。脑脊液多无明显变化,咽拭子培养可有脑膜炎奈瑟菌生长。

4. 慢性型 不多见,成人患者较多,病程可迁延数周甚至数月。常表现为间歇性发冷、发热,每次发热历时 12 小时后缓解,相隔 1～4 天再次发作。每次发作后常成批出现皮疹,亦可出现瘀点。常伴关节痛、脾大、血液白细胞增多,血液培养可为阳性。

【诊断】

1. 病史 有流脑流行病学史;冬春季节发病（2～4 月为流行高峰）,1 周内有流脑患者密切接触史,或当地有本病发生或流行;既往未接种过流脑菌苗。

2. 症状和体征 临床表现及脑脊液检查符合化脓性脑膜炎表现,伴有皮肤黏膜瘀点、瘀斑。或虽无化脓性脑膜炎表现,但在感染中毒性休克表现的同时伴有迅速增多的皮肤黏膜瘀点、瘀斑。

3. 辅助检查

（1）血象检查:白细胞总数明显增加,一般（10～20）×10^9/L 以上,并发 DIC 者血小板减少。

（2）脑脊液检查：是确诊的重要方法。病初或休克型患者，脑脊液多尚无改变，12～24小时后复查。典型的脑膜炎期，压力增高，外观呈浑浊米汤样或脓样；白细胞数明显增高至 1000×10^6/L 以上，以多核细胞为主；糖及氯化物明显减少，蛋白含量升高。临床上表现为脑膜炎时，脑脊液检查应是影像学检查之前的选择。

（3）细菌学检查：是确诊的重要手段。

1）涂片：皮肤瘀点处的组织液或离心沉淀后的脑脊液做涂片染色。瘀点涂片简便易行，应用抗生素早期亦可获得阳性结果，是早期诊断的重要方法。

2）细菌培养：取瘀斑组织液、血或脑脊液，进行细菌培养。应在使用抗菌药物前收集标本。有脑膜炎奈瑟菌生长时，应做药物敏感性试验。

（4）血清免疫学检查：常用对流免疫电泳法、乳胶凝集试验、反向间接血试验、ELISA 法等进行脑膜炎奈瑟菌抗原检测。

（5）其他：脑膜炎奈瑟菌的 DNA 特异性片段检测、鲎试验等。

【治疗原则】

1. 普通型

（1）病原治疗：一旦高度怀疑流脑，应在 30 分钟内给予抗菌治疗。尽早、足量应用细菌敏感并能透过血脑屏障的抗菌药物。常选用的抗菌药物有：青霉素、头孢菌素、氯霉素。

（2）一般对症：治疗强调早期诊断，就地住院隔离治疗，密切监护，是本病治疗的基础。做好护理，预防并发症。保证足够液体量热量及电解质。高热时给予物理降温和药物降温。

2. 暴发型

（1）休克型治疗：①尽早应用抗菌药物：可联合用药，用法同前。②迅速纠正休克：扩充血容量及纠正酸中毒治疗，应用血管活性药物。③肾上腺皮质激素的使用：适应证为毒血症症状明显的患者。④保护重要脏器的功能：注意脑、心、肝、肾、肺功能，根据情况，必要时作对症治疗。

（2）脑膜脑炎型的治疗：①抗生素的应用。②防治脑水肿、脑疝：治疗关键是及早发现脑水肿，积极脱水治疗，预防发生脑疝。可用甘露醇治疗同前，此外还可使用白蛋白、呋塞米、激素等药物治疗。③防治呼吸衰竭：在积极治疗脑水肿的同时，保持呼吸道畅通，必要时气管插管，使用呼吸机。

（3）混合型的治疗：应积极治疗休克，又要顾及脑水肿的治疗。

早期发现患者就地隔离治疗，隔离至症状消失后 3 天，一般不少于病后 7 天。密切观察接触者，应医学观察 7 天。搞好卫生，保持室内通风。保护易感人群，疫苗预防以 15 岁以下儿童为主要对象，对密切接触者，除作医学观察外，可用磺胺甲噁唑进行药物预防。

八、破 伤 风

破伤风（tetanus）是破伤风杆菌毒素所致的急性疾病。破伤风杆菌可产生破伤风痉挛毒素，随菌体自溶而释放，该菌仅在入侵部位繁殖，并在缺氧的条件下产生为外毒素，该毒素先侵袭神经末梢运动终板，继沿神经轴逆向传至脊髓前角细胞，然后沿运动神经束进入中枢。进入中枢的毒素被固定在灰质的突触小体膜上，毒素和神经组织的结合非常牢固，一经结合即非抗毒素所能中和。临床过程的快慢取决于外毒素的量，及从局部抵达的神经轴的距离。破伤风毒素还可直接作用于交感神经系统而使其功能亢进，临床上主要表现为血压升高、心率增快、发热、出汗等，血中儿茶酚胺含量增加，在危重患者中多见。破伤风的临床特征为牙关紧闭、持续性肌强直，阵发性肌痉挛，波及的肌群主要有咬肌、背棘肌、腹肌、四肢肌等。

【临床表现】

患者先有乏力、头晕、头痛、咬肌紧张酸胀、烦躁不安、打哈欠等前驱症状。这些前驱症状一般持续 12~24 小时,接着出现典型的强烈的肌收缩,最初是咬肌,以后顺次为面肌、颈项肌、背腹肌、四肢肌群、膈肌和肋间肌。患者开始感到咀嚼不便,张口困难,随后有牙关紧闭,面部表情肌群呈阵发性痉挛,使患者具有独特的"苦笑"表情。颈项肌痉挛时,出现颈项强直,头略向后仰,不能做点头动作。背腹肌同时收缩,但背肌力量较强,以致腰部前凸,头及足后屈,形成背弓,称为"角弓反张"状。四肢肌收缩时,因屈肌经伸肌有力,肢体可出现屈膝、弯肘、半握拳等姿态。在持续紧张收缩的基础上,任何轻微刺激,如光线、声响、震动或触碰患者身体,均能诱发全身肌群的痉挛和抽搐。

每次发作持续数秒至数分钟,患者面色发绀,呼吸急促,口吐白沫,流涎,磨牙,头频频后仰,四肢抽搐不止,全身大汗淋漓,非常痛苦。发作的间歇期间,疼痛稍减,但肌肉仍不能完全松弛。强烈的肌痉挛,有时可使肌断裂,甚至发生骨折。膀胱括约肌痉挛又可引起尿潴留。持续性呼吸肌群和膈肌痉挛,可以造成呼吸停止,以致患者死亡。疾病期间,患者神志始终清楚,一般无高热。高热的出现往往提示有肺炎的发生。病程一般为 3~4 周。自第二周后,随病程的延长,症状逐渐减轻。但在痉愈后的一个较长时间内,某些肌群有时仍有紧张和反射亢进的现象。

【诊断】

1. 病史 外伤史、曾以柴灰等敷伤口、旧法接生等均有参考价值。

2. 症状和体征 临床表现有 2 组症状,即神经肌肉接头阻断的表现及自主神经失调。神经肌肉接头阻断:起病急缓不一,早期可有全身不适、头痛、颈痛、肩痛、肢痛、咀嚼不便等,继而出现肌强直和肌痉挛。肌强直表现为张口困难和牙关紧闭、腹肌坚如木板、角弓反张等。肌强直在痉挛间歇期仍继续存在。自主神经失调表现为不稳定的高血压、心动过速、心律不齐,周围血管收缩、大汗和发热等。

3. 辅助检查 实验室检查一般无特异性发现。当有肺部感染时,白细胞可明显增高,痰培养可发现相应的病原菌。伤口分泌物常常分离到需氧性化脓性细菌,亦可经厌氧培养分离出破伤风杆菌。由于破伤风的临床表现较为特异,尤其症状典型时诊断不难,故作临床诊断时不要求常规作厌氧培养和细菌学证据。

【治疗原则】

伤口处理、中和毒素、防止窒息、防治并发症、减轻患者痛苦、预防复发。

(1)伤口未愈合者需及时彻底清创,以防止破伤风杆菌在腐败的组织内繁殖。

(2)抗毒素(TAT)或破伤风免疫球蛋白(TIG)对与神经组织结合的毒素无中和作用,但考虑到血中可能存在一些游离毒素,未愈合伤口中可能有破伤风杆菌繁殖及毒素形成。安定可增强突触前抑制,阻断神经元间传导,松弛肌肉。室内宜保持宁静、温暖,避免各种刺激如阵风、强光、声响等。已采用大剂量中枢抑制剂和肌肉松弛剂者,则不必置患者于暗室内。各项治疗宜在使用镇静剂、肌肉松弛剂后集中进行。牙关紧闭、喉头痉挛均会造成无效吸气,插管及气管切开均属必要,以改善通气功能,尤其在用肌肉松弛剂时必需使用呼吸机辅助通气。

国内采用百日咳菌苗、白喉类毒素、破伤风类毒素的三联制剂(DPT)对婴儿施行自动免疫。

九、脓毒血症

脓毒症(sepsis)是指由病原菌因素引起的全身炎症反应综合征(systemic inflammatory response syndrome,SIRS)。按脓毒症严重程度可分脓毒症、严重脓毒症(severe sepsis)和脓毒性休克(septic shock)。严重脓毒症,是指脓毒症伴有器官功能障碍、组织灌注不良或低血压。脓毒性休克,是指严重脓毒症给予足量的液体复苏后仍然伴有无法纠正的持续性低血压,也被认为是严重脓毒症的一种特殊类型。

【临床表现】

脓毒症主要表现为骤起寒战,继起高热可达 40～41℃,或低温,起病急,病情重,发展迅速;头痛、头晕、恶心、呕吐、腹胀,面色苍白或潮红、出冷汗,神志淡漠或烦躁,谵妄和昏迷;心率加快、脉搏细速,呼吸急促或困难;肝脾可增大,严重患者出现黄疸或皮下出血瘀斑等。

【诊断】

1. 病史 有原发感染灶。

2. 症状和体征 寒战,继起高热,或低温,起病急,病情重,头痛、头晕、恶心、呕吐、腹胀,面色苍白或潮红、出冷汗,神志淡漠或烦躁,谵妄和昏迷;心率加快、脉搏细速,呼吸急促或困难;肝脾可增大,严重患者出现黄疸或皮下出血瘀斑等。

3. 辅助检查 白细胞计数明显增高,一般常可达$(20～30)×10^9/L$ 以上,或降低、左移幼稚型增多,出现毒性颗粒;可有不同程度的酸中毒、氮质血症、溶血、尿中出现蛋白、血细胞、酮体等,代谢失衡和肝肾受损征象;寒战发热时抽血进行血培养,较易发现细菌。如病情发展,感染未能控制,可出现脓毒性休克及急剧发展为多器官功能不全乃至衰竭。

【治疗原则】

全身性感染应用综合性治疗,关键是处理原发感染灶。

1. 原发感染灶的处理 首要的是明确感染的原发灶,作及时、彻底的处理,如一时找不到原发灶,应进行全面的检查,特别应注意一些潜在的感染源和感染途径,并予以解决。

2. 抗菌药物的应用 重症患者不能等待细菌培养结果,可先选用覆盖面广的抗生素,再根据细菌培养及抗生素敏感试验结果,调整用抗菌药物。对真菌性脓毒症,应尽量改用必要的窄谱抗生素,并全身应用抗真菌药物。

3. 支持疗法 补充血容量、纠正低蛋白血症等。

4. 对症治疗 如控制高热、纠正电解质紊乱和维持酸碱平衡等。

第三节 寄生虫疾病

一、阿米巴病

阿米巴病(amebiasis)是溶组织内阿米巴原虫引起的疾病。按病变部位和临床表现的不同,可分为肠阿米巴病(intestinal amebiasis)和肠外阿米巴病(extraintestinal amebiasis)。肠外阿米巴病中最常见的是阿米巴肝脓肿。慢性患者、恢复期患者及无症状包囊携带者粪便中持续排出包囊,为主要传染源。经口传播为主要传播途径。人群对溶组织内阿米巴包囊普遍易感,但婴儿与儿童发病机会相对较少。肠阿米巴病的主要病变部位在结肠,表现为痢疾样症状。阿米巴肠炎的特征是烧瓶样溃疡,内含脓及阿米巴滋养体。

【临床表现】

潜伏期一般 3 周,亦可短至数天或长达年余。

1. 无症状型(包囊携带者) 临床常不出现症状,多次粪检时发现阿米巴包囊。当被感染者的免疫力低下时此型可变为急性阿米巴痢疾。

2. 急性阿米巴痢疾

(1)轻型:临床症状较轻,表现为腹痛、腹泻,粪便中有溶组织内阿米巴滋养体和包囊。肠道病变轻微,有特异性抗体形成。当机体抵抗力下降时,可发生痢疾症状。

(2)普通型:起病缓慢,全身症状轻,无发热或低热、腹部不适、腹泻。典型表现为黏液血便、呈果酱样,每天 3～10 余次,便量中等,粪质较多,有腥臭,伴有腹胀或轻中度腹痛,盲肠与升结肠部位轻度压痛。大便镜检可发现滋养体。典型急性表现,历时数天或几周后自发缓解,未经治疗或治疗不彻底者易复发或转为慢性。症状轻重与病变程度有关,如病变局限于盲肠、升结肠,黏膜溃疡较轻时,仅有便次增多,偶有血便。溃疡明显时表现为典型阿米巴痢疾。若直肠受累明显时,可出现里急后重。

(3)重型:此型少见,多发生在感染严重、体弱、营养不良。起病急、中毒症状重、高热、出现剧烈肠绞痛,随之排出黏液血性或血水样大便,伴里急后重,粪便量多,伴有呕吐、失水,甚至虚脱或肠出血、肠穿孔或腹膜炎。如不积极抢救,可于1~2周内因毒血症或并发症死亡。

3. 慢性阿米巴痢疾 急性阿米巴痢疾患者的临床表现若持续存在表达2个月以上,转为慢性。慢性阿米巴痢疾患者常表现为食欲不振、贫血、乏力、腹胀,体检肠鸣音亢进、右下腹部压痛较常见。腹泻反复发作,或与便秘交替出现。症状可持续存在或有间歇,间歇期内可无任何症状,间歇期长短不一。

【诊断】

1. 病史 询问发病前是否有不洁食物史或与慢性腹泻患者密切接触史。

2. 症状和体征 起病缓慢,主要表现为腹痛、腹泻,每天排暗红色酱样大便3~10次,每次粪便量较多,腥臭味浓。患者常无发热或仅有低热,常无里急后重,但腹胀、腹痛、右下腹压痛常较明显,肠鸣音亢进。

3. 辅助检查

(1)血象检查:周围白细胞总数和分类正常,暴发型和继发细菌感染时白细胞总数和中性粒细胞比例增高,慢性患者有轻度贫血。

(2)粪便检查:在新鲜粪便和其他标本中见到吞噬红细胞的滋养体或在活检组织中见到滋养体是确诊的最可靠依据。做粪便检查应挑选含血、黏液部分,反复多次检查,采用浓缩法,可提高阳性率。3次浓缩检查可使漏诊率降至3%。慢性患者粪便中可查获包囊。用铁苏木素或碘液染色,观察包囊内部结构,可与结肠内阿米巴相鉴别。

(3)血清学检查:人感染溶组织阿米巴后可产生多种抗体,即使肠阿米巴已治愈,阿米巴原虫已从体内消失,抗体还可在血清中存在相当长的一段时间,故阳性结果可反映既往或现在感染。常用酶联免疫吸附试验(enzyme linked immunosorbent assay,ELISA)、间接血凝试验(indirect hemagglutination test,IHA)、间接荧光抗体试验(indirect fluorescent antibody test,IF-TA)等。血清学检查IgG抗体阳性者一般可排除本病。特异性IgM抗体阳性者提示近期或现症感染,阴性者不排除本病。单克隆抗体、多克隆抗体检测患者粪便溶组织内阿米巴滋养体抗原灵敏度高、特异性强,检测阳性可作明确诊断的依据。

(4)纤维肠镜检查:有症状的患者中见有大小不等的散在溃疡,中心区有渗出,边缘整齐,周围有时可见一圈红晕,溃疡间黏膜正常,溃疡边缘部分分泌物涂片及活检可见滋养体。

【治疗原则】

1. 一般治疗 急性患者应卧床休息,给流质或少渣软食,慢性患者应加强营养,注意避免进食刺激性食物。腹泻严重时可适当补液及纠正水与电解质紊乱。重症患者给予输液、输血等支持治疗。

2. 病原治疗 目前常用的抗溶组织内阿米巴药物有硝基咪唑如甲硝唑(metronidazole)、替硝唑(tinidazole)、奥硝唑(ornidazole)、塞克硝唑(secnidazole)和二氯尼特(diloxanide furoate)。

检查和治疗从事饮食业的排包囊者及慢性患者,防止食物被污染,饮水应煮沸,不吃生菜,注意个人卫生。

笔记

二、疟　　疾

疟疾(malaria)是由人类疟原虫感染引起的疾病。疟疾患者和带疟原虫者为传染源。传播媒介为雌性按蚊。输血或注射沾染感染的血液也可传播疟疾。少数情况通过胎盘传播。蚊虫吸人血时就将孢子注入体内,很快进入肝实质细胞。子孢子立即在肝细胞内发育成数以千计的裂殖子。裂殖子离开肝脏侵入红细胞,在红细胞内繁殖产生裂殖体,红细胞破裂释放更多的裂殖体进入血液引起发热。

【临床表现】

1. 潜伏期　间日疟和卵形疟的潜伏期为 13～15 天,三日疟为 24～30 天,恶性疟 7～12 天。

2. 症状与体征　典型症状为突发性寒战、高热和大量出汗。寒战常持续 20～60 分钟。随后体温迅速上升,通常可达40℃以上,伴头痛、全身酸痛、乏力,但神志清楚。发热常持续 2～6 小时。随后开始大量出汗,体温骤降,持续时间约为 30 分钟～1 小时。此时,患者自觉明显好转,但常感觉乏力、口干。各种疟疾的两次发作之间都有一定的间歇期。早期患者的间歇期可不规则,但经数次发作后即逐渐变得规则。间日疟和卵形疟的间歇期约为 48 小时,三日疟约为 72 小时。恶性疟约为 36～48 小时。反复发作造成大量红细胞破坏,可使患者出现不同程度的贫血和脾大。

3. 再燃与复发　再燃是由血液中残存的疟原虫引起的,因此,四种疟疾都有发生再燃的可能性。再燃多见于病愈后的 1～4 周,可多次出现。复发是由寄生于肝细胞内的迟发型子孢子引起的,可见于间日疟和卵形疟。复发多见于病愈后的 3～6 个月。

4. 脑型疟　是恶性疟的严重临床类型,主要临床表现为剧烈头痛、发热,常出现不同程度的意识障碍。恶性疟患者短期内发生大量被疟原虫感染的红细胞破坏,可诱发血红蛋白尿,发生肾损害,甚至引起急性肾衰竭。

【诊断】

1. 病史　注意询问患者发病前是否在流行季节中居住流行地区,有否被蚊虫叮咬,近期有无输血史等。

2. 症状和体征　周期性发冷、发热、出汗的发作和间歇期症状的消失为临床诊断疟疾的有力依据。此外,脾大、口唇疱疹等体征也有助于疟疾的诊断。

3. 辅助检查

(1)血涂片检查:薄血涂片镜检可确定疟原虫的种类。厚血涂片待干后作吉姆萨染色,红细胞可在染色中破裂,镜检时仅可见白细胞、血小板和疟原虫。其检出率可比薄血涂片提高 10 倍以上,但较难确定疟原虫的种类,最好能与先用甲醇固定再作吉姆萨染色的薄血涂片同时作参照检查。

恶性疟患者的疟原虫密度较高,在一个红细胞内常同时有一个以上的恶性疟原虫寄生。寒战早期患者血涂片中,较常发现环状体。发作数天后可见配子体。间日疟原虫的环状体、大滋养体和裂殖体都较恶性疟原虫大,而且红细胞胀大、疟色素较明显。骨髓涂片的阳性率稍高于外周血液涂片。

(2)其他:吖啶橙荧光染色法,具有检出速度较快、检出率高的优点,但亦有需用荧光显微镜检查的缺点。检测特异性 DNA 的聚合酶链反应,灵敏度高,可达每毫升血液中含 10 个以上疟原虫的水平。

(3)可用免疫学方法,如酶联免疫吸附试验、放射免疫测定等,检测血液中疟原虫的特异性抗原与特异性抗体,具有方便、快速、敏感的特点。鉴于患者常于感染后 3～4 周才有特异性抗体出现,因而特异性抗体的检测价值较小,仅用于作本病的流行病学调查。

【治疗原则】

在疟疾的治疗中最重要的是杀灭红细胞内的疟原虫。

1. 抗疟原虫治疗 ①杀灭红细胞内裂体增殖疟原虫的药物。②杀灭红细胞内疟原虫配子体和迟发型子孢子的药物。

2. 对症支持治疗 脑型疟常出现脑水肿与昏迷,应及时给予脱水治疗及短程激素应用。应用低分子右旋糖酐,对改善微血管堵塞有一定帮助。

3. 预防 根治疟疾现症患者及带疟原虫者。消灭按蚊,防止被按蚊叮咬。保护易感人群,高疟区的健康人群及外来人群酌情使用药物预防。

三、血 吸 虫 病

血吸虫病(schistosomiasis)是由日本血吸虫寄生于门静脉系统所引起的疾病。由皮肤接触含有尾蚴的疫水而感染。血吸虫病的流行范围与钉螺分布地区基本一致。尾蚴侵入皮肤标志血吸虫病的开始。血吸虫在宿主体内的发展过程为童虫、成虫、虫卵3种成熟形式。急性血吸虫病是一血清病样综合征,于感染后5至7天起病。病情的轻重与感染强度有关。慢性血吸虫的主要病变为肝和结肠由虫卵引起的肉芽肿。虫卵释放的酶和抗原能促进虫卵向外移行。这些寄生虫产物能促使宿主淋巴细胞致敏,并游向虫卵沉积处,通过释放淋巴因子来吸引其他细胞,包括:淋巴细胞、巨噬细胞、嗜酸性粒细胞和成纤维细胞,共同组成细胞浸润性肉芽肿。这些伴有纤维化肉芽肿导致血吸虫病的慢性纤维性阻塞性损害。

【临床表现】

根据病期早晚、感染程度、虫卵沉积部位以及人体免疫反应而不同。

1. 急性血吸虫病 发生于夏秋季,以7~9月为常见,患者有明确疫水接触史,常为初次重度感染。潜伏期1个月左右,半数患者可先有尾蚴皮炎。患者均有发热。热度高低及期限与感染程度成正比。除皮炎外还可出现荨麻疹,血管神经性水肿,淋巴结肿大出血性紫癜,支气管哮喘等过敏反应。发热期间有腹部不适,腹痛、腹泻、呕吐等。

2. 慢性血吸虫病 急性症状消退而未经治疗或疫区反复轻度感染而获得部分免疫力者病程超过半年以上,为慢性血吸虫病。病程长达10~20年甚至更长。临床表现隐匿型间质性肝炎或慢性血吸虫性结肠炎为主要表现。

(1)无症状型:轻度感染者大多无症状,粪便检查中可发现虫卵,体检时可发现肝大,B超检查可见肝脏网络样改变图像。

(2)有症状型:主要表现为血吸虫性肉芽肿肝病和结肠炎。最常见症状为慢性腹泻,脓血黏液便。

3. 晚期血吸虫病 反复或大量感染血吸虫尾蚴后,未经及时抗病原体治疗,虫卵损害肝较重,发展为肝硬化,有门静脉高压,脾显著增大和临床并发症。晚期主要临床表现分为4型。①巨脾型:最为常见,脾进行性增大,脾功能亢进,肝硬化,门静脉高压,可发生上消化道出血,易诱发腹水。②腹水型:严重肝硬化的重要标志,腹水多数进行性加剧,以致腹部极度膨隆,下肢高度水肿,呼吸困难,难以进食,腹壁静脉怒张,脐疝,巨脾。③结肠肉芽肿型:病程3~6年以上,亦有10年者。结肠病变为突出表现。腹痛、腹泻、便秘等症状,纤维结肠镜下可见黏膜苍白,增厚,充血水肿,溃疡或息肉,肠狭窄。较易癌变。④侏儒型:极少见。幼年慢性反复感染引起体内各内分泌腺出现不同程度的萎缩,功能减退。

4. 异位血吸虫病 ①肺型血吸虫病:多见于急性患者,表现为咳嗽、痰少,体征不明显,X线胸片检查可见点状、粟粒样或云雾状浸润。②脑型血吸虫病:急性型多见于急性血吸虫病患者,临床表现似脑膜脑炎,脑脊液蛋白和细胞数可增多;慢性型多见于慢性血吸虫病患者,主要症状为局限性癫痫。脑CT扫描显示病变常位于顶叶,亦可见于枕叶,呈高密度多发性结节阴影。

【诊断】

1. 病史 疫区血吸虫疫水接触史是诊断的必要条件。

2. 症状和体征 疫区患者呈发热、皮炎、荨麻疹、腹痛、腹泻、肝脾大等。

3. 辅助检查

（1）血象检查：急性期外周血象以嗜酸性粒细胞显著增多为其主要特点。慢性血吸虫病嗜酸性粒细胞轻度增多。

（2）粪便检查：粪便内检查虫卵和孵出毛蚴是确诊血吸虫病的直接依据。急性期检出率较高，慢性和晚期患者的阳性率不高。常用改良加藤厚涂片法或虫卵透明法检查虫卵。

（3）肝功能试验急性期血吸虫病患者血清中球蛋白增高，血清 ALT、AST 轻度增高。晚期患者出现血清白蛋白减少，球蛋白增高，常出现白蛋白与球蛋白比例倒置现象。慢性血吸虫病尤其是无症状患者肝功能试验大多正常。

（4）免疫学检查

1）皮内试验：若受试者曾感染过血吸虫，具有相应抗体，皮内注射少量血吸虫抗原后，抗原即与细胞表面上的相应抗体结合，产生红、肿、痒现象的局部组织反应，即阳性反应。此法简便、快速，常用于现场筛查，阳性者进一步检查。

2）环卵沉淀实验（circumoval precipitin test，COPT）：成熟虫卵内毛蚴的分泌、排出物质与血吸虫患者血清内相应抗体结合后，在虫卵周围形成特异性沉淀物，为环卵沉淀。当环卵沉淀率大于 3% ~ 5% 时，为阳性反应。可为综合查病方法之一。

3）间接血凝实验（indirect hemagglutination antibody，IHA）：可溶性血吸虫卵抗原吸附于红细胞表面，使其成为致敏红细胞，其与患者血清相遇时，红细胞表面抗原抗体特异性结合而使红细胞被动凝集起来，肉眼可见凝集现象称阳性反应。该法可作为流行区过筛或综合查病的方法之一。

4）酶联免疫吸附试验（enzyme linked immunosorbent assay，ELISA）：检测患者血清中的特异性抗体，使之成为抗原-抗体复合物，与特殊的酶结合后显色。此法敏感性和特异性较高，可作综合查病方法之一。

（5）直肠黏膜活检：使用直肠或乙状结肠镜，自病变处取米粒大小黏膜，以距肛门 8 ~ 10cm 背侧黏膜处取材阳性率最高，置光镜下压片检查有无虫卵。此法获得的虫卵大部分是远期变性虫卵。

（6）肝影像学检查：B 超检查可判断肝纤维化的程度，肝、脾体积大小改变，门脉血管增粗呈网织样改变。也可定位肝脏穿刺活检。CT 扫描可显示肝包膜增厚钙化等特异图像。重度肝纤维化可表现为龟背样图案。

【治疗原则】

1. 病原治疗 吡喹酮（praziquantel）毒性小、疗效好、给药方便、适应证广，用于各期各型血吸虫病患者。

2. 对症治疗 ①急性期血吸虫病：补液、保证水和电解质平衡，加强营养及全身支持治疗。②慢性和晚期血吸虫病：改善体质，加强营养，巨脾、门静脉高压、上消化道出血等患者可选择适当时机考虑手术。

3. 预防 流行区患者、病畜每年进行普查普治。消灭钉螺是预防本病的关键，严禁在疫水中游泳、戏水。接触疫水时应穿着防护衣裤和使用防尾蚴剂等。

四、囊尾蚴病

囊尾蚴病（cysticercosis），又称囊虫病，是猪带绦虫（cysticerci）寄生于人体各组织器官所致的疾病,此病为人畜共患病。人类既是猪肉绦虫的唯一终宿主,又是其中间宿主。猪带绦虫虫卵自粪便排出时业已成熟,内含六钩蚴(oncosphere),外有硬壳,虫卵经口感染后在胃和小肠通过消化液作用后,六钩蚴脱囊孵出,钻入肠壁,进入肠系膜小静脉及淋巴循环,进而输送至全身。囊尾蚴可寄生在人体多组织器官中,常见部位为脑、皮下组织的肌肉,眼、心脏、脊髓、肝脏、腹膜等也可累及。寄生于人体的囊尾蚴寿命一般在3~10年,长者可达20年或更久,虫体死后多发生纤维化和钙化。猪带绦虫病患者是囊尾蚴病的唯一传染源。患者粪便排出的虫卵对其自身和周围人群均具有传染性。吞食猪带绦虫卵经口感染为主要传播途径。患者以21~40岁青壮年为主,男女比例为(2~5):1。

【临床表现】

潜伏期自吞食虫卵至囊尾蚴形成约需3个月。囊虫病的临床表现视囊尾蚴寄生部位、数量及人体反应而不同。

1. 脑囊虫病 临床症状复杂多样,以癫痫发作最为常见,根据临床症状可分为下列几型:癫痫型、脑膜炎型、颅内压增高型、痴呆型及脊髓型。其中脑实质型最常见。各型间可相互交叉或转化。

2. 皮下组织和肌肉的囊虫病 囊虫结节的数目多少不一,从几个到成百上千个,以头颈和躯干较多,四肢较少,手足罕见。皮下结节可自由移动,与皮肤组织不粘连,不痛不痒,也无炎症反应和色素沉着。少数严重感染者可感觉肌肉酸痛、发胀,并引起假性肌肥大。

3. 眼囊虫病 囊尾蚴可寄生在眼内的任何部位,玻璃体和视网膜下多见,常为单侧感染,症状轻者可有视力下降、视野改变、结膜损害、虹膜炎、角膜炎等,重者可致失明。眼底检查:可见视网膜下或玻璃体内的囊尾蚴蠕动,玻璃体内可见大小不等的圆形或椭圆形灰白包囊,周围有虹晕光环。囊尾蚴存活时症状轻微,虫体死亡则产生剧烈刺激,引起视网膜炎,脉络膜炎、化脓性全眼炎等。

【诊断】

1. 病史 询问是否来自流行病区,有否食用生的或未熟透的猪肉史,既往有无肠绦虫病史,是否在粪便中发现带状节片等。

2. 症状和体征 脑囊虫病,临床症状复杂多样,以癫痫发作最为常见。皮下组织和肌肉的囊虫病,囊虫结节的数目多少不一,从几个到成百上千个,以头颈和躯干较多,四肢较少,手足罕见。眼囊虫病,囊尾蚴可寄生在眼内的任何部位,玻璃体和视网膜下多见,常为单侧感染,症状轻者可有视力下降、视野改变、结膜损害、虹膜炎、角膜炎等,重者可致失明。

3. 辅助检查

(1)血象检查:外周血象大多正常,嗜酸性粒细胞多无明显增多。

(2)脑脊液检查:颅内压增高型脑囊尾蚴病患者脑脊液压力明显升高,脑膜炎型颅内压也有所升高,脑脊液检查细胞数轻度增多,淋巴细胞增多为主,蛋白含量轻~中度增高,糖和氯化物大多正常。

(3)免疫学检查:免疫学方法检测患者血清和脑脊液中特异性猪囊尾蚴抗体,具有较好的敏感性和特异性,对囊尾蚴病诊断具有重要参考价值。

(4)影像学检查:头颅CT与MRI(磁共振)在脑囊虫病的诊断中具有重要价值。但随囊虫大小、在脑内寄生部位、存活与否等有不同的图像改变。脑室型囊虫MRI显影更具优点,但囊虫钙化后颅脑CT的图像更为清晰。检眼镜、裂隙灯或B超检查发现视网膜下或眼玻璃体内囊尾蚴蠕动可确诊眼囊尾蚴病。

(5)病理学检查:皮下结节应常规做活组织检查,病理切片见到囊腔中含囊尾蚴头节可确诊。

【治疗原则】

1. 病原治疗 吡喹酮是治疗囊虫病的重要药物,对皮肤肌肉型的囊虫病具有较高的疗效,阿苯达唑对脑型和皮肤肌肉型均具良效。

2. 手术治疗 位于皮质、脑实质、眼部的多发性囊虫,为了解除症状、保存视力,多采用颞肌下减压术,术后再配合药物治疗。眼球囊虫病及早治疗可获痊愈。

3. 预防 本病的预防应积极开展驱绦灭囊工作,生猪圈养,彻底治疗猪肉绦虫患者。加强粪便管理,做好上市猪肉的检疫工作。

第四节 钩端螺旋体病

钩端螺旋体病(leptospirosis)亦称钩体病,是由致病性钩端螺旋体(钩体)引起的急性全身性疾病。是接触带菌的野生动物和家畜,钩体经暴露部位的皮肤进入人体而获得感染的人畜共患病。鼠类和猪为主要传染源。鼠和猪的带菌尿液污染外在环境(水和土壤等),人群经常接触疫水和土壤,钩体经破损皮肤进入机体,也可经鼻腔黏膜或消化道黏膜传播。

【临床表现】

潜伏期2~26天,一般7~12天。因受染者免疫水平的差异,以及受染菌株的不同,可直接影响其临床表现。

早期(钩体血症期)多在起病3天内,主要为全身感染中毒表现:发热、头痛较为突出,全身肌痛,尤以腓肠肌或颈肌、腰背肌、大腿肌及胸腹肌等部位常见。全身乏力,特别是腿软较明显,有时行走困难,不能下床活动。眼结膜充血,腓肠肌压痛,双侧偶也可单侧,程度不一。全身表浅淋巴结肿大,多见于腹股沟、腋窝淋巴结。中期(器官损伤期)约在起病后3~14天,此期患者经过了早期的感染中毒败血症之后,出现器官损伤表现,如咯血、肺弥漫性出血、黄疸、皮肤黏膜广泛出血、蛋白尿、血尿、管型尿和肾功能不全、脑膜炎等。恢复期或后发症期:患者热退后各种症状逐渐消退,但也有少数患者退热后经几天到3个月左右,再次发热,出现症状,称后发症。有后发热、眼后发症、神经系统后发症、胫前热等病症:胫前热系极少数患者的两侧胫骨前皮肤于恢复期出现结节样红斑,伴发热,2周左右消退。与免疫反应有关。发生于疾病早期和中期者称为并发症,发生于晚期者称为后发症。本症的并发症仍以眼部和神经系统为突出。

【诊断】

本病临床表现非常复杂,因而早期诊断较困难,容易漏诊、误诊。临床确诊需要有阳性的病原学或血清学检查结果,而这些特异性检查结果的获得需要周期较长,所以为了作好诊断,必须结合流行病学特点、早期的临床特点及化验等三方面进行综合分析,并与其他疾病鉴别。

1. 常规检查与血液生化检查 无黄疸患者的血白细胞总数和中性粒细胞数正常或轻度升高;黄疸患者的白细胞计数大多增高,半数在(10~20)×10⁹/L,最高达70×10⁹/L,少数患者可出现类白血病反应。中性粒细胞增高;出血患者可有贫血、血小板减少,最低达15×10⁹/L。尿常规检查中70%的患者有轻度蛋白尿,白细胞、红细胞或管型出现。50%的患者有肌酸磷酸激酶(creatine phosphokinase,CPK)增高。

2. 病原体分离 虽具特异性,但基层医院较难开展。血清学试验包括凝集溶解试验(凝溶试验)、酶联免疫吸附试验(ELISA)、间接红细胞溶解试验、间接荧光抗体法。

3. 其他 近年来开展了灵敏度高、特异性强的早期诊断技术。包括钩端螺旋体 DNA 探针技术和 DNA 基因扩增技术。

【治疗原则】

包括对症治疗、支持治疗和抗菌治疗。

1. 对症与支持治疗 早期应卧床休息,给予高热量、维生素 B 和 C 以及容易消化的饮食;并保持水、电解质和酸碱平衡;出血严重者应立即输血并及时应用止血剂。肺大出血者应使患者保持镇静,酌情应用镇静剂;肝功能损害者应保肝治疗,避免使用损肝药物;心、肝、肾、脑功能衰竭者治疗可参考有关章节。

2. 抗菌治疗 为了消灭和抑制体内的病原菌,强调早期应用有效的抗生素,青霉素应早期使用,有提前退热,缩短病期,防止和减轻黄疸和出血的功效。对后发症一般多采取对症治疗,可取得缓解,重症患者可用肾上腺皮质激素能加速恢复。

3. 预防 预防措施包括控制传染源,接触疫水时的个人防护,菌苗预防接种和口服化学药物预防。

第五节 医院内感染

医院感染(nosocomial infection,NI)亦称院内感染、医院获得性感染等,是指患者在医院内发生的感染,包括在医院获得而于出院后发病的感染但不包括入院前已开始或者入院时已处于潜伏期的感染。有明显潜伏期的疾病,以入院之日超过平均潜伏期而发病的感染;无明显潜伏期的疾病,以入院之日超过 48 小时后发病的感染。导致 NI 的致病原 90% 为条件致病微生物,少数为致病微生物。病原菌常呈现多重耐药且随抗生素应用或患者免疫功能缺损程度而有变迁。

根据患者在医院中获得病原体的来源不同,NI 可分为外源性感染和内源性感染,前者指病原体来自患者体外,即来自其他住院患者、医务人员、陪护家属和医院环境。此类感染可以散发,也可暴发,通过消毒、灭菌、隔离措施和宣传教育工作能够有效预防和控制。后者指病原体来自患者自身菌群,感染呈散发性。此类感染较难针对性预防及控制。近年来,随着各种慢性病、肿瘤、免疫缺陷病的增加,免疫抑制剂、抗生素、放疗、侵袭性医疗措施应用更加广泛,加上医院环境特殊、病种繁多、病原体耐药性高等,NI 的治疗面临越来越多的挑战,因此重视预防 NI 的发生和采取合理的治疗措施是当务之急。

【临床表现】

NI 的表现虽与各类感染相似,但更复杂且往往临床表现不典型。NI 易为患者的原发病和基础病所掩盖。NI 易为复数菌和混合菌感染,且抗生素应用可出现二重感染,因而临床表现较为复杂,包括肺部感染、尿路感染、外伤伤口感染、消化系统感染、血行感染、中枢神经系统感染、腹腔感染、植入物感染、全身感染等,其中常见部位的感染及临床表现如下:

1. 肺部感染 在我国,医院感染中肺部感染,即医院肺炎(nosocomial pneumonia,NP)发病率最高,发病率为 0.5% ~5%,约占医院感染得 10% ~33%。临床主要表现为发热、咳嗽、咳痰、呼吸增快;肺部有湿啰音,可有发绀等,确诊须通过 X 线胸片检查与痰标本细菌培养以及实验室辅助检查。常发生在一些严重影响患者防御机制的慢性疾病。

2. 尿路感染 尿路感染是常见的医院感染,在我国占第二位,发病率是 2% ~5%,占医院感染的 10% ~19.6%。临床可根据症状表现分为有症状泌尿道感染、无症状菌尿症和其他尿路感染。尿路感染的主要入侵途径是逆行入侵,尿道口病原体或污染的导尿管、膀胱镜以及尿路冲洗液等均可成为传染源。少数患者为血源性或其他不明原因所致。

3. 外科伤口感染 外科伤口包括清洁伤口、污染-清洁伤口和污染伤口,感染发生率为 1.5% ~13%,占医院感染得 10% ~20%,居医院感染的第三位。伤口感染部位可表现为红、肿、热、痛、出现脓液等,患者可发热甚至出现全身的菌血症。传染源包括医务人员携带的细菌、患者自身携带的细菌以及正常菌群、污染的手术器械、敷料和环境等,主要通过直接接触途径传播,规范的消毒和灭菌可以减少感染的概率。

4. 消化道感染 主要有假膜性肠炎和胃肠炎。①假膜性肠炎:常发生于大手术或者应用广谱抗生素后,是抗生素相关性肠炎中最常见的一种,抗生素相关性肠炎中最重要的致病菌是难辨梭菌,金黄色葡萄球菌亦可在假膜性肠炎患者大便中检出,但仅是伴随菌而已。胃肠道手术后、肠梗阻、尿毒症、糖尿病、再生障碍性贫血和老年患者应用抗菌药物过程中尤易发生。临床表现为发热、腹痛、腹泻、腹胀。甚至毒血症和休克,如不及时治疗,严重感染者病死率可达30%。②胃肠炎:为常见的流行性医院感染,主要由沙门菌属引起,其他包括致病性大肠埃希菌、葡萄球菌、志贺菌属、空肠弯曲菌、小肠结肠炎耶尔森菌、溶组织阿米巴原虫、轮状病毒和诺瓦克病毒等。临床表现因病原菌不同而异。比如,产肠毒素大肠埃希菌肠炎表现为腹泻、大便呈水样或蛋花样,镜检无脓细胞与白细胞;念珠菌感染表现为腹泻每天数次,严重者可有黑便,大便涂片染色镜检可查见酵母样菌。

5. 全身感染 发病率占医院感染的5%,其中原发性败血症(原发感染病灶不明显或由静脉输液、血管内检查及血液透析引起的败血症)约占半数,其他来源于尿路、外科伤口、下呼吸道和皮肤等部位感染。败血症无特征性临床表现,不同病原体和年龄有较大差别,常见的表现为不规则寒战、高热达39~40℃,呈弛张热,中毒症状显著,血常规检查白细胞显著增高可达15×10^9/L以上,中性粒细胞含量85%~90%以上,血培养有病原菌生长。系统炎症反应低下者,白细胞常不升高。血培养阳性可以确诊,多次行血培养,可提高阳性率并确定病原菌及敏感药物。

【诊断】

1. 有下列情况之一者可诊断为医院感染

(1)患者在入院时不存在、也不处于潜伏期,而在医院内发生的感染,包括在医院内感染而在出院后发病者。

(2)有明显潜伏期的疾病,自入院起,超过平均潜伏期后所发生的感染;无明显潜伏期的疾病,入院48小时后发生的感染。

(3)医务人员在医院工作期间获得的感染。

(4)患者发生的感染直接与上次住院有关。

(5)在原感染已知病原体基础上,分离出新病原体,或出现其他部位新的感染。

(6)新生儿在分娩过程中和产后发生的感染。

(7)由于诊疗措施激活的潜在感染,如疱疹病毒、结核分枝杆菌等的感染。

2. 鉴别诊断 ①皮肤黏膜开放性伤口只有细菌定植而无炎症表现。②由于创伤而非生物性因子刺激产生的炎症表现。③新生儿经胎盘获得的感染。④患者原有的慢性感染在医院内急性发作。

【治疗原则】

1. 合理应用抗菌药 根据病原菌特性、患者病情的特点、抗菌药物的作用机制、副作用等合理选用抗菌药。应当首先根据临床诊断估计病原菌,经验治疗,同时进行病原菌培养和药敏试验,随后根据培养出的病原菌与药敏试验结果调整用药,以后再根据疗效、不良反应酌情调整。尽量减少联合用药。根据病情轻重选择合理的抗菌药物给药方式。防治不良反应,过敏反应及毒性反应,特别是老年人和有基础疾病的患者较易发生,注意询问过敏史。

2. 对症治疗 根据患者病情酌情处理:①基础疾患如糖尿病、高血压等的相应治疗。②维持水电解质的平衡,补充必要热量和营养。③维护重要的生理功能,如呼吸功能与循环功能。④有脓肿或炎性积液者应及时进行有效的引流等。

3. 预防控制 NI 不可能完全避免,但是有效的预防措施可以减少医院感染的发生。因此,我们应该在控制传染源,切断传播途径,保护易感人群和减少易患因素 3 个环节采取措施来减少医院感染的发生率。严格执行《医院消毒技术规范》和《医院感染管理规范》。

(陈尔真　王　晖)

第十一章

神经系统疾病

神经系统疾病是由于血管病变、感染、变性、肿瘤、外伤、中毒、遗传、免疫障碍、脱髓鞘、营养缺陷及代谢障碍等引起的神经系统和骨骼肌疾病。以感觉、运动、意识、自主神经功能障碍为主要表现。其症状按其发病机制可分为4组：①缺失症状，如瘫痪、感觉消失。②释放症状，如癫痫、疼痛。③刺激症状，如肌张力增高、腱反射亢进、病理反射。④断联休克症状，如脑休克、脊髓休克。神经系统疾病的诊断方法是先定位、后定性。定位诊断是确定神经系统损伤的部位，定性诊断是确定疾病的病因及性质。影像学检查、脑脊液检查、经颅多普勒超声检查、脑电图、肌电图等检查均有助于神经系统疾病的诊断。多数感染性疾病、营养缺乏性疾病、早期或轻症的脑血管病、良性肿瘤、特发性面神经麻痹等可以治愈；癫痫、偏头痛、重症肌无力、周期性瘫痪、多发性硬化等只能控制或缓解症状，达不到根治；尚有少部分神经系统疾病目前缺乏有效的治疗方法，如恶性肿瘤、变性疾病、遗传性疾病、脊髓空洞症等。

第一节　脑血管疾病

脑血管疾病(cerebrovascular disease,CVD)是指因各种因素导致的脑血管病变而引起的脑功能障碍。脑血管病变包括血管腔闭塞、血管破裂、血管壁损伤或通透性改变及血液黏度增加或血液成分异常引起的疾病。脑卒中(stroke)是指急性脑血管病，是急性发生的脑局部血液循环障碍所致的神经功能缺损综合征，症状持续至少24小时。主要包括脑出血、蛛网膜下腔出血和缺血性脑卒中等。其中缺血性脑卒中约占全部脑卒中的80%。

CVD是神经系统的常见病及多发病，发病率为(100～300)/10万，男性高于女性，死亡率为(50～100)/10万，是目前导致人类死亡的三大主要疾病之一。

一、脑　梗　死

脑梗死(cerebral infarction)又称缺血性脑卒中(cerebral ischemic stroke)，本病系由各种原因所致的脑血液供应障碍，使局部脑组织发生不可逆性损害，造成脑组织缺血、缺氧性坏死。

脑梗死依据发病机制的不同分为脑血栓形成、脑栓塞、腔隙性脑梗死及分水岭梗死等。脑梗死的主要危险因素有高血压病、吸烟、腰臀比过大、饮食不当、缺乏体育锻炼、糖尿病、过量饮酒、过度的精神压力及抑郁、有基础心脏疾病和高脂血症等。

【临床表现】

主要包括一般特点和特殊的血管综合征或临床综合征。脑梗死后出现的局部神经功能缺损表现，与梗死的部位、受损区侧支循环、参与供血的动脉变异以及既往脑细胞损伤情况有关。

（一）脑血栓形成

1. 一般表现　动脉粥样硬化性脑梗死多见于 50～60 岁以上的中、老年人,动脉炎性脑梗死以中青年多见。多在安静状态下发病,部分患者有头昏、肢体麻木、无力等短暂性脑缺血发作的前驱症状。脑梗死起病急,其局灶性体征多在发病后 10 余小时或 1～2 天达到高峰。神经系统表现与梗死灶的大小和部位密切相关。除脑干梗死和大面积梗死外,大多数患者意识清楚或仅有轻度意识障碍。当发生基底血栓或大面积脑梗死时,可出现意识障碍,甚至危及生命。

2. 不同血管闭塞的临床表现见表 11-1。

表 11-1　不同血管闭塞的临床表现

闭塞血管	分支	临床表现
颈内动脉		①眼动脉交叉瘫、Horner 征;②大脑中、前动脉同时缺血症状。③优势半球受累可出现失语,非优势半球出现体象障碍
大脑中动脉	皮质支	①上分支:对侧偏瘫、感觉缺失、面部及上肢重于下肢,Broca 失语、体象障碍;②下分支:Wernicke 失语、命名性失语、行为障碍等
	深穿支	①对侧中枢性上下肢偏瘫、面瘫、舌瘫;②对侧偏身感觉障碍,可伴对侧同向性偏盲;③皮质下失语
大脑前动脉	主干	①三偏征;②不同程度的意识障碍;③失语、体象障碍
	皮质支	①对侧下肢远端为主的中枢性瘫,可伴感觉障碍;②对侧肢体短暂性共济失调,强握反射及精神症状
	深穿支	对侧中枢性面瘫、舌瘫及上肢近端轻瘫
大脑后动脉	主干	①对侧中枢性面瘫、舌瘫及偏瘫,以面瘫、舌瘫及下肢瘫为重,伴轻度感觉障碍;②尿潴留或尿急;③精神障碍、强握与吸吮反射;④优势半球病变可见上肢失用及 Broca 失语
	皮质支	①对侧同向性偏盲或象限盲、黄斑回避现象;皮质盲;②优势半球受累可出现失读、命名性失语,非优势半球出现体象障碍;③基底动脉上端闭塞:双眼全盲,可伴不成形的幻视发作;④累及颞叶的下内侧:严重的记忆力损害
	深穿支	①丘脑膝状体动脉闭塞:丘脑综合征,表现为对侧偏身感觉障碍、对侧轻偏瘫,可伴对侧偏盲;②丘脑穿动脉闭塞:红核丘脑综合征,表现为病灶侧舞蹈样不自主运动、意向性震颤、小脑共济失调、对侧偏身感觉障碍;③中脑脚间支闭塞:Werber 综合征或 Benedikt 综合征,表现为同侧动眼神经麻痹、对侧偏瘫及对侧投掷样不自主运动
椎动脉	一侧椎动脉	①可通过对侧椎动脉代偿而无明显症状;②10% 无法代偿,等同于基底动脉或双侧椎动脉闭塞后的梗死区域,症状较严重
	小脑后下动脉或延髓外侧分支	①眩晕、恶心、呕吐、眼球震颤;声音嘶哑、吞咽困难、饮水呛咳。②小脑性共济失调、交叉性感觉障碍、同侧 Horner 征
基底动脉	主干	①眩晕、恶心、呕吐、眼球震颤;复视、构音障碍、吞咽困难、共济失调;②病情迅速进展出现延髓性麻痹、四肢瘫、昏迷,并导致死亡

续表

闭塞血管	分支	临床表现
基底动脉	其他分支	①脑桥腹外侧综合征:短旋支闭塞表现为同侧面神经和展神经麻痹,对侧偏瘫;旁正中支闭塞表现为除了短旋支的表现外还有两眼不能向病灶侧同向运动;②闭锁综合征:脑桥基底部双侧梗死,表现为双侧面瘫、延髓性麻痹、四肢瘫;不能讲话,但意识清楚;③基底动脉尖综合征:眼球运动障碍、瞳孔异常、觉醒和行为障碍,可伴记忆力丧失、对侧偏盲或皮质盲,少数可出现大脑脚幻觉

（二）脑栓塞

1. 一般特点任何年龄均可发病,但以青壮年多见。多有大动脉粥样硬化、心房颤动及风湿性心脏病等病史,或存在心脏手术、长骨骨折、血管内介入治疗等栓子来源病史。一般无明显诱因,发病急骤,症状常在数秒或数分钟内达到高峰。多数患者有意识障碍,但持续时间较短。

2. 血管栓塞的临床表现症状取决于病变血管部位,详见脑血栓形成部分。

（三）腔隙性脑梗死

1. 一般特点本病多见于中老年人,多数患者有长期高血压病史,突然或逐渐起病,一般无头痛和意识障碍,许多患者不出现临床症状而由脑影像学检查发现,少部分可出现偏瘫、偏身感觉障碍等局灶症状,通常症状较轻,预后较好。

2. 腔隙性综合征　Fisher 根据临床和病理资料,将本病归纳为 21 种临床综合征,其中最常见的有 4 种:

（1）纯运动性偏瘫:约占 60%,是最常见的类型。病变位于内囊、辐射冠或脑桥等处。偏瘫累及同侧面部和肢体,瘫痪程度基本均等,无感觉障碍、语言障碍及视野改变。

（2）构音障碍-手笨拙综合征:约占 20%,病变常位于脑桥基底部或内囊。表现为构音障碍、吞咽困难、病变对侧面瘫、手轻度无力及精神运动障碍。

（3）纯感觉性卒中:约占 10%,病变位于丘脑腹后外侧核。表现为偏身感觉障碍,可伴感觉异常。

（4）共济失调性偏瘫:病变多位于脑桥基底部、内囊或皮质下白质。表现为偏瘫,合并有瘫痪肢体共济失调,常下肢重于上肢。

【诊断】

1. 病史　患者年龄、起病方式、既往病史等。

2. 症状和体征　出现头痛和运动、感觉、语言、视觉或意识障碍等。

3. 辅助检查

（1）实验室检查:部分患者可发现红细胞、血小板增多;不少患者血糖、血脂高于正常。

（2）影像学检查:头颅 CT 可发现低密度梗死灶;MRI 可显示 T1 低信号、T2 高信号的梗死灶;血管造影可发现病变动脉狭窄、闭塞和硬化情况。

（3）彩色多普勒超声检查（TCD）:可发现颅内外大动脉狭窄或闭塞所致血流速度改变或中断。

（4）脑脊液（CSF）检查:CSF 一般正常;大面积梗死时 CSF 压力可升高,细胞数、蛋白质稍增高;有出血性梗死时,CSF 中可见红细胞。

（5）超声心动图检查:部分患者超声心动图可发现心源性栓子。

【治疗原则】

1. 争取超早期治疗力争发病后尽早选取最佳治疗方案。

2. 个体化治疗根据患者年龄、基础疾病、缺血性卒中类型和病情严重程度等采取针对性治疗。

3. 整体化治疗采取针对性治疗同时,进行支持疗法、对症治疗和早期康复治疗,对卒中危险因素及时采取预防性干预。

二、脑　出　血

脑出血(intracerebral hemorrhage,ICH)是指原发性非外伤性脑实质内血管破裂引起的出血,发病率为每年(60～80)/10 万,占我国全部脑卒中的 20%～30%。脑出血的主要病因是长期高血压和脑动脉的变性改变。其发病机制是长期高血压使脑细小动脉发生玻璃样变性、纤维素样坏死,在此基础上血压骤然升高时易导致血管破裂出血。

【临床表现】

1. 一般表现　ICH 好发于 50～70 岁中老年人,男性多于女性,多有高血压病史。多数患者在情绪激动或活动时突然发病,发病后症状在数分钟至数小时内达到高峰。发病后多有血压明显升高。由于颅内压升高,常有头痛、呕吐、肢体瘫痪和不同程度的意识障碍。大约 10% ICH 病例有抽搐发作。

2. 局限性定位表现取决于出血部位和出血量

(1)基底节区出血

1)壳核出血:占 50%～60%,主要是豆纹动脉破裂引起。血肿常向内扩展波及内囊。出血量较小时表现为纯运动障碍,中等和大量出血较常出现偏瘫。还可出现双眼向病灶侧凝视,对侧偏身感觉障碍、同向性偏盲,优势半球受累可有失语。出血量大时患者很快出现昏迷,病情在数小时内迅速恶化。

2)丘脑出血:约占 10%,主要是丘脑穿通支或丘脑膝状体动脉破裂引起。中等或大量出血常引起病灶对侧偏瘫或偏身感觉障碍。优势半球受累可出现失语;非优势半球受累可有体象障碍及偏侧忽视症等。其他可出现精神症状和特征性眼征。累及丘脑下部或第三脑室时,表现为意识障碍加深、瞳孔缩小、中枢性高热及去皮质强直等。

3)尾状核头出血:较少见。临床表现为头痛、呕吐,对侧中枢性面、舌瘫,轻度颈强直;也可无明显的肢体瘫痪,而仅有脑膜刺激征。与蛛网膜下腔出血的表现相似。

(2)脑叶出血:约占 10%。常见原因包括脑动静脉畸形、脑淀粉样血管病、血液病、moyamoya 病、高血压等。以顶叶多见,其次为颞叶、枕叶及额叶。临床表现有头痛、呕吐等,癫痫发作比其他部位出血常见,而昏迷较少见。顶叶出血可有偏身感觉障碍,非优势半球受累有体象障碍。颞叶出血表现为 Wernicke 失语、精神症状等。枕叶出血表现为视野缺损。额叶出血可有轻偏瘫、Broca 失语、尿便障碍,并出现摸索和抓握反射等。

(3)脑桥出血:约占 10%,多由基底动脉的脑桥支破裂引起。大量出血时,患者很快进入昏迷,双侧瞳孔呈针尖样,侧视麻痹、四肢瘫痪,有去皮质强直发作,还可出现呕吐咖啡色胃内容物、中枢性高热等症状,常在 48 小时内死亡。出血量少时,意识清楚,病变同侧周围性面、展神经麻痹,对侧偏瘫,可有侧视麻痹。中脑出血少见,轻者表现为一侧或双侧动眼神经不全麻痹,或 Weber 综合征,重者出现昏迷、四肢弛缓性瘫痪,常迅速死亡。

(4)小脑出血:约占 10%。最常见的出血动脉是小脑上动脉的分支。发病突然,眩晕和共济失调明显。可伴有频繁呕吐及枕部疼痛等。出血量小时,主要表现为病变侧共济失调、眼球震颤、构音障碍和吟诗样语言。出血量增加时,还可表现出展神经麻痹、侧视麻痹、周期性面瘫、吞咽困难及锥体束征等。大量出血,尤其是蚓部出血时,患者很快进入昏迷,双侧瞳孔缩小呈针尖样,呼吸节律不规则,有去皮质强直发作,最后致枕骨大孔疝而死亡。

(5)脑室出血:占 3%～5%。出血量较少时,表现为头痛、呕吐、颈强直、Kernig 征阳性,一般意识清楚,有血性脑脊液,预后良好。出血量大时,很快进入昏迷,有去皮质强直发作,瞳孔缩小呈针尖样,呼吸深大,四肢弛缓性瘫痪,体温升高明显,预后差,多迅速死亡。

【诊断】

1. 病史　患者年龄、起病方式和基础疾病等。

2. 症状和体征　出现头痛、呕吐、血压升高和运动、感觉或意识障碍等。

3. 辅助检查

(1)实验室检查:部分患者白细胞暂时升高;部分患者血糖、尿素氮也可暂时性升高。

(2)影像学检查:颅脑 CT 扫描是诊断 ICH 首选的重要方法,可发现相应部位边界清楚的高密度影;MRI 可显示 T_1 等信号、T_2 略高信号影;血管造影可发现破裂血管及部位,还可发现动脉瘤、血管畸形等。

(3)CSF 检查:CSF 压力一般均增高,多呈血性。

【治疗原则】

基本治疗原则:①一般治疗:安静卧床、保持呼吸道通畅,加强护理,防止褥疮,注意维持水、电解质平衡。②脱水降颅压,控制脑水肿,减轻血肿造成的继发性损害。③控制血压:主张个体化治疗,根据患者年龄、既往有无高血压病史、脑出血病因、发病后血压情况、有无颅内高压及距离发病的时间间隔等,进一步调控血压。④防治继续出血。⑤局部亚低温治疗:在发病后 6 小时内应用,可减轻脑水肿。⑥防治并发症,以挽救生命,降低死亡率、残疾率和减少复发。当 ICH 病情危重致颅内压过高,内科保守治疗效果不佳时,应及时进行外科手术治疗。

三、蛛网膜下腔出血

蛛网膜下腔出血(subarachnoid hemorrhage,SAH)指脑底部或脑表面的病变血管非外伤性破裂,血液直接流入蛛网膜下腔引起的一种临床综合征,又称为原发性蛛网膜下腔出血,占急性脑卒中的 5% ~ 10%,年发病率为(6 ~ 20)/10 万。因脑实质内,脑室出血,硬膜外或硬膜下血管破裂,血液穿破脑组织流入蛛网膜下腔,称为继发性蛛网膜下腔出血。

SAH 常见病因依次为:颅内动脉瘤、血管畸形及其他。各种病因引起血管破裂后,血液流入蛛网膜下腔,刺激脑膜引起脑膜刺激征,并使颅腔内容物增多,导致颅内压增高;血液若阻塞脑脊液循环通路,使脑脊液回流、吸收受阻,可引起急性梗阻性脑积水和颅内压急剧增高;血细胞崩解后释放出血管活性物质刺激血管致血管痉挛,可使脑组织发生缺血甚至脑梗死。

【临床表现】

1. 一般特点各种年龄均可发病,以青壮年多见,多数为先天血管发育异常所致。老年患者症状不典型。起病突然,部分患者可有情绪激动、剧烈运动、咳嗽、排便等诱因。

2. 主要症状和体征最常见的症状为突发剧烈难忍的头痛,呈胀痛或炸裂样痛,常伴恶心、喷射状呕吐。半数患者有短暂意识障碍或烦躁、谵妄等精神症状,少数有癫痫发作。大多数患者在发病数小时后即可查见脑膜刺激征。一侧动眼神经麻痹,提示该侧后交通动脉瘤破裂。

3. 常见并发症

(1)再出血:多发生在起病的 4 周内,以第 2 周多见。表现为症状、体征又重复出现或加重,头颅 CT 或脑脊液检查可见新鲜出血。

(2)脑血管痉挛:早期痉挛常见于病后 3 ~ 5 天,迟发性痉挛多见于病后 5 ~ 15 天。表现为意识障碍加重和(或)局灶性神经功能损害体征。

(3)脑积水:急性脑积水多在起病后 2 天内发生,轻者表现为嗜睡、思维缓慢和近记忆受损,重者表现为急性颅内高压、脑干受压甚至脑疝等。亚急性脑积水多在起病后 2～4 周内发生,表现为痴呆、步态异常和尿失禁。

【诊断】

1. 病史 患者年龄、起病方式等。

2. 症状和体征 突发剧烈头痛、呕吐及脑膜刺激征阳性等。

3. 辅助检查

(1)影像学检查:首选 CT 检查。头颅 CT 可发现脑沟、脑裂及脑池内有高密度影,有时脑室内亦可见积血;数字减影血管造影可发现动脉瘤、血管畸形及 moyamoya 病等。

(2)腰椎穿刺:若 CT 不能确定 SAH 临床诊断,可行 CSF 检查。CSF 压力一般均增高,呈均匀血性。早期 CSF 中红细胞与白细胞比例与外周血相同。1 周后,CSF 黄变,白细胞增多,蛋白质含量增高,葡萄糖和氯化物无明显变化,并可发现含铁血黄素吞噬细胞。

(3)经颅多普勒超声(TCD):脑血管痉挛时,TCD 检测可见高流速频谱。

(4)心电图:可见 T 波高尖或明显倒置、PR 间期缩短和高 U 波等异常。

【治疗原则】

SAH 急性期的治疗原则是控制继续出血,脱水降颅压,防治继发性脑血管痉挛,防治再出血,防治并发症,寻找出血原因、治疗原发病和预防复发。

1. 内科治疗 ①一般及对症治疗:绝对卧床休息,避免可能引起血压、颅内压增高的因素,加强护理,注意营养支持,防止出现并发症。②脱水降颅压治疗。③预防再出血:抗纤溶药可抑制纤溶酶形成,推迟血块溶解和防止再出血。④防治迟发性脑血管痉挛:应用钙通道阻滞剂。⑤脑脊液置换疗法:可促进积血吸收和血管活性物质的清除,降低颅内压,减少脑血管痉挛。

2. 外科治疗 目的是根除病因、防止复发。

第二节 癫 痫

癫痫(epilepsy)是一组由各种原因引起的脑部神经元高度同步化且常具有自限性的异常放电导致的临床综合征。其发病机制是发作时大脑神经元出现异常的、过度同步性放电。根据病因可分为症状性或继发性癫痫、特发性癫痫及隐源性癫痫。

【临床表现】

癫痫发作的共同特征:①发作性,即症状突然发生,持续一段时间后迅速消失,间歇期正常。②短暂性,即症状持续时间很短,通常为数秒或数分钟,很少超过半小时(癫痫持续状态除外)。③重复性,即第 1 次发作后,间隔不同的时间会有第 2 次或更多次的发作。④刻板性,即每次发作的临床表现几乎一致。

不同类型癫痫的发作又具有各自的特征性。

1. 部分性发作是指源于大脑半球局部神经元的异常放电。

(1)单纯部分性发作:发作时无意识障碍。

1)部分运动性发作:表现为身体局部的不自主抽动。多见于一侧面部或一个肢体远端,常见的发作形式有:① Jackson 发作:表现为抽搐自手指—腕部—前臂—肘—肩—口角—面部逐渐发展,称为 Jackson 发作,严重者发作后遗留暂时性(数分钟至数天)肢体瘫痪,称为 Todd 麻痹。②旋转性发作:表现为双眼突然向一侧偏斜,继之头部不自主同向转动,伴有身体的旋转,但很少超过 180°,部分患者过度旋转可引起跌倒,出现继发性全身性发作。③姿势性发作:发作性一侧上肢外展,肘部屈曲,头向同侧扭转,眼睛注视着同侧。④语言性发作:不自主重复发作前的单音或单词,偶可有语言抑制。

2)感觉性发作:表现为一侧面部、肢体或躯干的麻木,刺痛;眩晕性发作表现为坠落感、漂动感或水平/垂直运动感;偶尔可表现本体感觉或空间知觉障碍性发作,出现虚幻的肢体运动感。特殊感觉性发作则出现味、嗅、听、视幻觉。

3)自主神经性发作:表现为上腹部不适、恶心、呕吐、面色苍白、出汗、竖毛、瞳孔散大等。

4)精神症状性发作:可表现为各种类型的遗忘症(如似曾相识、似不相识、强迫思维、快速回忆往事)、情感异常(恐惧、忧郁、欣快、愤怒)、错觉(视物变形、变大、变小,声音变强或变弱)、复杂幻觉等。

(2)复杂部分性发作:主要特征是意识障碍。

1)自动症。主要特征是意识障碍和患者出现的无目的性的发作性行为异常。部分患者发作前有感觉和运动先兆,发作时与外界接触不良,对外界刺激无反应。随后出现一些看起来有目的但实际上无目的的活动,如反复咂嘴、噘嘴、咀嚼、舔舌、磨牙或吞咽(口、消化道自动症)或反复搓手、抚面,不断地穿衣、脱衣、解衣扣、摸索衣裳(手足自动症),也可表现为游走、奔跑、无目的地开门、关门、乘车上船;还可出现自言自语、叫喊、唱歌(语言性自动症)或机械重复原来的动作。发作后患者意识模糊,常有头昏,不能回忆发作中的情况。

2)仅有意识障碍,此时需与失神发作鉴别。

3)先有单纯部分性发作,继之出现意识障碍。

4)先有单纯部分性发作,后出现自动症。

(3)部分继发全身性发作:先出现上述部分性发作,随之出现全身性发作。

2. 全身性发作最初的症状学和脑电图提示发作起源于双侧脑部,多在发作初期就有意识丧失。

(1)全身强直-阵挛性发作:为最常见的发作类型之一,主要临床特征是意识丧失和双侧强直后出现阵挛。早期出现意识丧失、跌倒,随后的发作分为 3 期:

1)强直期:表现为全身骨骼肌强直性收缩。眼肌收缩出现眼睑上牵、眼球上翻或凝视;咀嚼肌收缩出现口强张,随后猛烈咬合,可咬伤舌尖;喉肌和呼吸肌强直性收缩致患者尖叫一声,呼吸停止;颈部和躯干先屈曲,后反张,上肢由上举后旋转为内收前旋,下肢先屈曲后强烈伸直,持续 10～20 秒后进入阵挛期。

2)阵挛期:肌肉交替性收缩与松弛,呈一张一弛交替性抽动,阵挛频率逐渐变慢,间歇期延长,在一次剧烈阵挛后,发作停止,进入发作后期。以上两期均伴有呼吸停止、血压升高、瞳孔扩大、唾液和其他分泌物增多。

3)发作后期:此期尚有短暂阵挛,可引起牙关紧闭和大小便失禁。呼吸首先恢复。随后瞳孔、血压渐至正常。肌张力松弛,意识逐渐恢复。从发作到意识恢复历时 5～15 分钟。醒后患者感头痛、全身酸痛、嗜睡,部分患者有意识模糊。

(2)强直性发作:表现为与强直-阵挛发作中强直期相似的全身骨骼肌强直性收缩,常伴有明显自主神经症状,如面色苍白等。

(3)阵挛性发作:类似全身强直-阵挛性发作中阵挛期的表现。

(4)失神发作:特征是突然发生和突然终止的意识丧失。①典型失神发作:表现为活动突然停止、发呆、呼之不应、手中物体落地。每次发作持续数秒钟,每天可发作数十次,甚至上百次。发作后立即清醒,无明显不适,可继续先前的活动。醒后不能回忆,甚至不知道刚才发了病。②不典型失神发作:其发生和终止均较典型失神发作缓慢,常伴肌张力降低。

(5)肌阵挛性发作:表现为快速、短暂、触电样肌肉收缩,可遍及全身,也可局限于某个肌群,常成簇发生。

(6)失张力发作:表现为肌张力突然丧失,可导致头或肢体下垂及跌倒。

3. 癫痫持续状态　癫痫部分或全身性发作在短时间内频繁发生,全身性发作在 2 次发作之间意识不清楚,全身或部分性发作持续 30 分钟以上称为癫痫持续状态。

【诊断】

诊断需要遵循 3 步原则:①首先确定是否是癫痫:特点是局灶起始的痫性发作先兆、发作后的意识模糊。②明确癫痫发作的类型或癫痫综合征。③确定癫痫的病因:如是继发性癫痫,还需确定癫痫的病因。

1. 病史　患者年龄、发作的详细过程、发作诱因和频率等。

2. 症状和体征　根据患者的发作史,特别是目击者提供的发作过程的详细描述等。

3. 辅助检查

(1)脑电图(EEG):典型的 EEG 表现是棘波、尖波、棘-慢或尖-慢复合波。不同类型的癫痫,其 EEG 有不同的表现:①全面强直-阵挛发作典型 EEG 改变是,强直期开始逐渐增强的 10Hz 棘波样节律,然后频率不断降低,波幅不断增高,阵挛期弥漫性慢波伴间歇期棘波,痉挛后期呈明显脑电抑制,发作时间越长,抑制越明显。②强直性发作时的 EEG 为暴发性棘波。③典型失神发作时 EEG 呈双侧对称 1Hz 棘-慢综合波;不典型失神发作时 EEG 显示 2.0~2.5Hz 棘-慢波或尖-慢波,背景活动异常。④肌阵挛性发作典型 EEG 改变为多棘-慢波;⑤失张力发作 EEG 示多棘-慢波或低电位活动。

(2)神经影像学检查:包括 CT 和 MRI,可发现颅内肿瘤、灰质异位等病因。

【治疗原则】

有明确病因者应首先行病因治疗。无明确病因,或虽有明确病因但不能根除病因者,需考虑药物治疗。对药物治疗无效的难治性癫痫,可考虑手术治疗。

药物治疗的一般原则:

(1)确定是否用药:一般半年内发作 2 次以上者,诊断明确后,应当使用抗癫痫药。

(2)正确选择药物:根据癫痫发作类型、癫痫及癫痫综合征类型、副作用大小、价格等选择用药。

(3)药物的用法:小剂量开始,逐渐增加。

(4)严密观察药物不良反应:定期监测血、尿常规和肝、肾功能。

(5)尽可能单药治疗。

(6)合理的联合用药。

(7)适时把握终止治疗时机。

第三节　中枢神经系统感染性疾病

中枢神经系统(central nervous system,CNS)感染是指各种生物性病原体侵犯 CNS 实质、被膜及血管等引起的急性或慢性 CNS 炎症性疾病。CNS 感染途径主要有:①血行感染:病原体通过呼吸道或昆虫叮咬、动物咬伤损伤皮肤黏膜后进入血液,或使用不洁注射器、输血等直接进入血流,并随血进入 CNS;面部感染时病原体可经静脉逆行进入颅内;孕妇感染的病原体可经胎盘传给胎儿。②直接感染:病原体通过穿通性颅脑外伤或邻近组织感染直接向颅内蔓延。③逆行感染:嗜神经病毒如狂犬病毒、单纯疱疹病毒等首先感染皮肤、呼吸道或消化道黏膜,然后经神经轴突、淋巴管或神经纤维间的组织间隙逆行进入颅内。

一、病毒性脑膜炎

病毒性脑膜炎(viral meningitis)是一组由各种病毒引起的急性、自限性脑膜弥漫性炎症。柯萨奇病毒、埃可病毒和肠道病毒 71 型是病毒性脑膜炎最常见的致病菌。其次为流行性腮腺炎、单纯疱疹病毒及腺病毒。

【临床表现】

本病多在夏秋季节高发,儿童多见。多为急性起病,出现病毒感染的全身中毒症状如发热、头痛、畏光、恶心、呕吐、食欲减退、腹泻、肌痛及全身乏力等,并可有脑膜刺激征,病程在儿童常超过 1 周,成人可持续 2 周或 2 周以上。

【诊断】

1. 病史　患者年龄、起病方式等。

2. 症状和体征特征　病毒感染症状、脑膜刺激征等。

3. 辅助检查

(1)脑脊液(CSF)检查:CSF 压力轻至中度增高,无色透明,白细胞一般在(100~1000)× 10^6/L,早期可有多形核中性粒细胞,8~48 小时后以淋巴细胞为主。蛋白含量轻度增高,糖和氯化物含量正常。

(2)病原学检查:免疫荧光技术或放射免疫技术可测定脑脊液或血清中的病毒抗体(IgG 或 IgM)或病毒抗原。聚合酶链反应(PCR)技术可检测出病毒抗原片段。

【治疗原则】

本病是一种自限性疾病,一般于病后数天内开始恢复,并且于数周内痊愈,不需特殊抗病毒药物治疗。但对已明确病原体的脑膜炎,可应用抗病毒药物治疗,可明显缩短病程和缓解症状。临床主要是对症、支持治疗和防治合并症。

二、单纯疱疹病毒性脑炎

单纯疱疹病毒性脑炎(herpes simplex virus encephalitis,HSE)是单纯疱疹病毒(herpes simplex virus,HSV)引起的急性 CNS 感染,亦称急性坏死性脑炎、急性包涵体脑炎,是 CNS 最常见的病毒感染性疾病。该病可见于任何年龄,且发病无季节性。

【临床表现】

HSE 多为急性起病,少数表现为亚急性、慢性或复发性。任何年龄均可患病,约 2/3 的患者发生于 40 岁以上的成人。前驱期可有发热、全身不适、头痛、腹痛、腹泻、肌痛、嗜睡等症状。病程长短不一,严重者可因颅内压增高,在数天内因脑疝而死亡。

常见症状包括:①病后体温可高达 38~40℃,一般持续 1 周左右。②多有一般神经系统症状,如头痛、头晕、恶心、呕吐、脑膜刺激征等。③精神症状常较突出,可表现为人格改变、注意力涣散、反应迟钝、言语减少、情感淡漠、表情呆滞、行为懒散,甚至不能自理生活,或表现木僵、缄默。④部分患者出现不同形式的癫痫发作。⑤多数患者发生不同程度的意识障碍。⑥可出现局灶症状,如偏瘫、失语、脑神经征、锥体外系及脑干症状等,常两侧明显不对称。⑦约 1/4 的患者有口唇、皮肤黏膜疱疹史。

【诊断】

1. 病史　患者年龄、起病方式,口唇、皮肤黏膜疱疹史等。

2. 症状和体征　脑实质损害表现以意识障碍、精神症状和癫痫为主等。

3. 辅助检查

(1)实验室检查:①血液学:白细胞及中性粒细胞增高,血沉加快。②CSF 检查:压力正常或轻至中度增高;白细胞轻度或中度增加,一般在(50~500)× 10^6/L,最多可达 1000× 10^6/L,以淋巴细胞或单核细胞为主;可有红细胞数增多,有时脑脊液黄变,除外腰椎穿刺损伤则是脑实质出血、坏死的表现,提示出血性坏死性脑炎;蛋白质呈轻、中度增高,糖和氯化物多数正常。③病原学检查:HSV 特异性 IgM、IgG 抗体:脑脊液抗体有增高的趋势,滴度在 1:80 以上,双份脑脊液抗体有 4 倍以上增高,血与脑脊液的抗体比值<40。

(2)脑电图:早期即出现脑电图异常。常表现为弥漫性高波幅慢波,以单侧或双侧颞、额区异常更明显,甚至可出现颞区的尖波与棘波。

(3)神经影像学检查:头颅 CT 多数患者可见颞叶及额叶的边界不清的低密度区,其中常可见不规则的高密度点、片状出血影。头颅 MRI 的 T2 加权像上显示颞叶、额叶眶面或岛回清晰的高信号区。

【治疗原则】

本病的治疗原则是积极抗病毒、免疫治疗、抑制炎症、对症支持治疗。

1. 抗病毒治疗即病因治疗,应用抗病毒药物,能抑制病毒 DNA 的合成。首选药物为阿昔洛韦,其他常用抗病毒药物有喷昔洛韦、泛昔洛韦等。

2. 免疫治疗应用干扰素、转移因子等。干扰素是细胞受病毒感染后产生的一种高活性糖蛋白,具有广谱的抗病毒活性。转移因子可使正常淋巴细胞致敏而转化为免疫淋巴细胞。

3. 抑制炎症应用肾上腺皮质激素,可控制 HSE 炎症反应和减轻水肿。

4. 对症支持治疗对重症及昏迷的患者尤为重要,注意保持呼吸道通畅,维持营养及水、电解质的平衡。必要时可小量输血或给予静脉高营养;对于严重脑水肿及颅内压增高者及时脱水降颅内压治疗;有高热、抽搐、精神症状者,分别予降温、抗惊厥及镇静等处理。

第四节　脑变性疾病

脑变性疾病是一组慢性进行性损害神经组织的疾病。脑变性疾病涉及的病种较多,包括阿尔茨海默病、帕金森病、亨廷顿病、多系统萎缩、遗传性共济失调等。本节仅讲述阿尔茨海默病和帕金森病。

一、阿尔茨海默病

阿尔茨海默病(Alzheimer disease,AD)是发生于老年和老年前期、以进行性认知功能障碍和行为损害为特征的 CNS 退行性病变,是痴呆最常见的病因。临床特征为隐袭起病,进行性认知功能减退,伴有人格改变。一般症状持续进展,最终导致丧失生活自理能力并死亡。

【临床表现】

1. 认知功能障碍是 AD 的核心症状。认知功能包括记忆、判断、学习、语言等。近记忆障碍常为本病的首发症状,可伴有远记忆力障碍。表现为对刚发生的事、刚说过的话不能记忆等。随后,智能衰退日益严重,进食不知饥饱,经常迷路,甚至在自己非常熟悉的环境中(如自己家中)也不能顺利到达想去的地点。有时患者不能正确使用词汇,不能认识镜中自己的形象,可有失语、失认、失用、计算不能及强握、吸吮等原始反射。

2. 情感障碍部分患者早期以情感障碍为主,表现为躁狂或抑郁症状,随着病情日益加重,痴呆症状逐渐明显。患者尚可有性格改变,缺乏羞耻及道德感,不注意个人卫生,不能料理自己的生活,常收集废纸杂物并视为珍宝。

3. 精神症状可出现定向力障碍,主要表现为时间、地点和人物定向力障碍。早期常表现明显的时间定向力障碍,随后可出现地点定向力障碍,病情进一步发展便出现人物定向力障碍。

4. 躯体方面外貌苍老,毛发苍白,皮肤干燥多皱,色素沉着,牙齿脱落,肌肉萎缩,痛觉消失,其他神经系统检查常无明显阳性体征,晚期可出现震颤、痉挛、偏瘫及肌强直等。

病情进行性发展,病程通常为 5 ~ 10 年,很少能自愈,最后发展至严重的痴呆,常因褥疮、骨折、肺炎等继发性躯体疾患或衰竭而死亡。

【诊断】

1. 病史　患者年龄、起病方式等。

2. 症状和体征 进行性智能衰退、记忆障碍、认知障碍和精神症状等。

3. 辅助检查

（1）神经影像学检查：CT 可见脑萎缩征象，如脑室增大、脑沟增宽、加深等；MRI 可见皮、髓质分界消失、颞叶内侧高信号和海马萎缩伴海马裂扩大。

（2）CSF 检查：一般无明确异常，免疫荧光技术检测偶有 tau 蛋白、β- 淀粉样蛋白增高。

（3）脑电图：早期 α 节律丧失及电位降低，常见弥漫性慢波，且脑电图减慢的程度与痴呆的严重程度具有相关性。

（4）神经心理学测试：可发现认知功能损害。

4. AD 的分型

（1）老年前期型：起病 <65 岁，症状进展迅速，较早出现失语、失写、失用等症状。

（2）老年型：起病 >65 岁，病情进展缓慢，以记忆损害为主要临床表现。

（3）非典型或混合型：临床表现不能归结于上述两型者。

（4）其他或待分类的 AD。

【治疗原则】

目前的治疗方法主要是支持、对症治疗，在综合治疗的基础上针对主要病因进行重点治疗。

1. 非药物治疗包括生活护理、职业训练、音乐治疗和群体治疗等，并且需加强营养支持治疗和对症治疗。

2. 药物治疗

（1）改善认知功能：①胆碱能制剂：多奈哌齐、利斯的明、石杉碱甲等。②非竞争性 N- 甲基- D- 门冬氨酸受体拮抗剂：美金刚。③其他药物：如脑代谢激活剂吡拉西坦、钙通道阻滞剂尼莫地平、抗氧化剂维生素 E 和非甾体抗炎药物及雌激素等。

（2）对症治疗：患者如出现抑郁、睡眠障碍、癫痫发作等症状，可予抗抑郁药、镇静助眠药物、抗癫痫药物等对症治疗。

二、帕金森病

帕金森病（Parkinson's disease，PD）是一种 50 岁以上中老年人常见的中枢神经系统变性疾病。临床上以静止性震颤、运动迟缓、肌强直和姿势步态异常为主要特征。

【临床表现】

多于 50 岁以后发病，男性比女性稍多。起病缓慢，逐渐进展。症状常始于一侧上肢，逐渐波及同侧下肢，再波及对侧上肢及下肢。

1. 静止性震颤（static tremor） 震颤常为本病的首发症状。多始于一侧上肢远端，静止时出现或明显，运动时减轻或停止，紧张时加剧，睡眠时消失。拇指与屈曲的示指间呈"搓丸样"（pill- rolling）动作。部分患者可出现姿势性震颤，少数 70 岁以上老年患者可无震颤。

2. 肌强直（rigidity） 指被动运动关节时阻力增加，为本病最重要的症状之一。常始于一侧上肢近端，通常上肢重于下肢。其特点为被动运动关节时阻力大小始终一致，基本不受被动运动的速度和力量影响，类似弯曲软铅管的感觉，故称"铅管样强直"（lead- pipe rigidity）；在静止性震颤患者中，伸屈肢体时可感到在均匀的阻力中出现断续停顿，如同转动齿轮感，称为"齿轮样强直"（cogwheel rigidity）。

3. 运动迟缓（bradykinesia） 指随意动作减少，动作迟缓，尤其开始动作时为甚。如穿衣、翻身、进食、洗漱等日常活动难以完成，甚至可出现运动困难；患者面部表情肌运动减少，可见面容刻板，双眼凝视，瞬目减少，呈现"面具脸"（masked face）；口、咽、腭部的肌肉运动障碍,出现流涎或吞咽困难,语速变慢,语音低调;上肢和手部肌肉强直,出现书写困难或写字过小,呈现"写字过小征"。

4. 姿势步态异常 由于四肢、躯干、颈部肌强直可使患者出现特殊的屈曲体姿,表现为头部前倾,上肢肘关节屈曲,腕关节伸直,前臂内收,躯干和下肢屈曲;患者走路转弯时平衡障碍极为明显,必须采取连续原地小步行走,使躯干和头部一起转动。由于协调运动障碍,步态异常最为突出,表现为行走时上肢伴随运动减少或消失,步伐变小、变快并向前冲,形成特殊的慌张步态。

5. 其他表现 PD 精神症状发生率较高,以抑郁最多见。其他较常见的有睡眠障碍,自主神经系统症状表现为顽固性便秘、夜间大量出汗、体位性低血压,尚可见皮脂腺分泌亢进所致的"脂颜"(oily face)。

【诊断】

1. 病史 患者发病年龄、起病方式等。

2. 症状和体征 静止性震颤、运动迟缓、肌强直和姿势步态异常等。

3. 辅助检查

(1)实验室检查:采用高效液相色谱仪检测到脑脊液中多巴胺(DA)的代谢产物高香草酸(HVA)含量和 5-HT 的代谢产物 5-吲哚乙酸(5-HIAA)的含量降低,尿中 DA 及其代谢产物 HVA 的含量降低。

(2)神经影像学检查:MRI 可见黑质变薄或消失。正电子发射断层扫描(PET)可见壳核和尾状核的放射性聚集减低,且壳核重于尾状核。

【治疗原则】

目前 PD 的治疗目标是减轻症状、缓解进程,提高生存质量。药物治疗在各种治疗方法中最为有效。

1. 药物治疗应从小剂量开始,缓慢递增,尽量以较小剂量达到较满意疗效;根据患者的年龄、症状、严重程度、就业情况、药物价格及经济承受能力等个体化治疗。常用药物包括:①抗胆碱能药物:苯海索、甲磺酸苯扎托品、环戊丙醇等。②金刚烷胺。③多巴胺能药物:左旋多巴及复方左旋多巴,左旋多巴常与外周的脱羧酶抑制剂(卡比多巴或苄丝肼)联合应用,常用复方制剂有美多巴和心宁美。

2. 外科治疗不能作为首选,只适用于药物治疗效果不佳、不能耐受或出现异动症的患者。

3. 康复治疗进行语言、进食、走路及各种日常生活的训练和指导可改善患者生活质量。

第五节 周围神经疾病

周围神经疾病(peripheral neuropathy)是指原发于周围运动、感觉和自主神经系统的结构和功能障碍。其病因可能与营养代谢、遗传、血管炎、肿瘤、药物及中毒、外伤或机械压迫等原因相关。它们选择性的损伤周围神经的不同部位,导致相应的临床表现。周围神经受损的临床表现是受损神经支配区的运动、感觉及自主神经功能异常。

一、吉兰-巴雷综合征

吉兰-巴雷综合征(Guillain-Barré syndrome,GBS)又称急性炎症性脱髓鞘性多发性神经病(acute inflammatory demyelinating polyneuropathy,AIDP),是一组自身免疫介导的、急性或亚急性发病,病理改变为周围神经炎性脱髓鞘,临床表现为四肢对称性、弛缓性瘫痪的周围神经疾病。也常累及脑神经。

【临床表现】

本病发生于任何年龄,全年均可发病。多数患者起病前4周内有呼吸道或胃肠道感染症状,少数有疫苗接种史。呈急性或亚急性起病。首发症状常为四肢远端对称性瘫痪。瘫痪可自肢体远端向近端发展或相反。可涉及躯干和脑神经,严重者可累及肋间肌和膈肌出现呼吸肌麻痹。瘫痪为弛缓性,腱反射减弱或消失。初期肌肉萎缩不明显,后期可出现肢体远端肌肉萎缩。

多数患者发病时有感觉异常,一般比运动障碍轻。表现为肢体远端刺痛、麻木、灼烧感等,可出现手套、袜套样感觉减退。某些患者疼痛可非常明显,可有肌肉压痛,尤其是腓肠肌。

脑神经损害亦可为首发症状,以双侧面神经麻痹最常见,其次为舌咽和迷走神经麻痹,表现为面瘫、声音嘶哑、吞咽困难。动眼、舌下、三叉神经受累较为少见;偶可见视乳头水肿。自主神经症状可有多汗、皮肤潮红、心动过速等。多数患者病情发展迅速,3~15天内达到高峰,在4周内停止进展。本病主要的危险是呼吸肌麻痹,常见的并发症是肺部感染、严重心律失常及心力衰竭等。

【诊断】

1. 病史 病前4周内有感染史、起病方式等。

2. 症状和体征 四肢对称性弛缓性瘫痪等。

3. 辅助检查

(1)CSF检查:发病第2周,大多数患者CSF蛋白质增高而细胞数正常或接近正常,即蛋白-细胞分离现象。蛋白增高自(0.8~8)g/L不等,在起病第3周末达高峰。CSF压力多正常,少数患者CSF无变化。

(2)神经传导速度和肌电图检查:发病早期可能仅有F波或H波反射延迟或消失。神经传导速度减慢,远端潜伏期延长,动作电位波幅正常或下降。

(3)心电图:严重患者可有心电图改变,常见为窦性心动过速和ST-T改变。

(4)腓肠神经活检:可发现脱髓鞘及炎性细胞浸润。

【治疗原则】

主要包括病因治疗、辅助呼吸及支持、对症治疗及预防并发症。

1. 病因治疗 主要目的是抑制免疫反应、清除致病因子、阻止病情发展。治疗措施包括静脉注射免疫球蛋白、应用皮质激素、血浆置换等。

2. 辅助呼吸 呼吸肌麻痹是本病最主要的危险,应观察呼吸情况,必要时行气管插管或气管切开,呼吸机辅助呼吸,同时加强气管切开后的护理。

3. 对症支持治疗及防治并发症 注意维持患者营养及水、电解质与酸碱平衡,加强营养支持治疗,加强护理,预防感染。

二、三叉神经痛

三叉神经痛(trigeminal neuralgia)是指三叉神经分布区内反复发作的阵发性、短暂性剧烈疼痛,不伴有三叉神经功能破坏。本病分为原发性和继发性两种类型。

【临床表现】

1. 年龄、性别 常于40岁后起病,多见于女性。

2. 疼痛部位 严格限于三叉神经分布区内,以上颌支、下颌支受累最常见,多为单侧发作。

3. 疼痛性质 常是剧烈的电击样、针刺样、撕裂样或刀割样疼痛,严重者伴同侧面肌反射性抽搐,称为"痛性抽搐"(tic douloureux)。发作时可伴有面部潮红、皮温升高、球结膜充血、流泪等。

4. 疼痛发作　常无先兆,为突发的短暂性剧痛,持续数秒或 1~2 分钟,突然停止。间歇期完全正常。发作可数天 1 次至每天数百次。多数随着病程迁延,发作时间延长,间歇期缩短,甚至为持续性发作,很少自愈。

5. 扳机点　在疼痛发作范围内常有一些特别敏感的区域,轻触即可诱发,称为"扳机点",多分布于口角、鼻翼、颊部或舌面,致使患者不敢进食、说话、洗脸、刷牙,故面部及口腔卫生差,面色憔悴,情绪低落。

【诊断】

1. 病史　发病年龄、起病方式等。

2. 症状和体征　疼痛发作部位、性质、面部扳机点、神经系统无阳性体征等。

【治疗原则】

原发性三叉神经痛治疗原则以止痛为目的,药物治疗为主,无效时可用神经阻滞疗法或手术治疗。继发性三叉神经痛应针对病因治疗。

1. 药物治疗是基本治疗,常用药物包括卡马西平、苯妥英钠、维生素 B$_{12}$等。

2. 封闭治疗服药无效者可行封闭治疗,即将药物注射到三叉神经分支或半月神经节内,破坏感觉神经细胞,可达到止痛效果。

3. 经半月神经节射频电凝疗法通过选择性破坏三叉神经痛觉纤维达到治疗目的。适应证同封闭治疗。

4. 手术治疗用于其他治疗方法无效者。

第六节　脊 髓 疾 病

脊髓疾病是指各种原因引起脊髓及其神经的损伤,由此导致相应的组织器官出现结构和功能损害的一组疾病。脊髓损害的主要临床表现为运动障碍、感觉障碍及自主神经功能障碍。不同的脊髓疾病所引起的脊髓损害常具有特殊的好发部位。

一、急性脊髓炎

急性脊髓炎(acute myelitis)是指各种感染后变态反应引起的急性横贯性脊髓炎性病变,是临床最常见的一种脊髓炎。本病病因可能与病毒感染后变态反应有关,并非病毒感染的直接作用。

【临床表现】

任何年龄均可发病,但多见于青壮年,无性别差异,散在发病。起病较急,多数患者在 2~3 天内症状、体征发展达高峰。起病前 1~2 周内常有呼吸道或胃肠道感染症状,或有疫苗接种史。劳累、受凉、外伤等为诱因。常先有双下肢麻木或背痛或束带感,数小时至数天内出现受损平面以下肌无力或截瘫、感觉缺失及膀胱、直肠括约肌功能障碍。

1. 运动障碍急性起病,迅速进展,早期为脊髓休克期,表现为四肢瘫或双下肢弛缓性瘫痪,肌张力低下、腱反射消失、病理反射阴性。一般持续 2~4 周则进入恢复期,肌张力逐渐增高,腱反射活跃,出现病理反射,肢体肌力恢复,常从下肢远端开始逐步上移。如并发肺部感染、泌尿系感染或褥疮等,脊髓休克期可延长。脊髓严重损伤时,常导致屈肌张力增高。下肢任何部位的轻微刺激或膀胱充盈,均可引起下肢屈曲痉挛,伴有出汗、竖毛、战栗、血压增高、大小便自动排出等症状,称为总体反射,常提示预后不良。

2. 感觉障碍病变平面以下所有感觉均消失。在感觉缺失平面的上缘有一感觉过敏区或束带感。随着病情恢复,感觉平面逐渐下降,但较运动功能恢复慢。

3. 自主神经功能障碍早期表现为尿潴留,膀胱无充盈感,呈无张力性神经源性膀胱,可因膀胱过度充盈(尿量可达1000ml)而出现充盈性尿失禁。随着病情好转,膀胱容量缩小,脊髓反射功能逐渐恢复,尿充盈至300～400ml时会自动排尿,称反射性神经源性膀胱。病变平面以下其他自主神经功能障碍,如皮肤干燥、少汗或无汗、皮肤水肿或脱屑、指甲松脆、角化过度等。

若脊髓损害节段呈上升性,在起病1～2天甚至数小时内上升至延髓,瘫痪由下肢迅速波及上肢甚至延髓支配的肌群,出现吞咽困难、构音不良、甚至呼吸肌麻痹而死亡,称为上升性脊髓炎。

【诊断】

1. 病史 起病方式、病前有感染史或疫苗接种史等。

2. 症状和体征 脊髓横贯性损害的临床表现。

3. 辅助检查

(1)实验室检查:①血液学:白细胞正常或轻度升高。②CSF:无色透明;白细胞正常或有不同程度增高,可高至(20～200)×10^6/L,以淋巴细胞为主;蛋白质正常或轻度增高(多为0.5～1.2g/L),如脊髓水肿严重,蛛网膜下腔部分梗阻,蛋白质含量可明显增高;糖和氯化物正常。

(2)神经影像学检查:MRI可见脊髓病变部位脊髓增粗、严重肿胀、T2加权相呈高信号改变。

【治疗原则】

急性脊髓炎应早期诊断,尽早治疗、精心护理、早期康复训练。

1. 一般治疗加强护理,保持皮肤清洁,按时翻身、拍背、排痰,保持呼吸道通畅,防治各种并发症。

2. 药物治疗应用皮质激素、免疫球蛋白可控制病情进展;维生素B族有助于神经功能恢复;抗生素及时治疗感染;还可用血管扩张药、神经营养药辅助治疗。

3. 康复治疗早期宜进行被动活动,瘫痪肢体保持功能位;肌力部分恢复时,鼓励主动锻炼。

二、脊髓空洞症

脊髓空洞症(syringomyelia)是脊髓的一种慢性、进行性的变性疾病。常好发于颈部脊髓。当病变累及延髓时,则称为延髓空洞症(syringobulbia)。典型的临床表现是节段性分离性感觉障碍,病变节段支配区肌肉萎缩及营养障碍。Barnett等将脊髓空洞症分为四型:

1. 脊髓空洞伴第四脑室正中孔阻塞和中央管扩大 ①合并Ⅰ型Chiari畸形。②伴后颅窝囊肿、肿瘤、蛛网膜炎等造成第四脑室正中孔阻塞。

2. 特发性脊髓空洞症

3. 继发性脊髓空洞症 脊髓肿瘤、外伤、脊髓蛛网膜炎和硬膜炎所致。

4. 单纯性脊髓积水或伴脑积水

【临床表现】

发病年龄通常为20～30岁,男女比例约为3:1。起病隐匿,进展缓慢,常迁延数十年之久,最早出现的症状常在上肢分布区,呈节段性分布。

1. 感觉障碍 较多患者以感觉障碍为首发症状。最早症状常为相应支配区自发性疼痛,继而出现节段性分离性感觉障碍,表现为单侧或双侧的手部、臂部、尺侧或一部分颈部、胸部的痛温觉丧失,呈短上衣样分布,而触觉及深感觉相对正常。患者常因烫伤、刺伤或割伤才发现痛、温觉的缺失。若累及三叉神经脊束核尾端,可造成面部分离性感觉障碍。晚期脊髓后索和(或)脊髓丘脑侧束被累及时,表现为空洞水平以下各种传导束型感觉障碍。

2. 运动障碍 前角细胞受累时,出现相应节段支配区域肌无力、肌萎缩、肌张力降低,可有肌束震颤、腱反射减退或消失,颈膨大区空洞可导致双手肌肉明显萎缩,呈"鹰爪"样。晚期在空洞水平以下出现锥体束征,表现为肌张力增高、腱反射亢进、病理反射阳性,腹壁反射消失。如空洞内发生出血,病情可突然恶化。

3. 神经营养性障碍及其他症状 病损节段分布区可出现出汗过多或过少,皮肤增厚或菲薄、过度角化,皮肤及手指苍白,受伤后难以愈合,皮肤烫伤或其他损伤后可发生无痛性、顽固性溃疡及瘢痕形成,甚至指、趾末端无痛性坏死、脱落,称为 Morvan 征。关节痛觉缺失,引起关节磨损、萎缩、畸形、关节肿大,活动范围过度,运动时有明显的骨摩擦音而无疼痛感,称为夏科(Charcot)关节。颈、胸段病变损害交感神经通路时,可产生 Horner 征。晚期可出现神经源性膀胱及大小便失禁。此外,本病常伴有多种先天畸形,如颈肋、脊柱裂、寰枕畸形、脊柱侧弯或后凸畸形、颅底凹陷症、扁平颅底、弓形足等。

【诊断】

1. 病史 青壮年起病、起病隐匿、病情进展缓慢等。

2. 症状和体征 节段性分离性感觉障碍、肌无力、肌萎缩及皮肤、关节营养障碍等。

3. 辅助检查

(1)脑脊液:常无特征性改变,较大空洞可出现椎管部分梗阻并引起脑脊液蛋白质含量增高。

(2)影像学检查:X 线检查可发现 Charcot 关节、寰枕畸形和脊柱畸形;延迟脊髓 CT 扫描(DMCT)可清晰显示出高密度的空洞影像;MRI 可清晰显示空洞的位置、大小、范围以及是否合并 Arnold-Chiari 畸形。

【治疗原则】

目前主要的治疗措施为对症治疗、手术治疗等。

1. 对症治疗 可给予 B 族维生素、辅酶 A、ATP、肌苷等;有疼痛者对症镇痛;痛觉消失者防止烫伤或冻伤;辅助被动活动关节。

2. 手术治疗 可防止空洞扩大。根据分型选择手术方式。

三、运动神经元病

运动神经元病(motor neuron disease,MND)是一组选择性侵犯脊髓前角细胞、脑干运动神经元、皮质锥体细胞和锥体束的慢性进行性变性疾病。临床表现为上、下运动神经元损害的不同组合,特征表现是肌无力和萎缩、延髓麻痹及锥体束征。由于选择性侵犯运动神经元,所以通常感觉系统不受累。

【临床表现】

多中年发病,男性多于女性,起病隐匿,进展缓慢,也可呈亚急性起病,病程多在 2~8 年。主要临床表现为肌萎缩、肌无力和锥体束征的不同组合。可分为不同的临床类型:进行性脊肌萎缩(PSMA)、进行性延髓麻痹(PBP)、原发性侧索硬化(PLS)、肌萎缩侧索硬化(ALS)。但不少进行性脊肌萎缩或原发性侧索硬化的患者可发展成典型的肌萎缩侧索硬化症。

1. 进行性脊肌萎缩 大多为遗传性。病程可达 10 年以上。病变仅累及下运动神经元,以脊髓前角细胞支配的肌肉为主,也可累及脑神经运动核支配的肌肉。常见的首发症状为双上肢远端肌肉萎缩、无力,逐渐波及前臂、上臂和肩部肌群。肌萎缩也可从一侧开始,逐渐波及对侧,由远端向近端缓慢发展,受累肌肉萎缩明显,可见肌束颤动,肌张力降低,腱反射减弱,病理反射阴性。少数患者肌萎缩首先从下肢开始,当累及呼吸肌时出现呼吸肌麻痹或合并肺部感染导致死亡。

2. 进行性延髓麻痹　少见,多在 40 岁后发病,疾病一开始累及延髓的舌下神经核、疑核,出现构音不清,声音嘶哑,饮水呛咳、吞咽困难、流涎,舌肌萎缩及肌束颤动。下面部肌受累可出现表情淡漠、呆板。后期可侵犯脑桥的面神经核及三叉神经核,出现唇肌萎缩、咀嚼无力。因皮质脑干束常被波及,故常合并核上性延髓麻痹,呈现真假延髓性麻痹并存的现象。若同时损害双侧皮质延髓束,可出现强哭、强笑。本病发作迅速,多在 1~2 年内因呼吸肌麻痹或继发肺部感染而死亡。

3. 原发性侧索硬化　罕见,多于中年后发病。常见首发症状为双下肢对称性僵硬、乏力,肌张力增高,行走时出现痉挛性或剪刀样步态。病变逐渐累及双上肢。一般无肌萎缩和感觉障碍,括约肌功能不受累。如双侧皮质延髓束受累,可出现假性延髓性麻痹征象,表现为情绪不稳定、强哭、强笑,并有呐吃及吞咽困难,舌体狭长强直,活动受限。

4. 肌萎缩侧索硬化　本病最为多见。多数为获得性,少数为家族性。多从一侧肢体开始,再发展为双侧。常见首发症状为一侧或双侧手指活动笨拙、无力,精细动作不准确;继而出现手部肌肉萎缩,以大、小鱼际肌、骨间肌、蚓状肌为明显,双手可呈鹰爪形;逐渐向近端扩展至前臂、上臂及肩部肌群;直至肌萎缩和肌无力扩展至躯干和颈部,最后累及面肌和咽喉肌。部分患者在上肢症状出现的同时,或相隔一段时间,双下肢亦出现无力、僵直,动作不协调,行走困难,萎缩少见。少数患者肌萎缩和无力从下肢或躯干开始。还有极少数患者以缓慢进展的强直性轻偏瘫表现为主。受累部位上肢肌张力不高,下肢肌张力高,常有明显肌束颤动,腱反射亢进,病理征阳性,痉挛步态是本病的一个重要标志。随着病情进展,后期或晚期可出现延髓麻痹,少数患者可为首发症状。多在 3~5 年内因呼吸肌麻痹或继发肺部感染而死亡。

【诊断】

1. 病史　中年起病、起病隐匿、病情进展缓慢等。

2. 症状和体征　肌萎缩、肌无力和锥体束征等。

3. 辅助检查

(1)肌电图:表现为病变处肌肉插入电位延长,纤颤电位,动作电位时限增宽、波幅增高、波型以混合相或单纯相多见,可见巨大电位。运动神经传导速度正常或轻度减慢,感觉神经传导速度正常。ALS 患者常在延髓、颈、胸及腰骶不同节段神经支配的 2 块或 3 块以上肌肉出现失神经支配现象,如纤颤电位、束颤电位、运动单位数目减少等。

(2)影像学检查:CT、MRI 可见脊髓变细(腰膨大和颈膨大处较明显)。

【治疗原则】

对 MND 的治疗包括病因治疗、对症治疗和各种非药物治疗。因 MND 是一组异质性疾病,致病因素多样且相互影响,故必须联合应用多种方法进行治疗。

1. 病因治疗　当前的发展方向包括:抗兴奋性氨基酸毒性、神经营养因子、抗氧化和自由基清除、新一代钙离子通道阻断剂、抗凋亡、基因治疗及神经干细胞移植。

2. 对症支持治疗　加强营养,改善全身状况;如有肌肉痉挛、肌束颤动、痛性痉挛、吞咽困难、呼吸困难等,予对症镇静、解痉、鼻饲、辅助呼吸等治疗。

3. 情绪调节　伴有焦虑、抑郁等情绪问题的患者可给予鼓励、支持等心理治疗,必要时给予抗焦虑、抗抑郁药物治疗。

4. 康复治疗　积极康复训练,维持关节活动度,防止失用性肌萎缩。

5. 终末期患者呼吸衰竭的防治　防止误吸、清除分泌物、防治感染,可减少或延缓呼吸衰竭的发生;当患者出现呼吸衰竭时,予机械通气辅助呼吸治疗。

第七节　多发性硬化

多发性硬化(multiple sclerosis,MS)是以中枢神经系统白质炎性脱髓鞘病变为主要特点的自身免疫性疾病。本病最常累及的部位为脑室周围白质、视神经、脊髓、脑干和小脑,主要表现为反复发作的神经功能障碍,多次缓解复发,病情每况愈下。

【临床表现】

1. 年龄和性别　多在 20~40 岁起病,10 岁以下和 50 岁以上患者少见,男女患病之比约为 1:2。

2. 起病形式　以亚急性起病多见,少数患者为急性或隐匿起病。

3. 临床特征　有 2 大特点:空间多发性和时间多发性。空间多发性是指病变部位的多发,表现为大脑、脑干、小脑、脊髓多处病变导致多种多样的临床症状和体征;时间多发性是指缓解-复发的病程。少数患者在整个病程中呈现单病灶征象。单相病程仅见于缓慢进展型多发性硬化和急性多发性硬化。

4. 临床症状和体征　体征常多于症状,例如患者主诉一侧下肢无力、麻木刺痛感,查体时往往可见双侧皮质脊髓束或后索受累的体征。MS 的症状和体征的主要特点归纳如下:

(1)肢体无力:最多见,大约 50% 的患者首发症状为一个或多个肢体无力。运动障碍一般下肢比上肢明显,可为偏瘫、截瘫或四肢瘫,其中以不对称瘫痪最常见。腱反射早期正常,以后发展为亢进,腹壁反射消失。

(2)感觉异常:约 50% 的患者首发症状为肢体无力和感觉异常,且异常特别突出。浅感觉障碍表现为肢体、躯干或面部针刺麻木感,异常的肢体发冷、蚁走感、瘙痒感。约 20% 的MS 表现有神经根样疼痛,尖锐、烧灼样且定位不明确。这种疼痛感可能与脊髓神经根部的脱髓鞘病灶有关,具有显著特征性。亦可有深感觉障碍。

(3)眼部症状:常表现为急性视神经炎或球后视神经炎,多为急性单眼视力下降,有时双眼同时受累。眼底检查早期可见视乳头水肿或正常,以后出现视神经萎缩。约 30% 的患者有眼肌麻痹及复视。尚可见眼球震颤,多为水平性或水平加旋转性。病变侵犯内侧纵束引起核间性眼肌麻痹,表现为患者向一侧侧视时,对侧眼球不能内收,同侧眼球外展时伴粗大眼球震颤,双眼内聚正常,是 MS 的重要体征之一。

(4)共济失调:30%~40% 的患者有不同程度的共济失调,但 Charcot 三主征(眼震、意向震颤和吟诗样语言)仅见于部分慢性期 MS 患者。

(5)发作性症状:是指持续时间短暂、可被特殊因素诱发的感觉或运动异常。发作性的神经功能障碍每次持续数秒至数分钟,一天内可有数次发作。过度换气、感觉刺激、焦虑或维持肢体某种姿势可诱发,是多发性硬化特征性的症状之一。较常见的发作性症状包括:疼痛不适、闪光点、强直痉挛、感觉异常、构音障碍、共济失调和强直样癫性发作。其中,局限于肢体或面部的强直性痉挛,常伴放射性异常疼痛,亦称痛性痉挛发作。此外,被动屈颈时会诱导刺痛感或闪电样感觉,放射至背部甚至大腿前部,称为莱尔米特征(Lhermitte sign),是因屈颈时脊髓局部的牵拉力和压力升高、脱髓鞘的脊髓颈段后索受激惹引起。

(6)精神症状:在 MS 患者中较常见,多表现为抑郁,易怒和脾气暴躁,部分患者出现淡漠、嗜睡、强哭强笑、反应迟钝、智能低下,也可表现为欣快、兴奋、重复语言、猜疑和被害妄想等。可出现记忆力减退、认知障碍。

(7)其他症状:膀胱功能障碍包括尿频、尿急、尿潴留、尿失禁,常与脊髓功能障碍合并出现,是 MS 患者的主要痛苦之一。此外,男性 MS 患者还可合并性功能障碍。

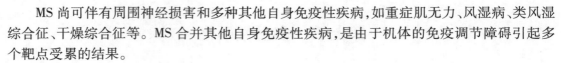

MS 尚可伴有周围神经损害和多种其他自身免疫性疾病,如重症肌无力、风湿病、类风湿综合征、干燥综合征等。MS 合并其他自身免疫性疾病,是由于机体的免疫调节障碍引起多个靶点受累的结果。

【诊断】

1. 病史 中年起病、起病隐匿、病情进展缓慢等。

2. 症状和体征 空间多发性和时间多发性、症状少、体征多等。

3. 辅助检查

(1)脑脊液(CSF)检查:①单个核细胞数:轻度增高或正常,一般在 $15 \times 10^6/L$ 以内,约 1/3 急性起病或恶化的患者可轻至中度增高,通常不超过 $50 \times 10^6/L$,超过此值应考虑其他疾病而非 MS。约 40% MS 患者 CSF 蛋白轻度增高。②IgG 鞘内合成检测:约 70% 以上 MS 患者 CSF-IgG 指数增高。③CSF-IgG 寡克隆区带(OB):OB 阳性率可达 95% 以上。但应同时检测 CSF 和血清,只有 CSF 中存在 OB 而血清缺如才支持 MS 诊断。

(2)诱发电位:①视觉诱发电位(VEP)异常改变表现为各波峰潜伏期延迟,也可出现单纯 P100 延长、波幅降低、波形改变等;②脑干听觉诱发电位(BAEP)异常改变表现为 Ⅲ ~ Ⅴ 峰潜伏期延迟,Ⅴ 波波峰降低;③体感诱发电位(SEP)可见神经传导束减慢。潜伏期延长,或波形改变。

(3)MRI:特征性表现为白质区可见多发的长 T1、长 T2 异常信号,脑内病灶直径一般为 0.3 ~ 1.0cm,常分布于侧脑室前角与后角周围、半卵圆中心及胼胝体,多数为散在小点状、圆形、椭圆形、斑块状,少数为不规则片状,或为融合斑;脑干、小脑和脊髓可见斑点状不规则 T1 低信号及 T2 高信号斑块;脑室旁病灶呈椭圆形或线条形,其长轴与头颅矢状位垂直;病程长的患者多数可伴脑室系统扩张、脑沟增宽等脑白质萎缩征象。

目前国内外普遍采用的诊断标准是 Poser 诊断标准(表 11-2)。但应注意不能根据任何单一症状或体征诊断 MS,应以提示 CNS 不同时间、不同部位病变的全部临床表现作为诊断依据。

表 11-2 Poser(1983 年)的诊断标准

诊断分类	诊断标准(符合其中 1 项)
临床确诊 MS	病程中 2 次发作和 2 个分离病灶临床证据
	病程中 2 次发作,一处病变临床证据和另一部位亚临床证据
实验室检查确诊 MS	病程中 2 次发作,一处病变临床证据,CSF OB/IgG(+)
	病程中 1 次发作,2 个分离病灶临床证据,CSF OB/IgG(+)
	病程中 1 次发作,一处病变临床证据和另一病变亚临床证据,CSF OB/IgG (+)
临床可能 MS	病程中 2 次发作,一处病变临床证据
	病程中 1 次发作,2 个不同部位病变临床证据
	病程中 1 次发作,一处病变临床证据和另一部位病变亚临床证据
实验室检查支持可能 MS	病程中 2 次发作,CSF OB/IgG,两次发作需累及 CNS 不同部位,须间隔至少 1 个月,每次发作需持续 24 小时

【治疗原则】

MS 治疗的主要目的是抑制急性期炎性脱髓鞘病变进展,防止急性期病变恶化及缓解期复发,晚期采取对症和支持疗法,减轻神经功能障碍带来的痛苦。

1. 肾上腺皮质激素 是急性发作和复发的主要治疗药物,一般主张大剂量短期使用,首选甲基泼尼松龙。治疗过程注意监测电解质,常规补钾、补钙及抗酸剂。

2. 免疫抑制剂 仅用于肾上腺糖皮质激素治疗无效的患者。

3. 其他免疫疗法 ①β-干扰素有较强的抗病毒和免疫调节作用。②免疫球蛋白大剂量冲击治疗。③血浆置换疗法,作用机制可能与清除自身抗体有关。

4. 对症治疗 如出现痉挛、疼痛、疲乏、震颤、膀胱直肠功能障碍等症状,可分别给予巴氯芬、卡马西平、金刚烷胺、盐酸苯海索(安坦)及拟胆碱药等对症处理。

第八节 神经肌肉疾病

神经肌肉疾病是指神经-肌肉接头疾病和骨骼肌疾病。神经-肌肉接头疾病是指神经-肌肉接头间传递功能障碍所引起的疾病。主要包括重症肌无力和 Lambert-Eaton 肌无力综合征等。骨骼肌疾病主要包括周期性瘫痪、进行性肌营养不良症、多发性肌炎、强直性肌营养不良症和线粒体肌病等。

一、重症肌无力

重症肌无力(myasthenia,MG)是一种由神经-肌肉接头处传递功能障碍所引起的获得性自身免疫性疾病,临床主要表现为部分或全身骨骼肌无力和极易疲劳,活动后症状加重,经休息和抗胆碱酯酶药物治疗后症状减轻。其发病率为(8~20)/10万,我国南方发病率较高。

【临床表现】

各年龄段均有发病,但有两个发病年龄高峰:20~40岁及40~60岁,前者女性居多,后者男性居多,多伴有胸腺瘤。少数有家族史。感染、精神创伤、过度疲劳、妊娠、分娩等是常见的诱因,也可使病情加重甚至诱发重症肌无力危象。

1. 临床特征

(1)受累骨骼肌病态疲劳:肌肉连续收缩后出现严重肌无力甚至瘫痪,经短暂休息后症状减轻或暂时好转。肌无力的显著特点是多于下午或傍晚劳累后加重,晨起和休息后减轻,称之为"晨轻暮重"。

(2)受累肌的分布与表现:全身骨骼肌均可受累,脑神经支配的肌肉较脊神经支配的肌肉受累更为常见。常从一组肌群无力开始,逐步累及其他肌群。首发症状常为一侧或双侧眼外肌麻痹,双侧常不对称,表现为上睑下垂、斜视和复视。严重者眼球运动明显受限,甚至眼球固定。瞳孔括约肌一般不受累。面肌和口咽肌受累时出现表情淡漠、苦笑面容;讲话大舌头、构音不清,常伴鼻音;连续咀嚼无力、进食时间长、饮水呛咳、吞咽困难。若胸锁乳突肌和斜方肌受累,则出现颈软、抬头困难,转颈、耸肩无力。四肢肌肉受累表现为抬臂、梳头、上楼梯、下蹲、下楼梯困难,以近端为重,腱反射和感觉一般无异常。

(3)重症肌无力危象:是指呼吸肌受累时出现咳嗽无力甚至呼吸困难,需要呼吸机辅助通气的现象,是导致死亡的主要原因。临床表现为患者的肌无力症状突然加重,出现吞咽和咳痰无力,呼吸困难,常伴烦躁不安,大汗淋漓等症状。肌无力危象通常分肌无力危象、胆碱能危象及反拗危象3种类型。

(4)胆碱酯酶抑制剂治疗有效:这是重症肌无力一个重要的临床特征。

(5)病程特点:起病隐袭,整个病程有波动,缓解和复发交替。晚期患者休息后症状不能完全恢复,但重症肌无力不是进行性加重疾病。偶有亚急性起病者,病情进展较快。少数患者在起病后2~3年内可自然缓解。多数患者迁延数年至数十年,靠药物维持。

2. 临床分型

（1）成年型（Osserman 分型）：成年型重症肌无力分型及临床特点见表 11-3。

表 11-3 成年型重症肌无力分型及临床特点

分型	临床特点
Ⅰ眼肌型（15% ~20%）	病变仅限于眼外肌，出现上睑下垂和复视。此型较为良性，预后佳
ⅡA 轻度全身型（30%）	从眼外肌开始逐渐波及四肢，但无假性延髓性麻痹的表现，即无咀嚼和吞咽困难、构音不清等
ⅡB 中度全身型（25%）	除眼外肌麻痹外，四肢肌群明显受累，有较明显的假性延髓性麻痹的表现，如说话含糊不清、吞咽困难、饮水呛咳，呼吸肌受累不明显
Ⅲ急性重症型（15%）	发病迅速，多首次症状出现数周内发展至延髓肌、肢带肌、躯干肌和呼吸肌严重无力，有肌无力危象，死亡率高
Ⅳ迟发重症型（10%）	多在 2 年左右由Ⅰ型、ⅡA 型、ⅡB 型演变而来，症状同Ⅲ型，常合并胸腺瘤，预后较差
Ⅴ肌萎缩型	少数患者肌无力伴肌萎缩

（2）儿童型：约占 10%，多数仅限于眼外肌麻痹，双眼下垂可交替出现呈拉锯状。约 25% 的患者可自然缓解，少数患者累及全身骨骼肌。

儿童型中还有 2 种特殊亚型：①新生儿型：女性患者所生新生儿，其中约 10% 经过胎盘传输获得乙酰胆碱受体（AChR）抗体而致肌无力，表现为哭声低、吸吮无力、肌张力低及动作减少，经治疗多在 1 周至 3 个月内痊愈。②先天性肌无力：出生短期内出现肌无力，持续存在眼外肌麻痹。病孩虽无重症肌无力，但其家族中有重症肌无力患者。

（3）少年型：在 14 ~18 岁之间起病，多为单纯眼外肌麻痹，部分伴吞咽困难及四肢无力。

【诊断】

1. 病史 发病年龄、起病隐匿、病情进展缓慢等。

2. 症状和体征 受累骨骼肌病态疲劳、症状波动、晨轻暮重等。

3. 辅助检查

（1）疲劳试验（Jolly 试验）：阳性，即受累肌肉重复活动后症状明显加重。如嘱患者连续眨眼、两臂平举或连续下蹲运动后出现肌无力，休息后恢复。

（2）抗胆碱酯酶药物试验：①新斯的明试验阳性：即新斯的明 0.5 ~ 1mg 肌注，20 ~ 30 分钟症状明显减轻，可持续 2 小时。②依酚氯铵（tensilon，腾喜龙）试验阳性：即注射腾喜龙5 ~ 10mg，症状迅速缓解，持续 10 分钟左右又恢复原状。

（3）胸腺 CT 和 MRI：可发现胸腺增生和肥大或胸腺瘤。

（4）重复神经电刺激：阳性，典型改变为低频和高频重复刺激尺神经、面神经和腋神经，出现动作电位波幅递减 10% 以上。80% 的患者低频刺激时为阳性。

（5）单纤维肌电图：同一神经支配的肌纤维电位间的间隔时间延长。

（6）AChR 抗体滴度测定：80% 以上重症肌无力患者的血清中 AChR 抗体滴度明显升高，但眼肌型重症肌无力 AChR 抗体升高不明显，抗体滴度的高低与临床症状的严重程度并不完全一致。

（7）其他检查：类风湿因子、抗核抗体、甲状腺抗体常升高。

【治疗原则】

1. 药物治疗 ①胆碱酯酶抑制剂：溴吡斯的明、溴化新斯的明、安贝氯铵等。②肾上腺皮质激素:地塞米松、泼尼松等。③免疫抑制剂:环磷酰胺、硫唑嘌呤、环孢素 A 等。④禁用和慎用药物:奎宁、吗啡、氨基糖苷类抗生素、新霉素、多黏菌素、巴龙霉素等药物禁用;地西泮(安定)、苯巴比妥等镇静剂慎用。

2. 胸腺治疗 包括胸腺切除和胸腺放射治疗。

3. 其他治疗 血浆置换可清除血浆中 AChR 抗体及免疫复合物;大剂量免疫球蛋白可干扰免疫反应;避免疲劳,忌用妨碍神经-肌肉接头传递功能的药物。

4. 危象的处理 肌无力危象应加大抗胆碱酯酶药物的剂量;胆碱能危象应立即停用抗胆碱酯酶药物,待药物排出后重新调整剂量;反拗危象应停止抗胆碱酯酶药物而用输液维持,过一段时间后如抗胆碱酯酶药物有效时再重新调整剂量。不管何种危象,基本处理原则是:①保持呼吸道通畅,必要时辅助呼吸。②积极控制感染。③皮质类固醇激素治疗。④血浆置换。⑤加强护理,防治并发症。

二、周期性瘫痪

周期性瘫痪(periodic paralysis)也称为周期性麻痹,是指以反复发作的骨骼肌弛缓性瘫痪为特征的一组肌病。本病的发病机制普遍认为与钾离子浓度在骨骼肌细胞膜内、外的波动有关。

(一)低血钾型周期性瘫痪

【临床表现】

1. 发病年龄和诱因 任何年龄均可发病,以 20~40 岁的青壮年男性居多,随年龄增长而发病次数减少。饱餐(尤其是碳水化合物进食过多)、酗酒、剧烈运动、过劳、寒冷或精神刺激等是常见的诱因。

2. 症状和体征 多在饱餐后夜间睡眠或清晨醒来时发病,表现为四肢对称性弛缓性瘫痪,程度可轻可重,肌无力常由双下肢开始逐渐延及双上肢,近端较重;可伴肢体酸胀、针刺感;肌张力减低,腱反射减弱或消失。症状在数小时至 1~2 天内达高峰。发作期间患者神志清楚,构音正常,头面部肌肉很少受累,膀胱直肠括约肌功能不受累。少数严重患者可累及膈肌、呼吸肌、心肌等,出现呼吸肌麻痹、心动过速或过缓、室性心律失常、血压增高而危及生命。

3. 经过发作一般持续数小时至数天,个别患者可持续 1 周。最先瘫痪的肌肉最先恢复。发作间期一切正常;发作频率不等,可数周或数月 1 次,个别患者每天均有发作,也有数年一次或终生仅发作一次者。40 岁以后发病逐渐减少,直至停发。若伴发甲状腺功能亢进的周期性瘫痪,则发作常较频繁。每次持续时间短,常在数小时至 1 天之内。甲亢控制后,发作频率减少。

【诊断】

1. 病史 发病年龄、饱餐后夜间睡眠或清晨醒来时发病等。

2. 症状和体征 周期性发作的短时期的肢体近端弛缓性瘫痪等。

3. 辅助检查

(1)实验室检查:发作期血清钾常低于 3.5mmol/L 以下,间歇期正常。

(2)心电图检查:呈典型低钾性改变,u 波出现,T 波低平或倒置,P-R 间期和 Q-T 间期延长,ST 段下移,QRS 波增宽。

(3)肌电图检查:可见运动电位时限短,波幅低,完全瘫痪时运动单位电位消失,电刺激无反应。膜静息电位低于正常。

【治疗原则】

发作时及时补钾、对症治疗。发作频繁者,发作间期可用钾盐或乙酰唑胺预防发作。严

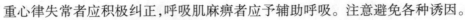

重心律失常者应积极纠正,呼吸肌麻痹者应予辅助呼吸。注意避免各种诱因。

（二）高血钾型周期性瘫痪

又称强直性周期性瘫痪,较少见,为常染色体显性遗传。

【临床表现】

1. 发病年龄和诱因 多在 10 岁前起病,男性多见。常因饥饿、寒冷或服钾盐诱发肌无力发作,白天发病。发作期钾离子自肌肉进入血浆,因而血钾升高,可达 5～7mmol/L。

2. 发作时的表现 肌无力从下肢近端开始,逐渐影响到上肢、颈部肌和脑神经支配的肌肉,常伴有肌肉痛性痉挛。瘫痪程度一般较轻,但以下肢近端较重,持续时间较短,约数分钟至 1 小时。发作频率为每天数次到每年数次。部分患者发作时可伴有手肌、舌肌的强直发作。肢体放入冷水中易出现肌肉僵硬。

3. 预后 多数患者在 30 岁左右趋于好转,逐渐终止发作。

【诊断】

1. 病史 遗传家族史、发病年龄、饥饿、寒冷或服钾盐诱发等。

2. 症状和体征 儿童发作性无力伴肌强直等。

3. 辅助检查

（1）实验室检查:发作时血清钾升高,可达 7～8mmol/L,尿钾含量升高,血清肌酸激酶可正常或升高,血清钙降低。

（2）心电图:可见高钾性改变,如 T 波高尖、P 波降低甚至消失、QRS 波改变等。

（3）肌电图:可见纤颤电位和强直放电。

（4）诱发试验:①钾负荷试验:口服氯化钾 3～8g,若服后 30～90 分钟内出现肌无力,数分钟至 1 小时到高峰,持续 20 分钟至 1 天,则有助于诊断。②冷水诱发试验:将前臂浸入 11～13℃水中,若 20～30 分钟诱发肌无力,停止浸冷水 10 分钟后恢复,有助于诊断。

【治疗原则】

发作时间短、症状较轻的患者一般不需特殊治疗。症状较重时应及时降低血钾,可用 10% 葡萄糖酸钙、10% 葡萄糖 500ml 加胰岛素 10～20U 或呋塞米等治疗。避免过度劳累、寒冷刺激等诱发因素。

三、进行性肌营养不良症

进行性肌营养不良症（progressive muscular dystrophy,PMD）是一组遗传性骨骼肌变性疾病,临床上以缓慢进行性加重的肌肉萎缩和肌无力为主要表现。本病为遗传性疾病,多有家族史。

【临床表现】

1. 假肥大型根据抗肌萎缩蛋白疏水肽段是否存在,以及蛋白空间结构变化和功能丧失程度的不同,本型可分为两种类型:

（1）Duchenne 型肌营养不良（DMD）:DMD 是我国最常见的 X 连锁隐性遗传肌病,发病率约为 30/10 万活男婴,无明显地理或种族差异。1/3 的患儿是 DMD 基因新突变所致。女性为致病基因携带者,所生男孩 50% 发病。

DMD 通常在 3～5 岁发病,隐袭起病,突出症状为骨盆带肌肉无力,表现为走路慢,易摔跤。由于背部伸肌无力使站立时腰椎过度前凸;髂腰肌和股四头肌无力而使上楼及蹲位站立困难;臀中肌无力导致行走时骨盆向两侧上下摆动,呈典型鸭步;腹肌和髂腰肌无力,病孩自卧位起立时必须先翻身转为俯卧,再以两手支撑地面和下肢缓慢的站立,称为 Gower 征,为 DMD 的特征性表现。

肩胛带肌和上臂肌往往同时受累,但程度较轻。由于肩胛带松弛形成游离肩。因前锯肌无力,两肩胛骨呈翼状竖起于背部,称为翼状肩胛,在两臂前推时最明显。

90%的患儿有肌肉假性肥大,触之坚韧,是首发症状之一。以腓肠肌肥大最明显,其他可出现舌肌、三角肌、肱三头肌、冈下肌、臀肌和股四头肌等肌肉肥大。因萎缩肌纤维周围被脂肪和结缔组织填塞,故体积增大而肌力减弱。

DMD 常伴有心肌损害,累及心室、心房、传导系统。右胸导联出现高 R 波和左胸导联出现深 Q 波。约 30% 患儿有不同程度的智能障碍。

病情进展快,多数于 12 岁时不能行走,需坐轮椅。晚期产生肢体挛缩及骨骼畸形。最后因呼吸肌萎缩而出现呼吸变浅,咳嗽无力,多数在 20 岁左右因呼吸肌无力、呼吸道感染,引起死亡。

(2)Becker 型营养不良(BMD):本病也是 X 连锁隐性遗传,与 DMD 是等位基因病,但较 DMD 明显少见。BMD 与 DMD 的主要区别在于 BMD 多在 5～25 岁起病,临床表现与 DMD 类似,但进展缓慢,多不伴心肌受累及智能障碍。

2. 面肩肱型肌营养不良症

(1)常染色体显性遗传,性别无差异。多在青少年期起病。

(2)面部和肩胛带肌肉最先受累,患者面部表情少,眼睑闭合无力,吹口哨、鼓腮困难。逐渐延及肩胛带肌(翼状肩胛非常明显)、三头肌、肱二、三头肌和胸大肌上半部。肩胛带和上臂肌肉萎缩明显,常不对称。因口轮匝肌假性肥大嘴唇增厚而微翘,称为"肌病面容"。可见三角肌假性肥大。

(3)病情缓慢进展,可逐渐累及躯干和骨盆带肌肉,可有腓肠肌假性肥大。约 20% 需坐轮椅,但生命年限正常。

3. 肢带型肌营养不良症

(1)为常染色体显性遗传病,散发患者也较多见。

(2)10～20 岁起病,首发症状多为骨盆带肌肉萎缩,腰椎前凸,鸭步。下肢近端无力出现上楼困难。可有腓肠肌假性肥大。

(3)逐渐发生肩胛带肌肉萎缩,抬臂、梳头困难,翼状肩胛。面肌一般不受累。

(4)病情发展缓慢,平均起病 20 年后丧失劳动能力。

4. 眼咽型肌营养不良症

(1)为常染色体显性遗传,也有散发患者。

(2)多在 40 岁左右起病,常以对称性上睑下垂和眼球运动障碍为首发症状。逐步出现轻度面肌、眼肌无力和萎缩、吞咽困难、构音不良。

5. Emery-Dreifuss 肌营养不良

(1)X 连锁隐性遗传。

(2)5～15 岁起病,临床特征为早期出现肘部屈曲挛缩和跟腱缩短,颈部前屈受限,脊柱强直而弯腰、转身困难。

(3)受累肌群主要为肱二头肌、肱三头肌、腓骨肌和胫前肌,随后骨盆带肌和下肢近端肌肉无力和萎缩。

(4)心脏传导功能障碍,可有心动过缓、晕厥、心房纤颤等,心肌损害明显。

(5)缓慢进展,症状可轻可重,轻者无明显症状,重者不能行走。

6. 其他类型

(1)眼肌型病变主要限于眼外肌,较为罕见,易误诊为重症肌无力。

(2)远端型为常染色体显性遗传,少见。多在 40～60 岁起病,肌无力和萎缩始于手和足的小肌肉,亦可向近端发展。

(3)先天性肌营养不良症起病于婴儿。

【诊断】

1. 病史 遗传家族史、发病年龄、起病方式等。

2. 症状和体征 各类型的特征性表现。

3. 辅助检查

（1）血清酶学检测：肌酸激酶（CK）、乳酸脱氢酶（LDH）和肌酸激酶同工酶（CK-MB）。显著异常增高（正常值的 20～100 倍）者见于 DMD、BMD。其他类型的肌酶轻到中度升高。在 DMD 晚期，CK 值明显下降。

（2）肌电图：具有典型的肌源性受损的表现。用针电极检查股四头肌或三角肌，静息时可见纤颤波或正锐波；轻收缩时可见运动单位时限缩短、波幅减低、多相波增多；大力收缩时可见强直样放电及病理干扰相。神经传导速度正常。

（3）基因检查：BMD 抗萎缩蛋白基因多为整码缺失突变；多重聚合酶链反应（PCR）法可检测 DMD 基因外显子的缺失；印迹杂交法可进行面肩肱型肌营养不良症的基因诊断。

（4）肌肉活检：大多数类型均表现为肌肉的坏死和再生、间质脂肪和结缔组织增生这一共性。检测肌细胞中特定蛋白是否存在可鉴别各种类型的肌营养不良症。BMD 骨骼肌膜中的抗肌萎缩蛋白表达减少。

（5）其他检查：①心电图：DMD 右胸导联出现高 R 波和左胸导联出现深 Q 波。②CT 可发现骨骼肌受损的范围。③MRI 见变性肌肉呈不同程度的"蚕食现象"。

【治疗原则】

目前无特殊疗法，只能对症及支持治疗，如增加营养，适当锻炼。基因治疗及干细胞移植治疗可望成为有效的治疗方法。

（郭文斌）

第十二章

精 神 疾 病

精神活动是指人脑在反映客观事物的过程中,所进行的一系列复杂的功能活动。精神活动包括认识活动、情感活动及意志与行为活动,这些活动过程相互联系、精密协调,维持着精神活动的统一与完整。而精神障碍(mental disorders)是一类具有诊断意义的精神方面的问题,是指在各种因素作用下造成大脑功能的失调,从而出现感知、认知、情绪、意志及行为等精神方面的异常,可伴有痛苦体验和(或)功能损害。

当前,对精神疾病的诊断分类,多数国家采纳的分类系统有 WHO《国际疾病分类》第 10 版(ICD-10)第五章、美国精神病学会的《精神障碍诊断和统计手册》第 5 版(DSM-5)。ICD-10 将数百种精神疾病归为以下 10 个大类。

1. 器质性精神障碍(包括躯体疾病所致精神障碍)
2. 精神活性物质或非成瘾物质所致精神障碍
3. 精神分裂症和其他精神病性障碍
4. 心境障碍(情感性精神障碍)
5. 癔症、应激相关障碍、神经症
6. 心理因素相关的生理障碍
7. 人格障碍、习惯与冲动控制障碍、性心理障碍
8. 精神发育迟滞与童年和少年期心理发育障碍
9. 童年和少年期的多动障碍、品行障碍、情绪障碍
10. 其他精神障碍和心理卫生情况

第一节　精神疾病常见症状

异常的精神活动通过人的外显行为(如言谈、书写、表情、动作等)反映出来,称为精神症状。人类正常的精神活动一般分为认知(感知觉、注意、思维、智能等)、情感和意志(意志、行为)过程。如果个体在认知、情感及意志行为方面出现异常,就会表现各种精神症状。

一、感知觉障碍

感觉(sensation)是客观刺激作用于感觉器官所产生的对事物个别属性的反映,如颜色、音调、气味、冷热、软硬等。知觉(perception)是一事物的各种不同属性反映到脑中进行综合,并结合以往的经验,在脑中形成的整体印象。正常情况下感知觉与外界客观事物相一致。常见的感知觉障碍表现如下:

1. 感觉过敏(hyperesthesia)　表现为感知觉阈值下降,对一般刺激都难于忍受。对外界感知觉过敏者表现为对光线,噪音,高温,气味等的异常敏感而不能耐受。内部感觉过敏者则表现为不能耐受正常心搏或胃肠蠕动等感觉,有多种躯体不适感。感知觉过敏多见于神

经症性障碍患者。

2. 感觉减退(hypoesthesia) 外部感知觉减退表现为对外界感知不清晰,图像失去想象的颜色,音乐失去抑扬的变化,有"雾里看花"之感,严重者可发展到觉得外界不真实,虚无缥缈,可发展为现实解体症状。内激感减退可表现为麻木不仁,甚至觉得自身不存在,严重者可发展为人格解体症状。感知觉减退多见于抑郁症、催眠状态或精神分裂症。正常人处于紧张或激情状态也可出现,如战斗中因痛觉迟钝而不知自己受伤。

3. 感知觉综合障碍(psychosensory disturbance) 指对客观事物能感知,但对某些个别属性如大小、形状、颜色、距离、空间位置等产生错误的感知,多见于癫痫。常见的有视物变形症、空间知觉障碍及时间感知综合障碍。

4. 错觉(illusion) 错觉是指对客观存在的事物的整体属性的错误感知。正常情况下可出现错觉,如"太阳围着地球转","草木皆兵","杯弓蛇影"等。病理性错觉多见于感染、中毒等导致的意识障碍如谵妄时。但在某些功能性精神病如精神分裂症中也可见到。

5. 幻觉(hallucination) 是指无客观刺激作用于感觉器官而出现的类感知觉。幻觉一般按感觉器官来划分,有幻视、幻听、幻嗅、幻味、幻触、内脏幻觉等。生理情况下如半睡半醒状态、长期感觉剥夺或过分期待时可以出现幻觉。病理性幻觉多见于脑器质性精神病(幻视多见)和精神分裂症(幻听多见)。

二、思 维 障 碍

思维是人脑对客观事物间接概括的反映,是人类认识活动的最高形式。由感知所获得的材料,经过大脑的分析、比较、综合、抽象和概括而形成概念,在概念的基础上进行判断和推理,这一过程称为思维。正常人的思维有以下几个特征:①目的性:思维指向一定的目的,解决某一问题。②连贯性:指思维过程中的概念是前后衔接,相互联系的。③逻辑性:指思维过程符合思维逻辑规律,有一定的道理。④实践性:正确的思维是能通过客观实践检验的。

一般将思维障碍分为3个方面,即联想障碍(主要表现为联想速度、数量与连贯性的变化);逻辑结构障碍(概念的运用、判断、推理方面的逻辑紊乱)与思维内容的障碍(思维所表达的内容明显违反客观现实)。

1. 思维联想障碍

(1)思维奔逸:其特点是联想的速度加快,内容丰富生动,与周围现实相关而不荒谬,但内容往往不深刻,给人以信口开河之感。患者表现为语速快,滔滔不绝,一个主题未完,又转入另一话题,有时感到联想太快而超过口头表达的速度以致使口头表达的内容不成句。有时出现音联(相同音韵词间的联想)或意联(同义词之间的类似联想或反义词之间的对比联想)。常见于躁狂发作。

(2)思维迟缓:联想受到抑制,速度减慢,思考问题感到困难,觉得脑子像生了锈的机器,话少而缓慢。但患者智力与判断理解能力基本正常。多见于抑郁症。

(3)思维贫乏:表现为头脑中没有多少活动着的完整概念,联想的数量减少。常诉述脑子空空,没什么可想,没什么可说。缺少主动语言,对问话多以"是","不知道"等来回答,缺少形容词及描述性语言。重要的特征是,患者对此往往漠然处之,常伴情感淡漠,意志缺乏。多见于慢性精神分裂症或智力缺损的患者。

(4)病理性赘述(circumstantiality):思维活动迂回曲折,停滞不前,联想枝节过多,做不必要的过分详尽、累赘的描述,无法使他讲得扼要一点,一定要按他原来的方式讲完。见于癫痫、脑器质性及老年性精神障碍。

(5)重复语言与刻板语言:指联想在原地徘徊,踏步不前。如询问患者年龄,答:"39

岁";问其地址,答:"39岁"。如果语言的重复持续较长时间,同一语言反复不绝,便成为刻板语言。多见于器质性脑损害所致的精神障碍。

(6)思维中断:又称思维阻滞。患者无意识障碍和外界干扰,思维过程突然出现中断。表现为话说半句,突然中断,停顿片刻,再开口时已经换了别的内容。若患者有当时的思维被某种外力抽走的感觉,则称作思维被夺。此症状多见于精神分裂症。

(7)思维散漫:患者思维活动表现为联想松弛,内容散漫,缺乏主题,一个问题与另外一个问题之间缺乏联系。说话东拉西扯,以致别人弄不懂他要阐述的是什么主题思想。对问话的回答不切题,以致检查者感到交谈困难。

(8)思维破裂:指概念之间联想的断裂,建立联想的各种概念内容之间缺乏内在联系。表现为患者的言语或书写内容有结构完整的句子,但各句含意互不相关,变成语句堆积,整段内容令人不能理解。严重时,言语支离破碎,个别词句之间也缺乏联系,成了语词杂拌。多见于精神分裂症。如在意识障碍的背景下出现语词杂拌,称之为思维不连贯。

(9)思维扩散和思维被广播:患者体验到自己的思想一出现,即尽人皆知,感到自己的思想与人共享,毫无隐私可言,为思维扩散。如果患者认为自己的思想是通过广播而扩散出去,为思维被广播。此症状常见于精神分裂症。

(10)思维插入和强制性思维:思维插入指患者感到有某种思想不是属于自己的,不受他的意志所支配,是别人强行塞入其脑中。若患者体验到强制性地涌现大量无现实意义的联想,称为强制性思维,又称思维云集。两症状往往突然出现,迅速消失。对诊断精神分裂症有重要意义。

(11)强迫观念:是指同一意念的反复联想,自知不必要但欲罢不能。如某患者反复思考"讲话讲多了是否会死人?",为此反复诊询医生,自知没必要,但不去想就更难受。多见于强迫症,也见于精神分裂症。

2. 思维逻辑障碍

(1)象征性思维:将一个具体概念与抽象概念混淆,但两者之间有某种联系。如某个患者坚持不睡病房的充气枕头,说如果睡了,就表明自己不实在,因为充气枕头里面是空的。

(2)语词新作:患者自创符号、图形、文字、语言来表达一种除他自己以外,别人无法理解的概念。如"犭市"代表狼心狗肺;"%"代表离婚。多见于精神分裂症。

(3)逻辑倒错性思维:主要为推理错误。例如一个患者解释为什么不吃肉时说:因为人是动物,肉类是动物的尸体,所以我不能吃自己的尸体。这其中二个"因为"的前提是对的,但推理错误,用"动物的尸体"等同了"人的尸体",违反了逻辑思维的同一律。

3. 妄想(delusion) 也称为思维内容障碍,是一种病理性的歪曲信念,是病态推理和判断。妄想有以下特征:①患者坚信不疑,不接受事实的纠正,这有别于常人的错误认知。②妄想内容与自我有关,有别于某些暂不为当代人接受的真理。③妄想的内容是个人独有,与某些文化群体的共同信念(如迷信观念、宗教观念、偏见等)不同。临床上常见的妄想表现形式如下。

(1)被害妄想:最常见的一种妄想。患者坚信自己受到某种形式的迫害,如被跟踪、被监视、被诽谤、被隔离等。

(2)关系妄想:患者将环境中与他无关的事物都认为与他有关。如认为周围人的谈话是在议论他,别人吐痰是在蔑视他,人们的一举一动都是针对他。常与被害妄想伴随出现,主要见于精神分裂症。

(3)物理影响妄想:又称被控制感。患者觉得自己的思想、情感和意志行为都受到外界某种力量的控制,如受到电波、超声波,或特殊的先进仪器控制而不能自主。此症状是精神分裂症的特征性症状。

（4）夸大妄想：夸大自己的能力、财智、地位等。如某患者声称自己是伊丽莎白女王后裔，拥有大量的财物和至高无上的权力，认为要他住院是在考验他的耐心。夸大妄想常见于躁狂发作和精神分裂症。

（5）自罪妄想：毫无根据地坚信自己犯了严重的、不可宽恕的罪恶，应受严厉的惩罚。常见于抑郁症。

（6）疑病妄想：毫无根据地坚信自己患了某种严重躯体疾病或不治之症，因而到处求医，详细的检查和多次反复的医学验证都不能纠正。严重时患者认为"自己内脏腐烂了"、"脑子变空了"、"血液停滞了"，"变成了一个空壳"称之为虚无妄想。多见于精神分裂症，更年期及老年期精神障碍。

（7）钟情妄想：坚信自己被异性钟情，因此，患者采取相应的行为去追求对方，即使遭到对方严词拒绝，仍毫不置疑，而认为对方在考验自己对爱情的忠诚，仍反复纠缠不休。主要见于精神分裂症。

（8）嫉妒妄想：无中生有地坚信自己的配偶对自己不忠实，为此跟踪监视配偶的日常活动或检查配偶的日常用品，以寻觅私通情人的证据。可见于精神分裂症、更年期精神障碍。

（9）被洞悉感：又称内心被揭露，是一种特殊类型的妄想。认为其内心所想的事，未经语言文字表达就被别人知道了，但不一定能描述别人知道的方式。对诊断精神分裂症具有重要意义。

三、情绪障碍

情绪是人对客观事物的态度或人接触客观事物时所引起的体验。在心理学上，往往把较高级的、社会性的、与行为的社会评价相关的情绪称为情感，如荣誉感、道德感、审美感等；而把较低级的、生物性的、与满足欲望直接相关的体验称为情绪，如喜、怒、哀、乐、悲、恐、惊。一段时间内持续性保持的某种情绪状态称为心境；而短暂的、非常强烈的情绪体验称为激情。正常人在不同处境下也可表现不同的情感反应，只有当情感反应不能依其处境及心境来解释时方可作为精神症状。

1. 情绪高涨　情感活动明显增强，增高的程度从轻度愉快高兴到最高程度的极乐、狂喜或销魂状态。往往同时伴有联想奔逸，言行增多。多见于躁狂发作。表现为不可理解的、自得其乐的情感高涨状态称为欣快（euphoria），多见于脑器质性疾病或醉酒状态。

2. 情绪低落　表现与处境不相称的情绪低落为特征。可从轻度无愉快感到重度的悲痛欲绝，甚至出现抑郁性木僵状态。其中最重要的是特点是患者有丧失感，如兴趣、欲望（食欲、性欲、生存欲等）、自信心、前途等有不同程度的降低或丧失，常伴思维迟缓、言行减少，悲观失望，甚至自杀念头或行为。

3. 焦虑　焦虑是人体一种正常的情绪反应，适度的焦虑有利于提高机体的警觉水平，应付各种紧急状态。但过于持久而严重的焦虑，会给个体的生活带来痛苦，则称为病理性焦虑症状。焦虑患者常表现为无目的、无对象的紧张、担心、害怕，犹如大难临头，惶惶不可终日。有人称焦虑是"莫名的恐惧"。常伴有自主神经功能紊乱与运动性不安。常见于焦虑症，也见于多种精神疾病。

4. 恐惧　恐惧是一种生物学本能，有利于个体与种族的保存。"天不怕，地不怕"的人未必正常。但作为一个症状，一般有下述特点：①对常人认为并无危险的情境或物体感到恐惧。②恐惧对象是存在于个体之外的，不是对自身的恐惧。③患者自觉痛苦，并出现对恐惧情境的回避行为，以致影响社会功能。多见于恐惧症。

5. 易激惹　指对于常人认为不重要的事情耐受性降低，出现过于强烈的情绪反应，表现为易怒，易悲或易喜等。可见于多种精神障碍。

6. 情感不稳　表现为情感反应(喜、怒、哀、愁等)极易变化,喜怒无常,变幻莫测。与外界环境有关的轻度的情感不稳可以是性格的表现;与外界环境无相应关系的情感不稳则常见于脑器质性精神障碍和精神分裂症。

7. 情感淡漠　指对外界刺激缺乏相应的情感反应,哪怕与自身有密切利害关系的事情。多见于单纯型及慢性精神分裂症。

8. 情感倒错(parathymia)　指情感表现与其内心体验或处境不协调。如听到高兴的事情反而表现伤感;或在描述自己遭受迫害时,却表现为愉快的表情。多见于精神分裂症。

9. 情感幼稚　指成人的情感反应如同小孩,变得幼稚,缺乏理性控制,反应迅速而强烈,没有节制和遮掩。见于癔症或痴呆患者。

10. 强制性哭笑　是一种情绪表达障碍。表现为无明显原因、与客观环境不相适应的自发的、刻板的、强制性的哭或笑。特点是在哭或笑的同时,患者并无相应的内心体验。见于脑器质性精神病,如癫痫。

11. 病理性激情　是一类程度非常强烈,为时短暂,突然出现的情绪暴发。通常表现为特殊的紧张,兴奋和不满情绪,然后暴发为十分猛烈的情感冲动,对此患者不能自控,且不能意识到自己行为的后果。发作时有意识模糊,发作后有遗忘。多见于癫痫、颅脑损伤性精神病、中毒性精神病等。

四、记忆障碍

记忆是个体对以往经历过的事物或经验的重现。心理学上一般将记忆分为识记、保持、回忆(再生)、认知(再认)四个部分。正常人的记忆根据保持的时间可分为瞬间记忆(30秒以内),短时记忆(30秒至数周),长时记忆。一般认为,意识障碍造成的遗忘多与瞬间记忆损害有关,而痴呆的记忆障碍首先损害的是短时记忆。

1. 记忆减退　主要表现为认知(再认)的障碍。认知是当前事物的映象与以往类似表象比较鉴别的过程。记忆减退常表现为对过去感知过的事物不能再认。最突出的是人物认知障碍。神经症患者常感记忆力减退,但常常是愉快的事记不住,烦恼的事忘不掉,所以不是真正的记忆障碍,而是其他症状对记忆的干扰所致。

2. 遗忘　指记忆的完全丧失。遗忘症是指一定时间段内全部生活经历的记忆完全丧失,至少是大部分丧失,只残留一些记忆的"岛"。造成遗忘症最常见的原因是意识障碍,其次是痴呆及其他脑器质性疾病。心因性遗忘常表现为对一段痛苦经历的遗忘,而与此无关的记忆则保持相对完好,患者也无近记忆力减退,称为选择性或阶段性遗忘。多见于癔症与心因性精神障碍。

3. 柯萨可夫综合征　Korsakoff根据临床经验,将近事遗忘、定向障碍与虚构症三个症状并为一个症状群。多见于慢性酒中毒,也可见于头部外伤、一氧化碳中毒及脱髓鞘性脑病等多种脑器质性疾病中。

4. 错构症　是对过去经历过的事物,在发生的时间、地点和情节上有回忆的错误,张冠李戴,唐汉不分。多见于老年性与动脉硬化性精神病。

5. 虚构症　是在严重记忆损害的基础之上,患者在被要求回忆往事时,为摆脱窘境,以随意想出的内容来填补记忆的空白。此类患者常对生活中的经历片刻即忘,故虚构的情节也经常变化,且易受暗示的影响。

五、意志障碍

意志(will)是指人们自觉地确定目标,并克服困难用自己的行动去实现目标的心理过程,它与个体的世界观、情感、个性等密切相关,当然,也受精神疾病的影响而出现病理性的意志行为障碍。常见的意志障碍有以下几种：

1. 意志增强　指意志活动增多。在病态情感或妄想的支配下，患者可以持续坚持某些行为，表现出极大的顽固性，例如有嫉妒妄想的患者坚信配偶有外遇，而长期对配偶进行跟踪、监视、检查；有疑病妄想的患者到处求医；在夸大妄想的支配下，患者夜以继日地从事无数的发明创造等。

2. 意志减弱　指意志活动的减少。表现为动机不足，缺乏主动性及进取心，常与情感淡漠或情感低落相伴出现。多见于抑郁症及慢性精神分裂症。

3. 意志缺乏　表现为对任何活动都缺乏动机与要求，生活被动，处处需要别人督促管理。严重时本能要求也缺乏，行为孤僻、退缩，常伴有情感淡漠和思维贫乏。多见于慢性精神分裂症及痴呆。

4. 矛盾意向　表现为对同一事物，同时出现两种完全相反的意向和情感。例如，碰到朋友时，一面想去握手，一面却把手马上缩回来。多见于精神分裂症。

六、动作与行为障碍

简单的随意和不随意行动称为动作。有动机、有目的而进行的复杂随意运动称为行为。精神疾病由于病态的思维及情感，常可导致动作及行为的异常。

1. 精神运动性兴奋　指动作和行为增加。可分为：①协调性精神运动性兴奋：表现为动作和行为的增加与思维、情感活动及所处的环境状况协调一致的运动性兴奋状态。患者的行为是有目的的，可理解的，整个精神活动是基本协调的，多见于躁狂症。②不协调性精神运动兴奋：指患者的言语动作增多与思维及情感不相协调。表现为动作单调杂乱，无动机及目的性，与外界环境不协调。多见于精神分裂症和谵妄状态。

2. 精神运动性抑制　指行为动作和言语活动的减少。临床常见形式有：①木僵：指行为动作和言语活动的完全抑制或减少。患者经常保持一种固定姿势，严重时表现不言、不动、不食、面部表情固定，大小便潴留，对刺激缺乏反应，如不治疗，可维持很长时间。轻度木僵称作亚木僵状态，表现为问之不答、唤之不动、表情呆滞，但在无人时能自动进食，能自动大小便。严重的木僵见于精神分裂症，称为紧张性木僵。较轻的木僵可见于严重抑郁症、反应性精神障碍及脑器质性精神障碍。②蜡样屈曲：是在木僵的基础上出现的，患者的肢体任人摆布，即使是不舒服的姿势，也能维持较长时间似蜡塑一样。此时患者意识清楚，病好后能回忆。③缄默症（mutism）：表现缄默不语，不回答问话，有时可以以手示意或作笔谈。见于癔症及精神分裂症。④违拗症：患者对于要求他做的动作，不但不执行，而且表现抗拒及相反的行为。如患者的行为反应与医生的要求相反，称作主动违拗。如患者对医生的要求都加以拒绝而不作出行为反应，称作被动违拗。多见于精神分裂症紧张型。

3. 刻板动作　指机械刻板地反复重复某一单调的动作，常与刻板言语同时出现。多见于精神分裂症紧张型。

4. 模仿症状　患者完全不由自主地模仿他人的言语和行动，你问："你姓什么？"，他答"你姓什么？"，你取听诊器，他也到口袋里作取物的姿势，你用手摸头发，他也摸头发。完全是一种机械式的自动性的动作，并非戏谑行为。见于精神分裂症紧张型。

5. 作态（mannerism）　指患者作出古怪的、愚蠢的、幼稚做作的动作、姿势、步态与表情，如做怪相、扮鬼脸等。多见于精神分裂症青春型。

6. 强迫动作　表现为不由自主的、非患者意志所能控制的某种固定的行为或仪式性动作。患者明知其不合理与不必要，但无法制止。如反复检查门窗是否已关好，反复洗手，走数步一停顿，反复排列室内陈设等。

7. 被动服从　听从旁人的任何吩咐。例如持针作欲刺状，叫患者伸舌出来，并告诉他可不执行,患者仍伸出舌头,接受针刺。用指头轻按其后头部,患者即低头、弯腰,直到扑地,完全缺乏自己的意志。多见于精神分裂症。

七、智能障碍

智能(intelligence)主要是认识过程(感知、记忆、思维过程)方面所表现的心理特征,是智慧与能力的合称,用智商(IQ)来表示。一般认为,智商在低于 70 分为智力障碍,70 ~ 85分为边缘智力,85 分以上为正常。智能障碍可分为先天性的精神发育迟滞与后天性的继发性痴呆两大类。

1. 精神发育迟滞　指 18 岁前,由于各种致病因素,如遗传、感染、中毒、头部外伤、内分泌异常或缺氧等因素,使大脑发育不良或受阻,智能发育停留在一定阶段。随着年龄增长,智力可有一定程度改善,但低于正常的同龄人。

2. 痴呆　是后天获得的智能、记忆和人格的全面受损,但没有意识障碍。其发生具有脑器质性病变基础。临床主要表现为创造性思维受损,抽象、理解、判断推理能力下降,记忆力、计算力下降,后天获得的知识丧失,工作和学习能力下降或丧失,甚至生活不能自理,并伴有精神行为症状。根据大脑病理变化的性质和所涉及的范围不同,可分为全面性及部分性痴呆。

3. 假性痴呆　是一种功能性的、可逆的和暂时的类痴呆状态,是大脑功能普遍处于抑制状态的表现,表现为记忆力,计算力,理解力,判断力与操作功能等各方面的智能障碍。见于催眠状态,木僵状态,反应状态及癔症性分离性障碍。其中最具特色的有:①童样痴呆:全部模拟幼儿行为。牙牙学语,吸吮手指,见人都叫叔叔、阿姨、进食、大小便要人照料。②刚塞综合征(Ganser syndrome):又称心因性假性痴呆,即对简单问题给予近似而错误的回答,给人以故意做作或开玩笑的感觉。如问一只手有几个手指时,答"4 个"。患者能理解问题的意义,但回答内容不正确。行为方面也可错误,如将钥匙倒过来开门,但对某些复杂问题反而能正确解决。③抑郁性假性痴呆:指严重的抑郁症患者在精神运动性抑制的情况下,出现认知能力的降低,表现为计算能力、记忆力、理解判断能力下降。抑郁消失后智能完全恢复。

八、意识障碍

意识(consciousness)是指个体对周围环境及自身的认识和反应能力。意识障碍不是某种单一的心理功能障碍,而是各种心理过程同时受累,它累及感知觉的清晰度与正确性,累及铭记与回忆,累及思维的连贯性与理解判断力,累及情绪反应的稳定性与适切性,累及对时间、地点、人物的定向与对自身状况的认识。意识是一种心理状态,而不是一种心理过程,因此不能根据单一心理过程的障碍来判断意识障碍。例如,不能单纯根据定向力来判断意识是否障碍,因为正常人在乘车途中或陌生城市中也会出现定向障碍;也不能单纯根据自知力是否存在来判断意识障碍,大多数精神病中自知力丧失而并无意识障碍。临床意识障碍可分为三类:即急性意识障碍、间歇发作意识障碍与慢性意识障碍。

1. 急性意识障碍　急性意识障碍分为 3 个类型,即意识水平的减低、意识内容的改变、意识范围的缩小。

(1)意识水平降低:即觉醒程度的降低。根据意识水平减低的程度,可分为轻度的意识模糊或嗜睡状态,中度的混浊状态或昏睡状态,重度的昏迷状态。

1)意识模糊或嗜睡状态:以各种心理过程的反应迟钝为特征。弱刺激可能无反应,但痛觉反应存在。语言反应保持,但理解能力差,回答问题迟缓、简单,有近似回答。计数困难,记忆力减低。注意散漫,定向力不全。情感淡漠,呈无欲状,对周围漠不关心。如嗜睡,可以唤醒,但易于回到嗜睡状态。可以进食,护理其生活时可以部分合作。

2)意识混浊或昏睡状态:以语言反应接近消失为特征。不理解别人语言,无法遵嘱张眼与伸舌。痛觉反应存在,但较迟钝,有回避动作。卧床少动,偶有烦躁与喊叫,与环境失去接触能力,思维活动缺失。不能喂食,不知咀嚼,大、小便失禁,缺少自发运动,护理时完全不能合作。

3)昏迷状态:以痛觉反应消失为特征。毫无自发运动。肌张力可普遍降低或增高,腱反射存在,瞳孔对光反射与角膜反射保存。呼吸、脉搏、血压可维持平稳。

(2)意识内容的改变:此类意识障碍的特征是在精神活动抑制的背景上,出现了兴奋性症状,出现了幻觉、片断妄想、恐惧情绪,躁动不安。意识内容有了变化,患者有不少离奇的体验。意识变化常为一过性的,预后一般良好。最多见为谵妄状态。

(3)意识范围的缩小:它以复杂精神功能的抑制和简单精神功能的保存、行为的自动化为特征。意识范围缩小了,如同视野缩小形成管视一样。属于此种类型的意识障碍有朦胧状态与梦幻状态。

2. 间歇性意识障碍 最常见为癫痫的失神或小发作的频繁发作。如某患者在1小时内发作40次以上而成为小发作的持续状态,继而出现3小时的朦胧状态。有的出现频繁的癫痫先兆,而呈先兆持续状态,如上胃部不适、幻嗅、幻味的先兆连续发作;有的为感觉型癫痫持续状态,有幻视、幻听或前庭幻觉的频繁出现;还有历时数分钟的精神癫痫的频繁发作等,都出现间歇性或反复性意识障碍。精神性晕厥是另一种常见的短暂意识障碍,伴有直立性低血压与脑局部贫血,平卧之后意识立即恢复。老年患者出现一过性脑供血不足伴有短时间的定向障碍,情绪困惑不安,自动化习惯性行为者也属于此类。

3. 慢性意识障碍 严重脑感染、中毒、外伤、循环与代谢障碍,从死亡边缘复苏过程中,常有迁延甚久的昏迷及其他形式的意识障碍。在疾病严重阶段,患者处于深昏迷状态,感觉、运动与反射均消失,或呈去大脑强直状态,呼吸与心跳不稳定。在恢复过程中首先是自主神经系统稳定化,继而昏迷程度变浅,对外界具体刺激开始有反应,继而出现慢性意识障碍状态。

4. 与意识障碍相关联的症状

(1)注意障碍:注意一方面受外界刺激性质的影响,强烈、新异、多变的刺激易于引起注意,而重复、雷同的刺激,或刺激习惯性适应后,便不再引起注意了。另一方面注意受到个体的欲望、心境、兴趣、意志、身体健康状况与疲劳程度的影响。觉醒程度减低、嗜睡状态或觉醒程度过高,紧张焦虑状态,均影响注意力持续集中。任何部位的大脑病变,尤其是广泛的病变,都将对注意力造成损害,引起注意力分散。甚至在儿童与老年中,只是大脑功能处于不同的生理条件之下,对注意力都有影响。

(2)定向障碍:定向力包括对时间、空间与周围人物的正确认识。在意识障碍时,几乎必然有定向障碍。这里并不是表现为对时间快慢、空间远近和物体形状、大小的感知综合障碍,而是对时间、空间和人物的误认和错误定位。

(3)人格解体:属于自我意识障碍。患者觉得自己是空虚的、不是属于自己的、没有生气的、不真实的或不存在了,或是将自己视为受异己力量操纵的或是自动化的机体。往往同时亦有现实解体(属环境意识障碍)的症状。人格解体见于正常人的疲劳状态、神经症、忧郁症、精神分裂症与颞叶癫痫。

(4)人格转换(交替意识):属于自我意识障碍。不是主观感觉身体的替换,而是客观上整个人格、行为方面的实际表现出现全盘转变。例如癔症发作在催眠状态下突然转变为儿童的人格,或在"中邪"发作时,表演为一神灵的行为,这称为人格转换或交替意识。另外,在一个躯体上同时觉得存在两个自我,两种往往是对立的人格,争着实现各自的意志与行为,而以其中一个为主,称为双重自我。

九、自知力障碍

自知力指患者对自身疾病的认识能力,能够认识哪些表现是疾病引起,不要求患者对病因有认识,更不要求有符合医师观点的认识。这与神经病学中由于大脑病变引起的疾病感缺失属于不同的概念。

精神病出现之初,症状体验违反以往生活经历与常识,患者往往知其不对,或半信半疑,因而保持部分自知力。随着病情的进展,多数患者会丧失自知力。当疾病缓解后,多数患者能恢复自知力。但少部分精神分裂症患者在症状消失后自知力并不恢复或恢复不全。神经症性障碍患者常有自知力,而重性精神疾病常无自知力或自知力不全。

第二节　精神分裂症

精神分裂症(schizophrenia)是一组病因未明的精神疾病,其发生与遗传因素、神经发育异常、神经生化改变以及心理社会因素有关。多于青壮年期缓慢起病,病程多迁延,有慢性化和衰退的可能,但部分患者可保持痊愈或基本痊愈状态。具有思维、情感、意志与行为等多方面的障碍,以精神活动和环境不协调为特征。通常意识清晰,一般智能尚好,部分患者可出现认知功能损害。

【临床表现】

精神分裂症的临床表现复杂多变,不同个体及同一个体在疾病的不同阶段,其临床表现可能相差很大。

1. 感知觉障碍　最常见的感知觉障碍是听幻觉,特征性的幻听的内容多半是争论性的,如 2 个声音议论患者的好坏;或评论性的,声音不断对患者的所作所为评头论足;或命令性的,声音命令患者做什么或不做什么(通常是患者不愿意做的)。其他类型的幻觉(如幻视、幻嗅、幻触、躯体幻觉等)则少见。幻觉体验可以非常具体、生动,也可以是朦胧模糊,但多会给患者的思维、情感和行动带来影响,有的患者会在幻觉的支配下作出违背本性、不合常理的举动。

2. 思维障碍

(1)妄想:是精神分裂症患者出现频率最高的精神症状之一,尤以被害妄想最多见。妄想的表现形式多种多样:有的患者坚信有人通过某种方式迫害自己;有的患者可能相信外部的什么东西控制了他的思想和行为,相反,他也可能用某些超常的方式控制外部事物(如患者相信他能使太阳升起,能防止地震发生等);有的患者坚信自己是名门后裔或亿万富豪;有的患者脑子里整天想着某些深奥的、抽象的、有象征意义的、心理上的或哲学上的一些观念;有的患者断言生命受到威胁,或有某些躯体不适,但所述的理由却是怪异的和令人难以置信的,例如,一患者坚信有人在他(她)睾丸(子宫)里被人安放了东西使他没有生育力。牵连观念很常见,患者认为周围的人,电视报纸都在关注他,谈论与他有关的事,含沙射影的暗示他等。

(2)思维形式与思维过程障碍:可通过与患者交谈和从患者的书写材料中获得,为主观性判断。在精神分裂症患者可表现以下多种形式:包括思维散漫离题、思维破裂、思维不连贯、模仿语言、重复语言、刻板言语、内向性思维、缄默症、思维中断(插入)、思维云集、思维被夺走、持续语言、思维贫乏等。

(3)思维逻辑障碍:可以表现病理性象征性思维、语词新作或逻辑倒错性思维等。

3. 情感障碍　情感迟钝淡漠、情感反应与思维内容及外界刺激不相符是精神分裂症的重要特征。最早受损的是较细致的情感,如对亲朋的关心体贴,随着病情的发展,部分患者对任何外界刺激都缺乏相应的情感反应(即使是非常令人悲伤或高兴的事情)即情感淡漠。另一种形式是患者对情绪刺激的反应过度或不适当,表现为一点小事极端暴怒、高兴或焦虑,或表现情感倒错(高兴的事情出现悲伤体验,悲伤的事情出现愉快体验)。

4. 意志与行为障碍 部分患者有意志减退甚至缺乏,表现孤僻离群,少语少动,行为被动,对工作和学习缺乏应有的积极性和主动性(意志减退)。严重时整日卧床少动,个人生活都不知自理,本能欲望缺乏,毫无一点精神动力(意志缺乏)。有偏执观念的患者可表现意志活动增强,千方百计为自己收集某些证据。有些患者吃一些不能吃的东西(如肥皂、草木、昆虫甚至大小便等)或伤害自己的身体(意向倒错)。

精神分裂症患者可表现激越和冲动控制能力减退,社交敏感性降低。严重者可出现冲动攻击、暴力行为,其出现常受幻觉妄想的支配,且有不可预测性和某些奇怪的理由。约50%的患者有自杀企图,约5%的患者最终死于自杀。有的患者可出现怪异行为或幼稚愚蠢的行为,傻笑、脱衣、脱裤等。

5. 定向、记忆和智能 精神分裂症患者对时间、空间和人物一般能进行正确的定向。意识是清晰的,一般没有明显的记忆和智能障碍。慢性衰退的患者,由于缺乏社会交流和接受新知识,可有智能减退。部分患者有认知功能减退。

6. 自知力 患者常对自身疾病的性质和严重程度缺乏自知。自知力缺乏是影响治疗依从性的重要原因。临床医生应仔细评估自知力的各个方面:对症状的自知,与人相处时是否有麻烦,导致这些问题的原因。自知力评估有利于治疗策略的制订。

【诊断】

精神分裂症的诊断应结合病史、临床症状、病程及体格检查和实验室检查的结果来作出,典型病例诊断一般不难。

1. 症状特点 患者在意识清晰的基础上出现下述症状就要想到精神分裂症的可能,出现的症状条目越多,诊断的信度和效度就越高。首次发作者通常要求在一个月或以上时期的大部分时间内确实存在下述条目1到4中至少1个(如不甚明确常需两个或多个症状)或5到8中来自至少2组症状群中的十分明确的症状。第9条仅用于诊断单纯型精神分裂症,且要求病期在1年以上。

(1)思维鸣响,思维插入或思维被撤走以及思维广播。

(2)明确涉及躯体或四肢运动,或特殊思维、行动或感觉的被影响、被控制或被动妄想;妄想性知觉。

(3)对患者的行为进行跟踪性评论,或彼此对患者加以讨论的幻听,或来源于身体一部分的其他类型的听幻觉。

(4)与文化不相称且根本不可能的其他类型的持续性妄想,如具有某种宗教或政治身份,或超人的力量和能力(例如能控制天气,或与另一世界的外来者进行交流)。

(5)伴有转瞬即逝的或未充分形成的无明显情感内容的妄想、或伴有持久的超价观念、或连续数周或数月每日均出现的任何感官的幻觉。

(6)思潮断裂或无关的插入语,导致言语不连贯,或不中肯或词语新作。

(7)紧张性行为,如兴奋、摆姿势,或蜡样屈曲、违拗、缄默及木僵。

(8)"阴性"症状,如显著的情感淡漠、言语贫乏、情感反应迟钝或不协调,常导致社会退缩及社会功能的下降,但必须澄清这些症状并非由抑郁症或神经阻滞剂治疗所致。

(9)个人行为的某些方面发生显著而持久的总体性质的改变,表现为丧失兴趣、缺乏目的、懒散、自我专注及社会退缩。

2. 病程特点 大多为持续性病程,仅少部分患者在发作间歇期精神状态可基本恢复到病前水平。既往有类似发作者对诊断有帮助。

3. 其他 家族中特别是一级亲属有较高的同类疾病的阳性家族史,体查及实验室检查一般无阳性发现。如患者存在严重的抑郁或躁狂症状则不应诊断为精神分裂症,除非已明确分裂性症状出现在情感障碍之前。如分裂性症状与情感性症状同时发生并且达到均衡,应诊断为分裂情感性障碍。如存在明确的脑疾病或处于药物中毒或戒断期,则不应诊为精神分裂症。

精神分裂症要注意与脑器质性及躯体疾病所致精神障碍、药物或精神活性物质所致精神障碍、心境障碍、神经症性障碍等相鉴别。

【治疗原则】

1. 药物治疗 药物治疗应系统而规范,强调早期、足量、足疗程治疗。治疗应从低剂量开始,逐渐加量,注意治疗反应和不良反应,一般情况下不能突然停药。治疗程序包括:①急性治疗期:选择一种合适的抗精神病药、个体化的合适剂量治疗至少 4~6 周。②巩固治疗期:急性治疗期后,在患者的症状获得较为彻底缓解的基础上,药物不减量,再巩固治疗数月,3~6 个月,然后可以缓慢适当减量进入维持治疗期。③维持治疗期:维持治疗对于减少复发或再住院具有肯定的作用,具体时间无统一规定。第 1 次发作维持治疗至少 1 年以上,第 2 次或多次复发者维持治疗应更长,甚至终生服药。维持治疗的剂量应个体化。不管是急性期还是维持治疗,一般建议单一用药。对于出现抑郁情绪、躁狂状态、睡眠障碍的患者可酌情选用抗抑郁剂、心境稳定剂、镇静催眠药。对于难治性患者则需要更为复杂的治疗方案。

2. 心理、行为治疗 心理治疗不但可以改善患者的精神症状、提高自知力、增强治疗的依从性,也可改善家庭成员间的关系,促进患者与社会的接触。行为治疗有助于纠正患者的某些功能缺陷,提高人际交往技巧。家庭治疗使家庭成员发现存在已久的沟通方面的问题,有助于宣泄不良情绪,简化交流方式。

3. 心理与社会康复 应当鼓励其参加社会活动和从事力所能及的工作。对慢性精神分裂症有退缩表现的患者,可进行日常生活能力、人际交往技能的训练和职业劳动训练,使患者尽可能保留一部分社会生活功能,减轻残疾程度。同时,应对患者、亲属及社会公民进行健康教育,让其了解有关精神分裂症的基本知识,增加对患者的理解与支持,减少可能为患者带来的压力如过多的指责、过高的期望,歧视和孤立等。

第三节 心境障碍

心境障碍(mood disorder)又称为情感性精神障碍(affective disorder),是以显著而持久的情感或心境改变为主要特征的一组疾病。临床上主要表现为情感高涨或低落,伴有相应的认知和行为改变。可有精神病性症状,如幻觉、妄想,但不是主要的临床相。此类疾病患者大多有反复发作的倾向,大部分患者发作间歇期精神活动基本正常,15%~20% 的患者可有残留症状或转为慢性。

【临床表现】

1. 躁狂发作 心境高涨、思维奔逸和活动增多是躁狂发作的典型症状。

(1)心境高涨:患者主观体验非常好,表现为轻松愉快,自我感觉良好,自我评价过高。觉得一切都很美好,毫无挫折和困难可言。心境高涨往往鲜明生动,面部表情与内心体验及周围环境相协调,具有一定的感染力,有时能引起周围人的"共鸣"。然而,患者的情绪状态往往不稳定而易激惹,尤其是当其病态的言行和计划受到反对和指责时更易发生,但这种易激惹情绪常持续时间不长,一会又会转怒为喜。临床上亦可见到部分患者以易激惹为主症。

笔记

（2）思维奔逸：思维奔逸、联想加速最为常见。患者语速快,语声大,自觉脑子特别灵活。思维内容丰富多变,概念一个接一个的产生,有时感觉说话跟不上思维的速度。由于联想过程加快以致来不及深思熟虑,使其谈话的内容流于肤浅和表面化,给人以信口开河之感。患者的主、被动注意虽有增强,但却不能持久,易随境转移,因而话题经常改变。因新概念的不断涌现和想象力极为丰富,有的患者出现音联(音韵联想)意联(词意联想)。在心境高涨的背景上,患者常出现夸大观念或夸大妄想。在夸大和自负的基础可派生出关系和被害妄想,认为别人嫉妒其能力和财富而可能要害他,但持续时间一般不长。

（3）意志和行为异常：意志活动增强,性欲和食欲增强,精神异常旺盛,整天忙碌却无疲乏感。对睡眠需要减少。计划很多,但做事往往虎头蛇尾,有始无终。好管闲事,喜招引别人注意,行为流于轻浮和戏谑。有的患者表现过分大方,乱花钱。自控力差,可出现言行粗暴,甚至发生攻击、破坏行为。

（4）躯体症状：躁狂患者由于自我感觉良好而极少有躯体不适主诉。患者可有面色红润,双目有神,心率加快,瞳孔轻度扩大和便秘等交感神经功能兴奋症状。由于体力消耗过大,一些患者会有体重减轻,而自知力亦常常缺乏。

2. 抑郁发作 典型抑郁发作以情感低落、思维迟缓、意志活动减退和躯体不适症状为主。

（1）情绪低落：情绪抑郁,兴趣或愉快感缺乏或丧失是抑郁症的核心症状,90%的患者有此体验。症状可从轻度的心情不佳到重度的悲观厌世、消极绝望甚至自杀。患者常觉得生活没有意思,干什么都兴趣索然,严重者觉得什么都不能干,俨如废人。患者内心充满忧愁、沮丧、悲观、绝望、无助感,觉得度日如年,生不如死。如这种抑郁心境如有晨重夜轻的节律性改变,则认为是内源性抑郁的典型症状。部分患者由于种种原因,对自己的抑郁心境常予掩饰和否认,甚至脸带微笑(微笑抑郁)应予注意。

（2）思维障碍：思维迟缓是迟滞型抑郁的典型表现。患者觉脑子像一部生了锈的机器,思考问题困难,思维过程缓慢、难以启动。约3/4的患者有否定其自身和世界的观念,在抑郁心境的基础上,对自己的真实情况进行歪曲的认知,过分贬低自己,以消极否定的态度看待自己的过去、现在和将来。在悲观失望的基础上,可产生孤立无助、失望和绝望之感,可伴有自责、自罪,严重时可出现罪恶妄想。部分患者可出现与心境协调的幻觉妄想。幻听常见,常呈一过性,内容单调,带贬义和指责性的语言。而妄想表现为自责、自罪、无用、贫穷、虚无、迫害、疑病等内容。

（3）意志和行为障碍：抑郁患者意志活动受到普遍抑制,生活被动,主动活动减少,行动缓慢。严重者生活懒于料理,进一步发展则不语不动可达到木僵的程度。部分患者表现焦虑激越,坐卧不安,反复纠缠医生予以解释安慰。严重的自责自罪可产生自杀观念和行为。抑郁症患者的自杀率比常人高20倍,约15%的抑郁症患者最终自杀身亡,应高度重视与注意。

（4）躯体与其他症状：躯体症状又称生物学症状,包括睡眠异常、食欲减退、体重减轻、头痛头晕、心悸、胸闷、胃肠不适、便秘、性欲减退、闭经等症。

约80%的患者有睡眠障碍,特别是早醒和夜间易醒。多数患者表现食欲减退和体重下降,极少数表现食欲增强,体重增加,睡眠增多。某些患者,尤其是更年期和老年患者,躯体不适主诉众多,有时甚至主要以躯体不适主诉而就诊,这类患者易于误诊,应予重视。

此外,人格解体、现实解体、强迫和恐惧症状亦可出现。某些患者因思维联想显著迟缓以及记忆力减退,而表现出抑郁性假性痴呆,应注意识别。

3. 双相障碍 双相障碍的临床特点是反复(至少2次)出现心境和活动水平明显紊乱的发作,有时表现为躁狂或轻躁狂发作,有时表现为抑郁发作。发作间期多数以完全缓解为特征。混合性发作是双相障碍的亚型,指躁狂症状和抑郁症状在一次发作中同时出现,临床上较为少见。快速循环发作是指过去 12 个月中,至少有 4 次心境障碍发作,不管发作形式如何,但符合轻躁狂或躁狂发作、抑郁发作、或混合性发作的标准。

【诊断】

诊断主要根据病史、症状特点、病程及体格检查和实验室检查资料。

1. 临床症状特征

(1)躁狂症和抑郁症分别是以显著而持久的心境高涨或低落为主要表现。躁狂发作时,在情感高涨的背景上,伴有思维奔逸及意志活动的增多;抑郁发作时,在情感低落的背景上,伴有思维迟缓和意志活动减少。大多数患者的思维和行为异常与高涨或低落的心境相协调。

(2)可伴有躯体不适症状。躁狂发作时常伴有食欲增加、性欲亢进、睡眠需要减少;抑郁发作时,可有多种躯体不适主诉,若出现早醒、食欲减退、体重下降、性欲减退及抑郁心境表现为昼重夜轻的节律改变,有助于诊断。如有精神病性症状,症状特点也常与心境协调,且持续时间不长。

2. 病程特点　大多为发作性病程,间歇期精神状态多可恢复到病前水平。既往有类似的发作,或病程中出现躁狂与抑郁的交替发作,对诊断均有帮助。

3. 其他　家族中有较高的同类疾病家族史,躯体和神经系统检查以及实验室检查一般无阳性发现。

心境障碍主要与继发性心境障碍(如脑器质性疾病、躯体疾病、某些药物和精神活性物质等均可引起继发性心境障碍)、精神分裂症等鉴别。

【治疗原则】

1. 药物治疗　遵从长程治疗的原则,以减少复发。对首次抑郁发作治疗缓解彻底的患者,应维持药物治疗 1 年以上;若为第 2 次发作,维持治疗 3 ~ 5 年;若为第 3 次发作,应长期维持治疗。维持治疗剂量应与治疗剂量相同或略低。对双相障碍患者,若在过去的 2 年中,每年均有 1 次以上的发作,主张长期服用锂盐或丙戊酸盐预防复发。锂盐的预防剂量应维持血锂浓度在 0.4 ~ 0.8mmol/L。

2. 心理治疗和社区康复　对预防复发也有非常重要的作用,应尽可能解除或减轻患者各种心理社会应激,帮助患者解决实际困难,提高应对能力。

3. 电抽搐治疗　对于有严重消极自杀言行或抑郁性木僵的患者,电抽搐治疗应为首选;对使用抗抑郁药治疗无效的患者也可采用电抽搐治疗。一般 6 ~ 10 次为一疗程。电抽搐治疗后仍需用药物维持治疗。

第四节　神经症性障碍

神经症(neurosis)是一组主要表现为焦虑、抑郁、恐惧、强迫、疑病或神经衰弱症状的精神障碍。具有以下共同特点:①一般没有明显或持续的精神病性症状。②症状没有明确的器质性病变基础。③绝大多数患者对疾病体验痛苦,有自知力和求治要求。④心理社会因素、病前性格特征与疾病的发生发展有关。

一、恐　惧　症

恐惧症(phobia)是一种以过分和不合理地惧怕外界某种客观事物或情境为主要表现的神经症性障碍。患者明知这种恐惧反应是过分的或不合理的,但在相同场合下仍反复出现,难以控制。恐惧发作时常伴明显的焦虑和自主神经症状。患者极力回避恐惧对象,或是带着畏惧去忍受,因而影响其正常活动。此病的发生与遗传因素、生化异常及心理社会因素有关,但确切发病机制不明。

【临床表现】

恐惧症患者所恐惧的对象达数百种之多。通常将其归纳为三大类。

1. 场所恐惧症(agoraphobia) 最常见,约占60%。多起病于25岁左右,35岁左右是另一发病高峰年龄段,女性多于男性。主要表现为对某些特定环境的恐惧,如高处、广场、密闭的环境和拥挤的公共场所等,因而回避这些环境,甚至不敢出门。恐惧发作时还常伴有抑郁、强迫、人格解体等症状。

2. 社交恐惧症 多在17~30岁发病,女性明显多于男性,常无明显诱因突然起病。主要特点是害怕被人注视,一旦发现别人注意自己就不自然,脸红、不敢抬头、不敢与人对视,甚至觉得无地自容,因而回避社交。

3. 单一恐惧症(simple phobia) 指对某一具体的物件、动物等有一种不合理的恐惧。最常见的恐惧对象包括动物或昆虫,如蛇、狗、猫、鼠、蜘蛛、毛毛虫等;鲜血或尖锐锋利的物品;自然现象,如黑暗、风、雷电等。单一恐惧症的症状较恒定,多只限于某一特殊对象,常起病于童年,以女性多见。

【诊断】

1. 符合神经症性障碍的共同特点。

2. 以恐惧症状为主要临床相,符合以下各条:①对某些客体或处境有强烈恐惧,恐惧的程度与实际危险不相称。②发作时有焦虑和自主神经症状。③有反复或持续的回避行为。④知道恐惧过分或不必要,但无法控制。

3. 对恐惧情境和事物的回避必须是或曾经是突出的症状。

4. 病程持续1月以上。

5. 排除焦虑症、疑病症和精神分裂症及躯体疾病所致的恐惧。

【治疗原则】

1. 行为疗法 是治疗恐惧症的首选方法。系统脱敏疗法、暴露冲击疗法对恐惧症效果良好。基本原则:一是消除恐惧对象与焦虑恐惧反应的条件性联系;二是对抗回避反应。

2. 药物治疗 各种抗抑郁剂对恐惧症症状的控制均有一定的疗效,并能减轻焦虑和抑郁症状。苯二氮䓬类与普萘洛尔也可缓解患者的焦虑,还可增强患者接受行为治疗的信心。

二、焦 虑 症

焦虑症(anxiety neurosis)是一种以焦虑情绪为主的神经症,以广泛和持续性焦虑或反复发作的惊恐不安为主要特征,常伴有自主神经紊乱、肌肉紧张与运动性不安,临床分为广泛性焦虑障碍(generalized anxiety disorder,GAD)与惊恐障碍(panic disorder)两种主要形式。此病的发生与发展与遗传因素、生化异常以及心理社会因素有关,但确切机制不清。

【临床表现】

1. 广泛性焦虑障碍 又称慢性焦虑症,是焦虑症最常见的表现形式。常缓慢起病,以经常或持续存在的焦虑为主要临床相。具有以下表现:

(1)精神焦虑:精神上的过度担心是其核心症状。表现为对未来可能发生的某种危险或不幸事件的经常的担心害怕。有的患者不能明确意识到他担心的对象或内容,而只是一种提心吊胆、惶恐不安的内心体验。有的患者担心的也许是现实生活中可能发生的事情,但其担心、焦虑的程度与现实很不相称。

(2)躯体焦虑:表现为运动不安与多种躯体症状。运动不安:可表现搓手顿足,不能静坐,无目的的小动作增多,也可表现舌、唇、指肌的震颤或肢体震颤。躯体症状:胸骨后的压缩感是焦虑的一个常见表现,常伴有气短。肌肉紧张:表现为主观上的一组或多组肌肉不舒服的紧张感,紧张性头痛也很常见。自主神经功能紊乱:表现为心动过速、皮肤潮红或苍白、口干、便秘或腹泻,出汗,尿意频繁等症状。有的患者可出现早泄、阳痿、月经紊乱等症状。

(3)觉醒度提高:表现为过分的警觉,对外界刺激敏感,易于出现惊跳反应;注意力难于集中;难以入睡、睡中易醒;情绪易激惹;感觉过敏,有的患者能体会到自身肌肉的跳动、血管的搏动、胃肠道的蠕动等。

(4)其他:广泛性焦虑障碍患者常合并疲劳、抑郁、强迫、恐惧、惊恐发作及人格解体等症状,但这些症状常不是疾病的主要临床相。

2. 惊恐障碍 又称急性焦虑障碍。其特点是发作性、不可预测性和突然性。患者常在无特殊的恐惧性处境时,突然感到一种突如其来的惊恐体验,伴濒死感或失控感以及严重的自主神经功能紊乱症状。患者好像觉得死亡将至、灾难将至,或惊叫、求救,伴胸闷、心动过速、呼吸困难或过度换气、头痛、头昏、眩晕、四肢麻木和感觉异常、出汗、肉跳、全身发抖或全身无力等自主神经症状。惊恐发作通常起病急骤,终止也迅速,一般历时 5～20 分钟,很少超过 1 小时,但可突然再发。发作期间始终意识清晰,高度警觉,发作后仍心有余悸,担心再发,不过此时焦虑的体验不再突出,而表现为虚弱无力,需数小时到数天才能恢复。约 60% 的患者由于担心发病时得不到帮助而产生回避行为,如不敢单独出门,不敢到人多热闹的场所,发展为场所恐惧症。

【诊断】

1. 广泛性焦虑的诊断要点

(1)符合神经症性障碍的共同特点。

(2)以持续性的原发性焦虑症状为主,并符合以下两项:①经常或持续的无明确对象和固定内容的恐惧或提心吊胆;②伴有自主神经症状和运动性不安。

(3)社会功能受损,患者因难以忍受却又无法解脱而感到痛苦。

(4)符合症状标准至少 6 个月。

(5)排除:甲状腺功能亢进、高血压、冠心病等躯体疾病继发的焦虑;药物中毒或依赖戒断后伴发的焦虑;其他类型精神疾病或神经症伴发的焦虑。

2. 惊恐障碍的诊断要点

(1)符合神经症性障碍的共同特点。

(2)需符合以下 4 项:①发作无明显诱因、无相关的特定情境,发作不可预测。②在发作间歇期,除害怕再发作外,无明显症状。③发作时表现强烈的恐惧、焦虑及明显的自主神经症状,并常有人格解体、现实解体、濒死恐惧,或失控感等体验。④发作突然,迅速达到高峰,发作时意识清晰,事后能回忆。

(3)患者因难以忍受却又无法解脱,因而感到痛苦。

(4)1 个月内至少有 3 次发作,或首次发作后继发害怕再发的焦虑持续 1 个月以上。

(5)排除:其他精神障碍继发的惊恐发作;躯体疾病如癫痫、心脏病发作、嗜铬细胞瘤、甲状腺功能亢进或自发性低血糖等继发的惊恐发作。

【治疗原则】

1. 心理治疗

(1)健康教育:焦虑症患者一般容易接受新的信息。通过对疾病性质的讲解,如焦虑的本质,为何会产生焦虑,如何处理等,有助于疾病缓解。

(2)认知治疗:焦虑症患者容易过高地估计负性事件出现的可能性和(或)过分灾难化地想象事件的后果,这种歪曲的认知,是造成疾病迁延不愈的原因之一。认知治疗有助于改变患者不良认知或进行认知重建。

（3）行为治疗：焦虑症患者往往由焦虑引起的肌肉紧张、自主神经功能紊乱引起的心血管系统与消化系统症状。运用呼吸训练、放松训练、分散注意技术等行为治疗方法常常有效。对回避社交的患者，可以应用系统脱敏（暴露）治疗。

2. 药物治疗

（1）苯二氮䓬类：起效快，抗焦虑作用强。常用的有地西泮、氯硝西泮、阿普唑仑等。临床应用一般从小剂量开始，逐渐加大到最佳治疗量，维持 2~6 周后逐渐停药，以防成瘾。停药过程不应短于 2 周，以防症状反跳。

（2）抗抑郁剂：三环类抗抑郁剂对焦虑症有效，但这类药物有较强的抗胆碱能副作用和心脏毒性作用，故现已少用，目前，SSRIs 类抗抑郁剂已作为治疗焦虑障碍的一线药物。此类药物全面的抗焦虑作用一般在用药 3 周后出现。

（3）β-肾上腺素能受体阻滞剂：普萘洛尔常用。这类药物对于减轻焦虑症患者的自主神经功能亢进症状有效。常用量 10~30mg/次，每天 3 次。

三、强迫障碍

强迫障碍（obsessive-compulsive disorder，OCD）是以强迫思维和强迫行为为特征的一类神经症性障碍。其特点是有意识的自我强迫和反强迫并存，两者强烈的冲突使患者感到焦虑和痛苦；患者体验到观念和冲动来源于自我，但违反自己的意愿，虽极力抵抗，但无法控制；多数患者能意识到强迫症状的异常性，但无法摆脱。此病确切的病因学机制尚不清楚。

【临床表现】

多在无明显诱因下缓慢起病。其基本症状为强迫观念、强迫意向、强迫行为。可以一种为主，也可为几种症状兼而有之。

1. 强迫观念　患者脑中常反复地想一些词或短句，而这些词或句子常是患者所厌恶的（强迫思想）。有的患者对一些常见的概念或现象反复思考，刨根究底，自知毫无现实意义，但不能自控（强迫性穷思竭虑）。有的患者对自己所做过的事的可靠性表示怀疑，需要反复检查、核对，如门窗是否关好，钱物是否点清等（强迫怀疑）。有的患者脑子里不由自主地联想起一些对立的观念或词句（强迫性对立思维）。有的患者不由自主地反复呈现出经历过的事情，无法摆脱，感到苦恼（强迫回忆）。有的患者体会到一种强烈的内在冲动要去做某种违背自己意愿的事情，但一般不会转变为行动，因患者知道这种冲动是非理性的、荒谬的，故努力克制，但内心冲动无法摆脱（强迫冲动）。

2. 强迫动作和行为

（1）强迫检查：多为减轻强迫怀疑引起的焦虑而采取的措施。表现为反复检查门窗、煤气、电源是否关好，反复核对账目等，严重者需检查数十遍。

（2）强迫洗涤：多源于怕受污染这一强迫观念而表现反复洗手、洗衣物、消毒家具等。往往花费大量的精力和时间，自知没有必要，但控制不住。

（3）强迫性仪式动作：通常是为了对抗某种强迫观念所引起的焦虑而逐渐发展起来的一系列动作。如果不按照这样的仪式动作来处理，患者就会感到焦虑不安，无法安心其他工作。

（4）强迫询问：强迫症患者常常不相信自己，为了消除疑虑或穷思竭虑给自己带来的焦虑，常反复询问他人（尤其是家人），以获得解释与保证。

【诊断】

1. 符合神经症性障碍的共同特点。

2. 症状标准

（1）以强迫症状为主，至少有下列 1 项：①以强迫思想为主，包括强迫观念、回忆或表象，强迫性对立观念、穷思竭虑、害怕失去自控能力等。②以强迫行为(动作)为主,包括反复洗涤、核对、检查,或询问等。③上述的混合形式。

(2)患者称强迫症状起源于自己内心,不是被别人或外界影响强加的。

(3)强迫症状反复出现,患者认为没有意义,并感到不快,甚至痛苦,因此试图抵抗,但不能奏效。

3. 社会功能受损。

4. 符合症状标准至少已3个月。

5. 排除其他精神障碍或器质性疾病所继发的强迫症状。

【治疗原则】

1. 心理治疗　目的是使患者对自己的个性特点和所患疾病有正确客观的认识,对现实状况有正确客观的判断,丢掉精神包袱以减轻不安全感;学习合理的应激处理方法,增强自信,以减轻其不确定感;不好高骛远,不过分精益求精,以减轻其不完美感。同时要教育其亲属同事,对患者既不姑息迁就,也不矫枉过正,鼓励患者积极从事有益的文体活动,使其逐渐从强迫的境地中解脱出来。行为治疗、认知治疗、精神分析治疗均可用于强迫症。系统脱敏疗法可逐渐减少患者重复行为的次数和时间。对药物治疗无效者也可试用厌恶疗法。

2. 药物治疗　氯米帕明常用。常用剂量150～300mg/d,分2次服,一般2～3周开始显效。一定要从小剂量开始,4～6周左右无效者可考虑改用或合用其他药物。SSRIs类抗抑郁药也常用于治疗强迫症,如舍曲林50～200mg/d,效果与三环类相当,且副作用较少。药物治疗时间至少6个月,部分患者需长期用药。此外,对伴有严重焦虑情绪者可合并苯二氮䓬类药物。

四、躯体形式障碍

躯体形式障碍(somatoform disorders)是一种以持久的担心或相信各种躯体症状的优势观念为特征的神经症性障碍。患者因这些症状反复就医,各种医学检查阴性和医生的解释均不能打消其疑虑。即使有时患者确实存在某种躯体障碍,但不能解释症状的性质、程度或痛苦与先占观念。这些躯体症状被认为是心理冲突和个性倾向所致,但患者常拒绝探讨心理病因的可能。患者常伴有焦虑或抑郁情绪。在ICD-10中,躯体形式障碍主要包括躯体化障碍、疑病障碍、躯体形式的自主神经功能紊乱和持续躯体形式的疼痛障碍。

【临床表现】

1. 躯体化障碍　以临床表现多种、反复出现、经常变化的躯体不适症状为特征。症状可涉及身体的任何部分或器官,各种医学检查不能证实有任何器质性病变足以解释其躯体症状,常导致患者反复就医和明显的社会功能障碍,常伴有明显的焦虑、抑郁情绪。多在30岁以前起病,女性多见,病程至少2年以上。常见症状可归纳为以下几类:①疼痛:为常见症状。部位涉及广泛,可以是头、颈、胸、腹、四肢等,部位不固定,疼痛性质一般不强烈,与情绪状况有关。②胃肠道症状:为常见症状。可表现嗳气、反酸、恶心、呕吐、腹胀、腹痛、便秘、腹泻等多种症状。③泌尿生殖系统症状:常见的有尿频、排尿困难;生殖器或其周围不适感;勃起或射精障碍;月经紊乱等。④呼吸、循环系统症状:如气短、胸闷、心悸等。⑤假性神经系统症状:常见的有共济失调、肢体瘫痪或无力、吞咽困难或咽部梗阻感、皮肤发热感、感觉缺失、抽搐等。

2. 疑病症　主要表现是担心或相信自己患有某种严重的躯体疾病,其关注程度与实际健康状况很不相称。患者为此反复就医,各种医学检查阴性的结论和医生的解释不能消除患者的顾虑。有的患者确实存在某些躯体疾病,但不能解释患者所述症状的性质、程度或痛苦与优势观念。多数患者伴有焦虑与抑郁情绪。

不同患者的症状表现不尽一致,有的主要表现为疑病性不适感;有的疑病观念突出,而躯体不适或心境变化不显著;有的怀疑的疾病较模糊或较广泛,有的则较单一或具体。不管何种情况,患者的疑病观念从未达到荒谬、妄想的程度。患者大多知道自己患病的证据不充分,因而希望通过反复的检查以明确诊断,并要求治疗。

【诊断】

凡以一种或多种躯体不适为主要表现,而医学检查不能发现相应的证据;或已有的躯体疾病不能解释症状的性质和严重程度时,就要考虑到此病的可能。

1. 躯体化障碍的诊断要点

(1)符合神经症性障碍的共同特征。

(2)存在各式各样,变化多端的躯体症状至少两年,且未发现任何能恰当解释这些躯体症状的器质性病变。

(3)不断拒绝多名医生关于其症状没有躯体解释的忠告与保证。

(4)症状及其所致行为造成不同程度的社会和家庭功能损害。

(5)不符合其他精神疾病的诊断。

2. 疑病障碍诊断要点

(1)长期相信表现的症状隐含着至少一种严重躯体疾病,尽管反复的检查不能找到充分的躯体解释;或存在持续性的先占观念,认为有畸形或变形。

(2)总是拒绝接受多位不同医生关于其症状并不意味着躯体疾病或异常的忠告和保证。

(3)社会功能受损。

(4)症状持续3个月以上。

(5)不符合其他精神障碍的诊断。

【治疗原则】

1. 治疗时应注意的问题

(1)重视医患关系:治疗开始时,要以耐心、同情、接纳的态度对待患者的痛苦和诉述,理解他们的确是有病,而不都是"想象的问题"或"装病"。

(2)重视连续的医学评估:早期阶段应做彻底的医学评估和适当的检查,医生应对检查的结果给予清楚的报告并进行恰当的解释,解释既不能加重患者对不适躯体体验灾难化的推论,也不应彻底否认患者的躯体问题,要为未来的解释埋下伏笔,也使患者在未来对躯体不适有合理的解释。在疾病的过程中,如果躯体症状加重或出现新的症状,均必须进行适当的检查和评估而排除器质性障碍。

(3)尽早引入心理社会因素致病的话题:一旦确诊为躯体形式障碍,医生应尽早选择适当的时机向患者提出心理社会因素可以引起躯体不适的话题。要鼓励患者把他们的疾病看成是涉及躯体、情绪和社会方面的疾病。

(4)给予适当的解释与保证:根据医学检查结果给予解释和保证本身就具有一定的治疗作用。但保证应在适当的时机给予,不能在各项检查之前和患者未能适当诉述他们的苦恼之前就轻易作出,要避免医源性暗示。

(5)适当控制患者的要求和处理措施:医生要避免承诺安排过多的检查,以免强化患者的疾病行为。要对患者的家庭成员进行相关疾病知识的教育,因为家庭成员也可能强化患者的疾病行为。

2. 心理治疗 心理治疗是主要治疗形式,其目的在于让患者逐渐了解所患疾病之性质,改变其错误的观念,解除或减轻精神因素的影响,使患者对自己的身体情况与健康状态有一个相对正确的评估。目前常用的心理治疗有精神分析、行为治疗与认知治疗等。

3. 药物治疗 可用苯二氮䓬类、三环类抗抑郁剂、SSRIs以及对症处理的镇痛药、镇静药等。用药时应注意从小剂量开始,应向患者说明可能的副作用及起效的时间以增加患者对治疗的依从性。

4. 其他 针灸、理疗、气功等对部分患者有效。

第五节　躯体疾病所致精神障碍

躯体疾病所致精神障碍是由脑以外的躯体疾病,如躯体感染、内脏器官疾病、内分泌障碍、营养代谢疾病等,引起脑功能紊乱而产生的精神障碍。目前研究发现,代谢障碍引起能量供应不足、毒素作用、中枢神经系统缺氧、水和电解质代谢紊乱、酸碱平衡失调、中枢神经生化改变等是主要的发病因素,但性别、年龄、遗传因素、人格特征、环境因素、应激状态、缺乏社会支持以及既往神经精神病史等均可能影响精神障碍的发生。

易于引起精神障碍的常见躯体疾病包括:躯体感染所致精神障碍(流行性感冒,肺炎,感染性心内膜炎等);内分泌系统疾病(Cushing综合征,肾上腺皮质功能减退症,甲状腺功能亢进或减退症,甲状旁腺功能减退症,嗜铬细胞瘤,糖尿病等);结缔组织疾病(类风湿关节炎,系统性红斑狼疮等);内脏器官疾病(慢性阻塞性肺疾病,肺性脑病,肺栓塞,冠心病,心律失常,肝豆状核变性,肝性脑病,急性胰腺炎,慢性肾衰竭,肾透析等)。

【临床表现】

躯体疾病所致精神障碍的临床表现主要包括意识障碍、认知障碍、人格改变、精神病性症状、情感症状、神经症样症状或以上症状的混合状态。患者常有日常生活能力或社会功能的受损。不同躯体疾病所致精神障碍的共同特征如下:①精神障碍与原发躯体疾病的病情严重程度呈平行关系,发生时间上常有先后关系。②急性躯体疾病常引起意识障碍,慢性躯体疾病常引起智能障碍和人格改变,智能障碍和人格改变也可由急性期迁延而来。在急、慢性期和迁延期均可以叠加精神病性症状、情感症状及神经症症状等。③精神障碍缺少独特症状,同一疾病可以表现出不同的精神症状,不同疾病又可表现出类似的精神症状。④积极治疗原发疾病并及时处理精神障碍,可使精神症状好转。

【诊断】

诊断躯体疾病所致精神障碍可依据以下几点:①有躯体疾病的依据,并且已有文献报道这种躯体疾病可引起精神障碍。②有证据显示精神障碍是该躯体疾病所致,如躯体疾病与精神障碍在发生、发展、转归上有时间和病情严重程度上的密切关系。③精神障碍的表现不典型,难以构成典型的"功能性"精神障碍的诊断。如患者在老年时才出现精神分裂症的症状,或抑郁患者伴有不常见症状,如幻嗅或幻触等。

【治疗原则】

1. 病因治疗 首先必须积极治疗原发的躯体疾病,停用可能引起精神障碍的药物等。

2. 支持治疗 纠正水、电解质紊乱和酸碱平衡失调;补充营养、能量、维生素;加强脑保护治疗。

3. 控制精神症状 因年龄、躯体疾病、药物间的相互作用等原因,对此类患者,使用精神药物要慎重,起始剂量应更低,剂量应逐渐增加,当症状稳定时,应考虑逐渐减停药物。对存在攻击行为或行为紊乱的患者,可考虑短期肌注氟哌啶醇,也可口服利培酮、奥氮平、阿立哌唑等。抑郁严重者,推荐使用SSRIs类抗抑郁剂。严重失眠和焦虑的患者,可短期、小量使用抗焦虑药。另外,要注意患者的躯体症状以及肝肾功能,同时根据症状的改善,适时减药和停药。

4. 护理 提供安静与安全的环境,防自杀、防冲动伤人和毁物、防跌倒和走失及其他意外发生,注意保暖和清洁,预防褥疮和其他并发症等。

(刘铁桥)

第十三章

运动系统疾病

第一节　骨折与关节脱位

一、骨　折

骨折(bone fracture)是骨的完整性和连续性中断。根据导致骨折的原因、是否与外界相通、骨折的程度、形态及稳定与否划分为创伤性、疲劳性、病理性、闭合性、开放性、不完全(裂缝、青枝)或完全骨折、稳定性或不稳定性骨折等类型。疲劳性骨折是长期、反复、轻微的直接或间接外力作用于骨骼的某一部位发生的骨折。如长距离行走导致第2、3跖骨及腓骨下1/3骨干骨折。在骨髓炎、骨肿瘤、严重骨质疏松的基础上,受到轻微外力可发生病理性骨折。骨折处皮肤或黏膜完整,骨折端不与外界相通为闭合性骨折。骨折处皮肤或黏膜破裂,骨折端与外界相通为开放性骨折。生理外力作用下,骨折端容易移位或复位外固定后容易再移位,见于斜形、螺旋形、粉碎性骨折为不稳定骨折(图 13-1)。

骨折的愈合过程复杂而且连续,从组织学和细胞学的改变大致划分为血肿炎症机化期、原始骨痂形成期、骨痂改造塑形期三个阶段。骨折 6~8 小时后,局部形成凝血块,损伤和血管断裂带来骨折端缺血坏死,骨折处发生无菌性炎症反应过程。毛细血管增生扩张、炎性细胞浸润到达骨坏死区,清除凝血块和失活软组织及死骨,血肿开始机化并形成肉芽组织。肉芽组织内成纤维细胞合成和分泌胶原纤维,变成纤维结缔组织,骨折两端形成纤维连接,为血肿炎症机化期,一般需要 2 周时间完成这一过程。骨内膜和外膜增生,新生血管长入,成骨细胞增生,合成并分泌骨基质,骨折端周围形成的骨样组织逐渐骨化,形成新骨。骨折端及髓腔内的纤维组织逐渐转化为软骨组织,经过软骨内成骨过程,形成环状骨痂和髓腔内骨痂。骨痂不断钙化,当足以抵抗肌肉收缩及旋转力或剪切力时,达骨折临床愈合,为原始骨痂形成期,成人一般需要 12~24 周。原始骨痂中新生骨小梁增粗致密,逐渐排列规则,新骨形成,死骨清除,骨折部位形成骨性连接,为骨痂改造塑形期。一般需要 1~2 年。

【临床表现】

骨折的临床表现以局部表现为主,可引起休克、发热等全身症状。可伴发多种严重的早期和晚期并发症。

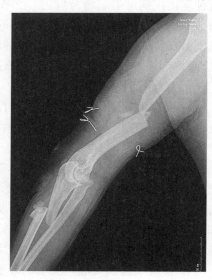

图 13-1　肱骨及尺骨骨折
并桡骨头脱位

1. 一般表现 局部疼痛、肿胀和功能障碍。

2. 特有体征 局部外观存在畸形,如短缩、成角、旋转畸形;异常活动;骨擦音或骨擦感。裂缝骨折、嵌插骨折、脊柱或骨盆骨折缺乏上述特有体征。需通过影像学检查协助确诊。

3. 早期并发症 包括休克、脂肪栓塞综合征、重要内脏器官损伤、周围重要血管、神经、脊髓损伤、骨筋膜室综合征等。骨筋膜室综合征是骨、骨间膜、肌间隔、深筋膜形成的骨筋膜室内神经肌肉因急性缺血而产生一系列症状,表现为肢体感觉异常、被动及主动活动受累、肌肉疼痛、血红蛋白尿。需要及早识别和处理。

4. 晚期并发症 包括坠积性肺炎、褥疮、下肢深静脉血栓形成、感染、关节僵硬、缺血性骨坏死、损伤性骨化、骨萎缩、创伤性骨关节炎、缺血性肌挛缩等。缺血性肌挛缩是骨折引起组织损伤、外固定过紧等因素造成骨筋膜室高压,发现和处理不及时可造成肌肉缺血坏死、纤维化产生挛缩。

【诊断】

1. 病史 有明确外伤史,需要详细了解受伤情况。

2. 症状和体征 局部疼痛、肿胀、外观异常和活动障碍。查体注意生命体征变化以及其他脏器或系统有无损伤,局部有无畸形、异常活动、骨擦音或骨擦感等骨折的特有表现。

3. 辅助检查

(1)X 线检查:对骨折诊疗有重要价值,X 线平片可了解有无骨折以及骨折的类型和移位情况。X 线平片范围应包括骨折邻近的关节在内的正侧位片,必要时拍摄特殊体位 X 线片以及对侧相同部位的对比片。

(2)CT 检查:可弥补 X 线检查的不足,如椎体爆裂骨折、碎片突入椎管的情况(图 13-2)。

(3)MRI 检查:对椎体周围韧带、脊髓损伤等有重要诊断价值(图 13-3)。

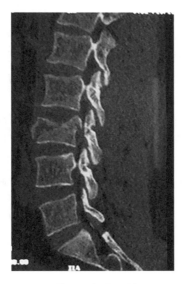

图 13-2 第三腰椎骨折的 CT 所见

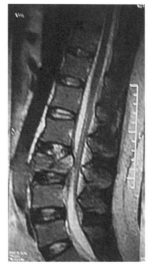

图 13-3 腰椎骨折,骨折块突入椎管压迫脊髓的 MRI 所见

【治疗原则】

1. 急救处理

(1)抢救休克等危急状况,挽救患者生命。特别注意合并症或复合伤的处理。

(2)对有创口者进行初步处理,用灭菌敷料或清洁布类包扎,充气止血带止血,应记录有否骨折端污染及充气止血带使用的开始时间。

（3）妥善固定，及时转运患者到有条件的医疗机构进一步救治。妥善固定可避免骨折端对软组织、血管、神经或内脏的损伤，骨折端的限制可减轻患者疼痛。

2. 治疗

（1）骨折复位：经过手法或手术将骨折端的解剖关系恢复正常或接近正常，重建骨的支撑作用（图 13-4）。及时而正确的复位有利于骨折愈合过程。

（2）固定：骨折复位后维持适当的位置，需要妥善的外固定或内固定（图 13-5），使骨折端在良好对位下愈合。

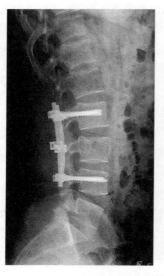

图 13-4　第三腰椎骨折内固定

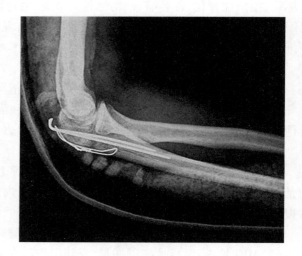

图 13-5　尺骨骨折内固定、石膏托外固定

（3）康复治疗：在固定妥当的情况下，尽快恢复患肢肌肉、肌腱、韧带、关节囊等软组织的舒缩动作。早期合理的功能锻炼和康复治疗，促进患肢血液循环，消除肿胀，减轻肌萎缩，保持肌力，预防骨质疏松、关节僵硬，有利于骨折愈合。注意全身及患部早期安全的活动训练，获得良好治疗效果，缩短治疗时间。

（4）治疗期间注意影响骨折愈合的因素：①与患者的年龄及健康状况关系密切，年龄增大愈合减慢，慢性消耗性疾病的患者骨折愈合过程减慢。②骨折类型、局部血液供应、软组织损伤程度、软组织嵌入骨折端间及感染等因素对骨折愈合产生影响。③治疗方法：多次反复手法复位、手术复位对软组织和骨膜及骨折部位血管供应的影响或清创造成骨缺损、过度牵引、固定不当以及功能锻炼过早对骨折愈合产生不良影响。

3. 骨折临床愈合标准

（1）局部无异常活动、无压痛及纵向叩击痛。

（2）X 线平片显示骨折线模糊，骨折处有连续骨痂形成。

（3）拆除外固定后，上肢能向前平举 1kg 重物，持续达 1 分钟；下肢不扶拐能在平地连续步行 3 分钟，不少于 30 步。连续观察两周骨折处无变形。

二、关 节 脱 位

关节脱位（dislocation）是构成关节的骨端失去正常位置，发生错位。根据病因可分损伤性、先天性、病理性关节脱位。根据脱位的移位方向，又可分为前脱位、后脱位等类型，可伴有骨折（见图 13-1）。

【临床表现】

脱位关节部位疼痛剧烈、不能正常活动、表现出旋转、内收、外展和肢体变长或缩短畸形,与健侧不对称。被动活动时有抵抗和弹性固定,关节盂空虚。因关节软骨、关节囊、周围韧带和肌肉损伤出血,形成血肿。复位不及时者,血肿可机化,造成关节粘连和功能障碍。

【治疗原则】

在现场迅速将脱位的关节妥善固定在舒适位置,转运到医院进一步治疗。注意患者更衣时,应先脱健侧,再脱伤侧。穿衣时反之,先穿患侧,再穿健侧。开放性关节脱位者,应争取在 6~8 小时内进行清创,石膏外固定于功能位 3~4 周,应用抗菌药物预防感染。下面介绍常见关节脱位的治疗原则。

1. 肩关节脱位 注意骨折是否合并神经血管损伤。需在局部浸润麻醉下进行手法复位,常用 Hippocrates 法复位,复位后畸形消失,X 线摄片检查完全复位。用三角巾悬吊上肢,屈肘 90°对肩位固定 3 周,适当活动腕部及手指,解除固定后鼓励患者主动锻炼肩关节各个方向的活动,配合理疗按摩。合并关节囊破损、肩带肌肌力不足,可用搭肩位绷带固定。陈旧性肩关节脱位,可择期切开复位。

2. 肘关节脱位 确诊后在局部浸润麻醉或臂丛神经阻滞麻醉下复位。复位后上肢石膏托或支具固定于肘关节屈曲 90°位,三角巾悬吊 3 周。

3. 桡骨头半脱位 手法复位后肘关节旋转屈伸自如,用绷带悬吊前臂适当保护患肢 1 周或不固定,但需避免患者伸直位被动牵拉。

4. 髋关节脱位 并发休克者,应取平卧位,保持呼吸道通畅,保暖。急送医院进行抢救。在麻醉下进行手法复位。复位后可用皮肤牵引或髋人字形石膏固定 6~8 周。解除外固定后锻炼髋部肌力,逐步增加髋关节活动范围。

第二节 运动系统慢性损伤

一、腰 腿 痛

腰腿痛(low back pain)是指长期机械运动导致腰部参与运动的骨、关节、肌肉、肌腱、筋膜、韧带、滑囊及毗邻的血管神经受损,表现为腰骶、骶髂、臀部疼痛,可伴有一侧或两侧下肢疼痛及大小便功能异常,是一组常见的临床症状。损伤、炎症、退行性变、发育及姿势异常、肿瘤等均可引起腰腿痛。腰腿痛可见于脊椎骨折与脱位、韧带和肌肉劳损、黄韧带增厚、腰椎间盘突出、腰椎管狭窄、脊柱滑脱、骨质增生、骨质疏松、隐性脊椎裂、第 5 腰椎骶化、脊柱侧凸、腰椎前凸、强直性脊柱炎、恶性肿瘤脊柱转移以及原发于脊柱的血管瘤、骨巨细胞瘤和脊索瘤等。消化性溃疡、胰腺癌、直肠癌、肾盂肾炎、肾周围脓肿、附件炎、盆腔肿瘤等也可表现为腰腿痛。

【诊断】

1. 病史 询问患者有无腰腿痛史,有无明确的诱因,有无放射痛及诊疗情况。

2. 症状和体征 根据疾病不同,出现相应的症状和体征,详见相关章节。

3. 辅助检查

(1)脊柱平片:疑有脊柱骨折、结核、肿瘤、脊柱滑脱等,应进行脊柱各段前后位和侧位摄片检查。腰部软组织损伤和腰椎间盘突出症,X 线平片检查不能确诊,但可排除其他疾病。

(2)CT 扫描检查:有助于椎管狭窄症的诊断(图 13-6)。

（3）MRI 检查：为无创检查，应用于腰腿痛的诊断和鉴别诊断。

【治疗原则】

养成良好的生活习惯，防止腰部受凉和过度劳累。注意站姿或坐姿正确。久坐久站后，适当活动腰背部，可解除腰背肌肉疲劳。剧烈运动前先做准备活动，锻炼时压腿弯腰幅度不宜过大。提重物时应该先蹲下拿到重物，然后慢慢起身，尽量不在弯腰下搬重物，以减少腰椎间盘突出的机会。注意膳食均衡，高蛋白质、维生素，低脂肪、胆固醇饮食，控制体重、戒烟控酒。卧床休息，宜选用硬板床，保持脊柱生理弯曲。平

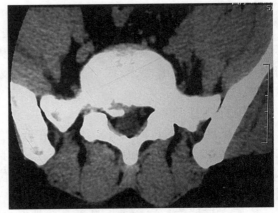

图 13-6　椎管狭窄症
腰椎间盘突出症并骨化、右侧神经根受压

时应加强腰背肌锻炼，增加腰椎稳定性。椎间盘突出、椎管狭窄等非手术疗法无效者，可考虑手术治疗。

二、颈 肩 痛

颈肩痛（neck-shoulder pain）是由颈椎、关节、韧带、肌肉、筋膜及肩关节周围软组织病变或内脏疾病引起的表现为局部疼痛的一组临床症状。导致颈肩痛的疾病种类较多，以颈椎病和颈项部肌膜纤维织炎为代表。其中颈椎病是指颈椎间盘退行性变，继发椎间关节退行性改变，压迫脊髓、神经、血管，表现出系列临床症状和体征。颈项部肌膜纤维织炎是由于多种因素导致颈部筋膜肌肉微循环发生障碍，组织渗出、水肿纤维变性，形成非特异性无菌性炎症。其他疾病包括急性颈部软组织损伤、慢性软组织损伤、颈椎结核、炎症和肿瘤；肩周炎、肩袖断裂、肩关节周围的骨折、关节脱位；胸廓出口解剖异常挤压神经血管束；脊髓肿瘤、脊髓空洞症、脊髓侧索硬化症、进行性肌萎缩等。右侧颈肩痛还应考虑胆石症、胆囊炎及肝病，急性左侧颈肩痛需考虑冠心病或心肌梗死。

【诊断】

根据颈部疼痛史、引起颈肩痛疾病的特有症状和体征、结合影像学检查可作出病因诊断。

【治疗原则】

1. 注意防寒保暖，适度锻炼，减少颈椎病及肩周炎的发生。避免过度锻炼，以免造成颈椎、肩关节及其周围软组织的损伤。

2. 纠正不良姿势及生活习惯，对于经常伏案、低头劳作、高枕、双肩外展位工作的人，应注意保持正确姿势。长期不良姿势可造成或加重颈肩部慢性损伤。

3. 药物、理疗、推拿按摩等非手术疗法，有明确手术指征者可考虑手术治疗。颈项部肌膜纤维织炎以非手术疗法为主。

三、股骨头及胫骨结节骨软骨病

骨的慢性损伤包括韧带、关节囊附着点的长期过度牵拉以及退行性变所造成的肥大、增生和骨赘形成，导致骨缺血性坏死、疲劳性骨折。软骨的慢性损伤包括骨骺软骨和关节软骨的慢性损伤，下面介绍股骨头骨软骨病和胫骨结节骨软骨病。

（一）股骨头骨软骨病

股骨头骨软骨病（Legg-Calve-Perthes disease, osteochondrosis of capitular epiphysis of femur)常见于儿童期,可导致严重残疾。慢性损伤,甚至轻微外伤即可导致骨骺血管闭塞,骨骺发生缺血坏死。3～10岁年龄段儿童股骨头骨骺软骨仅有外骺动脉供应。此年龄段为发病高峰,以男性患儿单侧发病较多。

【临床表现】

起病隐匿,病史较长,临床上往往因患髋疼痛和跛行就诊。但早期可表现为患肢无力,长时间行走后跛行。逐渐出现腹股沟部、大腿前方和膝部内上方疼痛。股骨头坏死期表现为髋部疼痛加重,内收肌和髂腰肌痉挛,臀肌和大腿肌肉萎缩和患肢短缩,髋关节外展、内旋、后伸活动明显受限。晚期疼痛症状缓解,关节活动恢复,或遗留髋关节活动受限。髋屈曲内翻畸形,患肢变短,扁平髋形成,成年后容易发生骨关节炎。

【诊断】

1. 病史 患肢无力、跛行以及髋部疼痛。

2. 症状和体征 患侧髋部疼痛或膝关节疼痛,查体可见患侧髋关节外展、后伸受限,患肢缩短,肌肉萎缩。

3. 辅助检查

(1)X线检查:是临床诊断股骨头骨软骨病的主要手段。双髋关节正位和蛙式位X线平片检查可动态观察病变过程中股骨头的形态变化。

(2)放射性核素骨显像:X线检查不能显示早期骨骺软骨缺血,而骨显影可发现放射性稀疏,经计算机定量分析,发现两侧放射量对比比值<0.6,有助于作出早期诊断,准确率>90%。

(3)MRI检查:为无创检查手段,可早期诊断骨缺血性改变。髋关节MRI成像可清晰显示股骨头形态是否正常,判定早期骨缺血。

【治疗原则】

治疗目的是消除影响骨骺发育和塑型的不利因素,保持生物力学和解剖学的生理环境,预防或减轻股骨头继发畸形。治疗目标包括减轻对股骨头的压力、股骨头包容在髋臼内、避免髋臼对股骨头产生应力、恢复髋关节功能。

1. 非手术治疗 避免患肢负重,应用矫形支具或石膏固定。卧床休息或牵引3～4周可明显缓解疼痛,有助于关节功能恢复。对疑为本病者,卧床休息是观察和治疗的手段。用支架将患髋固定在外展40°、轻度内旋位。白天带支具用双拐下床活动,夜间去除支具用三角枕置于两腿之间保持外展内旋位。支具治疗可维持股骨头在髋臼内,有效缓解疼痛、解除软组织痉挛,预防坏死股骨头变形和塌陷。定期拍摄X线片,观察股骨头骨骺的形态变化。股骨头骨骺坏死完全重建,解除支具,开始负重行走,一般需要1～2年。

2. 手术治疗 包括滑膜切除术、股骨转子下内旋及内翻截骨术、骨盆截骨术及血管植入术等。

(二)胫骨结节骨软骨病

胫骨结节骨软骨病(Osgood-Schlatter disease,osteochondrosis of tibial apophysis)的发生与胫骨结节骨骺受股四头肌髌腱牵拉,发生急性或慢性损伤有关。好发于青春期,以11～15岁的男孩多见。

【诊断】

1. 病史 胫骨结节处疼痛,活动后加重。

2. 症状和体征 胫骨结节局部肿胀、压痛,主动伸膝、被动屈膝或蹲起时加重。

3. 辅助检查 X线平片切线位胫骨结节被覆的软组织肿胀、骨骺隆起、骨化不均等作出诊断。

需注意与骨肉瘤鉴别。

【治疗原则】

本病有自限性,嘱患者注意休息、限制膝关节活动、避免跑、跳、蹦及长距离步行,一般不用药物治疗。急性发作伴疼痛剧烈可用石膏外固定,避免局部封闭治疗。

第三节 椎间盘突出症

脊柱退行性疾病包括椎间盘突出、椎管狭窄症、脊柱滑脱症等,本节介绍颈椎间盘突出症和腰椎间盘突出症。

一、颈椎间盘突出症

颈椎间盘突出症(cervical disc herniation)是指颈椎间盘髓核组织突出或脱出,压迫脊髓或神经根出现临床症状。与椎间盘退行性变以及轻微外伤有关。随着年龄增长,颈椎的过伸或过屈活动导致椎间盘退变,髓核失去水分,弹性减低。外力作用可导致椎间盘纤维环承受较大牵张力、后纵韧带破裂,髓核组织突入椎管,对颈髓或神经根产生压迫。病变节段以颈5~6及颈4~5多见,发病年龄为40~50岁。

【临床表现】

急性或缓慢发病,常有轻微损伤史。症状与脊髓或神经根受压部位和程度有一定关系。分为中央型、侧方型和旁中央型三类。

1. 中央型 椎间盘突出导致颈段脊髓受压,患者四肢不完全或完全瘫、感觉减退或消失、排便及排尿改变、腱反射亢进、病理征阳性。

2. 侧方型 压迫神经根,表现为颈项痛、颈肩痛、上肢痛。查体可见颈僵硬,上肢活动受限,手无力,腱反射减弱,颈椎棘突压痛。头后仰或向患侧屈曲、头顶加压可加重颈肩痛,并向手部放射,为压头试验阳性。牵拉患侧上肢引起疼痛。

3. 旁中央型 除侧方型的特点外,伴有单侧脊髓受压症状。

【诊断】

1. 病史 轻微外伤史,肩颈、颈项及上肢疼痛、无力。

2. 症状和体征 颈项、颈肩及上肢疼痛,肢体活动受限或无力,排尿及排便异常。查体可见颈椎棘突压痛,患侧牵拉痛,根据脊髓受压的类型,可出现腱反射减弱或亢进。

3. 辅助检查

(1)X线检查:拍摄颈椎正侧位片及双斜位X线片,可显示颈椎生理前凸及椎间隙改变、受累节段是否稳定。

(2)CT检查:CT扫描、三维重建可显示髓核组织脱出或突出及脊髓受压情况。

(3)MRI检查:可作为颈椎间盘突出症首选的影像学检查方法。中央型可见颈髓受压,变扁或凹陷,相应部位的颈髓信号改变。侧方型颈髓侧方受压变形,信号强度异常,神经根移位(图13-7)。

应注意与颈椎管狭窄症、肩关节周围疾病以及椎管内肿瘤进行鉴别,常规MRI检查,有助于确诊,以减少误诊。

【治疗原则】

1. 非手术疗法 适用于轻型病例,如颈椎牵引、围领保护、理疗和按摩、药物治疗等。颈椎牵引过程中,切忌头

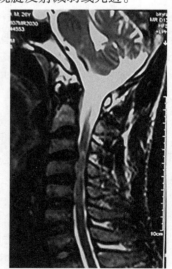

图13-7 颈椎2~3间盘突出症的MRI检查所见

颈部过度前屈,以免加重髓核组织压迫脊髓。颈椎牵引后症状缓解及术后康复过程,需用颈围领保护。药物治疗可选用抗炎、镇痛药物及中药。

2. 手术疗法　适应证包括髓核组织突出压迫神经根、保守治疗 3 个月效果不明显或加重、四肢感觉和肌力减退及肌张力增高、脊髓压迫等。手术切除椎间盘,解除神经根及脊髓压迫。

二、腰椎间盘突出症

腰椎间盘突出症(lumbar intervertebral disc herniation)较为常见,腰椎间盘的髓核、纤维环及软骨板随年龄或体力活动发生退行性改变。在外力作用下,椎间盘纤维环发生破裂,髓核组织从纤维环、软骨终板向外突出或脱出,致相邻脊神经根受刺激或压迫,产生腰部疼痛,一侧下肢或双下肢麻木、疼痛等一系列临床症状。腰椎间盘突出症多见于腰 4 ~ 5、腰 5 ~ 骶 1 节段,占 90% 以上。腰椎间盘退行性改变是导致椎间盘突出的基本因素,腹压增加、腰部姿势不正确、突然负重、妊娠等诱发椎间隙压力突然升高。退变后髓核含水量降低,纤维环坚韧程度降低,出现裂隙。成年人椎间盘血液循环减少,修复能力差,椎间盘承受压力突然升高导致髓核穿过纤维环,形成髓核突出。

【临床表现】

以 20 ~ 50 岁为好发年龄,多见于弯腰劳动或长期坐位工作等情况。腰部扭伤或半弯腰持重物后出现腰痛、下肢放射痛,增加腹压时疼痛加重。根据椎间盘脱出类型和神经受压程度,临床表现各异。

1. 腰痛及下肢放射痛　下腰部及臀部疼痛,腰 2 ~ 3、腰 3 ~ 4 腰椎间盘突出可引起股神经痛。腰 4 ~ 5、腰 5 ~ 骶 1 间隙发生椎间盘突出者表现为坐骨神经痛,疼痛从下腰部向臀部、大腿后外侧、小腿外侧至足跟或足背部放射。喷嚏、咳嗽等腹压增高,疼痛加重。肢体放射痛多为一侧,极少数表现为双下肢疼痛。

2. 马尾神经综合征　髓核组织向正后方突出或游离的椎间盘组织压迫马尾神经,表现为大、小便异常,会阴、肛周感觉异常。

3. 查体　可见腰椎侧凸、活动受限、压痛及叩痛、骶棘肌痉挛。压痛及叩痛部位与病变椎间隙一致,叩痛以棘突处为明显。直腿抬高试验及加强试验阳性,下肢抬高至 60° 以内即可出现坐骨神经痛,称为直腿抬高试验阳性。缓慢降低患肢高度,放射痛消失,此时被动背屈踝关节,放射痛再次出现称为加强试验阳性。腰 2 ~ 3 和腰 3 ~ 4 椎间盘突出时,可出现股神经牵拉试验阳性。

【诊断】

1. 病史　常有突然扭腰动作或半弯腰持重物后突然腰痛史,可伴有下肢放射痛、咳嗽时加重。

2. 症状和体征　腰部扭伤或半弯腰搬重物时出现腰痛,伴有下肢放射痛,增加腹压时加重。查体腰椎侧凸、活动受限、压痛叩痛及骶棘肌痉挛。直腿抬高试验及加强试验阳性。

3. 辅助检查　根据病理改变不同,CT 以及 MRI 图像表现各异,对指导治疗有一定帮助。腰椎间盘突出症的影像学分型见表 13-1,影像学检查对腰椎间盘突出症的诊断价值见表 13-2。

CT、MRI 检查可清晰了解髓核组织突出方向及突出物大小,神经受压情况(图 13-8)。可选择肌电图、诱发电位等电生理检查,协助确定神经损害的范围及程度,观察治疗效果。

笔记

表 13-1　腰椎间盘突出症的影像学分型

影像学分型	影像学表现	对治疗的指导意义
膨出型	纤维环部分破裂,表层完整,髓核因压力而向椎管内局限性隆起,表面光滑	多数患者经保守治疗可缓解
突出型	纤维环完全破裂,髓核突向椎管,仅有后纵韧带或一层纤维膜覆盖,表面不平	多数患者需手术治疗
脱出型	突出的椎间盘组织或碎块脱入椎管内,根部仍在椎间隙内	神经根及马尾神经刺激
游离型	大块髓核组织穿破纤维环和后纵韧带,完全突入椎管	常需要手术治疗
Schmorl 结节及经骨突出型	髓核进入椎体松质骨内	多不需要手术治疗

表 13-2　影像学检查对腰椎间盘突出症的诊断价值

影像学检查	检查所见	优缺点
X 线平片	椎间隙狭窄,生理前凸消失、椎体边缘增生等退行性改变及脊柱侧弯,有无结核、肿瘤	有鉴别诊断意义
CT 检查	可显示骨性结构的细节,椎间盘突出的部位、大小、形态;神经根、硬脊膜囊受压;椎板及黄韧带肥厚、小关节增生、椎管狭窄	
MRI 检查	观察腰椎间盘是否病变,清晰地显示椎间盘突出的形态及其与硬膜囊、神经根等周围组织的关系,是否存在椎管内其他占位性病变	诊断价值重要

应与腰肌劳损、第三腰椎横突综合征、梨状肌综合征、腰椎管狭窄症、肿瘤等鉴别。

【治疗原则】

1. 非手术疗法　大多数腰椎间盘突出症患者可采用非手术治疗。治疗原理是改变椎间盘组织与受压神经根的相对位置或部分回纳,减轻对神经根的压迫,松解神经根的粘连,消除神经根的炎症,从而缓解症状。非手术治疗主要适用于:①初次发作,病程较短;②症状轻,休息后症状可缓解;③影像学检查无明显椎管狭窄。主要方法包括绝对卧床休息 3 周、活动时佩戴适当宽度的腰围、不做弯腰持物动作、加强腰背肌锻炼。牵引疗法需要专业医生进行指导,须避免过度用力推拿和按摩导致病情加重。

2. 手术治疗　传统手术方法包括切除部分或全部椎板和关节突、摘除突出的髓核组织,合并腰椎不稳定者行脊柱融合术。近年来,微创外科技术如经皮椎间孔镜下椎间盘摘除术,减小了手术创伤。手术适应证包括:①腰腿痛症状重,反复发作,经 6 个月以上非手术疗法无效;②马尾神经综合征表现,括约肌功能障碍,明显的神经受累症状;③单一神经根麻痹,伴有肌肉萎缩、肌力下降;④合并椎管狭窄。

3. 预防措施　养成良好坐姿,伏案工作注意调整桌、椅高度,经常改变姿势。常弯腰劳

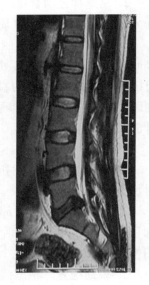

图 13-8　腰 5～骶 1 椎间盘突出症的 MRI 表现

动时,应伸腰、挺胸、使用宽腰带,加强腰背肌训练,以增加脊柱稳定性,避免肌肉萎缩。需弯腰取物时,最好采用屈髋、屈膝、下蹲方式,以减少对腰椎间盘后方的压力。睡眠选择的床板不宜太软。

第四节 骨与关节化脓性感染

一、化脓性骨髓炎

化脓性骨髓炎(suppurative osteomyelitis)是化脓性细菌引起骨膜、骨密质和骨松质及骨髓组织的炎症。常见致病菌是金黄色葡萄球菌和乙型溶血性链球菌。感染途径包括:①血源性感染:细菌经血液循环从身体其他部位的感染灶传播到骨骼组织并繁殖;②创伤后骨髓炎:细菌从外伤伤口直接侵犯骨组织;③外来性骨髓炎:从邻近软组织感染直接蔓延导致骨髓炎。

【临床表现】

本病好发于3～15岁少年儿童和体质虚弱者。常有外伤史,好发于胫骨上端和股骨下端干骺端。表现为起病突然、烦躁不安、食欲减退、全身无力。伴有寒战、高热、脉搏加快、呕吐。局部表现为肿胀、压痛。形成骨膜下脓肿后,肿胀及疼痛加重。骨膜下脓肿进入周围软组织,疼痛减轻,但压痛及肿胀明显,皮肤红、热,可有波动感。

【诊断】

1. 病史 轻微外伤史,患处疼痛、肿胀,伴有全身中毒症状。

2. 症状和体征 突然发生患肢疼痛、肿胀,伴有寒战、高热、脉搏加快。查体发现患处压痛、活动受限,形成骨膜下脓肿后局部出现波动感。

3. 辅助检查

(1)实验室检查:外周血白细胞计数和中性粒细胞计数增高,血沉快,C-反应蛋白增高,脓液细菌培养阳性,早期血培养阳性。

(2)X线检查:早期仅见周围软组织肿胀而无骨质改变。发病2周后干骺端模糊、轻度骨膜反应。3周后出现骨膜增厚,逐渐出现骨破坏、死骨和新生骨。

(3)核素骨显像检查:显示病灶血管增多、扩张,早期核素浓聚在干骺端。一般发病48小时有阳性聚集,间接帮助诊断。

(4)MRI检查:了解炎症及范围、水肿情况及有无脓肿形成。MRI检查对早期诊断敏感性和特异性较高。

(5)局部脓肿分层穿刺检查:在压痛最明显的干骺端穿刺,边抽吸边深入。注意不能一次穿入骨内,避免软组织感染病灶内的细菌进入骨内。吸出液进行涂片、细菌培养与抗菌药物敏感试验,有助于指导治疗。

本病应与深部脓肿、蜂窝织炎、骨肿瘤、风湿病等鉴别。早期诊断、早期治疗有助于提高治疗效果,改善预后。

【治疗原则】

1. 全身治疗 尽早足量静脉应用抗菌药物,并根据细菌培养结果和药物敏感试验及时调整,病情稳定后改为口服抗菌。用药时间常需要3～4周。纠正缺水、维持电解质和酸碱平衡、营养治疗、对症处理等支持疗法。

2. 局部治疗 减压、钻孔引流、闭式灌洗引流或单纯引流以减少毒素吸收,减少全身感染的机会。抬高患肢,应用石膏托、夹板或牵引制动患肢,以减少炎症扩散、减轻肌肉痉挛、预防畸形或病理性骨折等。

二、化脓性关节炎

化脓性关节炎(suppurative arthritis)是指化脓性细菌导致关节内的化脓性感染。常见致病菌是金黄色葡萄球菌。病理学上分为浆液性渗出期、浆液纤维素性渗出期、脓性渗出期三阶段。好发年龄为儿童期,以膝关节和髋关节为多见。细菌进入关节腔内的途径分为血源性传播、开放性损伤、经骨髓炎蔓延至关节或医源性感染。血源性传播是指其他部位病灶内的细菌通过血液循环导致关节化脓性炎症。

【临床表现】

轻微外伤后出现关节部位肿痛、活动受限,伴有全身中毒症状,如寒战、发热、疲乏无力、食欲减退。查体可见关节肿胀、压痛、皮温升高、功能障碍。

【诊断】

1. 病史　轻微外伤史,关节肿痛,不能活动。

2. 症状和体征　全身中毒症状,病变关节急性疼痛、肿胀、皮温升高、功能障碍。

3. 辅助检查

(1)实验室检查:外周血白细胞计数及分类、C-反应蛋白增高。关节穿刺吸出浑浊液,镜检可见大量白细胞或脓细胞。关节液或血液细菌培养可有致病菌生长。

(2)X线平片:发病早期表现为局部软组织肿胀,随着病程进展,逐渐出现骨虫蚀样破坏,关节间隙增宽,关节软骨破坏。

(3)MRI检查及超声检查:可显示关节积液和异常信号。

【治疗原则】

1. 全身治疗　全身支持治疗及尽早足量静脉应用抗菌药物。

2. 局部治疗　牵引、石膏夹或石膏托固定进行患肢制动、关节冲洗及关节腔内注射抗菌药物,关节切开引流、关节腔冲洗术,可采用关节镜微创技术进行冲洗和引流,达到治疗目的。

第五节　骨 关 节 炎

骨关节炎也称退行性关节病或骨关节病,是关节软骨退行性改变、继发性骨质增生为特征的慢性骨关节病。关节出现疼痛、肿胀,关节腔积液等临床症状和体征。超重、性激素水平、骨代谢异常、过度运动及累积性微小创伤等导致骨关节炎。

骨关节炎可分为原发性(特发性)和继发性两种;按累及关节的分布分为局限性和全身性;按是否伴有症状可分为症状性和无症状性(或影像学)骨关节炎。骨关节炎的发病与患者年龄、性别以及地理因素有关。50岁以上中老年男性患病较多。骨关节炎可累及关节软骨、骨膜、关节囊和肌肉,关节结构破坏。关节运动时骨质受到摩擦,逐渐致密、坚硬形成骨赘,继发性滑膜炎,关节肌肉痉挛,关节屈曲或脱位。下面介绍原发性症状性骨关节炎。

【临床表现】

本病起病隐匿,关节部位持续钝痛,活动后加重,休息可缓解。随着病情进展,关节活动受限,休息时疼痛。晨起时感关节僵硬,可出现关节不稳定、负重时疼痛加重伴有功能障碍。表现为关节及其周围疼痛、僵硬以及关节骨性肥大、功能障碍。睡眠时患者可能痛醒。查体可见关节肿胀,伴局部温度增高、关节积液、畸形、半脱位等。局部压痛和被动运动时疼痛,关节活动弹响或骨摩擦音,肢体无力。

【诊断】

1. 病史　逐渐出现关节及其周围疼痛、僵硬、关节骨性肥大和功能障碍。

2. 症状和体征

（1）隐匿发作的关节疼痛,活动后加重;关节活动受限,休息时疼痛,伴肢体无力。

（2）晨起时关节僵硬、不稳、负重时疼痛加重伴功能障碍。

（3）查体可见关节肿胀、积液、畸形、半脱位,局部压痛,被动运动时疼痛加重,弹响或摩擦感。

3. 辅助检查　X线平片表现为关节间隙变窄、边缘增生、骨赘形成及关节畸形。

【治疗原则】

1. 治疗目的　减轻症状、改善关节功能、延缓关节退行性变。

2. 治疗方法　非药物治疗和药物治疗。

（1）非药物治疗:患者健康教育和自我调理、健康生活方式和饮食习惯。适当体育锻炼,避免长时间跑、跳、蹲位,避免爬楼梯。建议骑自行车训练肌力和关节。控制理想体重,进食新鲜水果、蔬菜、摄入适量维生素D。

（2）药物治疗:可试用对乙酰氨基酚,外敷止痛剂。注意避免过度药物治疗,以减轻药物不良反应。专业人员对部分膝关节骨关节炎病例试用关节腔内注射透明质酸钠治疗,可较长时间缓解症状和改善关节功能。

（3）外科治疗:主要适用于关节功能严重障碍者,摘除游离体、清理关节、截骨或关节成形,必要时人工关节置换术。

第六节　运动系统畸形

一、发育性髋关节脱位

发育性髋关节脱位（developmental dislocation of the hip,DDH）,又称先天性髋脱位或发育性髋关节发育不良。髋臼、股骨近端和关节囊等存在结构异常,导致关节不稳定和脱位。及早矫正并恢复关节的正常关系,患儿生长发育过程中,关节结构可逐渐发育正常。发育性髋关节脱位的病因尚未完全阐明,与遗传、关节韧带松弛、髋臼发育不良等有关,部分病例有家族史。我国北方部分地区习惯包裹婴儿双侧下肢于伸直位,髋关节脱位的发病率较高。病理变化包括骨质变化、髋关节发育不良及周围软组织改变。由于股骨头挤压,髋臼后上方形成假臼。股骨颈变粗短、肢体缩短、前倾角增大。病史较长者出现脊柱侧凸。髋关节周围组织如关节囊和圆韧带受到牵拉而增长增厚;内收肌及髂腰肌发生挛缩、纤维变性。臀肌短缩、肌力减弱、臀筋膜挛缩、关节不稳定,呈摇摆步态。

【临床表现】

1. 新生儿和婴儿期（站立前期）　可见臀部及大腿内侧皮褶不对称,患侧皮纹较健侧深,数目增加。女婴大阴唇不对称,会阴部加宽。自出生至3个月年龄段的髋脱位,可选用下列方法作出初步判断。

（1）患儿双侧膝、髋关节屈至90°,检查者将拇指放在患儿大腿内侧,示指、中指放在大转子处,将大腿逐渐外展、外旋。脱位者可感到股骨头嵌于髋臼缘,有轻微外展阻力。示指、中指向前托起大转子,拇指可感到股骨头滑入髋臼的弹响,称Ortolani试验阳性,也称弹入试验阳性。

（2）取平卧位,新生儿屈膝85°~90°两腿并拢,双足跟对齐,双足平放在检查台上,患侧膝部较低,称Allis征阳性。

（3）受检婴儿取平卧位,髋、膝关节屈曲,外展双侧髋关节,通常婴儿可外展80°左右,为髋关节屈曲外展试验。如果外展受限,应进一步检查,已确定或排除髋关节脱位。

2. 幼儿期(脱位期)

(1)一侧脱位表现为跛行步态,而双侧脱位则表现为"鸭步"步态。

(2)外观表现 臀部后突、腰部前凸、患肢短缩及内收畸形。

(3)小儿单足站立,另侧屈髋、屈膝、足离地,通常情况下站立时对侧骨盆上升,脱位者对侧骨盆下降,称为 Trendelenburg 试验,又称单足站立试验阳性,提示髋关节不稳定。

【诊断】

1. 病史 发现患儿臀部及大腿内侧皮褶不对称,患儿学会走路的年龄延后。

2. 症状和体征 Allis 征阳性、弹入试验阳性、髋关节屈曲外展试验阳性。大龄儿童跛行,双侧髋关节脱位患儿呈鸭步步态、患肢短缩及内收畸形、单足站立试验阳性。

3. 辅助检查

(1)髋关节 X 线平片:根据股骨头与髋臼的关系分类:①发育不良:股骨头仅略向外移,Shenton 线基本正常,髋臼变浅,为脱位 I 级。②半脱位:股骨头向外上方移位,与髋臼的外侧部分形成关节,Shenton 线不连续,髋臼变浅,为脱位 II 级。③完全脱位:股骨头完全在真性髋臼以外,与髂骨的外侧面形成关节和假臼,关节囊嵌于股骨头与髂骨间,为脱位 III 级。正常骨盆 X 线平片检查显示耻骨下缘之弧形线与股骨颈内侧之弧形可以连成一条完整的弧度称 Shenton 线,髋脱位及半脱位时 Shenton 线不连续(图 13-9)。

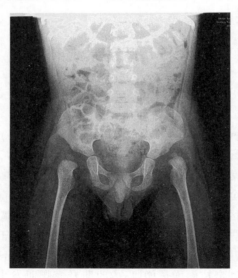

图 13-9 双侧发育性髋关节脱位的 X 线平片所见

(2)超声检查:用于新生儿发育性髋关节脱位的筛查。

【治疗原则】

强调早期发现和及时治疗的重要性,婴儿期治疗效果最佳,年龄越大,治疗效果越差。

1. 出生至 6 月 双髋屈曲 90°并逐步外展,将拇指置于大粗隆外向前内方推压即可达到复位,切忌暴力复位。如复位成功,首选吊带,24 小时连续应用,2~4 个月更换一次,至髋臼指数 <25°。也可用支具固定于髋关节屈曲 90°,外展 20°~50°位,支具固定 2~3 个月。定期 X 线摄片检查,了解复位及股骨头、髋臼发育情况。

2. 6~18 个月以内 脱位时间长,软组织有不同程度的挛缩,复位前先作牵引 2 周。复位前需松解肌肉挛缩,必要时行内收肌切断,经 X 线平片确定股骨头已与髋臼处于同一水平。全麻下手术复位,屈髋 95°,外展 <40°~45°,外展位支具或蛙式石膏固定 3~6 个月,每2~3 个月更换石膏固定,需要 X 线平片证实股骨头的位置合适。再发脱位者,需再复位。对复位失败者应考虑髋臼内有脂肪纤维组织、圆韧带肥厚或哑铃状关节囊,阻碍股骨头进入

髋臼,需考虑手术切开复位。

3. 18 个月至 6 岁阶段 软组织挛缩更为明显,髋臼发育差,髋臼内有大量脂肪纤维组织,需软组织松解、牵引 2~3 周后行手术切开复位,以减少复位后并发股骨头缺血坏死的风险。附加手术方式有股骨头加盖、股骨近端截骨术、骨盆截骨造架术、髋臼植骨加盖术等。

4. 6 岁以上 采取姑息手术方法,骨盆内移截骨、髋臼扩大、转子下外展截骨术。但并发症较多,需慎重选择。

二、先天性肌性斜颈

先天性肌性斜颈(congenital torticollis)由胸锁乳突肌纤维性挛缩导致颈部和头面部向患侧偏斜,可继发头面部发育异常。本病病因不清,胸锁乳突肌损伤、宫内胎位不正可导致胸锁乳突肌局部缺血、肌肉组织被纤维组织替代。胸锁乳突肌肌肉过度增殖、肥大、短缩也可导致斜颈。

【临床表现】

1. 病史 生后两周左右发现患侧颈部肿块,往往在胸锁乳突肌中下段。

2. 症状和体征 病变多累及胸锁乳突肌的锁骨头。肿块逐渐增大,数月后肿物缩小、消失。部分患儿不遗留斜颈。如果肌肉明显纤维化、挛缩,可触及条索状物。头向患侧而面朝向对侧,下颌向患侧旋转运动受限。患侧面部发育落后,枕部发育不对称,颈椎和胸椎畸形、患侧肩部升高。

【辅助检查】

1. 超声检查 超声检查是首选诊断方法,可观察胸锁乳突肌的连续性及肿块的部位、大小、回声改变。早期胸锁乳突肌局部呈梭形肿大,与正常肌纤维连续性好。肿块无包膜,形态不规则,胸锁乳突肌弥漫性肿大,回声增强。

2. X 线平片 X 线平片可了解颈椎有无畸形,以排除骨性斜颈。

【诊断】

根据病史、症状和体征及辅助检查,可作出诊断。需要排除视力性、神经系统疾病、局部炎症原因引发的斜颈。

【治疗原则】

治疗方法包括非手术疗法和手术疗法。

1. 手法牵引 患儿取仰卧位,家长双手托住患儿头颈部,将颈部于中立位先向健侧倾斜,缓慢适度向患侧旋转,每天 50~100 次,注意动作轻柔,以防颈部损伤。睡眠时用枕固定,使患侧耳垂与肩峰距离加大,患儿头部保持于矫正位。引导患儿向患侧活动,有助于减轻患侧面部发育落后。

2. 手术治疗 非手术疗法效果不显著或肌挛缩严重,可考虑手术治疗。手术年龄在 1 岁左右,行胸锁乳突肌胸骨头与锁骨头切断,松解挛缩组织。术后坚持头颈部被动锻炼 1~2 年。因大龄儿童继发畸形明显,手术治疗效果较差。6 岁以上患儿术后可将头部逐步固定在矫正位。

三、脊柱侧凸

脊柱侧凸(scoliosis)是脊柱的一个或数个节段向侧方弯曲,伴有椎体旋转的畸形。脊柱侧凸归纳为非结构性和结构性脊柱侧凸两大类。其中非结构性脊柱侧凸是指脊柱及其支持组织无明显内在的改变,侧方弯曲或向上牵引可矫正畸形,有姿势性、椎间盘突出、炎症或下肢不等长等。针对病因治疗,侧凸可消除。结构性脊柱侧凸指伴有旋转的结构固定的侧方弯曲,不能通过平卧或侧方弯曲自行矫正或无法维持,受累椎体被固定于旋转位,如特发性、先天性、神经肌肉型及神经纤维瘤病等。下面主要介绍特发性脊柱侧凸。

特发性脊柱侧凸占所有脊柱侧凸的85%左右,影像学和体征并未查出确定的病因。根据就诊年龄,分为婴儿型(出生~3岁)、少年型(4岁~10岁)、青少年型(11岁~18岁)。多见于男童,可自行缓解,约15%的侧凸呈进行性加重,出现神经损害的风险较高。青少年型特发性脊柱侧凸确诊时年龄多在10岁以后,早期表现不明显,至青春期发育过程中畸形明显加重。脊柱侧凸的加重因素包括性别、侧弯角度、发病年龄,骨骼成熟度的剩余时间。

【临床表现】

检查者从患者前后方及两侧仔细观察肩、背、胸、腰部和骨盆有无不对称或异常。记录躯干的皮肤皱褶改变,脊柱活动范围和神经系统。记录患者第二性征发育情况。

【诊断】

1. 病史　采集患者家族史,对患有脊柱疾患的所有亲属进行了解。了解患者脊柱侧凸发生的年龄及进展情况。

2. 症状和体征　脊柱侧凸早期表现为双肩高低不平,脊柱偏离中线,肩胛骨一高一低,一侧胸部出现皱褶皮纹。躯干前屈时背部不对称。患儿双足立正位,双手掌对合置于双膝间,逐渐弯腰。检查者坐于患者前或后方,双目平视,观察患儿背部是否等高,如果发现不对称,提示可能存在脊柱侧凸畸形。

3. 辅助检查　包括站立位脊柱全长的正、侧位X线平片。侧凸类型是指弯曲的解剖部位、数目及方向。弯曲可位于上胸段、中胸段、胸腰段和中腰段。右侧弯曲的凸侧位于其右侧,左侧弯曲反之。侧屈位X线片确定弯曲是主弯曲(结构性)还是次弯曲(非结构性)。主弯曲在被动侧屈X线片中弯曲不能消失,次弯曲可消失。脊柱侧凸的严重程度通过测量侧弯角度(Cobb角)来评判。首先确定侧凸的上、下端椎体,即侧凸中向脊柱侧凸凹侧倾斜度最大的椎体。凹侧椎间隙开始变宽的第一个椎体相邻的一个椎体被认为是该弯曲的端椎。在上端椎的椎体上缘划一横线,在下端椎椎体的下缘划一横线。对此两横线各做一垂直线,垂直线的交角,即Cobb角。

【治疗原则】

1. 不同类型脊柱侧凸的原因不同,治疗原则不同　青少年型特发性脊柱侧凸的治疗目的是矫正畸形、获得稳定、维持平衡。分为观察随访;非手术治疗(支具治疗);手术治疗。Cobb角<25°,观察随访。每年进展>5°,Cobb角>25°,或Cobb角25°~40°,采用支具治疗。Cobb角>40°,每年加重5°或Cobb角40°~50°,进展快或Cobb角>50°者可采用手术治疗。

2. 支具疗法　改善畸形,可使畸形角度数年内保持不变,防止脊柱侧弯加重。支具需要量体定做,观察支具治疗后侧弯矫正率>50%,提示治疗效果满意。每天支具佩戴时间16~18小时,至骨骼发育成熟。动态观察支具治疗效果,侧弯畸形进展迅速,则需采取手术治疗。

第七节　骨　肿　瘤

一、骨　肿　瘤

发生于骨骼内的肿瘤统称骨肿瘤(bone tumor)。骨肿瘤包括原发性、继发性肿瘤以及瘤样病变。原发性骨肿瘤是来源于骨、软骨、骨膜的肿瘤,有良、恶性之分。常见的原发性良性骨肿瘤包括骨软骨瘤、骨巨细胞瘤、软骨瘤等;原发性恶性骨肿瘤包括骨肉瘤、软骨肉瘤、纤维肉瘤等。继发性骨肿瘤及转移性骨肿瘤均为恶性,前者是由良性骨肿瘤转变而来。瘤样病变指临床、X 线表现、形态学表现与骨肿瘤相似的骨骼病变,有恶变倾向,治疗后容易复发,如骨囊肿、骨纤维发育异常等。骨肿瘤的病因尚未阐明,与遗传、损伤、感染等多种因素有关。恶性骨肿瘤的发生与骨骼生长旺盛有关,大多数发生在 10~30 岁之间,以 10~20 岁为发病高峰。

【临床表现】

生长迅速的骨肿瘤突出表现为局部酸痛、剧痛、持续性钝痛或刺痛。局部肿块、肿胀。随肿瘤生长,骨质扩张膨胀,突破骨质后形成软组织肿块。有时以局部肿块为首发症状。良性骨肿瘤生长缓慢,表面及周围皮肤正常。恶性骨肿瘤生长迅速,局部皮肤红、热,浅静脉显露,甚至怒张。邻近关节的肿瘤,常因疼痛和肿胀导致关节活动受限。位于骨盆的肿瘤可引起消化道和泌尿道梗阻。恶性骨肿瘤和骨转移瘤可在轻微外伤情况下出现病理性骨折。

【诊断】

结合临床、影像学和病理检查结果进行综合分析作出骨肿瘤的诊断。早发现、早诊断、早治疗是恶性骨肿瘤治疗的关键。青少年期出现固定而持续的肢体痛,夜间加重,伴局部肿胀,应怀疑骨肿瘤的可能。青少年出现发热、肢痛、肿胀、白细胞增多等急性骨髓炎表现时,要进一步检查以排除尤因肉瘤和骨肉瘤的可能。骨良性肿块突然增大伴有疼痛时,应考虑恶变可能。多发性内生软骨瘤,多发性骨软骨瘤和长管状的单发骨软骨瘤均易恶变。老年人出现不明原因的肢体痛、腰背痛并进行性加重者,需排除转移性骨肿瘤。四肢软组织肿胀、肿块、疼痛,关节邻近压痛,应考虑滑膜肉瘤的可能。

1. 病史 生长迅速的骨肿瘤突出表现为疼痛。

2. 症状和体征 局部疼痛剧烈,呈持续性钝痛或刺痛。查体发现局部肿块、肿胀、功能障碍和压迫症状,可出现病理性骨折。

3. 辅助检查

(1)实验室检查:血液碱性磷酸酶检查。

(2)影像学检查:包括 X 线平片、CT 扫描、MRI 检查、放射性核素骨显像、超声检查等。X 线检查无明显异常而病程进展与外伤或良性病变不相符者,应密切观察,定期复查。对高度怀疑恶性骨肿瘤者,应进一步检查以明确诊断。

(3)病理检查:对活检标本或切除标本进行病理组织学检查以明确诊断。

【治疗原则】

手术治疗是治疗骨肿瘤的有效方法之一,应根据病理诊断,选择手术治疗方法。

二、良性骨肿瘤

(一)骨软骨瘤

骨软骨瘤(osteochondroma),又称外生骨疣。常见于儿童期,肿瘤多发生在干骺端的骨皮质,以股骨远端、胫骨近端最为多见,向骨表面生长,可为单发性和多发性,后者有遗传倾向。骨软骨瘤可合并肢体弯曲和短缩畸形,偶可恶变为软骨肉瘤。

【临床表现】

骨软骨瘤无疼痛或压痛,因偶然触及肿块或 X 线检查发现肿瘤。局部无压痛,肿瘤压迫血管神经及内脏器官产生相应的症状,可并发滑囊炎。

【诊断】

1. 病史 局部疼痛不明显,多为偶然发现患侧肿物就诊。

2. 症状和体征 局部常无压痛,股骨下端或胫骨上端的内侧骨疣容易触及肿物。

3. 辅助检查 骨软骨瘤的 X 线平片表现为自干骺端突出的骨性病损,因软骨帽和滑囊不显影,肿瘤的骨质与所在部位干骺端的骨质结构完全相同。位于长骨的肿瘤其生长方向与邻近肌肉牵引方向一致,可有蒂和狭窄或很短粗的基底,较大的肿瘤其顶端膨大(图 13-10)。

【治疗原则】

手术治疗　单发性骨软骨瘤一经确诊,应择期手术切除。多发性骨软骨瘤数目多,难以一次手术切除,可采取分次手术切除肿瘤,尤其是妨碍关节运动及伴肢体畸形的骨软骨瘤。肢体畸形的矫形手术可视其复杂程度,与肿瘤切除一期完成,或分期手术。瘤体压迫神经、血管或影响关节活动及蒂部外伤发生骨折应手术治疗。手术从肿瘤基底切除而不剥离覆盖的骨膜。将软骨帽和骨膜一并切除,以免肿瘤复发,注意防止骺板损伤。

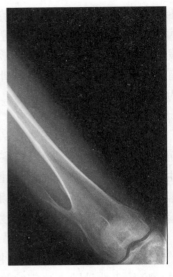

图 13-10　股骨远端骨软骨瘤

（二）骨样骨瘤

骨样骨瘤(osteoid osteoma)为良性成骨性肿瘤,由成骨细胞及其产生的骨样组织构成。病灶为小的瘤巢,周围有成熟的反应骨。好发年龄为 8 ~ 18 岁,常见于股骨小粗隆、肱骨近端内侧及胫骨远端。病灶位于皮质内、皮质的内侧面、皮质与骨膜间、松质骨内。由骨组织、骨样组织和新骨混合而成,富于血管性支持组织。早期特征为成骨细胞占优势,增生活跃,紧密排列在富于血管的基质中。中期在成骨细胞间有骨样组织沉积,并有不同程度的钙化。成熟期特征为致密的不典型的骨小梁形成。

【临床表现】

本病多发于青少年时期,可累及任何骨骼,表现为骨端持续性疼痛,应用水杨酸盐制剂可缓解疼痛。

【诊断】

1. 病史　青少年骨端持续性疼痛史。

2. 症状和体征　股骨颈或胫骨上端持续性疼痛,查体发现局部质地骨样硬度的肿块,表面光滑,不活动,压痛。

3. 辅助检查

（1）X 线检查:典型的 X 线表现是致密骨包绕的病灶,多数直径 <1cm,中央呈透射线区,有不同程度的钙化。骨膜反应成层。松质骨骨样骨瘤见于股骨颈及椎体。病灶周围无明显新骨形成,有密度增加的骨环包绕病灶。骨膜下骨样骨瘤通常表现为骨附近的软组织肿块。

（2）MRI 检查:瘤巢在 T_1 加权像呈低、中等信号,在 T_2 加权像呈低、中或高信号,钙化或骨化明显者为低信号。

本病需与局限性脓肿(Brodie 脓肿)、骨母细胞瘤、慢性骨脓肿、慢性硬化性骨髓炎、单发性骨软骨瘤、动脉瘤性骨囊肿等进行鉴别。

【治疗原则】

治疗包含有病灶的患骨大块切除。根据术中 X 线摄片检查进行定位。

1. 非手术治疗　对症状较轻、手术较困难或术后可能发生严重并发症者,可给予口服水杨酸盐以减轻疼痛。

2. 手术治疗　包括瘤巢刮除灭活植骨术、边缘大块切除术、经皮瘤巢去除术。

（三）软骨瘤

软骨瘤(chondroma)是由胚胎性异位组织形成的肿瘤。发生在骨内为中心型,发生在骨表面为边缘型,后者又称骨膜软骨瘤。本病单发或多发。单发内生软骨瘤生长缓慢,体积小,可长期无症状。在幼儿期多发性软骨瘤即有症状和体征,导致肢体短缩和弯曲畸形。

【临床表现】

手足部的软骨瘤导致手指或足趾的畸形、病理性骨折,因骨膨胀刺激引起局部肿痛;四肢长骨的内生性软骨瘤多无症状,拍 X 线平片时始被发现。

【诊断】

1. 病史 患处疼痛或肿胀史。

2. 症状和体征 手足的软骨瘤常导致手指或足趾畸形,甚至骨折。

3. 辅助检查

(1)X 线检查:表现为干骺端圆形或卵圆形低密度病灶,位于中心,占据髓腔,透亮区中可见钙化。发生于短管状骨者可侵及整个骨骼,呈梭形膨胀。发生于长骨肿瘤组织可侵入骨皮质而产生沟嵴。

(2)CT 检查:可见膨胀性改变和低密度灶,中心有斑点状钙化灶。

【治疗原则】

1. 非手术治疗 手部孤立而无症状的内生软骨瘤不需特殊治疗,但应告知患者,出现疼痛症状或肿瘤增大时须及时就诊。

2. 手术治疗 包括刮除活检术或肿瘤广泛切除术。

三、骨巨细胞瘤

骨巨细胞瘤(giant cell tumor of the bone)可能起始于骨髓内间叶组织,低度恶性或潜在恶性,侵袭性较强,对骨质产生破坏作用,术后容易复发,少数发生恶变或转移。本病多在 20～50 岁发病,女性高于男性。骨巨细胞瘤好发于股骨下端及胫骨上端,逐渐扩大并侵及干骺端。

【临床表现】

临床表现患肢酸痛或钝痛,有时剧痛及夜间痛。肢体痛是促使患者就医的主要原因。查体可见局部肿胀、包块、压痛及皮温增高。

【诊断】

1. 病史 肢体酸痛或钝痛、剧痛及夜间痛。

2. 症状和体征 肢体痛,查体可见局部肿胀、包块、压痛及皮温增高。

3. 辅助检查

(1)X 线检查:X 线平片表现为侵及骨骺的溶骨性病灶,为偏心性、膨胀性、边缘无硬化,也无新骨形成,骨皮质变薄,呈肥皂泡样改变。可伴有病理性骨折。

(2)病理检查:肿瘤由大小一致的单核细胞群组成,分布着大量多核巨细胞、梭形成纤维细胞样和圆形组织细胞样细胞。

本病应与单纯性骨囊肿、动脉瘤性骨囊肿等疾病鉴别。

【治疗原则】

骨巨细胞瘤的治疗以手术切除为主,应用切刮、灭活、自体或异体松质骨或骨水泥植入。对于复发者,应作切除或节段截除术或假体植入术。

1. 完全切除 腓骨上端、尺骨下端、桡骨上端骨巨细胞瘤可刮除加辅助治疗。

2. 局部切除或截肢 恶性骨巨细胞瘤、软组织浸润或术后复发,应根据情况考虑局部切除或截肢。切除肿瘤后关节功能丧失,应考虑人工关节置换或关节融合术。应长期随诊,注意有无局部复发、恶变或转移。

笔记

四、原发性恶性骨肿瘤

原发性恶性骨肿瘤以骨肉瘤、软骨肉瘤、纤维肉瘤为多见。下面介绍骨肉瘤。

骨肉瘤(osteogenic sarcoma)常见于 20 岁以下的青少年,约占小儿肿瘤的 5%。典型的骨肉瘤源于骨内,少数源于骨外膜和附近的结缔组织,肿瘤生长迅速。

【临床表现】

早期疼痛呈间歇性,数周后发展为持续性,并逐渐加重。下肢肿瘤因疼痛出现跛行。随着病情进展,局部肿胀、肿块,压痛明显。肿块表面皮温增高和浅表静脉显露,肿块硬度各异,关节活动受限和肌肉萎缩。全身状况较差,表现为发热、不适、体重下降、贫血、恶病质。

【诊断】

1. 病史 以肿瘤组织侵蚀和溶解骨皮质所致的剧烈疼痛为突出症状。

2. 症状和体征 早期疼痛呈间歇性,数周后发展为持续性,逐渐加重。下肢肿瘤表现为跛行、局部肿胀、肿块、压痛明显,肿块表面皮温增高和浅表静脉显露。

3. 辅助检查

(1)生化检测:血液碱性磷酸酶增高,与肿瘤的成骨作用有关。

(2)X 线平片:表现为骨组织同时具有新骨生成和骨破坏的特点。肿瘤多位于长管状骨的干骺端,边缘不清,骨小梁破坏,肿瘤组织密度增高,穿破骨皮质后,肿瘤将骨膜顶起,产生特征性的 X 线征象,即考德曼(Codman)三角。肿瘤浸润软组织可出现阴影,可见病理性骨折。

(3)CT 扫描和 MRI 检查:判断骨肿瘤性质和有无周围软组织浸润,可早期发现肺部和其他脏器的转移病灶。

(4)核素骨显像扫描:可早期发现和鉴别有无肿瘤转移。

骨肉瘤应与骨髓炎、尤因肉瘤相鉴别。

【治疗原则】

组织活检确诊骨肉瘤后,即开始前期的化学药物治疗或放射治疗。切除肿瘤组织是骨肉瘤治疗的重要步骤。随着对骨肉瘤生物学行为的认识、肿瘤外科技术的提高和内置物研究的进步,目前保留肢体方法显示了较好的应用前景。肿瘤组织切除后化学药物及放射治疗对控制肿瘤转移、提高生存率具有重要意义。

1. 手术治疗

(1)大块切除术:即将肿瘤及周围正常组织截除。残留的骨缺损可用自体骨灭活回植、大块骨移植、关节融合、人工关节置换、同种异体半关节移植等方法修复。

(2)肿瘤段肢体截除远端再植:将肿瘤所在的一段肢体(包括皮肤、肌肉、血管)整段截除,保留主要神经,再将远端肢体再植到近端肢体上,或下肢旋转 180°,将踝关节代膝关节,以便安装假肢。

(3)截肢术或关节离断术。

2. 化学治疗 适用于骨肉瘤、尤因肉瘤,经静脉给药或区域灌注。

3. 放射治疗 适用于对放射线敏感的肿瘤如骨髓源性肿瘤等,对手术不能彻底切除或不适宜手术者也可辅以放疗。

五、转移性骨肿瘤

转移性骨肿瘤(metastatic tumors of the bone)是原发于其他系统的恶性肿瘤转移至骨骼,并在骨内继续生长形成子肿瘤。常见于肺癌、前列腺癌、乳腺癌、肝癌、子宫颈癌、胃癌、结肠癌、肾癌、鼻咽癌等转移到骨骼。

【临床表现】

患者有恶性肿瘤史,治疗期间或治疗后数月或数年而发生骨转移。部分患者以转移瘤的表现为首发症状。转移部位以躯干及四肢近心端最为多见,可为单发或多发。脊柱转移瘤以腰椎和胸椎多见,其中乳腺癌、肺癌和肾癌多转移到胸椎;前列腺癌、子宫颈癌、直肠癌多转移到腰椎;鼻咽癌、甲状腺癌多转移至颈椎。10%～30%的病例找不到原发灶。原发性肿瘤的症状以及贫血、消瘦、低热、乏力、食欲减退等全身消耗症状。转移灶局部疼痛、病理骨折等。脊椎转移瘤表现为腰部或胸背部疼痛,越来越重,进展迅速。骨盆转移瘤伴有髋关节、股内侧疼痛。股骨上端及肱骨上端转移瘤可出现关节功能障碍。

【诊断】

1. 病史　原发性恶性肿瘤史,治疗中或治疗后数月或数年出现转移症状。

2. 症状和体征　原发性肿瘤的症状及全身消耗症状。转移灶部位疼痛、压迫邻近组织或器官、病理性骨折。部分患者以转移瘤表现为首发症状。脊椎转移者表现为腰部或胸背部疼痛,进展迅速。骨盆转移瘤常伴有髋关节、股内侧疼痛;股骨上端及肱骨上端转移瘤可出现关节功能障碍。

3. 辅助检查

(1)实验室检查:实验室检查包括血常规、生化检测、骨髓涂片找到肿瘤细胞。

(2)影像学检查:可选择 X 线检查、CT 检查、MRI 检查、核素扫描、B 超检查及 γ 闪烁显像、血管造影检查,其中 γ 闪烁显像检查为骨转移瘤常用的检查之一,可早期发现转移癌。

(3)病理检查:疑为骨转移灶时应进行活体组织病理检查,以明确诊断,选择治疗方法。

凡诊断恶性肿瘤者,应进行肿瘤微转移的监测。对可疑的部位行 X 线检查、核素骨显像、CT 和 MRI 检查。活组织病理检查是判断肿瘤性质的有效方法。对无恶性肿瘤史的患者,应全面仔细地检查,查找原发病灶。

【治疗原则】

治疗原则包括原发性肿瘤的治疗、转移瘤放射治疗、化学药物治疗、生物治疗等综合措施,必要时手术治疗。治疗目的是减轻痛苦、保存功能、提高生存质量、延长寿命。

(傅廷亮)

第十四章

外科学基础

外科学是医学科学的一个重要组成部分,一般以需要手术或手法为主要疗法的疾病为对象。按病因不同,外科疾病大致可分为:损伤、感染、肿瘤、畸形、内分泌功能失调、寄生虫病及其他7类。近年来,由于介入放射学和内镜诊疗技术的迅速发展,使外科疾病与内科疾病更趋于交叉。

第一节 无 菌 术

无菌术(asepsis)是针对微生物及感染途径所采取的一系列预防措施。无菌术的内容包括灭菌法、消毒法、无菌操作规则及管理制度等。

所谓灭菌(sterilization),是指杀灭一切活的微生物,包括芽胞。而消毒(disinfection)是指杀灭病原微生物和其他有害微生物,并不要求清除或杀灭所有微生物(包括芽胞)。从临床角度,无论灭菌或消毒都必须杀灭所有致病病原微生物,达到临床无菌术的要求。

一、手术器械、物品的灭菌、消毒法

(一)高压蒸气灭菌法

利用高温使微生物的蛋白质及酶发生凝固或变性而死亡,高压可增强高温的灭菌效果,是医院内应用最多的灭菌方法。当蒸气压力达到102.9~137.3kPa时,温度可达121~126℃,维持30分钟,即能杀灭包括细菌芽胞在内的一切微生物。适用于耐高温的物品,如金属器械、消毒衣巾及布类敷料等的灭菌,有效期为2周。

(二)化学气体灭菌法

适用于不耐高温、湿热的医疗材料,如光学仪器、电子仪器、内镜、腹腔镜及其专用器械、导尿管、心导管及其他橡胶制品等的灭菌。

1. 环氧乙烷气体法 环氧乙烷使微生物的蛋白质、RNA 和 DNA 发生烷基化作用而将其灭活。气体的有效浓度450~1200mg/L、温度37~63℃,持续1~6小时达到灭菌要求。有效期为半年。

2. 过氧化氢等离子体低温法 灭菌设备内激发产生辉光放电,以过氧化氢为介质,形成低温等离子体,产生灭菌作用。过氧化氢有效浓度 >6mg/L、温度45~65℃,持续28~75分钟达到灭菌要求。

(三)煮沸法

在水中煮沸至100℃并持续15~20分钟,一般细菌即可被杀灭,但带芽胞的细菌至少需煮沸1小时才能被杀灭。高原地区可用压力锅作煮沸灭菌,蒸气压力一般为127.5kPa,最高温度可达124℃左右,10分钟即可灭菌。适用于金属器械、玻璃制品及橡胶类等物品的灭菌。

（四）药液浸泡法

锐利器械、内镜等可用化学药液浸泡法达到消毒目的。临床上多采用2%中性戊二醛作为浸泡液,30分钟达到消毒效果,灭菌时间为10小时。常用的其他浸泡液包括70%乙醇、10%甲醛、1∶1000氯己定(洗必泰)和1∶1000苯扎溴铵等。

二、手术人员和患者手术区域的准备

（一）手术人员的术前准备

1. 一般准备　手术人员进手术室后,要换穿手术室准备的清洁鞋和衣裤,戴好帽子和口罩,修整指甲。手臂皮肤有破损或化脓性感染者,不能参加手术。

2. 外科手消毒　手臂消毒法能够清除皮肤表面的细菌,却不能完全消灭隐藏在深处的细菌。因此,在手臂消毒后还要穿无菌手术衣和戴无菌手套,以防止这些细菌污染手术伤口。

外科手消毒包括清洁和消毒两个步骤:先是用蘸有肥皂液或洗手液的无菌刷刷洗,清除皮肤上的各种污渍;然后用消毒剂作皮肤消毒。最经典的皮肤消毒剂是70%乙醇,手臂浸泡5分钟后达到消毒目的。新型手消毒剂使消毒过程大为简化。各种消毒剂的使用要求有所不同,但都强调消毒前的皮肤清洁步骤。

无菌手术完毕,手套未破,要连续施行另一手术者,不必重新刷手,仅需浸泡乙醇5分钟或者新型手消毒剂涂擦手和前臂,然后穿无菌手术衣和戴手套。若前一次属于污染手术,则连续施行手术前应重新洗手。

3. 穿无菌手术衣和戴手套的方法

(1)穿无菌手术衣:抖开手术衣,提起衣领两角,将手术衣略抛起,两手顺势插入衣袖内并前伸,让巡回护士协助穿上。两臂交叉提起腰带后递,巡回护士协助将腰带系紧。

(2)戴无菌手套:未戴手套的手,只允许接触手套套口向外翻折部分,严禁碰到手套外面。左手捏住手套套口向外翻折部分,取出手套。先将右手插入手套内,再用已戴手套的右手插入左手手套的翻折部分,协助左手插入手套内。最后,将两手套翻折部分套在手术衣的袖口外面。

（二）患者手术区的准备

目的是消灭拟作切口处及其周围皮肤上的细菌,最大限度地减少手术部位相关感染。

1. 手术区皮肤消毒　手术区域如果毛发浓密,应于术前去除。用汽油或松节油拭去皮肤上的油脂或胶布残迹。传统的皮肤消毒方法:2.5%~3%碘酊涂擦手术区域皮肤,干后用70%乙醇涂擦两遍,脱去碘酊。植皮时,供皮区的消毒使用70%乙醇。对婴儿、面部、口腔、肛门、外生殖器等部位的消毒,使用刺激性小的0.75%吡咯烷酮碘。近年来含活性氯或活性碘的新型皮肤消毒剂,具有刺激性小、作用较持久等优点,已经广泛在临床使用。

2. 铺盖无菌布单　目的是除显露手术切口所需的最小皮肤区以外,其他区域均应予以遮盖,以避免和尽量减少手术中的污染。手术切口周围必须铺盖至少四层无菌巾。

第二节　外科患者的体液和酸碱平衡失调

体液的主要成分是水和电解质。成年男性的体液量约占体重的60%,而成年女性的体液量约占体重的50%。体液分为细胞内液和细胞外液两部分。其中,细胞内液男性约占体重的40%,女性约占体重的35%。细胞外液男性及女性均占体重的20%。细胞外液分为血浆和组织间液两部分。血浆量约占体重的5%,组织间液量约占体重的15%。

细胞内液和细胞外液中所含有的离子成分差异较大。细胞内液中主要的阳离子是K^+

和 Mg^{2+}，主要阴离子是 HPO_4^{2-} 和蛋白质。细胞外液中最主要的阳离子是 Na^+，主要的阴离子是 Cl^-、HCO_3^- 和蛋白质。细胞内液和细胞外液的渗透压相等，为正常血浆渗透压 290 ~ 310mOsm/L。

机体的生理活动和代谢过程需要一个酸碱度适宜的体液环境，动脉血浆酸碱度（pH）为 7.35 ~ 7.45。人体通过体液的缓冲系统、肺的呼吸和肾的排泄完成对体内酸碱平衡的调节。血液中 HCO_3^-/H_2CO_3 是最重要的缓冲系统。HCO_3^- 正常值平均为 24mmol/L，H_2CO_3 平均为 1.2mmol/L，两者比值为 20:1。只要 HCO_3^-/H_2CO_3 比值保持为 20:1，则血浆的 pH 能保持为 7.40。肺的呼吸对酸碱平衡的调节作用主要是排出 CO_2，使血中 $PaCO_2$ 下降。肾脏的调节作用主要是通过排出固定酸和保留碱性物质的量，以维持正常的血浆 HCO_3^- 浓度，使血浆 pH 不变。

一、水和钠的代谢紊乱

（一）等渗性缺水

等渗性缺水（isotonic dehydration），外科患者最易发生这种缺水。水和钠成比例地丧失，血清钠仍在正常范围，细胞外液的渗透压亦可保持正常。等渗性缺水可造成细胞外液量（包括循环血量）的迅速减少。病因：①消化液的急性丧失，如大量呕吐、肠外瘘等；②体液丧失在感染区或软组织内，如腹腔内或腹膜后感染、肠梗阻、烧伤等。

【临床表现】

患者乏力、厌食、恶心、少尿等症状，但不口渴。体检可发现舌干燥，眼窝凹陷，皮肤干燥、松弛等体征。若在短期内体液丧失量达到体重的 5%，患者会出现脉搏细速、肢端湿冷、血压下降等血容量不足的表现。当体液继续丧失达体重的 6% ~ 7% 时，则有休克表现。

【诊断】

主要依据病史和临床表现。实验室检查：①血液浓缩，红细胞计数、血红蛋白量和血细胞比容均明显升高；②血清 Na^+、Cl^- 等一般无明显降低；③尿比重高。

【治疗原则】

1. 治疗原发病，消除病因。

2. 补充血容量 对脉搏细速和血压下降等症状者，静脉输注平衡盐溶液或等渗盐水溶液约 3000ml（按体重 60kg 计算）；血容量不足表现不明显者，可给上述液体 1500 ~ 2000ml。此外，还需补充日生理需要量水 2000ml 和钠 4.5g。

3. 预防低钾血症 尿量≥40ml/h，开始补钾。

（二）低渗性缺水

低渗性缺水（hypotonic dehydration），水和钠同时缺失，但失钠多于缺水，故血清钠低于正常范围，细胞外液呈低渗状态。病因：①胃肠道消化液持续性丢失，如反复呕吐、长期胃肠减压或慢性肠梗阻；②大面积创面的慢性渗液；③使用大剂量排钠利尿剂时，未补充钠盐；④治疗等渗性缺水时补充水分过多。

【临床表现】

一般无口渴感。根据缺钠程度，低渗性缺水分为三度：①轻度缺钠：血钠浓度 130 ~ 135mmol/L，患者感疲乏、头晕、手足麻木，尿中钠减少；②中度缺钠：血钠浓度 120 ~ 130mmol/L，患者出现恶心、呕吐、脉搏细速，血压下降，脉压变小，浅静脉萎陷，视力模糊，站立性晕倒，尿量减少，尿中几乎不含钠和氯。③重度缺钠：血钠浓度 <120mmol/L，患者神志不清，肌痉挛性抽痛，腱反射减弱或消失；出现木僵，甚至昏迷，常发生休克。

【诊断】

根据病史和临床表现，可初步诊断为低渗性缺水。实验室检查：①血钠测定：血钠浓度

<135mmol/L;②红细胞计数、血红蛋白量、血细胞比容和血尿素氮均升高;③尿液检查:尿比重<1.010,尿 Na^+ 和 Cl^- 明显减少。

【治疗原则】

1. 治疗原发病,消除病因。

2. 补充血容量和钠盐　静脉输注含盐溶液或高渗盐水,输注速度应先快后慢,总输入量应分次完成。每 8~12h 根据临床表现及检测结果随时调整输液计划。补钠量可按下列公式计算:

需补充的钠量(mmol)=[血钠的正常值(mmol/L)－血钠测得值(mmol/L)]　×体重(kg)×0.6(女性为 0.5)

以 17mmol Na^+=1g 钠盐计算。当日先补充 1/2 量,加每日生理需要量 4.5g。其余的 1/2 量,在第二日补充。

3. 预防低钾血症　尿量≥40ml/h,开始补钾。

(三)高渗性缺水

高渗性缺水(hypertonic dehydration),水和钠同时缺失,但缺水多于失钠,故血清钠高于正常范围,细胞外液呈高渗状态。病因:①水分摄入不足,如水源断绝、禁食、食管癌导致吞咽困难等;②水分丧失过多,如大量出汗、大面积烧伤暴露疗法、高热、糖尿病导致大量尿液排出等。

【临床表现】

缺水程度不同,症状亦不同。高渗性缺水分为三度:①轻度缺水:仅口渴,缺水量占体重的 2%~4%;②中度缺水:极度口渴,乏力、尿少和尿比重增高。唇舌干燥,皮肤失去弹性,眼窝下陷,缺水量占体重的 4%~6%;③重度缺水:出现躁狂、幻觉甚至昏迷,缺水量超过体重的 6%。

【诊断】

根据病史和临床表现,可初步诊断为高渗性缺水。实验室检查:①血钠测定:血钠浓度>150mmol/L;②红细胞计数、血红蛋白量、血细胞比容均轻度升高;③尿液检查:尿比重高。

【治疗原则】

1. 治疗原发病,消除病因。

2. 补充血容量　静脉滴注 5% 葡萄糖溶液或低渗的 0.45% 氯化钠溶液。所需补充液体量的计算方法:每丧失体重的 1%,补液 400~500ml。计算所得的补水量,一般分别在二日内补给。此外,还应补给每日生理需要量 2000ml。

3. 预防低钾血症　尿量≥40ml/h,开始补钾。

二、体内钾的异常

(一)低钾血症

低钾血症(hypokalemia),血钾浓度低于 3.5mmol/L。病因:①钾摄入减少:长期进食不足、补液患者长期接受不含钾盐的液体或静脉营养液中钾盐剂量不足;②钾从肾排出过多:排钾利尿剂、急性肾衰竭的多尿期、肾小管性酸中毒、醛固酮增多症等;③钾从肾外途径丧失:呕吐、持续胃肠减压、肠瘘等;④钾向组织内转移:大量输注葡萄糖和胰岛素、碱中毒者。

【临床表现】

1. 肌无力　低钾血症最早的临床表现。先是四肢,随后延及躯干和呼吸肌,一旦呼吸肌受累可引起呼吸困难与窒息。还可出现软瘫、腱反射减退或消失。

2. 胃肠道症状　恶心、呕吐和腹胀等肠麻痹表现。

3. 心脏症状　传导阻滞和节律异常。典型的心电图改变:早期 T 波降低、变平或倒置,随后 ST 段降低、QT 间期延长和 U 波。

4. 低钾性碱中毒,尿呈酸性。

【诊断】

根据病史、临床表现和血钾浓度 <3.5mmol/L,可作出低钾血症的诊断。

【治疗原则】

1. 治疗原发病,消除病因。

2. 补钾　通常是采用分次静脉补钾,边治疗边观察的方法。尿量≥40ml/h 后,每日补充氯化钾 3～6g。静脉补钾有浓度及速度的限制,每升输液中含钾量不宜超过 40mmol(氯化钾 3g),滴注速度 <20mmol/h。

(二)高钾血症

高钾血症(hyperkalemia),血钾浓度超过 5.5mmol/L。病因:①钾摄入过多:口服或静脉输入含钾药物、大量输入保存期久的库血等;②肾排钾功能减退:肾衰竭、保钾利尿剂等;③细胞内钾的移出:组织损伤、溶血和酸中毒等。

【临床表现】

无特异性。可出现神志模糊、感觉异常和肢体软弱无力等症状。严重高钾血症者有微循环障碍的表现,如皮肤苍白、湿冷、青紫、低血压等。常出现心动过缓或心律不齐。最危险的是高钾血症可导致心搏骤停。血钾浓度 >7mmol/L,都有心电图的异常,早期改变为 T 波高尖,P 波波幅下降,随后出现 QRS 增宽。

【诊断】

病史中有引起高钾血症原因者,出现无法用原发病解释的临床表现时,应考虑到有高钾血症的可能。血钾 >5.5mmol/L 即可确诊。心电图具有辅助诊断价值。

【治疗原则】

1. 停用一切含钾的药物或溶液,治疗原发病,消除病因。

2. 降低血钾浓度　①促使 K^+ 转入细胞内:碳酸氢钠溶液、葡萄糖溶液及胰岛素;②阳离子交换树脂;③透析疗法。

三、体内钙的异常

(一)低钙血症

低钙血症(hypocalcemia),血钙浓度 <2mmol/L。多见于急性重症胰腺炎、肾衰竭、坏死性筋膜炎、消化道瘘和甲状旁腺功能受损的患者。

临床表现与神经肌肉的兴奋性增强有关。患者易激动、口周和指(趾)尖麻木及针刺感、手足抽搐、腱反射亢进、Chvostek 征阳性。血钙浓度 <2mmol/L 有诊断价值。

治疗原发疾病。为缓解症状,可用5%氯化钙10ml 或 10%葡萄糖酸钙 10～20ml 静脉注射,8～12 小时后可重复。长期治疗的患者,口服钙剂及维生素 D 替代。

(二)高钙血症

高钙血症(hypercalcemia),血钙浓度超过 2.75mmol/L。多见于甲状旁腺功能亢进和骨转移性癌患者。早期症状无特异性,随着血钙浓度增高可出现头痛、四肢和背部疼痛等。在甲状旁腺功能亢进的晚期,可出现多发病理性骨折。

甲状旁腺功能亢进者进行手术治疗,可治愈。对骨转移性癌患者,应给予低钙饮食,补充水分以促进钙的排泄。

四、酸碱平衡的失调

(一)代谢性酸中毒

代谢性酸中毒(metabolic acidosis)是由于酸性物质积聚或产生过多、或 HCO_3^- 丢失过多所引起。病因:①酸性物质产生过多:休克时组织产生大量丙酮酸及乳酸;长期不能进食或糖尿病,引起酮体酸中毒;应用氯化铵或盐酸精氨酸等酸性药物过多;②酸排除障碍:肾衰竭时,内生性 H^+ 不能排出体外或 HCO_3^- 吸收减少;③碱性物质丢失过多:严重腹泻、胆瘘、肠瘘和胰瘘等。

【临床表现】

轻度代谢性酸中毒无明显症状。重症患者最明显的表现是呼吸深快,呼吸肌收缩明显,呼吸频率达到 40～50 次/分。患者面颊潮红,心率加快,血压偏低,可出现腱反射减弱或消失、神志不清或昏迷。糖尿病患者呼出气体带有酮味。患者常伴有缺水症状,容易发生心律不齐、急性肾衰和休克。

【诊断】

根据患者有严重腹泻、肠瘘或休克等病史,出现深而快的呼吸症状,即应怀疑有代谢性酸中毒。血气分析可明确诊断,并了解代偿情况和酸中毒的严重程度。

【治疗原则】

1. 病因治疗　病因治疗应放在首位。消除病因,轻度代谢性酸中毒(血浆 HCO_3^- 16～18mmol/L)常可自行纠正。

2. 碱剂治疗　血浆 HCO_3^- ＜10mmol/L 的重症酸中毒患者,应给予碱剂治疗。常用的药物是碳酸氢钠溶液。

（二）代谢性碱中毒

代谢性碱中毒(metabolic alkalosis)是由于体内 H^+ 丢失过多或 HCO_3^- 增多所引起。病因:①胃液丧失过多:外科患者发生代谢性碱中毒最常见的原因,严重呕吐、长期胃肠减压等,可丧失大量的 H^+ 和 Cl^-;②碱性物质摄入过多:碱性物质可中和胃酸,使肠液中的 HCO_3^- 过剩并被重吸收入血;大量输注库存血;③低钾血症:K^+ 从细胞内移至细胞外,H^+ 进入细胞内,引起碱中毒;④利尿剂的作用:随尿排出的 Cl^- 多于 Na^+,重吸收的 Na^+ 和 HCO_3^- 增多,发生低氯性碱中毒。

【临床表现】

一般无明显症状,可有呼吸变浅变慢,或嗜睡、精神错乱或谵妄等精神神经方面的异常;可有低钾血症和缺水的表现;严重者可发生昏迷。

【诊断】

根据病史和临床表现可作出初步诊断。血气分析可以明确诊断并了解其严重程度。

【治疗原则】

纠正代谢性碱中毒不宜过于迅速,也不要求完全纠正,关键是解除病因。

1. 病因治疗　对胃液丧失所致的代谢性碱中毒,输注等渗盐水或葡萄糖盐水即可纠正轻症低氯性碱中毒。

2. 纠正低钾血症　尿量超过 40ml/h 后,开始补钾。

3. 严重碱中毒　当血浆 HCO_3^- 45～50mmol/L、pH＞7.65 时,应用稀释的盐酸溶液。每 4～6 小时监测血气分析及血电解质,必要时第二日可重复。

（三）呼吸性酸中毒

呼吸性酸中毒(respiratory acidosis)是指肺泡通气及换气功能减弱,不能充分排出体内生成的 CO_2,以致血液 $PaCO_2$ 增高,引起高碳酸血症。病因:①呼吸中枢因素:中枢神经系统损伤、全身麻醉过深等;②慢性阻塞性肺部疾患:肺不张、重度肺气肿等;③呼吸道阻塞:喉或支气管痉挛等;④胸部疾病:气胸、外伤等。

【临床表现】

患者有胸闷、呼吸困难、躁动不安等。因缺氧引起头痛、发绀。随病情加重,可出现血压下降、谵妄、昏迷等。脑缺氧可导致脑水肿、脑疝,甚至呼吸骤停。

【诊断】

根据患者有呼吸功能受影响的病史,出现上述症状,即应怀疑有呼吸性酸中毒。血气分析可以明确诊断。

【治疗原则】

尽快治疗原发疾病和改善患者的通气功能。

1. 气管插管或气管切开术并使用呼吸机。

2. 控制感染、扩张小支气管、促进排痰等。

(四)呼吸性碱中毒

呼吸性碱中毒(respiratory alkalosis)是指由于肺泡通气过度,体内 CO_2 排出过多,以致血 $PaCO_2$ 降低,引起低碳酸血症,血 pH 上升。病因:癔症、发热、疼痛、中枢神经系统疾病、低氧血症、肝衰竭和辅助通气过度等。

【临床表现】

患者呼吸急促,然后出现眩晕,手足、口周麻木和针刺感,继而肌肉震颤及手足搐搦。患者常有心率加快。危重患者发生急性呼吸性碱中毒常提示预后不良。

【诊断】

病史和临床表现可作出诊断。血气分析可以明确诊断。

【治疗原则】

1. 积极治疗原发疾病。

2. 用纸袋罩住口鼻,增加呼吸道无效腔,减少 CO_2 的呼出。

3. 重患者或中枢神经系统病变所致的呼吸急促,可用呼吸机进行辅助呼吸。

第三节 麻 醉

麻醉(anesthesia),其原义是感觉丧失,即指应用药物或其他方法来消除手术时的疼痛。随着现代医学的发展,消除手术疼痛已不是麻醉的唯一目的。现代麻醉学的理论和技术包括:术前对病情的评估、器官功能的监测、人工气道的建立、心肺复苏和疼痛治疗等内容。

一、麻醉前准备和麻醉前用药

(一)麻醉前准备

1. 麻醉前病情评估 麻醉前应访视患者,询问病史、吸烟史、药物过敏史等;详细了解临床诊断及与麻醉有关的检查;进行必要的体格检查。根据访视和检查结果,对病情和患者对麻醉及手术的耐受能力作出全面评估。

2. 麻醉选择 根据病情、手术种类、可供使用的麻醉药物、麻醉及检测设备、麻醉医师的技术来决定麻醉方式。

(二)麻醉前用药

麻醉前常用药物有地西泮、阿托品、吗啡等,其目的:①消除患者紧张、焦虑及恐惧的心情;②增强全身麻醉药的效果,减少药物用量;③提高患者的痛阈,缓和或解除疼痛;④抑制呼吸道腺体的分泌,防止误吸;⑤消除因手术或麻醉引起的不良反射。

二、全身麻醉

麻醉药经呼吸道吸入或静脉、肌内注射进入人体内,产生中枢神经系统的抑制,临床表现为神志消失、全身的痛觉丧失、遗忘、反射抑制和一定程度的肌肉松弛,这种方法称为全身麻醉(general anesthesia)。

(一)全身麻醉药

1. 吸入麻醉药 常用药物有氧化亚氮(N_2O)、异氟烷、七氟烷等。

2. 静脉麻醉药 常用药物有硫喷妥钠、氯胺酮、丙泊酚等。

3. 肌肉松弛药 分为去极化肌松药(琥珀胆碱等)和非去极化肌松药(筒箭毒碱等)两类。

4. 麻醉性镇痛药 常用药物有吗啡、哌替啶、芬太尼等。

(二)全身麻醉的实施

1. 全身麻醉的诱导(induction of general anesthesia) 患者接受全麻药后,由清醒状态到神志消失,并进入全麻状态后进行气管内插管,这一阶段称为全麻诱导期。全麻诱导方法有吸入诱导法和静脉诱导法两种。

2. 全身麻醉的维持

(1)吸入麻醉药维持:临床上常将 N_2O-O_2-挥发性麻醉药合用维持麻醉。

(2)静脉麻醉药维持:是指全麻诱导后经静脉给药维持适当麻醉深度的方法。适用于全身麻醉的诱导和时间短的手术。

(3)复合全身麻醉:是指两种或两种以上的全麻药或(和)方法复合应用。根据给药途径的不同,复合麻醉可分为全静脉麻醉和静脉与吸入麻醉药复合的静-吸复合麻醉两种。

(三)呼吸道的管理

舌后坠是引起呼吸道梗阻的最常见原因,一般将患者的头后仰或托起下颌多可缓解舌后坠引起的梗阻;必要时放置口咽或鼻咽通气道解除梗阻。人工气道管理方法有气管内插管、喉罩和食管-气管联合导管等三种。

(四)全身麻醉的并发症

1. 反流与误吸

2. 呼吸道梗阻

3. 通气量不足

4. 低氧血症

5. 低血压

6. 高血压

7. 心律失常

8. 高热、抽搐和惊厥

三、局 部 麻 醉

用局部麻醉药(简称局麻药)暂时阻断某些周围神经的冲动传导,使这些神经所支配的区域产生麻醉作用,称局部麻醉(local anesthesia),简称局麻。广义的局麻包括椎管内麻醉。局麻是一种简便易行、安全有效、并发症较少的麻醉方法,并可保持患者意识清醒,适用于表浅、局限的手术。

(一)局麻药的药理

1. 分类 常用局麻药分为两类:酯类局麻药,如普鲁卡因、丁卡因等;酰胺类局麻药,如利多卡因、布比卡因和罗哌卡因等。

2. 不良反应 毒性反应、过敏反应。

(二)局麻方法

1. 表面麻醉(surface anesthesia) 将穿透力强的局麻药施用于黏膜表面,使其透过黏膜而阻滞位于黏膜下的神经末梢,使黏膜产生麻醉现象,称表面麻醉。适用于眼、鼻、咽喉、气管、尿道等处的浅表手术或内镜检查。

2. 局部浸润麻醉(local infiltration anesthesia) 将局麻药注射于手术区的组织内,阻滞神经末梢而达到麻醉作用,称局部浸润麻醉。

3. 区域阻滞(regional block) 在手术部位的四周和底部注射局麻药,阻滞通入手术区的神经纤维,称区域阻滞。适用于肿块切除术,如乳房良性肿瘤的切除术、头皮手术等。

4. 神经阻滞(nerve block) 在神经干、丛、节的周围注射局麻药,阻滞其冲动传导,使所支配的区域产生麻醉作用,称神经阻滞。常用神经阻滞有肋间、眶下神经干阻滞,颈丛、臂神经丛阻滞等。

四、椎管内麻醉

椎管内有两个可用于麻醉的腔隙,即蛛网膜下隙和硬脊膜外间隙。根据局麻药注入的腔隙不同,分为蛛网膜下隙阻滞、硬脊膜外隙阻滞与腰麻-硬脊膜外隙联合阻滞,统称椎管内麻醉。

(一)蛛网膜下隙阻滞

局麻药注入到蛛网膜下隙,阻断部分脊神经的传导功能而引起相应支配区域的麻醉作用称为蛛网膜下隙阻滞(subarachnoid space block),又称腰麻(spinal anaesthesia)。

1. 分类 根据给药方式、麻醉平面和局麻药药液的比重分类。

(1)给药方式:单次法和连续法腰麻。

(2)麻醉平面:低(低于T_{10})、中($T_{4\sim10}$)和高平面(高于T_4)腰麻。

(3)局麻药液的比重:与脑脊液的比重相比,分为轻比重、等比重和重比重腰麻。

2. 并发症

(1)术中并发症:血压下降、心率减慢、呼吸抑制、恶心呕吐。

(2)术后并发症:腰麻后头痛、尿潴留、化脓性脑脊膜炎、腰麻后神经并发症。

3. 适应证和禁忌证

(1)适应证:2~3小时以内的下腹部、盆腔、肛门会阴和下肢手术。

(2)禁忌证:①中枢神经系统疾患;②休克;③穿刺部位皮肤感染;④脓毒症;⑤脊柱外伤或结核;⑥急性心力衰竭或冠心病发作;⑦不能合作者。

(二)硬脊膜外隙阻滞

将局麻药注射到硬脊膜外间隙,阻滞部分脊神经的传导功能,使其所支配区域的感觉和(或)运动功能消失的麻醉方法,称为硬脊膜外间隙阻滞(epidural space block),又称硬膜外阻滞或硬膜外麻醉。分为单次法和连续法两种,一般采用连续法。

1. 并发症

(1)术中并发症:全脊椎麻醉、血压下降、呼吸抑制、恶心呕吐。

(2)术后并发症:神经损伤、硬膜外血肿、硬膜外脓肿。

2. 适应证和禁忌证 适用于横膈以下的各种腹部、腰部和下肢手术。禁忌证与腰麻相同。

第四节 围术期处理

围术期(perioperative period)是指从确定手术治疗时起,到与本次手术有关的治疗基本结束为止的一段时间,包括手术前、手术中和手术后三个阶段。围术期处理是为患者手术顺利做准备和促进术后尽快康复。

一、术前准备

术前准备与疾病的轻重缓急、手术范围的大小有密切关系。依据手术的时限性,可分为三类:①急症手术(emergency operation):例如脾破裂,应在最短时间内进行必要的准备后紧急手术;②限期手术(confined operation):例如各种恶性肿瘤根治术,虽然可以选择手术时间,但不宜延迟过久,应在尽可能短的时间内做到充分准备;③择期手术(selective operation):例如胃、十二指肠溃疡的胃大部切除术等,应在充分的准备后选择合适时机进行手术。

手术前不仅要注意外科疾病本身,还应对患者的全身情况有足够的了解,查出可能影响整个病程的各种潜在因素。因此,必须详细询问病史,全面地进行体格检查,除了常规的实验室检查外,还需要进行一些涉及重要器官功能的检查,评估患者对手术的耐受力。

(一)一般准备

包括心理和生理两方面。

1. 心理准备 医务人员应从关怀、鼓励出发,就疾病的诊断、手术的必要性及预期的效果、手术方式、危险性及可能发生的并发症、术后恢复过程和预后,以及因手术体位造成的不适等,对患者作适度的解释,使患者能以积极的心态配合手术和术后治疗。同时,向患者家属或(和)单位负责人作详细的解释,取得他们的信任和同意,履行书面知情同意手续。

2. 生理准备

(1)适应性锻炼:包括术前练习在床上大小便,教会患者正确的咳嗽和咳痰的方法。术前2周应停止吸烟。

(2)输血和补液:施行大中手术者,术前应做好血型和交叉配血试验,备好一定数量的血制品。对伴有水、电解质及酸碱平衡失调和贫血、低蛋白血症者应在术前予以纠正。

(3)预防感染:术前应采取多种措施提高患者的体质,预防感染。下列情况需要预防性应用抗生素:①涉及感染病灶或接近感染区域的手术;②胃肠道手术;③开放性创伤,创面已污染或有广泛软组织损伤,创伤至清创的间隔时间较长,或清创所需时间较长以及难以彻底清创者;④操作时间长、创伤大的手术;⑤癌肿手术;⑥大血管的手术;⑦需要植入人工制品的手术;⑧脏器移植术。

(4)胃肠道的准备:胃肠道手术者,术前1~2日开始进流质饮食。其他手术,术前禁食8~12小时、禁水4小时。必要时可行胃肠减压。一般性手术,术前一日肥皂水灌肠。如果施行的是结肠或直肠手术,术前一日及手术当日清晨行清洁灌肠或结肠灌洗,并于术前2~3日开始口服肠道制菌药物,以减少术后并发感染的机会。

(5)其他:手术前一日,清洗手术区域皮肤,必要时剃毛;发现患者有与疾病无关的体温升高,或妇女月经来潮等,应延迟手术;手术前夜,可给予镇静剂;疾病原因或手术需要,可在术前放置胃管;进入手术室前应排尽尿液;估计手术时间长、或是盆腔手术,应留置导尿管;术前取下患者的活动义齿。

(二)特殊准备

1. 营养不良 血浆白蛋白<30g/L或转铁蛋白<0.15g/L,术前需营养支持。

2. 脑血管病 近期有脑卒中病史者,择期手术应推迟2~6周。

3. 心血管病 高血压者应继续服用降压药物,避免戒断综合征。血压>180/100mmHg,术前应使用降血压药物。

4. 肺功能障碍 ①鼓励患者呼吸训练,减少肺部并发症;②急性呼吸系统感染者,择期手术应推迟至治愈后1~2周;③阻塞性呼吸道疾病者,应用支气管扩张药;④喘息正在发作者,择期手术应推迟。

5. 肾疾病 ①术前应最大限度地改善肾功能。如果需要透析,应在计划手术24小时以内进行;②避免使用有肾毒性的药物。

6. 糖尿病　①以饮食控制者,不需特殊准备;②口服降糖药的患者,应继续服用至术前一日晚上;③使用胰岛素者,在手术日晨停用胰岛素;④禁食患者需静脉输注葡萄糖加胰岛素维持血糖轻度升高($5.6 \sim 11.2$mmol/L)。

7. 凝血障碍　①术前 7 日停用阿司匹林、术前 $2 \sim 3$ 日停用非甾体抗炎药、术前 10 日停用抗血小板药;②当血小板 $< 5 \times 10^9$/L,建议输血小板。

8. 下肢深静脉血栓形成的预防　预防性使用低分子量肝素、间断气袋加压下肢和口服华法林。对于高危患者,可联合应用多种方法。

二、术后处理

(一)常规处理

1. 术后医嘱　包括诊断、施行的手术、监测方法和治疗措施。

2. 监测　常规监测指标,包括体温、脉率、呼吸、血压、尿量,记录出入量。有心、肺疾患者监测动脉血氧饱和度、中心静脉压、肺动脉楔压及心电监护。

3. 静脉输液　患者术后应接受足够量的静脉输液直至恢复饮食。

4. 引流管　防止引流管阻塞、扭曲,换药时要注意引流管的妥善固定,以防落入体内或脱出,观察、记录引流物的量和性质。

(二)卧位

全身麻醉尚未清醒的患者应平卧,头转向一侧以防止误吸。腰麻患者,应平卧或头低卧位 12 小时,以防止头痛。全身麻醉清醒后、腰麻 12 小时后、硬膜外隙和局部麻醉的患者,可根据手术需要选择卧位。

施行颅脑手术后,如无休克或昏迷,可取 $15° \sim 30°$头高脚低斜坡卧位。施行颈、胸手术后,多采用高半坐卧位。腹部手术后,多取低半坐卧位或斜坡卧位。脊柱或臀部手术后,可采用俯卧或仰卧位。腹腔内有污染的患者,尽早改为半坐位或头高脚低位。

(三)各种不适的处理

1. 疼痛　应用镇痛药时,在有效镇痛的同时,剂量宜小、间隔时间应逐渐延长、及早停用有利于胃肠动力的恢复。

2. 呃逆　神经中枢或膈肌直接受刺激引起。术后早期发生者,可采用压迫眶上缘,抽吸胃内积气、积液,给予镇静或解痉药等措施。上腹部手术后出现顽固性呃逆,要特别警惕膈下积液或感染的可能。

(四)活动

原则上手术后应该早期活动。早期活动有利于减少肺部并发症,改善全身血液循环,促进切口愈合,减少深静脉血栓形成。此外,还有利于肠道蠕动和膀胱收缩功能的恢复。有休克、心力衰竭、出血、严重感染和极度衰弱等情况,以及施行有特殊固定、制动要求的手术患者,则不宜早期活动。

术后的活动量应根据患者的耐受程度,逐步增加。在患者清醒、麻醉作用消失后,就应鼓励其在床上活动。术后第 $1 \sim 3$ 日,可酌情离床活动。

(五)胃肠道

在食管、胃和小肠手术后,有明显肠梗阻、神志不清和急性胃扩张的患者应留置胃管,直到正常的胃肠蠕动恢复。

(六)缝线拆除

根据切口部位、局部血供情况等决定缝线的拆除时间。一般头、面、颈部在术后 $4 \sim 5$ 日拆线,下腹部、会阴部在术后 $6 \sim 7$ 日拆线,胸部、上腹部、背部、臀部在术后 $7 \sim 9$ 日拆线,四肢在术后 10 ~ 12 日拆线（关节处适当延长），减张缝线 14 日拆线。

初期完全缝合的切口可分为三类：①清洁切口（Ⅰ类切口），指无菌切口，如甲状腺大部切除术等；②可能污染切口（Ⅱ类切口），指手术时可能带有污染的切口，如胃大部切除术、皮肤不容易彻底消毒的部位、新缝合的切口再度切开者、6 小时内的伤口经过清创术缝合；③污染切口（Ⅲ类切口），指邻近感染区或组织直接暴露于污染或感染物的切口，如肠梗阻坏死肠管切除手术、阑尾穿孔的阑尾切除术等。

切口的愈合分为三级：①甲级愈合，用"甲"字代表，指愈合优良，无不良反应；②乙级愈合，用"乙"字代表，指愈合处有炎症反应，如红肿、硬结、血肿、积液等，但未化脓；③丙级愈合，用"丙"字代表，指切口化脓，需要作切开引流等处理。应用上述分类分级方法，观察切口愈合情况并作出记录。如甲状腺大部切除术后愈合优良，则记以"Ⅰ／甲"；胃大部切除术切口血肿，则记以"Ⅱ／乙"，余类推。

三、术后并发症

（一）出血

（二）发热与低体温

（三）呼吸系统并发症

1. 肺膨胀不全

2. 术后肺炎

3. 肺栓塞

（四）术后感染

1. 腹腔脓肿和腹膜炎

2. 真菌感染

（五）切口并发症

1. 血肿、积血和血凝块

2. 切口裂开

3. 切口感染

（六）泌尿系统并发症

1. 尿潴留

2. 尿路感染

第五节　外科患者的代谢及营养治疗

临床营养支持治疗是 20 世纪临床医学的重大发展之一，已成为危重患者救治中不可缺少的重要内容。为了合理地应用临床营养支持治疗，应该正确进行营养状态的评定、选择合理的营养支持途径和提供适合的营养底物，使营养支持治疗能够适应患者的代谢状态。

一、营养状态的评定

（一）临床检查

通过病史采集和体格检查来发现是否存在营养不良。

1. 病史采集　膳食调查、病史、精神史、药物史、生理功能史。

2. 体格检查　毛发脱落、皮肤损害、肌肉萎缩、水肿或腹水、维生素和必需脂肪酸缺乏的体征并判断其程度。

笔记

3. 人体测量

（1）体重：是机体脂肪组织、肌肉组织群、水和矿物质的总和。临床上常常使用体重改变作为营养状态的评定指标。计算公式：体重改变（%）＝［通常体重（kg）－实测体重（kg）］/通常体重（kg）×100%。3 个月体重丢失＞5% 或 6 个月体重丢失＞10%，为营养不良。

（2）体重指数（body mass index，BMI）：是反映蛋白质热量营养不良和肥胖症的可靠指标。计算公式：BMI＝体重（kg）/身高^2（m^2）。正常值：19～25（19～34 岁）、21～27（＞35 岁）。结果判定：＜16 为重度营养不良、16～17 为中度营养不良、17.0～18.5 为轻度营养不良；27.5～30 为轻度肥胖、30～40 为中度肥胖、＞40 为重度肥胖。

（3）皮褶厚度与臂围：测量肱三头肌皮褶厚度、上臂中点周径及上臂肌肉周径可以推算机体脂肪和肌肉总量。

（二）实验室检查

（1）血浆蛋白：评价机体蛋白质营养状况、疾病严重程度和预测手术风险。常用指标有白蛋白、前白蛋白、转铁蛋白和维生素 A（视黄醇）结合蛋白等。

（2）氮平衡：评价机体蛋白质营养状况。如果氮的摄入量大于排出量，为正氮平衡。此时，合成代谢大于分解代谢，表示蛋白净合成。

（3）免疫功能：总淋巴细胞计数是评价细胞免疫功能的方法。计数＜1.8×10^9/L 为营养不良。

二、肠 外 营 养

肠外营养（parenteral nutrition，PN）是指通过胃肠道以外途径（即静脉途径）提供营养支持的方式。适应证：①由于胃肠道功能障碍或不能耐受肠内营养，一周以上不能进食者；②肠内营养无法达到机体需要者。

（一）肠外营养制剂

1. 碳水化合物制剂　葡萄糖是肠外营养的主要能源物质。肠外营养时葡萄糖的供给量一般为 3～3.5g/（kg·d），供能约占总量的 50%。

2. 氨基酸制剂　肠外营养时氨基酸供给量 1.2～1.5g/（kg·d），严重分解代谢患者增至 2.0～2.5g/（kg·d）。

3. 脂肪乳剂制剂　脂肪乳剂是理想的能源物质，可提供能量、必需脂肪酸和生物合成碳原子，具有能量密度高、等渗、静脉刺激小等优点。肠外营养中脂肪乳剂占总热卡 30%～40%，剂量为 0.7～1.3g 甘油三酯/（kg·d）；严重应激者，脂肪乳剂占非蛋白热卡 50%，剂量为 1.5g 甘油三酯/（kg·d）。

4. 电解质制剂　对维持机体水、电解质和酸碱平衡，保持内环境稳定，维护酶的活性和神经、肌肉的应激性均有重要作用。

5. 维生素及微量元素制剂　是维持机体正常代谢和生理功能所必需。肠外营养时应同时使用维生素及微量元素制剂，以免缺乏。

（二）肠外营养液的配制

为了使营养物质在体内更好地代谢、利用，减少污染，应将各种肠外营养制剂混合配制后输注，称为全合一营养液系统。应在静脉药物配制中心内完成配制，禁止在营养液内添加其他药物。

（三）肠外营养途径选择

1. 中心静脉途径　①颈内静脉途径；②锁骨下静脉途径；③经头静脉或贵要静脉插入中心静脉导管途径。适用于长期肠外营养和高渗透压营养液的患者。

2. 周围静脉途径　多选择上肢末梢静脉，具有应用方便、安全性高和并发症少而轻等优点。适用于短期(<2周)肠外营养的患者。

（四）肠外营养液的输注

1. 持续输注法 是指一日营养液在24小时内持续均匀地输入体内。此法由于各种营养素同时按比例输入,对机体的代谢和内环境的影响小。

2. 循环输注法 是指在持续输注营养液稳定的基础上缩短输注时间,使患者有一段不输液时间。适用于病情稳定、需长期肠外营养支持、肠外营养素用量无变化的患者。

（五）肠外营养的并发症

1. 静脉导管相关并发症 分为非感染性和感染性两类。

2. 代谢性并发症 糖、氨基酸与高脂血症代谢紊乱等。

3. 脏器功能损害 肝损害、肠源性感染等。

4. 代谢性骨病

三、肠 内 营 养

肠内营养(enteral nutrition,EN)是指通过胃肠道途径提供营养的方式,是临床营养支持首选的方法。优点:符合生理状态,能维持肠道结构和功能的完整;使用和监护方便;费用低;并发症少。肠内营养的前提是胃肠道具有吸收各种营养素的能力,且能耐受肠内营养制剂。

（一）肠内营养制剂

1. 非要素型制剂 是应用最广泛的肠内营养制剂,以整蛋白或蛋白质游离物为氮源。适合胃肠道功能较好的患者。

2. 要素型制剂 是葡萄糖、氨基酸或多肽类、脂肪、维生素和矿物质的混合物。适合胃肠道消化或吸收功能部分受损者。

3. 组件型制剂 是仅以某种或某类营养素为主的肠内营养制剂,是对完全型肠内营养制剂的补充或强化。有葡萄糖组件、蛋白质组件、脂肪组件等。

4. 疾病专用型制剂 是根据不同疾病特征设计的针对特殊患者的专业制剂。主要有糖尿病、肝病、肾病、肿瘤等专用制剂。

（二）肠内营养途径选择

途径选择取决于疾病情况、喂养时间长短、患者的胃肠道功能和精神状态。

1. 鼻胃/十二指肠、鼻空肠置管 简单易行,是临床上应用最多的肠内营养方法。适合短时间(<2周)营养支持的患者。

2. 胃及空肠造口 适用于需较长时间肠内营养患者。

（三）肠内营养液的输注

1. 一次性注入 将营养液用注射器注入喂养管内,每次200ml,每日6~8次。适合于长期家庭肠内营养的胃造瘘患者。

2. 间隙性重力输注 将营养液经输液管与喂养管连接,借重力将其滴入胃肠道内,每次250~400ml,每日4~6次。此法类似正常饮食。

3. 连续经泵输注 将营养液经输液泵12~24小时均匀持续输注,是临床上推荐的肠内营养方法,营养效果好,胃肠道反应小。

肠内营养液输注时应循序渐进,开始时应采用低浓度、低速度、低剂量,随后再逐渐增加,温度保持在37℃左右。

（四）肠内营养的并发症

1. 机械性 主要有鼻咽及食管损伤、喂养管堵塞和拔出困难、造口并发症等。

2. 胃肠道 恶心、呕吐、腹胀、腹泻和肠痉挛等。

3. 代谢性　糖、氨基酸与高脂血症代谢紊乱等。

4. 脏器功能损害　肝损害、肠源性感染等。

5. 感染性　吸入性肺炎等。

第六节　浅部组织细菌性感染

外科感染（surgical infection）是指发生在组织损伤、空腔器官梗阻和手术后的感染。根据病程长短，感染可分为急性、亚急性与慢性感染。病程在 3 周之内为急性感染，超过 2 个月为慢性感染，介于两者之间为亚急性感染。

一、疖

疖（furuncle）是单个毛囊及其周围组织的急性细菌性化脓性炎症。多数为金黄色葡萄球菌感染。好发于颈项、头面和背部，与皮肤不洁、擦伤、毛囊与皮脂腺分泌物排泄不畅或机体抵抗力降低有关。脓栓形成是其特征。

【临床表现】

最初，局部皮肤有红、肿、热、痛的小硬结（直径＜2cm）。数日后结节中央组织坏死软化，出现黄白色的脓栓。继而脓栓脱落、排出脓液，炎症消失后愈合。面疖特别是"危险三角区"的疖症状较重，可引起化脓性海绵状静脉窦炎，死亡率高。不同部位同时发生几处疖，或者在一段时间内反复发生疖，称为疖病。

【诊断】

根据临床表现，可作出诊断。发热患者，应作血常规检查；疖病患者检查血糖和尿糖，作脓液细菌培养及药物敏感试验。

【治疗原则】

1. 局部处理　红肿时可用理疗或中药敷贴。脓栓出现后用苯酚或碘酊处理，或用针尖将其剔出，禁忌挤压。出脓后敷以中药膏，促进炎症消退。

2. 药物应用　若有全身症状或面部疖时，可选用青霉素或磺胺类抗菌药物，或用清热解毒中药方剂。糖尿病者应给予降糖药物或胰岛素。

二、痈

痈（carbuncle）是指多个相邻毛囊及其周围组织同时发生急性细菌性化脓性炎症，也可由多个疖融合而成。致病菌以金黄葡萄球菌为主，病因与疖相似。炎症常从毛囊底部开始，沿皮下组织蔓延，上传入毛囊群形成多个脓头。痈的浸润范围大，可使表面皮肤坏死，自行破溃较慢，全身反应重，可发展为脓毒症。

【临床表现】

中老年居多，部分患者原有糖尿病。好发于皮肤较厚的部位，如项部和背部。开始为小片皮肤硬肿、热痛、色暗红，可有数个凸出点或脓点，疼痛轻，伴有畏寒、发热和全身不适。随后范围扩大，出现淋巴结肿大，疼痛加剧，全身症状加重。继而中心处可破溃出脓，使疮口呈蜂窝状，很难自行愈合。唇痈容易引起颅内化脓性海绵状静脉窦炎，危险性更大。

【诊断】

根据临床表现，可作出诊断。应作血常规检查、脓液细菌培养及药物敏感试验。注意有无糖尿病和低蛋白血症等。

【治疗原则】

1. 药物应用　先选用青霉素或磺胺甲噁唑，然后根据细菌培养及药物敏感试验结果调整药物。糖尿病者应注意饮食,给予降糖药物或胰岛素。

2. 局部处理 红肿时可用 50% 硫酸镁湿敷或鱼石脂软膏、金黄散敷贴;出现多个脓点后应切开引流,待肉芽组织长好后予以植皮。

三、急性蜂窝织炎

急性蜂窝织炎(acute cellulitis)是指发生在皮下、筋膜下、肌间隙或是深部蜂窝组织的急性细菌性非化脓性炎症。致病菌主要是溶血性链球菌,其次为金黄色葡萄球菌、大肠埃希菌、其他型链球菌等。

【临床表现】

分为表浅和深部。表浅者患处红肿、热痛,继而沿皮下向四周扩散,肿胀和疼痛加重,出现水疱和淋巴结肿痛。皮肤红肿的边界不清,指压可褪色。病情加重时,水疱破溃,肤色变褐。深部急性蜂窝织炎表皮的症状不明显,常有寒战、高热等全身症状;严重者体温极高或过低,甚至有意识改变等严重中毒表现。

急性蜂窝织炎有以下几种特殊类型:

1. 产气性皮下蜂窝织炎 致病菌以厌氧菌为主,多见于下腹与会阴部。可触及皮下捻发音,破溃后有臭味,全身状况恶化较快。

2. 新生儿皮下坏疽 致病菌主要是金黄色葡萄球菌。多见于在背部与臀部。其特点是起病急、进展快,易引发皮下组织广泛坏死。

3. 口底、颌下急性蜂窝织炎 小儿多见,起源于口腔或面部感染。口腔起病者,炎症迅速波及咽喉而阻碍通气。

【诊断】

根据病史、临床表现和血常规检查白细胞计数增多,可作出诊断。浆液性或脓性分泌物涂片检查病菌种类,血和分泌物细菌培养与药物敏感试验有助治疗。

【治疗原则】

1. 抗菌药物 先用新青霉素或头孢类抗生素,疑有厌氧菌感染时加用甲硝唑。根据临床治疗效果或细菌培养与药敏试验结果调整药物。

2. 局部处理 早期给予 50% 硫酸镁湿敷或金黄散、鱼石脂膏等敷贴,形成脓肿者应切开引流;口底及颌下急性蜂窝织炎应及早切开减压;产气性皮下蜂窝织炎必须隔离,3% 过氧化氢液处理伤口。

3. 对症治疗 物理降温、吸氧等。

第七节 自体输血

自体输血(autologous blood transfusion)是收集患者自身血液后在需要时进行回输。自体输血被公认是一种安全和有效的输血方式,自 20 世纪 80 年代以来被许多国家和地区广泛地应用。

自体输血的优点:①对患者有利:避免同种异体输血引起的感染性疾病、避免细胞和血浆蛋白抗原引起的同种免疫、避免同种抗体引起的发热和变态反应性疾病、避免输血相关移植物抗宿主病、术前反复采血能刺激骨髓造血功能、节约献血、解决某些宗教人员和稀有血型人员的输血问题;②对供血部门有利:减少异体血液的供应量、为某些宗教和稀有血型患者提供了适合血液、为无供血条件地区的手术提供血源。

自体输血的缺点:①贫血和献血不良反应;②血液污染;③错发血液;④预存血液后,因急症需要血液时,可能会因为受血者和血液不在同一地方,造成血液不能立即使用;⑤大量输注回收式自体输血,造成血小板和凝血因子减少;⑥相关的费用较高。

一、预存式自体输血

预存式自体输血(predeposited autotransfusion)是在患者使用血液之前采集患者的血液和(或)血液成分并进行适当的保存,当患者需要输血时,将其预先采集并贮存的血液和(或)血液成分再回输给患者。其分为全血型与血液成分型预存式自体输血。血液成分型预存式自体输血又可分为:红细胞型、血浆型和血小板型预存式自体输血等。

(一)适应证与禁忌证

1. 适应证 ①一般状况好,预计术中输血的择期手术患者;②稀有血型、某些宗教人员,无法接受同种异体输血者;③血型鉴定和交叉配合困难者;④曾有严重输血不良反应病史或因输血产生同种免疫性抗体者;⑤骨髓移植的供者在采髓前需预存自体血液;⑥供血困难,但手术需要输血者;⑦避免分娩时输注异体血的孕妇。

2. 禁忌证 ①细菌感染性疾病;②有献血反应史或曾在献血后发生过迟发性昏厥患者或有活动性癫痫病史者;③伴有不能耐受采血的心血管疾病;④恶性肿瘤患者;⑤孕妇应避免妊娠最初 3 个月和第 7~9 个月期间采血。

(二)病例选择标准

患者身体一般状况好,血红蛋白 > 110g/L、Hct > 0.33、血小板计数 > 100×10^9/L、凝血酶原时间正常,行择期手术,预计术中失血 1000ml 以上。

(三)采血前患者的准备

1. 补充铁剂 从第一次采血前 1 周开始至末次采血后 6 个月内,口服硫酸亚铁 0.3g、一日 3 次,可以维持体内血红蛋白水平。

2. 应用重组人红细胞生成素 皮下注射 3000~6000IU、隔日一次、共 4 次,可以增加备血量、缩短准备时间。

(四)不良反应

1. 采血时发生的不良反应

(1)局部反应:血肿、局部感染。

(2)全身反应:低血压、心动过速和昏厥。

(3)其他反应:全身性感染、心功能不全或呼吸困难、失血性贫血等。

2. 自体输血时发生的不良反应

(1)溶血反应

(2)循环超负荷

(3)细菌污染反应

二、稀释式自体输血

稀释式自体输血(hemodiluted autotransfusion)是指在麻醉成功后手术开始前,采集患者一定数量的血液,同时输注一定数量的晶体和胶体溶液维持其循环血量稳定,在手术失血后需要输血时再回输给患者。稀释式自体输血分为急性等容性、急性非等容性与急性高容性血液稀释式自体输血。稀释式自体输血可降低血液黏稠度,改善微循环灌流,在可能获得的输注血液中是最符合生理的血液,最具有生理活性的血液。

(一)适应证与禁忌证

1. 适应证 ①体外循环心脏手术患者;②胸外科手术患者;③稀有血型、某些宗教人员,无法接受同种异体输血者;④血型鉴定和交叉配合困难者;⑤曾有严重输血不良反应病史或因输血产生同种免疫性抗体者;⑥供血困难,但手术需要输血者。

2. 禁忌证 ①严重内脏疾病或功能不全者;②细菌感染性疾病;③恶性肿瘤患者;④65岁以上老人或小儿患者;⑤未纠正的休克、低蛋白血症,血浆白蛋白≤25g/L。

(二)病例选择标准

血红蛋白≥120g/L 或 Hct≥0.34、血小板计数≥150 × 10^9/L、凝血酶原时间正常,预计术中失血≥600ml 者。

(三)不良反应

1. 心肺功能不全

2. 出血倾向

3. 红细胞凝集

三、回收式自体输血

回收式自体输血(salvaged autotransfusion)是将收集到的创伤后体腔内积血或手术过程中的失血,经抗凝、过滤后再回输给患者。回收式自体输血是目前临床应用最简单、最广泛的自体输血方式,按红细胞回收处理方式分为红细胞洗涤式和非洗涤式两种;按回收处理时间分为术中和术后回收式自体输血两种。

(一)适应证与禁忌证

1. 适应证 ①创伤外科手术;②腹腔内出血的急诊手术;③估计有大量失血的择期手术患者;④稀有血型、某些宗教人员,无法接受同种异体输血者;⑤血型鉴定和交叉配合困难者;⑥曾有严重输血不良反应病史或因输血产生同种免疫性抗体者。

2. 禁忌证 ①血液被胃肠道内容物、消化液、羊水和尿液等污染;②胸、腹腔开放性创伤超过 4 小时或血液在体腔内存留过久;③细菌感染性疾病;④恶性肿瘤患者。

(二)不良反应

1. 出血倾向

2. 高血红蛋白血症和急性肾衰竭

3. 肺功能障碍

4. 弥散性血管内凝血

5. 细菌感染

四、自体输血的临床应用

(一)胸心血管疾病

胸心外科手术污染最少,是稀释式和回收式自体输血的最佳适应证。术前血液稀释可以减少40%的血液需求量。术中自体血回收也可以减少异体输血,一般心脏手术的血液回收率通常在 60% ~80% 。胸部大动脉瘤的手术出血量多,回收血量也多,一般需要给予血浆和同种异体血。腹部大动脉瘤的手术,血液回收率可达70% ~80% 。择期手术,如果出血量预计在 1000 ~1500ml 以下,使用自体血回输方法,不需要同种异体输血;如果出血量预计超过1500ml 时,应考虑并用贮存式自体输血。破裂性的出血,必须尽快手术者可以采用术中回收式自体输血。

(二)骨关节疾病

骨关节疾病的择期手术,预计输血者都应鼓励患者采用预存式自体输血。该领域采用自体输血最多的是脊柱手术。还应根据出血量决定是否同时采用回收式自体输血,但应注意脂肪滴混入到回收血液的问题。

(三)创伤

严重创伤导致的大量失血者,适合采用术中回收式自体输血。特别是胸部外伤引起的胸腔内出血、血管外伤引起的内出血和后腹膜腔出血。腹部创伤引起的大出血容易受到肠内容物和肝脾细胞的污染,对此类患者若将血凝块和污染物洗涤清除干净,也可以进行自体输血。

(四)肿瘤

对肿瘤患者来说,自体输血并非绝对禁忌。目前,主张应用辐照技术(25～30Gy)对回收洗涤的红细胞进行处理,能有效地杀灭血液中残留的肿瘤细胞,杜绝了肿瘤细胞在全身播种的可能性。

(五)妇产科疾病

子宫、输卵管和附件手术,在异体输血无法实现时,回收式自体输血是一种选择。研究显示术中回收式自体输血对异位妊娠出血患者是一种安全有效的输血方式,但也应考虑到血液污染、凝血障碍和未来怀孕的问题。

第八节 烧伤和冻伤

一、烧　伤

烧伤(burn)是指由热力所引起的组织损害,如火焰、热液、高温气体、激光、炽热金属液体或固体等。

【临床表现】

1. 体液渗出期 较小面积的浅度烧伤,主要表现为局部组织水肿。当烧伤面积较大,循环血量明显下降,进而发生休克。在较大面积烧伤,此期又称为休克期,防治休克是此期的关键。

2. 急性感染期 严重烧伤易发生全身性感染的原因:①皮肤黏膜的屏障功能受损、坏死组织和渗出是微生物良好的培养基;②免疫功能受损;③机体抵抗力降低;④肠黏膜屏障的应激性损害;⑤吸入性损伤后,继发肺部感染的机会增加;⑥静脉导管感染。防治感染是此期的关键。

3. 创面修复期 无严重感染的浅度Ⅱ度和部分深Ⅱ度烧伤,可自愈。Ⅲ度和严重感染的深Ⅱ度烧伤,由创缘上皮融合修复;创面较大(＞3cm×3cm),需皮肤移植。Ⅲ度烧伤和深Ⅱ度烧伤溶痂时,是全身性感染的又一高峰期。此期的关键是加强营养、增强机体修复功能和抵抗力、消灭创面和预防感染。

4. 康复期 创面的瘢痕影响外观和功能,需要锻炼、工疗、体疗和整形;器官功能及心理异常也需要恢复;大面积深度烧伤愈合后,机体体温调节能力下降。

【诊断】

1. 烧伤面积的估算

(1)中国九分法:将体表面积划分为11个9%的等份,另加1%,构成100%的体表面积,即头颈部=1×9%;躯干=3×9%;两上肢=2×9%;双下肢=5×9%+1%(会阴部),共为11×9%+1%。

(2)手掌法:患者并指的掌面约占体表面积1%。

2. 烧伤深度的判断 采用三度四分法,即Ⅰ度、浅Ⅱ度、深Ⅱ度和Ⅲ度。一般将Ⅰ度、浅Ⅱ度烧伤称浅度烧伤,深Ⅱ度和Ⅲ度烧伤称深度烧伤。

Ⅰ度烧伤:伤及表皮浅层,生发层健在。局部红斑状、干燥、烧灼感,3～7日脱屑痊愈,短期内有色素沉着。

浅Ⅱ度烧伤:伤及表皮的生发层和真皮乳头层。局部红肿明显,大小不一的水疱形成,内含淡黄色澄清液体。去疱皮后，创面红润、潮湿、疼痛明显。创面靠残存的表皮生发层和皮肤附件(汗腺、毛囊)的上皮修复，如无感染，1～2周内愈合，一般不留瘢痕，多数有色素沉着。

深Ⅱ度烧伤：伤及皮肤的真皮层，深浅不一，可有水疱。去疱皮后，创面微湿、红白相间、痛觉较迟钝。创面靠真皮层内残存的皮肤附件上皮增殖形成的上皮小岛融合修复，如无感染，需3～4周愈合。常有瘢痕增生。

Ⅲ度烧伤：全层皮肤烧伤，可深达肌肉甚至骨骼、内脏器官等。创面蜡白或焦黄色，甚至炭化。硬如皮革、干燥、发凉，针刺和拔毛无痛觉，可见粗大栓塞的树枝状血管网。由于皮肤及其附件全部被毁，创面修复有赖于上皮自创缘皮肤生长或植皮。愈合后多形成瘢痕和畸形。

3. 烧伤严重程度分度

(1)轻度烧伤：Ⅱ度烧伤面积<10%。

(2)中度烧伤：Ⅱ度烧伤面积11%～30%，或Ⅲ度烧伤面积<10%。

(3)重度烧伤：烧伤总面积31%～50%；或Ⅲ度烧伤面积11%～20%；或Ⅱ度、Ⅲ度烧伤面积虽不到上述百分比，但存在休克、吸入性损伤、复合伤等。

(4)特重烧伤：烧伤总面积>50%或Ⅲ度烧伤>20%。

4. 吸入性损伤　又称为"呼吸道烧伤"。除了热力引起外，燃烧时烟雾含有大量的化学物质，被吸入至下呼吸道，引起局部腐蚀或全身中毒。重度吸入伤可使烧伤死亡率增加20%～40%。

【治疗原则】

1. 现场急救、转送与初期处理

(1)现场急救、转送

1)迅速去除致伤原因

2)妥善保护创面

3)保持呼吸道通畅

4)其他救治措施：抗休克、镇痛等。

(2)初期处理

1)轻度烧伤：创面用1:1000苯扎溴铵或1:2000氯己定(洗必泰)清洗、移除异物。浅Ⅱ度水疱皮应予保留，水疱大者用消毒空针抽去水疱液。深度烧伤的水疱皮应予清除。如果用包扎疗法，包扎范围应超过创周5cm；面、颈与会阴部烧伤，给予暴露疗法。补液，使用抗生素和破伤风抗毒素。

2)中、重度烧伤：①了解受伤史，记录脉搏、血压、呼吸，注意有无吸入性损伤及复合伤，严重吸入性损伤应尽早气管切开；②静脉输液，防治休克；③留置导尿管，观察尿量、比重及pH，注意有无血红蛋白尿；④清创，估算烧伤面积与深度；⑤制订第一个24小时的输液计划；⑥大面积烧伤一般采用暴露疗法；⑦使用抗生素和破伤风抗毒素。

2. 治疗原则　小面积浅度烧伤及时清创和保护创面，大多能自行愈合。大面积深度烧伤的治疗原则：①早期补液，纠正低血容量休克，保持呼吸道通畅；②防治全身性感染；③尽早切除深度烧伤组织，创面植皮，促进创面修复，减少感染来源；④积极治疗吸入性损伤，防治脏器功能障碍；⑤实施早期救治与功能恢复重建一体化理念，早期重视心理、外观和功能恢复。

3. 常见并发症　①肺部并发症；②心功能不全；③肾功能不全；④应激性溃疡；⑤脑水肿；⑥感染。

二、冻　伤

冻伤(cold injury)是低温寒冷侵袭所引起的损伤,分两类:一类称非冻结性冻伤,由10℃以下至冰点以上的低温加以潮湿条件所造成,如冻疮、水浸手、水浸足、战壕足等;另一类称冻结性冻伤,由冰点以下的低温(一般在 -5℃以下)所造成,分局部冻伤和全身冻伤。

(一)非冻结性冻伤

多见于长江流域。其发生可能因低温、潮湿使血管长时间的收缩或痉挛,继而发生血管扩张,局部水肿、淤血和血栓形成。严重者可出现水疱、皮肤坏死。

【临床表现】

冻疮多发生在肢体末端、耳、鼻等处,先有寒冷感和针刺样疼痛,皮肤苍白,可见水疱;去除水疱后见创面发红、有渗液;并发感染后形成糜烂或溃疡。

【诊断】

根据病史和临床表现即可诊断。

【治疗原则】

发生冻疮后,局部表皮未糜烂者可涂冻疮膏。有糜烂或溃疡者可用含抗菌药和皮质甾的软膏或冻疮膏。

(二)冻结性冻伤

人体接触冰点以下的低温,血管发生强烈的收缩反应,继而细胞外液形成冰晶。冻融后局部血管扩张、渗出以及血栓形成等。细胞冰晶可引起冻融后坏死及炎症反应。全身受低温侵袭时,可导致死亡。

【临床表现】

局部皮肤苍白、温度低、麻木刺痛。复温后依损害程度分为三度:Ⅰ度:损伤在表皮层。局部红肿、疼痛,数日后消失。愈合后不留瘢痕。Ⅱ度:损伤达真皮层。局部红肿显著,伴有水疱。疼痛较剧,但感觉迟钝。如无感染,2~3周后痊愈,少有瘢痕。Ⅲ度:损伤达皮肤全层,严重者可深及肌肉和骨骼,甚至使整个肢体坏死。治愈后留有瘢痕、功能障碍或致残。

全身冻伤时先有寒战、皮肤苍白或发绀、疲乏、打呵欠等表现,继而肢体僵硬、意识障碍、心跳呼吸骤停。

【诊断】

根据病史和临床表现即可诊断。

【治疗原则】

1. 急救和复温　迅速脱离低温环境和冰冻物体。迅速复温是急救的关键,但勿用火炉烘烤。对心跳呼吸骤停者要施行心脏按压和人工呼吸。

2. 局部冻伤的治疗

(1)Ⅰ度冻伤:保持创面清洁干燥,数日后可自愈。

(2)Ⅱ度冻伤:经过复温、消毒后,创面干燥者可加软干纱布包扎;有较大水疱者,可将疱内液体吸收后,用干纱布包扎或涂冻伤膏后暴露;创面感染者局部使用抗生素,采用包扎或半暴露疗法。

(3)Ⅲ度冻伤:多用暴露疗法,保持创面清洁干燥,待坏死组织边界清楚时予以切除;感染者应充分引流;创面应及早植皮;并发湿性坏疽者需截肢。

3. 全身冻伤的治疗　①防治休克;②保持呼吸道畅通、给氧和呼吸兴奋剂、防治肺部感染等;③防治脑水肿和肾功能不全;④其他处理:纠正酸碱失衡和电解质紊乱、营养支持等;⑤全身冻伤常合并局部冻伤,应加强创面处理。

第九节 创 伤

创伤(trauma)是指机械性因素作用于人体所造成的组织结构完整性的破坏或功能障碍。创伤分类方法有以下几种:①按致伤因素分类:分为挤压伤、刃器伤、火器伤及复合伤等;②按受伤部位分类:分为颅脑伤、腹(腰)部伤、骨盆伤及多发伤等;③按伤后皮肤完整性,分为闭合伤与开放伤;④按伤情轻重分类:一般分为轻、中、重伤。

一、严重颅脑损伤

颅脑损伤发病率高,仅次于四肢伤。平时主要由交通事故、坠落、跌倒等所致,战时多因火器伤引起。外界暴力造成颅脑损伤的方式有两种:一种是暴力直接作用于头部引起的损伤,称为直接损伤;另一种是暴力作用于身体其他部位,然后传导至头部所造成的损伤,称为间接损伤。

(一)脑挫裂伤

脑挫裂伤(contusion and laceration of brain)主要发生于大脑皮质的损伤。轻者局部皮质散在点片状出血,重者脑膜撕裂和白质受累,甚至形成血肿。

【临床表现】

1. 意识障碍 伤后立即发生,持续时间与脑损伤轻重相关。

2. 头痛、恶心、呕吐 疼痛可为受伤局部或全头性头痛,间歇或持续性。恶心、呕吐为多因素导致。

3. 生命体征 严重者由于颅内压升高,引起血压上升、脉搏徐缓和呼吸深慢,甚至出现病理性呼吸。

4. 局灶症状和体征 伤后立即出现与损伤部位相应的功能障碍和体征。但是,颞叶前端和额叶等"哑区"损伤后,可无明显症状和体征。

【诊断】

根据临床表现,脑挫裂伤的诊断多可成立。CT 和 MRI 检查可确诊。

【治疗原则】

1. 严密观察病情 观察生命体征、意识、瞳孔和肢体活动变化,及时复查 CT。

2. 一般处理 ①体位:清醒者可抬高床头 15°~30°,昏迷者取侧卧位或侧俯卧位;②保持呼吸道通畅;③营养支持;④躁动和癫痫的处理;⑤高热的处理;⑥脑保护、促复苏和功能恢复治疗。

3. 防止脑水肿 给予脱水、利尿等治疗防止脑水肿,降低颅内压。

4. 手术治疗 ①严重的继发性脑水肿,脱水治疗无效;②颅内血肿清除后,颅内压无明显改善,脑挫裂伤区继续膨出;③脑挫裂伤灶或血肿清除后,病情一度好转,以后又恶化出现脑疝。手术方法包括脑挫裂伤灶清除、额极或颞极切除、骨瓣切除减压等。

(二)硬脑膜外血肿

多属于急性颅内血肿。硬脑膜外血肿(epidural hematoma)的主要来源是脑膜中动脉,多见于颞部、额顶部和颞顶部。

【临床表现】

1. 意识障碍 进行性意识障碍是颅内血肿的主要症状。常见三种情况:①原发性脑损伤轻,伤后无昏迷,血肿形成后出现意识障碍;②原发性脑损伤略重,伤后一度昏迷后清醒或好转,但不久又再度昏迷;③原发性脑损伤较重,伤后昏迷呈持续性或进行性加重。大多数表现为前两种情况。

2. 颅内压增高 患者出现头痛、恶心、呕吐等症状,伴有血压升高、呼吸和脉搏缓慢等变化。

3. 瞳孔变化 颅内血肿引起的颅内压增高可引起脑疝。幕上血肿大多先形成小脑幕切迹疝,伴随瞳孔变化。幕下血肿较少出现瞳孔变化,而易出现呼吸紊乱甚至骤停。

4. 神经系统体征 单纯的硬脑膜外血肿除非压迫脑功能区,早期较少出现症状。引起小脑幕切迹疝时,可出现对侧锥体束征,脑干受压严重者导致去脑强直。

【诊断】

根据受伤病史,伤时清醒以后昏迷,或有中间清醒期的意识障碍过程,结合 CT 检查可确诊。

【治疗原则】

1. 非手术治疗 伤后无明显意识障碍,病情稳定,CT 提示幕上血肿量 <40ml、幕下血肿量 <10ml、中线移位 <1.0cm 者,可用非手术治疗。

2. 手术治疗 ①有明显颅内压增高的表现;②CT 提示明显脑受压;③幕上血肿量 >40ml、颞区血肿量 >20ml、幕下血肿量 >10ml。采用骨瓣或骨窗开颅,清除血肿,妥善止血。

(三)硬脑膜下血肿

硬膜下血肿(subdural hematoma)多属于急性或亚急性颅内血肿。急性或亚急性硬脑膜下血肿的主要来源是脑皮质血管,多由对冲性脑挫裂伤所致,好发于额极、颞极及其底面,是脑挫裂伤的并发症,称为复合型硬脑膜下血肿。单纯性血肿较少见。

【临床表现】

急性或亚急性硬脑膜下血肿的主要表现为:

1. 意识障碍 复合型硬脑膜下血肿患者的昏迷呈持续性或进行性加重,亚急性和单纯性血肿患者多有中间清醒期。

2. 颅内压增高 血肿及继发的脑水肿均可引起颅内压增高,出现头痛、恶心、呕吐及生命体征变化。

3. 瞳孔改变 复合型血肿易出现瞳孔改变,亚急性和单纯性血肿瞳孔改变出现较晚。

4. 神经系统体征 伤后立即出现的偏瘫等,是脑挫裂伤所致。逐渐出现的体征,则是血肿压迫脑功能区或脑疝导致。

慢性硬脑膜下血肿进展缓慢,病程可为数月至数年。临床上分为三种类型:①以颅内压增高症状为主,缺乏定位症状;②以病灶症状为主,如偏瘫、癫痫等;③以智力和精神症状为主。

【诊断】

根据受伤病史,伤后即有意识障碍并逐渐加重,或有中间清醒期,伴有颅内压增高症状,多表明有急性或亚急性硬脑膜下血肿。CT 检查可确诊。

【治疗原则】

1. 急性或亚急性硬脑膜下血肿的治疗原则与硬脑膜外血肿相同。

2. 慢性硬脑膜下血肿患者症状明显者,均应手术治疗,首选钻孔置管引流术。

(四)非火器性开放颅脑损伤

致伤物可分为两类:一类是锐器,如刀、针、斧等;另一类为钝器,如石块和铁棍等。锐器伤伤道较整齐光滑,损伤主要限于局部。

【临床表现】

1. 意识障碍 锐器所致的脑损伤局限,伤后多无意识障碍。钝器所致的开放颅脑损伤,多数患者伤后立即出现意识障碍。如合并颅内血肿,也可出现中间清醒期的意识变化过程。

2. 脑局灶症状 开放颅脑损伤的局灶症状较多见,如瘫痪、失语、偏盲等。

3. 生命体征改变 锐器所致的局限性开放伤,生命体征多无变化。但如直接伤及脑干、下丘脑等部位,或钝器引起广泛脑损伤时,生命体征可有明显改变。

4. 脑脊液、脑组织外溢 伤口处可见脑脊液和(或)脑组织外溢。

【诊断】

根据患者的头部伤口,甚至可见到脑脊液和(或)脑组织外溢,开放性颅脑损伤的诊断不难。CT 检查可确诊。

【治疗原则】

与闭合性颅脑损伤有相似之处,如严密观察病情、保持呼吸道通畅、防治脑水肿或脑肿胀等,但也有其特点:

1. 防治休克 开放性颅脑损伤引起的失血性休克比较常见。因此,应迅速控制出血,补充血容量,纠正休克。

2. 插入颅腔的致伤物的处理 对致伤物不可贸然撼动或拔出。应对致伤物可能伤及颅内重要结构有所预测并做好充分准备的前提下,才可在术中将其取出。

3. 突出脑组织的保护 脑组织外溢或经伤口突出较常见,这对缓解颅内压增高有利,但同时也增加了感染的机会。应注意保护突出的脑组织。

4. 清创手术 开放性颅脑损伤应争取在 6~8 小时内施行清创术,在无明显污染并应用抗生素的前提下,可延长到 72 小时。术后加强抗感染。

二、严重胸部损伤

依据暴力性质不同和是否造成胸膜腔与外界沟通,胸部损伤可分为钝性伤和穿透伤。依据危及生命的严重程度,胸部损伤可分为快速致命性胸伤和潜在致命性胸伤。

(一)连枷胸

多根多处肋骨骨折使局部胸壁失去完整肋骨支撑而软化,出现反常呼吸运动,即吸气时软化区胸壁内陷、呼气时外突,称为连枷胸(flail chest)。

【临床表现】

骨折断端可产生局部疼痛,在深呼吸或咳嗽时加剧。胸壁可见畸形,局部明显压痛,甚至产生骨摩擦音。连枷胸的反常呼吸运动可影响肺通气,严重时可发生呼吸和循环衰竭。连枷胸常伴有广泛肺挫伤,导致低氧血症。

【诊断】

根据病史和临床表现可作出诊断,CT 检查可确诊。

【治疗原则】

1. 闭合性 胸带固定胸廓、有效镇痛和呼吸管理是主要治疗措施,必要时施行手术固定肋骨。

2. 开放性 胸壁伤口需彻底清创,同时固定肋骨断端。

(二)开放性气胸

开放性气胸(open pneumothorax)是指外界空气经胸壁伤口或软组织缺损处,随呼吸自由进出胸膜腔。

【临床表现】

伤员出现明显呼吸困难、口唇发绀、颈静脉怒张。伤侧胸壁可见伴有气体进出胸腔发出吸吮样声音的伤口。气管向健侧移位。伤侧胸部叩诊鼓音,听诊呼吸音消失,严重者伴有休克。

【诊断】

根据病史和临床表现可作出诊断,胸部 X 线或 CT 检查可确诊。

笔记

【治疗原则】

1. 急救处理　将开放性气胸立即变为闭合性气胸。

2. 治疗原则　给氧、补充血容量、纠正休克;清创、缝合胸壁伤口,并作闭式胸腔引流;抗生素预防感染、鼓励患者咳嗽排痰。如疑有胸腔脏器损伤或进行性出血,则需行开胸探查手术。

（三）张力性气胸

张力性气胸(tension pneumothorax)是指气管、支气管或肺损伤处形成活瓣,气体随每次吸气进入胸膜腔并积累增多,导致胸膜腔压力高于大气压,又称为高压性气胸(pressure pneumothorax)。

【临床表现】

极度呼吸困难、发绀、烦躁、意识障碍。气管明显移向健侧,颈静脉怒张。伤侧胸部饱满,叩诊呈鼓音,听诊呼吸音消失,多有皮下气肿。

【诊断】

根据病史和临床表现可作出诊断,胸部 CT 检查可确诊。

【治疗原则】

入院前或院内急救需迅速使用粗针头穿刺胸膜腔减压,并外接单向活瓣装置,使胸腔内高压气体易于排出。进一步处理应行闭式胸腔引流,使用抗生素预防感染。持续漏气而肺难以膨胀时需考虑手术治疗。

（四）血胸

胸膜腔积血称为血胸(hemothorax),与气胸同时存在称为血气胸(hemopneumothorax)。

【临床表现】

血胸的临床表现与出血量、速度和个人体质有关。成人血胸量 <0.5L 为少量血胸,0.5～1.0L 为中量,>1.0L 为大量血胸。伤员出现面色苍白、脉搏细速、血压下降和末梢血管充盈不良等低血容量休克症状;呼吸急促、肋间隙饱满、气管向健侧移位、伤侧叩诊浊音和听诊呼吸音减低等。

【诊断】

胸部 CT 检查示伤侧胸腔积液和纵隔移位,胸膜腔穿刺抽出血液可明确诊断。下列征象提示进行性血胸:①持续脉搏增快、血压降低,或虽经补充血容量血压仍不稳定;②闭式胸腔引流量 >200ml/h,持续 3 小时;③血红蛋白量、红细胞计数和血细胞比容进行性降低,引流液的血红蛋白量和红细胞计数与周围血相接近,且迅速凝固。下列征象应考虑感染性血胸:①畏寒、高热等感染的全身表现;②抽出胸腔积血 1ml,加入 5ml 蒸馏水后出现混浊或絮状物;③胸腔积血的红细胞与白细胞计数比例达 100∶1;④积血涂片和细菌培养发现致病菌有助于诊断,并可依此选择有效的抗生素。当闭式胸腔引流量减少,而体格检查和放射学检查发现血胸持续存在的证据,应考虑凝固性血胸。

【治疗原则】

1. 非进行性血胸　胸腔穿刺或闭式胸腔引流术。

2. 进行性血胸　开胸探查手术。

3. 凝固性血胸　待伤员情况稳定后尽早手术。

4. 感染性血胸　及时改善胸腔引流,排尽感染性积血积脓;若效果不佳或肺复张不良,应尽早手术。

（五）钝性心脏损伤

钝性心脏损伤(blunt cardiac injury)的严重程度与钝性暴力的撞击速度、质量、作用时间、受力面积和舒缩时相有关。最常见的损伤是心肌挫伤,修复可能遗留瘢痕,甚至发生室壁瘤。

【临床表现】

轻度心肌挫伤常无明显症状。中、重度挫伤可能出现胸痛、心悸、气促、心绞痛等症状,患者可伴有胸前壁软组织损伤和胸骨骨折。

【诊断】

心肌挫伤的诊断主要依赖临床医师的警惕性与辅助检查,依据心电图、超声心动图和心肌酶学检测作出诊断。

【治疗原则】

卧床休息、严密监护、吸氧、镇痛等。特殊治疗主要针对可能致死的并发症,如心律失常和心力衰竭。

（六）穿透性心脏损伤

多由火器、刀器或锐器致伤。火器致伤导致心脏贯通伤时伤员多死于现场,异物留存心脏也较常见。近年来医源性心脏穿透伤有所增多。

【临床表现】

取决于心脏、心包损伤程度和心包引流情况。心包与心脏裂口较小者,心包裂口易被凝血块阻塞而引流不畅,导致心脏压塞。临床表现为静脉压升高,心搏微弱、心音遥远,动脉压降低的贝克三联征(Beck's triad)。心包和心脏裂口较大,心包裂口不易被凝血块阻塞,大部分出血流入胸腔,表现为失血性休克。

【诊断】

诊断要点:①胸部伤口位于心脏体表投影区域或附近;②伤后时间短;③贝克三联征或失血性休克和大量血胸的体征。穿透性心脏伤的病情进展迅速,胸部 X 线、心电图、超声波、超声心动图,甚至心包穿刺术的准确性均不高。

【治疗原则】

已有心脏压塞或失血性休克者,应立即施行开胸手术。心脏介入诊治过程中发生的心脏损伤,发现后应进行心包穿刺抽吸治疗。

三、腹部损伤

腹部损伤在平时和战时都较常见。按是否穿透腹壁、腹腔是否与外界相通,腹部损伤可分为开放性和闭合性两大类。实质性脏器或大血管损伤主要临床表现为腹腔内或腹膜后出血,空腔脏器破裂的主要临床表现是弥漫性腹膜炎。

（一）脾脏损伤

脾是腹腔脏器最容易受损的器官之一,在腹部创伤中脾脏损伤的发生率高达 40% ~ 50%。脾脏破裂可分为中央型破裂、被膜下破裂和真性破裂三种。

【临床表现】

脾破裂的主要表现是内出血及血液对腹膜的刺激症状。约 85% 脾破裂是真性破裂,破裂部位较多见于脾上极及膈面,有时有下位肋骨骨折存在。破裂如发生在脏面,尤其是邻近脾门者,有撕裂脾蒂的可能。若出现此种情况,患者可迅速发生失血性休克,甚至未抢救已致死亡。

【诊断】

诊断依赖于外伤后患者有内出血的表现,腹腔诊断性穿刺抽出不凝固血液,血常规中红细胞、血红蛋白和 Hct 进行性下降,B 超和 CT 可以明确诊断。

【治疗原则】

1. 非手术治疗 适用于脾裂伤比较局限、表浅,无其他腹腔脏器合并伤者。措施包括:

笔记

绝对卧床至少1周、禁食水、胃肠减压、输血补液、使用止血药和抗生素等。

2. 手术治疗 明确可能保留脾者,可行脾修补或部分脾切除术;脾破裂严重者,行脾切除术。

（二）肝脏损伤

肝脏损伤在腹部损伤中占20%～30%,右肝破裂较常见。

【临床表现】

肝外伤的主要表现是失血性休克、胆汁性腹膜炎和继发感染。因肝外伤后可能有胆汁溢出,故腹痛和腹膜刺激征常较明显。肝破裂后,血液有时可通过胆管进入十二指肠而出现黑便或呕血。肝被膜下破裂有转为真性破裂的可能,而中央型肝破裂则更易发展为继发性肝脓肿。

【诊断】

诊断依赖于外伤后患者有内出血和腹膜刺激征,腹腔诊断性穿刺抽出不凝固血液,血常规中红细胞、血红蛋白和Hct进行性下降,B超和CT可以明确诊断。

【治疗原则】

确切止血、彻底清创、消除胆汁溢漏、处理其他脏器损伤和建立通畅的引流。

1. 暂时控制出血,尽快查明伤情。

2. 清创缝合术 清除裂口内的血块、异物以及离断、粉碎或失活的肝组织。清创后应对出血点和断裂的胆管逐一结扎,然后将裂口缝合。

3. 肝动脉结扎术 如裂口内有不易控制的动脉性出血,可行肝动脉结扎。

4. 肝切除术 对于大块肝组织破损或肝组织挫伤严重的患者应施行肝切除术。此时,应尽量多保留健康肝组织,切面的血管和胆管均应予结扎。

（蔡建辉 王立国）

第十五章
妇产科常见疾病

妇产科学(obstetrics and gynecology)是专门研究女性特有的生理、病理变化以及生育调控的一门临床医学学科。本章节主要介绍妊娠和分娩期的并发疾病,以及常见的妇科炎症、肿瘤及内分泌疾病。

第一节　正常妊娠和正常分娩

一、正 常 妊 娠

妊娠(pregnancy)是胚胎和胎儿在母体内发育成长的过程。成熟卵受精是妊娠开始,胎儿及其附属物从母体排出是妊娠的终止。妊娠期通常是从末次月经第一天算起,约为280天(40周)。妊娠12周末以前称早期妊娠,第13～27周末称中期妊娠,第28周及其后称晚期妊娠。妊娠满37周至不满42周(259～293天)称足月妊娠。

【临床表现】

妊娠是正常生理过程,为了满足胎儿生长发育的需要,母体各器官也发生一系列改变,尤其是血液系统,以适应胎儿、胎盘的需要。

【诊断】

1. 早期妊娠的诊断　可有停经、早孕反应、尿频等症状,查体子宫及乳房增大。检测尿或(和)血 β-HCG 可明确是否妊娠。B 超可了解妊娠部位及确定胎龄。

2. 中晚期妊娠的诊断　子宫随妊娠月份而增大,可扪及胎体及感胎动,听到胎心音,均可支持临床诊断。若确诊正常妊娠,即应在规定时间、适当地点进行产前检查。

二、正 常 分 娩

妊娠满28周,胎儿及其附属物从母体排出的过程称为分娩。规律性阵痛伴随宫颈管逐渐缩短、宫颈口逐渐扩张、胎头逐渐下降称为临产。

【临床表现】

从临产开始到胎儿、胎盘娩出的全过程可分为三个产程。第一产程是指从临产开始到宫口开全的过程。第二产程是指从子宫颈口开全到胎儿娩出的间隔。第三产程是指胎儿娩出至胎盘娩出的间隔,不超过30分钟。胎儿娩出后,首先要清理呼吸道,继而处理脐带。新生儿 Apgar 评分用以判断有无新生儿窒息及窒息的严重程度(表15-1),8～10分属正常新生儿,4～7分为轻度窒息,需清理呼吸道、人工呼吸、吸氧、用药等措施才能恢复,0～3分为重度窒息,需紧急抢救,气管插管给氧。

【治疗原则】

第一产程鼓励孕妇可自由活动,注意孕妇的休息、饮食和排尿情况。如有下列情况建议

笔记

表 15-1　新生儿 Apgar 评分标准

体征	生后 1 分钟内应得的分数		
	0 分	1 分	2 分
每分钟心率	0	<100 次	≥100 次
呼吸	0	浅慢而不规则	佳
肌张力	松弛	四肢稍屈曲	四肢活动好
对刺激反应	无反应	有些动作如皱眉	哭、咳嗽、恶心、喷嚏
皮肤颜色	全身苍白	躯干红,四肢青紫	全身红润

卧床:①胎膜已破,胎头未入盆或胎位异常者。②经产妇宫口扩张 4cm 以上。③心功能异常或某些内科合并症者。④妊高征有自觉症状者。⑤孕妇发热或有胎儿窘迫等。初产妇宫口开全后,经产妇宫口开 4～5cm 以上时,做好接生准备,需连续监护胎心,监测羊水性状,注意产妇的主诉。胎儿娩出后,出现胎盘剥离征象时协助胎盘娩出。如胎头娩出后 30 分钟胎盘未剥离,或等待期间活动性阴道流血,行人工剥离胎盘。分娩后应在产房观察 2 小时,注意产妇血压、一般状况、了解产后流血量。

第二节　异常分娩

异常分娩(abnormal labor)又称难产(dystocia),主要特征为产程进展缓慢或延长。引起异常分娩的因素包括产力、产道、胎儿及产妇精神心理因素。产程延长会增加分娩期母儿并发症,严重可危及母儿生命。

一、产力异常

产力包括子宫收缩、腹压和肛提肌的收缩力。子宫收缩是产力的主要组成部分,子宫收缩力异常可分为子宫收缩乏力和子宫收缩过强,每种又有协调性和不协调性之分。

【临床表现】

协调性子宫收缩乏力指子宫收缩功能低下,表现为宫缩持续时间短,间歇时间长且不规律,子宫收缩力弱。不协调性子宫收缩乏力指正常宫缩的极性消失,在产程开始阶段即出现宫缩乏力,宫缩间歇时间短且不规律,宫缩时子宫底部弱,下段强,宫缩间歇期子宫壁不完全松弛。孕妇自觉下腹部持续疼痛,出现烦躁不安。产科检查下腹部压痛,胎位不清,胎心不规律。协调性子宫收缩过强指子宫收缩的节律性、对称性和极性均正常,仅子宫收缩力过强、过频。多见于经产妇,可出现胎儿宫内窘迫和急产。不协调性子宫收缩过强指宫缩失去正常的对称性、节律性、极性,宫口不能扩张,胎先露不能下降,属无效宫缩。产妇可出现持续性腹痛。

【诊断】

根据临床表现不难诊断各类型的产力异常。

【治疗原则】

治疗协调性子宫收缩乏力的原则是尽量确定临产时间,然后根据产程异常情况进行相应的产科处理。对不协调性子宫收缩乏力的处理原则是阻断不协调宫缩,经处理后,若未能得到纠正,或伴有胎儿宫内窘迫,或伴有头盆不称,均应行剖宫产术。协调性子宫收缩过强的处理重点在于做好充分的有准备的接产。不协调性子宫收缩过强多为不适当使用宫缩剂、头盆不称、或胎盘早剥引起,一旦确诊,应寻找原因,及时纠正,若属梗阻性原因,或出现胎儿宫内窘迫不能纠正,应立即行剖宫产术。

二、产道异常

产道异常分为骨产道异常和软产道异常。骨产道异常系指骨盆结构、形态异常,或径线较正常短小,包括骨盆入口、中骨盆及出口平面狭窄,以及因发育或疾病、损伤所致的畸形骨盆等。软产道异常包括外阴异常、阴道异常、宫颈异常、子宫下段异常等。

【临床表现】

产道异常可导致胎方位异常、产程延长、宫缩乏力、产后出血、胎儿窒息、新生儿产伤及感染等,如不及时处理可发生子宫破裂。

【诊断】

根据病史、查体、骨盆测量、胎位及产程动态监测情况,可评估产道是否存在异常。

【治疗原则】

合并产道异常的孕妇产前需综合分析考虑,选择合适的分娩方式,若在产程中无法解除时,应行剖宫产终止妊娠。

三、胎位异常

胎位异常包括头先露异常、臀先露及肩先露等胎位异常。

【临床表现】

1. 持续性枕后位/枕横位 经过充分试产,在分娩后期,胎头枕骨仍位于母体骨盆后方或侧方,致使分娩发生困难者,称持续性枕后位或持续性枕横位。

2. 胎头高直位 当胎头矢状缝位于骨盆入口前后径上时,称胎头高直位。又分为高直前位及高直后位。

3. 前不均倾位 枕横位入盆的胎头屈以前顶骨先入盆,称为前不均倾位。

4. 额先露 胎头持续以额部为先露入盆并以枕颏径通过产道时,称为额先露。

5. 面先露 胎头以颜面为先露时,称为面先露。

6. 单臀先露 胎儿双髋关节屈曲、双膝关节伸直,先露为胎儿臀部时,称为单臀先露。

7. 完全臀先露 胎儿双髋关节、双膝关节均屈曲,先露为胎儿臀部及双足时,称为完全臀先露。

8. 不完全臀先露 指胎儿以一足或双足、一膝或双膝、或一足一膝为先露。

9. 肩先露 胎体横卧于骨盆入口之上,胎儿先露部为肩,称肩先露。

【诊断】

根据临床表现、腹部及阴道检查即可诊断,必要时可通过 B 超明确诊断。

【治疗原则】

胎位异常可导致宫缩乏力、产程延长、子宫破裂、胎儿先露部下降停滞、胎儿窘迫、死产、新生儿产伤、新生儿窒息等母儿严重并发症,发现胎位异常时应及时采取措施纠正胎位,无效时需行剖宫产。

第三节 妊娠和分娩期并发症

一、妊娠并发症

从受孕至胎儿娩出期间,各种内在因素和外界因素的综合作用时常影响着母体和胎儿,妊娠早期可发生流产、异位妊娠,妊娠中晚期可出现早产、妊娠期高血压疾病、妊娠期糖尿病、前置胎盘及胎盘早剥等。

(一)流产

妊娠不足 28 周、胎儿体重不足 1000g 而终止者称为流产(abortion)。妊娠 12 周末前终止者称为早期流产,妊娠 13 周至不足 28 周终止者称为晚期流产。子代染色体异常是早期流产的主要原因,其他原因包括母体感染、内分泌异常、免疫异常及子宫异常等。依据其发展的不同阶段,分为先兆、难免、不全、完全流产。还有三种特殊类型的流产:稽留流产、习惯性流产和流产合并感染。

【临床表现】

主要为停经后阴道流血和腹痛。大部分自然流产患者均有明显的停经史;早期流产者常先有阴道流血,而后出现腹痛;晚期流产的临床过程与早产及足月产相似:经过阵发性子宫收缩,排出胎儿及胎盘,同时出现阴道流血。

【诊断】

根据病史、临床表现即可诊断,但有时需结合以下辅助检查才能确诊:

1. B 超检查。

2. **妊娠试验** 连续测定血 β - HCG 的动态变化,有助于妊娠诊断及预后判断。正常妊娠中,血 β - HCG 是以每天 66% 的速度增加,若每 48 小时增加不到 66% 提示妊娠预后不良。

3. **其他检查** 血常规检查判断出血程度,白细胞判断有无感染存在;习惯性流产者可行妊娠物及夫妇双方的染色体检查。

【治疗原则】

流产确诊后根据不同类型进行相应处理。先兆流产者建议卧床休息,严禁性生活,足够的营养支持;可选用孕激素及维生素 E 保胎治疗。难免流产、不全流产、稽留流产者应尽快排出胚胎及胎盘组织,必要时可行刮宫术。完全流产者如无感染,待症状消失进行 B 超检查宫腔无残留物可不予特殊处理。流产合并感染者必须迅速控制感染,尽快清除宫内残留物。

(二)异位妊娠

异位妊娠(ectopic pregnancy)指受精卵着床于正常子宫体腔以外的任何部位,其中以输卵管妊娠最为常见,占 90% ~ 95%,其他有卵巢妊娠、腹腔妊娠、残角子宫妊娠、阔韧带妊娠、宫颈妊娠甚至阴道妊娠者,均较少见。异位妊娠是妇产科常见急腹症之一,发病率约为 1%。

【临床表现】

典型的临床表现包括停经、腹痛及阴道流血。异位妊娠未破裂、出血时体检常无阳性发现,且生命体征正常。因此,需行进一步检查来鉴别宫内早孕、可疑的异位妊娠和异常的宫内妊娠。

【诊断】

典型临床症状为停经后下腹痛伴阴道流血,发生于流产或破裂出现多量腹腔内出血时;早期未破裂型异位妊娠者临床表现不典型,应密切观察监护病情变化,对有腹痛或(和)阴道流血的早孕妇女应怀疑异位妊娠。以下辅助检查有助于明确诊断:

1. **β- HCG 测定** 异位妊娠血 β - HCG 水平低,在 48 小时内的倍增常不足 66%。

2. **孕酮测定** 孕酮于孕 5 ~ 10 周相对稳定,异位妊娠水平偏低,且与血 HCG 水平无相关性。血孕酮 <5ng/ml 高度提示异位妊娠。

3. **B 型超声检查** 超声诊断异位妊娠的准确性可达 70% ~ 92.3%,结合血 HCG 测定可提高诊断率。阴道超声见到孕囊时血 HCG 的最低值在 1000 ~ 2000mIU/ml(超声分辨阈值),若见到宫内有囊腔(假孕囊)而血 β - HCG 持续低于超声分辨阈值,应考虑异位妊娠的可能。输卵管妊娠的典型声像图为:①子宫内不见妊娠囊、内膜增厚;②宫旁一侧见边界不清、回声不均的混合性包块,有时宫旁包块内可见妊娠囊、胚芽及原始心管搏动,是输卵管妊娠的直接证据;③直肠子宫陷凹处有积液。

4. 诊断性刮宫 当已确认胚胎为不能存活的而其部位仍不能为超声所明确时,可予诊刮术。刮出组织中见绒毛或诊刮后 12 ~ 24 小时血 HCG 下降 >15% 说明为宫内妊娠。

5. 后穹隆或腹腔穿刺 以往,穿刺得到不凝血,则为剖腹探查术的指征,在超声检查已很普遍的地区,该项检查倾向于淘汰。

6. 腹腔镜检查 腹腔镜诊断是异位妊娠诊断的"金标准"。需要注意的是,其在早期异位妊娠中存在 3% ~4% 的漏诊率,而其他原因造成的输卵管增粗、变色等假阳性发现可导致误诊。

【治疗原则】

当出现内出血多致休克时,应快速备血、建立静脉通道、输血、吸氧等抗休克治疗,并尽快手术。根据病变情况可选择手术方式有:①输卵管切除术。②保守性手术,包括输卵管造口术、输卵管切开术及输卵管伞部压出术。对于异位妊娠无或少量内出血者可采用药物治疗或手术治疗。用于治疗异位妊娠的药物以甲氨蝶呤(methotrexate,MTX)为首选。给药期间及用药后需进行血 β - HCG 及超声随访,如效果不佳仍需考虑手术治疗。

(三)早产

妊娠满 28 周至不满 37 周间分娩者称为早产(preterm labor)。早产分为自发性和治疗性两种,自发性早产包括未足月分娩发动和未足月胎膜早破,治疗性早产为妊娠并发症或合并症而需要提前终止妊娠者。

【临床表现】

孕妇可有晚期流产、早产及产伤史,此次妊娠满 28 周后至 37 周前出现较规则的宫缩,间隔 5 ~6 分钟,持续时间达 30 秒以上,肛门检查或阴道检查发现宫颈管消失、宫口扩张。部分患者可伴有少量阴道流血或阴道流液。

【诊断】

妊娠满 28 周或以上但小于 37 周;规律的子宫收缩(每 60 分钟 ≥6 次)伴有宫颈改变或宫颈缩短在 80% 以上或宫颈口扩张大于 2cm。①先兆早产:妊娠晚期(<37 周,258 天)出现规律宫缩,同时伴有宫颈改变。②早产临产:妊娠 37 周前出现规律宫缩,同时宫颈管展平,宫口开大。③早产(不可避免早产):孕周不足 37 周,初产妇宫口开大 2cm 以上,经产妇宫口开大 4cm 以上。当临床不能确诊时,可以应用以下几种方法进行预测:①超声测量宫颈长度。②胎儿纤维连接蛋白(fFN)。③宫颈长度和胎儿纤连蛋白检测联合应用。

【治疗原则】

胎儿存活、无明显畸形、无明显绒毛膜羊膜炎及胎儿窘迫、无严重妊娠合并症及并发症、宫口开 2cm 以下,以及早产预测阳性者,应设法延长孕周,防止早产。无胎膜早破者建议卧床,可如厕,应用抑制宫缩、抗感染及促胎肺成熟药物进行保胎药物治疗。对于不可避免的早产,应停用一切宫缩抑制剂,严密观察产程进展并做好产时处理,设法降低早产儿的发病率与死亡率。

(四)妊娠期高血压疾病

妊娠期高血压疾病(hypertensive disorders complicating pregnancy)是妊娠期特有的疾病,包括妊娠期高血压(gestational hypertension)、子痫前期(preeclampsia)、子痫(eclampsia)、慢性高血压并发子痫前期(preeclampsia superimposed upon chronic hypertension)以及妊娠合并慢性高血压病,是孕产妇和围生儿发病和死亡的主要原因之一。

【临床表现】

典型临床表现为妊娠 20 周后出现高血压、水肿、蛋白尿。轻者可无症状或有轻度头晕,血压轻度升高,伴水肿或轻微蛋白尿;重者出现头痛、眼花、恶心、呕吐、持续性右上腹疼痛等,血压明显升高,蛋白尿增多,水肿明显,甚至昏迷、抽搐、死亡(表 15-2)。

表 15-2 妊娠期高血压疾病的分类

分类	临床表现
妊娠期高血压	血压≥140/90mmHg,妊娠期出现,并于产后 12 周恢复正常;无蛋白尿;可伴有上腹不适或血小板减少;产后方可确诊
子痫前期	妊娠 20 周以后出现血压≥140/90mmHg,且尿蛋白≥0.3g/24h 或(+);可伴有上腹部不适、头痛、视力模糊等症状
子痫	子痫前期孕产妇抽搐,且不能用其他原因解释
慢性高血压并发子痫前期	高血压孕妇妊娠 20 周以前无蛋白尿,20 周以后出现尿蛋白≥300mg/24h;或高血压孕妇妊娠 20 周以前突然出现尿蛋白增加或血压进一步增高或血小板减少(< 100×10^9/L)
妊娠合并慢性高血压病	血压≥140/90mmHg,妊娠前或妊娠 20 周以前检查发现血压升高,但妊娠期无明显加重;或妊娠 20 周后首次诊断为高血压,并持续到产后 12 周以后

【诊断】

1. 病史 详细询问患者于孕前及妊娠 20 周以前有无高血压、蛋白尿和(或)水肿与抽搐等症状;既往有无原发性高血压、慢性肾病、肾上腺疾病等导致继发性高血压的相关病史;本次妊娠经过有无异常。

2. 体征 妊娠 20 周以后出现:①高血压:两次间隔至少 6 小时的血压均≥140/90mmHg,可诊断为高血压。②蛋白尿:应取清洁中段尿检查,如 24 小时尿蛋白≥0.3g 或至少间隔 6 小时的两次随机尿检尿蛋白定性≥1 + ,则可诊断为蛋白尿。

3. 实验室检查 ①血常规。②尿常规及 24 小时尿蛋白定量。③肝肾功能。④心肌酶谱。⑤水、电解质和血气分析。⑥凝血功能。

4. 辅助检查 ①眼底检查。②心电图。③对可疑有颅内出血或脑栓塞者,应行 CT 和(或)MRI 检查。④B 超检查。⑤胎心监护。

【治疗原则】

妊娠期高血压疾病治疗的基本原则是:镇静、解痉、降压、利尿,适时终止妊娠。病情程度不同,治疗原则略有不同:①妊娠期高血压:一般采用休息、镇静、对症等处理后,病情可得到控制,如血压升高,可予以降压治疗。②子痫前期:除了一般处理,还要进行解痉、降压等治疗。③子痫:需要及时控制抽搐的发作,防治并发症,经短时间控制病情后及时终止妊娠;④妊娠合并慢性高血压:以降压为主。

(五)妊娠期糖尿病

妊娠期间的糖尿病包括在原有糖尿病的基础上合并妊娠(也称为糖尿病合并妊娠),以及妊娠期糖尿病(gestational diabetes mellitus,GDM)。GDM 是指妊娠期首次发生或发现的糖尿病,包含了一部分患者妊娠前已患有糖尿病但孕期首次被诊断的患者。

【临床表现】

妊娠期有三多症状(多饮、多食、多尿),或外阴阴道假丝酵母菌感染反复发作,孕妇体重 >90kg,本次妊娠并发羊水过多或巨大胎儿者,应警惕合并糖尿病的可能。但大多数妊娠期糖尿病患者无明显的临床表现。

【诊断】

1. 糖尿病合并妊娠

（1）妊娠前已确诊为糖尿病患者。

（2）妊娠前从未进行过血糖检查,孕期有以下表现者应高度怀疑为孕前糖尿病,待产后进行血糖检查进一步确诊:①孕期出现多饮、多食、多尿,体重不增加或下降,甚至并发酮症酸中毒,伴血糖明显升高,随机血糖≥11.1mmol/L 者。②妊娠 20 周之前,空腹血糖≥7.0mmol/L。

2. 妊娠期糖尿病 所有非糖尿病孕妇应在妊娠 24～28 周,常规行 75g 口服葡萄糖耐量试验(OGTT)。禁食 8～14 小时后,查空腹血糖,将 75g 葡萄糖溶于 200～300ml 水中 5 分钟内喝完,之后分别于 1 小时、2 小时抽取静脉血,检查血浆葡萄糖值,3 个时点参考值分别为 5.1mmol/L、10.0mmol/L、8.5mmol/L。其中任意一点血糖值异常者应诊断为 GDM。

【治疗原则】

妊娠期糖尿病的治疗原则是:维持血糖正常范围,减少母儿并发症,降低围产儿死亡率。对所有妊娠期糖尿病允许在孕期需进行饮食控制,控制标准是既能满足孕妇及胎儿能量的需要,又能维持血糖在正常范围,而且不发生饥饿性酮症。根据血糖轮廓试验结果,结合孕妇个体胰岛素的敏感性,合理应用胰岛素。在加强母儿监护、控制血糖的同时,建议妊娠期糖尿病孕妇尽量在 39 周后分娩。糖尿病本身不是剖宫产的指征,决定阴道分娩者,应制订产程中分娩计划,产程中密切监测孕妇血糖、宫缩、胎心变化,避免产程过长。有巨大胎儿、胎盘宫内不良、胎位异常或其他产科指征以及糖尿病伴微血管病变者,应行剖宫产终止妊娠。

（六）前置胎盘

前置胎盘(placenta previa)指妊娠 28 周后胎盘附着于子宫下段,其下缘甚至达到或覆盖宫颈内口,其位置低于胎先露部,是产前出血的主要原因。按胎盘边缘与子宫颈内口的关系可分为三型:①完全性前置胎盘(中央性前置胎盘):子宫颈内口完全为胎盘组织覆盖;②部分性前置胎盘:子宫颈内口部分为胎盘组织覆盖;③边缘性前置胎盘:胎盘主要附着于子宫下段,未超越宫颈内口。

【临床表现】

特点为妊娠晚期无痛性阴道流血,可伴有因出血多所致的症状,如贫血、休克等,约 1/3 患者出现胎位异常,其中以臀先露多见。

【诊断】

1. 病史 在妊娠晚期(少数在妊娠中期)反复出现无痛性阴道流血。

2. 体征 ①腹部检查:子宫底高度与停经月份相符,但胎先露高浮,常为臀位或横位。严重出血致重度贫血或休克时,胎心率可变快、减慢,甚至消失。②阴道检查:目前一般不做,若需除外宫颈阴道疾病,则在备血、输液、输血或可立即手术的条件下进行阴道窥诊,不做阴道指检。③产后检查胎盘。④超声检查:胎盘显像可看到其边缘与宫颈内口的关系,从而确定前置胎盘的诊断和类型。⑤磁共振检查(MRI):可用于确诊前置胎盘。

【治疗原则】

抑制宫缩、止血、纠正贫血和预防感染。根据阴道流血量、有无休克、妊娠周数、胎儿是否存活、是否临产及前置胎盘类型等采取相应的处理。

（七）胎盘早剥

妊娠 20 周后至分娩期,正常位置的胎盘在胎儿娩出前部分或完全地从子宫壁剥离,称为胎盘早剥(placental abruption)。这是一种严重的产科并发症,可以引起子宫胎盘卒中、急性肾衰、产后出血、弥散性血管内凝血(DIC)、胎儿死亡等。

【临床表现】

1. 轻型　以外出血为主,胎盘剥离面不超过胎盘面积的1/3,体征不明显。

2. 重型　常为内出血或混合性出血,胎盘剥离面一般超过胎盘面积的1/3,伴有较大的胎盘后血肿,多见于子痫前期、子痫,主要症状为突发的持续性腹痛、腰酸及腰背痛。

【诊断】

主要依靠临床症状与体征诊断,以下辅助检查有助于协助诊断:

1. B超检查　可明确胎盘位置、胎盘后有无液性暗区。超声诊断胎盘早剥的敏感性低仅15%左右,即使阴性也不能排除。

2. 实验室检查　①血常规;②凝血功能;③尿常规及肾功能检查。

【治疗原则】

对出现大量出血的胎盘早剥者边纠正休克,边进行产科处理。在了解胎儿宫内安危情况、胎儿是否存活后,选择合适分娩方式及时终止妊娠,注意防止产后出血及感染,同时纠正凝血功能异常,防治急性肾衰竭。

二、分娩期并发症

分娩是一种正常的生理过程,若产前检查不全面、分娩过程中母胎监护欠缺或处理不当,分娩期可能发生一些并发症如产后出血、羊水栓塞等。

(一)产后出血

产后出血(postpartum hemorrhage)指胎儿娩出后24小时内,出血量超过500ml者。一般多发生在产后2小时内。

【临床表现】

胎儿娩出后,阴道有活动性出血,超过500ml,根据原因不同临床表现各有不同。

1. 子宫收缩乏力　出血多为间歇性,血色暗红,有血凝块,宫缩差时出血增多,宫缩好时出血减少,有时阴道流血量不多,但按压宫底有大量血液和血块自阴道流出。若出血量多、出血速度快,产妇可迅速出现休克症状。检查宫底较高,子宫松软呈带状,甚至子宫轮廓不清,摸不着宫底。

2. 胎盘因素　胎盘部分粘连或部分植入、胎盘剥离不全或胎盘剥离后滞留于宫腔。表现为胎盘娩出前、后阴道流血多,间歇性,血色暗红,有凝血块,多伴有宫缩乏力。

3. 软产道损伤　胎儿娩出后,阴道持续性出血,色鲜红,可自凝,出血量与裂伤的程度有关。

4. 凝血机制障碍　孕前或妊娠期已有易于出血倾向,胎盘娩出后子宫大量出血或少量持续不断出血,血液不凝,可表现为伤口处和全身不同部位出血。

【诊断】

根据临床表现、血常规及凝血功能检查可诊断。

【治疗原则】

出现产后出血时,立即开放静脉、输液、备血,监测生命体征,迅速寻找原因,针对原因对症处理。对子宫收缩乏力者加强宫缩,积极抗休克治疗及预防感染。对胎盘滞留或残留者应迅速在消毒情况下做人工剥离胎盘术,或在B超指引下钳刮则效果会更好,取出物应做病理检查。植入性胎盘可行化疗或动脉栓塞术,出血多时常需做子宫切除术。如出现软产道损伤,应及时进行出血点的缝扎止血及裂伤的缝合。对凝血功能障碍者根据病因进行对症处理,必要时行子宫切除术。

(二)羊水栓塞

羊水栓塞(amniotic fluid embolism)是一种罕见的产科并发症,指羊水进入母体血液循环后引起肺栓塞、休克、弥散性血管内凝血 DIC、肾衰竭或骤然死亡等一系列严重症状的综合征。

【临床表现】

分娩前、后突然出现无明显原因的烦躁、寒战、呼吸急促、气短、发绀等症状。呼吸循环衰竭发生、发展迅速。呼吸困难加重时肺部可闻及啰音,较早出现急性血压下降、抽搐及昏迷,最严重的情况为心脏骤停。部分患者尤其胎儿娩出后发病者主要表现为产后子宫出血、切口或穿刺针孔渗血。继发出血不凝、全身出血倾向等 DIC 表现。病情严重时甚至出现急性肾衰竭及多脏器功能不全。

【诊断】

在胎膜破裂后、胎儿娩出后或手术中产妇突然出现寒战、烦躁不安、气急、尖叫、呛咳、呼吸困难、大出血、凝血障碍、循环衰竭及不明原因休克,首先应考虑羊水栓塞。应边抢救边做辅助检查以确诊:①血涂片;②DIC 实验室指标动态检测;③胸片;④心电图;⑤血气分析;⑥子宫切除标本病理检查。

【治疗原则】

羊水栓塞的对症处理是保持呼吸道通畅、维持循环和纠正 DIC。如考虑羊水栓塞必须尽快结束分娩,宫口未开全者立即剖宫产,宫口开全无头盆不称者产钳助产,产后子宫出血不能控制者行子宫全切术。

第四节　女性生殖器官炎症

生殖器官炎症是妇女常见疾病,包括下生殖道的外阴炎、阴道炎、宫颈炎和盆腔炎性疾病。炎症可局限于一个部位或多个部位同时受累,病情轻者无症状,重者引起败血症甚至感染性休克死亡。引起炎症的病原体包括多种微生物如细菌、病毒、真菌及原虫等。本节介绍常见的阴道炎、宫颈炎和盆腔炎。

一、阴　道　炎

阴道炎症是妇科最常见的疾病,各年龄组均可发病。生育年龄性活动较频繁,容易受到损伤和外界病原体的感染;绝经后妇女及婴幼儿雌激素水平低,局部抵抗力下降,也易发生感染。常见的阴道炎包括滴虫性阴道炎、外阴阴道假丝酵母菌病、细菌性阴道病、萎缩性阴道炎等。

（一）滴虫性阴道炎

指由阴道毛滴虫感染引起的阴道炎症。

【临床表现】

主要的临床表现有外阴瘙痒,阴道灼热、疼痛感,或伴有尿频、尿痛等。妇科检查可发现阴道、宫颈表面充血,阴道分泌物呈稀薄脓性、黄绿色、泡沫状、有臭味。

【诊断】

典型患者容易诊断,如在阴道分泌物生理盐水悬滴法查找到滴虫可确诊。

【治疗原则】

患者可选用硝基咪唑类药物口服,或甲硝唑栓剂或阴道泡腾片、其他硝基咪唑类药物局部用药。性伴侣同时进行治疗,治疗期间停止性交。

（二）外阴阴道假丝酵母菌病

外阴阴道假丝酵母菌病(vulvovaginal candidiasis,VVC)是由假丝酵母菌引起的外阴阴道炎症,也称外阴阴道念珠菌病。80% ~90% 病原体为白假丝酵母菌,系条件致病菌,在全身

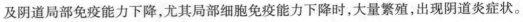

及阴道局部免疫能力下降,尤其局部细胞免疫能力下降时,大量繁殖,出现阴道炎症状。

【临床表现】

主要表现为外阴瘙痒,外阴、阴道灼痛,或伴有尿频、尿痛,阴道分泌物增多。妇科检查可发现外阴、阴道充血、水肿,阴道分泌物为白色稠厚、凝乳状或豆渣状。

【诊断】

典型患者不难诊断,如在阴道分泌物镜检白假丝酵母菌的芽胞或菌丝可确诊。但顽固患者需培养并行药敏试验。

【治疗原则】

了解有无发病诱因,如糖尿病,长期使用广谱抗生素、类固醇激素等。可选用咪康唑栓剂、克霉唑栓剂、制霉菌素栓剂局部用药。对病情严重者可考虑氟康唑或伊曲康唑口服用药:氟康唑 150mg 顿服。或伊曲康唑 200mg,每天 1 次,连用 3~5 天。性伴侣同时进行治疗,治疗期间停止性交。

（三）细菌性阴道病

细菌性阴道病(bacterial vaginosis,BV)是由于阴道正常菌群失调所致的一种混合感染。

【临床表现】

多数患者无明显临床症状,有症状者仅自觉阴道分泌物增多,有异味。妇科检查可发现阴道分泌物呈灰白色,稀薄、匀质,阴道黏膜无充血等炎症表现。

【诊断】

细菌性阴道病的确诊主要依据于辅助检查:①阴道分泌物 pH > 4.5。②胺试验阳性。③阴道分泌物显微镜下查找线索细胞。④线索细胞阳性。

【治疗原则】

患者首选甲硝唑或克林霉素口服药物,也可使用克林霉素软膏或甲硝唑泡腾片局部治疗。然而性伴侣治疗不是必需的。

（四）萎缩性阴道炎

又称老年性阴道炎。指因卵巢功能衰退,雌激素水平降低,阴道壁萎缩,黏膜变薄,局部抵抗力降低,致病菌入侵繁殖引起的炎症。

【临床表现】

主要症状为阴道分泌物增多及外阴瘙痒、灼热感。妇科检查可见阴道上皮萎缩、菲薄,皱襞消失;阴道黏膜点状充血;阴道分泌物稀薄、淡黄,严重者呈脓血性。

【诊断】

根据病史及临床表现诊断不难,但须排除其他疾病。应取阴道分泌物检查,镜检可见大量基底层细胞和白细胞。

【治疗原则】

患者可选用妊马雌酮软膏、雌三醇软膏或栓剂阴道给药增加阴道抵抗力,同时使用 1% 乳酸或 0.5% 醋酸液冲洗阴道或阴道内使用乳杆菌制剂抑制细菌生长。

二、宫颈炎

由于宫颈受到分娩、性交及宫腔操作的损伤,病原体入侵引起的感染。宫颈炎症包括宫颈阴道部及宫颈管黏膜炎症。

【临床表现】

1. 症状 大部分患者可无症状。有症状者主要表现为:阴道分泌物增多,外阴瘙痒或灼热感;也可出现经间期出血、性交后出血;若合并尿路感染,可有尿频、尿急、尿痛。

2. 妇科检查 宫颈充血水肿,黏膜外翻,宫颈管有脓性分泌物流出、附着,宫颈管黏膜质脆、容易诱发出血。特征性体征,具备一个或两个同时具备:①子宫颈管或宫颈管棉拭子标本上,肉眼见到脓性或黏液脓性分泌物。②用棉拭子擦拭宫颈管时,组织质脆,容易诱发宫颈管内出血。

【诊断】

根据临床表现和以下辅助检查可协助诊断:

(1)镜检宫颈管分泌物涂片作革兰染色,中性粒细胞 >30/高倍视野。

(2)阴道分泌物镜检白细胞 >10/高倍视野。

(3)病原体培养及药物敏感试验。

(4)宫颈细胞学检查。

【治疗原则】

对有性传播疾病高危因素患者,未获得病原体检测结果,可给予经验性抗生素治疗。对获得病原体者,针对病原体选择抗生素治疗。对合并细菌性阴道病或合并滴虫感染者须同时治疗。性伴侣一同治疗,治疗期间禁性生活。

三、盆 腔 炎

盆腔炎性疾病(pelvic inflammatory disease,PID)指女性上生殖道及其周围组织的一组感染性疾病,主要包括子宫内膜炎、输卵管炎、输卵管卵巢脓肿、盆腔腹膜炎。

【临床表现】

因炎症轻重及范围大小而有不同的临床表现。轻者无症状或症状轻微。常见症状有下腹痛、发热、阴道分泌物增多。妇科检查可发现宫颈举痛、宫体压痛或附件区压痛。阴道及宫颈口脓性分泌物。宫旁组织增厚或触及肿块。

【诊断】

1. PID 的诊断标准 ①最低标准:宫颈举痛或子宫压痛或附件区压痛。②附加标准:体温超过 38.3℃;宫颈或阴道异常黏液脓性分泌物;阴道分泌物 0.9% 氯化钠溶液涂片见到大量白细胞;红细胞沉降率升高;血 C 反应蛋白升高;实验室证实的宫颈淋病奈瑟菌或衣原体阳性。③特异标准:子宫内膜活检组织学证实子宫内膜炎;阴道超声或磁共振检查显示输卵管增粗,输卵管积液,伴或不伴盆腔积液、输卵管卵巢肿块,以及腹腔镜检查发现 PID 征象。

2. 病原体检测 可取宫颈分泌物、剖腹探查或腹腔镜手术时采取感染部位的分泌物送微生物培养和药敏试验。

【治疗原则】

主要为抗生素治疗,必要时手术治疗。

第五节 女性生殖器官肿瘤

一、子 宫 肌 瘤

子宫肌瘤(uterine myoma)是女性生殖器最常见的良性肿瘤,由平滑肌及纤维结缔组织组成。按肌瘤生长部位分为宫体肌瘤和宫颈肌瘤。按肌瘤与子宫肌壁的关系分为肌壁间肌瘤、浆膜下肌瘤、黏膜下肌瘤。

【临床表现】

多数患者无自觉症状,仅在体检时偶然发现。常见症状有经量增多及经期延长、下腹包块、阴道分泌物增多、压迫症状、腰酸、下腹坠胀、腹痛等。少数患者可伴不孕、继发性贫血等。妇科检查可扪及子宫不规则增大、质硬,表面呈结节状隆起。若为黏膜下肌瘤,有时可见宫颈口有实性肿块突出,表面暗红色,有时有溃疡、坏死。

【诊断】

根据病史及体征、B 型超声检查等诊断。

【治疗原则】

子宫肌瘤治疗应根据患者年龄,生育要求,症状及肌瘤的部位,大小,数目,有无变性等综合考虑。如肌瘤小于妊娠 10 周子宫大小、无明显症状或近绝经期患者,可 3 ~ 6 月随访一次。如肌瘤小于 2 个月妊娠子宫大小,症状较轻、近绝经期及全身情况不能手术者,可选择药物治疗:①雄激素。②促性腺激素释放激素类似物(GnRH- a)。③米非司酮。

手术治疗的指征:①肌瘤大于妊娠 10 周子宫。②月经过多继发贫血。③出现压迫症状。④宫颈肌瘤。⑤肌瘤生长迅速,可疑恶变。⑥不孕或反复流产排除其他原因。手术方式包括肌瘤剥出术和子宫切除术。

二、宫 颈 癌

宫颈癌(cervical cancer)发生、发展及预后与人乳头瘤病毒(human papilloma virus,HPV)感染有关。除社会- 环境和感染因素以外,分子遗传因素与宫颈癌的发病密切相关。其高危因素有:吸烟、多产、避孕药、性生活过早、多性伴侣、性传播疾病史、免疫缺陷等。病理类型以鳞癌常见,占 70% ~ 85%,腺癌次之,占 15% ~ 20%。宫颈癌转移主要以直接蔓延和淋巴转移为主,血行转移少见。

【临床表现】

宫颈癌患者早期常见临床表现有接触性阴道出血和道异常排液,晚期根据病变累及邻近器官可出现继发症状,压迫输尿管可引起输尿管梗阻和肾积水。宫颈癌有四种不同的体征,包括外生型、内生型、溃疡型和颈管型。

【诊断】

根据病史和临床表现,尤其是有接触性阴道出血,对宫颈病变行活检或阴道镜下活检,怀疑颈管病变可行宫颈管搔刮,如有指征,可行锥切明确诊断和病变浸润程度。必要时行磁共振和静脉肾盂造影辅助检查,以明确临床分期。

【治疗原则】

早期患者以手术治疗为主,术后根据病情进行辅助治疗。晚期患者以放化疗为主的综合治疗。宫颈癌患者需定期进行随访,包括宫颈/细胞学检查、胸片、血常规等,如有临床指征,可行 PET/CT 扫描。

三、子宫内膜癌

子宫内膜癌(endometrial carcinoma)是女性最常见恶性肿瘤之一,占女性生殖道恶性肿瘤的 20% ~ 30%。临床上分为Ⅰ型和Ⅱ型,多见于绝经后妇女。发病的高危因素有肥胖、糖尿病、高血压、晚绝经、无排卵性不孕史、不育史、雌激素增高相关疾病史、长期无孕激素对抗的雌激素应用史、服用三苯氧胺史等。

【临床表现】

90% 的患者症状为异常子宫出血。年轻女性的常见临床表现是月经过多或月经紊乱。绝经后妇女表现为绝经后阴道流血或阴道排液。或伴下腹疼痛及其他症状。检查可发现子宫增大、附件肿物、贫血及远处转移的相应体征。

【诊断】

子宫内膜活检或分段诊刮,是确诊手段。根据病史和临床表现,结合 B 超、MRI、CA125 可协助诊断。

【治疗原则】

治疗的首要方法是手术,和(或)术后根据有无高危因素辅助放化疗。手术治疗的目的是进行术前评估和全面的手术-病理分期;切除子宫及癌肿有可能转移或已经转移的病灶。不能耐受手术者,则放疗。子宫内膜癌患者术后需定期随访,包括宫颈/细胞学检查、CA125、胸片、MRI 或 CT 等。

四、卵巢肿瘤

卵巢肿瘤(ovarian tumor)是常见的妇科肿瘤,在各种年龄均可发病。其中,卵巢恶性肿瘤是女性生殖系统最常见的三大恶性肿瘤之一。卵巢癌的确切病因未明,高危因素有未产、促排卵药物的应用、遗传及家族因素、*BRCA1* 和 *BRCA2* 基因表达阳性等。最近研究数据提示部分卵巢癌起源于输卵管。

【临床表现】

卵巢良性肿瘤早期多无症状,常在妇科检查时被发现,肿瘤增大,可出现压迫症状,甚至出现破裂、感染、蒂扭转、恶变等并发症。卵巢恶性肿瘤早期常无症状,可在妇科检查时被发现,晚期主要临床表现为腹胀、疼痛、饱腹感、进食困难、尿路刺激症状、腹部肿块及腹水,某些肿瘤分泌的激素可产生内分泌症状。

【诊断】

明确卵巢癌确诊的依据是肿瘤的组织病理学,而腹水细胞学、影像学和肿瘤标志物检查等辅助检查结果均不能作为卵巢癌的确诊依据。

1. 细胞学诊断　①阴道、颈管及宫腔;②腹水或腹腔灌洗液;③子宫直肠陷凹穿刺吸取。

2. 肿瘤标志物　①血清 CA125:卵巢上皮性癌 CA125 升高。②血清 AFP:对卵巢内胚窦瘤有特异性诊断价值,未成熟畸胎瘤、混合性无性细胞瘤含卵黄囊成分者 AFP 升高。③hCG:对原发性卵巢绒毛膜癌有特异性。④性激素:颗粒细胞瘤、卵泡膜细胞瘤产生较高水平雌激素,浆液性、黏液性囊腺瘤或勃勒纳瘤有时也可分泌一定量雌激素。

3. 影像学检查　①B 超检查。②CT 检查及 MRI。③胸部、腹部 X 线摄片。④必要时选择以下检查:静脉肾盂造影,钡剂胃肠造影、肝脏扫描或 γ 照相,放射免疫显像技术或 PET 检查。

【治疗原则】

1. 上皮性卵巢肿瘤　良性肿瘤直径 <5cm,疑为瘤样病变,可短期随访。一经确诊为卵巢良性肿瘤,应手术治疗。根据年龄、生育要求和对侧卵巢情况决定手术范围,行肿瘤剥出或患侧附件切除,绝经期妇女可根据患者意愿同时切除子宫及对侧附件。术中须送冰冻切片检查。恶性肿瘤治疗原则是手术为主,辅以化疗,放疗及其他综合治疗。

2. 卵巢生殖细胞肿瘤　良性肿瘤处理原则上同上皮性良性肿瘤。恶性生殖细胞肿瘤的主要治疗方式是手术。

3. 卵巢性索间质肿瘤　多数性索间质肿瘤(纤维瘤、泡膜细胞瘤、支持细胞瘤、硬化性间质瘤等)是良性的,应按良性卵巢肿瘤处理。有些低度或潜在恶性的(颗粒细胞瘤、间质细胞瘤、环管状性索间质瘤等),术后予以相应的辅助性化疗。

第六节　女性生殖内分泌疾病

一、病理性闭经

闭经(amenorrhea)为月经从未来潮或异常停止。闭经分为生理性闭经和病理性闭经。

病理性闭经又分为原发性和继发性两类:前者是指女性年龄超过 14 岁而无月经及第二性征发育,或年龄超过 16 岁虽有第二性征发育而无月经来潮;后者为曾有月经来潮但出现停经时间超过 6 个月,或大于等于原 3 个月经周期的时间。

【临床表现】

出现上述月经异常,可能伴随环境变化、精神心理创伤、情感应激、运动性职业或过强运动、营养不良及头痛、溢乳等起因或症状,原发性闭经可伴有青春期生长和第二性征发育进程的异常。

【诊断】

1. 病史 包括月经史、婚育史、服药史、子宫手术史、家族史以及发病可能起因和伴随症状。

2. 体格检查 包括智力、身高、体重、第二性征发育、体格发育情况,有无甲状腺肿大、溢乳、皮肤色泽及毛发分布异常。原发性闭经性征幼稚者可伴有嗅觉缺失,头痛或溢乳者可伴有视野缺损。

3. 妇科检查 了解内、外生殖器发育情况及有无畸形;已婚妇女可通过检查阴道及宫颈黏液了解体内雌激素的水平。

4. 辅助检查 ①B 超;②尿妊娠试验或血 β - HCG 测定。③孕激素试验。④雌激素试验。⑤激素测定:催乳激素(PRL)、促甲状腺素释放激素(TSH)、促性腺激素(FSH、LH)、胰岛素、雄激素、17 羟孕酮等。⑥其他:诊断性刮宫、子宫输卵管造影或宫腔镜、X 线或 CT 扫描等。

【治疗原则】

对病理性闭经患者需进行精神心理疏导,倡导积极健康的生活方式。内分泌治疗包括:①孕激素后半周期疗法:用于Ⅰ度闭经。②雌孕激素人工周期疗法:用于Ⅱ度闭经。③短效口服避孕药:用于Ⅰ、Ⅱ度闭经且短期内无生育要求者。如有指征需针对病因行相应的手术治疗。

二、功能失调性子宫出血

功能失调性子宫出血(dysfunctional uterine bleeding,DUB),简称功血,是因下丘脑-垂体-卵巢轴内分泌功能调节失衡所导致的异常的子宫出血,不合并器质性原因。分为无排卵型功血及有排卵型功血两种类型。

【临床表现】

无排卵功血最常见的是子宫不规则出血,表现为月经周期紊乱,经期长短不一,经量不定或增多,甚至大量出血。根据出血的特点表现为月经过多,子宫不规则过多出血、子宫不规则出血和月经过频。有排卵出血因黄体功能紊乱而引起不规则子宫出血,主要表现为排卵期出血和不规则的阴道流血。

【诊断】

功血的诊断须根据病史、临床表现、体格检查和辅助检查,包括血常规、凝血功能、尿妊娠试验、盆腔超声、血激素测定等。对异常子宫出血病程超过半年者或超声子宫内膜偏厚或内膜回声紊乱者首次就诊应采用诊断性刮宫了解子宫内膜有无增生性病变。必要时行宫腔镜检查。

【治疗原则】

1. 无排卵性功血 青春期功能失调性子宫出血治疗的近期目标是止血,远期目标则为调整月经周期,育龄期功血治疗原则是出血阶段迅速有效止血及纠正贫血。血止后应尽可能明确病因,选择合适方案控制月经周期或诱导排卵,预防复发及远期并发症。围绝经期功血患者,以止血、调整周期、防止内膜癌变、改善生活质量为原则,使其平稳过渡至绝经期。

2. 有排卵性功血 补充孕激素为主,调节黄体功能。

三、多囊卵巢综合征

多囊卵巢综合征(polycystic ovary syndrome,PCOS)是以长期无排卵和排除其他因素的高雄激素血症为基本特征的妇科内分泌疾病,普遍存在胰岛素抵抗,临床表现异质性,约50%的PCOS患者存在超重或肥胖。

【临床表现】

PCOS常发病于青春期、生育期,以无排卵、不孕和肥胖、多毛等典型临床表现为主,中老年则出现因长期的代谢障碍导致的高血压、糖尿病、心血管疾病等。

【诊断】

1. 病史 多起病于青春期,表现为月经及排卵异常,绝大多数长期无排卵、不孕,少数为稀发排卵或黄体功能不足。

2. 体征 肥胖是PCOS的常见表现,且常呈腹部肥胖型。约70%的患者性毛增加,且伴有油脂性皮肤和痤疮。少数可有黑棘皮症。部分患者妇科检查可扪及增大的卵巢。

3. 辅助检查 ①高雄激素血症:血清T、雄烯二酮水平升高。②促性腺激素比例失调:血FSH水平正常或偏低,LH水平增高。③高胰岛素血症:约30%~70%的PCOS患者有高胰岛素血症。④血PRL水平高。⑤超声检查:一侧或双侧卵巢体积增大,每侧卵巢内每个切面可见12个以上直径在10mm以下的小卵泡。⑥必要时腹腔镜检查。

4. 诊断标准 以下三项中具备2项,并排除其他病因(先天性肾上腺皮质增生、Cushing综合征、分泌雄激素的肿瘤)即可诊断。①稀发排卵或无排卵。②高雄激素的临床或(和)生物化学征象。③多囊卵巢,即超声提示卵巢体积≥10ml,或同一个切面上直径2~9mm的卵泡数≥12个。

【治疗原则】

PCOS的治疗主要为调整月经周期、治疗高雄激素与胰岛素抵抗以及有生育要求者的促排卵治疗。所有患者应改善生活方式,调整控制饮食,并进行适当锻炼。

(李笑天)

第十六章

儿科疾病

　　儿童时期是机体处于不断生长发育的阶段,其个体差异、性别差异和年龄差异都非常大,对疾病造成损伤的恢复能力较强,但自身防护能力较弱,易受各种不良因素影响导致疾病的发生和性格行为的偏离。儿童时期从解剖、生理功能、免疫功能以及所患疾病种类、临床表现等均有其特点,例如,随着生长发育的进展,头、躯干和四肢的比例发生变化;各系统器官的功能也逐渐发育成熟,不同年龄段的生理生化正常值也各不同;对同一致病因素,儿童与成人、不同年龄段儿童之间的病理反应和疾病过程有着不同的差异;在免疫功能方面,小年龄儿童的非特异性免疫、体液免疫和细胞免疫功能都不成熟,更易患感染性疾病;在临床表现方面,年幼体弱儿对疾病的反应差,症状特异性不强,无明显定位症状和体征。因此,儿科疾病的诊断除了要注意全面的病史采集和详细的体格检查外,需注意结合发病年龄、季节及流行病学史。

第一节　小儿年龄分期、生长发育规律和疾病的预防

一、小儿年龄分期

1. 胎儿期　从受精卵形成到小儿出生为止为胎儿期,共 40 周。

2. 新生儿期　自胎儿娩出脐带结扎起至 28 天之前称为新生儿期,包含在婴儿期内。

3. 婴儿期　从出生至 1 周岁之前称为婴儿期。

4. 幼儿期　自 1 周岁至满 3 周岁之前称为幼儿期。

5. 学龄前期　自 3 周岁至 6 ~ 7 岁入小学前为学龄前期。

6. 学龄期　自入小学始(6 ~ 7 岁)至青春期前为学龄期。

7. 青春期　年龄范围一般从 10 ~ 20 岁,女孩的青春期开始年龄和结束年龄都比男孩早 2 年左右。青春期起止年龄存在较大的个体差异,约可相差 2 ~ 4 岁。

二、小儿生长发育规律

1. 生长发育是连续有阶段性的过程　不同年龄阶段生长速度不同,体重和身长生后第 1 年,尤其前 3 个月增加很快,第 1 年为生后第 1 个生长高峰,至青春期出现第 2 个生长高峰。

2. 各系统器官生长发育不平衡　神经系统发育较早;淋巴系统在儿童期迅速生长,于青春期前达高峰;生殖系统发育较晚。其他系统如心、肝、肾、肌肉的发育基本与体格生长相平行。

3. 生长发育的个体差异　儿童生长发育受遗传、环境因素的影响,存在个体差异,因此

儿童生长发育水平有一定的正常范围。

4. 生长发育的一般规律 生长发育遵循从上到下、由近到远、由粗到细、由低级到高级、由简单到复杂的规律。

三、疾病预防

通过遗传咨询和新生儿筛查可防止某些遗传性疾病的发生和发展;一些威胁人类健康的急性传染病通过儿童时期的预防接种可得以避免;许多成人疾病或老年性疾病如动脉粥样硬化、高血压病、糖尿病等应从儿童期开始预防。加强各年龄段的保健重点工作、定期进行健康检查、加强锻炼、防范意外伤害等是疾病预防的重要措施,同时应注意儿童心理卫生保健。

第二节 新生儿疾病

新生儿(neonate,newborn)系指从脐带结扎到生后 28 天前的婴儿。新生儿常用的分类方法有 5 种。

1. 根据出生时胎龄分类 胎龄(gestational age,GA)是指从卵细胞与精子结合成受精卵到胎儿自母体中分娩出来的时间。

(1)足月儿(full term infant):37 周≤GA<42 周(260~293 天)。

(2)早产儿(preterm infant):GA<37 周(<259 天),其中 GA<28 周者称为及早早产儿或超未成熟儿,34 周≤GA<37 周(239~259 天)者称为晚期早产儿(late preterm)。

(3)过期产儿:GA≥42 周(≥294 天)。

2. 根据出生体重分类 出生体重(birth weight,BW)是指出生后 1 小时内的体重。

(1)正常出生体重(normal birth weight,NBW)儿:BW≥2500g 并≤4000g。

(2)低出生体重(low birth weight,LBW)儿:BW<2500g,其中 BW<1500g 者称为极低出生体重(very low birth weight,VLBW)儿,BW<1000g 者称为超低出生体重(extremely low birth weight,ELBW)儿。LBW 多数为早产儿,也有足月儿或过期小于胎龄儿。

(3)巨大(macrosomia)儿:BW>4000g。

3. 根据出生体重和胎龄的关系分类

(1)适于胎龄(appropriate for gestational age,AGA)儿:婴儿的 BW 在同胎龄平均出生体重的第 10~90 百分位之间。

(2)小于胎龄(small for gestational age,SGA)儿:婴儿的 BW 在同胎龄平均出生体重的第 10 百分位以下。

(3)大于胎龄(large for gestational age,LGA)儿:婴儿的 BW 在同胎龄平均出生体重的第 90 百分位以上。

4. 根据出生后周龄分类

(1)早期新生儿(early newborn):生后 7 天内的新生儿。

(2)晚期新生儿(late newborn):生后第 8 天至 28 天前的新生儿。

5. 高危儿(high risk infant) 已发生或可能发生危重疾病而需要监护的新生儿,常见于以下情况:

(1)母亲疾病史:孕母有糖尿病、感染、慢性心肺疾患、吸烟、吸毒、酗酒,过去有死胎、死产或性传播疾病等;

(2)母孕史:孕母年龄>40 岁或<16 岁,母孕期有阴道流血、妊娠高血压、子痫前期、子痫、羊膜早破、胎盘早剥、前置胎盘等;

(3)分娩史:难产、手术产、急产、产程延长、分娩过程中使用镇静或止痛药等;

(4)新生儿:窒息、多胎儿、早产儿、小于胎龄儿、巨大儿、宫内感染和先天性畸形等。

一、新生儿窒息

新生儿窒息(asphyxia of newborn)是指新生儿出生后不能建立正常的自主呼吸而导致低氧血症、高碳酸血症、代谢性酸中毒及全身多脏器损伤,是新生儿死亡和儿童伤残的重要原因之一。窒息可发生于妊娠期,但绝大多数发生于产程开始后,如缺氧严重甚至造成死胎。分娩时窒息多为胎儿窒息(宫内窘迫)的延续。

【临床表现】

1. 胎儿宫内窒息 缺氧早期胎动增加,胎心率≥160 次/分;晚期胎动减少甚至消失,胎心率<100 次/分,肛门括约肌松弛,排出胎粪导致羊水胎粪污染。

2. Apgar 评分 是评价新生儿窒息最简捷、实用的方法。分别于生后 1 分钟、5 分钟和 10 分钟进行,如婴儿需要复苏,15 分钟、20 分钟仍需评分。总分 8～10 分为正常,4～7 分为轻度窒息,0～3 分为重度窒息。1 分钟评分反映窒息严重程度,5 分钟评分反映复苏的效果及有助于判断预后。

3. 多脏器受损 缺氧缺血可造成多器官受损。常见的各系统并发症有:缺氧缺血性脑病和颅内出血,羊水或胎粪吸入综合征,持续性肺动脉高压和缺氧缺血性心肌病,肾功能不全甚至衰竭,代谢紊乱如血糖不稳、电解质和酸碱平衡紊乱,应激性溃疡、坏死性小肠结肠炎、弥散性血管内凝血(DIC)等。

【诊断】

1. 诊断标准 目前我国新生儿窒息的诊断多根据 Apgar 评分。但有观点认为 Apgar 评分不应作为评估低氧或产时窒息以及神经系统预后的唯一标准,应参考患儿是否有酸中毒(代谢性或混合性)、是否早期有神经系统表现等进行判断。

2. 辅助检查 对宫内缺氧胎儿,可通过羊膜镜了解羊水胎粪污染程度或胎头露出宫口时取头皮血行血气分析,以评估宫内缺氧程度;生后应检测动脉血气、血糖、电解质、血尿素和肌酐等生化指标。

【治疗原则】

生后应立即进行评估和复苏,而不应延迟至 1 分钟 Apgar 评分后进行。

1. 复苏方案 采用 ABCDE 复苏方案:①A(airway)清理呼吸道。②B(breathing)建立呼吸。③C(circulation)维持正常循环。④D(drugs)药物治疗。⑤E(evaluation)评估。前 3 项最重要,其中 A 是根本,B 是关键,评估贯穿于整个复苏过程中。

2. 复苏步骤和程序

(1)快速评估:出生后立即用数秒钟快速评估:①足月吗? ②羊水清吗? ③有哭声或呼吸吗? ④肌张力好吗? 以上任何一项为"否",则进行初步复苏。

(2)初步复苏:①保暖:新生儿娩出后立即置于预热的辐射保暖台上,对于极低出生体重儿可生后不擦干,直接用塑料薄膜包裹头部以下躯干和四肢,置于辐射保暖台上。②体位:轻度仰伸位(鼻吸气位)。③吸引:用吸球或吸管立即吸净口咽和鼻腔的黏液。如羊水有胎粪污染且新生儿无活力(有活力定义:呼吸规则或哭声响亮、肌张力好及心率>100 次/分),应立即行气管插管连接胎粪吸引管进行气管内吸引。④擦干:用温热干毛巾快速擦干全身。⑤刺激:用手拍打或手指轻弹婴儿足底或摩擦背部皮肤刺激呼吸。以上步骤应在 30 秒内完成。

(3)正压通气:如新生儿仍呼吸暂停或喘息样呼吸,心率<100 次/分,应立即予面罩正压通气,频率 40～60 次/分,同时监测氧饱和度。

（4）胸外心脏按压：如充分正压通气30秒后心率持续<60次/分，应同时进行胸外心脏按压，频率为90次/分，每按压3次，正压通气1次。

（5）药物治疗：①肾上腺素：经正压通气和胸外心脏按压30秒后，心率仍<60次/分，应立即给予1:10000肾上腺素经脐静脉或气管内注入。②扩容剂：有低血容量、怀疑失血或休克的新生儿在对其他复苏措施无反应时给予生理盐水扩容，如大量失血需予输血。③碳酸氢钠：在复苏过程中一般不推荐使用。

3. 复苏后监护与转运 复苏后需监测体温、呼吸、心率、血压、尿量、氧饱和度及窒息引起的多器官损伤情况。如并发症严重，需转运到新生儿重症监护室（NICU）。

二、新生儿黄疸

新生儿黄疸（neonatal jaundice）为新生儿期最常见的表现之一。胆红素生成多、对胆红素转运和处理能力低下、胆红素肠肝循环量大是新生儿时期胆红素代谢的特点。未结合胆红素增高是新生儿黄疸最常见的表现形式，重者可引起胆红素脑病，造成神经系统的永久性损害，甚至发生死亡。根据临床特点不同，新生儿黄疸分为生理性黄疸和病理性黄疸。约85%的足月儿及绝大多数早产儿在新生儿期出现暂时性的总胆红素增高，但大多数为生理性。

【临床表现】

1. 生理性黄疸 生理性黄疸（physiological jaundice）的特点为：①一般情况好。②足月儿生后2~3天出现黄疸，4~5天达高峰，5~7天消退，最迟不超过2周。早产儿黄疸多于生后3~5天出现，5~7天达高峰，7~9天消退，最长可延迟到3~4周。③每天血清胆红素升高<85μmol/L或每小时<8.5μmol/L。

2. 病理性黄疸 有下列情况之一均为病理性黄疸（pathologic jaundice）：①生后24小时内出现黄疸。②血清总胆红素值已达到相应日龄及相应危险因素下的光疗干预标准，或每天上升超过85μmol/L，或每小时上升超过8.5μmol/L。③黄疸持续时间长，足月儿>2周，早产儿>4周。④黄疸退而复现。⑤血清结合胆红素>34μmol/L。

病理性黄疸的病因较多，常为多种病因同时存在。

（1）胆红素生成过多：红细胞增多症、体内出血如较大的头颅血肿、母婴血型不合所致同族免疫性溶血、感染、肠肝循环增加、母乳喂养相关的黄疸（breastfeeding-associated jaundice）和母乳性黄疸（breast milk jaundice）、红细胞形态异常或酶缺陷、血红蛋白病等。

（2）肝脏胆红素代谢障碍：窒息、缺氧、酸中毒及感染所致葡萄糖醛酸转移酶（UDPGT）活性受抑制、Crigler-Najjar综合征（先天性UDPGT缺乏）、Gilbert综合征（慢性、良性高未结合胆红素血症）、Lucey-Driscoll综合征（家族性暂时性新生儿黄疸）、药物与胆红素竞争Y、Z蛋白的结合位点（磺胺、水杨酸盐、维生素K$_3$、吲哚美辛、毛花苷C等）、先天性甲状腺功能低下、脑垂体功能低下和唐氏综合征等。

（3）胆红素排泄障碍：新生儿肝炎、先天性代谢缺陷病如α$_1$-抗胰蛋白酶缺乏症和半乳糖血症等、Dubin-Johnson综合征（先天性非溶血性结合胆红素增高症）、先天性胆道闭锁或胆总管囊肿、胆汁黏稠等。

【诊断】

1. 病史 根据不同的病因其病史不一。

2. 症状和体征 黄疸为主要表现，不同的病因可伴有不同体征。如母婴Rh血型不合导致溶血时常有肝脾肿大，新生儿败血症可有皮肤出血点或腹胀等。

3. 辅助检查 根据需要选择辅助检查，例如疑为母婴血型不合所致溶血，可行血型抗体检测；疑为感染所致者，应行血培养检查等。

【治疗原则】

1. 光照疗法(光疗) 光照疗法(phototherapy)是降低血清未结合胆红素简单而有效的方法。除了根据血清胆红素水平外,还需要根据不同胎龄、不同日龄以及是否存在胆红素脑病的高危因素来进行综合评估是否需要光疗。光源可选择蓝光(波长 425～475nm)、绿光(波长 510～530nm)或白光(波长 550～600nm),有单面光疗和双面光疗。光疗的效果与暴露的面积、光照的强度及持续时间有关。

2. 换血疗法 换血疗法(exchange transfusion)的作用有:换出部分血中游离抗体和致敏红细胞,减轻溶血;换出血中大量胆红素,防止发生胆红素脑病;纠正贫血,改善携氧,防止心力衰竭。临床上除了根据患儿具有重度高胆红素血症外,还需结合患儿的胎龄、日龄等因素综合评估是否实施换血疗法。需注意如果患儿已有胆红素脑病的早期症状,无论胆红素水平高低均需尽快实施换血。此外,如果存在宫内严重溶血,出生时胆红素增高伴有明显贫血、水肿和肝脾大及心力衰竭者,应考虑换血。换血量为患儿血量的 2 倍(150～160ml/kg),约可换出 85% 的致敏红细胞和 60% 的胆红素及抗体。

3. 药物治疗

(1)静脉注射丙种球蛋白(IVIG):确诊新生儿溶血病者可选择补充 IVIG 0.5～1.0g/kg。必要时 12 小时后重复使用 1 剂。

(2)白蛋白:当血清胆红素水平接近换血值,且白蛋白水平 <25g/L 的新生儿,可补充白蛋白 1g/kg,以增加胆红素和白蛋白的联结,减少血液中的游离胆红素。如存在酸中毒,应首先予以纠正。

三、新生儿感染性肺炎

感染性肺炎(infectious pneumonia)是新生儿常见疾病,也是新生儿感染的最常见形式和死亡的重要病因,可发生在宫内、分娩过程中或生后,由不同的病原体引起。

1. 宫内感染性肺炎(又称先天性肺炎) 主要的病原体为病毒,如风疹病毒、巨细胞病毒、单纯疱疹病毒等。常由母亲妊娠期间原发感染或潜伏感染复燃、病原体经血行通过胎盘感染胎儿。病原体也可为细菌、原虫或支原体等。

2. 分娩过程中感染性肺炎 羊膜早破、产程延长、分娩时消毒不严、孕母有绒毛膜炎、泌尿生殖器感染,胎儿分娩时吸入污染的羊水或母亲宫颈分泌物,均可致胎儿感染,滞产、产道检查过多更易诱发。常见病原体有大肠埃希菌、肺炎球菌、克雷伯菌等,也可能是病毒、支原体。

3. 出生后感染性肺炎 主要通过呼吸道途径、血行途径和医源性途径获得。以金黄色葡萄球菌、大肠埃希菌多见,近年来机会致病菌如克雷伯菌、铜绿假单胞菌、凝固酶阴性的葡萄球菌(CONS)、枸橼酸杆菌等感染增多。其他病原体有病毒(多见呼吸道合胞病毒、腺病毒)、沙眼衣原体、解脲支原体、念珠菌等。

【临床表现】

1. 宫内感染性肺炎 临床表现差异大。多在生后 24 小时内发病,出生时常有窒息史,复苏后可有气促、呻吟、呼吸困难,体温不稳定,反应差。肺部听诊呼吸音可为粗糙、减低或闻及湿啰音。严重者可出现呼吸衰竭、心力衰竭、DIC、休克或持续肺动脉高压。血行感染者常缺乏肺部体征而表现为黄疸、肝脾大和脑膜炎等多系统受累。病毒感染者出生时可无明显症状,2～3 天甚至 1 周左右逐渐出现呼吸困难并进行性加重,甚至进展为慢性肺疾病。

2. 分娩过程中感染性肺炎 发病时间因不同病原体而异,一般在出生数天至数周后发病。细菌性感染在生后 3～5 小时,Ⅱ型疱疹病毒感染多在生后 5～10 天出现症状,衣原体感染潜伏期则长达3~12周。

3. 出生后感染性肺炎 表现为发热或体温不升、反应差等全身症状。呼吸系统症状有气促、鼻翼扇动、发绀、吐沫、三凹征等。肺部体征早期不明显,病程中可出现细湿啰音。呼吸道合胞病毒肺炎可表现为喘息和肺部哮鸣音。沙眼衣原体肺炎生后常有眼结膜炎病史。金黄色葡萄球菌肺炎易合并脓气胸。

【诊断】

1. 病史 根据不同的感染诱因如母亲感染史、羊膜早破史、新生儿分娩时窒息史、分娩过程产道检查史、生后经有创操作或与感染患者接触史等。

2. 症状和体征 根据不同感染时相和病原体,症状体征出现时间不一。呼吸道症状包括气促、鼻翼扇动、发绀等,肺部可闻及湿啰音。血行感染者常缺乏肺部体征而以黄疸、肝脾肿大和脑膜炎等多系统受累为表现。

3. 辅助检查 不同时相获得的感染性肺炎辅助检查的特点有所不同。

(1)宫内感染性肺炎:外周血白细胞大多正常,也可降低或增高。脐血IgM大于200~300mg/L或特异性IgM增高。病毒感染者胸片多为间质性肺炎改变,细菌感染则为支气管肺炎表现。

(2)分娩过程中感染性肺炎:生后立即行胃液涂片找白细胞和病原体,或取血标本、气管分泌物等进行涂片、培养和对流免疫电泳等检测有助于病原学诊断。

(3)出生后感染性肺炎:鼻咽分泌物细菌培养、病毒分离和荧光抗体以及血清特异性抗体检查有助病原学诊断。不同病原体感染所致肺炎胸片改变有所不同。细菌性肺炎常表现为两肺弥漫性模糊影,密度不均;金黄色葡萄球菌合并脓胸、气胸或肺大疱时可见相应的X线改变;病毒性肺炎以间质病变、两肺膨胀过度、肺气肿为主。

【治疗原则】

保持呼吸道通畅,可予雾化吸入、定期翻身、拍背等,及时吸净口鼻分泌物。如有低氧血症应予氧疗,有呼吸衰竭可行机械通气。针对可能的病原体给予抗菌或抗病毒治疗。加强支持,纠正循环障碍和水、电解质及酸碱平衡紊乱。酌情输注血浆、白蛋白和免疫球蛋白,以提高机体免疫功能。

四、新生儿败血症

新生儿败血症(neonatal septicemia)是指病原体侵入新生儿血液循环,并在其中生长、繁殖、产生毒素而造成的全身性炎症反应。新生儿败血症常见的病原体为细菌,也可为真菌、病毒或原虫等。本部分主要阐述细菌性败血症(neonatal bacterial sepsis)。导致新生儿败血症的病原菌因不同地区和年代而异。我国新生儿败血症的病原菌多年来一直以葡萄球菌最多见,其次为大肠埃希菌等革兰阴性杆菌。近年来随着医学的发展、极低出生体重儿和超低出生体重儿出生率提高、长期住院和有创技术的应用(气管插管、深静脉置管等)及广谱抗生素应用增多,使凝固酶阴性的葡萄球菌成为新生儿血培养的首位菌,大肠埃希菌仍为重要的病原菌,其次为克雷伯菌属和铜绿假单胞菌。

【临床表现】

1. 分型 根据发病时间分早发型和晚发型。

(1)早发型:①生后7天内起病。②感染发生在出生前或出生时,常由母亲垂直传播引起,病原菌以大肠埃希菌等革兰阴性杆菌为主。③常伴有肺炎,并呈暴发性起病,多器官受累,死亡率高达5%~20%。早发型败血症是导致新生儿发病和死亡的主要原因之一。

(2)晚发型:①出生7天后起病。②感染发生在出生时或出生后,由水平传播引起,如环境因素或医源性感染等,病原菌以葡萄球菌、机会致病菌为主。③常有脐炎、肺炎或脑膜炎等局灶性感染,死亡率较早发型低。

2. 临床特点 早期症状、体征常不典型,无特异性,尤其是早产儿。一般表现为反应差、嗜睡、发热或体温不升、少吃、少哭、少动、体重不增或增长缓慢等症状。出现以下表现时应高度怀疑败血症:①黄疸:有时是败血症的唯一表现,表现为黄疸迅速加重、或退而复现。②肝脾肿大:出现较晚,一般为轻至中度肿大。③出血倾向:皮肤黏膜瘀点、瘀斑、针眼处渗血不止,消化道出血、肺出血等。④休克:面色苍灰,皮肤呈大理石样花纹,血压下降,尿少或无尿,硬肿症出现常提示预后不良。⑤其他:呕吐、腹胀、中毒性肠麻痹、呼吸窘迫或暂停、发绀。⑥可合并肺炎、脑膜炎、坏死性小肠结肠炎、化脓性关节炎和骨髓炎等。

【诊断】

1. 病史 有发生败血症的高危病史,如早产、接受有创操作等。

2. 症状和体征 具有感染中毒的非特异性表现,和(或)同时有感染的特殊表现如黄疸再现或加重、肝脾肿大、皮肤黏膜出血倾向等。

3. 辅助检查

(1)细菌学检查:①血培养:应在使用抗生素之前进行,抽血时必须严格消毒,根据情况必要时行 L 型细菌和厌氧菌培养。②脑脊液、尿培养:脑脊液除培养外,还应涂片找细菌;尿培养阳性有助于诊断,最好从耻骨上膀胱穿刺取尿液。③其他:可酌情行胃液和外耳道分泌物(应在生后 1 小时内)、咽拭子、皮肤拭子、脐残端、肺泡灌洗液(气管插管患儿)等细菌培养。阳性仅证实有细菌定植但不能确立败血症的诊断。④病原菌抗原及 DNA 检测:采用对流免疫电泳(CIE)、酶联免疫吸附试验(ELISA)、乳胶颗粒凝集(LA)等方法检测未知病原菌抗原,应用 16SrRNA 基因的 PCR 分型、DNA 探针等分子生物学技术协助诊断。

(2)非特异性检查:①外周血血象:WBC 总数 $<5 \times 10^9/L$,或增多(≤3 天者 WBC $>25 \times 10^9/L$;>3 天者 WBC $>20 \times 10^9/L$)。②杆状核细胞/中性粒细胞(I/T)≥0.16。③血小板计数 $<100 \times 10^9/L$。④C 反应蛋白(C-reactive protein,CRP):急性感染 6~8 小时后即上升,8~60 小时达高峰,感染控制后迅速下降。⑤血清降钙素原(PCT):细菌感染后 PCT 出现较 CRP 早,有效抗生素治疗后 PCT 水平迅速降低,具有更高的特异性和敏感性。⑥白细胞介素 6(IL-6):炎症发生后反应较 CRP 早,炎症控制后 24 小时内恢复至正常。

4. 确诊败血症 具有临床表现并符合下列任意 1 条。

(1)血培养或无菌体腔内培养出致病菌。

(2)如果血培养培养出机会致病菌,则必须于另次(份)血或无菌体腔内、或导管头培养出同种细菌。

5. 临床诊断败血症 具有临床表现且具备以下任意 1 条。

(1)非特异性检查≥2 条。

(2)血标本病原菌抗原或 DNA 检测阳性。

【治疗原则】

1. 抗生素治疗用药原则 ①早用药。②静脉、联合给药。③疗程足。④注意药物毒副作用。

2. 处理严重并发症 ①处理休克。②纠正酸中毒和低氧血症。③减轻脑水肿。

3. 支持疗法 保温,供给足够热卡和液体,维持血糖和血电解质在正常水平。

4. 免疫疗法 ①静脉注射免疫球蛋白(IVIG)。②重症患儿可行交换输血。③中性粒细胞明显减少者可输粒细胞。④血小板减低者输注血小板。

5. 清除局部感染灶。

第三节　营养性维生素 D 缺乏

维生素 D 包括维生素 D_2（麦角骨化醇，主要来源于食物）和维生素 D_3（胆骨化醇，由皮肤中 7-脱氢胆固醇经日光中紫外线照射后转变而成）。两者在体内经羟化作用后生成具有生物活性的 1,25-$(OH)_2D_3$，是维持钙、磷代谢平衡的主要激素之一，其主要生理作用有：①促进小肠黏膜对钙、磷的吸收。②增加肾近曲小管对钙、磷的重吸收，特别是对磷的重吸收，有利骨的矿化。③与甲状旁腺素协同使破骨细胞成熟，促进骨重吸收，同时刺激成骨细胞促进骨样组织成熟和钙盐沉积。当体内维生素 D 缺乏时，由于肠道吸收钙、磷减少和低钙血症，使甲状旁腺素（PTH）代偿性分泌增加，动员骨钙释放以维持正常的血钙水平，导致骨基质不能矿化，成骨细胞增生，碱性磷酸酶分泌增加，骨样组织堆积于干骺端，在腕、踝部扩大及软骨关节处呈串珠样隆起，颅骨出现骨化障碍，软化的骨干受重力作用及肌肉牵拉出现畸形。而如果 PTH 反应性低下，则由于不能动员骨钙释放，导致严重低钙血症并引起神经肌肉兴奋，临床上出现惊厥、手足搐搦等表现。

导致维生素 D 缺乏的主要原因：①围生期维生素 D 不足，如早产、多胎等。②日光紫外线照射不足。③生长速度过快。④ 食物中维生素 D 不足。⑤疾病影响如慢性消化道疾病、肝肾严重损害等。

一、营养性维生素 D 缺乏性佝偻病

营养性维生素 D 缺乏性佝偻病（rickets of vitamin D deficiency）是由于小儿体内维生素 D 不足引起的钙磷代谢紊乱并以骨骼病变为特征的营养性疾病。

【临床表现】

临床分为 4 期：

1. 初期（早期）　多见 6 个月尤其 3 个月以内的婴儿，以非特异性神经、精神症状为主，如易激惹、烦闹、汗多刺激头皮而摇头使枕部头发脱落形成"枕秃"等。

2. 活动期（激期）　如病情继续加重，此期出现 PTH 功能亢进和钙、磷代谢失常的典型骨骼改变，见于该年龄段生长速度较快的骨骼。6 个月以内婴儿出现颅骨软化，至 7~8 个月时出现额骨和顶枕骨中心部分增厚呈方颅；由于骨骺端骨样组织堆积而膨大，在肋骨和肋软骨交界处可扪及圆形隆起，自上而下呈串珠样（佝偻病串珠）；手腕、足踝部呈增厚隆起（手、足镯）；1 岁左右可见胸骨向前凸起（鸡胸）、胸廓下缘形成水平凹陷（肋膈沟或称郝氏沟）；由于骨质软化，肌肉关节松弛，小儿开始站立行走后由于负重出现双下肢改变，股骨、胫骨、腓骨弯曲可形成膝内翻（"O"形腿）、膝外翻（"X"形腿）或"K"形样改变；由于韧带松弛导致坐与站立后出现脊柱畸形。由于严重低血磷使肌肉糖代谢障碍，使全身肌肉松弛、肌张力降低和肌力减弱。

3. 恢复期　经日光照射或治疗后临床症状逐渐减轻或消失。

4. 后遗症期　多见于 2 岁以后的儿童，临床症状消失，但遗留不同程度的骨骼畸形。

【诊断】

诊断时应考虑 3 个问题：是否有佝偻病、如果考虑佝偻病属于哪个期、是否需要治疗。

1. 病史　患儿有维生素 D 缺乏的原因。

2. 症状和体征　具有不同时期的临床表现，注意早期的神经系统症状如烦闹、多汗等无特异性。活动期出现不同骨骼的改变。

3. 辅助检查

（1）早期：血清 25$(OH)D_3$ 下降，PTH 升高，一过性血钙下降，血磷降低，碱性磷酸酶正

常或稍高。骨骼 X 线特征:多无骨骼病变,骨骼 X 线可正常,或钙化带稍模糊。

(2)活动期(激期):血生化检查除血清钙稍低外,其他指标改变显著。X 线显示长骨钙化带消失,干骺端呈毛刷样、杯口状改变,骨骺端软骨盘增宽(>2mm),骨质稀疏,骨皮质变薄,可出现无临床症状的骨干弯曲畸形或青枝骨折。

(3)恢复期:血钙、磷逐渐恢复正常,碱性磷酸酶需 1~2 月降至正常水平。2~3 周后骨骼 X 线有所改善,不规则钙化线出现,钙化带致密增厚,骨骺软骨盘<2mm。

(4)后遗症期:血生化正常,X 线检查骨骼干骺端病变消失。

【治疗原则】

治疗目的在于控制活动期,防止骨骼畸形。补充维生素 D 以口服为主,每天 50~125μg(2000~5000IU),持续 4~6 周后减为 400IU/d(小于 1 岁)和 600IU/d(大于 1 岁),1 个月后应复查效果。注意与抗维生素 D 佝偻病鉴别。加强营养,主张从膳食中补充钙和磷,如每天牛奶量达到 500ml,不需要补充钙剂,仅在有低血钙表现、严重佝偻病和营养不足时需要补充钙剂。坚持每天户外活动。

二、维生素 D 缺乏性手足搐搦症

维生素 D 缺乏性手足搐搦症(tetany of vitamin D deficiency)是维生素 D 缺乏性佝偻病的伴发症状之一,是由于维生素 D 缺乏时血钙下降而 PTH 不能代偿性分泌增加,血钙继续降低所致。当总血钙低于 1.75~1.88mmol/L,或离子钙低于 1.0mmol/L 时可引起神经肌肉兴奋性增高而出现抽搐,多见于 6 个月以内的婴儿。

【临床表现】

主要为惊厥、喉痉挛和手足搐搦,并有不同程度的活动期佝偻病的表现。

1. 隐匿型 没有典型发作的症状,但可通过刺激神经肌肉引出下列体征:①面神经征(Chvostek 征):以指尖或叩诊锤骤击患儿颧弓与口角间的面颊部(第Ⅶ对脑神经孔处),引起眼睑和口角抽动为面神经征阳性。②腓反射(peroneal sign):以叩诊锤骤击膝下外侧腓骨小头上腓神经处,引起足向外侧收缩。③陶瑟征(Trousseau sign):以血压计袖带包裹上臂,使血压维持在收缩压与舒张压之间,5 分钟之内该手出现痉挛症状。

2. 典型发作 ①惊厥:突然发生四肢抽动、两眼上串、面肌颤动、神志不清,发作时间长短不一,从数秒至数分钟。发作停止后萎靡入睡,醒后活泼如常,发作次数可达一天数次至数十次,一般不伴发热。②手足搐搦:见于较大婴儿、幼儿,突发手足痉挛呈弓状,双手呈腕部屈曲状,手指伸直,拇指内收掌心,强直痉挛;足部踝关节伸直,足趾同时向下弯曲。③喉痉挛:婴儿多见,喉部肌肉及声门突发痉挛,呼吸困难,有可能发生窒息缺氧甚至死亡。以无热惊厥最常见。

【诊断】

1. 病史 患儿有维生素 D 缺乏的原因。

2. 症状和体征 主要以惊厥、喉痉挛和手足搐搦为表现,同时具有活动期佝偻病的表现。体征以活动期佝偻病骨骼改变为主。

3. 辅助检查 血清钙是主要的指标,血清钙在 1.75~1.88mmol/L,临床以隐匿性为表现;血清钙低于 1.75mmol/L 时,临床可表现为典型发作。

【治疗原则】

1. 急救处理 ①氧气吸入。②迅速控制惊厥或喉痉挛,可用 10% 水合氯醛保留灌肠或地西泮肌肉或静脉注射。

2. 钙剂治疗 尽快给予 10% 葡萄糖酸钙 5~10ml 加入 10% 葡萄糖液中缓慢静脉注射或滴注。

3. 维生素 D 治疗　急诊情况控制后,按维生素 D 缺乏性佝偻病给予维生素 D 治疗。

第四节　儿童单纯性肥胖

儿童单纯性肥胖(obesity)是由于长期能量摄入超过人体的消耗,使体内脂肪过度积聚、体重超过参考值范围的一种营养障碍性疾病。病因包括:①能量摄入过多,这是肥胖的主要原因。②活动量少。③遗传因素。④其他如进食过快和精神创伤等。

【临床表现】

肥胖可发生于任何年龄,但最常见于婴儿期、5~6 岁和青春期,男童多于女童。患儿食欲旺盛且喜吃甜食和高脂肪食物。明显肥胖儿童容易发生肥胖-换氧不良综合征,是由于脂肪的过度堆积限制了胸廓和膈肌运动,使肺通气量不足,造成低氧血症、气急、发绀、红细胞增多、心脏扩大或出现充血性心力衰竭甚至死亡。

患儿皮下脂肪丰满但分布均匀,严重肥胖者可因皮下脂肪过多,使胸腹、臀部及大腿皮肤出现白纹或紫纹;因体重过重,走路时两下肢负荷过重可致膝外翻和扁平足。男性肥胖儿因大腿内侧和会阴部脂肪堆积,阴茎可隐匿在阴阜脂肪垫中而被误诊为阴茎发育不良。肥胖小儿性发育常较早,故最终身高常略低于正常小儿。由于怕被别人讥笑而不愿与其他小儿交往,故常有心理上的障碍,如自卑、胆怯、孤独等。

【诊断】

2 岁以上儿童肥胖诊断标准有 2 种,一种是年龄的体质指数(body mass index, BMI),即体重(kg)/身长的平方(m^2),当儿童的 BMI 在 P_{85}~P_{95} 为超重,超过 P_{95} 为肥胖;另一种方法是用身高(身长)的体重评价肥胖,当身高(身长)的体重在 P_{85}~P_{97} 为超重, >P_{97} 为肥胖。

肥胖儿童常有血浆三酰甘油、胆固醇、极低密度脂蛋白及游离脂肪酸升高,高密度脂蛋白降低;血尿酸增高;甲状旁腺素、血清 25-(OH)D_3、17-羟类固醇、17-酮类固醇及皮质醇、胰岛素、女性雌激素等升高。严重肥胖儿童肝脏超声检查常有脂肪肝。

【治疗原则】

饮食与运动是最主要的措施,药物治疗及手术治疗不适用于小儿。

1. 饮食疗法　应采用低脂肪、低糖和高蛋白、高微量元素、适量纤维素食谱以保证生长发育需要。建立良好的饮食习惯,不吃夜宵、不吃零食,避免不吃早餐或晚餐过饱,减慢进食速度等。

2. 运动疗法　适当运动,促进脂肪分解,减少胰岛素分泌、使脂肪合成减少,蛋白质合成增加。但运动量以运动后轻松愉快、不感到疲劳为原则,循序渐进。

第五节　腹泻病与液体疗法

腹泻病(diarrhea),是一组由多病原、多因素引起的以大便次数增多和大便性状改变为特点的消化道综合征,6 个月~2 岁婴幼儿发病率高,1 岁以内约占半数。

导致小儿腹泻的病因可分为感染性和非感染性,感染因素分为肠道内感染和肠道外感染。肠道内感染主要由病毒、细菌、真菌和寄生虫等引起,以前两者多见,尤其病毒感染。引起小儿病毒性腹泻最常见的病原体是轮状病毒,多发生于秋冬季。肠道外感染如上呼吸道感染、肺炎、中耳炎、泌尿系感染等亦可产生腹泻症状,常由于发热、感染原释放的毒素、抗生素治疗、局部激惹(如膀胱炎、阑尾周围脓肿等)作用而并发腹泻。非感染性因素主要有饮食因素(如喂养不当、对食物成分过敏、原发性或继发性双糖酶缺乏或活性降低等)及气候因素(气候突然变化致肠蠕动增加或天气过热消化液分泌减少等)。

笔记

【临床表现】

不同病因引起的腹泻常各具临床特点和不同临床过程。在临床诊断中应包括病程、严重度及可能的病原。

1. 急性腹泻 腹泻病程小于 2 周称为急性腹泻。

(1)轻型:多因饮食不当及肠道外感染引起,起病可急可缓,以胃肠道症状为主,可伴有食欲缺乏和偶有溢乳及呕吐,大便次数增多,稀薄,呈黄色或黄绿色,有酸味,常见奶瓣和泡沫。无脱水及全身中毒症状,数天内痊愈。

(2)重型:多由肠道内感染引起。常急性起病,胃肠道症状较重,有呕吐和频繁腹泻,大便每天十余次甚至数十次,多为黄色水样便或蛋花汤样便,少数患儿可有少量血便;同时还有较明显的脱水、电解质紊乱及全身感染中毒症状,如发热或体温不升、烦躁、精神萎靡、嗜睡甚至昏迷、休克。

根据体液丢失的程度把脱水分为轻、中、重三度,根据丢失的水和电解质的比例不同,又将脱水性质分为等渗(血清钠 130 ~ 150mmol/L)、低渗(血清钠 <130mmol/L)或高渗(血清钠 >150mmol/L)性脱水,其症状与体征见表 16-1。

重型腹泻病常由于丢失大量碱性物质、进食少等产生代谢性酸中毒,表现为精神不振、唇红、呼吸深大和呼出气有丙酮味等。同时由于消化液丢失和摄入少,患儿常出现低钾血症,表现为肌张力减低、心音低钝、腹胀、肠鸣音减弱或消失、腱反射减弱,严重者可出现呼吸肌麻痹。同时还可伴有低钙血症和低镁血症,表现为烦躁不安、手足搐搦甚至惊厥。

表 16-1 脱水的症状及体征

	轻度	中度	重度
体液减少占体重(%)	3 ~ 5	5 ~ 10	>10
精神状态	稍差	萎靡或烦躁不安	极萎靡
心率增快	无	有	有
脉搏	可触及	可触及(减弱)	明显减弱
血压	正常	直立性低血压	低血压
皮肤灌注	正常	正常	减少,出现花纹
皮肤弹性	正常	轻度降低	降低
前囟	正常	轻度凹陷	凹陷
黏膜	湿润	干燥	非常干燥
眼泪	有	有或无	无
呼吸	正常	深,也可快	深而快
尿量	正常	少尿	无尿或严重少尿

2. 迁延性和慢性腹泻 腹泻病程 2 周 ~ 2 个月称为迁延性腹泻,腹泻病程超过 2 个月以上称为慢性腹泻。其病因复杂,感染、食物过敏、酶缺陷、免疫缺陷、药物因素、先天性畸形等均可引起,以急性感染性腹泻未彻底治疗或治疗不当、迁延不愈最为常见,营养不良儿患病率高。

【诊断】

根据临床表现和大便性状作出临床诊断,同时判断有无脱水及其程度及性质、电解质紊乱和酸碱失衡。根据大便常规检查是否有白细胞分为:

1. 大便无或偶见少量白细胞 为侵袭性细菌以外的病因(如病毒、非侵袭性细菌、喂养不当和肠道外感染），多为水泻，有时伴脱水症状。应注意以下情况：

（1）"生理性腹泻"：多见于 6 个月以内婴儿，外观虚胖，常有湿疹，生后不久即出现腹泻，除大便次数增多外，无其他症状，食欲好，不影响生长发育，多在添加辅食后好转，可能为乳糖不耐受的一种特殊类型。

（2）导致小肠消化吸收功能障碍的各种疾病：如双糖酶缺乏、失氯性腹泻、食物过敏性腹泻、原发性胆酸吸收不良等。可根据大便酸碱度检测、还原糖检测、食物过敏原检测、食物回避-激发试验等加以鉴别，部分迁延性、慢性腹泻患儿需行消化道造影或结肠镜检、小肠黏膜活检等以明确病因。

2. 大便有较多白细胞　表明结肠和回肠末端有侵袭性炎症病变，常由各种侵袭性细菌感染所致，仅凭临床表现难以区别，必要时进行大便细菌培养、细菌血清型和毒性检测，并与细菌性痢疾和坏死性肠炎鉴别。

【治疗原则】
调整饮食，预防和纠正脱水，合理用药，加强护理，预防并发症。急性腹泻注意维持水、电解质平衡，迁延性及慢性腹泻应注意肠道菌群失调及饮食治疗。

1. 急性腹泻的治疗
（1）饮食疗法：不提倡饮食限制过严或禁食过久，强调继续饮食，满足生理需要，呕吐严重者可暂禁食 4 ~ 6 小时，不禁水；逐步恢复母乳及原来已经熟悉的饮食。病毒性肠炎可出现继发性双糖酶缺乏，对疑似病例可暂时改喂豆类、淀粉类食物或去乳糖配方奶粉以减轻腹泻。

（2）液体疗法：目的是维持或恢复正常的体液容量和成分，以保证正常的生理功能。液体疗法包括补充累积损失量、继续损失量和生理需要量。

1）补充累积损失量：根据脱水程度和性质决定，轻度脱水约 30 ~ 50ml/kg（体重），中度脱水 50 ~ 100ml/kg，重度脱水 100 ~ 120ml/kg；低渗性脱水补 2/3 张含钠液，等渗性脱水补 1/2 张含钠液，高渗性脱水补 1/5 ~ 1/3 张含钠液。如脱水性质判断困难可先按等渗性脱水补充。补液速度原则上先快后慢，对于伴有循环不良和休克的重度脱水患儿，应先快速输入等张含钠液，按 20ml/kg，于 30 分钟至 1 小时输入，其余累积损失量 8 ~ 12 小时完成。在循环改善、出现排尿后应及时补钾。轻、中度脱水无呕吐，可口服"补液盐"（ORS 液），中度以上脱水或吐泻严重伴腹胀者采用静脉输液。

2）补充继续损失量：在开始补充累积损失量后，腹泻、呕吐、胃肠引流等损失大多继续存在，导致体液继续丢失，应及时补充以免造成新的累积损失。丢失量依据原发病和病情而不同，应予评估后补充。

3）补充生理需要量：一般按每代谢 100kcal 热量需要 100 ~ 150ml 水计算，年龄越小，需水相对越多。生理需要量应尽量口服补充。

如脱水纠正，第 2 天以后补充继续损失量和生理需要量。

（3）补钙、补镁治疗：补液过程中如出现惊厥、手足搐搦，可用 10% 葡萄糖酸钙加等量葡萄糖液缓慢推注。补钙后手足搐搦不改善或加重，提示可能是因为低镁血症，可测定血镁浓度及肌注补充。

（4）药物治疗：包括控制感染、肠道微生态疗法、肠黏膜保护剂、抗分泌治疗和补锌治疗，避免使用止泻剂。

2. 迁延性和慢性腹泻治疗　迁延性、慢性腹泻常伴有营养不良和其他并发症，病情较为复杂，应积极寻找病因，采取综合治疗措施，切忌滥用抗生素，避免顽固的肠道菌群失调。治疗措施包括饮食调整、有双糖不耐受者给予不含乳糖或去乳糖配方奶、过敏性腹泻应回避过敏食物或采用游离氨基酸或水解蛋白配方饮食、肠黏膜受损者给予要素饮食、必要时静脉营养、药物治疗（包括有感染依据使用抗生素、补充微量元素和维生素、应用微生态调节剂和肠黏膜保护剂等），可同时辅以中医治疗。

【附】 口服补液盐（oral rehydration salts,ORS）

ORS 是世界卫生组织推荐用以治疗急性腹泻合并脱水的一种溶液，其机制是由于小肠上皮细胞刷状缘的膜上存在着 Na^+-葡萄糖共同载体，可使 Na^+-葡萄糖同时与载体结合并同时转运（偶联转运），增加了钠和水的吸收。ORS 一般适用于轻度或中度脱水无严重呕吐者。患儿极度疲劳、昏迷或昏睡、腹胀者不宜用 ORS。在用于补充继续损失量和生理需要量时，ORS 需适当稀释。

第六节 小儿呼吸道感染性疾病

急性呼吸道感染性疾病在小儿呼吸系统疾病中最常见，约占儿科门诊的 60% 以上，住院患儿中，上、下呼吸道感染占 60% 以上，绝大部分为肺炎。

小儿呼吸道的解剖、生理、免疫特点与其易患呼吸道疾病密切相关。小儿气道狭窄、黏膜柔嫩、血管丰富，同时小儿呼吸道的非特异性和特异性免疫功能均较差，故小儿易患呼吸道感染且感染后容易导致局部蔓延。

一、急性上呼吸道感染

急性上呼吸道感染（acute upper respiratory infection,AURI）是由各种病原引起的上呼吸道的急性感染，是小儿最常见的疾病。该病主要侵犯鼻、鼻咽和咽部，根据主要感染部位的不同可诊断为急性鼻炎、急性咽炎、急性扁桃体炎等。导致急性上呼吸道感染的病原体中 90% 以上为病毒，病毒感染后可继发细菌感染。婴幼儿时期由于上呼吸道的解剖特点和免疫特点易患本病。儿童有营养性疾病，如维生素 D 缺乏性佝偻病、锌或铁缺乏症等，或有免疫缺陷病、被动吸烟、护理不当、气候改变和环境不良等因素，易反复发生上呼吸道感染或使病程迁延。

【临床表现】

由于年龄、体质、病原体及病变部位的不同，病情的缓急、轻重程度也不同。年长儿症状较轻，婴幼儿则较重。

1. 局部症状 鼻塞、流涕、喷嚏、干咳、咽部不适和咽痛等，多于 3~4 天自然痊愈。

2. 全身症状 发热、烦躁不安、头痛、全身不适、乏力等，部分患儿有食欲缺乏、呕吐、腹痛腹泻等消化道症状。体检可见咽部充血、扁桃体肿大，有时可见下颌淋巴结肿大，肺部听诊一般正常。肠道病毒感染者可见不同形态的皮疹。

3. 特殊类型 疱疹性咽峡炎和咽结膜热是 2 种特殊类型的上呼吸道感染。

（1）疱疹性咽峡炎：病原体为柯萨奇病毒 A 组，好发于夏秋季，起病急，有高热、咽痛、流涎、厌食和呕吐。体格检查可见咽部充血、在咽腭弓、软腭等黏膜上见多个 2~4mm 大小灰白色的疱疹，周围有红晕，1~2 天后破溃形成溃疡，病程约 1 周左右。

（2）咽结膜热：病原体为腺病毒 3、7 型，以发热、咽炎、结膜炎为特征，好发于春夏季。临床表现为高热、咽痛、眼部刺痛。体检发现咽部充血、可见白色点块状分泌物，周边无红晕，可见一侧或双侧滤泡性眼结膜炎。病程 1~2 周。

4. 并发症 以婴幼儿多见，病变若向邻近器官组织蔓延可引起中耳炎、鼻窦炎、咽后壁脓肿、扁桃体周围脓肿、颈淋巴结炎、喉炎、支气管炎和肺炎等。年长儿若患 A 组 β 溶血性链球菌咽峡炎，以后可引起急性肾小球肾炎和风湿热。

【诊断】

依据临床表现可作出诊断，但需要鉴别流行性感冒、急性传染病早期、急性阑尾炎和过敏性鼻炎。

辅助检查有助于鉴别病原性质。

（1）病毒感染：外周血白细胞计数正常或偏低，中性粒细胞减少，淋巴细胞计数相对增高。病毒分离和血清学检查可明确病原。应用免疫荧光等分子生物学技术对病原作出早期诊断。

（2）细菌感染：外周血白细胞可增高，中性粒细胞增高，在使用抗菌药物前行咽拭子培养可发现致病菌。C-反应蛋白（CRP）和降钙素原（PCT）有助于鉴别细菌感染。

【治疗原则】

病毒所致者有自限性，防止交叉感染及并发症，注意休息、多饮水，居家通风。可早期使用抗病毒药物如利巴韦林，如为流感病毒感染可用磷酸奥司他韦。部分中药制剂有一定的抗病毒疗效。如为细菌性上呼吸道感染或继发细菌感染者可选用抗生素治疗。对症治疗包括高热时给予对乙酰氨基酚或布洛芬退热、发生高热惊厥给予镇静、止惊治疗。

二、急性支气管炎

急性支气管炎（acute bronchitis）是指由于各种致病原引起的支气管黏膜感染，气管常同时受累，故称为急性气管支气管炎（acute tracheobronchitis）。常继发于上呼吸道感染或为急性传染病的一种表现。婴幼儿多见。病原可为各种病毒或细菌，或为混合感染。免疫功能低下、特应性体质、营养障碍、佝偻病和支气管结构异常等均为本病的危险因素。

【临床表现】

大多先有上呼吸道感染症状，之后以咳嗽为主要症状，初为干咳，以后有痰。婴幼儿症状较重，常有发热、呕吐及腹泻等。一般无全身症状，双肺呼吸音粗糙，可有不固定的散在的干啰音和粗中湿啰音。婴幼儿有痰不易咳出，可在咽喉部或肺部闻及痰鸣音。

【诊断】

根据呼吸道症状和肺部体征作出诊断。病毒感染者外周血白细胞可不高。细菌感染时外周血白细胞可增高，CRP和PCT增高。

【治疗原则】

1. 一般治疗 同上呼吸道感染，经常变换体位，多饮水，使呼吸道分泌物易于咳出。

2. 控制感染 由于病原体多为病毒，一般不采用抗生素。如疑有细菌感染，可用β内酰胺类抗菌药物，如为支原体感染则选用大环内酯类抗菌药物。

3. 对症治疗 应使痰易于咳出，可使用祛痰药，不主张用镇咳剂。平喘可予雾化吸入沙丁胺醇等β2受体激动剂。喘息严重者可短期使用糖皮质激素3~5天。有过敏体质者可酌情使用抗过敏药。

三、支气管肺炎

支气管肺炎（bronchopneumonia）是累及支气管壁和肺泡的炎症，为儿童时期最常见的肺炎。2岁以内儿童多发。一年四季均可发病。有营养不良、维生素D缺乏性佝偻病、先天性心脏病等并存症及低出生体重儿、免疫缺陷者易发生本病。最常见的病因为细菌和病毒感染，或为细菌和病毒混合感染。发达国家儿童肺炎以病毒感染为主，发展中国家则以细菌为主。细菌感染中以肺炎链球菌多见，近年来支原体、衣原体和流感嗜血杆菌感染有增加趋势。病原体常由呼吸道入侵，少数经血行入肺。

由于支气管、肺泡炎症引起通气和换气障碍，导致低氧血症和二氧化碳潴留，并由此产生一系列病理生理改变，包括：呼吸功能不全、酸碱平衡失调及电解质紊乱，器官系统功能改变包括心血管系统、神经系统和胃肠道功能。

461

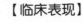

【临床表现】

1. 主要症状 ①发热:多为不规则发热,但新生儿和重度营养不良患儿体温可不升。②咳嗽:早期多为干咳,恢复期有痰。③气促:多在发热和咳嗽后出现。④全身症状:包括精神不振、食欲减退、轻度腹泻或呕吐。

2. 体征 患儿可有呼吸增快、伴有鼻翼扇动和吸气性凹陷;重者口周、鼻唇沟和指(趾)端发绀;肺部啰音早期不明显,随后可闻及固定的中细湿啰音。

3. 重症肺炎的表现 除了常见症状体征外,可有其他系统功能的改变。

(1)心血管系统:可出现心肌炎、心包炎和心力衰竭。当合并心力衰竭时,患儿表现为安静状态下呼吸心率突然加快、突然出现极度烦躁不安和发绀、苍白或面色发灰,心音低钝、奔马律,可有颈静脉怒张,肝脏迅速增大,可有少尿、无尿和眼睑及下肢水肿。

(2)神经系统:可出现缺氧中毒性脑病,表现为烦躁、凝视、昏睡或昏迷、瞳孔对光反射迟钝、呼吸节律不齐、可有脑膜刺激征阳性等。脑脊液检查除了脑压增高外,其他均正常。

(3)消化系统:可发生中毒性肠麻痹,表现为呕吐、腹胀。

(4)抗利尿激素异常分泌综合征(SIADH):因抗利尿激素分泌增加可出现低钠血症。

(5)DIC:可表现为血压下降、四肢凉、皮肤黏膜及胃肠道出血。

4. 并发症 肺炎如未能及时治疗或病原体致病力强,可引起并发症如脓胸、脓气胸、肺大疱、肺不张等。

【诊断】

1. 病史 多为急性起病,发病前数天多先有上呼吸道感染。

2. 症状和体征 主要临床症状有发热、咳嗽、气促、肺部固定中细湿啰音。

3. 辅助检查

(1)外周血检查:①白细胞检查:细菌性肺炎的白细胞计数增高,中性粒细胞增多,可有核左移,细胞质有中毒颗粒。病毒性肺炎的白细胞计数大多正常或偏低,淋巴细胞增高或出现异型淋巴细胞。②C-反应蛋白(CRP):细菌感染时血清 CRP 多升高,非细菌感染时升高不明显。③降钙素原(PCT):细菌感染时可升高,抗菌药物治疗有效时可迅速下降。

(2)病原学检查

1)细菌学检查:采集气管吸取物、肺泡灌洗液、胸腔积液、脓液和血标本做细菌培养和鉴定,同时进行药物敏感试验,亦可做涂片染色镜检进行初筛试验。其他可采取血清学检测肺炎链球菌荚膜多糖抗体水平,荧光多重 PCR 检测细菌特异基因。

2)病毒学检查:通过感染的肺组织、支气管肺泡灌洗液、鼻咽分泌物进行病毒培养、分离。其他方法包括免疫荧光试验(IFA)、酶联免疫吸附试验(ELISA)、病毒特异性抗体(包括单克隆抗体)免疫荧光技术、免疫酶法或放射免疫等进行特异性抗原或抗体检测;聚合酶链反应(PCR)、逆转录 PCR 等技术检测病毒基因片段。

3)其他:①肺炎支原体(mycoplasma pneumoniae,MP):冷凝集试验(≥1∶32 为阳性标准)进行初筛,特异性诊断方法包括 MP 分离培养或特异性 IgM 和 IgG 抗体测定。②衣原体:引起肺炎的衣原体为沙眼衣原体(chlamydia trachomatis,CT)、肺炎衣原体(chlamydia pneumonia,CP)和鹦鹉热衣原体。细胞培养用于诊断 CT 和 CP。直接免疫荧光或吉姆萨染色法可检查 CT。其他方法有酶联免疫吸附试验、放射免疫电泳法检测双份血清特异性抗原或抗体,核酸探针及 PCR 技术检测基因片段。③嗜肺军团菌:血清特异性抗体测定是目前临床诊断嗜肺军团菌感染最常用的实验室证据。

(3)胸部 X 线检查:早期胸片提示肺纹理增强,透光度降低,以后两下肺野、中内带出现大小不等的点状或小斑片状影,或融合成大片状阴影,甚至波及节段。可有肺不张、肺气肿。伴发脓胸时,患侧肋膈角变钝,如积液多呈现反抛物线状阴影,并发脓气胸时患侧胸腔可见液平面。伴发肺大疱时可见完整薄壁、无液平面的大疱。如病灶难以鉴别必要时可考虑行胸部 CT 检查。

【治疗原则】

1. 一般治疗 注意休息,居室通风,加强营养,经常变换体位减少肺部淤血,促进炎症吸收。注意防止交叉感染。

2. 抗感染治疗

(1)明确为细菌感染或病毒感染继发细菌感染者应使用抗菌药物,抗菌药物使用的原则:①有效安全。②在使用抗菌药物前应采集合适的呼吸道分泌物或血标本进行细菌培养和药物敏感试验。③选用的药物在肺组织中应有较高的浓度。④轻症患儿口服抗菌药物有效且安全,对重症肺炎或因呕吐等致口服难以吸收者,可考虑胃肠道外抗菌药物治疗。⑤适宜剂量、合理疗程。⑥重症患儿宜静脉联合用药。

(2)抗病毒治疗可选用利巴韦林或 α- 干扰素。若为流感病毒,可用磷酸奥司他韦。部分中药制剂有一定抗病毒疗效。

3. 对症治疗 如有缺氧给予氧疗,保持气道通畅,雾化吸入有助于解除支气管痉挛。如有腹胀注意有否低钾血症并予以纠正。缺氧中毒性肠麻痹时应禁食并进行胃肠减压。其他对症治疗包括高热时退热、祛痰等。

4. 其他 如有严重喘憋、呼吸衰竭、全身中毒症状明显、感染中毒性休克、脑水肿、胸腔短时间内较大量渗出等严重情况可短期应用糖皮质激素。如合并心力衰竭、缺氧中毒性脑病、SIADH、脓胸和脓气胸等予以相应的治疗。注意治疗佝偻病、营养不良、贫血等。重症患儿可酌情给予血浆和静脉注射用丙种球蛋白的治疗。

第七节　先天性心脏病

先天性心脏病(congenital heart disease,CHD)是胎儿期心脏及大血管发育异常所致的先天性畸形,发生原因与遗传、母体和环境因素有关。

根据左右两侧及大血管之间有无分流可将先天性心脏病分为 3 类:①左向右分流型(潜伏发绀型)。由于体循环压力高于肺循环,故平时不出现发绀,当剧哭、屏气或任何病理情况下使肺动脉或右心室压力增高并超过左心压力时,则可使血液自右向左分流而出现暂时性发绀,如室间隔缺损、房间隔缺损和动脉导管未闭。由于体循环缺血,生长发育受限,同时由于肺循环血量增加,易导致反复呼吸道感染。②右向左分流型(发绀型)。某些原因(如右心室流出道狭窄)致使右心压力增高并超过左心,使血流经常从右向左分流,或因大动脉起源异常,使大量静脉血流入体循环,可出现持续性发绀,如法洛四联症和大动脉转位等。③无分流型(无发绀型)。即心脏左、右两侧或动、静脉之间无异常通路或分流,如肺动脉狭窄和主动脉缩窄等。

【临床表现】

1. 房间隔缺损(ASD) 缺损小的可无症状。由于肺循环血量增多和体循环血量不足,常见生长发育迟缓、面色苍白、乏力、多汗、活动后气促,易反复发生呼吸道感染。体征:心脏增大、前胸饱满,搏动活跃,听诊第一心音亢进,肺动脉第二心音增强,第二心音固定分裂,胸骨左缘第 2 肋间可闻及 Ⅱ ～ Ⅲ级喷射性收缩期杂音。晚期由于肺动脉高压导致右向左分流时出现发绀。

2. 室间隔缺损(VSD) 是最常见的先天性心脏病。小缺损可无症状。由于肺循环血量增多和体循环血量不足,常见生长迟缓、体重不增、喂养困难、气促、多汗、乏力、易反复呼吸道感染和发生心力衰竭,肺动脉扩张压迫喉返神经可引起声嘶。体征:心脏搏动活跃,胸骨左缘第3、4肋间可闻及Ⅲ～Ⅳ级粗糙的全收缩期杂音,可向四周广泛传导,可扪及震颤;心尖区可闻及二尖瓣相对狭窄的舒张中期杂音。晚期由于肺动脉高压导致右向左分流时出现发绀。

3. 动脉导管未闭(PDA) 为出生后导管未能按时关闭而持续开放所致,动脉导管细小者可无症状。导管粗者可有咳嗽、气促、喂养困难、体重不增、生长发育落后。体征:胸骨左缘上方连续性"机器样"杂音,常伴震颤,杂音向左锁骨下、颈部和背部传导;肺动脉瓣区第二心音增强;脉压增宽,出现周围血管体征:水冲脉、毛细血管搏动。晚期由于肺动脉高压导致右向左分流时,肺动脉血流逆向分流至降主动脉,患儿出现差异性发绀,即下半身发绀,左上肢轻度发绀,右上肢正常。

4. 法洛四联症(TOF) 是婴儿期后最常见的发绀型先天性心脏病,由4种畸形组成:右心室流出道梗阻、室间隔缺损、主动脉骑跨和右心室肥厚。

(1)症状:①发绀:出现时间和程度与肺动脉狭窄程度有关,活动啼哭时加重。②蹲踞:行走、游戏时患儿常主动下蹲片刻。蹲踞时静脉回心血量减少,减轻心脏负担,同时体循环阻力增加,使右向左分流量减少,缓解缺氧症状。③杵状指:长期缺氧使指(趾)端膨大所致。④阵发性缺氧发作:吃奶或哭闹时突然呼吸困难,严重者昏厥、抽搐甚至死亡,是由于肺动脉漏斗部在狭窄的基础上出现肌部痉挛所致。

(2)体征:心前区略隆起,胸骨左缘第2～4肋间可闻及Ⅱ～Ⅲ级粗糙喷射性收缩期杂音,肺动脉第二心音减弱,肺动脉狭窄严重或在阵发性呼吸困难发作时可听不到杂音。

【诊断】

1. 症状和体征 根据患儿有喂养困难、气促、多汗、生长发育落后、反复呼吸道感染甚至并发心力衰竭,或出生后不久有发绀、蹲踞等及心脏杂音,临床应考虑为先天性心脏病。

2. 辅助检查 通过X线检查、心电图和心脏超声检查,多能明确不同类型的先天性心脏病(表16-2),少数需要磁共振或计算机断层扫描等。

表16-2 常见类型的先天性心脏病的辅助检查特点

疾病	X线检查	心电图检查	心脏超声检查
ASD	右心房、右心室增大,肺动脉段突出,主动脉结小,肺野充血	右心室增大伴不完全性右束支传导阻滞	可明确缺损的位置和大小
VSD	左右心室增大,肺动脉段明显突出,主动脉弓影小,肺野充血明显	左心室不同程度的肥厚	可明确解剖定位和大小
PDA	左心室增大,心尖向下扩张,左心房轻度增大。肺动脉段突出,肺门血管影增粗,肺野充血	不同程度左心室肥大,电轴左偏	可探查到未闭合的动脉导管对诊断极有帮助
GTOF	心影呈"靴形",肺动脉段凹陷,肺门血管影缩小,两肺纹理减少,透亮度增加;年长儿侧支循环形成,肺野可呈网状纹理	右心室肥大,狭窄严重者右心房肥大,电轴右偏	可判断主动脉骑跨程度

【治疗原则】

1. ASD 小型继发孔型房间隔缺损4岁内有15%自然闭合,不能闭合者需要介入或手术修补治疗。

2. VSD 中小型缺损可门诊随访至学龄前期,有自然闭合可能;大中型缺损和有难以控制的充血性心力衰竭,肺动脉压力持续升高,或年长儿合并主动脉瓣脱垂或反流等应及时手术治疗。

3. PDA 不同年龄、不同大小的 PDA 均应及时手术或介入方法予以关闭。早产儿动脉导管未闭的处理视分流大小、呼吸窘迫综合征情况而定,有症状者,生后 1 周内应用药物关闭,必要时手术治疗。

4. TOF 轻症患者可考虑 5～9 岁行一期根治手术,重症患儿可先行姑息手术,待一般情况改善,肺血管发育好转后行根治手术。缺氧发作时吸氧、静脉注射去氧肾上腺素或普萘洛尔。

第八节 先天性甲状腺功能减退症

先天性甲状腺功能减退症(congenital hypothyroidism),是由于甲状腺激素合成不足或其受体缺陷所致的一种疾病,分为原发性(由于甲状腺本身疾病所导致)和继发性(由于垂体或下丘脑病变所致者)。甲状腺素的主要功能包括:产热;促进生长发育及组织分化;调节蛋白质、糖、脂肪的代谢;促进神经系统的发育及功能调节;促进消化;增强 β - 肾上腺素能受体对儿茶酚胺的敏感性使心率增快、心输出量增加等。

根据病因分为两类:①散发性:系先天性甲状腺发育不良、异位或甲状腺激素合成途径中酶缺陷、及甲状腺或靶器官反应低下、下丘脑-垂体病变所造成,也可由于母亲服用抗甲状腺药物通过胎盘影响胎儿所致。②地方性:多因孕妇饮食缺碘,致使胎儿在胚胎期即因碘缺乏而导致甲状腺功能减退。

【临床表现】

甲状腺功能减退症的主要临床特征包括智能落后、生长发育迟缓和生理功能低下。症状出现的时间及轻重程度与患儿残留甲状腺的分泌功能有关。

1. 新生儿期 多为过期产和大于胎龄儿,主要症状有胎便排出延迟、腹胀、反复便秘、脐疝、生理性黄疸延长、睡眠多、反应低下、肌张力低、哭少及哭声粗哑、低体温、肢端凉等。

2. 典型症状 多在半年后出现。

(1)特殊面容:头大、颈短、皮肤粗糙,毛发稀疏、无光泽,面部黏液水肿、眼睑水肿、眼距宽、鼻梁低平、唇厚、舌厚大、常伸出口外。患儿身材矮小,躯干长而四肢短小,腹部膨隆,常有脐疝。

(2)神经系统症状:智能发育低下,表情呆板、淡漠,神经反射迟钝;运动发育障碍。

(3)生理功能低下:精神差、安静少动、对周围事物反应少、嗜睡、食欲缺乏、声音低哑,体温低而怕冷,脉搏、呼吸缓慢、心音低钝、肌张力低,腹胀、便秘等。

3. 地方性甲状腺功能减退症 因在胎儿期孕母缺碘而不能合成足量甲状腺激素,影响其中枢神经系统发育,临床表现为两种不同的形式,但可交叉重叠:"神经性"综合征以共济失调、痉挛性瘫痪、聋哑、智能低下为特征,但甲状腺功能正常或轻度减低;"黏液水肿性"综合征有显著的生长发育和性发育落后、黏液性水肿、智力低下,血清 T_4 降低,TSH 增高。约 25% 患儿有甲状腺肿大。

4. TSH 和 TRH 分泌不足 患儿常保留部分甲状腺激素分泌功能,临床症状较轻,常有其他垂体激素缺乏的症状如低血糖、小阴茎、尿崩症等。

【诊断】

1. 症状体征 根据相应的临床症状和体征,应考虑本病。

2. 辅助检查 血清 T_4 降低、TSH 明显升高即可确诊。T_3 浓度可降低或正常。X 线检查提示患儿骨龄常明显落后。新生儿筛查是在生后 2～3 天时采末梢血制成干血滴纸片检测 TSH 浓度,属于初筛检查,可疑者再检测 T$_4$、TSH 确诊。筛查已列入"母婴保健法"。

【治疗原则】

应早期确诊,尽早治疗,避免脑损害。一旦确诊,终身用甲状腺素制剂。

第九节 遗传性疾病

一、苯丙酮尿症

苯丙酮尿症(phenylketonuria,PKU)是最常见的氨基酸代谢缺陷病,是因苯丙氨酸羟化酶基因突变导致酶活性降低,苯丙氨酸及代谢产物在体内蓄积所致。属常染色体隐性遗传病。由于苯丙氨酸羟化酶活性低,不能将苯丙氨酸转化为酪氨酸,旁路代谢增强,大量集聚的苯丙氨酸及其旁路代谢产物如苯丙酮酸、苯乳酸、苯乙酸等可造成脑损伤,同时这些物质从尿液中排出致特殊尿味(鼠尿味),此外,由于黑色素形成受阻,导致皮肤、毛发色素变浅。

【临床表现】

患儿出生时正常。大多在 3~6 个月出现症状,并逐渐加重,1 岁时症状明显,以神经系统症状最为突出,智能发育落后,有行为异常如多动、孤僻、兴奋不安等,有癫痫小发作,可有肌张力增高、腱反射亢进。由于黑色素合成不足,皮肤白皙、头发由黑变黄。尿液和汗液有鼠尿臭味。

【诊断】

1. 症状体征 根据智力落后、头发由黑变黄、特殊体味和血苯丙氨酸升高并排除四氢生物蝶呤缺乏症即可确诊。

2. 辅助检查

(1)新生儿疾病筛查:新生儿哺乳 3~7 天,采集足跟血,滴于专用滤纸上,如苯丙氨酸浓度大于切割值,应进一步检查。

(2)苯丙氨酸浓度测定:正常浓度 <120μmol/L,经典型 PKU >1200μmol/L。

(3)尿蝶呤图谱分析:用于 BH$_4$ 缺乏症的鉴别诊断。

(4)DNA 分析:通过基因突变检测进行基因诊断和产前诊断。

【治疗原则】

一旦确诊立即治疗,年龄愈小,治疗效果愈好。婴儿可给低苯丙氨酸配方奶;较大婴儿和儿童可加入牛奶、粥、面、蛋等,添加食品以低蛋白、低苯丙氨酸为原则。低苯丙氨酸饮食治疗至少持续到青春期,终生治疗更有益。

二、唐氏综合征

唐氏综合征又称为 21-三体综合征,亦称先天愚型,是人类最早被确定的染色体病,在活产婴儿中发生率约为 1:1000~1:600,母亲年龄越大,发生率越高。其发生主要是由于亲代之一的生殖细胞在减数分裂形成配子时,或受精卵在有丝分裂时,21 号染色体发生不分离,胚胎体细胞内存在一条额外的 21 号染色体。

【临床表现】

本病主要特征为智力落后、特殊面容和生长发育落后,并可伴发多种畸形。严重程度随异常细胞核型所占百分比而异。

1. 特殊面容 出生时即有明显的特殊面容,表情呆滞。眼裂小、眼距宽,眼外侧上斜,有内眦赘皮,外耳小,硬腭窄小,舌常伸出口外,流涎多;头小、前囟大且关闭延迟。常呈嗜睡和喂养困难。

2. 智能落后 这是本病最突出的表现。患儿有不同程度的智能发育障碍。随年龄增长,其智力低下表现逐渐明显。

3. 生长发育迟缓 出生时身长和体重较正常儿低,生后体格发育落后,身材矮小,骨龄落后于年龄,出牙迟且常错位;四肢短,韧带松弛,关节可过度弯曲,手指粗短,小指向内弯曲;肌张力低。

4. 伴发畸形 多数男性隐睾、女性无月经。50% 伴有先天性心脏病,其他如消化道畸形、先天性甲状腺功能减退症、急性淋巴细胞白血病的发生率也明显增高,常在 30 岁以后出现早老性痴呆症状。

5. 特殊皮纹 通贯手,轴三角的 atd 角大于 45°,第 4、5 指桡箕增多。

【诊断】

1. 产前筛查 孕期唐氏筛查测定孕妇血清中 β-绒毛膜促性腺激素(β-HCG)、甲胎蛋白(AFP)、游离雌三醇(FE_3),根据结果并结合孕妇年龄,计算出本病的危险度,对于高危孕妇行羊水穿刺作出最终诊断,预防唐氏综合征患儿的出生。

2. 临床特点 典型患儿根据特殊面容、智能与生长发育落后等特点考虑该病。

3. 染色体核型分析作为确诊诊断。

(1)标准型(占95%):核型为47,XX 或 XY,+21,患儿体细胞染色体为47 条,有 1 条额外的 21 号染色体。

(2)易位型(约占2.5%~5%):总染色体为46 条,其中一条是额外的 21 号染色体的长臂与一条近端着丝粒染色体长臂形成的易位染色体,易位常见于 13 号和 14 号染色体。例如核型可为:46,XX(或 XY),-14,+t(14q21q)。

(3)嵌合体型(约占2%~4%):患儿体内有 2 种细胞系,一种为正常细胞,另一种为 21-三体细胞。核型为 46,XY(或 XX)/47,XY(或 XX),+21。

4. 荧光原位杂交 以 21 号染色体的相应部位序列作为探针,与外周血中的淋巴细胞或羊水细胞进行杂交,可快速准确地进行诊断。

【治疗原则】

目前无有效治疗方法。采用综合措施包括医疗和社会服务对患者进行长期耐心的教育。

(陈玉君)

第十七章
口 腔 疾 病

口腔医学是现代医学中的重要内容之一,也是生命科学重要组成部分。我国口腔医学的范围包括眼裂以下、肩胛骨以上、耳屏之前、鼻翼之后,唇之内、咽之外的口腔颌面部区域。作为一级学科,包含了口腔颌面外科学、口腔黏膜病学、牙体牙髓病学、牙周病学、口腔矫形学、口腔正畸学、口腔预防学、儿童口腔学、口腔病理学、口腔影像学、综合口腔医学、口腔工艺学等12门口腔临床学科;以及口腔解剖学、口腔生理学、口腔微生物学、口腔药理学、口腔材料学、口腔分子生物学、口腔循证医学、口腔力学、口腔美学等9门口腔基础学科。

口腔疾病包括牙颌系统,骨骼系统等硬组织疾病和黏膜、皮肤、肌肉、淋巴、神经、腺体等软组织疾病以及先天性、遗传性疾病、全身性疾病在口腔颌面部的表征等。其中,牙体牙髓病、牙周组织病、口腔黏膜病是人群中最常见和多发的疾病。因此本章着重介绍这些口腔疾病。

第一节　牙体牙髓病

牙体牙髓病是指发生在牙体硬组织及牙髓的疾病,主要有包括龋病、牙髓病和根尖周病。

一、龋　　病

龋病(dental caries)俗称蛀牙,是细菌性疾病,如不及时治疗,病损可持续发展为牙髓炎和根尖周炎,甚至能引起牙槽骨和颌骨炎症。龋病的特点是发病率高,分布广,是口腔主要的常见病,也是人类最普遍的疾病之一,世界卫生组织已将其与肿瘤和心血管疾病并列为人类三大重点防治疾病。

目前公认的龋病病因学说是四联因素学说,主要包括细菌、口腔环境、宿主和时间。致龋性食物糖(特别是蔗糖和精制碳水化合物)紧附于牙面,由唾液蛋白形成获得性膜,不仅得以牢固地附着于牙面,而且在适宜温度下,有足够的时间在菌斑深层产酸,侵袭牙齿,使之脱矿,进而破坏有机质,产生龋洞。

【临床表现】

1. 好发部位　牙齿的窝沟、邻接面和牙颈部。

2. 好发牙位　龋病的牙位分布往往是左右对称,下颌牙多于上颌牙,后牙多于前牙,下颌前牙患龋率最低。

3. 龋坏程度　临床上可有色、形、质的变化。根据龋坏程度可分为浅龋、中龋、深龋三个阶段(图17-1):

(1)浅龋:龋损局限于釉质。初期于平滑面表现为脱矿所致的白垩色斑块,以后因着色而呈黄褐色,窝沟处则呈浸墨状弥散,一般无明显龋洞,仅探诊时有粗糙感,后期可出现局限于釉质的浅洞,无自觉症状,探诊也无反应。

(2)中龋:龋损已达牙本质浅层,临床检查有明显龋洞,可有探痛,对外界刺激如冷、热、甜、酸和食物嵌入等可出现疼痛反应,当刺激原去除后疼痛立即消失,无自发性痛。

(3)深龋:龋损已达牙本质深层,一般表现为大而深的龋洞,或入口小而深层广泛的破坏,对外界刺激反应较中龋重,但刺激原去除后,仍可立即止痛,无自发性痛。

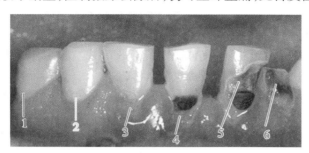

图 17-1　龋齿

1. 正常牙体形态;2. 白垩色龋斑,无自觉症状。有色素沉着,探诊粗糙感,无痛。
3. 浅龋:龋洞形成;4. 中龋:龋病累及牙本质浅层,可有探诊敏感、温度或化学性刺激痛;5. 深龋:探之有明显龋洞且疼痛,温度或化学性激发痛明显;6. 长期龋坏:造成牙体组织的明显缺损

4. 龋病分型

(1)慢性龋:一般均进展缓慢,多见于成人;

(2)急性龋:多见于儿童、青少年、孕妇或健康状况不佳者,疗程短而进展快,软龋较多;

(3)静止性龋:由于局部致龋因素消除,而致龋损进展非常缓慢或完全停止;

(4)继发性龋:多见于龋病治疗过程中龋坏组织未去净或修复体边缘不密合,形成裂隙以致再次发生龋坏。

【治疗原则】

龋病治疗的目的在于终止病变过程,恢复牙齿的固有形态和功能。

1. 药物治疗　药物治疗是在磨除龋坏的基础上,应用药物抑制龋病发展的方法,适用于恒牙尚未成洞的浅龋,乳前牙的浅、中龋洞。常用药物包括氨硝酸银和氟化钠等。

2. 充填术　对已形成实质性缺损的牙齿,充填术是目前应用最广泛且成效较好的方法,充填材料主要有银汞合金和复合树脂。

二、牙　髓　病

牙髓病(dental pulp disease)是牙髓组织的疾病,包括牙髓炎、牙髓坏死和牙髓退行性变。由于牙髓组织处于牙体硬组织中,只通过根尖孔、副根管与外界联系,牙髓急性炎症时,血管充血、渗出物积聚,导致髓腔内压力增高,使神经受压,同时又有炎性渗出物的刺激因而牙痛极为剧烈。

1. 微生物感染　细菌是牙髓病最重要的致病因素,主要是兼性厌氧菌和专性厌氧杆菌,如链球菌、放线菌、乳杆菌等。细菌可通过牙体缺损处、牙周、血源(十分罕见)感染。

2. 化学刺激　对龋病的治疗在制洞后需要消毒用药,可能致牙髓刺激;或充填材料刺激。

3. 物理刺激

(1)温度刺激:制洞时如使用气涡轮机必须喷水降温,否则会导致牙髓充血、出血,引起炎症。

（2）电流刺激：口腔内如有两种不同金属的修复物接触，通过唾液可产生电位差，对牙髓有一定刺激。

（3）气压变化的影响：在高空飞行或深水潜泳时，气压变化可导致牙髓病变急性发作。

（4）创伤：如糖尿病等可引起牙髓退行性变，肿瘤亦可波及牙髓等。

【临床表现】

牙髓病可分为可复性牙髓炎、不可复性牙髓炎（急性牙髓炎、慢性牙髓炎、逆行性牙髓炎）、牙髓钙化、牙髓坏死与牙内吸收。

急性期疼痛剧烈难忍，特点是自发痛、阵发痛、夜间痛。还可出现持续性跳痛、放射痛，可至耳颞部，明显影响患者的睡眠和正常生活。

临床检查时，患者不能准确指出牙位。可有龋损或充填物，牙髓可有活力。无叩痛。温度、化学刺激、机械压力可激发疼痛。可有穿髓及牙髓息肉。有牙髓变性坏死者，除了牙变色外多无症状，与温度刺激无关。牙髓坏疽者，开髓时可闻及臭味，牙髓无活力。牙髓变性后，可因形成的牙髓石转位引起疼痛，也可放射至头面部，类似三叉神经痛。

【治疗原则】

牙髓炎的牙齿应施行手术摘除牙髓，达到保存患牙的目的。

1. 急性牙髓炎最有效的治疗措施是立即打开髓腔引流，使炎症产物和脓液流出，降低髓腔内压力，能够迅速缓解疼痛。

2. 慢性牙髓炎急性发作应急处理后，需采用根管治疗术。

3. 逆行性牙髓炎采用去髓术合并牙周治疗。

4. 对牙根尚未发育完全的年轻恒牙，可采用牙髓切髓术，保留牙乳头，有利于牙根的形成。

三、根尖周病

根尖周病（periapical disease）是指发生在牙根尖周围组织的牙骨质、根尖周围牙周膜和牙槽骨等的疾病。

引起牙髓病和根尖周病的原因主要有细菌感染、物理和化学刺激以及免疫反应等，其中细菌感染是导致牙髓病和根尖周病的主要因素。

【临床表现】

分为急性根尖周炎和慢性根尖周炎两大类。

（一）急性根尖周炎

急性根尖周炎按炎症发展过程可分为：

1. 急性浆液性根尖周炎 早期根尖部牙周膜内充血、血管扩张、血浆渗出。此时，因根尖部压力使牙齿向外移行，患者感觉牙齿伸长，咬合不适或轻微咬合痛，患牙用力咬紧时由于根尖部血液被挤向四周，症状可暂时缓解。随着病情发展，尖周膜腔内压力显著增高，患牙伸长感加重，轻度松动，患者不敢对牙合，并有持续性、能定位的自发痛。叩诊检查剧痛，根尖部牙龈轻度红肿、压痛。

2. 急性化脓性根尖周炎 多由急性浆液性尖周炎发展而来，也可由慢性尖周炎急性发作引起。表现为根尖周牙周膜破坏溶解，脓液积聚。故又称为急性根尖脓肿或急性牙槽脓肿。积聚在根尖周的脓液常沿阻力小的部位排出：①脓液经根尖孔进入髓腔；②脓液经牙周间隙引流；③脓液经骨髓扩散，甚至穿破颌骨骨密质板，形成骨膜下脓肿，由于骨膜与骨面剥离而极为疼痛。若骨膜被溶解，便形成黏膜或皮下脓肿。破溃后形成龈窦道或皮肤窦道，转为慢性根尖周炎。

脓液进入髓腔时，疼痛呈持续性、搏动性，非常剧烈。患牙松动严重，触、叩痛明显。牙龈及面部肿胀。根端红肿压痛。牙伸长感,患者不敢对牙合,头痛,体温升高,烦躁,痛苦面容,相关淋巴结肿大、压痛。形成黏膜下脓肿后,由于颌骨内部压力降低,疼痛明显减轻,但软组织水肿仍明显。若自行破溃,则流脓。从炎症开始至形成黏膜下脓肿 3~5 日。

(二)慢性根尖周炎

1. 根尖肉芽肿 根尖周病损区骨组织破坏,被肉芽组织所替代。X 线片显示根尖周有边界清晰的圆形或椭圆形稀疏区。患者一般无自觉症状,或感咀嚼不适,咬合无力,叩诊有异样感,牙可变色,牙髓活力试验阴性,根尖肉芽肿可维持较长时间相对稳定。

2. 根尖周脓肿 是局限于根尖周区的慢性化脓性炎症。根尖脓肿可穿过牙槽骨和黏膜形成牙龈窦道,或穿通皮肤形成皮肤窦道。一般无自觉症状,叩诊有轻微疼痛,有反复肿胀史,X 线片显示根尖周有边界不整齐的弥散性稀疏区。

3. 根尖囊肿 通常无自觉症状,囊肿增大使颌骨壁变薄、隆起,扪诊有乒乓球样感。牙髓无活力。X 线片显示根尖周有边界清楚、轮廓分明的骨质稀疏区,周围有明显白线条。囊肿破溃感染后可形成窦道。

4. 根尖周致密性骨炎 是根尖周组织受到轻微、缓和、长时间慢性刺激后产生的骨质增生反应。X 线片显示根尖部局限性不透射影像。无自觉症状。

【治疗原则】

根尖周炎急性发作期须作开髓引流,或脓肿切开,并予抗生素。

各类根尖周炎可视病情分别作牙髓切除术、瘘管通过术、根尖切除术或针对牙周袋和创伤的治疗。

根管治疗术是根尖周病治疗最有效的方法。通过清除根管内和根尖周感染物质,进行适当的消毒并严密充填根管,能够促进尖周病损愈合。

无保留价值的患牙可予拔除。

第二节 牙周组织病

牙周组织包括牙龈、牙周韧带(牙周膜)和牙槽骨、牙骨质。牙周组织病一般是指广义的,即泛指发生于牙周组织的各种病理情况,主要包括牙龈病和牙周炎两大类。本节主要介绍临床常见的慢性龈炎和慢性牙周炎。

一、慢 性 龈 炎

牙龈病(gingival diseases)是指一组发生于牙龈组织的病变,包括牙龈组织的炎症及全身疾病在牙龈的表现。牙龈病一般不侵犯深层牙周组织。1999 年的新分类将牙龈病分为菌斑引起的牙龈病(如龈缘炎、青春期龈炎、妊娠期龈炎及药物性牙龈肥大等)和非菌斑性的牙龈病(如病毒、真菌等引起的牙龈病,全身疾病在牙龈的表现及遗传性病变等)。

慢性龈炎(chronic gingivitis)是菌斑性牙龈病中最常见的疾病,又称边缘性龈炎、单纯性龈炎,病损位于龈乳头和游离龈,为最常见的牙龈疾病。发病率极高,几乎每个人在其一生中都会不同程度地发生。

长期积聚在龈缘附近牙面上的菌斑是引起慢性龈缘炎的始动因子。牙石、食物嵌塞、不良修复体等均可促使菌斑积聚,引发或加重牙龈炎症。

【临床表现】

边缘性龈炎病损一般局限于游离龈和龈乳头,严重时也可波及附着龈,通常以前牙区尤其下颌前牙区最为显著(图 17-2)。

1. 自觉症状 慢性龈炎的患者常在刷牙或咬硬物时出血。但一般无自发性出血。有些患者偶感牙龈局部痒、胀等不适,并有口臭。

2. 牙龈色泽 正常牙龈呈粉红色,患龈缘炎时游离龈和龈乳头变为深红或暗红色。

3. 牙龈外形 由于组织水肿,使龈缘变厚,不再紧贴牙面,龈乳头圆钝肥大,附着龈水肿,点彩消失,表面光滑发亮。

4. 牙龈质地 由于结缔组织水肿和胶原破坏,牙龈可变得松软脆弱,缺乏弹性。

5. 龈沟深度 健康牙周组织的龈沟深度一般不超过 2~3mm,牙龈有炎性肿胀或增生时,龈沟可加深达 3mm 以上,形成假性牙周袋。

6. 龈沟探诊出血 健康牙龈在刷牙或探测龈沟时均不出血。牙龈炎时,用钝头探针轻探龈沟即可引起出血,即探诊后出血(bleeding on probing,BOP)。BOP 是诊断牙龈有无炎症的重要依据。

7. 龈沟液量增多 牙龈有炎症时,龈沟液渗出增多,有些患者还可有龈沟溢脓。龈沟液量的增加可作为判断牙龈炎症程度的一个客观指标。

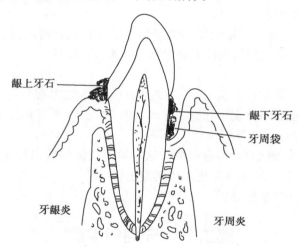

图 17-2 牙龈炎(左侧)和牙周炎(右侧)的区别

【治疗原则】

1. 去除病因 清除局部刺激因素(如牙石、食物嵌塞、不良修复体等)能有效地治疗边缘性龈炎,需要定期实施牙龈洁治术,以此彻底清除菌斑等刺激因素。如果炎症较重,可配合局部药物治疗,常用 1%~3% 过氧化氢液、0.12%~0.2% 氯己定(洗必泰)以及碘制剂龈沟内上药。慢性龈炎患者如果不伴有全身疾病的,不应全身使用抗菌药物。

2. 手术治疗 对于少数牙龈纤维增生明显、炎症消退后牙龈形态仍不能恢复正常的患者,可施行牙龈成形术,以恢复牙龈的生理外形。

二、慢性牙周炎

慢性牙周炎(chronic periodontitis)是最常见的一类牙周组织病,约占牙周炎患者的95%。由长期存在的牙龈炎向深部牙周组织扩展而引起。临床上,牙龈炎可逐渐、隐匿地过渡成牙周炎,而牙周炎的后果远比牙龈炎严重,因此早期发现和诊断牙周炎十分重要。

微生物(细菌)是引发牙周炎的始动因子。堆积在牙与牙龈交界处牙面和龈沟内的菌斑微生物及其产物引发牙龈炎症和肿胀,牙周致病菌滋生,由龈上向龈下扩延,导致牙周组织破坏。凡是能加重菌斑滞留的因素(如牙石、不良修复体、食物嵌塞、牙排列不齐、解剖形态的异常等)均可成为牙周炎的局部促进因素,加重和加速牙周炎进展。

牙周炎是多因素疾病,某些全身性疾病如糖尿病等也会对牙周炎有负面影响。此外,某些环境因素和行为因素如吸烟、精神压力等可能是危险因素。遗传背景也可能与慢性牙周炎有关。

【临床表现】

该病一般侵犯全口多数牙齿，也有少数患者仅发生于一组牙或少数牙。磨牙和下前牙以及邻接面由于菌斑牙石易堆积，故较易患病（见图17-2）。

1. 牙周袋>3mm，并有牙龈炎症，多有牙龈出血。

2. 临床附着丧失。

3. 牙周袋探诊有出血。

4. 晚期牙松动或移位。

5. **伴发病变** 根分叉病变；牙周脓肿；牙龈退缩、牙根敏感、根面龋；食物嵌塞；逆行性牙髓炎；继发性咬合创伤；口臭。

【治疗原则】

1. 清除局部致病因素 清除菌斑和牙石，是控制牙周感染的第一步治疗。龈上牙石的清除称为洁治术，龈下牙石的清除称为龈下刮治术。机械方法是清除菌斑牙石最为有效的方法，是牙周炎治疗的基础。

2. 长期控制菌斑 因为在牙面上菌斑会不断地形成，因此患者必须在治疗前和治疗中坚持不懈地、有效地清除菌斑。

3. 全身和局部的药物治疗 对炎症严重、肉芽组织增生的深牙周袋，可适当地用药物处理。

4. 手术治疗 基础治疗后2～3个月应复查疗效，若仍有5mm以上的牙周袋，且某些部位牙石难以彻底清除，探诊仍有出血，则可考虑进行牙周手术。

5. 建立平衡的咬合关系 重症牙周炎患者有牙齿松动移位，继发性咬合创伤者，可调磨牙齿消除咬合干扰；如果松牙继续加重，则需加以固定。

6. 拔牙 对于有深牙周袋、过于松动的患牙，确无保留价值者，应尽早拔除。

7. 消除危险因素 例如改正不良修复体、调整咬合、解除食物嵌塞、戒烟等。对有糖尿病、心血管等疾病的慢性牙周炎患者，应积极治疗并控制全身病，以利牙周组织愈合。

8. 维护期的牙周支持治疗 牙周炎疗效的长期保持有赖于患者坚持有效地控制菌斑和定期复查、监测以及必要的重复治疗。

第三节 口腔黏膜疾病

口腔黏膜病是涵盖主要累及口腔黏膜组织的类型各异、种类众多的疾病总称。口腔黏膜疾病的分类主要以临床特征为主干，并兼顾病因及病理学特征，即分为感染性疾病、斑纹类疾病、变态反应性疾病、溃疡类疾病、大疱类疾病、肉芽肿类疾病、唇舌疾病及全身疾病的口腔表征等。有一些口腔黏膜疾病已在其他章节中有论述，本节主要介绍一些代表性的口腔黏膜疾病：溃疡类疾病、斑纹类疾病和唇舌疾病。

一、口腔黏膜溃疡类疾病

（一）复发性口腔溃疡

复发性口腔溃疡（recurrent oral ulcer，ROU）又称为复发性阿弗他溃疡或复发性口疮。患病率居口腔黏膜病之首，大约每5人中就有1人至少发过一次溃疡，且不论男女、任何年龄、任何人种均可发生。

病因不清，可能与免疫因素、遗传因素、感染因素、环境心理因素、全身系统性疾病等相关。

【临床表现】

ROU 一般表现为反复发作的圆形或椭圆形溃疡,具有"黄、红、凹、痛"的临床特征(即病损面覆盖黄色假膜,周边有充血红晕带,中央凹陷,灼痛明显)和长短不一的"发作期(前驱期—溃疡期)—愈合期—间歇期"周期规律,并且有不治而愈的自限性,溃疡复发的间隙期从半月至数月不等,有的患者会出现溃疡此起彼伏、迁延不断的情况。临床表现为三种类型:轻型口疮、重型口疮及口炎型口疮。

1. 轻型口疮 约占 ROU 患者的 80%。溃疡好发于唇、舌、颊、软腭等无角化或角化较差的黏膜。初起为局灶性黏膜充血水肿,呈粟粒状红点,灼痛明显,继而形成浅表溃疡,圆形或椭圆形,直径小于 5mm。约 5 天左右溃疡开始愈合,创面缩小,红肿消退,疼痛减轻。7~10 天溃疡愈合,不留瘢痕。轻型复发性阿弗他溃疡一般为 1~5 个,散在分布。一般无明显全身症状与体征(图 17-3)。

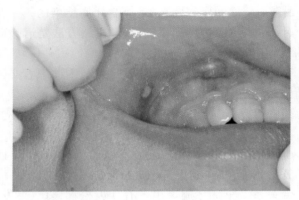

图 17-3　轻型口疮

2. 重型口疮 亦称重型阿弗他溃疡,复发性坏死性黏膜腺周围炎,简称腺周口疮,约占 8%。溃疡大而深,似"弹坑",可深达黏膜下层腺体及腺周组织,直径可大于 1cm,周围组织红肿微隆起,基底微硬,表面有灰黄色假膜或灰白色坏死组织,溃疡期持续时间较长,可达 1~2 个月或更长。通常 1~2 个溃疡,疼痛剧烈,愈合后可留瘢痕。常伴低热乏力等全身不适症状和局部淋巴结肿痛。

3. 口炎型口疮 亦称疱疹样复发性阿弗他溃疡,约占 10%。好发部位及病程与轻型相似,但溃疡直径较小,约 2mm,溃疡数目多可达十几个或几十个,散在分布,似"满天星"。相邻的溃疡可融合成片,黏膜充血发红,疼痛最重,唾液分泌增加。可伴有头痛、低热等全身不适、局部淋巴结肿痛等症状。

【治疗原则】

ROU 的治疗以对症治疗为主,并将减轻疼痛、促进溃疡愈合、延长复发间歇期作为治疗的目的。治疗原则为:

1. 积极寻找 ROU 发生的相关诱因并加以控制;

2. 优先选择局部治疗,其中局部应用糖皮质激素为治疗 ROU 的一线药物。症状较重及复发频繁的患者,可采用局部和全身联合用药。

(二)白塞病

白塞病(Behch's disease,BD),又称贝赫切特综合征、口-眼-生殖器三联征、丝绸之路病。该病是以原因不明的细小血管炎为病理基础的慢性、进行性、复发性、多系统损害的自身免疫疾病。

病因不清,可能与遗传、免疫、感染(可能与结核感染相关)、生活环境因素等有关。

【临床表现】

以口腔、生殖器溃疡、眼炎、皮肤损害为临床特征,也可侵犯其他系统的器官(图17-4)。

1. 口腔溃疡 与轻型ROU类似。口腔溃疡占BD首发症状的70%~99%,最终100%患者必发。

2. 生殖器溃疡 约75%患者出现,多发生在阴囊、龟头、女性阴唇、阴道壁甚至子宫颈、尿道。溃疡形态与口腔溃疡相似,但出现次数少。

3. 皮肤病变 多为结节性红斑及多形红斑,毛囊炎、痤疮样皮疹及针刺反应阳性等。

4. 眼炎 早期表现为结膜炎、虹膜睫状体炎,后期可有前房积脓、眼色素膜炎,结膜、角膜和视网膜出血。

5. 关节损害 25%~60%患者有关节症状,表现为相对轻微的局限性、非对称性关节炎。

6. 其他病损 可有神经系统损害、胃肠道溃疡、不同部位的大、中、小动静脉几乎皆可受累,出现静脉及动脉炎。累及肺可出现肺实质阴影;累及肾可发生局灶性肾炎等。

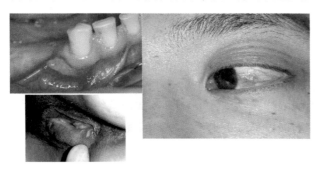

图17-4 白塞病之口腔溃疡、眼睑溃疡、生殖器溃疡

【治疗原则】

以药物治疗为主,主要采用免疫调节药或免疫抑制药。

二、口腔黏膜斑纹类疾病

(一)口腔白斑病

口腔白斑病(oral leukoplakia,OLK)是指口腔黏膜上的白色斑块或斑片,不能擦去,不能以临床和组织病理学的方法诊断为其他任何疾病者。世界卫生组织将其归入癌前病变范畴。

病因尚不清楚,但与吸烟、饮酒、嚼槟榔、念珠菌和人乳头状瘤病毒感染、环境中的有毒物质及致癌剂有关。口腔中的机械刺激、温度刺激、电流刺激或不良修复体也可引起白斑。

【临床表现】

根据临床表现不同分为均质型和非均质型口腔白斑。非均质型又可分为疣状型、溃疡型和颗粒型口腔白斑。

1. 均质型 口腔黏膜出现白色或灰白色均质、较硬的斑块,质地紧密,损害形态与面积不等,轻度隆起或高低不平。表面呈皱纸状,或出现细小裂纹。无自觉症状,或有粗涩感(图17-5)。

2. 颗粒型 亦称颗粒结节状白斑,颊黏膜口角区多见。白色损害呈颗粒状突起,致黏膜表面不平整,病损间黏膜充血,似有小片状或点状糜烂,患者可有刺激痛。该型白斑多数可查到白色念珠菌感染。

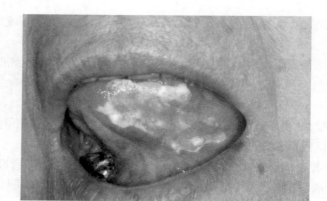

图 17-5 均质型口腔白斑

3. 疣状型 损害隆起,表面高低不平,伴有乳头状或毛刺状突起,触诊微硬。除位于牙龈或腭外,基底无明显硬结,损害区粗糙感明显。

4. 溃疡型 在增厚的白色斑块上,有糜烂或溃疡,可有或无局部刺激因素。患者通常因溃疡形成而发生疼痛。

【治疗原则】

1. 卫生宣教、消除局部刺激因素、监测和预防癌变。治疗首先应去除可能的致病因素,例如戒烟和去除不良修复体。

2. 临床普遍采用的治疗药物是维生素 A 及其衍生物。

3. 对于小面积的病损可采用手术切除、激光、冷冻等方法去除。

4. 白斑区发现溃疡或基底变硬、表面显著增厚,或高度怀疑癌变危险的损害,应及早予以手术切除。

（二）口腔扁平苔藓

口腔扁平苔藓(oral lichen planus,OLP)是一种皮肤-黏膜慢性炎症性疾病,可以单独发生于口腔或皮肤,也可皮肤与黏膜同时罹患。中年女性患者较多。因其长期糜烂病损有恶变现象,WHO 将其列入癌前状态。

扁平苔藓的病因不明,一般认为发病可能与心理因素、内分泌因素、病毒感染、自身免疫和遗传有关。还有报道 OLP 与糖尿病、肝炎、高血压、消化道紊乱以及某些微量元素水平异常有关。

【临床表现】

1. 口腔黏膜损害 OLP 损害为丘疹组成的线状白色、灰白色细纹,可组成网状、树枝状、环状或者半环状,亦可表现为白色斑块状(图 17-6)。损害大多对称分布,可发生于口内任何部位,包括颊、舌、唇、牙龈、前庭、腭以及口底黏膜等。患者自觉黏膜粗糙、烧灼感、口干以及发痒不适。进刺激性食物时损害部位敏感、灼痛。根据损害基部黏膜是否出现充血糜烂,可分为糜烂型与非糜烂型。

2. 皮肤损害 损害多左右对称分布,主要分布于四肢屈侧,尤其是踝部和腕部。典型的皮肤损害为扁平的多角形紫红色丘疹,表面有鳞屑,有蜡样光泽,边界清楚,微高出皮肤表面,伴有色素沉着或减退。丘疹多发,单个分布或排列成环状、线状或斑块状。

3. 指（趾）甲损害 常对称发生,甲体变薄失去光泽,按压有凹陷伴疼痛。甲体亦可表现为细鳞纵沟、点隙严重者可形成纵裂。

【治疗原则】

1. 去除局部刺激因素,消除感染 如局限性糜烂病损可在糜烂基底处注射激素(泼尼

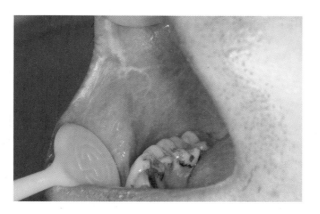

图 17-6　口腔扁平苔藓(右颊部网状白纹损害)

松龙 0.5ml 加利多卡因 0.3～0.5ml)。每周 1 次。还可选用 0.1%～0.2%氯己定(洗必泰)溶液、环孢素含漱剂含漱。

2. 全身治疗　根据患者自身免疫状况可用免疫抑制剂(糖皮质激素、羟氯喹、雷公藤多苷等)或免疫调节剂如胸腺肽、左旋咪唑、转移因子等。

(三)口腔黏膜下纤维性变

口腔黏膜下纤维性变(oral submucous fibrosis,OSF):以渐进性黏膜纤维性变为病理特点的口腔慢性炎症性疾病。有进行性张口受限等临床表现,属于癌前状态。好发于中年人,常见于 20～50 岁。

病因尚不明确,可能与咀嚼槟榔、刺激性饮食、营养状况、免疫、遗传等因素有关。其中咀嚼槟榔被公认为是该病的主要致病因素。

【临床表现】

首发症状为口腔黏膜有烧灼感,尤其在刺激性饮食时明显,可伴味觉减退、口干、唇舌麻木等。口腔黏膜先出现小疱,破溃后形成溃疡,继而出现淡黄色不透明无光泽的条索样损害,严重者可导致张口受限、吞咽困难。口腔黏膜苍白,可扪及纤维条索,弹性降低(图 17-7)。病损累及咽鼓管可出现耳鸣耳聋,咽部声带受累可产生音调改变。病变范围和程度越严重,张口受限越明显。

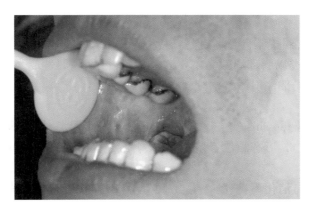

图 17-7　口腔黏膜下纤维性变的颊部表现

【治疗原则】

口腔黏膜下纤维性变的主要治疗措施:

1. 卫生宣教　去除致病因素,戒除咀嚼槟榔、刺激性饮食习惯等。

2. 药物治疗　糖皮质激素局部黏膜下注射可抑制炎性反应、抗纤维化等。

3. 手术治疗 适用于严重张口受限患者。

4. 张口训练

三、唇、舌疾病

(一)慢性非特异性唇炎

慢性非特异性唇炎(慢性唇炎,chronic cheilitis)是唇部慢性、非特异性、炎症性病变。

多与各种慢性长期持续性刺激因素有关,例如干燥、寒冷、舔唇、咬唇、撕皮等不良习惯、日晒、烟酒、化妆品刺激等。

【临床表现】

上、下唇均可发病,但好发于下唇。反复发作,时轻时重,干燥季节加重。可分为以下两型:

1. 慢性脱屑性唇炎 唇红部干燥、皲裂、表面有黄白色的脱屑,脱皮或细鳞屑。可无痛地轻易撕下屑皮,暴露鳞屑下方鲜红的"无皮"样组织。患者无明显自觉症状,如果继发感染会出现局部肿胀、疼痛等表现(图17-8)。

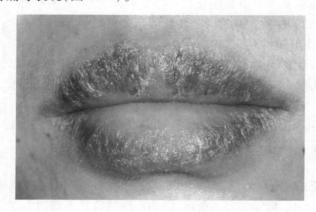

图 17-8 慢性唇炎

2. 慢性糜烂性唇炎 唇红部反复糜烂,有炎性渗出物,形成黄色痂,如果有出血可形成血痂。痂皮脱落可形成糜烂面,疼痛明显。

【治疗原则】

1. 避免外界刺激,纠正不良习惯,保持唇部湿润。

2. 慢性糜烂性唇炎以唇部湿敷为主要治疗手段,慢性脱屑性唇炎可涂布抗生素或激素类软膏。严重者可用局部注射激素治疗。

(二)地图舌

地图舌(geographic glossitis)是一种浅层的慢性剥脱性舌炎,主要出现在舌背,也可见于舌缘、舌腹、舌尖。由于其形态和位置多变,故又名游走性舌炎。任何年龄均可发生,但多见于儿童。

原因不明。儿童与消化不良、肠寄生虫、维生素 B 族缺乏有关。成人与贫血、胃肠功能紊乱、情绪、病灶感染等有关。也有报道与遗传因素有关。

【临床表现】

表现为舌背丝状乳头呈片状剥脱,微凹陷,形成光滑的红色剥脱区,但是菌状乳头常清晰可见,周边为丝状乳头增厚,呈黄白色带状或弧线状分布。病损单个或多个,并能很快扩大或融合,融合后常类似地图的边界,故称地图舌(图17-9)。病损可一侧扩展一侧修复,而使人感到病损在移动或游走。舌活动度及味觉正常。患者一般无明显自觉症状,有时有烧灼感或刺激痛。

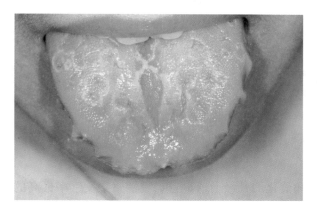

图 17-9 地图舌

【治疗原则】

一般不需特殊治疗。心理疏导比药物治疗更重要,以消除患者的恐惧心理为主要治疗目标。保持口腔卫生。

(三) 沟纹舌

沟纹舌(fissured tongue)又名裂纹舌,主要表现为舌背的纵、横沟纹,沟纹的深浅、长短不一,随年龄增长可逐渐加重。常与地图舌伴发。

病因不明,可能与年龄,遗传,全身疾病等因素有关。

【临床表现】

以舌背不同形态、不同排列、不同深浅长短、不同数目的沟纹或裂纹为特征。裂隙内上皮完整,有舌乳头存在,舌的软硬度及生理功能均正常(图 17-10)。较深的沟纹中常有细菌,食物残屑滞留而呈轻度炎症,可出现刺激痛,遇酸、热、辣等食物时尤为明显。

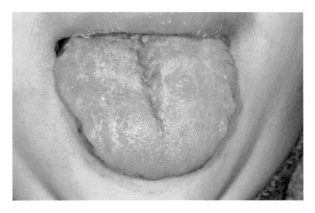

图 17-10 沟纹舌

【治疗原则】

若无疼痛可不治疗。

应保持口腔清洁,用漱口剂以防裂沟中食物残屑、细菌的滞留。

(周曾同)

第十八章

耳鼻咽喉科疾病

耳鼻咽喉是呼吸和消化的必经通道,是急、慢性感染发生率最高的区域,如中耳炎、鼻窦炎及咽炎等。耳鼻咽喉也是恶性肿瘤的好发部位,鼻咽癌、喉癌、上颌窦癌等均较常见。耳聋是危害人类健康的常见疾病。耳鼻咽喉科疾病多与全身性疾病密切相关,耳鼻咽喉与全身状况密不可分,在耳鼻咽喉科疾病的诊治中,必须具有全身整体观念。

第一节 耳 部 疾 病

耳部疾病涉及听觉、平衡觉、面神经等器官。急性中耳炎、突发性聋为常见急症,各种类型的中耳炎依然威胁着患者的健康,耳聋是影响人类生存质量和是导致终生残疾的重要原因之一。

一、外 耳 道 炎

外耳道炎(otitis externa)是外耳道皮肤或皮下组织的广泛的急、慢性炎症。外耳道皮肤的抵抗力下降或受损伤,微生物进入引起感染,可引发本病;糖尿病患者易患本病,且病情较重。若炎症迁延不愈,可转为慢性。

【临床表现】

急性外耳道炎的临床表现为:①疼痛:初为耳部灼热感、疼痛,逐渐加剧,咀嚼或说话时加重。②分泌物:外耳道可有少量分泌物。③查体:有耳屏压痛和耳廓牵引痛;外耳道弥漫性充血、肿胀。

慢性外耳道炎的临床表现为:耳痒不适,少许分泌物。外耳道皮肤多增厚,有痂皮附着,撕脱后外耳道皮肤呈渗血状;外耳道可有少许分泌物。

【诊断】

一般根据症状和体征作出诊断,要与化脓性中耳炎、外耳道疖、外耳湿疹及外耳道真菌病等鉴别。

【治疗】

急性外耳道炎应用抗生素滴耳液控制感染,避免使用耳毒性药物。慢性外耳道炎应保持局部清洁,局部用酸化的干燥的药物,可联合应用抗生素和糖皮质激素涂敷。

二、中 耳 炎

(一)分泌性中耳炎

分泌性中耳炎(secretory otitis media)是以传导性聋和鼓室积液为主要特征的中耳非化脓性炎性疾病。冬春季多发,小儿的发病率高于成人。按病程的长短可将本病分为急性和慢性,病程达 8 周以上未愈者即为慢性。急性分泌性中耳炎和慢性分泌性中耳炎的临床表现相似,治疗有连续性。本病病因复杂,主要有咽鼓管功能障碍、感染、变态反应及气压损伤有关。

【临床表现】

主要症状为：①听力下降：急性者起病前多有感冒，以后听力逐渐下降；慢性者起病隐匿，患者常说不清发病时间；小儿听力下降也可长期被忽视。②耳痛：起病时可有隐隐的耳痛，慢性者耳痛不明显。③耳内闭塞感：耳内闭塞感或闷胀感是常见的主诉之一，按压耳屏后可暂时减轻。④耳鸣：部分患者有耳鸣，多为低调、间歇性。查体：可见鼓膜充血、内陷，鼓室积液时呈淡黄、橙红或琥珀色，慢性者可呈灰蓝色。若液体未充满鼓室，可透过鼓膜见到液平面。鼓气耳镜检查鼓膜活动受限。听力学检查对诊断有重要价值。鼻咽部检查有助于排除鼻咽癌。

【诊断】

根据病史、临床表现和听力学检查结果可作出诊断，诊断性鼓膜穿刺可确诊。要注意与鼻咽癌等疾病鉴别。

【治疗原则】

病因治疗，改善中耳通气引流及清除中耳积液为本病的治疗原则。首选非手术治疗3个月，严格掌握手术指征。非手术治疗包括抗生素应用、减充血剂（如1%麻黄碱）等。手术治疗包括咽鼓管吹张、鼓膜穿刺术、鼓膜切开术及鼓室置管术等。患有腺样体肥大、鼻窦炎及鼻息肉等疾病者应积极治疗。

（二）急性化脓性中耳炎

急性化脓性中耳炎（acute suppurative otitis media）是细菌感染引起的中耳黏膜的急性化脓性炎症。病变主要位于中耳的鼓室，中耳的其他部位也有较轻微的炎症。本病多见于儿童。主要致病菌为肺炎链球菌、流感嗜血杆菌、乙型溶血性链球菌及葡萄球菌等。感染途径有：①咽鼓管途径：最为常见，多发生于上呼吸道感染、急性传染病等；②外耳道鼓膜途径：致病菌经鼓膜外伤、不正规的鼓膜穿刺等侵入中耳；③血行感染：极少见。

【临床表现】

局部症状：①耳痛：为耳深部痛，吞咽及咳嗽时加重，耳痛逐渐加重后可致烦躁不安，夜不成眠；小儿表现为搔耳、摇头、哭闹不安；鼓膜穿孔流脓后耳痛顿感减轻。②听力减退和耳鸣：耳闷、听力下降、可有耳鸣，鼓膜穿孔后逐渐减轻。③耳流脓：鼓膜穿孔后出现耳流脓。全身症状：畏寒、发热、怠倦、食欲减退，小儿症状较重；鼓膜穿孔后，体温很快恢复正常，全身症状明显减轻或消失。体征：鼓膜充血，鼓膜穿孔后可见脓液流出。触诊乳突部可有轻微压痛，鼓窦区较明显。听力检查呈传导性听力损失。

【诊断】

根据病史和临床表现，诊断即可确立。

【治疗原则】

控制感染、通畅引流和去除病因为本病的治疗原则。及早应用足量抗生素控制感染，务求彻底治愈。减充血剂（如1%麻黄碱）喷鼻以利恢复咽鼓管功能。如早期及时治疗可防止鼓膜穿孔，鼓膜穿孔后可用0.3%氧氟沙星滴耳剂等滴耳。

（三）慢性化脓性中耳炎

慢性化脓性中耳炎（chronic suppurative otitis media）是中耳黏膜、骨膜或深达骨质的慢性化脓性炎症。病变不仅位于中耳的鼓室，还常侵犯中耳的鼓窦、乳突和咽鼓管。可以引起颅内、外并发症，严重时危及生命。常见致病菌为变形杆菌、铜绿假单胞杆菌、大肠埃希菌及金黄色葡萄球菌等，革兰阴性杆菌较多，可有混合感染。

【临床表现】

症状：①耳流脓：或为间断性，或长期持续不停；上呼吸道感染时或经外耳道再感染时，流脓发作或增多;分泌物为黏液脓,或稀薄或黏稠,有肉芽或息肉者,分泌物中偶可混有血液。②听力下降:听力损失程度不等;③耳鸣:部分患者可出现耳鸣。

本病可分为 2 期:①静止期:最常见,病变局限于中耳鼓室黏膜;平时听力稍差,有些患者可保持静止期数十年不发作;上呼吸道感染时可有流脓发作,脓液为黏液性或黏脓性,一般不臭;鼓膜穿孔位于紧张部,为中央性穿孔;CT 扫描显示无肉芽组织及骨质破坏;②活动期:病变超出黏膜组织,多伴有不同程度的骨质破坏;而持续流脓,可有臭味;鼓膜穿孔为边缘性、大穿孔或完全缺失,鼓室内有肉芽或息肉;CT 扫描显示中耳乳突有软组织影,可伴部分骨质破坏。

【诊断】

根据病史及检查结果,诊断不难。应与慢性鼓膜炎、中耳癌和结核性中耳炎鉴别。

【治疗原则】

治疗原则为消除病因,控制感染,通畅引流,清除病灶,恢复听力。静止期患者保持耳道清洁,治疗以局部滴药为主,停止流脓 3 个月以上可行鼓室成形术。活动期以清除病变预防并发症为主,尽力保留听力相关结构。

(四) 中耳胆脂瘤

中耳胆脂瘤(cholesteatoma)是一种位于中耳内的囊性结构,而非真性肿瘤。颞骨内的胆脂瘤可分为先天性和后天性 2 种:①先天性胆脂瘤,在颞骨可见于岩尖、鼓室或乳突;②后天性胆脂瘤又分为原发性和继发性两种,后天性原发性胆脂瘤无化脓性中耳炎病史,胆脂瘤合并细菌感染后中耳可出现化脓性炎症;继发性胆脂瘤则继发于慢性化脓性中耳炎或慢性分泌性中耳炎。由于胆脂瘤可破坏周围骨质,可引起严重的颅内、外并发症。后天性胆脂瘤形成的机制尚不完全清楚,有多种学说。

【临床表现】

主要症状:①耳流脓:继发性胆脂瘤有耳内长期流脓,脓量多少不等,常有恶臭;后天原发性胆脂瘤早期无耳内流脓,待合并感染时方有耳溢液。②听力下降:原发性上鼓室内的早期局限性胆脂瘤可无任何症状,如听骨链遭破坏则有听力下降;继发性胆脂瘤一般有较重的听力下降。③耳鸣:可有耳鸣。体征:耳镜检查鼓膜松弛部穿孔或紧张部后上方边缘性穿孔,或鼓膜大穿孔,从穿孔处可见鼓室内有灰白色鳞片状或豆渣样无定形物质,奇臭。穿孔处可伴有肉芽组织。听力检查多为传导性或混合性聋。CT 扫描示上鼓室、鼓窦或乳突有骨质破坏区,边缘浓密整齐。

【诊断】

根据症状、体征和 CT 扫描所见可作出诊断。

【治疗原则】

尽早手术治疗,在清除病灶的同时尽量保留听力相关结构,预防并发症。

三、耳 聋

(一) 耳聋的概念与分类

耳聋(hearing loss)是听觉传导通路发生器质性或功能性病变导致不同程度的听力损害总称。耳聋按病变性质可分为器质性聋和功能性聋。按器质性聋病变发生部位可分为传导性聋、感音神经性聋和混合性聋。按耳聋发病的时间可分为先天性聋和后天性聋。按发病时语言功能发育程度分为语前聋和语后聋。

耳聋分级:以 500Hz、1000Hz 和 2000Hz 的平均听阈为准,听力损失分为:①轻度耳聋:听阈在 26 ~ 40dB;②中度耳聋:听阈在 41 ~ 55dB 之间。③中重度聋:听阈在 56 ~ 70dB 之间;④重度耳聋:听阈在 71 ~ 90dB 之间。⑤极度耳聋:听阈 >90dB。

经空气径路传导的声波,受到外耳道、中耳病变的阻碍,到达内耳的声能减弱,导致不同程度听力减退者成为传导性聋(conductive hearing loss)。常见疾病包括耳廓畸形、外耳道狭窄或闭锁、各种类型的中耳炎等。

内耳听毛细胞、血管纹、螺旋神经节、听神经或听觉中枢器质性病变,均可阻碍声音的感受与分析或影响声信息传递,由此引起的听力减退或听力丧失为感音神经性聋(sensorineural hearing loss)。例如药物中毒性聋、突发性聋、噪声性聋、自身免疫性聋、梅尼埃病及听神经瘤等多种疾病。

(二)药物中毒性耳聋

药物中毒性耳聋(ototoxic deafness)指某些药物对听觉感受器或听觉神经通路有毒性作用或者长期接触某些化学物质所致的听力损伤。目前已知的耳毒性药物有近百余种,常见的有氨基糖苷类抗生素(如链霉素、新霉素、庆大霉素等)、抗肿瘤药物(如长春新碱、顺铂等)、水杨酸盐类药物、袢利尿剂(如呋塞米、依他尼酸等)、抗疟药(如奎宁、氯奎)、重金属类制剂以及某些化学物质(如铅、磷、砷、苯及酒精等)。

【临床表现】

主要临床表现为:①耳聋:可发生在用药期间,也可于停药后出现;全身用药引起者常为双耳受损;高频损伤在先出现,且程度较重。②耳鸣。③眩晕:可出现眩晕、步态不稳,多可逐渐代偿而缓解。

【诊断】

根据病史、症状、体征和听力学检查结果可作出诊断。

【治疗原则】

预防为主。一旦发病应早期诊断、早期治疗、早停药,对孕妇、婴幼儿、肾病患者、噪声工作环境者慎用一切耳毒性药物。治疗原则为促进药物从内耳排出,用营养神经及毛细胞的药物、改善微循环的药物、钙剂、神经营养因子及糖皮质激素类药物等,在早期有一定疗效。耳聋不能恢复者可选配助听器或人工耳蜗植入。

(三)突发性聋

突发性聋(sudden deafness)为突然发生的原因不明的感音神经性聋,多在3日内听力急剧下降。本病确切病因尚不清楚,可能与病毒感染、血管改变等有关。

【临床表现】

主要临床表现为:①感音神经性聋为突然发生的,可在数分钟、数小时或3天以内。②非波动性感音神经性听力损失,可为轻、中或重度,甚至全聋;至少在相连的2个频率听力下降20dB以上;多为单侧,偶有双侧同时或先后发生。③病因不明,未发现全身或局部明确原因。④可伴耳鸣、耳堵塞感。⑤可伴眩晕、恶心、呕吐,但不反复发作。⑥除第Ⅷ脑神经外,无其他脑神经受损症状。

【诊断】

根据以上临床表现可作出诊断。应注意与梅尼埃病、听神经瘤及功能性聋等鉴别。

【治疗原则】

早期综合治疗,积极寻找病因。一般治疗包括注意休息、适当镇静、积极治疗相关疾病。药物治疗包括改善内耳微循环药物、糖皮质激素类药物、降低血液黏稠度和抗凝药物及神经营养类药物。其他治疗包括混合氧、高压氧等。

第二节 鼻 部 疾 病

鼻部疾病十分常见,主要包括炎症、出血、肿瘤及外伤等。在普通人群中,慢性鼻炎、变应性鼻炎、鼻窦炎均有较高的患病率,上呼吸道的炎症通常对下呼吸道也产生影响。鼻腔鼻窦也是肿瘤的好发部位,上颌窦癌是头颈部的常见肿瘤之一。

一、鼻 炎

(一)急性鼻炎

急性鼻炎(acute rhinitis)又称普通感冒,为病毒感染引起的急性鼻黏膜炎症。有传染性,主要传播途径为飞沫吸入,也可经被污染的物品传播。本病可在病毒感染的基础上继发细菌感染。

【临床表现】

潜伏期1~4天,不同的病毒感染的潜伏期略有不同。早期症状多为鼻腔和鼻咽部出现痒感、刺激感、异物感或烧灼感,可伴有疲劳、头痛、畏寒、食欲缺乏等全身症状。随后出现鼻塞、喷嚏、多涕及头痛等,全身症状加重。小儿全身症状较成人重。多有高热,甚至惊厥,常出现消化道症状,如呕吐、腹泻等。若无并发症,上述症状一般在1~2周内逐渐减轻、消失。细菌感染时则脓涕持续存在,病情延期不愈。查体可见鼻黏膜充血、肿胀,总鼻道和鼻底有水样、黏液样或黏脓性分泌物,咽部充血。

【诊断】

根据临床表现诊断,应与流行性感冒、变应性鼻炎、急性传染病(如麻疹、猩红热及伤寒等)的前驱症状相鉴别。实验室检查有助于鉴别。

【治疗原则】

本病为自限性,主要为对症治疗、预防并发症。应多饮热水、清淡饮食、注意休息。早期可用抗病毒药物,发热、头痛可用解热镇痛药,鼻塞可用1%麻黄碱液滴鼻。也可服用中药。局部治疗也可应用鼻内用减充血剂、穴位针刺等。

(二)慢性鼻炎

慢性鼻炎(chronic rhinitis)是鼻黏膜及黏膜下层的慢性炎症。病程持续数月以上或反复发作,迁延不愈,常无明确的致病微生物感染。贫血、风湿病、免疫功能障碍及内分泌与代谢疾病等多种全身疾病可引起本病,青春期、月经期、妊娠期等可出现本病。急性鼻炎的反复发作、粉尘及有害气体的刺激、鼻窦慢性炎症、鼻中隔偏曲等可导致本病,长期滴用血管收缩剂(如麻黄碱)可导致药物性鼻炎。

【临床表现】

主要症状为鼻塞、多涕。早期鼻塞的特点是间歇性和交替性。间歇性表现为鼻塞在白天、运动时减轻;睡眠、寒冷、休息时加重。交替性鼻塞表现为平卧时鼻塞较重,侧卧时居下侧鼻塞较重。涕略多,为黏液性。检查可见双侧下鼻甲肿胀、表面光滑湿润,触之柔软、有弹性。鼻黏膜对血管收缩剂(如麻黄碱)敏感,滴用后下鼻甲肿胀迅速消退。此时称为慢性单纯性鼻炎(chronic simple rhinitis)。鼻涕不多,为黏液性或黏脓性。可出现头痛、头昏、失眠及精神萎靡等症状。

后期鼻塞的特点是持续性,可有闭塞性鼻音、嗅觉减退。鼻涕不多,为黏液性或黏脓性。鼻腔检查见鼻黏膜肥厚,下鼻甲肿大,触之硬实、无弹性。鼻黏膜对减充血剂不敏感。此时称为慢性肥厚性鼻炎(chronic hypertrophic rhinitis)。

【诊断】

根据症状、鼻镜检查和鼻黏膜对麻黄碱的反应等可作出诊断。但应与鼻腔结构异常等鉴别。

【治疗原则】

主要为消除致病因素。药物治疗首选鼻内用糖皮质激素。鼻塞较重时可用0.5%~1%

麻黄碱液等血管收缩剂滴鼻,但该类药物长期使用可引起药物性鼻炎,用药一般不宜超过 7 天。少数药物治疗无效者需手术治疗,但手术应严格掌握适应证。

二、变应性鼻炎

变应性鼻炎(allergic rhinitis)是发生在鼻黏膜的变态反应性疾病,以频繁发作的鼻痒、喷嚏、多涕及显著的鼻塞等症状为主要临床特征。本病属 I 型变态反应,变应原多为屋内尘土、螨、花粉及真菌等,炎性介质以组胺为主。变应性鼻炎分为常年性变应性鼻炎和季节性变应性鼻炎,两者的变应原不同。也有学者根据发病的时间特点将本病分为间歇性鼻炎和持续性鼻炎。

【临床表现】

主要症状为鼻痒、阵发性喷嚏、大量水样鼻涕和鼻塞。多数患者有鼻痒,有时伴有软腭、眼和咽部发痒。每天常有数次阵发性喷嚏发作,每次少则 3~5 个,多则十几个,甚至更多。大量清水样鼻涕,是鼻腔分泌亢进的特征性表现。鼻塞轻重程度不一。

季节性变应性鼻炎(seasonal allergic rhinitis)在花粉播散期发作,持续数周,季节一过则症状缓解,次年与相同季节再次发作。常年性变应性鼻炎(perennial allergic rhinitis)呈间歇性或持续性发作。

主要体征为鼻黏膜水肿,呈苍白、粉红或淡蓝色,鼻腔有水样分泌物,鼻甲可肿大。通过特异性皮肤点刺试验等可查找到变应原。

【诊断】

本病的诊断主要靠病史、查体以及皮肤点刺试验等。需注意与其他类型的鼻炎鉴别。

【治疗原则】

治疗原则包括尽量避免接触过敏原;正确合理使用鼻内糖皮质激素,合理使用抗组胺药物;如有条件可行特异性免疫疗法。对变应性鼻炎积极有效的治疗可预防和减轻哮喘的发作。

三、鼻　息　肉

鼻息肉(nasal polyps)是鼻腔、鼻窦黏膜慢性疾病,以极度水肿的鼻黏膜在中鼻道形成单发或多发息肉为临床特征。本病病因和发病机制不明确,病理表现鼻息肉由高度水肿的鼻黏膜形成。

【临床表现】

持续性鼻塞为主要临床表现。鼻息肉好发于双侧,单侧者较少。鼻腔分泌物增多,分泌物可为浆液性、黏液性;如合并有鼻窦炎,分泌物可为黏脓性。多有嗅觉障碍。若息肉阻塞咽鼓管口,可引起耳鸣和听力减退。鼻镜检查可见鼻腔内有 1 个或多个表面光滑、灰白色、淡黄色或淡红色的半透明肿物,触之柔软,不痛,不易出血。

【诊断】

根据病史、症状及检查可初步作出诊断,确诊需病理检查。CT 扫描等对判断病变范围有重要意义。需与鼻腔内翻性乳头状瘤、鼻咽纤维血管瘤及鼻腔恶性肿瘤等鉴别。

【治疗原则】

治疗原则为药物治疗与手术治疗相结合的综合治疗。药物治疗主要为糖皮质激素疗法。多数鼻息肉,特别是多发和复发性鼻息肉患者需手术治疗。手术后需定期随访和综合治疗。

四、鼻　窦　炎

鼻窦炎(rhinosinusitis)是鼻窦黏膜的炎症性疾病,多与鼻炎同时存在,按照鼻窦炎发生的位置分为单鼻窦炎、多鼻窦炎、全鼻窦炎。按照症状体征的发生和持续时间分为急性鼻窦炎、慢性鼻窦炎等。鼻窦炎的病因复杂，一般认为呼吸道感染、变态反应、鼻腔鼻窦解剖学异常为主要致病因素，这些致病因素经常交叉在一起。气压伤、外伤、胃反流、呼吸道纤毛系统疾病及免疫功能低下等也可为诱因。

（一）急性鼻窦炎

急性鼻窦炎（acute rhinosinusitis）多继发于急性鼻炎，主要为鼻窦黏膜的急性卡他性或化脓性炎症，严重者可累及骨质、周围组织和邻近器官。抵抗力下降、上呼吸道感染和急性传染病等全身疾病；鼻腔疾病、外伤、气压伤、邻近器官病灶感染、医源性感染等局部因素可引起本病。致病菌主要为肺炎双球菌、溶血型链球菌、葡萄球菌及卡他球菌等，其次为流感杆菌等。

【临床表现】

全身症状包括发热、头痛、精神萎靡及嗜睡等，儿童较为多见。局部症状包括：①鼻塞：主要因为黏膜急性充血、肿胀，分泌物积蓄引起。②脓涕：分泌物多，呈黏性、黏脓性或脓性。③头痛或局部疼痛：为本病最常见的症状；急性上颌窦炎的疼痛多位于颌面部，晨起轻，午后重；急性额窦炎的头痛位于前额部，晨起即头痛，渐加重，午后渐减轻至消失；急性筛窦炎的头痛为内眦或鼻根处；急性蝶窦炎时疼痛定位较深。④嗅觉减退：主要因鼻塞导致。

主要体征：鼻黏膜充血、肿胀，鼻甲肿大；脓性分泌物积聚于鼻道内，呈黄色或灰白色，为黏性、脓性或黏脓性；受累鼻窦窦壁处可出现局部压痛和叩痛。

【诊断】

结合症状和体征考虑本病。鼻镜检查有助于诊断。鼻窦 CT 可以清楚相关病变，为首选的影像学检查。

【治疗原则】

根除病因，解除鼻腔鼻窦引流和通气障碍，控制感染和预防并发症。要足量应用抗生素，及时有效控制感染；鼻内使用减充血剂（如 1% 麻黄碱，不超过 7 天）和糖皮质激素。其他方法尚有体位引流、鼻腔冲洗及物理治疗等，某些情况下可行上颌窦穿刺冲洗。

（二）慢性鼻窦炎

慢性鼻窦炎（chronic rhinosinusitis）多因急性鼻窦炎反复发作未彻底治愈而迁延所致，可单侧发病或单窦发病，双侧或多窦发病很常见。病因和致病菌与急性鼻窦炎相似。

【临床表现】

全身症状多不明显或较轻。局部症状包括：①脓涕：为主要症状，鼻涕多，主要为黏脓性或脓性。②鼻塞：也为主要症状，多因黏膜肿胀、分泌物稠厚、鼻甲肿大和（或）伴有息肉形成阻塞通气所致。③头痛：头痛多不明显，仅有局部钝痛及闷胀感，疼痛时间及部位多较固定。④嗅觉减退或消失：多为暂时性，少数为永久性。⑤视觉障碍：较少见，为本病引起的眶内并发症所致。

体征：鼻黏膜慢性充血、肿胀或肥厚，中鼻甲肥大或息肉样变，中鼻道狭窄或有息肉，中鼻道或嗅裂等处可见黏脓性或脓性分泌物。鼻内镜检查可鼻腔进行清晰的观察。

【诊断】

根据病史、体检和鼻内镜检查、影像学检查作出诊断。鼻内镜检查和 CT 扫描可了解解剖学结构异常、病变位置和范围，是诊断本病的主要依据。慢性鼻窦炎的临床分型包括：①慢性鼻窦炎不伴鼻息肉。②慢性鼻窦炎伴鼻息肉。

【治疗原则】

慢性鼻窦炎不伴鼻息肉者首选药物治疗，无改善者考虑手术治疗。慢性鼻窦炎伴鼻息肉或鼻腔解剖结构异常者首选手术治疗，围术期仍需药物治疗。

五、上颌窦癌

在鼻腔及鼻窦恶性肿瘤中,上颌窦癌(carcinoma of maxillary sinus)最常见。上颌窦癌病因仍不明,病理类型以鳞状细胞癌为最多,其次为腺癌,其他均较少见。

【临床表现】

早期症状不明显。随着肿瘤的进展,可出现以下症状:①单侧脓血鼻涕:持续的单侧鼻腔流脓血性鼻涕,晚期恶臭。②面颊部疼痛和麻木:为肿瘤侵犯眶下神经引起,对本病的早期诊断有重要意义。③单侧鼻塞:多为一侧进行性鼻塞,为肿瘤压迫或侵入鼻腔所致。④单侧上颌磨牙疼痛和松动:为肿瘤向下侵犯牙槽引起,常被误诊为牙病。

晚期上颌窦癌向邻近器官或组织扩展,可引起下列症状:①面颊部隆起:肿瘤破坏上颌窦前壁引起面颊部隆起,侵犯面颊部软组织可致破溃。②眼部症状:肿瘤压迫鼻泪管可引起有流泪,向上压迫眶底可引起眼球向上移位。③硬腭下塌、牙槽变形:肿瘤向下发展,可致硬腭下塌、溃烂,牙槽增厚和牙松动脱落。④张口困难:肿瘤向后侵犯翼腭窝时,可出现顽固性神经痛和张口困难。⑤颅底受累:出现内眦处包块、张口困难、颞部隆起、头痛、耳痛等症状。⑥颈淋巴结转移:可在晚期发生,多见于同侧下颌下淋巴结。⑦全身转移:晚期可发生全身转移。

【诊断】

本病早期症状不明显,对出现相关临床表现者应高度警惕,鼻镜和鼻内镜检查有助于发现本病。CT 或 MRI 扫描检查可显示肿瘤大小和侵犯范围。上颌窦癌的确诊靠病理检查。

【治疗原则】

采用以手术为主的综合治疗,综合治疗的效果优于单一治疗。以手术切除为主,综合治疗包括术前或术后放射治疗,配合适当的化学治疗。

第三节　咽部疾病

咽部疾病包括炎症、先天性异常、肿瘤、外伤及神经精神疾病等。急性咽炎、慢性咽炎、急性扁桃体炎和慢性扁桃体炎是常见的炎性疾病。鼻咽癌是我国高发恶性肿瘤之一,对有早期症状的患者应及时作出诊断和治疗。

一、咽　炎

(一)急性咽炎

急性咽炎(acute pharyngitis)是咽部黏膜、黏膜下组织及淋巴组织的急性炎症。常为上呼吸道感染的一部分。主要为病毒感染引起,多通过飞沫和密切接触而传染;也可由溶血性链球菌等细菌引起。

【临床表现】

局部症状为起病急,初起有咽部干燥、灼热。继而咽痛,咽痛特点为空咽时较进食时明显,可放射至耳部及颈部。全身症状一般较轻,严重者也可有发热、头痛、食欲缺乏和四肢酸痛等。无并发症者,病程一般 7 天左右。查体可见口咽部黏膜呈急性弥漫性充血,腭弓、软腭及悬雍垂充血水肿,咽后壁淋巴滤泡及咽侧索红肿,颌下淋巴结可有肿大、压痛。

【诊断】

根据病史、症状及检查所见诊断本病。需警惕为某些急性传染病(如麻疹、猩红热)的前驱症状或伴发症状。应行血液学及全身检查,以排除某些血液病的表现。

【治疗原则】

全身症状较重者可给予抗病毒药物和对症治疗。合并细菌感染,严重者可用抗生素。全身症状较轻者,可用复方硼砂溶液含漱,酌情选用各种含片及中成药。

(二)慢性咽炎

慢性咽炎(chronic pharyngitis)为咽部黏膜、黏膜下及淋巴组织的弥漫性慢性炎症,常为上呼吸道慢性炎症或变应性炎症的一部分,也可独立存在。多见于成年人,病程长,症状顽固易反复。急性咽炎反复发作、上呼吸道慢性炎症反复刺激、烟酒及有害气体长期刺激、喉咽反流、变态反应、各种慢性全身性疾病及免疫功能低下等可引起本病。

【临床表现】

主要表现为咽部各种不适感,如异物感、发痒、发胀、灼热感、干燥感、刺激感、微痛感等。查体可见咽部或为黏膜充血、血管扩张,或为咽后壁可有淋巴滤泡增生,或为咽黏膜干燥、萎缩菲薄。

【诊断】

根据病史及检查所见诊断本病。应注意排除鼻、咽、喉、气管、食管、胃及颈部等的隐匿病变,以免误诊上述部位的恶性肿瘤。咽部黏膜明显干燥者应排除干燥综合征。

【治疗原则】

锻炼身体、增强体质,戒烟酒。积极寻找相关病因,有针对性地治疗各种相关的全身疾病。局部治疗包括复方硼砂溶液等含漱。中医中药常用于本病的治疗。

二、扁桃体炎

(一)急性扁桃体炎

急性扁桃体炎(acute tonsillitis)为腭扁桃体的急性非特异性炎症,常继发于上呼吸道感染,伴有不同程度咽黏膜和淋巴组织的急性炎症。乙型溶血性链球菌为本病的主要致病菌。葡萄球菌、肺炎链球菌、流感杆菌及腺病毒或鼻病毒、单纯性疱疹病毒等亦可引起本病。本病的病原体可通过飞沫或直接接触而传染。

【临床表现】

全身症状为起病急,畏寒、高热、头痛、食欲下降、乏力、全身不适等。局部症状主要为剧烈咽痛,吞咽时咽痛常放射至耳部。局部检查见咽黏膜充血,扁桃体肿大,扁桃体表面可见黄白色脓点,或在隐窝口处有黄白色或灰白色点状豆渣样渗出物。常有下颌下淋巴结肿大及压痛。实验室检查常有外周血白细胞增高,中性粒细胞多明显升高。

本病可引起急性中耳炎、急性鼻窦炎等局部并发症。可引起急性风湿热、心肌炎及急性肾炎等全身并发症,一般认为与Ⅲ型变态反应有关。

【诊断及鉴别诊断】

根据其典型的临床表现、体征及实验室检查诊断本病。应注意与咽白喉等传染病和某些血液病所引起的咽部表现等相鉴别。

【治疗原则】

抗生素的使用为本病主要治疗方法,首选药物为青霉素。若治疗2～3天后病情无好转,应分析原因,改用其他抗生素。一般疗法包括卧床休息,流质饮食、多饮水,咽痛较剧或高热时口服解热镇痛药。局部治疗包括常用复方硼砂溶液等含漱。本病有传染性,应适当隔离。

(二)慢性扁桃体炎

慢性扁桃体炎(chronic tonsillitis)为腭扁桃体的持续感染性炎症。多因急性扁桃体炎治疗不彻底,反复发作,扁桃体隐窝引流不畅,隐窝内细菌、病毒滋生感染而演变为慢性。链球菌和葡萄球菌为主要致病菌。

【临床表现】

局部症状为经常有反复急性扁桃体感染发作史,发作间歇期内有咽内发干、发痒、异物感、刺激性咳嗽及口臭等轻微症状;在小儿患者,扁桃体往往过度肥大,可能出现呼吸、吞咽或言语共鸣的障碍。全身症状有胃肠不适、消化不良、头痛、乏力、低热等。

检查可见扁桃体和腭弓暗红色充血,用压舌板挤压腭舌弓时,隐窝口有时可见分泌物或干酪样物溢出,扁桃体可见瘢痕。

慢性扁桃体炎可作为病灶,诱发机体其他系统靶器官对链球菌产生Ⅲ型变态反应,产生风湿性关节炎、风湿热、心脏病、肾炎等各种并发症。

【诊断】

根据急性扁桃体感染反复发作病史,结合局部检查体征,可以作出诊断。但应注意扁桃体的大小并不能作为病情严重程度的诊断依据。单侧扁桃体迅速增大或伴有溃疡时,应警惕扁桃体肿瘤的可能,组织病理检查可确诊。

【治疗原则】

非手术疗法包括加强体育锻炼、增强体质和抗病能力、抗生素治疗和免疫治疗。手术疗法:扁桃体切除术为主要的治疗方法,但必须严格掌握适应证。慢性扁桃体炎反复急性发作或曾并发过扁桃体周脓肿;扁桃体过度肥大,引起吞咽、呼吸及言语者;慢性扁桃体炎已成为引起其他脏器病变的"病灶",或与邻近器官的病变有关联等情况时可行扁桃体切除术。

三、鼻　咽　癌

鼻咽癌(carcinoma of nasopharynx)是我国高发恶性肿瘤之一,尤以广东、广西、湖南、福建等地发病率高。鼻咽癌的发病与以下因素有关:①病毒因素:EB病毒在鼻咽癌发展中有重要作用,监测EB病毒抗体滴度的动态变化可以作为辅助诊断、估计预后和随访的指标。②遗传因素:本病有家族聚集现象;有种族易感性,主要见于黄种人,少见于白种人;有地域集中性,我国南方省份发病率高。③环境因素:如本病高发地区的水中镍含量较高。鼻咽癌好发部位为咽隐窝和鼻咽顶前壁。鼻咽癌中98%为低分化鳞状细胞癌,其他类型较少。

【临床表现】

鼻咽癌常见症状有:①鼻部症状:早期可出现回吸涕中带血或擤出涕中带血;肿瘤不断增大可阻塞鼻后孔,引起鼻塞,始为单侧,继而双侧。②耳部症状:肿瘤发生于咽隐窝者,早期可压迫或阻塞咽鼓管咽口,引起该侧耳鸣、耳闷及听力下降。③颈部淋巴结肿大:许多患者以颈淋巴结肿大为首发症状,始为单侧,继而为双侧。④脑神经症状:肿瘤经患侧咽隐窝由破裂孔侵入颅内,常先侵犯第Ⅴ、Ⅵ脑神经,继而可累及第Ⅳ、Ⅲ、Ⅱ脑神经而发生头痛,面麻木,眼球外展受限,上睑下垂、视力下降等脑神经受累症状;肿瘤亦可直接侵犯或转移淋巴结压迫引起第Ⅸ、Ⅹ、Ⅷ脑神经受损,而出现软腭麻痹、呛咳、声嘶、伸舌偏斜等症状。⑤远处转移:晚期可发生肺、肝、骨等处转移。体征:间接鼻咽镜、电子纤维鼻咽镜检查可见病变,对可疑者应立即行鼻咽部活检以明确诊断。颈部可触及质硬、活动度差、无痛性肿大淋巴结。

【诊断】

对出现不明原因的回吸涕中带血、单侧鼻塞、单侧耳鸣、耳闭塞感、听力下降、头痛、复视或颈部淋巴结肿大等症状的患者,应高度警惕鼻咽癌可能,须进行各项相关检查。EB病毒血清学检查可以作为鼻咽癌辅助诊断的指标。CT和MRI扫描有助于了解肿瘤侵犯的范围及颅底骨质破坏的程度。鼻咽癌的确诊靠鼻咽部活检。

【治疗原则】

放射治疗为首选的治疗方法。放疗后鼻咽部仍有未能控制的残留病灶或局部复发,可采用手术及化学治疗。鼻咽癌放疗后 5 年生存率为 50% 左右,局部复发和转移是主要死亡原因。

第四节 喉 部 疾 病

喉具有呼吸、发声及保护下呼吸道等重要功能,喉部疾病可导致呼吸困难而危及生命。急性会厌炎、小儿急性喉炎均为常见急症,有发生窒息死亡的危险。各种导致声音嘶哑的喉部疾病,给患者带来痛苦。喉癌头颈部是常见恶性肿瘤之一。

一、急性会厌炎

急性会厌炎(acute epiglottitis)也称为急性声门上喉炎,为一种危及生命的严重感染疾病性疾病,可能引起窒息死亡。感染为本病最常见的原因,本病病原菌以 B 型嗜血流感杆菌最多,也可与病毒混合感染。变态反应与本病的发病有关,邻近感染蔓延引起本病,创伤、异物、会厌囊肿感染等因素均可引起本病。

【临床表现】

1. 症状

(1)全身症状:起病急骤,可有畏寒、发热;老人和儿童症状相对更为严重,表现为精神萎靡、面色苍白、血压下降等。

(2)局部症状:咽喉痛为其主要症状,吞咽时疼痛加剧。吞咽可导致咽喉疼痛,致使口涎外流、拒食;会厌高度肿胀可引起吸气性呼吸困难,严重时可发生窒息;说话含糊不清;一侧或双侧颈深淋巴结肿大、压痛。

2. 体征 间接喉镜检查可见会厌舌面弥漫性充血肿胀,有时可有脓肿形成;儿童常不能配合检查,摄喉部侧位 X 线片,若显示会厌肿大,则有助于诊断。

【诊断】

对急性咽喉疼痛、吞咽时疼痛加重,口咽部检查无明显异常,应考虑到本病。及时行间接喉镜检查。间接喉镜下见会厌充血、肿胀即可诊断为急性会厌炎。儿童喉部 X 线片有助于诊断。

【治疗原则】

本病以抗感染及保持呼吸道通畅为治疗原则。及时全身应用足量抗生素和糖皮质激素。对有呼吸困难、静脉使用抗生素和糖皮质激素呼吸困难无改善者应及时行气管切开术。会厌脓肿形成者可在直接喉镜下切开引流。

二、喉 炎

(一)急性喉炎

急性喉炎(acute laryngitis)为声门区为主的喉黏膜的急性弥漫性卡他性炎症。多发于伤风感冒后,可在病毒感染的基础上继发细菌感染。用声过度、烟酒及有害气体刺激可导致本病。

【临床表现】

全身症状一般较轻,局部以声嘶为主要症状,还有喉痛、咳嗽及咳痰等。检查喉黏膜的双侧运动正常,呈弥漫性充血,尤其是声带充血。

【诊断】

根据病史、症状,喉黏膜弥漫性充血,声带充血但运动正常等可作出诊断。

【治疗】

声休是最主要的治疗措施。可雾化或蒸汽吸入,少数严重者用抗生素和糖皮质激素。

中药含片等可用于对症治疗。

(二) 小儿急性喉炎

小儿急性喉炎(acute laryngitis in children)好发于6个月~3岁的儿童,其特点是易发生呼吸困难。主要原因有小儿喉腔较狭小,肿胀时易致声门阻塞;小儿喉黏膜下组织疏松、淋巴组织和腺体丰富,炎症时易肿胀使喉腔变窄;小儿喉软骨柔软;小儿咳嗽反射较差,气管及喉部分泌物不易排出;小儿对感染的抵抗力及免疫功能较低、炎症反应较重;小儿易发生喉痉挛等。本病常继发于上呼吸道感染和某些急性传染病。

【临床表现】

全身症状为起病较急,可有发热、全身不适、乏力等。局部症状包括:①声嘶。②阵发性"空、空"样咳嗽(也有人称为"犬吠样"咳嗽)。③吸气性呼吸困难。

吸气性呼吸困难是本病的重要特点,可能出现持续性喉阻塞,表现为哮吼性咳嗽、吸气性喉喘鸣。可夜间骤然出现重度声嘶、频繁咳嗽,咳声较钝、呈吼叫样。严重者吸气时有锁骨上窝、肋间隙、胸骨上窝及上腹部显著凹陷,面色发绀或烦躁不安,呼吸变慢,晚期则呼吸浅快。若病情进一步发展,可有发绀、冷汗、面色苍白、呼吸无力,甚至呼吸循环衰竭、昏迷、抽搐、死亡。因小儿不能合作,临床实践中很少进行喉镜检查。

【诊断】

遇到声嘶、"空、空"样咳嗽的小儿应立即想到本病。若出现吸气性喉喘鸣和吸气性呼吸困难即可作出诊断。注意与喉、气管、支气管异物和喉白喉、喉痉挛鉴别。

【治疗原则】

本病危及患儿生命的急症,一旦诊断,应立即采取有效措施,解除呼吸困难。治疗的关键是解除喉阻塞,及早使用有效、足量的抗生素和糖皮质激素。治疗无效、严重时行气管切开术。

(三) 慢性喉炎

慢性喉炎(chronic laryngitis)是指喉部慢性非特异性炎症。发病与用声过度、发声不当、有害气体等长期刺激及上、下呼吸道慢性炎症及喉咽反流等有关。

【临床表现】

常见的症状为声嘶、喉部不适、喉部分泌物增加等。喉镜检查可见声带黏膜弥漫性充血、红肿,两侧对称;或喉黏膜肥厚;或喉黏膜变薄、干燥。

【诊断】

根据病史和喉镜所见的体征可作出诊断。应注意与早期喉癌鉴别。

【治疗原则】

去除病因,积极治疗相关疾病,对发音不当者进行发音训练。局部治疗主要为雾化吸入疗法。

三、喉　癌

喉癌(carcinoma of the larynx)是头颈部常见的恶性肿瘤,病因尚不明了,常为多种致癌因素协同作用所致。致病因素有吸烟、饮酒、污染、人乳头状瘤病毒感染以及喉咽反流、性激素及遗传易感性等。喉癌的93%~99%为鳞状细胞癌,分化较好者为主。根据发病部位,喉癌分为声门上癌、声门癌和声门下癌,其中以声门癌最多见,声门下癌少见。喉癌的扩散转移途径有直接扩散、淋巴转移和血行转移。

【临床表现】

1. 声门上癌 早期常无明显症状,当肿瘤发展到相当程度时出现咽喉部痒感、异物感、吞咽不适感等。晚期时出现咽喉痛、呼吸困难、咽下困难、痰中带血及口臭等。常出现颈淋巴结转移。查体:间接喉镜检查常难以发现,需用纤维喉镜仔细检查以发现早期病变。

2. 声门癌 早期症状为声嘶,随着肿瘤增大声嘶渐重。当肿瘤进一步增大则出现呼吸困难。晚期可出现痰中带血、频繁咳嗽、呼吸困难及口臭等症状。颈部淋巴结转移相对较少。

3. 声门下型 早期症状不明显,也不易在常规喉镜检查中发现。当肿瘤发展到相当程度时,可出现刺激性咳嗽、声嘶、咯血和呼吸困难等症状。易侵犯甲状腺和食管,常有淋巴结转移。

【诊断】

诊断主要靠症状、检查等发现本病。喉镜检查为诊断的重要方法,对可疑患者均应仔细检查以免漏诊。确诊靠病理检查对可疑病变应活检行病理检查。增强 CT 扫描有助于了解肿瘤的范围及淋巴结转移情况。应注意与喉结核、喉乳头状瘤及喉梅毒等鉴别。

【治疗原则】

喉癌的治疗采用以手术为主,以放射治疗和化学治疗为辅的综合治疗。

手术的原则为:①安全范围内肿瘤整体全切除,达到外科临床根治。②采用各种术式及邻近组织器官修补喉腔组织缺损,重建上呼吸消化道的连续性和完整性。③尽可能保全喉腔吞咽保护、发声和呼吸的生理功能,改善患者的生存质量。

喉癌的手术包括各种喉部分切除术和喉全切除术等多种手术方式。颈淋巴结清扫术是治疗喉癌伴有颈淋巴结转移的有效方法。喉全切除术后患者失去发音能力,对患者的生存质量造成巨大的负面影响,常用食管发音法、人工喉和电子喉及食管气管造瘘术重建发音。

第五节 气管、支气管异物和食管异物

气管、支气管异物和食管异物是常见的危重急症,可能发生窒息及严重并发症而危及生命。对气管、支气管异物和食管异物均应高度重视,给予及时的诊断和恰当的治疗。

一、气管、支气管异物

气管、支气管异物是最常见的危重急症之一,若治疗不及时可发生窒息及心肺并发症而危及患者生命。本病常发生于 1~5 岁的儿童,老年人咽反射迟钝也易发生。异物种类以花生米、瓜子、豆类等最常见,其次为塑料笔帽、铁钉等。气管、支气管异物停留部位与异物的性质、大小、形状、轻重、异物吸入时患者体位及解剖因素等有密切关系。呼吸道异物中除少数嵌于声门外,绝大多数位于气管与支气管内。异物进入气管、支气管后,所引起的局部病理变化,与异物性质、大小、形状、停留时间与有无感染等因素有密切关系。异物在支气管内阻塞的程度不同,可导致不同的改变:不全阻塞可导致远端肺叶出现阻塞性肺气肿;完全性阻塞可导致远端肺叶发生阻塞性肺不张。

【临床表现】

气管、支气管异物的症状与体征一般分为四期:

1. 异物进入期 异物经过声门进入气管时,出现憋气和剧烈咳嗽,可出现极度呼吸困难,甚至可能发生窒息死亡。异物若更深进入支气管内,则仅有轻微咳嗽或憋气。

2. 安静期 异物进入支气管后,可无症状或只有轻咳嗽、轻度呼吸困难等症状,易被忽略。

3. 刺激或炎症期 异物局部刺激和继发性炎症,或堵塞支气管,可出现咳嗽、肺不张或肺气肿的症状。

4. 并发症期 轻者有支气管炎和肺炎,重者可有肺脓肿和脓胸等,表现为发热、咳嗽、咳多脓性痰、呼吸困难、胸痛、咯血及体质消瘦等。

气管异物的患者可见剧烈呛咳、呕吐,伴面红耳赤、憋气、气喘哮鸣、呼吸不畅等症状,较大异物即可发生窒息。置听诊器于胸部气管区即可闻及气管拍击声,为异物随气流向上撞击声门下区所致。

支气管异物患者常有咳嗽、憋气、痰多、发热等症状。若两侧支气管内均有异物堵塞,可出现严重呼吸困难。胸部叩诊时患侧呈过清音或浊音,肺部听诊时患侧呼吸音减弱或消失。

【诊断】

根据异物吸入史或可疑病史、症状、体征及并发症等考虑本病。X线检查对诊断本病有较大辅助作用。肺部 CT 扫描有助于诊断困难患者的诊断。支气管镜检查为气管、支气管异物确诊的“金标准”。

【治疗原则】

气管、支气管异物是危及生命的急重症,取出异物是唯一有效的治疗方法。应及时诊断、尽早取出异物,以保持呼吸道通畅,防止窒息和其他并发症。支气管镜异物取出术是最常用的方法。极个别情况下需经气管切开取出异物。少数经支气管镜确实无法取出的异物,可开胸手术取异物。本病若不及时救治,可能导致死亡。

二、食 管 异 物

食管异物(foreign bodies in the esophagus)是常见急症,老年、儿童及青壮年均可发生,食管狭窄或食管肿瘤更易发生本病。异物种类以鱼刺、肉骨、鸡鸭骨、枣核、硬币、义齿等较为常见。异物最常见于食管入口处,其次为食管中段第二狭窄处。

【临床表现】

主要症状有:①吞咽困难:异物小者虽有吞咽困难,但仍能进流质食;异物较大、尖锐或继发感染时可完全堵塞不能进食。②吞咽疼痛:异物较小或较圆钝时疼痛较轻,尖锐异物或继发感染疼痛较重。食管穿孔并发纵隔感染与脓肿时,疼痛加剧,伴有高热。③呼吸道症状:异物较大、或异物位置较高可出现呼吸困难。小儿可出现呼吸困难,甚至窒息死亡。

本病可引起食管穿孔、颈部皮下气肿或纵隔气肿、食管周围炎、纵隔炎与脓肿、大血管溃破与气管食管瘘等并发症。

【诊断】

根据异物误吞史,结合症状可初步诊断食管异物。间接喉镜检查可发现梨状窝有唾液存留。X线检查和CT扫描有助于本病的诊断。凡疑有食管穿孔时,禁用钡剂食管造影,改用碘油食管造影。食管镜检查可明确诊断,如发现异物可及时取出。

【治疗原则】

已明确诊断或高度怀疑食管异物时,应尽早行食管镜检查,发现异物及时取出。硬食管镜检查是最常用的方法,纤维食管镜或电子食管镜检查常用于相对较小的异物取出。某些异物需行颈侧切开或开胸取出。出现并发症时,应进行相应的治疗。

(孙　彦)

第十九章

眼 科 疾 病

眼科学是研究视觉器官疾病的发生、发展和转归以及预防、诊断和治疗的医学学科。眼是人体十分重要的感觉器官,人通过感觉器官获得的信息中,大约90%是由眼完成的。眼接受外部的光刺激,并将光冲动传达到大脑中枢而引起视觉。一些眼病会导致失明,产生严重的后果;另外,视觉器官与其他系统关系密切,相互影响,很多全身疾病常有眼部表现。因此,掌握基础的眼科知识有助于医学检验技术专业学生的临床实践。

第一节　眼睑泪器疾病

眼睑在颜面部占有重要的位置,眼睑疾病常影响容貌。其常见的疾病有炎症、位置与功能异常、先天性异常和肿瘤等。泪器病是眼科的常见病和多发病,包括泪道和泪腺的炎症、损伤、肿瘤和先天性异常等。

一、睑 腺 炎

睑腺炎(hordeolum)又称麦粒肿,是眼睑腺体的急性化脓性炎症。如果是睫毛毛囊皮脂腺或其附近的皮脂腺(Zeis腺)或变态汗腺(Moll)感染,称外睑腺炎。若是睑板腺感染,称为内睑腺炎。

【临床表现】

眼睑患处呈现典型的急性炎症的红、肿、热、痛的表现,触诊有疼痛明显的硬结。2~3天后可形成黄色脓点,可自行破溃或吸收消退,约1周左右痊愈。儿童、年老体弱或抵抗力差者,当致病菌毒力强时,局部可发展为眼睑蜂窝织炎,并可伴有发热、寒战、头痛等全身症状,如处理不当,有可能引起败血症或海绵窦血栓形成等严重并发症而危及生命。

【诊断】

根据临床表现即可诊断。

【治疗原则】

早期应予局部热敷及滴用抗生素滴眼剂;脓肿形成后,应切开排脓。炎症严重者可口服抗生素。脓肿未形成时不宜切开,更不宜挤压,以免感染扩散至颅内。平时应该注意眼部卫生及增强抵抗力以防止睑腺炎的发生。

二、倒睫与睑内翻

倒睫(trichiasis)是指睫毛向后生长。睑内翻(entropion)是指眼睑,特别是睑缘向眼球方向卷曲的位置异常。睑内翻一般伴有倒睫,而倒睫不一定有睑内翻。引起倒睫及睑内翻最常见的病因是沙眼、眼睑外伤及老年人下睑痉挛性睑内翻。

【临床表现】

患者常有异物感、眼痛、畏光、流泪等症状。眼部检查可以发现眼睑位置内卷及睫毛触及眼球,角膜常有上皮脱落,检查上、下睑倒睫嘱患者分别向上、下注视,睫毛触及眼球即为倒睫。在角膜上皮脱落基础上,可继发感染导致角膜溃疡。

【诊断】

根据临床表现即可诊断。

【治疗原则】

1～2 根倒睫时可以拔除或用电解法破坏毛囊,重新生长时可予再拔。睑内翻及倒睫多时应行手术治疗。预防倒睫及睑内翻的主要方法是及时治疗沙眼及防止眼外伤。

三、泪道狭窄与阻塞

泪器(lacrimal apparatus)由泪腺及泪道组成。泪腺位于眼眶外上方泪腺凹内。泪道由泪小点、泪小管、泪总管、泪囊及鼻泪管组成,泪小点位于上、下睑缘后唇,距内眦约 6mm 处,鼻泪管开口于下鼻道,出生前鼻泪管下端开口处有一半月形瓣膜,称 Hasner 瓣,一般出生后即开放。器质性泪道狭窄及阻塞的病因有:泪小点外翻,泪小点狭窄及闭塞,由于炎症、肿瘤、外伤、异物等所致泪小管、鼻泪管狭窄及阻塞,以及先天性 Hasner 瓣未开放。

【临床表现】

患者主要症状为泪溢,但压迫泪囊区无液体由泪小点溢出,少数患者可见泪小点的位置异常或关闭。行泪道冲洗,除功能性泪溢外,可见冲洗液由泪小点反流。

【诊断】

根据主诉及临床检查可以诊断。其中泪道冲洗结果十分重要:冲洗液由原泪小点返回为该泪小管阻塞,从下泪小点冲洗,冲洗液由上泪小点返回为泪总管或鼻泪管阻塞。反流液有脓液则为鼻泪管阻塞合并慢性泪囊炎。有条件还可以进行 X 线泪道碘油造影等检查以显示泪道阻塞部位。

【治疗原则】

先天性 Hasner 瓣未开放的婴儿可以示指自上而下按摩泪囊区后点抗生素眼药水,每日 3～4 次,大多数可治愈,无效者在学龄前可以手术探通。功能性泪溢可以试用肾上腺素或硫酸锌眼药水滴眼。其余泪道阻塞均可以行泪道探通术。保持眼部清洁及避免外伤有一定预防作用。

四、慢性泪囊炎

慢性泪囊炎(chronic dacryocystitis)是一种常见眼病,尤其在农村更为多见。本病多是由于鼻泪管阻塞后合并细菌感染所致,少数可能与沙眼、外伤、下鼻甲肥大、鼻炎及鼻中隔偏曲有关。

【临床表现】

患者的主诉是泪溢、流脓。压迫泪囊区时,可见脓液由泪小点流出,泪道冲洗下泪小管时可见脓液由上泪小点反流。在慢性泪囊炎基础上,如果有毒力强的细菌侵入或机体抵抗力下降,可能导致急性泪囊炎的发作。

【诊断】

根据压迫泪囊区及泪道冲洗可见脓液反流即可以作出诊断。

【治疗原则】

冲洗及滴抗生素眼药仅能暂时减轻症状,彻底治疗应行手术。保持眼部清洁、治疗沙眼等结膜慢性炎症有一定预防作用。

第二节 结膜眼表疾病

眼表(ocular surface)是指位于上、下眼睑缘灰线之间眼球表面全部的黏膜上皮。正常的眼表结构与功能是获得清晰视觉的前提条件。结膜病是最常见的眼科疾病之一,结膜炎患者的眼红、分泌物增加可影响日常生活,翼状胬肉则可影响眼部外观。

一、急性结膜炎

结膜(conjunctiva)是覆盖于眼睑内表面及眼球前部巩膜表面的半透明膜组织,它由球结膜、睑结膜及穹窿结膜组成。急性结膜炎(acute conjunctivitis)是微生物(包括细菌及病毒)感染所致的急性结膜炎症,传染性强。最常见的致病菌为肺炎链球菌,金黄色葡萄球菌和流感嗜血杆菌。常见的致病病毒有肠道病毒70型及腺病毒8、19、29及37型。

【临床表现】

急性结膜炎多见于春秋季节,可散发感染,也可大范围流行。传染途径是接触传染,如手、手帕、毛巾和公共用具。患者主诉有眼部灼热感、刺痛、眼分泌物、异物感、畏光、流泪等。检查主要发现结膜充血、出血、水肿及分泌物。

【诊断】

根据临床表现、分泌物涂片或结膜刮片可诊断。对严重及病情顽固者可行细菌培养及药敏试验以明确病因,指导治疗。

【治疗原则】

根据临床表现初步确定病原后,选用适当的抗生素或抗病毒眼药水滴眼。疗效不佳者应根据细菌培养及药敏试验结果来调整用药。对分泌物较多的患者,可用3%硼酸溶液或生理盐水冲洗结膜囊后滴眼药水。切勿包扎患眼,否则病原微生物更易繁殖,加剧病情。并发角膜炎时,应按角膜炎处理。

加强卫生宣传,一旦发现本病患者,应严格消毒及隔离。患者的洗脸用具、手帕等物必须煮沸消毒。医务人员在接触患者后须洗手消毒以防止交叉感染,必要时戴防护眼镜。

二、沙 眼

沙眼(trochoma)是由沙眼衣原体感染所致的一种慢性传染性结膜炎症。

【临床表现】

一般起病缓慢,多为双眼发病,但轻重程度可不同。①急性期:有畏光、流泪、异物感,有较多黏液或黏脓性分泌物。可有眼睑红肿,结膜明显充血,乳头增生,上下穹窿部结膜满布滤泡,可合并弥漫性角膜上皮炎及耳前淋巴结肿大。②慢性期:无明显不适,仅有痒感、异物感、干燥和烧灼感。为了统一进行流行病学调查和指导治疗,国际上和我国分别对沙眼进行了分期(表19-1,表19-2)。

表19-1 国际沙眼MacCallan分期与临床表现

分期	临床表现
I期(早期沙眼)	上睑结膜出现未成熟滤泡,轻微上皮下角膜混浊、弥漫点状角膜炎和上方小角膜血管翳
II期(沙眼活动期)	IIa期滤泡增生,角膜混浊、上皮下浸润和明显的上方浅层角膜血管翳 IIb期乳头增生,滤泡模糊,可见到滤泡坏死、上方表浅角膜血管翳和上皮下浸润,瘢痕不明显

续表

分期	临床表现
Ⅲ期(瘢痕形成)	上睑结膜自瘢痕开始出现至大部分变为瘢痕。仅留少许活动性病变
Ⅳ期(非活动性沙眼)	上睑结膜活动病变完全消失,代之以瘢痕,无传染性

表 19-2　我国沙眼的分期法(1979 年)

分期	临床表现
Ⅰ期(进行活动期)	上睑结膜乳头与滤泡并存,上穹隆结膜模糊,有角膜血管翳
Ⅱ期(退行期)	上睑结膜自瘢痕开始出现至大部分变为瘢痕。仅留少许活动性病变
Ⅲ期(完全瘢痕期)	上睑结膜活动病变完全消失,代之以瘢痕,无传染性

1987 年 WHO 介绍了一种新的简单分期法来评价沙眼严重程度:①结膜滤泡:上睑结膜 5 个以上滤泡。②弥漫性结膜感染:弥漫性浸润、乳头增生、血管模糊区 >50% 。③睑结膜瘢痕:典型的睑结膜瘢痕。④倒睫:严重倒睫或眼睑内翻。⑤角膜混浊:不同程度角膜混浊。

【诊断】

多数根据乳头、滤泡、上皮下角膜炎、血管翳、角膜缘滤泡、Herbert 小凹等特异性体征可以作出诊断。但早期诊断常较困难,有时只能诊断"疑似沙眼",要确诊须辅以实验室检查。WHO 要求诊断沙眼时至少符合下述标准中的 2 项:①上睑结膜 5 个以上滤泡;②典型的睑结膜瘢痕;③角膜缘滤泡或 Herbert 小凹;④广泛的角膜血管翳。

【治疗原则】

包括全身治疗和眼局部药物治疗及并发症治疗,原则上以局部用药为主。

1. 局部治疗　常用 0.1% 利福平、0.1% 酞丁安眼药水或 0.5% 新霉素眼药水等滴眼,夜间用红霉素或四环素类眼膏,疗程最少 10 ~ 12 周。

2. 全身治疗　急性期或严重的沙眼,可以全身使用抗生素治疗,一般疗程为 3 ~ 4 周。

3. 并发症治疗　根据不同的并发症选用相应的手术,如睑内翻矫正术、羊膜移植术、角膜移植术等。

4. 预防和治疗并重　应培养良好卫生习惯,避免接触传染,改善环境卫生。加强对服务行业的卫生管理。

三、翼 状 胬 肉

翼状胬肉(pterygium)是一种向角膜表面生长的与结膜相连的纤维血管样组织,是结膜变性疾病,其发病机制还不完全清楚,与居住地的地理位置及风沙和日光等长期刺激结膜有关。

【临床表现】

一般无明显自觉症状,以鼻侧多见。初期角膜缘发生灰色混浊、球结膜充血、肥厚,后发展为三角形的血管性组织,分为头、颈、体三部分,角膜缘内的尖端为头部,角膜缘处为颈部,球结膜部分为体部。胬肉牵扯可以产生散光,其生长遮蔽瞳孔可以造成视力障碍,严重者还会影响眼球运动。按病变进展情况分为进行期和静止期。

【诊断】

根据临床表现就可以作出诊断。

【治疗原则】

对小而静止不影响视力的翼状胬肉,一般不需治疗,对进行期的翼状胬肉或侵及瞳孔区者应手术治疗。对复发者可以采用结膜移植术、干细胞移植术或羊膜移植术等治疗。

四、干　眼　症

干眼症(dry eye)是泪液和眼表的多因素疾病,能引起不适、视觉障碍和泪膜不稳定,可能损害眼表,伴有泪液渗透压升高和眼表炎症。2007 年美国干眼研究组提出的分类:泪液生成不足型和泪液蒸发过强型。

【临床表现】

1. 症状　眼干涩、异物感、烧灼感、痒、畏光、眼红、视力疲劳、视物模糊等。

2. 体征　①泪河宽度变窄:≤0.35mm 提示干眼(正常为 0.5~1.0mm);②泪液分泌试验减少:<10mm/5min 为低分泌,<5mm/5min 提示干眼(正常值≥10mm/5min);③泪膜破裂时间缩短:<10 秒提示泪膜不稳定(正常值为 10~45 秒);④结膜、睑缘充血,角膜上皮损害及原发疾病改变。

【诊断】

干眼症的诊断必须做综合判断,通常根据症状、泪膜不稳定、眼表面上皮细胞的损害和泪液渗透压增加等四方面指标,绝大多数干眼可作出诊断。

【治疗原则】

干眼症的治疗包括病因治疗和缓解症状。明确并消除引起干眼的原因是最佳治疗方法。缓解症状是治疗的主要目标,如人工泪液(不含防腐剂),停用一切不必要的眼药,泪小管栓子或封闭泪小点,软性角膜接触镜佩戴以减少蒸发。

第三节　角　膜　疾　病

角膜(cornea)与巩膜一起构成眼球最外层的纤维膜,对眼球有重要的保护作用。角膜病是主要的致盲性眼病之一,炎症、外伤、变性和营养不良均可导致角膜病。

一、细菌性角膜炎

细菌性角膜炎(bacterial keratitis)是由细菌感染引起的角膜炎症,可导致角膜上皮缺损和角膜基质坏死,形成溃疡,甚至穿孔。常见的致病菌有葡萄球菌、铜绿假单胞菌、肺炎链球菌和大肠杆菌等。常见的影响因素有角膜外伤、倒睫、泪道阻塞、角膜接触镜、眼睑闭合不全及糖尿病等。

【临床表现】

1. 症状　由于角膜感觉神经丰富,角膜炎最明显的主诉是眼痛、畏光、流泪、眼睑痉挛等刺激症状,称为"角膜刺激症状"。炎症导致角膜混浊,患者多会有视力减退。

2. 体征　眼睑及球结膜水肿,睫状或混合性充血。病变早期表现为角膜上皮溃疡,溃疡下有边缘模糊、致密的浸润灶,周围组织水肿。浸润灶迅速扩大,继而形成溃疡。溃疡表面和结膜囊多有脓性或黏液性分泌物,可伴有不同程度的前房积脓。

【诊断】

根据临床表现就可以作出初步诊断,角膜刮片或细菌培养阳性可以确诊。

【治疗原则】

急性期用高浓度的抗生素眼药水滴眼,每 15~30 分钟滴眼 1 次。病情控制后逐渐减少滴眼次数。治疗过程中应根据细菌学检查及药物敏感试验结果及时调整使用敏感的抗生素,晚上涂抗生素眼膏,并发虹膜炎者应用阿托品扩瞳。不应过早停药,以防复发。口服大量维生素 C、维生素 B 有助于溃疡愈合。药物治疗无效,溃疡穿孔者可考虑治疗性角膜移植手术。

二、真菌性角膜炎

真菌性角膜炎（fungal keratitis）是一种由致病真菌引起的感染性角膜炎症。常见于植物性眼外伤后。滥用广谱抗生素、激素等可以使其发病率增高。常见的致病真菌有曲霉菌属、镰孢菌属、弯孢菌属及念珠菌属等。

【临床表现】

患者有角膜刺激症状及视力下降，但较细菌性角膜炎起病缓慢，角膜刺激症状轻，病程长。角膜病灶呈灰白色，粗糙而无光泽，表面微隆起。溃疡周围有浅沟，"伪足"或"卫星灶"。前房积脓多见，脓液黏稠。如果病情不能及时控制，可以蔓延至眼内导致真菌性眼内炎。如果合并细菌感染，使临床症状不典型，常给其诊断及治疗带来困难。

【诊断】

根据有植物外伤史及典型的临床表现可以作出初步诊断。角膜病灶刮片及真菌培养结果阳性可以确诊。如果角膜刮片及培养均为阴性而临床高度怀疑为真菌感染时，可以考虑角膜组织活检。有条件的医院可以作角膜共焦显微镜检查，直接发现真菌菌丝。

【治疗原则】

治疗首选对真菌敏感的药物，如两性霉素 B、那他霉素、氟康唑等眼药水，抗真菌药物联合应用有协同作用。并发虹膜睫状体炎者，使用 1% 阿托品散瞳。溃疡愈合后仍需继续用药 2~4 周或更长时间。目前治疗真菌的药物尚不够理想。禁用糖皮质激素。对于药物治疗无效者需考虑手术治疗。

三、单纯疱疹病毒性角膜炎

单纯疱疹病毒性角膜炎（herpes simplex keratitis，HSK）多由单纯疱疹病毒 I 型引起，机体抵抗力下降时容易复发，致盲率居角膜疾病首位。

【临床表现】

起病前可有感冒史。眼部出现刺激症状。临床表现分为原发感染和复发感染两大类，原发感染见于幼儿。临床上复发感染多见。表现为树枝状和地图状角膜炎，盘状角膜炎和基质坏死性角膜炎。其中以树枝状和地图状角膜炎常见。荧光素染色可显示角膜上皮病损。角膜知觉减退是 HSK 的一个典型体征。病变也可向深部发展，导致角膜实质层发生混浊。

【诊断】

根据临床表现进行诊断。

【治疗原则】

治疗主要为局部滴用抗病毒药物眼药水。对树枝状、地图状角膜溃疡禁用糖皮质激素。对盘状角膜炎，在使用糖皮质激素同时，联合高效的抗病毒药物。病情顽固者可加用免疫调节剂。对于病情严重，药物效果不好者可以考虑手术治疗。增强机体抵抗力，防止感冒有助于预防 HSK 的发生。

四、棘阿米巴角膜炎

棘阿米巴角膜炎（acanthamoeba keratitis）由棘阿米巴原虫感染引起的角膜炎。呈慢性、进行性角膜溃疡，病程可持续数月，严重影响视力。

【临床表现】

与角膜接触镜、角膜外伤、角膜移植和接触棘阿米巴污染的水源有关。多单眼发病，患眼畏光、流泪伴视力减退、眼痛剧烈。感染初期角膜上皮混浊、微囊样水肿或假树枝状，可出现放射状角膜神经炎。病程进展出现角膜中央或旁中央浸润,伴上皮缺损,基质水肿增厚并有斑点或片状混浊。晚期角膜溃疡甚至穿孔。但前房反应少见。

【诊断】

角膜病灶找到棘阿米巴原虫或从角膜刮片培养出棘阿米巴。角膜共焦显微镜有助于活体诊断。

【治疗原则】

早期可行病灶区角膜上皮刮除。药物治疗可选氨基糖苷类,咪唑类等,通常联合用药。疗程 4 个月以上。一般不用糖皮质激素。药物治疗无效或角膜混浊严重影响视力可考虑手术,术后继续药物治疗,减少复发。

第四节　白　内　障

白内障(cataract)指晶状体透明度降低或颜色改变所导致的光学质量下降的退行性改变。

一、年龄相关性白内障

中老年开始发生的晶状体混浊,随着年龄增加而发病率增加(多发生于 50 岁以上)。自由基的过氧化损伤可能是其发生的主要机制。

【临床表现】

年龄相关性白内障按混浊部位分为皮质性、核性和后囊下白内障。多为双眼发病。主要症状为眼前阴影、渐进性、无痛性视力减退。皮质性白内障最为常见,按其发展过程分为 4 期。

1. 初发期　楔形混浊尖端指向中心,混浊首先出现于晶状体周边皮质内,常在瞳孔扩大后才能发现,晶状体皮质内可出现空泡、水裂和板层分离。此时瞳孔区还未累及,一般不影响视力。

2. 膨胀期　又称未熟期。晶状体混浊加重,体积增大,前房变浅,可诱发急性闭角型青光眼发作,此期视力明显下降,眼底难以看清。斜照检查,投照侧虹膜在深层混浊皮质上形成新月形阴影,称为虹膜投影阳性。

3. 成熟期　晶状体完全不透明,前房深度恢复,虹膜投影试验阴性。视力降至眼前手动或光感。

4. 过熟期　晶状体内水分继续丢失而缩小,前房加深,囊膜皱缩,皮质液化。核沉于下方,虹膜震颤。可引起晶状体溶解性青光眼,晶状体脱位等并发症。

核性白内障的混浊主要发生在晶状体核,多发生在近视患者。后囊下白内障则主要在晶状体后囊下浅层皮质出现细点状混浊,呈锅巴状。

【诊断】

根据临床表现可以诊断。

【治疗原则】

白内障的药物治疗(包括口服药及眼药)至今尚无肯定的疗效。超声乳化等手术是各种白内障的主要治疗手段,通常白内障摘除术中联合人工晶状体植入。

二、先天性白内障

先天性白内障(congenital cataract)为出生时或出生后一年内发生的晶状体混浊,与遗传、母亲怀孕前 3 个月风疹等病毒感染、用药不当等因素有关。

【临床表现】

先天性白内障为儿童常见眼病,多为双眼发病,少数可为单眼,多为静止性。少数出生后继续发展。常按混浊部位分为前极性、后极性、绕核性,核性,冠状、膜性白内障和全白内障等类型。

【诊断】

根据临床表现可以诊断。

【治疗原则】

对视力影响不大的先天性白内障一般不需手术,可定期观察。对影响视力明显者应尽早手术,以预防弱视的发生。母亲妊娠期间防止病毒感染、用药不当及加强营养有助于预防先天性白内障的发生。

三、外伤性白内障

外伤性白内障(traumatic cataract)由眼球钝挫伤、穿通伤或电击伤等外伤引起的晶状体混浊。

【临床表现】

外伤性白内障多见于儿童或年轻人,常单眼发生。由于外伤的性质和程度不同,导致晶状体混浊各不相同。也可引起继发性青光眼或葡萄膜炎。

【诊断】

有外伤史及临床表现可以诊断。

【治疗原则】

对视力影响不大者可先观察。影响视力或引起并发症时应该手术治疗。注意劳动保护,防止眼外伤即可以防止外伤性白内障的发生。

四、并发性白内障

眼部疾病引起的晶状体混浊称为并发性白内障(complicated cataract)。常见病因有葡萄膜炎、视网膜脱离、高度近视等,患者常有原发病的表现。

【临床表现】

有原发病的表现,单眼多发。根据病因混浊起始部位可不同,逐渐形成不均匀玫瑰花状浑浊,囊膜可有增厚及钙化。

【诊断】

根据临床表现可以诊断。

【治疗原则】

除治疗原发病外,同年龄相关性白内障。

第五节　青　光　眼

青光眼(glaucoma)是一组以特征性视神经萎缩和视野缺损为共同特征的眼病,病理性眼压增高是其主要危险因素,但不是唯一因素。病理性眼压增高、视乳头萎缩及凹陷、视野缺损和视力下降是其主要表现。正常眼压范围为 10 ~ 21mmHg,24 小时眼压波动不大于5mmHg。青光眼通常分为原发性、继发性和先天性三大类。

一、原发性青光眼

原发性青光眼(primary glaucoma)是病因及发病机制未完全清楚的一类青光眼。根据眼压升高时房角开放或关闭而分为闭角型和开角型两种,与西方国家不同,我国闭角型青光眼占大多数(约为2/3)。

【临床表现】

1. 原发性闭角型青光眼 患者多半具有浅前房和窄房角的解剖特点。50岁的女性多见,双眼同时或先后发病。临床上又分为急性闭角型青光眼和慢性闭角型青光眼。

(1)急性闭角型青光眼:其病程可以分为6期。①临床前期:无症状。②先兆期:有小发作,表现为患侧头痛、雾视及虹视,休息后可以自动缓解。③急性发作期:表现为突发剧烈头痛、眼痛、睁不开眼、视力急剧下降,有时可以伴有恶心、呕吐。检查时可见眼睑水肿、结膜混合充血,角膜雾状混浊,前房浅,常可见色素颗粒沉着,瞳孔中等开大,常呈椭圆形,对光反射消失。有时虹膜出现节段状萎缩及局部后粘连,晶状体前囊可以出现灰白色斑为青光眼斑。眼压明显升高,房角关闭,周边粘连。④间歇期:一般是小发作后自行缓解或通过治疗而缓解,房角开放、眼压下降。⑤慢性期:是由于大发作持续或反复小发作导致房角广泛粘连,眼压持续升高,眼底出现青光眼杯,视野缺损。⑥绝对期:病情发展导致光感丧失。

(2)慢性闭角型青光眼:由于房角粘连过程缓慢,眼压逐渐增高,而且很少超过50mmHg。患者主观症状不明显,常常到晚期才被发现。患者逐渐出现眼胀痛、雾视及虹视,视野也逐渐出现改变,视盘萎缩及凹陷逐渐加重。房角检查可以见到周边粘连,眼压高时房角关闭。

2. 原发性开角型青光眼 早期常常没有主观症状,发展到一定程度后才会出现与慢性闭角型青光眼类似的症状。早期眼部检查也无明显异常,前房深浅正常,但眼压却不稳定。随着病情发展眼压持续高于正常,视野及眼底视盘都会逐渐出现青光眼的改变,视野早期改变为旁中心暗点(视野10~20度处),鼻侧多见。然后出现弓形暗点,鼻侧阶梯,环形暗点,最后发展到管状视野并残存颞侧视岛,此时中心视力仍然可以较好。视盘杯盘比(C/D)增大,盘沿变窄。视神经纤维缺损,视盘可有少量出血。最终形成典型的青光眼杯。

【诊断】

典型的原发性青光眼根据临床表现就可以诊断。青光眼的早期诊断十分重要。早期诊断指标见表19-3。

表19-3 原发性青光眼早期诊断指标

指标	特点
眼压	包括眼压的绝对值及24小时眼压波动
视盘	视盘凹陷进行性加深扩大,盘沿宽窄不一,特别是上、下方盘沿变窄或局部变薄,视盘出血和视网膜神经纤维层缺损均属青光眼特征性视神经损害
视野改变	青光眼的早期视野改变为旁中心暗点、弓形暗点、环形暗点、鼻侧阶梯和颞侧视岛等
其他	黄蓝视野异常,对比敏感度异常等对诊断亦有一定的帮助

【治疗原则】

原发性青光眼的治疗原则为:闭角型青光眼降低眼压后立即手术治疗,开角型青光眼首先用药物降压,药物无效时再行手术治疗。

青光眼治疗的新概念:临床上发现,眼压降低不一定能阻断青光眼的病程进展,因为发现青光眼性视功能下降与视网膜神经节细胞及视神经的凋亡有关,因而神经保护是青光眼治疗中不容忽视的一个方面。

二、继发性青光眼

继发性青光眼(secondary glaucoma)是由于全身性因素或其他眼病干扰或破坏了正常的房水循环,使房水流出通路受阻而引起眼压升高的一组疾病。如青光眼睫状体炎综合征、糖皮质激素性青光眼、眼外伤所致的继发性青光眼、晶状体源性青光眼、虹膜睫状体炎继发性青光眼、新生血管性青光眼、睫状环阻塞性青光眼、视网膜玻璃体手术后继发性青光眼、虹膜角膜内皮综合征、色素性青光眼等。

【临床表现】

除眼压增高引起的视功能损害外,原发病变可使眼组织遭受一定程度的破坏。

【诊断】

根据相关的全身性因素或眼病,而且有青光眼的临床表现就可以诊断。

【治疗原则】

除治疗青光眼外,还须治疗相关疾病。

三、先天性青光眼

先天性青光眼(congenital glaucoma)是由于胎儿发育期前房角组织发育异常,小梁网-Schlemm 管系统不能发挥有效的房水引流功能而使眼压升高的一类青光眼。可分为婴幼儿型青光眼,青少年型青光眼及伴有其他先天异常的青光眼。

【临床表现】

婴幼儿型青光眼常表现为:大角膜(又称"牛眼")、畏光、流泪、眼睑痉挛、角膜雾样水肿、后弹力层破裂及眼压升高。青少年型青光眼常无自觉症状,发病缓慢,视功能损害时,已经到晚期。伴有其他先天异常的青光眼包括:伴有心脏、骨骼及晶状体异常的 Marfan 综合征,Marchesani 综合征;伴有颜面、脉络膜血管瘤的 Sturge-Weber 综合征;伴有房角及虹膜异常的 Axenfeld-Rieger 综合征。

【诊断】

根据临床表现可以诊断。

【治疗原则】

主要为手术治疗。本病有一定的遗传因素,优生优育有助于减少先天性青光眼的发生。

第六节 葡萄膜炎

葡萄膜炎(uveitis)是一类由多种原因引起的葡萄膜的炎症,为常见眼病之一。葡萄膜炎的病因较复杂,包括感染性和非感染性。非感染性又可以分为外源性及内源性两类。外源性见于眼外伤及手术等。内源性则与自身免疫反应及肿瘤有关。按发病部位可分为前葡萄膜炎、中间葡萄膜炎、后葡萄膜炎、全葡萄膜炎。根据病理分为肉芽肿性及非肉芽肿性。

一、前葡萄膜炎

前葡萄膜炎(anterior uveitis)是临床上最常见的类型,根据受累部位不同又可分为虹膜炎、虹膜睫状体炎和前部睫状体炎三种类型。绝大多数属内源性,与风湿性疾病、结核病、尿道炎及其他感染病灶有关,部分与外伤、手术等因素有关。

【临床表现】

起病急,患者常诉畏光、流泪、疼痛、视力减退。体征:结膜睫状充血或混合充血,见角膜后沉着物(KP)可呈粉尘状、中等大小和羊脂状。房水浑浊(Tyndall 征)。虹膜水肿致纹理不清,色泽变暗。瞳孔缩小,虹膜可形成后粘连,严重者瞳孔闭锁,瞳孔膜闭。前房积脓、偶尔形成前房积血,睫状体区常有压痛。发病初期,睫状体功能障碍,房水分泌减少,眼压常较低。炎症反复发作可引起并发性白内障、继发性青光眼、低眼压及眼球萎缩等并发症。

【诊断】

根据临床表现即可以诊断,但是应该注意与急性闭角型青光眼鉴别(表19-4)。

表19-4　急性闭角型青光眼与急性虹膜睫状体炎的鉴别

鉴别点	急性闭角性青光眼	急性虹膜睫状体炎
症状	眼痛剧烈,可伴恶心呕吐	轻度眼痛,畏光流泪
视力	迅速显著减退	下降较缓,不同程度减退
充血	混合充血	睫状充血或混合充血
角膜水肿	雾状混浊	多透明,有 KP
瞳孔	散大,多呈垂直椭圆形	缩小,可有后粘连
前房	浅,房水轻度混浊	正常,房水明显混浊
眼压	明显增高	大多正常

【治疗原则】

治疗原则是立即散瞳和迅速抗炎。局部滴用糖皮质激素滴眼液和非甾体抗炎药眼液。严重者全身药物治疗。对高度怀疑或确诊为病原体感染,应给予相应抗感染治疗。对并发症应作相应的治疗。

二、后葡萄膜炎

后葡萄膜炎(posterior uveitis)是一组累及脉络膜、视网膜、视网膜血管和玻璃体的炎症性疾病。

【临床表现】

主要取决于炎症类型,受累部位及严重程度。感染性炎症起病急,发展快,如果治疗不及时或不当常常导致眼球萎缩。非感染性炎症可出现眼前闪光,黑影飘动,视物变形,变大、变小和视力减退。眼部体征有玻璃体内炎症细胞和混浊,局灶性脉络膜视网膜浸润病灶,晚期可形成瘢痕病灶,视网膜血管炎和黄斑水肿,还可发生视网膜脱离,玻璃体积血。一般无眼前段改变。眼底荧光血管造影,吲哚菁绿血管造影检查可判断视网膜和脉络膜血管受损情况。

【诊断】

根据典型临床表现可以诊断。血清学检查、PCR 测定感染因素的 DNA、病原体培养、抗体测定等有助于病因诊断。

【治疗原则】

感染因素引起者,给予相应的抗感染及糖皮质激素治疗。非感染因素引起者,主要使用免疫抑制剂治疗,可选用糖皮质激素和免疫抑制剂等,使用时间应足够长,但应注意副作用的发生,定期检查肝、肾功能、血常规、血糖等。

三、交感性眼炎

交感性眼炎(sympathetic ophthalmia)是指一眼穿通伤或内眼手术后的双侧肉芽肿性葡萄膜炎,受伤眼为诱发眼,对侧眼为交感眼。

【临床表现】

多数发生在穿通伤或内眼手术后 2 周至 2 个月。双眼均有葡萄膜炎的表现,可为前葡萄膜炎,也可以是后葡萄膜炎或全葡萄膜炎。

【诊断】

一眼穿通伤或内眼手术史,而另一眼又发生葡萄膜炎的患者都应该考虑交感性眼炎。

【治疗原则】

前葡萄膜炎者给予糖皮质激素眼液和散瞳剂,后葡萄膜炎或全葡萄膜炎者选择糖皮质激素或其他免疫抑制剂口服。有关摘除伤眼眼球是否具有预防作用,尚有争议。

第七节 视网膜疾病

视网膜是眼球后部最内层组织,其结构精细功能复杂,极易受到内外因素的影响而发生病变,如黄斑水肿、中心性浆液性脉络膜视网膜病变等。

一、中心性浆液性脉络膜视网膜病变

中心性浆液性脉络膜视网膜病变,简称中浆,为脉络膜毛细血管通透性增加引起浆液性视网膜色素上皮细胞(RPE)脱离,进而诱发 RPE 屏障功能破坏,导致 RPE 渗漏和后极部浆液性视网膜脱离。病因不明,休息不好、劳累、紧张是其诱因。本病有自愈倾向,3~6 个月内自愈,但可反复发作。

【临床表现】

中青年男性多见。多数起病突然,视力轻中度下降、有视物变形、变色和中心暗点。眼底检查早期可见黄斑中心反光消失,常有水肿圈。之后出现黄白色渗出点。恢复期可以出现色素紊乱。眼底荧光血管造影(FFA)可见静脉期在视网膜浆液性脱离区内一个或数个荧光素渗漏点,呈"喷出状"或"墨渍状"扩散。

【诊断】

根据临床表现可以诊断,但应该与中心性渗出性脉络膜视网膜病变相鉴别(表 19-5)。

表 19-5 中心性浆液性脉络膜视网膜病变与中心性渗出性
脉络膜视网膜病变的鉴别

鉴别点	中心性浆液性脉络膜视网膜病变	中心性渗出性脉络膜视网膜病变
发病	有自限性,多双眼先后发病	无自限性,多单眼发病
视力	中等下降	明显下降
眼底	盘状水肿,黄色点状渗出,晚期色素上皮萎缩	青灰色病灶,周围有出血,晚期局部瘢痕
FFA	墨迹状或喷出状渗漏	荧光遮蔽中有渗漏
治疗	可自愈,禁用激素,可激光光凝	激素,激光光凝

【治疗原则】

因该病有自限性,无需特殊药物治疗。对渗漏点在黄斑中心凹 200μm 以外者可行局部激光光凝治疗,以缩短病程。本病禁用糖皮质激素和血管扩张剂。

二、视网膜动脉及静脉阻塞

视网膜动脉及静脉阻塞是视网膜血管疾病。临床上视网膜动脉阻塞较为少见,视网膜静脉阻塞多见。视网膜动脉阻塞由栓子脱落或动脉痉挛引起,视网膜静脉阻塞与动脉压迫、静脉血流淤滞、血液黏稠度增加有关。两者均与高血压、动脉硬化及糖尿病等全身疾病有关。

【临床表现】

视网膜动脉及视网膜静脉阻塞的临床表现根据其阻塞的部位而不同。视网膜中央动、静脉阻塞最为严重,而分支血管的阻塞症状较轻。以下以视网膜中央动、静脉阻塞为例。

视网膜中央动脉阻塞的患眼视力突发无痛性丧失。瞳孔直接对光反射迟钝甚至消失,间接对光反射正常。眼底检查视网膜水肿而呈灰白色,黄斑部呈现"樱桃红",动脉变细。很少有出血。晚期视盘苍白,视神经萎缩。FFA可见动脉充盈时间明显延长,晚期可有"倒灌注"。

视网膜中央静脉阻塞的视力减退不如动脉阻塞急剧及严重。眼底检查视盘边缘不清,视网膜静脉曲张,有大片火焰状出血。FFA可见静脉充盈迟缓,黄斑可有囊样水肿。晚期可出现无灌注及新生血管形成。

【诊断】

根据临床表现可以诊断,FFA可以帮助确诊。

【治疗原则】

视网膜动脉阻塞超过90分钟,视网膜的病变将不可逆转,因此,其治疗应该争分夺秒。尽快用血管扩张剂,降低眼内压等。对静脉阻塞目前还无特殊治疗,可以针对病因进行治疗。晚期有新生血管时可行激光治疗。对出血量大或有牵拉性视网膜脱离时须手术治疗。

三、视网膜脱离

视网膜脱离(retinal detachment,RD)为视网膜色素上皮层与神经上皮层之间的分离,根据病因分为孔源性、牵拉性和渗出性三类。牵拉性者常见原因为外伤和糖尿病视网膜病变等,渗出性者原因为眼内炎症和肿瘤。临床上以孔源性视网膜脱离最常见,它常伴有高度近视及外伤史。

【临床表现】

患者视力骤减,视物变形,并常感眼前有黑幕遮盖。眼底检查可见脱离的视网膜呈灰白色隆起,皱褶。孔源性者可发现视网膜裂孔。牵拉性视网膜脱离可见对视网膜的牵拉存在,也可在视网膜受牵拉处产生裂孔。渗出性视网膜脱离会有原发疾病的表现。

【诊断】

根据临床表现可以诊断。

【治疗原则】

孔源性RD患者嘱卧床休息,尽早手术使视网膜复位。裂孔周围无脱离时可行激光封闭裂孔。增殖性玻璃体视网膜病变是导致手术失败的主要原因。渗出性者应针对病因治疗。牵拉性者应尽早行玻璃体切割使视网膜复位。

四、年龄相关性黄斑变性

年龄相关性黄斑变性(age-related macular degeneration,ARMD)确切病因尚未明了。可能与遗传因素、黄斑长期慢性光损伤、代谢及营养因素有关。是老年人视力不可逆性损害的首要原因。

【临床表现】

ARMD患者多为50岁以上,双眼先后发病,双眼视力逐渐下降或视物变形。临床上分为干性和湿性。

干性 ARMD 患者视力轻度受损,眼底可见黄斑区色素上皮下有大小不等的玻璃膜疣,后极部金箔样反光,色素紊乱。

湿性 ARMD 患者视力严重受损,视力突然下降、视物变形或暗点。眼底为黄斑区视网膜下或色素上皮下新生血管膜及出血,呈暗红色或黑色,易被误诊为脉络膜黑色素瘤。

【诊断】

根据临床表现可以诊断,FFA 有较大的诊断价值。

【治疗原则】

干性 ARMD 目前尚无有效的预防和治疗方法,主要用抗氧化药物。

湿性 ARMD 主要针对新生血管膜,黄斑中心凹外 200μm 病变可行激光治疗。近来抗 VEGF 等抗新生血管药物疗法展现了良好发展前景。

五、高血压性视网膜病变

高血压性视网膜病变(hypertensive retinopathy,HRP)是高血压病的眼部并发症,高血压病患者的眼底改变可以反映其脑、肾等重要脏器的病变严重程度。

【临床表现】

HRP 分为 4 级:①Ⅰ级:血管收缩变窄,动脉反光增强。②Ⅱ级:主要为动脉硬化,反光增强呈铜丝或银丝,动静脉交叉压迹。③Ⅲ级:主要是渗出,可棉絮斑、硬性渗出、出血及广泛微血管病变。④Ⅳ级:Ⅲ级改变基础上伴有视盘水肿和动脉硬化的各种并发症,常见的并发症是视网膜血管阻塞。

【诊断】

有高血压病史及眼底相应的改变可以诊断。

【治疗原则】

主要是治疗高血压病及视网膜血管阻塞等并发症。

六、糖尿病性视网膜病变

糖尿病性视网膜病变(diabetic retinopathy,DR)是最常见的视网膜血管病,10% 糖尿病患者在发病 5~9 年左右发生眼底病变。在西方国家是致盲的最主要原因。

【临床表现】

早期无自觉症状,病变发展到黄斑后才出现不同程度的视力减退。

【诊断】

根据糖尿病史及临床表现可以诊断。1984 年全国眼底病学术会议制定了 DR 的分期标准(表 19-6)。2002 年国际眼科学术会议拟定了新的临床分级标准(表 19-7)。

表 19-6　糖尿病性视网膜病变临床分期(1984 年)

分期		眼底表现
非增殖性(单纯性)	Ⅰ	以后极部为中心,出现微动脉瘤和小出血点
	Ⅱ	出现黄白色硬性渗出及出血斑
	Ⅲ	出现白色棉绒斑和出血斑
增殖性	Ⅳ	新生血管或并有玻璃体积血
	Ⅴ	新生血管和纤维增殖
	Ⅵ	新生血管和纤维增殖,并发牵拉性视网膜脱离

表 19-7　糖尿病性视网膜病变新的国际临床分级标准(2002 年)

分级	散瞳眼底检查所见
无明显视网膜病	无异常
轻度 NPDR	仅有微动脉瘤
中度 NPDR	微动脉瘤,存在轻于重度 NPDR 的表现
重度 NPDR	出现下列任一改变,但无 PDR 表现
	①任一象限中有多于 20 处视网膜内出血
	②在 2 个以上象限有静脉串珠样改变
	③在 1 个以上象限有显著的视网膜内微血管异常
PDR	出现以下一种或多种改变:新生血管形成、玻璃体积血或视网膜前出血
糖尿病黄斑水肿分级	
无明显糖尿病性黄斑	后极部无明显视网膜增厚或硬性渗出
轻度糖尿病性黄斑	后极部存在部分视网膜增厚或硬性渗出,但远离黄斑中心
中度糖尿病性黄斑	视网膜增厚或硬性渗出接近黄斑,但未涉及黄斑中心
重度糖尿病性黄斑	视网膜增厚或硬性渗出涉及黄斑中心

注:NPDR:非增殖性糖尿病视网膜病变;PDR:增殖性糖尿病视网膜病变

【治疗原则】

严格控制血糖及血糖波动,治疗高血压,定期眼底检查,根据 DR 所处阶段采取适当治疗。重度 NPDR 和 PDR 采取全视网膜光凝(PRP)以防止或抑制新生血管形成,促进已形成的新生血管消退,阻止病情继续恶化。如有黄斑水肿可行黄斑格栅样光凝。玻璃体积血长时间不吸收、牵拉性视网膜脱离,特别是黄斑受累时应行玻璃体切割术,术中同时行 PRP。

第八节　眼　外　伤

任何机械性、物理性和化学性的外来因素作用于眼部,造成视觉器官结构和功能的损害,统称为眼外伤(ocular trauma)。眼外伤是单眼失明的首要原因,男性及青少年多见。眼外伤按致伤原因分为机械性和非机械性两类,前者包括钝挫伤、穿通伤和异物伤等;后者包括热烧伤、化学伤和辐射伤等。

一、眼球钝挫伤

眼球钝挫伤是由钝性机械力量打击引起。砖石、拳头、球类、跌撞、车祸及爆炸的冲击波是钝挫伤的常见原因。除在打击部位直接损伤外,还可引起眼球内部多处间接损伤。

【临床表现】

根据力量大小、打击部位不同临床表现多样,外伤后视力下降是共同的主诉。由前向后可以表现为:①角膜挫伤可以出现角膜上皮擦伤、基质水肿。②虹膜睫状体挫伤,可有外伤性虹膜睫状体炎的表现,外伤性瞳孔扩大,虹膜根部离断。③前房积血,前房角后退,一般 2 个月后有可能导致继发性青光眼。④晶状体挫伤表现为外伤性白内障及晶状体脱位,可能引起继发性青光眼。⑤玻璃体积血,脉络膜破裂,晚期可能发生脉络膜新生血管。⑥视网膜震荡,视力下降,晚期有色素沉着。

【诊断】

根据临床表现可以诊断。

【治疗原则】

一般用糖皮质激素及麻痹散瞳剂。出血者早期用止血剂,后期用溶血药物。虹膜根部离断过大、外伤性白内障、晶状体脱位及继发性青光眼多须手术治疗。

二、眼球穿通伤

眼球穿通伤为锐器机械性损伤。由于可能伴有眼内容物脱出、眼内感染、眼内异物及发生交感性眼炎等情况,因此,眼球穿通伤较眼球钝挫伤更为严重。

【临床表现】

患者主诉外伤后眼疼痛及视力锐减。穿通伤口可以在角膜、巩膜或角巩膜缘。伤口或附近可有眼内容物嵌顿或脱出,包括虹膜、晶状体、睫状体、脉络膜、玻璃体甚至视网膜。严重者可以伴有玻璃体积血,视网膜脱离、眼内炎及眼内异物。

【诊断】

根据临床表现进行诊断,但要注意巩膜小伤口被结膜出血遮盖及有无后巩膜穿通伤,还需注意有无眼内异物。

【治疗原则】

小于3mm且对合好的伤口,无组织嵌顿时,可以不缝合。伤口缝合应在显微镜下进行。脱出的虹膜在24小时内,无明显污染,可用抗生素溶液冲洗后送回前房。常规注射TAT,全身应用抗生素和糖皮质激素。

三、眼 异 物 伤

眼异物伤包括眼球外异物及眼内异物。异物可以分为金属异物及非金属异物,金属异物又分为磁性异物及非磁性异物。

【临床表现】

眼异物伤有受伤史,伴眼痛及视力下降多见。眼内异物有穿通伤的临床表现外,还可发现眼内的异物。对于屈光间质清晰者,眼底检查可发现异物,而屈光间质混浊者需要影像学检查。铁和铜质异物在眼内可以引起铁质沉着症及铜质沉着症,两者都可导致视功能严重受损。植物性异物常可引起严重的眼内炎。

【诊断】

外伤史很重要。眼球外异物可以在眼睑、结膜、角膜及眼眶内。裂隙灯检查可以发现结膜及角膜异物,皮下异物及眶内异物一般需要影像学检查。眼内异物除应仔细检查异物经过的通道外,影像学检查是必要的。

【治疗原则】

眼内异物原则上应该尽量取出,异物为铁、铜、植物性异物必须手术取出。惰性异物无感染,视力好,无严重并发症时,也可以观察。异物取出后应给予抗感染治疗。

四、酸碱化学伤

许多化学物品都可以引起眼的化学伤,酸、碱类多见。碱烧伤较酸烧伤严重,因为酸能使组织蛋白凝固,阻止了酸向深层渗透,而碱能溶解脂肪及蛋白质,进一步渗透到组织深层,造成严重损伤。

【临床表现】

根据烧伤严重程度分为轻、中、重度。轻度者眼睑、结膜水肿,角膜上皮点状脱落,基质层轻度水肿,愈后不留瘢痕。重度烧伤表现为结膜及角膜呈瓷白色坏死,严重者角膜可以穿孔,眼内反应重,伴有葡萄膜炎。愈后形成角膜白斑或粘连性白斑。继发性青光眼,睑球粘连,假性胬肉,眼睑闭合不全,泪溢,视力极差,甚至丧失。中度烧伤的眼部表现则介于两者之间,愈后角膜多留有斑翳。

【诊断】

根据病史及临床表现诊断。

【治疗原则】

处理时最重要的是现场急救:争分夺秒在现场就地取材,用水进行彻底冲洗。局部应用阿托品散瞳,应用抗生素和糖皮质激素。1周后可应用胶原酶抑制剂。严重者应该及时清创,清除坏死组织,必要时行结膜或角膜移植加羊膜移植手术。对晚期并发症应该根据不同情况进行手术治疗。

第九节 眼视光学

屈光系统包括:角膜、房水、晶状体及玻璃体,相当于一个组合透镜。平行光在调节放松状态下,经过眼的屈光系统,聚焦在视网膜上,称为正视眼。看近物时,睫状肌收缩,使晶状体悬韧带放松,晶状体由于有弹性而增大了屈光力,使物体成像在视网膜上,这种作用称为调节作用。人的调节力随年龄增加而减弱。

一、屈 光 不 正

屈光不正包括:近视、远视和散光。在调节放松状态下,平行光经过眼的屈光系统后,不能成像在视网膜上,称为屈光不正。成像在视网膜之前称为近视,在视网膜之后称为远视,不同子午线所形成的焦点位置不同时称为散光。

【临床表现】

1. 近视(myopia) 主要表现为远视力差而近视力正常。近视可以按病因分为:轴性近视及屈光性近视。按近视程度分为:轻度近视($\leqslant -3.00D$)、中度近视($-3.25 \sim -6.00D$)和高度近视($> -6.00D$)。单纯性近视一般成年后就停止或减缓发展,度数一般在$-6.00D$以内。病理性近视不随年龄增加而停止发展,可出现一系列病理变化,如黄斑出血、视网膜下新生血管、豹纹状眼底、近视弧形斑、Fuch 斑,度数一般在$-6.00D$以上。

2. 远视(hyperopia) 轻者在青少年时可以被调节所代偿,远、近视力均可正常,但容易出现视疲劳。程度重者或随年龄增加,远、近视力均会不正常。高度远视常可导致弱视。按远视程度分为:轻度远视($\leqslant +3.00D$)、中度远视($+3.25 \sim +5.00D$)和高度远视($> +5.00D$)。

3. 散光(astigmatism) 轻度散光可以引起视力疲劳。重度散光则远、近视力都不正常,而且可能出现弱视。散光可以分为规则散光及不规则散光。

【诊断】

检查远、近视力及验光检查可以诊断。

【治疗原则】

1. 近视治疗 验光配镜是矫正真性近视的主要方法。两眼度数相差 3.00D 以上应该配角膜接触镜。屈光性手术如准分子激光原位角膜磨镶术(LASIK)、准分子激光屈光性角膜切削术(PRK)及角膜镜片术等要求年龄 18 周岁以上且屈光稳定。

2. 远视及散光 主要靠验光配镜。

二、老　视

老视(presbyopia)是由于随着年龄增加,晶状体逐渐硬化,弹性减弱,睫状肌功能也逐渐减低,引起眼的调节功能下降所致。俗称"老花眼",它是一种生理现象。

【临床表现】

老视一般从40~45岁开始,表现为阅读等近距离工作疲劳,逐渐发展至无法阅读。

【诊断】

测近视力及验光可以诊断。

【治疗原则】

目前主要是配戴眼镜,部分开始手术治疗。

三、斜　视

斜视(strabismus)是由于中枢管制失调,眼外肌力量不平衡,两眼不能同时注视目标,一眼注视目标,另一眼偏离目标的现象。斜视常常导致弱视的发生。斜视一般可为分共同性斜视和非共同性斜视(麻痹性斜视)。

【临床表现】　麻痹性斜视与共同性斜视的鉴别见表19-8。

表19-8　麻痹性斜视与共同性斜视鉴别

鉴别点	麻痹性斜视	共同性斜视
发病	骤然	逐渐进展
眼球运动	麻痹肌功能障碍	无异常
斜视角	第二斜视角 > 第一斜视角	第二斜视角 = 第一斜视角
复视	有	无
代偿头位	有	无

【诊断】

常用检查方法:

1. 遮盖法　通过破坏融合,判断是否存在斜视及斜视的性质。遮盖-去遮盖结果可判断斜视属显斜视还是隐斜视;交替遮盖的结果含显斜视和隐斜视。

2. 斜视角检查　包括角膜映光法、三棱镜加角膜映光法、三棱镜加遮盖试验和同视机法。健眼注视时斜眼偏斜的度数为第一斜角,斜眼固视,健眼偏斜的度数为第二斜角。

3. 眼球运动功能检查　包括单眼运动检查、双眼运动检查、娃娃头试验、牵拉试验和Parks三步法。

4. 感觉功能检查　包括抑制检查、融合储备力检查、立体视检查和复视像检查。

【治疗原则】

应该尽早治疗,尤其是小儿,以免弱视的发生。

1. 共同性斜视的治疗　首先矫正屈光不正,同时应该重视治疗弱视,以建立立体视觉。对戴镜2~3个月无效或斜视角已经稳定或交替性斜视都应该手术治疗。

2. 麻痹性斜视　首先要治疗神经麻痹的原因,为去除复视带来的烦扰,可暂时遮盖麻痹眼。如经药物治疗后无进步,一年后可用手术治疗。

四、弱　视

弱视是视觉发育期内由于异常的视觉经验(单眼斜视、屈光参差、高度屈光不正及形觉剥夺)引起单眼或双眼最佳矫正视力下降,眼部检查无器质性病变。

【临床表现】

单眼或双眼最佳矫正视力低于同龄儿童视力下限,眼部检查无器质性病变。弱视分类分为斜视性弱视、屈光参差性弱视、屈光不正性弱视和形觉剥夺性弱视。

【诊断】

弱视诊断应根据不同年龄儿童正常视力下限:3~5岁儿童正常视力下限为0.5;6岁及以上为0.7。两眼最佳矫正视力相差2行或更多,较差一眼为弱视。

【治疗原则】

1. 消除病因　矫正屈光不正、屈光参差、去除形觉剥夺因素。

2. 遮盖疗法　常规遮盖优势眼,强迫弱视眼使用。应注意避免被遮盖眼发生遮盖性弱视。

3. 光学药物疗法(压抑疗法)　对于中低度单眼弱视及对遮盖治疗依从性不好的儿童,人为造成一眼视远、一眼视近。这是压抑疗法治疗的基础。分为近距离压抑疗法和远距离压抑疗法。

4. 其他　如后像疗法、红色滤过片法、海丁格刷等。

第十节　眼部肿瘤

眼部肿瘤(ocular tumor)既可导致失明,又可危及生命,眼部肿瘤处理时应该遵循"生命第一"的原则。影像学对眼部肿瘤的诊断有十分重要的作用,所有肿瘤的最后确诊必须依靠病理学检查。

一、视网膜母细胞瘤

视网膜母细胞瘤(retinoblastoma,RB)是婴幼儿最常见的眼内恶性肿瘤,俗称"猫眼"或"白瞳症"。90%患儿在3岁前发病,约30%患儿双眼受累。

【临床表现】

由于RB发生于婴幼儿,早期不易发现。约50%患儿出现白瞳症,20%患儿出现斜视;另外,可出现较为少见的表现,如轻度的眼红痛、角膜混浊、无菌性眼眶蜂窝织炎等。视网膜母细胞瘤分期及临床表现见表19-9,视网膜母细胞瘤偶尔有自发性萎缩。也有发生第二肿瘤(如骨肉瘤、纤维肉瘤等)的现象。

表19-9　视网膜母细胞瘤分期及临床表现

分期	临床表现
眼内期	眼底可见视网膜黄白色肿物,肿物表面视网膜有血管扩张及出血,周围可伴有视网膜脱离
青光眼期	肿瘤体积增大导致眼压增高,眼疼痛剧烈
眼外期	肿瘤生长蔓延至眼球外,呈菜花样外观
转移期	肿瘤转移至全身,包括:脑、肝、肺及骨骼等,最终导致死亡

【诊断】

根据临床表现进行诊断,X线、B超及CT等影像学检查十分重要,常可以发现肿块并伴有钙化。须注意与其他"白瞳症"相鉴别,包括早产儿视网膜病变(ROP)、原始玻璃体增生症、眼内炎及Coats病等。

【治疗原则】

治疗首先考虑保存患儿的生命,其次考虑保存患眼和视力。眼内期的较小肿瘤可以采用巩膜表面敷贴放疗、激光疗法、冷冻疗法等治疗。肿瘤较大一般仍以眼球摘除为主,必要时须行眶内容物剜除术。术后联合放射治疗。

二、脉络膜恶性黑色素瘤

脉络膜恶性黑色素瘤(malignant melanoma of the choroid)是成年人最常见的眼内恶性肿瘤。多见于 50~60 岁,单眼多见,恶性程度高,容易转移。

【临床表现】

肿瘤位于周边部对视力影响小常无自觉症状。肿瘤长大时出现眼压升高、视网膜水肿或脱离,甚至眼内炎,视力受影响,青光眼等症状。位于后极部近黄斑区时视力较快受到连累。眼底检查肿瘤表现为局限型及弥漫型两种形态,以局限型居多。局限型可见视网膜下球形隆起,周围常有视网膜脱离。弥漫型隆起不明显,容易误诊或漏诊。

【诊断】

根据临床表现进行初步估计,B 超、眼底荧光造影、CT、MRI 等有助于早期诊断,但确诊仍然需要组织病理检查结果。

【治疗原则】

小的肿瘤可以随访,或激光光凝、放疗、冷冻治疗及局部切除。眼球摘除仍然是主要的治疗选择。

三、眼 眶 肿 瘤

眼眶肿瘤(orbital tumor)可原发于眼眶,也可以是来自眼眶周围组织,如鼻旁窦及颅内。有些并非真性肿瘤,常与全身疾病有关,如甲状腺相关性眼病及眼眶炎性假瘤等。常见的眼眶良性肿瘤有:海绵状血管瘤、眼眶脑膜瘤、泪腺混合瘤、炎性假瘤、皮样囊肿及甲状腺相关性眼病。常见的恶性肿瘤有:泪腺腺样囊性癌,横纹肌肉瘤及转移癌等。

【临床表现】

眼球突出是最常见的症状。突出的方向及程度与肿块的位置及大小有关,眼球突出严重者可以引起眼睑闭不合。肿块压迫眼外肌和神经可以导致眼球运动障碍及视力下降。视神经受压严重者眼底可见视乳头水肿。疼痛常见于眼眶炎症及恶性肿瘤。

【诊断】

B 超,CT 及 MRI 等影像学检查对于眼眶肿瘤的诊断具有重要意义,但确诊需要病理检查结果。

【治疗原则】

炎性假瘤及甲状腺相关性眼病首选保守治疗,如果保守治疗无效及对其他眼眶真性肿瘤,手术是主要治疗手段。

第十一节 防 盲 治 盲

虽然,盲和视力损伤不会危及生命,但对患者造成巨大的痛苦和损失,也会加重家庭和社会负担,因此防盲治盲具有重要意义。

一、盲和视力损伤的标准

1973 年,WHO 提出盲和视力损伤分类标准(表 19-10),该标准以最佳矫正视力作为判定依据,但容易遗漏由屈光不正所造成的视力损伤。2009 年 WHO 通过了"预防可避免盲及视力损伤行动计划",以"日常生活视力"作为判定依据,制定了新的盲和视力损伤标准(表19-11)。

表 19-10 视力损伤的分类(国际疾病分类标准,WHO 1973)

视力损伤		最佳矫正视力		视野
类别	级别	较好眼	较差眼	
低视力	1 级	<0.3	≥0.1	
	2 级	<0.1	≥0.05(指数/3 米)	
盲	3 级	<0.05	≥0.02(指数/1 米)	≤10°
	4 级	<0.02	光感	≤5°
	5 级	无光感		

表 19-11 新的盲和视力损伤标准(国际疾病分类标准,WHO 2009)

视力损伤		日常生活视力	
级别	类别	低于	等于或好于
0 级	轻度或无视力损伤		0.3
1 级	中度视力损伤	0.3	0.1
2 级	重度视力损伤	0.1	0.05
3 级	盲	0.05	0.02
4 级	盲	0.02	光感
5 级	盲	无光感	
6 级	不能确定或不能详细说明		

二、世界防盲治盲概况

防盲治盲是全球严重的公共卫生、社会和经济问题。2004 年 WHO 根据 55 个调查资料公布全世界视力损伤人群 1.61 亿人,其中盲人为 3700 万人,低视力者 1.24 亿人。2010 年 WHO 最新数据将屈光不正统计在视力损伤范围,屈光不正未矫正导致视力损伤者占 43%。根据 WHO 估计,在白内障(51%)、青光眼(8%)、年龄相关性黄斑变性(5%)、儿童与角膜盲(4%)、屈光不正与沙眼(3%)、糖尿病视网膜病变(1%)及其他(21%)这些盲的原因中,如果及时知晓并恰当干预,有些是能够及早防控或成功治疗,全球 80% 的盲人是可以避免的。1999 年 WHO 和一些国际非政府组织联合发起"视觉 2020,享有看见的权利"行动,该行动通过以下措施在 2020 年全球根治可避免盲:预防和控制疾病;培训人员;加强现有的眼保健设施和机构;采用适当和能负担得起的技术;动员和开发资源用于防治盲。已确定白内障,沙眼、河盲、儿童盲、屈光不正和低视力等五方面作为"视觉 2020"行动的重点。

三、我国防盲治盲历史和现状

2010 年 WHO 最新数据显示中国视力损伤者 7551 万人,其中低视力人数 6726 万人,盲人为 825 万人。目前我国主要的致盲原因依次为白内障(46.1%)、角膜病(15.4%)、沙眼(10.9%)、青光眼(8.8%)、视网膜脉络膜病(5.5%)、先天/遗传性眼病(5.1%)、视神经病(2.9%)、屈光不正/弱视(2.9%)和眼外伤(2.6%)。2012 年卫生部和中国残联组织制定的

《全国防盲治盲规划(2012—2015 年)》提出"十二五"我国防盲治盲工作目标:到 2015 年底,85% 县级综合医院眼科能开展白内障复明手术;为 50 万名低视力患者免费配用助视器;培训低视力儿童家长 20 万名;力争根治致盲性沙眼等。

四、主要致盲眼病的防治

1. 白内障的防治　白内障是最常见的致盲眼病,是防盲治盲最优先考虑的眼病。目前全世界有 2500 万人因此失明,我国盲人中约有半数是白内障引起的。白内障手术率(cataract surgical rate,CSR)是指每年每百万人群中完成的白内障手术数,是衡量不同地区眼保健水平的指标。目前美国为 5500 以上,非洲为 200,中国为 900。对于防治白内障盲,应做到"量大、高质、低价",即每年完成的白内障手术要多、手术质量要提高、手术费要适当降低。

2. 青光眼的防治　青光眼是全世界致盲的第二位原因,也是我国的主要致盲原因,而且青光眼引起的视功能损伤是不可逆的。青光眼防盲在于早期发现,合理防治,绝大部分患者可终生保持有用的视功能。

3. 角膜混浊的防治　角膜混浊是我国致盲的主要原因,其中以感染所致的角膜炎为主。预防和治细菌性、病毒性、真菌性等角膜炎是减少角膜病致盲的主要措施。

4. 沙眼的防治　"视觉 2020"行动已制定"SAFE"防治策略,手术(surgery)、抗生素(antibiotic)、清洁脸部(facial clean lines)和改善环境(environmental improvement),以争取 2020 年根治沙眼。

5. 儿童盲的防治　儿童盲也是"视觉 2020"行动的重点,主要是由维生素 A 缺乏、麻疹、新生儿结膜炎、先天性或遗传性眼病和早产儿视网膜病引起。防治策略为:在初级卫生保健项目中加强初级眼病保健项目,以便消灭可预防的致病原因;进行手术等防治服务,有效地处理"可防治的"眼病;建立视光学和低视力服务设施。

"视觉 2020"行动将通过初级眼保健服务、学校中视力普查和提供低价格的眼镜,努力向大多数人提供能负担的屈光服务和矫正眼镜,以及提供低视力眼保健服务。

五、盲和低视力的康复

盲和低视力的康复应根据具体情况采取个体化措施。老年人需要适应家庭生活方面的训练,年轻人需要适应社会生活、教育、工作等全面训练,包括盲文训练。仍有部分视力的人应采用光学助视器和非光学助视器来提高视觉活动能力,提高生活质量。

(林　雯)

第二十章
皮肤科疾病

皮肤科疾病是属于皮肤性病学范畴,指皮肤及附属器的疾病。皮肤由表皮、真皮和皮下组织构成。皮肤附属器包括毛发、皮脂腺、汗腺和甲。皮肤是人体最大的器官,覆盖于人体表面,具有屏障、吸收、感觉、免疫等重要功能。皮肤疾病种类繁多,本书仅介绍最为常见的二十余种疾病。皮肤疾病的临床表现包括症状和体征,是诊断的主要依据。皮肤症状主要有瘙痒、疼痛、烧灼和麻木感等。体征主要是皮损,是皮肤损害的简称,是指客观存在、可以看到或触摸到的皮肤黏膜的改变。皮损类型分为原发和继发,原发损害有斑疹、斑块、丘疹、风团、水疱和大疱、脓疱、结节、囊肿,继发损害有鳞屑、糜烂、溃疡、痂、瘢痕、抓痕、苔藓样变等。一些辅助检查如皮肤活检组织病理检查、实验室检查等对皮肤疾病的诊断也有重要价值。

第一节　病毒性皮肤病

一、单纯疱疹

单纯疱疹(herpes simplex)是由单纯疱疹病毒(herpes simplex virus,HSV)引起皮肤或黏膜的感染,以簇集性水疱为特征,是最常见的病毒感染之一。HSV是双链DNA病毒,根据病毒蛋白抗原性不同分为Ⅰ型和Ⅱ型。HSV-1通过直接接触被污染的唾液或其他体液传播,引起生殖器以外的皮肤黏膜感染,口唇疱疹最常见。HSV-2通过性接触传播,引起生殖器疱疹。

【临床表现】

原发性单纯疱疹,常发生于10岁以内的儿童,表现为疱疹性龈口炎。典型症状发生于接触后3~7天。有发热、乏力、淋巴结肿痛等前驱症状,而后颊黏膜、齿龈、咽部出现典型的群集性水疱,很快破溃形成浅溃疡,疼痛明显。病程2~6周。

复发性单纯疱疹,原发感染消退后,在诱因刺激下,同一部位反复发生,成人多见。皮损好发于唇红缘、口鼻周围皮肤、口腔黏膜等部位(图20-1)。发作前期有局部烧灼感,随后出现簇集水疱。病程1~2周。复发感染时水疱数量、严重程度和持续时间均较原发感染轻。

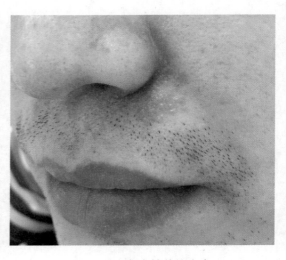

图20-1　复发性单纯疱疹

【诊断】

根据病史如接触史、反复发作史。典型皮损簇集水疱、好发于皮肤黏膜交界处等,可以作出初步诊断。结合以下实验室检查可以明确诊断。

1. 病毒培养 鉴定耗时长、条件要求高,少有实验室开展。

2. 直接荧光抗体测定(direct fluorescent antibody,DFA) 检测疱液中 HSV 感染的细胞中的病毒抗原,检测快速、适用于早期诊断。

3. 分子技术 PCR 检测 HSV DNA,快速、敏感性高,需排除假阳性。

4. 血清学分析 Western Blot 法检测 HSV 抗体敏感性和特异性均好。血清 HSV-IgM 型抗体检测有辅助诊断价值,IgG 型抗体则意义不大。

【治疗原则】

本病有自限性。系统治疗以抗病毒治疗为主,选用核苷类药物阿昔洛韦、伐昔洛韦等。外用药物选用阿昔洛韦软膏、喷昔洛韦软膏外用;继发感染可选用莫匹罗星、夫西地酸等。

二、带状疱疹

带状疱疹(herpes zoster)是由潜伏在体内的水痘-带状疱疹病毒(varicella-zoster virus,VZV)重新激活,导致神经和皮肤受累的疾病。临床特征是簇集水疱呈带状分布于身体单侧,同时伴有神经痛。VZV 是人疱疹病毒Ⅲ型,为双链 DNA 病毒,人是其唯一宿主。VZV 病毒通过飞沫传播或直接接触水疱疱液传播进入人体后,导致原发性感染(水痘)或隐性感染。随后,病毒潜伏于脊髓后根神经节或脑神经感觉神经节内。某些诱因(如应激、疲劳或免疫抑制)导致 VZV 重新激活,在原来潜伏的神经节内复制引起疼痛性神经炎,并沿感觉神经轴索到达其所支配的皮肤节段产生水疱。本病愈后可获得持久免疫力,一般不会再发。

【临床表现】

好发于成人,发病率随年龄增大而显著上升。发疹前可有乏力、低热等全身症状和患处疼痛等前驱症状。继而出现典型皮损,在皮肤红斑基础上出现水疱,簇状分布,沿某一周围神经支配的皮肤区域呈带状排列,位于身体一侧,不超过中线(图 20-2)。好发部位依次为肋间神经、脑神经和腰骶神经支配区域。神经疼痛是本病重要特征,尤其老年患者较为剧烈。病程一般 2～3 周。

【诊断】

根据病史,典型皮损簇集水疱、带状分布于身体单侧,伴有疼痛等,可以作出初步诊断。结合以下实验室检查可以明确诊断。

1. Tzanck 涂片法 疱底刮取物涂片找到多核巨细胞和核内嗜酸性包涵体。

2. DFA 法 检测感染细胞中的 VZV 病毒抗原。

3. 分子技术 PCR 检测 VZV DNA。

【治疗原则】

本病有自限性。治疗原则是早期、足量抗病毒治疗,选用阿昔洛韦、伐昔洛韦、更昔洛韦等。镇静止痛选用阿米替林、加巴喷丁和普瑞巴林等。外用药物选用炉甘石洗剂、阿昔洛韦软膏、喷昔洛韦软膏等。

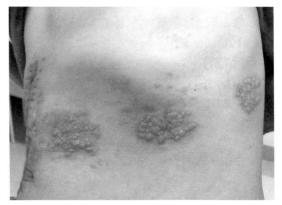

图 20-2 带状疱疹

三、疣

疣(wart)是由人乳头状瘤病毒(human papilloma virus,HPV)感染皮肤或黏膜引起的良性赘生物,寻常疣、跖疣、扁平疣和尖锐湿疣最为常见。HPV通过直接或间接接触患者或健康病毒携带者传播,通过皮肤黏膜微小破损进入角质形成细胞内复制导致其异常分化和增生,形成良性赘生物。

【临床表现】

1. 寻常疣 多与HPV-1、2或4型感染有关。好发年龄5~20岁。典型皮损为丘疹,约黄豆大,表面角化、粗糙,呈灰褐色,质硬(图20-3)。可以发生于身体的任何部位,但手部最好发。病程慢性,可以自然消退,5年自然清除率90%。

2. 跖疣 发生于足跖部位的寻常疣。典型皮损为丘疹或斑块,表面角化粗糙不平,色灰黄污秽,周围绕以稍高增厚的角质环(图20-4)。患者通常无症状,也有感觉疼痛。

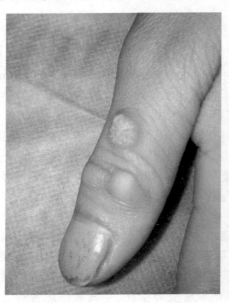

图 20-3 寻常疣

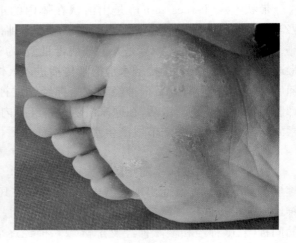

图 20-4 跖疣

3. 扁平疣 多与HPV-3或10型感染有关。好发于儿童和青少年。典型皮损为米粒到绿豆大扁平圆形、椭圆形或多角形丘疹,表面光滑,浅褐色或正常皮色。数目较多,常呈线状排列。好发于颜面、手背和前臂(图20-5)。

【诊断】

根据病史,寻常疣、跖疣和扁平疣的典型皮损,可以作出初步诊断。诊断困难时需要切取病变组织做病理检查。检测病变组织的HPV DNA有助于确立诊断。

【治疗原则】

选用维A酸软膏、5-氟尿嘧啶软膏或咪喹莫特软膏等外用药物治疗,或冷冻、电烧和激光等物理治疗。

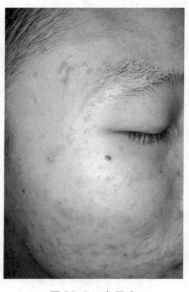

图 20-5 扁平疣

第二节 细菌性皮肤病

一、毛囊炎、疖

毛囊炎(folliculitis)是毛囊浅表的感染。疖(furuncle)是全毛囊及周围组织的感染。最常见的致病菌是金黄色葡萄球菌,表皮葡萄球菌、链球菌等也可引起。易感因素包括皮肤潮热不透气、搔抓导致皮肤屏障破坏、患有糖尿病等基础疾病等。

【临床表现】

1. 毛囊炎 典型皮损为红色毛囊性丘疹,顶端迅速化脓,周围绕以红晕,散在分布,有痒痛感。好发于头面、颈部、胸背部和臀部(图20-6)。

2. 疖 初起为红色、质硬小结节,有触痛,慢慢增大、顶端出现脓栓,破溃排出脓血和坏死组织后疼痛减轻、炎症逐渐消退。疖多单发,好发于头面、颈部、臀部和会阴等处(图20-7)。

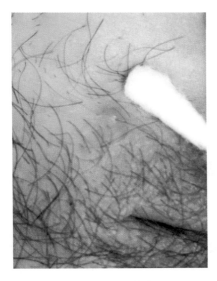

图 20-6 毛囊炎

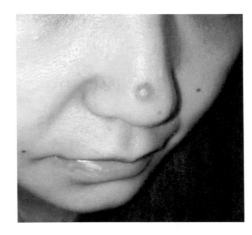

图 20-7 疖

【诊断】

根据病史和典型皮疹可以诊断,对反复发作治疗效果不好者可行实验室检查。取脓血液直接涂片做革兰染色后镜检,也可作细菌培养鉴定及药敏试验。

【治疗原则】

注意清洁卫生。外用杀菌、止痒和保护药物,如薄荷炉甘石洗剂、聚维酮碘、莫匹罗星软膏(百多邦)。多发性毛囊炎或较严重的疖可系统服用抗生素。

二、丹 毒

丹毒(erysipelas)是细菌侵入皮肤或黏膜淋巴管引起的感染。最常见的致病菌是 A 组链球菌,金葡菌和肺炎球菌等也可引起。易感因素有天气炎热、机体抵抗力低下等。

【临床表现】

发病前常有畏寒、发热和全身不适等前驱症状。典型皮损为水肿性鲜红色斑片、边缘明显,表面光滑紧张发亮,有时上有大疱。压痛明显,可有局部淋巴结肿大疼痛。好发于面部和小腿(图20-8)。常可发现引起本病的局部病灶,小腿丹毒常由足癣引发;面部丹毒常有

笔记

鼻腔黏膜损害。

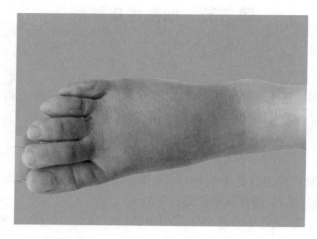

图 20-8　丹毒

【诊断】

根据病史和典型临床表现可以诊断。实验室检查,血常规中可有白细胞计数增多。必要时可穿刺取组织液行细菌培养及鉴定。

【治疗原则】

注意休息,系统使用抗生素首选青霉素等,需要持续用药 2 周以防止复发。外用药物可用 10% 聚维酮碘湿敷,外用抗生素软膏。

第三节　真菌性皮肤病

一、体癣和股癣

体癣(tinea corporis)是指除手足、毛发、甲板以及阴股部以外光滑皮肤的皮肤癣菌感染。股癣(tinea crutis)指腹股沟、会阴、肛周和臀部的皮肤癣菌感染。皮肤癣菌是最常见的浅部真菌感染致病菌,只侵犯人的角质层、毛发和甲板,包括毛癣菌属、小孢子菌属和表皮癣菌属。主要通过接触传染,如搔抓自身手足癣或接触患者污染的物品如鞋、毛巾等。炎热潮湿季节好发。

【临床表现】

好发于肥胖、糖尿病、长期使用激素或免疫抑制剂的人群。典型皮疹呈红色环形、多环形或花边形,边缘隆起而狭窄,附着细薄鳞屑,中央有愈合倾向留下暂时性色素沉着。自觉瘙痒。体癣好发于面颈、四肢和躯干。股癣好发于阴股部,极少累及生殖器部位(图 20-9)。

【诊断】

根据典型临床表现容易诊断。结合实验室检查有助于明确诊断,真菌直接镜检可查见菌丝和孢子。

【治疗原则】

注意个人卫生,积极治疗自身手足癣,不与患者共用衣物。治疗以外用药物为主,可使用特比萘芬

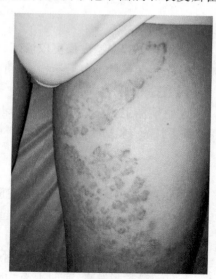

图 20-9　股癣(腹股沟)和
体癣(大腿)

霜、咪康唑霜等。皮损泛发或外用药物疗效不佳可系统使用抗真菌药如特比萘芬或伊曲康唑。

二、手癣和足癣

手癣(tinea manus)是手掌和手指间皮肤癣菌感染。足癣(tinea pedis)是足底和趾间皮肤癣菌感染。足癣患病率远高于手癣,手癣多由自身足癣传染。易感因素是穿封闭的鞋子导致足部环境湿润,皮肤癣菌易于生长繁殖。

【临床表现】

男性比女性好发。根据皮疹特点可以分为三种类型。

1. 水疱鳞屑型 好发于指趾间、掌心、足跖、足缘。小水疱群集或散发、壁厚不易破裂。水疱可自行干涸呈领圈样脱屑。皮损可以不断向周围蔓延。瘙痒明显。

2. 浸渍糜烂型 好发于指(趾)缝,尤以足部第3、4趾和第4、5趾间多见。皮肤浸渍发白、表面脱落露出潮红糜烂面甚至裂隙(图20-10)。继发细菌感染时伴恶臭。

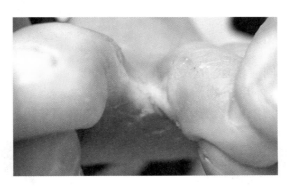

图20-10 足癣

3. 角化过度型 好发于掌跖部、足跟及足旁,常两侧对称。皮肤角化过度、粗糙脱屑、易皲裂。重者可向手足背蔓延。

【诊断】

根据典型临床表现可以诊断。真菌直接镜检阳性可以明确诊断。

【治疗原则】

外用药物治疗为主,根据皮损特点选用药物。水疱鳞屑型选用特比萘芬霜、联苯苄唑霜、复方雷琐辛擦剂等;角化增厚型选用复方苯甲酸软膏,咪康唑霜;浸渍糜烂型,渗液多时用硼酸湿敷,待收干后使用抗真菌霜剂。皮损严重、病程久或局部治疗效果差者可口服特比萘芬、伊曲康唑等。

第四节 动物性皮肤病

一、疥 疮

疥疮(scabies)是由疥螨引起的接触传染性皮肤病,瘙痒剧烈。疥螨分为人疥螨和动物疥螨。人疥疮主要由人疥螨所致。感染动物疥螨往往症状较轻,可自愈。传播途径主要通过直接接触患者、患畜,接触患者所用衣物也可传染,所以集体宿舍或家庭成员常一起发病。

【临床表现】

典型皮损为针头大小丘疱疹、水疱和隧道。隧道,由疥螨在表皮内挖掘形成,5～15mm长,常弯曲、微隆起、淡灰色或皮色,隧道末端可有丘疹或小水疱,为雌螨停留处。好发部位为皮肤薄嫩处,如指缝(图20-11)、腕屈面、肘窝、腋窝、下腹部、股内侧、外生殖器及臀部等处。婴儿掌跖、头面部也可累及。外生殖器部位可形成暗红色疥疮结节,绿豆至黄豆大(图20-12)。皮疹瘙痒剧烈,尤以夜晚为甚。

【诊断】

根据病史尤其是接触传染史,典型皮疹和皮疹部位,瘙痒剧烈尤其以夜间为甚可诊断。取皮损处鳞屑在油镜下发现螨虫或卵可以确诊。

【治疗原则】

患者及密切接触者同时治疗,个人衣服及寝具必须煮沸消毒。以外用药物治疗为主,10%～20%硫黄软膏药物或林丹乳膏等。外用药物无效时,可选用伊维菌素口服。

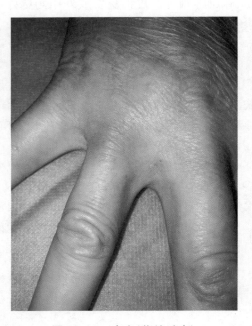

图 20-11 疥疮(指缝丘疹)

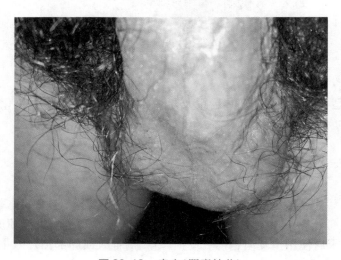

图 20-12 疥疮(阴囊结节)

二、虫咬皮炎

虫咬皮炎(insect bite dermatitis)指蚊、蠓、螨虫、蜂等昆虫蜇咬所引起的皮肤病变。昆虫的毒液和分泌物成分复杂,人体被蜇咬后,由于个体差异会引起不同的免疫应答反应,导致临床表现不同。

【临床表现】

典型皮损为水肿性丘疹、风团或瘀点,偶有丘疱疹或水疱,有时严重者可进展为结节痒疹(图20-13)。伴有剧痒。皮损可局限于叮咬处,也可形成泛发的丘疹性荨麻疹,有时可持续存在不易消失。

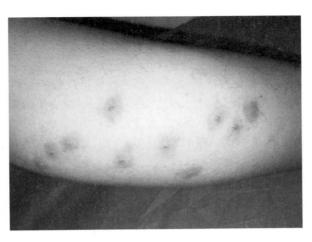

图 20-13　虫咬皮炎

【诊断】

根据昆虫叮咬史和典型皮疹特点等可以诊断。

【治疗原则】

外用薄荷炉甘石洗剂或糖皮质激素制剂如地奈德、卤米松等。如有继发感染可用莫匹罗星软膏（百多邦）等抗菌软膏。

第五节　皮炎和湿疹

一、接触性皮炎

接触性皮炎（contact dermatitis）是由于接触外界物质导致接触部位皮肤产生炎症反应。根据发病机制不同，可以分为刺激性接触性皮炎和变应性接触性皮炎。刺激性接触性皮炎，由于接触物具有强烈刺激性或毒性（如酸、碱等），任何人接触都可以发病，没有潜伏期，皮损局限于直接接触部位，境界清楚。变应性接触性皮炎，是迟发型超敏反应，有一定的致敏期，即首次接触变应原不发病，1~2 周使人体致敏后，再次接触同样物质才发病。

【临床表现】

由于对所接触物质产生反应的轻重程度不同和病程长短不同，临床表现有所差异。急性期，轻者皮损为水肿性红斑；重者红斑基础上出现丘疹、丘疱疹；更重者可出现水疱、大疱，甚至皮肤坏死脱落形成糜烂、溃疡。皮损通常境界清楚，局限于接触范围，如皮损分布在贴胶布处（图 20-14）。对气体或粉尘等接触过敏，皮损通常分布于面部、颈部和手背部等暴露处。

如果治疗不当或反复接触致敏物，皮损会由急性转变亚急性或慢性皮炎。亚急性表现为暗红斑、丘疹。慢性期则表现为浸润、肥厚、粗糙、纹理加深即苔藓样变。

【诊断】

根据接触史和临床表现可以诊断。斑贴试验是诊断的"金标准"，将受试物置于铝制小室斑贴器，贴于背部或前臂内侧。

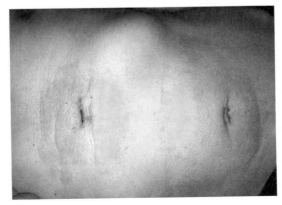

图 20-14　接触性皮炎

48 小时后除去斑贴,30 分钟后观察结果。无反应为阴性,根据红斑、丘疹、水疱情况判断阳性强弱。

【治疗原则】

寻找并脱离致敏接触物,避免再次接触。外用药物根据皮损特点选择。红肿明显外用炉甘石洗剂,有渗出用3%硼酸溶液湿敷,亚急性和慢性期选用糖皮质激素霜剂。系统用药可口服抗组胺药氯苯那敏、氯雷他定、西替利嗪等。重度泛发者可短期口服糖皮质激素泼尼松。

二、湿 疹

湿疹(eczema)是由多种内外因素导致的皮肤炎症反应,皮疹多样、瘙痒剧烈,病程反复。病因不清,多种内外因素共同作用导致发病。内因可能有遗传因素、慢性消化系统疾病、神经精神因素等,外因可能包括生活环境、紫外线、寒冷干燥、食物、吸入物等。

【临床表现】

根据病程和临床特点分为急性、亚急性和慢性。自觉瘙痒剧烈。

1. 急性湿疹　发作急性,双侧对称,泛发全身。典型皮损呈多形性,由红斑、丘疹、水疱组成,簇集成片,边缘弥散不清,由于搔抓常引起糜烂、渗液、化脓、结痂等继发改变。

2. 亚急性湿疹　由急性期的红斑、水疱及渗出等减轻或消退过程中形成,或由慢性湿疹加重所致。皮疹主要有丘疹、丘疱疹及小片糜烂渗出,可有结痂或脱屑(图 20-15)。

3. 慢性湿疹　常有急性演变而来,少数开始即为慢性。皮损浸润肥厚,边界清楚、呈苔藓样变。好发于面部、耳后、阴囊、外阴、小腿和手足背等处(图 20-16)。

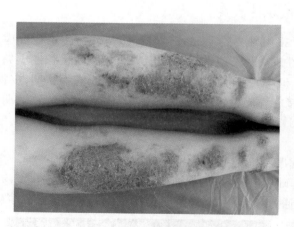

图 20-15　亚急性湿疹

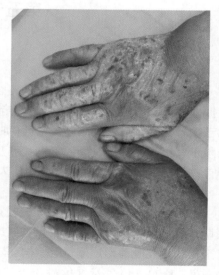

图 20-16　慢性湿疹

【诊断】

根据病史、典型皮疹和自觉瘙痒可以诊断。必要时行皮肤活检做组织病理检查。

【治疗原则】

避免局部刺激,如搔抓、肥皂热水烫洗等。外用药物治疗选择同接触性皮炎。系统用药选用抗组胺药物口服,葡萄糖酸钙、维生素 C 等静脉滴注。

第六节　荨 麻 疹

荨麻疹(urticaria)指皮肤黏膜短暂肿胀,形成风团,伴有剧烈瘙痒,是皮肤科最常见的疾病之一，严重者可发生过敏性休克。病因包括食物、药物、感染、物理因素（冷、热、压力等）、系统性疾病（系统性红斑狼疮、自身免疫性甲状腺炎、恶性肿瘤等）等。发病机制主要是各种原因导致以肥大细胞为主的炎症细胞活化，释放组胺、5-羟色胺、细胞因子、前列腺素和白三烯等，导致血管扩张和血管通透性增加，平滑肌收缩及腺体分泌增加，引起风团、喉头水肿、腹痛及休克等症状。

【临床表现】

典型皮损为风团，呈红色或苍白色，周围常有红晕，大小不一、形态不规则（图 20-17）。风团发生快，此起彼伏，单个风团持续时间不超过 24 小时，消退后不留痕迹。根据病程可以分为急性和慢性。

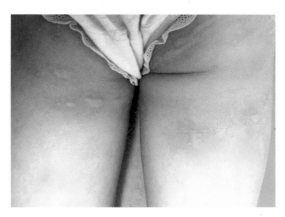

图 20-17　荨麻疹

1. 急性荨麻疹　起病急，皮肤突然出现风团，伴有瘙痒。严重者胃肠黏膜受累出现腹痛、恶心、呕吐、腹泻；喉头和支气管受累出现呼吸困难甚至窒息；心血管系统受累出现心慌、血压降低等过敏性休克表现。

2. 慢性荨麻疹　皮损反复发生超过 6 周以上，且每周发作至少两次。风团时多时少，反复发生，迁延数月甚至数年，一般无全身症状。部分与慢性感染或系统性疾病有关。

【诊断】

根据病史特点如急性发作或慢性反复发作等、典型风团可以诊断。慢性荨麻疹可以检查血常规、血沉、甲状腺功能检查等以寻找病因。

【治疗原则】

寻找并去除病因，抗过敏和对症治疗。以系统用药为主，选择抗组胺药口服。外用药可选择炉甘石洗剂等。

第七节　药　　疹

药疹（drug eruption）是口服、注射或局部使用药物后，引起人体皮肤的不良反应。引起药疹的药物种类繁多，最常见的是抗生素、解热镇痛药、镇静催眠药、抗癫痫药，以及中草药。药疹的发病机制有：①变态反应：一般发疹型药疹属于此类，药物及其代谢产物作为半抗原，诱导机体产生特异性细胞或体液免疫。此类药疹的发生一般不可预测；有一定的潜伏期，首次用药 4 ~ 20 天后出现；病情轻重与药物剂量、药理及毒理作用无关，小剂量也可引起严重反应。②非变态反应：包括药物过量、毒性蓄积、药物间相互作用、代谢改变等。此类反应有时可以预测，如甲氨蝶呤过量引起的皮肤、黏膜坏死等毒性反应。

【临床表现】

药疹临床表现多样、复杂。同一药物可以引起不同类型的药疹,而不同药物也可引起同种类型的药疹。最常见的是发疹型药疹和荨麻疹型。重症药疹包括大疱性表皮松解型药疹、剥脱性皮炎性药疹,病情严重,可以致死。其他类型还有固定型、苔藓型、药物超敏反应综合征等。

1. 发疹型药疹 也可称为麻疹型或猩红热型,最为常见。常见药物有氨基青霉素、头孢类、解热镇痛药等。一般在用药后 7 ~ 14 天发生。皮损为红色斑疹或斑丘疹,起始于躯干、上肢,逐渐融合成大片,并泛发全身,踝和足部可见出血点、紫癜(图 20-18)。

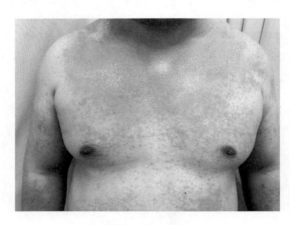

图 20-18 药疹

2. 荨麻疹型药疹 常见药物除上述外,还有血清制品、造影剂等。临床表现与急性荨麻疹相似,出现此起彼伏的风团。重者可出现血清病样症状如发热、关节疼痛、淋巴结肿大等。最严重可致过敏性休克。

【诊断】

病史,尤其是发病前详细的用药史是诊断的重要依据。结合用药史和临床特点进行诊断。实验室检查临床常用的有皮内试验,如青霉素皮试,有一定的价值,但是皮试阴性者也不能排除发生药疹的可能。其他如斑贴试验、药物激发试验等临床少有开展。

【治疗原则】

首先要停用可疑药物。系统使用抗组胺药和(或)糖皮质激素。外用炉甘石洗剂、糖皮质激素霜剂等。

第八节 银 屑 病

银屑病(psoriasis)是一种多基因遗传缺陷基础上,由外伤、感染或药物等外界因素诱发的慢性疾病。银屑病发病率高,对生活质量影响大。确切病因和发病机制仍不清楚。目前已发现多种基因包括 HLA 抗原如 HLA- B13 等、PSORS1 等与银屑病相关。遗传和环境的双重作用最终导致角质形成细胞剧烈增殖,形成皮损。银屑病不仅是皮肤疾病,也可以出现关节炎(最为常见)、代谢综合征等系统损害。

【临床表现】

临床表现多样,寻常型银屑病最常见。典型皮损为红色斑疹、丘疹或斑块,境界清楚,上覆银白色鳞屑。皮损形态可以是点滴状、斑块状、钱币状、地图状等(图 20-19)。刮除最上层银白色鳞屑,可观察到鳞屑黏附较为牢固,成层状,像在刮蜡烛一样(蜡滴现象)。刮去鳞屑可见一层完整薄膜(薄膜现象),去除薄膜可见针尖大点状出血(Auspitz)征。好发于头皮、肘、膝、手足和躯干。

关节病型银屑病,除皮损外,伴有关节病变,主要是手足小关节的少发性、不对称性关节炎。

银屑病还有红皮病型和脓疱型。红皮病型以全身泛发红斑鳞屑为特征。脓疱型以红斑基础上密集的针尖至粟粒大小脓疱为特征,可全身泛发,伴有高热;也可仅局限在手掌和足跖。

【诊断】

根据典型皮损特点,红色丘疹斑块、银白色鳞屑可以诊断,必要时切取皮肤组织做病理检查以明确诊断。

【治疗原则】

治疗原则是控制和稳定病情,延缓复发。根据病情轻重,系统用药可以选择阿维A酯、甲氨蝶呤、环孢素等。外用药物可以选择糖皮质激素制剂、焦油制剂、卡泊三醇等。物理治疗如光疗等也可选择。

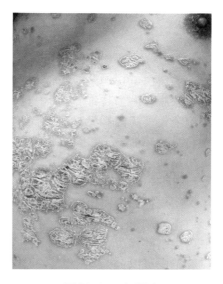

图 20-19　银屑病

第九节　寻常痤疮

寻常痤疮(acne)是毛囊皮脂腺的慢性炎症性皮肤病。好发于青少年。是多种内外因子对毛囊皮脂腺单位综合作用的结果,雄激素水平增高导致皮脂腺增大和皮脂分泌增加,毛囊皮脂腺开口处角化过度,痤疮丙酸杆菌感染和继发炎症反应等导致发病。

【临床表现】

好发于15~30岁青年男女。典型皮损有粉刺、丘疹、脓疱、囊肿和瘢痕。粉刺有白头粉刺,为1mm大小肤色丘疹,可挑挤出白色豆渣样物;黑头粉刺,圆顶状丘疹中有容易挤出的黑色脂栓。粉刺形成后,继发炎症反应可变大形成红色1~5mm大丘疹、脓疱和囊肿等不同严重程度的皮损(图20-20)。囊肿位置在真皮或更深,其内充满了脓液和血液的混合物,触之有囊性感。炎症较重的丘疹和囊肿恢复后会留下瘢痕,影响容貌。皮损好发于面部和胸背部。

【诊断】

根据青少年男女,好发于面部,有粉刺等典型皮损可以诊断。

【治疗原则】

根据临床特点选择用药。对于仅有粉刺和(或)丘疹的轻度痤疮,选择维A酸、克林霉素抗菌剂等外用。对于中、重度痤疮,在结合使用上述外用药基础上,选择米诺环素、异维A酸等口服药物。

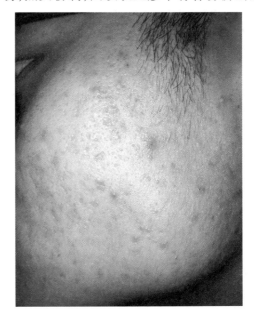

图 20-20　寻常痤疮

第十节 白癜风

白癜风(vitiligo)是后天性特发性疾病,以局限性皮肤脱色斑为特征,皮损中具有功能的黑色素细胞消失。病因和发病机制尚不清楚,有黑素细胞自身免疫损伤、黑素细胞内在缺陷、自由基防御机制缺陷等多种假说。

【临床表现】

典型皮损为乳白色斑片,颜色均匀,圆形、椭圆形或不规则形。好发于面、手背、腋下、腹股沟和肛门生殖器部位(图 20-21)。按照白斑分布的特点和范围可以分为局限型,白斑局限于某一部位皮肤;泛发型,白斑广泛分布;全身型,全身皮肤完全或几乎完全变白。

【诊断】

根据典型皮损乳白色斑片,可以诊断。

【治疗原则】

本病尚无很好的治疗方法,病程短者疗效较好。主要使用糖皮质激素制剂、他克莫司、补骨脂素等外用。可以结合光疗如 NB-UVB,308nm 准分子激光治疗。

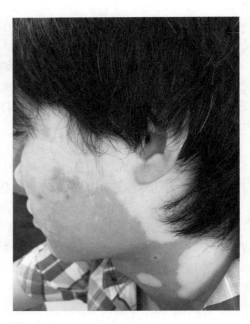

图 20-21　白癜风

第十一节　性传播疾病

一、梅　毒

梅毒(syphilis)是由梅毒螺旋体(*treponema pallidum*,TP)引起的慢性传染病。TP 又称苍白螺旋体,世界范围内都有分布,系厌氧微生物,离开人体不易生存。TP 主要通过性接触传播,通过黏膜表面或者破损皮肤直接接种侵入组织,随后黏附于宿主细胞并且繁殖,再播散到区域淋巴结以及内脏。TP 也可通过垂直传播,TP 经胎盘及脐静脉由母体传给胎儿,导致死产、流产或先天性梅毒。其他途径如输血等传染较为少见。

【临床表现】

梅毒通常是性接触获得,也可在出生前被感染(先天梅毒)。按照病程分为早期梅毒(病程小于 2 年)和晚期梅毒(病程大于 2 年)。早期梅毒又分为一期、二期和早期潜伏梅毒。晚期梅毒分为三期和晚期潜伏梅毒。

1. 一期梅毒　感染后 10~90 天出现(平均 3 周)。典型皮损为硬下疳,单个无痛性圆形或椭圆形溃疡,质硬,好发于外生殖器部位。并可伴有腹股沟淋巴结肿大。如不治疗,数周内可自愈。

2. 二期梅毒　一期梅毒未经治疗或治疗不彻底,TP 通过血行和淋巴管播散全身,引起皮肤黏膜及系统性损害。感染后 3~10 周发生。常见梅毒疹为非瘙痒性鳞屑性丘疹,可呈红色、红棕色。掌跖部位梅毒疹为铜红色斑疹或斑丘疹,有领圈样脱屑,互不融合具有一定特征性。肛周、外生殖器等潮湿部位可见肉红色或粉红色扁平丘疹或斑块,称为扁平湿疣,内含大量 TP,传染性强。

3. 三期梅毒 未经治疗或治疗不彻底,可发展成三期梅毒。皮肤、骨骼、心脏大血管和神经系统最常受累。树胶样肿是典型损害。皮肤树胶样肿表现为结节或结节性溃疡,呈弓形,溃疡有黏稠树胶状分泌物。

4. 潜伏梅毒 有梅毒感染史,仅有梅毒血清学阳性,无临床症状,称为潜伏梅毒。

【诊断】

根据接触史,临床表现,结合实验室检查以明确诊断。实验室检查包括:

1. TP 直接检查 硬下疳、扁平湿疣的渗出物,暗视野显微镜检查可发现梅毒螺旋体。

2. 血清学检查 特异性抗体检查 TPPA,FTA- ABS 等是确诊梅毒的重要依据。非特异性 RPR 或 Trust 试验是判断病情活跃度的重要参考。

【治疗原则】

及早、足量、规则治疗。首选青霉素,青霉素过敏者可选用四环素类或大环内酯类。

二、淋 病

淋病(gonorrhea)是淋病奈瑟菌感染生殖器黏膜引起的化脓性传染病,也可导致眼、咽等感染和播散性感染。淋病奈瑟菌,简称淋球菌,为革兰阴性双球菌,离开人体不易生长,一般消毒剂都可将其杀灭。主要通过性接触传播,侵犯黏膜,引起局部炎症反应。

【临床表现】

潜伏期短,感染 2~5 天出现临床表现。好发于性活跃的青中年。

1. 男性淋球菌感染 急性前尿道炎,尿痛、尿急、排尿困难。尿道口红肿,大量黄色脓性分泌物自尿道排出(图 20-22)。

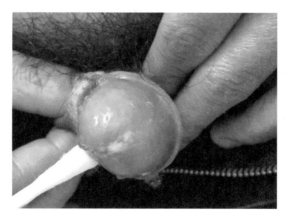

图 20-22　男性淋球菌感染

2. 女性淋球菌感染 50% 女性感染无症状或症状轻微。常见宫颈炎,阴道分泌物增加,宫颈红肿。尿道炎症状同男性。

【诊断】

根据接触史,典型临床表现,结合实验室检查以明确诊断。病原学检查主要取分泌物直接涂片或培养鉴定。也可选用分子生物学方法检测淋球菌 DNA 或 RNA。

【治疗原则】

首选头孢曲松,也可选用大观霉素、氧氟沙星等。

三、尖 锐 湿 疣

尖锐湿疣(condyloma acuminatum,CA)是由 HPV 病毒引起的肛门及外生殖器部位感染,主要通过性接触传播。常见感染病毒为 HPV-6、11 型。

【临床表现】

常见于性活跃的青中年人群。潜伏期 1~8 个月（平均 3 个月）。典型皮损为淡红色小丘疹、顶端尖锐，逐渐增大增多，形成疣体。颜色淡红、粉色或污秽，呈菜花状、鸡冠状、表面易糜烂（图 20-23）。好发于外生殖器、会阴、肛周或皮肤黏膜交界处。

【诊断】

根据接触史等病史，典型临床表现，结合 HPV 病毒学检查或皮肤组织病理检查诊断。

【治疗原则】

激光、冷冻等物理治疗去除疣体，也可选择光动力治疗、5-氟尿嘧啶软膏或咪喹莫特软膏外用药物等。

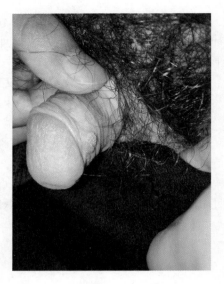

图 20-23　尖锐湿疣

四、生殖器疱疹

生殖器疱疹（genital herpes）是单纯疱疹病毒（herpes simplex virus，HSV）感染生殖器及肛周皮肤黏膜导致的慢性、复发性性传播疾病。最常由 HSV-2 所致，少数由 HSV-1 引起。

【临床表现】

好发于性活跃的青中年人群。好发于外生殖器、会阴等处。

1. 原发性生殖器疱疹　首次感染 HSV，潜伏期 3~7 天。典型皮损为簇集或散在的水疱，很快破裂形成糜烂，表现为疼痛剧烈的龟头炎、外阴炎或阴道炎。可伴有局部淋巴结肿大、发热等症状。2~3 周后可自愈。

2. 复发性生殖器疱疹　原发性疱疹消退后，在原部位反复出现皮损。临床症状常较原发轻微，水疱数量少，1 周内可缓解。复发频率与原发感染严重程度、机体免疫状态有关。

【诊断】

根据病史如接触史、反复发作史，典型皮损特点簇集水疱、好发于生殖器和会阴处等，可以作出初步诊断。结合实验室检查可以明确诊断，见第一节。

【治疗原则】

药物选择详见第一节。

（吕小岩）

参考文献

1. 万学红,陈红. 临床诊断学. 第 3 版. 北京:人民卫生出版社,2015.

2. 刘成玉,魏武. 诊断学. 第 3 版. 北京:人民卫生出版社,2013.

3. 刘成玉,沈建箴. 临床技能学. 第 2 版. 北京:人民卫生出版社,2015.

4. 葛均波,徐永健. 内科学. 第 8 版. 北京:人民卫生出版社,2013.

5. 陈灏珠,林果为,王吉耀. 实用内科学. 第 14 版. 北京:人民卫生出版社,2013

6. 尚红,王毓三,申子瑜. 全国临床检验操作规程. 第 4 版. 北京:人民卫生出版社,2015.

7. 陈孝平,汪建平. 外科学. 第 8 版. 北京:人民卫生出版社,2013.

8. Kasper DL,Fauce AS,Longo DL,et al. Harrison's Principles of Internal Medicine. 19th ed. New York:McGraw-Hill Company,2015.

9. 杨绍基. 传染病学. 第 8 版. 北京:人民卫生出版社,2013.

10. 贾建平,陈生弟. 神经病学. 第 7 版. 北京:人民卫生出版社,2013.

11. 郝伟,于欣. 精神病学. 第 7 版. 北京:人民卫生出版社,2013.

12. 陈孝平,汪建平. 外科学. 第 8 版. 北京:人民卫生出版社,2013.

13. 张延龄,吴肇汉. 实用外科学. 第 3 版. 北京:人民卫生出版社,2012.

14. 谢幸,苟文丽. 妇产科学. 第 8 版. 北京:人民卫生出版社,2013.

15. 王卫平. 儿科学. 第 8 版. 北京:人民卫生出版社,2013.

16. 邵肖梅. 实用新生儿学. 第 4 版. 北京:人民卫生出版社,2011.

17. 樊明文. 牙体牙髓病学. 第 4 版. 北京:人民卫生出版社,2012.

18. 孟焕新. 牙周病学. 第 4 版. 北京:人民卫生出版社,2012.

19. 陈谦明. 口腔黏膜病学. 第 4 版. 北京:人民卫生出版社,2012.

20. 田勇泉. 耳鼻咽喉头颈外科学. 第 8 版. 北京:人民卫生出版社,2013.

21. 孔维佳. 耳鼻咽喉头颈外科学. 第 2 版. 北京:人民卫生出版社,2010.

22. 赵堪兴,杨培增. 眼科学. 第 8 版. 北京:人民卫生出版社,2013.

23. 李凤鸣,谢立信. 中华眼科学. 第 3 版. 北京:人民卫生出版社,2014.

24. 张学军. 皮肤性病学. 第 8 版. 北京:人民卫生出版社,2013.

中英文名词对照索引

QRS 电轴　mean QRS axis ······················· 89
ST 段抬高型心肌梗死　ST elevation myocardial
　　infarction,STEMI ····························· 165
X 线计算机体层成像　computed tomography,CT ······ 82
γ-谷氨酰转移酶　gamma- glutamyltransferase,
　　GGT ··· 106

A

阿尔茨海默病　Alzheimer disease,AD ··········· 351
阿米巴病　amebiasis ··························· 332
阿托品　atropine ····························· 197
艾迪生病　Addison disease ····················· 279
暗灰蓝色瘀斑　Grey- Turner 征 ················· 195
奥曲肽　octreotide ····························· 197

B

白癜风　vitiligo ······························· 528
白内障　cataract ····························· 500
白塞病　Behch's disease,BD ··················· 474
白线疝　hernia of linea alba ··················· 200
白血病　leukemia ····························· 254
瘢痕期　scarring stage,S 期 ··················· 179
板状腹　board- like rigidity ···················· 60
伴癌综合征　paraneoplastic syndrome ··········· 204
瓣膜性心脏病　valvular heart disease,VHD ········ 166
膀胱癌　carcinoma of the bladder ··············· 239
膀胱结石　vesical calculi ······················ 237
暴发型肝炎　fulminant hepatitis ················· 313
苯丙酮尿症　phenylketonuria,PKU ··············· 466
鼻窦炎　rhinosinusitis ························· 485
鼻息肉　nasal polyps ·························· 485
鼻咽癌　carcinoma of nasopharynx ············· 489
闭经　amenorrhea ····························· 445
闭孔内肌试验　obturator sign ·················· 194
闭孔疝　obturator hernia ······················ 200
变应性鼻炎　allergic rhinitis ··················· 485
便秘　constipation ···························· 9

便血　hematochezia ··························· 12
表面麻醉　surface anesthesia ·················· 413
丙氨酸氨基转移酶　alanine aminotransferase,
　　ALT ··· 106
并发性白内障　complicated cataract ············· 501
病毒性肝炎　viral hepatitis ···················· 312
病毒性脑膜炎　viral meningitis ················· 349
病理性黄疸　pathologic jaundice ················ 451
病理性赘述　circumstantiality ·················· 368
病史采集　history taking ······················ 16
病态窦房结综合征　sick sinus syndrome,SSS ······ 158
不稳定型心绞痛　unstable angina,UA ············· 164

C

产后出血　postpartum hemorrhage ·············· 440
肠内营养　enteral nutrition,EN ················· 419
肠外营养　parenteral nutrition,PN ·············· 418
肠易激综合征　irritable bowel syndrome,IBS ······ 189
常年性变应性鼻炎　perennial allergic rhinitis ······ 485
场所恐惧症　agoraphobia ······················ 380
超低出生体重　extremely low birth weight,
　　ELBW ······································· 449
超声检查　ultrasound,US ······················ 93
持续性室性心动过速　sustained ventricular
　　tachycardia,SVT ····························· 160
虫咬皮炎　insect bite dermatitis ··············· 522
抽搐　tic ····································· 16
出生体重　birth weight,BW ···················· 449
出血时间　bleeding time,BT ··················· 102
触诊　palpation ····························· 21
传导性聋　conductive hearing loss ·············· 483
传染病　communicable diseases ················· 311
创伤　trauma ································· 427
垂体性侏儒症　pituitary dwarfism ··············· 276
磁共振成像　magnetic resonance imaging,MRI ······ 83
猝死　sudden death ··························· 112
催乳素瘤　prolactinoma ······················· 274

错觉　illusion ·· 368

D

大肠癌　colorectal carcinoma ··················· 211
大量腹腔放液　large volume paracentesis，LVP ······ 184
大于胎龄　large for gestational age，LGA ··· 449
代谢性碱中毒　metabolic alkalosis ········· 411
代谢性酸中毒　metabolic acidosis ·········· 410
带状疱疹　herpes zoster ···························· 517
单纯疱疹　herpes simplex ··························· 516
单纯疱疹病毒　herpes simplex virus，HSV
·· 350，516，530
单纯疱疹病毒性脑炎　herpes simplex virus
　encephalitis，HSE ································ 350
单纯性甲状腺肿　simple goiter ················ 283
单一恐惧症　simple phobia ························ 380
胆脂瘤　cholesteatoma ······························· 482
倒睫　trichiasis ·· 494
等渗性缺水　isotonic dehydration ··········· 408
低出生体重　low birth weight，LBW ········· 449
低钙血症　hypocalcemia ····························· 410
低钾血症　hypokalemia ······························· 409
低密度脂蛋白　low density lipoprotein，LDL ··· 104
低渗性缺水　hypotonic dehydration ········· 408
地方性甲状腺肿　endemic goiter ············· 283
地芬诺酯　diphenoxylate ···························· 190
地图舌　geographic glossitis ····················· 478
癫痫　epilepsy ··· 347
电击伤　electrical injury ····························· 124
动脉粥样硬化　atherosclerosis ················· 162
动脉粥样硬化性心血管疾病　atherosclerotic
　cardiovascular disease，ASCVD ··········· 162
冻伤　cold injury ··· 426
窦性心律　sinus rhythm ······························ 157
钝性心脏损伤　blunt cardiac injury ·········· 430
多发性骨髓瘤　multiple myeloma，MM ······ 264
多发性肌炎　polymyositis，PM ··················· 307
多发性硬化　multiple sclerosis，MS ·········· 359
多囊卵巢综合征　polycystic ovary syndrome，
　PCOS ··· 447
多尿　polyuria ·· 98
多器官功能障碍综合征　multiple organ dysfunction
　syndrome，MODS ······································ 120

E

恶心　nausea ··· 8
耳聋　hearing loss ··· 482

二尖瓣反流　mitral regurgitation ··············· 167
二尖瓣狭窄　mitral valve stenosis ············· 166

F

发绀　cyanosis ··· 2
发热　fever ·· 1
发育性髋关节脱位　developmental dislocation of
　the hip，DDH ··· 397
反跳痛　rebound tenderness ························· 61
房室传导阻滞　atrioventricular block，AVB ··· 158
非 ST 段抬高型心肌梗死　non ST elevation myocar-
　dial infarction，NSTEMI ·························· 164
非持续性室性心动过速　non-sustained ventricular
　tachycardia，NSVT ··································· 160
非毒性甲状腺肿　nontoxic goiter ············· 283
非感染性发热　non-infective fever ············· 1
非结合胆红素　unconjugated bilirubin，UCB ··· 11
非淋菌性尿道炎　non-gonorrheal urethritis ··· 231
非甾体类抗炎药物　non-steroidal anti-inflammatory
　drugs，NSAIDs ·· 175
肥厚型心肌病　hypertrophic cardiomyopathy，
　HCM ·· 171
肺结核　pulmonary tuberculosis ··············· 138
肺气肿　emphysema ······································ 130
肺血栓栓塞症　pulmonary thromboembolism，PTE ··· 146
肺炎　pneumonia ··· 136
肺炎衣原体　chlamydia pneumonia，CP ····· 462
肺炎支原体　mycoplasma pneumoniae，MP ··· 462
分泌性中耳炎　secretory otitis media ······· 480
风湿性疾病　rheumatic diseases ··············· 298
妇产科学　obstetrics and gynecology ······· 433
复发性口腔溃疡　recurrent oral ulcer，ROU ··· 473
副伤寒　paratyphoid fever ·························· 324
腹部凹陷　abdominal retraction ·················· 58
腹部膨隆　abdominal protuberance ············· 58
腹股沟斜疝　indirect inguinal hernia ········ 199
腹股沟直疝　direct inguinal hernia ··········· 199
腹膜刺激征　peritoneal irritation sign ········ 61
腹膜腔穿刺术　abdominocentesis ·············· 108
腹痛　abdominal pain ····································· 10
腹泻　diarrhea ··· 9

G

干啰音　rhonchi，wheezes ···························· 50
干眼症　dry eye ··· 498
干燥综合征　Sjögren syndrome，SS ··········· 304
肝肺综合征　hepatopulmonary syndrome，HPS ··· 182

肝肾综合征 hepatorenal syndrome, HRS ·············· 181
肝硬化 Hepatic cirrhosis ·············· 180
感觉 sensation ·············· 367
感觉过敏 hyperesthesia ·············· 367
感觉减退 hypoesthesia ·············· 368
感染性发热 infective fever ·············· 1
感染性肺炎 infectious pneumonia ·············· 452
感音神经性聋 sensorineural hearing loss ·············· 483
感知觉综合障碍 psychosensory disturbance ·············· 368
刚塞综合征 Ganser syndrome ·············· 373
肛裂 anal fissure ·············· 200
高钙血症 hypercalcemia ·············· 410
高钾血症 hyperkalemia ·············· 410
高密度脂蛋白胆固醇 high density lipoprotein
　　cholesterol, HDL-C ·············· 104
高尿酸血症 hyperuricemia ·············· 295
高渗性缺水 hypertonic dehydration ·············· 409
高危儿 high risk infant ·············· 449
高血压 hypertension ·············· 156
高压性气胸 pressure pneumothorax ·············· 430
睾丸肿瘤 tumor of the testis ·············· 241
根尖周病 periapical disease ·············· 470
功能失调性子宫出血 dysfunctional uterine
　　bleeding, DUB ·············· 446
功能性胃肠病 functional gastrointestinal
　　disorder ·············· 188
功能性消化不良 functional dyspepsia, FD ·············· 188
宫颈癌 cervical cancer ·············· 444
沟纹舌 fissured tongue ·············· 479
钩端螺旋体病 leptospirosis ·············· 338
股骨头骨软骨病 Legg-Calve-Perthes disease,
　　osteochondrosis of capitular epiphysis of femur ······ 390
股疝 femoral hernia ·············· 199
股癣 tinea crutis ·············· 520
骨巨细胞瘤 giant cell tumor of the bone ·············· 403
骨肉瘤 osteogenic sarcoma ·············· 404
骨软骨瘤 osteochondroma ·············· 401
骨髓穿刺术 bone marrow puncture ·············· 109
骨髓增生异常综合征 Myelodysplastic Syndromes,
　　MDS ·············· 261
骨样骨瘤 osteoid osteoma ·············· 402
骨折 bone fracture ·············· 386
骨肿瘤 bone tumor ·············· 400
关节脱位 dislocation ·············· 388
冠脉血运重建治疗 coronary revascularization ·············· 164
冠状动脉粥样硬化性心脏病 coronary atherosclerotic
　　heart disease, CAD, CHD ·············· 163

光照疗法 phototherapy ·············· 452
广泛性焦虑障碍 generalized anxiety disorder,
　　GAD ·············· 380
过敏性紫癜 allergic purpura ·············· 268
核磁共振 nuclear magnetic resonance, NMR ·············· 83
核医学 nuclear medicine ·············· 95

H

黑便 melena ·············· 13
喉癌 carcinoma of the larynx ·············· 491
呼吸困难 dyspnea ·············· 5
呼吸衰竭 respiratory failure ·············· 148
呼吸性碱中毒 respiratory alkalosis ·············· 412
呼吸性酸中毒 respiratory acidosis ·············· 411
化脓性骨髓炎 suppurative osteomyelitis ·············· 395
化脓性关节炎 suppurative arthritis ·············· 396
环形痔 annulus haemorrhoids ·············· 202
幻觉 hallucination ·············· 368
换血疗法 exchange transfusion ·············· 452
黄疸 jaundice ·············· 11
回收式自体输血 salvaged autotransfusion ·············· 423
昏睡 sopor ·············· 114
混合痔 mixed hemorrhoid ·············· 201
活动期 active stage, A 期 ·············· 179
活化部分凝血活酶时间 activated partial
　　thromboplastin time, APTT ·············· 102
获得性免疫缺陷综合征 acquired immunodeficiency
　　syndrome, AIDS ·············· 320
霍乱 cholera ·············· 325

J

肌强直 rigidity ·············· 352
吉兰-巴雷综合征 Guillain-Barré syndrome, GBS ······ 353
极低出生体重 very low birth weight, VLBW ·············· 449
急进性肾小球肾炎 rapidly progressive glomerulo-
　　nephritis, RPGN ·············· 215
急性鼻窦炎 acute rhinosinusitis ·············· 486
急性鼻炎 acute rhinitis ·············· 484
急性扁桃体炎 acute tonsillitis ·············· 488
急性病毒性心肌炎 acute viral myocarditis ·············· 173
急性胆囊炎 acute acalculous cholecystitis ·············· 191
急性风湿热 acute rheumatic fever ·············· 166
急性蜂窝织炎 acute cellulitis ·············· 421
急性冠脉综合征 acute coronary syndrome, ACS ······ 164
急性呼吸窘迫综合征 acute respiratory distress
　　syndrome, ARDS ·············· 150
急性化脓性胆管炎 acute obstructive suppurative cholan-

gitis, AOSC ⋯⋯⋯⋯⋯⋯⋯ 192
急性化脓性中耳炎 acute suppurative otitis media ⋯⋯ 481
急性会厌炎 acute epiglottitis ⋯⋯⋯⋯⋯⋯ 490
急性脊髓炎 acute myelitis ⋯⋯⋯⋯⋯ 355
急性间质性肾炎 acute interstitial nephritis,
　　AIN ⋯⋯⋯⋯⋯⋯⋯ 217
急性结膜炎 acute conjunctivitis ⋯⋯⋯⋯ 496
急性阑尾炎 acute appendicitis ⋯⋯⋯⋯ 193
急性气管支气管炎 acute tracheobronchitis ⋯⋯⋯ 461
急性上呼吸道感染 acute upper respiratory infection,
　　AURI ⋯⋯⋯⋯⋯⋯⋯ 460
急性肾损伤 acute kidney injury, AKI ⋯⋯⋯ 223
急性肾小球肾炎 acute glomerulonephritis ⋯⋯ 214
急性肾盂肾炎 acute pyelonephritis ⋯⋯⋯⋯ 228
急性胃肠炎 acute gastroenteritis ⋯⋯⋯⋯ 176
急性胃炎 acute gastritis ⋯⋯⋯⋯⋯⋯ 175
急性细菌性膀胱炎 acute bacterial cystitis ⋯⋯⋯ 230
急性心力衰竭 acute heart failure, AHF ⋯⋯⋯ 154
急性咽炎 acute pharyngitis ⋯⋯⋯⋯⋯ 487
急性炎症性脱髓鞘性多发性神经病 acute inflam-
　　matory demyelinating polyneuropathy, AIDP ⋯⋯⋯ 353
急性胰腺炎 acute pancreatitis ⋯⋯⋯⋯⋯ 194
急性支气管炎 acute bronchitis ⋯⋯⋯⋯⋯ 461
急性中毒 acute poisoning ⋯⋯⋯⋯⋯⋯ 117
急性重症胆管炎 acute cholangitis of severe type,
　　ACST ⋯⋯⋯⋯⋯⋯⋯ 192
急症手术 emergency operation ⋯⋯⋯⋯⋯ 415
挤压综合征 Crush Syndrome ⋯⋯⋯⋯⋯ 122
脊髓空洞症 syringomyelia ⋯⋯⋯⋯⋯⋯ 356
脊柱侧凸 scoliosis ⋯⋯⋯⋯⋯⋯⋯⋯ 399
脊柱关节炎 spondyloarthropathies, SpA ⋯⋯⋯ 302
季节性变应性鼻炎 seasonal allergic rhinitis ⋯⋯ 485
既往史 past history ⋯⋯⋯⋯⋯⋯⋯ 20
继发性高血压 secondary hypertension ⋯⋯⋯ 156
加贝酯 gabexate ⋯⋯⋯⋯⋯⋯⋯⋯ 197
甲氨蝶呤 methotrexate, MTX ⋯⋯⋯⋯⋯ 437
甲状腺癌 thyroid cancer ⋯⋯⋯⋯⋯⋯ 289
甲状腺功能减退症 hypothyroidism ⋯⋯⋯⋯ 285
甲状腺功能亢进症 hyper thyroidism ⋯⋯⋯⋯ 284
甲状腺结节 thyroid nodule ⋯⋯⋯⋯⋯ 288
甲状腺危象 thyroid crisis ⋯⋯⋯⋯⋯⋯ 284
甲状腺肿 goiter ⋯⋯⋯⋯⋯⋯⋯⋯⋯ 283
尖锐湿疣 condyloma acuminatum, CA ⋯⋯⋯ 529
缄默症 mutism ⋯⋯⋯⋯⋯⋯⋯⋯⋯ 372
检体诊断 physical diagnosis ⋯⋯⋯⋯⋯ 21
睑内翻 entropion ⋯⋯⋯⋯⋯⋯⋯⋯ 494
睑腺炎 hordeolum ⋯⋯⋯⋯⋯⋯⋯⋯ 494

碱性磷酸酶 alkaline phosphatase, ALP ⋯⋯⋯ 106
交感性眼炎 sympathetic ophthalmia ⋯⋯⋯⋯ 504
焦虑症 anxiety neurosis ⋯⋯⋯⋯⋯⋯ 380
绞窄性疝 strangulated hernia ⋯⋯⋯⋯⋯ 198
疖 furuncle ⋯⋯⋯⋯⋯⋯⋯⋯ 420, 519
接触性皮炎 contact dermatitis ⋯⋯⋯⋯⋯ 523
节律控制 rhythm control ⋯⋯⋯⋯⋯⋯ 162
结肠充气试验 Rovsing sign ⋯⋯⋯⋯⋯⋯ 194
结合胆红素 conjugated bilirubin, CB ⋯⋯⋯ 11
介入放射学 interventional radiology ⋯⋯⋯⋯ 82
疥疮 scabies ⋯⋯⋯⋯⋯⋯⋯⋯⋯ 521
进行性肌营养不良症 progressive muscular
　　dystrophy, PMD ⋯⋯⋯⋯⋯⋯ 364
近视 myopia ⋯⋯⋯⋯⋯⋯⋯⋯⋯ 510
经动脉门静脉成像 CT CT arterial-portography,
　　CTAP ⋯⋯⋯⋯⋯⋯⋯⋯ 208
经颈静脉肝内门体分流术 transjugular intrahepatic
　　portosystemic shunt, TIPS ⋯⋯⋯⋯ 184
经皮经肝穿刺胆道外引流术 percutaneous
　　transhepatic biliary drainage, PTBD ⋯⋯⋯ 193
惊厥 convulsion ⋯⋯⋯⋯⋯⋯⋯⋯ 16
惊恐障碍 panic disorder ⋯⋯⋯⋯⋯⋯ 380
精神分裂症 schizophrenia ⋯⋯⋯⋯⋯⋯ 375
精神障碍 mental disorders ⋯⋯⋯⋯⋯⋯ 367
颈肩痛 neck-shoulder pain ⋯⋯⋯⋯⋯ 390
颈静脉怒张 distension of jugular vein ⋯⋯⋯ 40
颈椎间盘突出症 cervical disc herniation ⋯⋯⋯ 392
静止性震颤 static tremor ⋯⋯⋯⋯⋯⋯ 352
镜下血尿 microscopic hematuria ⋯⋯⋯⋯ 13
局部浸润麻醉 local infiltration anesthesia ⋯⋯⋯ 414
局部麻醉 local anesthesia ⋯⋯⋯⋯⋯⋯ 413
巨大 macrosomia ⋯⋯⋯⋯⋯⋯⋯⋯ 449
巨人症 gigantism ⋯⋯⋯⋯⋯⋯⋯⋯ 275
巨幼细胞性贫血 megaloblastic anemia, MA ⋯⋯⋯ 245

K

开放性气胸 open pneumothorax ⋯⋯⋯⋯⋯ 429
克罗恩病 Crohn's disease, CD ⋯⋯⋯⋯⋯ 184
恐惧症 phobia ⋯⋯⋯⋯⋯⋯⋯⋯⋯ 379
恐水症 hydrophobia ⋯⋯⋯⋯⋯⋯⋯ 315
口腔白斑病 oral leukoplakia, OLK ⋯⋯⋯⋯ 475
口腔扁平苔藓 oral lichen planus, OLP ⋯⋯⋯ 476
口腔黏膜下纤维性变 oral submucous fibrosis,
　　OSF ⋯⋯⋯⋯⋯⋯⋯⋯ 477
叩诊 percussion ⋯⋯⋯⋯⋯⋯⋯⋯ 23
叩诊音 percussion sound ⋯⋯⋯⋯⋯⋯ 24
库欣病 Cushing disease ⋯⋯⋯⋯⋯⋯ 278

库欣综合征　Cushing Syndrome ················· 278
宽 QRS 心动过速　wide QRS complex tachycardia ····· 159
狂犬病　rabies ······························ 315
溃疡性结肠炎　ulcerative colitis, UC ··············· 184
扩张型心肌病　dilated cardiomyopathy, DCM ········· 170

L

蓝紫色瘀斑　Cullen 征 ······················· 195
老视　presbyopia ·························· 511
类风湿关节炎　rheumatoid arthritis, RA ··········· 298
连枷胸　flail chest ························· 429
良性前列腺增生　benign prostatic hyperplasia,
　　BPH ······························ 234
淋巴瘤　Lymphoma ························· 265
淋病　gonorrhea ·························· 529
淋菌性尿道炎　gonorrheal urethritis ··············· 231
流产　abortion ··························· 436
流行性出血热　epidemic hemorrhagic fever, EHF ····· 316
流行性感冒　influenza ······················ 311
流行性脑脊髓膜炎　epidemic cerebrospinal
　　meningitis ··························· 329
流行性乙型脑炎　epidemic encephalitis B ·········· 319
硫唑嘌呤　azathioprine ····················· 183
咯血　hemoptysis ···························· 6
卵巢肿瘤　ovarian tumor ···················· 445
洛哌丁胺　loperamide ······················ 190

M

麻疹　measles ··························· 317
麻醉　anesthesia ························· 412
慢性白血病　chronic leukemia, CL ··············· 258
慢性鼻窦炎　chronic rhinosinusitis ··············· 486
慢性鼻炎　chronic rhinitis ···················· 484
慢性扁桃体炎　chronic tonsillitis ··············· 488
慢性单纯性鼻炎　chronic simple rhinitis ··········· 484
慢性非球形细胞性溶血性贫血　chronic non-
　　spherical hemolytic anemia, CNSHA ········· 249
慢性非特异性唇炎　慢性唇炎, chronic cheilitis ····· 478
慢性肥厚性鼻炎　chronic hypertrophic rhinitis ····· 484
慢性肺源性心脏病　chronic pulmonary heart
　　disease ···························· 134
慢性喉炎　chronic laryngitis ·················· 491
慢性化脓性中耳炎　chronic suppurative otitis
　　media ···························· 481
慢性间质性肾炎　chronic interstitial nephritis,
　　CIN ······························ 218
慢性粒细胞白血病　chronic myeloid leukemia,

CML ······························ 258
慢性淋巴细胞白血病　chronic lymphocytic leukemia,
　　CLL ······························ 260
慢性肾衰竭　chronic renal failure, CRF ··········· 224
慢性肾小球肾炎　chronic glomerulonephritis ······· 216
慢性肾脏病-矿物质和骨异常　CKD- Mineral and
　　Bone Disorder, CKD- MBD ··············· 226
慢性细菌性膀胱炎　chronic bacterial cystitis ······· 230
慢性心力衰竭　chronic heart failure, CHF ········· 152
慢性牙周炎　chronic periodontitis ··············· 472
慢性咽炎　chronic pharyngitis ················· 488
慢性龈炎　chronic gingivitis ·················· 471
慢性支气管炎　chronic bronchitis ··············· 129
慢性阻塞性肺疾病　chronic obstructive pulmonary
　　disease, COPD ······················ 130
毛囊炎　folliculitis ························· 519
梅毒　syphilis ··························· 528
梅毒螺旋体　*treponema pallidum*, TP ············· 528
门静脉高压性胃病　portal hypertensive gastropathy,
　　PHG ······························ 181
弥漫性毒性甲状腺肿　Graves disease, GD ········· 284
弥散性血管内凝血　disseminated intravascular
　　coagulation, DIC ······················ 271
免疫性血小板减少症　immune thrombocytopenia,
　　ITP ······························ 269
面容　facial features ························· 29
灭菌　sterilization ························· 406
母乳喂养相关的黄疸　breastfeeding- associated
　　jaundice ··························· 451
母乳性黄疸　breast milk jaundice ··············· 451

N

难产　dystocia ··························· 434
难复性疝　irreducible hernia ·················· 198
囊尾蚴病　cysticercosis ····················· 336
脑出血　intracerebral hemorrhage, ICH ··········· 345
脑挫裂伤　contusion and laceration of brain ······· 427
脑梗死　cerebral infarction ··················· 342
脑钠肽　brain natriuretic peptide, BNP ··········· 153
脑血管疾病　cerebrovascular disease, CVD ········· 342
脑卒中　stroke ··························· 342
内镜逆行胰胆管造影　endoscopic retrograde
　　cholangiopancreatography, ERCP ··········· 192
内镜下鼻胆管引流　endoscopic nasobiliary biliary
　　drainage, ENBD ······················ 193
内痔　internal hemorrhoid ··················· 201
尿崩症　diabetes insipidus, DI ················· 277

尿道结石　urethral calculi ·············· 237

尿道炎　urethritis ······················· 231

尿路感染　Urinary Tract Infection, UTI ··· 228

尿路梗阻　obstruction of urinary tract ····· 233

尿路结石　urolithiasis ···················· 236

尿潴留　urinary retention ················· 234

凝血时间　clotting time, CT ·············· 102

脓毒症　sepsis ··························· 331

疟疾　malaria ···························· 334

O

呕吐　vomiting ····························· 8

呕血　hematemesis ························ 12

P

帕金森病　Parkinson's disease, PD ········ 352

哌替啶　pethidine ························· 197

盆腔炎性疾病　pelvic inflammatory disease, PID ····· 443

皮肤黏膜出血　mucocutaneous hemorrhage ······· 3

皮革状胃　linitis plastica ················· 205

皮肌炎　dermatomyositis, DM ············· 307

匹维溴胺　pinaverium bromide ············ 190

泼尼松　prednisone ······················ 183

破伤风　tetanus ·························· 330

葡萄膜炎　uveitis ························· 503

葡萄糖-6-磷酸脱氢酶缺陷症　glucose-6-phosphate dehydrogenase deficiency, G6PD ········ 249

Q

脐疝　umbilical hernia ···················· 200

气胸　pneumothorax ····················· 145

荨麻疹　urticaria ························· 524

前列腺癌　carcinoma of the prostate ······· 240

前列腺炎　prostatitis ····················· 232

前置胎盘　placenta previa ················ 439

嵌顿性疝　incarcerated hernia ············ 198

强迫障碍　obsessive-compulsive disorder, OCD ··· 382

强直性脊柱炎　ankylosing spondylitis, AS ··· 302

桥本甲状腺炎　Hashimoto thyroiditis, HT ··· 287

切口疝　incisional hernia ················· 200

青光眼　glaucoma ························ 501

轻症急性胰腺炎　mild acute pancreatitis, MAP ··· 194

情感倒错　parathymia ···················· 371

情感性精神障碍　affective disorder ········ 377

区域阻滞　regional block ················· 414

躯体形式障碍　somatoform disorders ······· 383

龋病　dental caries ······················ 468

全身麻醉　general anesthesia ············· 413

全身麻醉的诱导　inductionof general anesthesia ··· 413

缺铁性贫血　iron deficiency anemia, IDA ··· 244

缺血性脑卒中　cerebral ischemic stroke ····· 342

缺血性心脏病　ischemic heart disease, IHD ······· 163

R

热型　fever type ···························· 2

人免疫缺陷病毒　human immunodeficiency virus, HIV ··· 320

人乳头瘤病毒　human papilloma virus, HPV ··· 444, 518

妊娠　pregnancy ························· 433

妊娠期糖尿病　gestational diabetes mellitus, GDM ··· 438

日本乙型脑炎　Japanese type B encephalitis ··· 319

揉面感　dough kneading sensation ········· 61

肉眼血尿　macroscopic hematuria ·········· 13

软骨瘤　chondroma ······················ 402

S

三凹征　three depressions sign ··········· 45

三叉神经痛　trigeminal neuralgia ·········· 354

散光　astigmatism ······················ 510

沙眼　trochoma ························· 496

沙眼衣原体　chlamydia trachomatis, CT ···· 462

伤寒　typhoid fever ······················ 323

上颌窦癌　carcinoma of maxillary sinus ···· 487

烧伤　burn ······························ 424

少尿　oliguria ··························· 98

社区获得性肺炎　community acquired pneumonia, CAP ··· 136

神经症　neurosis ························· 379

神经阻滞　nerve block ··················· 414

肾病综合征　nephrotic syndrome, NS ······· 218

肾积脓　pyonephrosis ···················· 229

肾积水　hydronephrosis ·················· 233

肾结石　renal calculi ···················· 236

肾母细胞瘤　nephroblastoma ·············· 238

肾细胞癌　renal cell carcinoma, RCC ······· 238

肾小管性酸中毒　renal tubular acidosis, RTA ··· 221

肾小球滤过率　glomerular filtration rate, GFR ··· 224

肾性尿崩症　nephrogenic diabetes insipidus, NDI ··· 277

肾痈　renal carbuncle ··················· 229

肾周围炎　perinephritis ·················· 230

肾综合征出血热　hemorrhagic fever with renal syndrome, HFRS ··· 316

生长激素　growth hormone, GH ··········· 275

生长激素缺乏性侏儒症　growth hormone deficiency

dwarfism, GHD ……… 276

生长抑素 somatostatin ……… 197

生理性黄疸 physiological jaundice ……… 451

生命体征 vital sign ……… 31

生殖器疱疹 genital herpes ……… 530

湿啰音 moist crackles ……… 50

湿疹 eczema ……… 524

十二指肠溃疡 duodenal ulcer, DU ……… 177

实验室检查 laboratory examination ……… 96

食管癌 carcinoma of the esophagus ……… 203

食管异物 foreign bodies in the esophagus ……… 493

视网膜脱离 retinal detachment, RD ……… 506

视诊 inspection ……… 21

适于胎龄 appropriate for gestational age, AGA ……… 449

室率控制 rate control ……… 162

室上性心动过速 supraventricular tachycardia ……… 159

室性期前收缩 ventricular premature
contractions ……… 160

室性心动过速 ventricular tachycardia ……… 159

室性心律失常 ventricular arrhythmias ……… 160

嗜铬细胞瘤 pheochromocytoma, PHEO ……… 282

嗜睡 drowsiness ……… 114

手癣 tinea manus ……… 521

输尿管结石 ureteral calculi ……… 236

水痘-带状疱疹病毒 varicella-zoster virus, VZV ……… 517

水肿 edema ……… 4

T

胎龄 gestational age, GA ……… 449

胎盘早剥 placental abruption ……… 439

探诊后出血 bleeding on probing, BOP ……… 472

糖尿病 diabetes mellitus, DM ……… 289

体格检查 physical examination ……… 21

体位 position ……… 29

体型 habitus ……… 28

体癣 tinea corporis ……… 520

体征 sign ……… 1

体重指数 body mass index, BMI ……… 418

天门冬氨酸氨基转移酶 aspartate aminotransferase,
AST ……… 106

听诊 auscultation ……… 25

听诊器 stethoscope ……… 25

头痛 headache ……… 13

突发性聋 sudden deafness ……… 483

W

外耳道炎 otitis externa ……… 480

外科感染 surgical infection ……… 420

外阴阴道假丝酵母菌病 vulvovaginal candidiasis,
VVC ……… 441

外痔 external hemorrhoid ……… 201

晚期新生儿 late newborn ……… 449

晚期早产儿 late preterm ……… 449

妄想 delusion ……… 369

围术期 perioperative period ……… 414

维生素 D 缺乏性手足搐搦症 tetany of vitamin
D deficiency ……… 456

胃癌 gastric carcinoma ……… 204

胃肠减压术 gastrointestinal decompression ……… 109

胃管置入术 gastric tube insertion ……… 109

胃溃疡 gastric ulcer, GU ……… 177

无菌术 asepsis ……… 406

无尿 anuria ……… 98

无症状性血尿和（或）蛋白尿 asymptomatic
hematuria and/or proteinuria ……… 217

X

西蒙病 Simmonds' disease ……… 273

稀释式自体输血 hemodiluted autotransfusion ……… 422

希恩综合征 Sheehan syndrome ……… 273

系统回顾 review of systems ……… 20

系统性红斑狼疮 systemic lupus erythematosus,
SLE ……… 300

系统性硬化病 Systemic sclerosis, SSc ……… 308

细菌性败血症 neonatal bacterial sepsis ……… 453

细菌性角膜炎 bacterial keratitis ……… 498

细菌性痢疾 bacillary dysentery ……… 327

细菌性食物中毒 bacterial food poisoning ……… 321

细菌性阴道病 bacterial vaginosis, BV ……… 442

先天性白内障 congenital cataract ……… 500

先天性肌性斜颈 congenital torticollis ……… 399

先天性甲状腺功能减退症 congenital hypot-
hyroidism ……… 465

先天性心脏病 congenital heart disease, CHD ……… 463

现病史 history of present illness ……… 19

限期手术 confined operation ……… 415

腺垂体功能减退症 hypopituitarism ……… 273

消毒 disinfection ……… 406

消性化溃疡 peptic ulcer ……… 177

小儿急性喉炎 acute laryngitis in children ……… 491

小于胎龄 small for gestational age, SGA ……… 449

斜视 strabismus ……… 511

心搏骤停 cardiac arrest ……… 112

心电图 electrocardiogram, ECG ……… 87

心动过速　tachycardia ·················· 159
心房颤动　atrial fibrillation，AF ········· 161
心肺复苏术　cardiopulmonary resuscitation，CPR ······ 113
心肺脑复苏　cardiac pulmonary cerebral resuscitation，CPCR ·········· 113
心肌疾病　myocardial disease ··········· 170
心肌炎　myocarditis ················· 173
心悸　palpitation ················· 7
心境障碍　mood disorder ············· 377
心力衰竭　heart failure ············· 152
心律失常　cardiac arrhythmias ········· 157
心血管疾病　cardiovascular diseases，CVD ······ 152
心源性猝死　sudden cardiac death，SCD ····· 154，160
心脏传导阻滞　cardiac conduction block ···· 158
欣快　euphoria ·················· 370
新生儿　neonate，newborn ·········· 449
新生儿败血症　neonatal septicemia ·········· 453
新生儿黄疸　neonatal jaundice ········· 451
新生儿窒息　asphyxia of newborn ········ 450
猩红热　scarlet fever ··············· 326
胸膜腔穿刺术　thoracentesis ··········· 108
胸腔闭式引流术　closed drainage of pleural cavity ·············· 108
胸腔积液　pleural effusions ··········· 143
胸痛　chest pain ················· 7
熊去氧胆酸　ursodeoxycholic acid ········ 183
休克　shock ··················· 116
眩晕　vertigo ··················· 14
血管性血友病　von Willebrand disease，vWD ····· 270
血管炎　vasculitis ················· 305
血红蛋白病　hemoglobinopathy ········· 251
血浆凝血酶原时间　prothrombin time，PT ···· 102
血尿　hematuria ················· 13
血气胸　hemopneumothorax ··········· 430
血吸虫病　schistosomiasis ············ 335
血胸　hemothorax ················ 430
血压　blood pressure，BP ············ 32
血友病　hemophilia ··············· 270
血脂异常　dyslipidemia ············· 293
血肿　hematoma ·················· 4
寻常痤疮　acne ·················· 527

Y

牙髓病　dental pulp disease ··········· 469
牙龈病　gingival diseases ············ 471
亚急性甲状腺炎　subacute thyroiditis ······ 286
淹溺　drowning ················· 126

炎症性肠病　inflammatory bowel disease，IBD ······ 184
眼表　ocular surface ··············· 496
眼外伤　ocular trauma ·············· 508
羊水栓塞　amniotic fluid embolism ········ 440
腰大肌试验　Psoas sign ············· 194
腰麻　spinal anaesthesia ············· 414
腰腿痛　low back pain ·············· 389
腰椎穿刺术　lumbar puncture ·········· 110
腰椎间盘突出症　lumbar intervertebral disc herniation ·············· 393
药物中毒性耳聋　ototoxic deafness ········ 483
药疹　drug eruption ··············· 525
液波震颤　fluid thrill ··············· 64
医学影像学　medical imaging ·········· 82
医院感染　nosocomial infection，NI ········ 339
医院获得性肺炎　hospital acquired pneumonia，HAP ·············· 136
胰腺癌　Carcinoma of pancreas ········· 209
移动性浊音　shifting dullness ·········· 66
遗传性球形红细胞增多症　hereditary spherocytosis，HS ·············· 248
遗传性椭圆形细胞增多症　hereditary elliptocytosis，HE ·············· 248
异常分娩　abnormal labor ············ 434
异常脂蛋白血症　dyslipoproteinemia ······ 293
异位妊娠　ectopic pregnancy ·········· 436
抑肽酶　aprotinin ················ 197
易复性疝　reducible hernia ··········· 198
意识　consciousness ··············· 373
意识障碍　disturbance of consciousness ····· 28
意志　will ··················· 371
翼状胬肉　pterygium ·············· 497
阴茎癌　carcinoma of the penis ········· 242
银屑病　psoriasis ················ 526
隐匿型肾小球肾炎　latent glomerulonephritis ···· 217
隐血　occult blood ··············· 12
应激性心肌病　stress provoked cardiomyopathy ····· 172
营养性维生素D缺乏性佝偻病　rickets of vitamin D deficiency ·············· 455
营养状态　state of nutrition ·········· 28
影像诊断学　diagnostic imaging ········· 82
硬脊膜外间隙阻滞　epidural space block ······· 414
硬膜下血肿　subdural hematoma ········· 428
硬脑膜外血肿　epidural hematoma ········ 427
痈　carbuncle ·················· 420
幽门螺杆菌　Helicobacter pylori，HP ······· 175
疣　wart ·················· 518

瘀斑　ecchymosis　4
瘀点　petechia　4
预存式自体输血　predeposited autotransfusion　422
愈合期　healing stage,H 期　179
原发性肝癌　primary carcinoma of the liver　205
原发性高血压　primary hypertension　156
原发性醛固酮增多症　primary aldosteronism　280
原发性肾上腺皮质功能减退症　primary adrenal insufficiency　279
原发性支气管肺癌　primary bronchogenic carcinoma　140
远视　hyperopia　510
运动迟缓　bradykinesia　352
运动神经元病　motor neuron disease,MND　357
晕厥　syncope　14

Z

再生障碍性贫血　aplastic anemia,AA　246
早产　preterm labor　437
早产儿　preterm infant　449
早期新生儿　early newborn　449
择期手术　selective operation　415
张力性气胸　tension pneumothorax　430
阵发性房室结内折返性心动过速　atrioventricular nodal reentrant tachycardia,AVNRT　159
阵发性房室折返性心动过速　atrioventricular reentrant tachycardia,AVRT　159
阵发性睡眠性血红蛋白尿症　paroxysmal nocturnal hemoglobinuria,PNH　253
真菌性角膜炎　fungal keratitis　499
正常出生体重　normal birth weight,NBW　449
症状　symptom　1
支气管肺炎　bronchopneumonia　461
支气管哮喘　bronchial asthma　132
知觉　perception　367
肢端肥大症　acromegaly　275
直接荧光抗体测定　direct fluorescent antibody, DFA　517
致心律失常性心肌病　arrhythmogenic cardio-
myopathy,ACM　172
致心律失常性右室心肌病　arrhythmogenic right ventricular cardiomyopathy,ARVC　172
痔　haemorrhoids　201
智能　intelligence　373
中枢神经系统　central nervous system,CNS　349
中枢性尿崩症　central diabetes insipidus,CDI　277
中暑　heat illness　125
终末期肾病　end-stage renal disease,ESRD　220
重症肌无力　myasthenia,MG　361
重症急性胰腺炎　severe acute pancreatitis,SAP　194
舟状腹　scaphoid abdomen　58
周期性瘫痪　periodic paralysis　363
周围神经疾病　peripheral neuropathy　353
珠蛋白生成障碍性贫血　thalassemia　251
蛛网膜下腔出血　subarachnoid hemorrhage,SAH　346
蛛网膜下隙阻滞　subarachnoid space block　414
主动脉瓣反流　aortic valve regurgitation　169
主动脉瓣狭窄　aortic valve stenosis　168
主诉　chief complaint　19
转移性骨肿瘤　metastatic tumors of the bone　404
子宫肌瘤　uterine myoma　443
子宫内膜癌　endometrial carcinoma　444
紫癜　purpura　4
自发性细菌性腹膜炎　spontaneous bacterial peritonitis,SBP　181
自身免疫甲状腺炎　autoimmune thyroiditis,AIT　287
自身免疫性溶血性贫血　autoimmune hemolytic anemia,AIHA　250
自体输血　autologous blood transfusion　421
总胆固醇　total cholesterol,TC　103
足癣　tinea pedis　521
足月儿　full term infant　449
左室射血分数下降的心力衰竭　heart failure with reduced ejection fraction,HFrEF　153
左室射血分数正常的心力衰竭　heart failure with preserved ejection fraction,HFpEF　153
作态　mannerism　372